TRAITÉ

DE

MÉDECINE OPÉRATOIRE

(OPÉRATIONS GÉNÉRALES ET SPÉCIALES)

A L'USAGE DES ÉTUDIANTS ET DES PRATICIENS

PAR

LE Dʳ KARL LÖBKER,

PRIVAT-DOCENT DE CHIRURGIE A L'UNIVERSITÉ DE GREIFSWALD,

TRADUIT DE L'ALLEMAND D'APRÈS LA 2ᵉ ÉDITION

PAR

le Dʳ Herman HANQUET,

MÉDECIN DE BATAILLON.

Préface par M. Alex. von WINIWARTER

PROFESSEUR DE CLINIQUE CHIRURGICALE A L'UNIVERSITÉ DE LIÉGE.

AVEC 271 FIGURES DANS LE TEXTE

PARIS	**LIÉGE**
GEORGES CARRÉ	M. NIERSTRASZ
Libraire	Éditeur
58, RUE ST-ANDRÉ-DES-ARTS	RUE DE LA CATHÉDRALE, 68

1890

TRAITÉ DE MÉDECINE OPÉRATOIRE

TRAITÉ

DE

MÉDECINE OPÉRATOIRE

(OPÉRATIONS GÉNÉRALES ET SPÉCIALES)

A L'USAGE DES ÉTUDIANTS ET DES PRATICIENS

PAR

LE Dr KARL LÖBKER,

PRIVAT-DOCENT DE CHIRURGIE A L'UNIVERSITÉ DE GREIFSWALD,

TRADUIT DE L'ALLEMAND D'APRÈS LA 2e ÉDITION

PAR

le Dr Herman HANQUET,

MÉDECIN DE BATAILLON.

Préface par M. Alex. von WINIWARTER

PROFESSEUR DE CLINIQUE CHIRURGICALE A L'UNIVERSITÉ DE LIÉGE

AVEC 271 FIGURES DANS LE TEXTE

<table>
<tr><td>PARIS
GEORGES CARRÉ
Libraire
58, RUE ST-ANDRÉ-DES-ARTS</td><td>LIÉGE
M. NIERSTRASZ
Éditeur
RUE DE LA CATHÉDRALE, 68</td></tr>
</table>

1890

LIÉGE. — IMPRIMERIE A. FAUST, RUE SŒURS-DE-HASQUE, 9

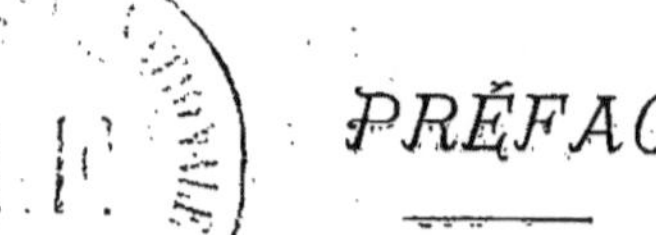

PRÉFACE

La traduction que M. le Docteur Hanquet présente au public médical est destinée, à mon avis, à combler une lacune importante de la littérature didactique française. Cette lacune, je l'ai bien souvent signalée depuis dix ans que j'enseigne la médecine opératoire. Et mes élèves se sont souvent plaints à moi de l'absence de manuel précis, s'appuyant sur les principes de la chirurgie moderne et décrivant les opérations telles qu'ils me les avaient vu pratiquer à la clinique ou à l'amphithéâtre du cours de médecine opératoire.

Les ouvrages classiques surannés ne répondaient nullement à leurs besoins, tandis que les œuvres plus récentes ou s'étendaient trop sur certains points spéciaux ou en négligeaient d'autres très importants.

L'étudiant se passe volontiers de ces traités complets de médecine opératoire, véritables recueils historiques, où toutes les méthodes sont décrites avec un soin égal. Ce qu'il demande avant tout, c'est un livre qui lui serve de guide pendant les exercices de médecine opératoire et dans lequel il puisse étudier les matières de son examen. Le livre qui remplira ces conditions profitera également au jeune médecin, auquel il rappellera les opérations qu'il a pratiquées et celles qu'il aura vu exécuter sur le cadavre ou sur le vivant.

Le cours de médecine opératoire, à mon avis, n'a de valeur que pour autant qu'il soit un complément de l'enseignement clinique : aussi devrait-il toujours être dans les attributions du professeur de clinique. L'intervention opératoire au lit du malade se complique actuellement d'un élément qui prime tout et qui n'existait pas jadis : c'est l'antisepsie dans le sens le plus large du mot. Les soins qu'elle réclame absorbent une partie de l'attention du chirurgien et relèguent au second plan, aux yeux du spectateur, la technique de l'opération. Celle-ci a cependant pris un développement considérable. Il existe à l'heure actuelle bien plus de grandes opérations typiques que dans le temps et les procédés perfectionnés, tout en étant réduits à leur plus simple expression, ne dépendent plus du choix arbitraire de l'opérateur. Ces procédés sont le résultat de recherches de chirurgie expérimentale et des renseignements fournis par la statistique opératoire. Or l'étudiant doit être à même de voir pratiquer sur le cadavre, dans tous leurs détails, lentement, avec une précision pour ainsi dire idéale, les opérations auxquelles il assiste à la clinique, la plupart du temps sans y voir autre chose que du sang. L'opération sur le cadavre doit lui montrer quelle est l'intention du chirurgien, quel est le but de chaque prescription formulée par le maître. La médecine opératoire pour l'élève doit être toute d'actualité; qu'on ne lui montre donc que le meilleur procédé, celui que l'on emploierait sur le vivant — une méthode abandonnée en pratique n'a plus de raison d'être pour lui.

Tous les médecins ne peuvent devenir opérateurs, mais tous devraient pouvoir pratiquer, assistés convenablement, une opération typique, sans être embarrassés par les difficultés de la technique. Les exercices de médecine opératoire sont institués pour leur faire acquérir cette faculté — le traité imprimé, lui, est destiné à leur résumer ce que l'on pourrait appeler la formule de chaque opération, d'après laquelle ils travailleront eux-mêmes. Le meilleur manuel de médecine opératoire sera donc celui qui se rapprochera le plus de l'enseignement oral et pratique. Le traité de M. le Docteur Löbker atteint ce but et c'est pourquoi je le considère non seulement comme un livre utile, mais encore comme un manuel précieux pour l'étudiant qui cherche un guide et pour le jeune médecin, éloigné d'un centre universitaire, désireux pourtant de consulter une autorité.

Liége, le 5 janvier 1890.

A. von Winiwarter.

Mon but, en composant le présent traité, a été d'en faire un manuel de médecine opératoire court et précis, qui répondît aux exigences de la science actuelle, tout en n'empruntant aux matériaux de l'ancienne chirurgie que ce qu'ils renferment de véritablement utile. Ce manuel est avant tout destiné à servir de guide à l'élève au cours des opérations qu'il pratique sur le cadavre, et c'est d'après cette conception que le cadre du livre a été établi. A première vue, il peut paraître irrationnel d'assigner ce rôle à un traité semblable, et de le rédiger en conséquence, puisque ce sont précisément les débutants qui peuvent le moins se passer de l'enseignement oral du maître pendant l'exécution des opérations sur le cadavre. Seulement, comme dans les amphithéâtres très fréquentés le maître ne peut pas se trouver à côté de chaque élève pour le guider pendant qu'il opère, celui-ci est par le fait même exposé à n'être qu'insuffisamment exercé dans la pratique des opérations. Le présent traité vise à combler cette lacune; il est destiné à seconder mais non pas à remplacer l'enseignement oral du professeur.

Les exercices opératoires sur le cadavre, et par conséquent un manuel de médecine opératoire, ne peuvent remplir leur but véritable que s'ils répondent exactement aux conditions de la réalité de la pratique chirurgicale. Autant que possible je me suis toujours efforcé de tenir compte de ce fait, et j'espère ainsi avoir accru l'utilité de cet ouvrage, en faisant en sorte qu'il puisse non seulement servir de guide aux élèves pendant les exercices de médecine opératoire, mais encore que le médecin praticien peu habitué à opérer, et qui depuis longtemps n'a plus pris part à ces exercices, sache à un moment donné y trouver toutes les indications nécessaires à l'exécution d'une opération sur le vivant.

Dans le choix des méthodes opératoires j'ai pris pour règle de toujours exposer en premier lieu celles qui sont actuellement reconnues comme les plus pratiques; puis j'ai choisi celles qui servent en quelque sorte de type à tout un groupe; enfin j'ai tenu à décrire quelques opérations d'un usage moins courant, mais qui me paraissaient constituer de très bons exercices au point de vue de la technique opératoire. Seules les opérations de chirurgie oculaire et de gynécologie ne trouveront point place ici, l'étude de ces deux chapitres de chirurgie ne se faisant plus guère aujourd'hui que dans des ouvrages spéciaux traitant exclusivement de ces matières. En toutes circonstances j'ai cherché à établir des liaisons avec l'enseignement clinique et la pratique chirurgicale, en mentionnant les indications lorsqu'elles pouvaient influencer sur la technique opératoire, en indiquant les soins particuliers et les précautions spéciales à prendre pendant l'exécution de l'opération sur le vivant, et enfin en décrivant brièvement après chaque procédé le mode de traitement qu'il convenait d'appliquer à la plaie. Il est clair que sur ces différents points j'ai pourtant été obligé de me renfermer dans certaines limites.

Pour ce qui regarde la désignation des procédés opératoires d'après les noms de leurs auteurs, je puis dire que sur cette question j'ai toujours puisé mes renseignements à la source même; çà et là quelque dénomination depuis longtemps usitée m'a paru devoir être modifiée. Au surplus, les dimensions du livre ne me permettaient pas d'accorder des développements étendus à l'historique des opérations.

Pour pouvoir se livrer avec fruit à la pratique des exercices opératoires sur le cadavre, il est indispensable de connaître à fond l'anatomie de la région sur laquelle on opère, autrement dit l'anatomie topographique chirurgicale. A la clinique, tout le temps dont dispose le professeur est absorbé par l'exposé du diagnostic, des moyens thérapeutiques, ainsi que de l'étiologie des affections chirurgicales, si bien que l'anatomie topographique ne peut guère y être prise en sérieuse considération. C'est là une raison de plus pour lui faire prendre une place toute spéciale dans l'enseignement de la médecine opératoire, si l'on veut que cet enseignement soit véritablement pratique et forme des chirurgiens dans le vrai sens du mot. J'ai donc cru bien faire en accordant à la partie anatomique du travail, des soins et des développements tout particuliers. A la vérité, le cadre de l'ouvrage ne me permettait pas d'y introduire autre chose que de simples esquisses anatomiques, dans lesquelles fussent groupés succinctement les principaux points se rapportant à l'opération du moment. En y regardant de plus près, on constatera pourtant que ces esquisses renferment beaucoup plus qu'on ne pourrait se le figurer à première vue.

La concision que je me suis attaché à donner aux différents exposés, me faisait un devoir de chercher à introduire le plus de figures possible dans le texte du manuel; je dois dire qu'en cela j'ai été fortement secondé par l'aimable obligeance de mes éditeurs. Le plus grand nombre des vignettes qui illustrent le livre ont été exécutées d'après des dessins de M. le Dr Rzehulka, l'ancien assistant de la clinique de cette ville; le plus petit nombre a été fait d'après mes propres dessins originaux.

Quant aux figures d'anatomie topographique, à l'exception de celles dont l'origine est spécialement indiquée, elles ont été d'abord esquissées d'après des préparations que j'ai faites avec le Dr Rzehulka, puis ont été achevées par ce dernier. Qu'il me soit permis de témoigner à mon collègue l'expression de ma plus vive reconnaissance pour le concours précieux qu'il m'a fourni dans cette occurrence.

Je livre mon travail à la publicité en formant le vœu, et avec l'espoir qu'il pourra rendre quelques services aux étudiants et aux praticiens.

Greifswald, mai 1885.

K. Löbker.

***

Préface de la Seconde Édition

Je n'ai que peu de chose à ajouter à ce que je disais il y a trois ans en présentant au public mon traité de médecine opératoire. Le livre qui est déjà traduit en deux langues, a reçu un accueil qui a dépassé toutes mes espérances; je devais donc en conclure que le plan fondamental de l'ouvrage n'avait pas été trop mal conçu, et que j'avais atteint le but que je m'étais proposé. En préparant cette seconde édition, je me suis efforcé de combler les lacunes existantes, et de mettre le plus de clarté et de simplicité possible dans l'exposition du sujet. Les progrès réalisés par la science chirurgicale dans ces dernières années m'ont en outre contraint à remanier complètement certains chapitres. J'espère que le livre ainsi modifié et complété sera plus profitable encore aux étudiants et aux praticiens.

Greifswald, décembre 1888.

K. Löbker.

Avant-Propos du Traducteur

Le traité de médecine opératoire de Löbker a obtenu un très grand succès dans toutes les universités allemandes, et ce succès s'est rapidement confirmé à l'étranger, puisque dès les premiers temps de sa publication, l'ouvrage avait déjà été traduit en italien et en russe.

Nous avons pensé que la traduction que nous offrons aujourd'hui aux lecteurs français pourrait bien en recevoir également un accueil favorable. C'est qu'en effet parmi les différents traités classiques en usage chez nous, il n'en est encore aucun qui, comme celui-ci, soit uniquement basé sur les principes de chirurgie moderne, et dans lequel l'étudiant puisse apprendre à pratiquer les opérations telles qu'elles le sont de nos jours. Un certain nombre d'ouvrages français ne décrivent en outre que les opérations générales; d'autres, quoique plus complets, ne renseignent pas encore une quantité d'opérations importantes qu'on pratique communément aujourd'hui sur les reins, la vésicule biliaire, le larynx, etc. Le traité de Löbker a, lui, le mérite d'être parfaitement au courant des derniers progrès réalisés par la science chirurgicale; et, à l'exception des opérations de chirurgie oculaire et de gynécologie dont l'étude ne se fait plus guère que dans des traités spéciaux, il contient la description détaillée de tous les principaux procédés d'opérations générales et spéciales actuellement usités.

Le lecteur appréciera aussi bien que nous les autres qualités maîtresses du livre, telles que l'extrême clarté d'exposition, la grande concision du style, et surtout les conseils éminemment pratiques que l'auteur donne après chaque opération concernant l'hémostase, le drainage, la suture, et le pansement de la plaie. Nous nous sommes appliqué à rendre toujours aussi scrupuleusement que possible la pensée de l'auteur, nous abstenant avec soin de toute espèce de commentaire; les quelques rares notes que l'on trouvera dans le courant de l'ouvrage étaient nécessaires à l'intelligence du texte. Nous prions le lecteur de prendre en considération la peine que nous nous sommes donnée pour mener ce travail à bonne fin, et de nous accorder toute sa bienveillance.

Vilvorde, 8 avril 1890.

Dᴿ Hanquet.

Table des Matières

Sixième Partie

Septième Partie

Huitième Partie

Neuvième Partie

Dixième Partie

Introduction

La pratique des exercices opératoires sur le cadavre, constitue l'épreuve préparatoire à laquelle doivent se soumettre, non seulement l'élève novice dans l'art chirurgical, mais encore dans certaines circonstances le chirurgien consommé lui-même. Le premier s'efforce d'appliquer sur les tissus humains privés de vie les préceptes acquis aux leçons de médecine opératoire, et commence ainsi par apprendre à opérer, au sens le plus général du mot; mais le chirurgien exercé se voit parfois encore contraint de recourir à cette épreuve, et cela particulièrement lorsqu'avant d'essayer sur le vivant l'un ou l'autre procédé nouveau émanant de lui-même ou d'un autre, il veut au préalable en apprécier sur le cadavre le degré de praticabilité, ainsi que les difficultés d'exécution.

Si c'est là le but que nous assignons aux exercices opératoires, il va de soi qu'il ne pourra être entièrement atteint, que si les opérations sont exécutées sur le cadavre absolument de la même façon que sur le vivant. L'élève en chirurgie doit s'appliquer à faire de véritables opérations sur le cadavre; il ne doit donc pas seulement « déchiqueter » ce dernier. L'enseignement qu'on donne à l'amphithéâtre est bien à la vérité quelque peu « schématique »; aussi est-ce seulement par la stricte observance des méthodes typiques, que le commençant pourra s'habituer à opérer suivant toutes les règles. S'il possède parfaitement ces méthodes dans tous leurs détails théoriques et techniques, les changements qu'il pourra avoir à y introduire dans un cas donné sur le vivant se présenteront très-facilement d'eux-mêmes.

Ce n'est pourtant pas l'exacte observation d'un mode quelconque d'incision qui constitue à elle seule la méthode à suivre pour opérer. L'élève pourra avoir exécuté le plus classiquement du monde la désarticulation d'un membre, et n'être pourtant

pas à même de prendre les dispositions nécessaires pour entreprendre la même désarticulation sur le vivant. C'est pour cette
raison que la marche suivie au cours d'une opération sur le
cadavre, doit imiter parfaitement celle qui serait adoptée si on
opérait *in vivo*.

S'agit-il, par exemple, de pratiquer l'amputation d'un
membre, il faudra préparer à l'avance tout l'appareil instrumental qu'elle nécessite, placer le cadavre dans la position la
plus convenable, choisir des aides en nombre suffisant et assigner à chacun son rôle; enfin l'opérateur lui-même se placera
par rapport au sujet, de la manière qui lui aura été démontrée
être la plus appropriée à la facile exécution de l'opération dont
il s'agit; c'est alors seulement qu'il pourra procéder à cette
dernière en suivant l'un ou l'autre mode d'incisions enseigné.
En agissant de la sorte on aura fait une amputation; sinon
on aurait simplement coupé une jambe. L'élève fera donc bien
de s'entendre avec un certain nombre de ses condisciples, pour
pouvoir ainsi constituer au moment voulu, un groupe opératoire
où chacun ait un rôle déterminé.

Il arrive fréquemment que des étudiants répètent avec une
préférence marquée certaines opérations qui sont d'un usage
plus journalier, et en négligent toute une série d'autres, sous
prétexte qu'elles sont d'une application plus rare, ou qu'elles
réclament trop de temps pour leur exécution. Rien n'est moins
excusable pourtant que cette façon d'agir. En effet, la pratique
des exercices opératoires sur le cadavre, n'a pas seulement du
prix parce qu'elle nous permet d'exécuter un plus ou moins
grand nombre de fois telle ou telle opération que nous pouvons
être appelés à faire plus tard; leur grande utilité provient
surtout de ce que c'est grâce à eux que nous apprenons à
opérer, au sens le plus général du mot et dans ce but toutes les
opérations conviennent au même degré, même celles auxquelles
nous n'aurons jamais recours dans la suite sur le vivant.

Lorsque l'étudiant prend part pour la première fois aux
exercices pratiques de médecine opératoire, il lui faut d'abord
surmonter quelques difficultés provenant de son manque d'habitude à faire des « incisions chirurgicales ». Au cours de ses
dissections antérieures, il ne devait en effet avancer que pas à
pas à travers les diverses couches de tissus, et il s'était accou-
tumé à isoler les muscles, les vaisseaux et les nerfs du tissu

cellulaire et graisseux qui les recouvre, par de petits coups de scalpels ou de ciseaux.

En chirurgie ce mode de dissection anatomique ne convient plus guère; il peut bien arriver que nous y ayons encore parfois recours, comme par exemple dans le cas d'émnucléation difficile d'une tumeur; le plus souvent cependant, pour arriver sur un organe quelconque que nous devons découvrir, nous pratiquons des incisions nettes et sûres, qui nous frayent le chemin le plus court, tout en occasionnant le moins de perte de substance possible, et en ne nous mettant pas dans l'obligation de détruire inutilement les rapports des tissus et des organes entre eux.

Ces incisions franches et sûres tout à la fois, ne sont possibles que pour le chirurgien connaissant parfaitement son anatomie, et plus spécialement l'anatomie topographique chirurgicale. Cette dernière forme la base sur laquelle reposeront toutes les opérations que nous décrirons plus tard. Avant de mettre la main à l'œuvre, l'élève doit d'abord se bien représenter à l'esprit l'image anatomique de la région qu'il va explorer; ainsi, il pourra toujours dire avec assurance ce qu'à un moment donné il tient entre les mors de sa pince, ou sous le tranchant de son scalpel. Une fois l'opération terminée, il recherchera encore une fois dans le champ opératoire tous les organes importants sur lesquels son attention aura été attirée, afin de bien graver dans sa mémoire la place exacte occupée par chacun d'eux dans la plaie.

Première Partie.

De la Division et de la Réunion des Tissus.

PREMIER CHAPITRE.

De la Division des Tissus au moyen d'Instruments tranchants.

La division des tissus est la manœuvre chirurgicale élémentaire qui intervient au cours de presque chaque opération. La solution de continuité doit être pratiquée à travers les différents tissus, sans que ceux-ci subissent de froissement ou de destruction appréciable. L'instrument qui convient le mieux pour cet usage est le couteau dont le tranchant très-effilé, presque linéaire, meurtrit au minimum les tissus à sectionner. Le couteau est donc l'instrument par excellence usité en médecine opératoire.

On divise les couteaux en s c a l p e l s et en b i s t o u r i s, selon que leur lame est fixée sur le manche, ou est réunie à celui-ci par une articulation mobile. Les bistouris peuvent donc se replier comme un canif, et se placent ainsi plus facilement dans la trousse du médecin; néanmoins les scalpels leur sont préférables à cause de leur fermeté et de leur simplicité plus grandes, qui les rendent plus sûrs à manier et plus faciles à nettoyer. L'ancienne l a n c e t t e ne trouve jamais ici d'usage particulier.

Suivant le but dans lequel on emploie le scalpel, sa lame peut présenter différentes formes. La division des parties molles doit-elle être faite par de puissantes incisions, nous nous servons d'un scalpel à lame convexe (Fig. 1 *a*); s'agit-il plutôt d'une dissection des tissus faite au moyen de fines et courtes entailles, nous préférons alors employer un scalpel étroit agissant uniquement par sa pointe (Fig. 1 *c*); pour les sortes d'incisions intermédiaires aux précédentes, nous nous servons d'un scalpel dont la lame est à la fois convexe et pointue (Fig. 1 *b*). S'agit-il enfin de transpercer avec netteté une certaine épaisseur de parties molles, nous avons recours au couteau à double tranchant (Fig. 1 *d*).

La longueur et l'épaisseur à donner à la lame se déterminent également d'après le but qu'on se propose. Ainsi pour opérer

sur des tissus très-denses, ou reposant sur un plan osseux, on
choisira une lame à dos large et solide; pour les amputations
de membres volumineux, la lame sera longue en même temps
que large ; par contre, le tranchant aura à peine quelques
millimètres de longueur et de largeur, quand il s'agira par
exemple de débrider un rétrécissement siégeant dans un canal
étroit.

Fig. 1.

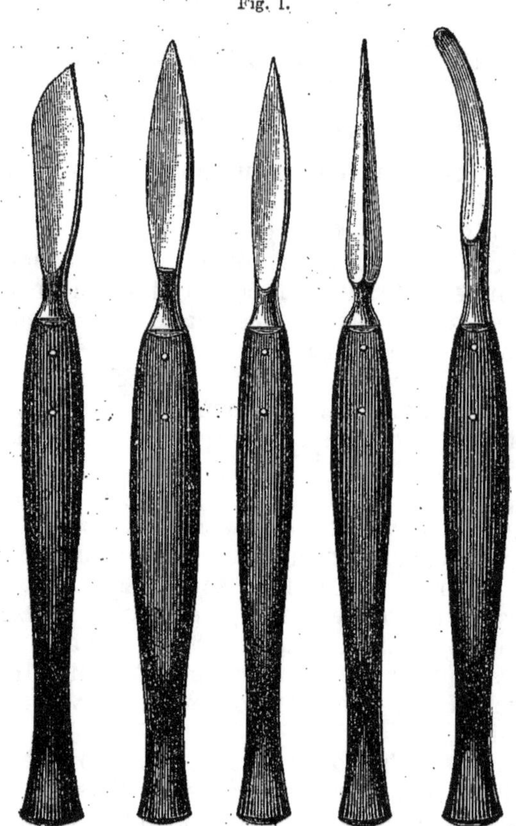

Scalpels: a, convexe; b, convexe et pointu; c, pointu: d, à double tranchant; e, boutonné.
(1/2 grand. natur.)

Le manche du couteau chirurgical présente lui-même des
formes et des dimensions différentes: pour les opérations à
dissection délicate des tissus, il sera léger et étroit; plus au
contraire l'incision devra être énergique, plus il sera épais et
lourd pour donner plus d'assurance à la main qui conduit
l'instrument. Pour la facilité du nettoyage, le manche doit en
outre être uni et fait d'un bois très dur (ébène, etc.), à moins
qu'on ne préfère les manches en métal qui ont été récemment
recommandés.

Les raisons d'antisepsie doivent entrer en ligne de compte, même pour le choix de nos instruments. Ainsi on donnera la préférence à ceux qui ne se composent que d'une seule pièce (acier), et présentent de larges surfaces bien unies, sans angles ni rebords, sans cannelures ni enfoncements en cul-de-sac *(Gutsch)*.

Le maniement du couteau se fait presqu'exclusivement avec une seule main; dans des cas exceptionnels seulement, alors que par exemple dans l'amputation d'une extrémité très-volumineuse, on se sert d'un couteau à lame très-allongée, la pointe de celle-ci peut devoir être fixée par les doigts de la main gauche.

Quant à la manière de tenir l'instrument, elle varie suivant les cas: le plus souvent, et même toujours si l'opération se fait par dissection, le couteau est tenu comme une plume à écrire (Fig. 2). Le pouce et le médius maintiennent le

Fig. 2.

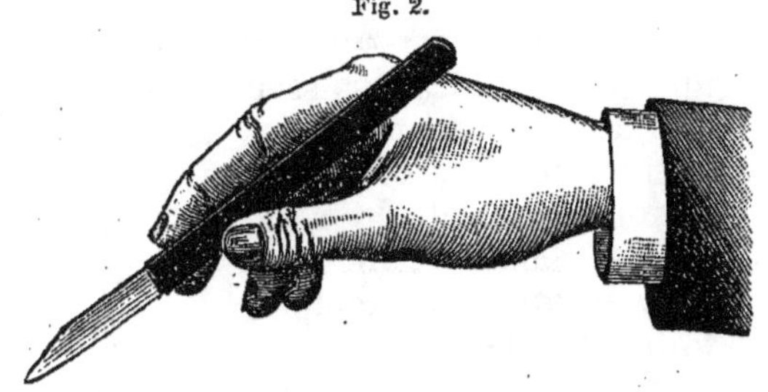

Couteau tenu comme une plume à écrire.

manche par ses faces latérales près du talon de la lame, tandis que l'index repose sur le dos du manche. La section des parties se fait alors par des mouvements de flexion et d'extension des deux dernières phalanges des doigts précités, le bord cubital du petit doigt procurant à la main un point d'appui suffisant pour donner la fermeté voulue au moment de la section. L'incision doit-elle être longue sans pour cela exiger un grand déploiement de forces, on tiendra le couteau comme un archet de violon (Fig. 3) entre les bouts des cinq doigts; dans

Fig. 3.

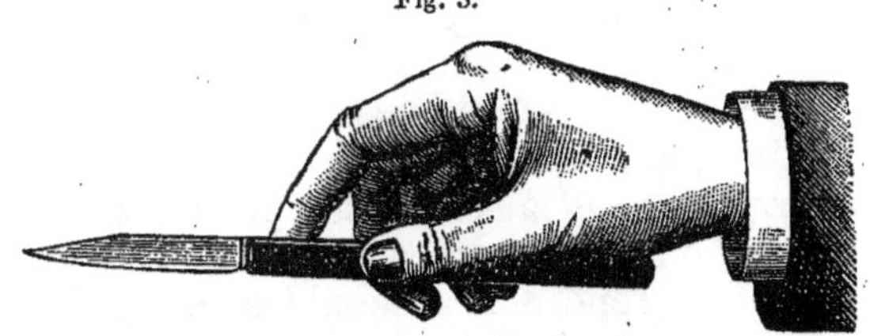

Couteau tenu comme un archet de violon.

cette position l'instrument est pourtant conduit avec moins d'assurance que dans la précédente. Si l'on modifie cette position de telle sorte que l'indicateur vienne exercer une pression sur le dos de la lame, pendant que l'extrémité libre du manche appuie contre la paume de la main, l'instrument sera tenu à la façon d'un couteau à découper, ce qui permettra d'inciser avec beaucoup plus de force, comme quand au cours d'une résection nous devons mettre l'os à nu d'un seul trait de couteau (Fig. 4). S'agit-il enfin de sectionner d'un seul

Fig. 4.

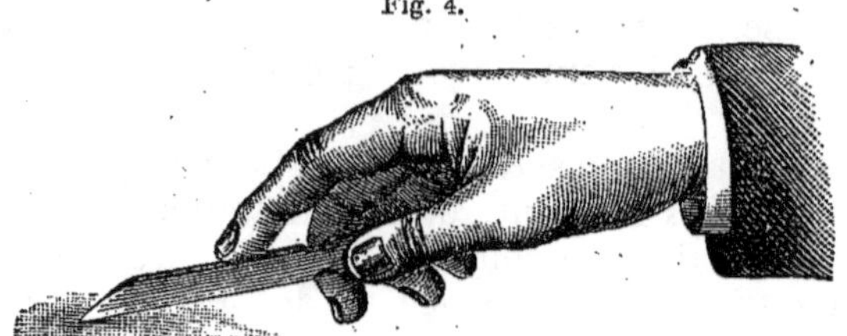

Instrument tenu comme un couteau de table.

trait énergique de grandes épaisseurs de tissus, comme dans le cas d'amputation d'un membre, nous saisissons alors le manche à pleine main (Fig. 5). Ces diverses positions peuvent du reste encore se modifier dans certaines circonstances, suivant que, par exemple, l'opérateur taille avec le tranchant de l'instrument dirigé vers soi, ou bien tourné en sens opposé. Pour pratiquer facilement et sûrement des sections nettes à travers des tissus aussi élastiques que le sont les parties molles du corps, et surtout la peau, il est nécessaire de leur donner au préalable un certain degré de tension. Dans ce but on place la partie du corps à opérer dans une position qui procure déjà par elle-même la tension désirée. C'est ainsi que pour les opérations portant sur la région antérieure du cou, la tête sera fortement attirée en arrière, tandis que pour les membres

Fig. 5.

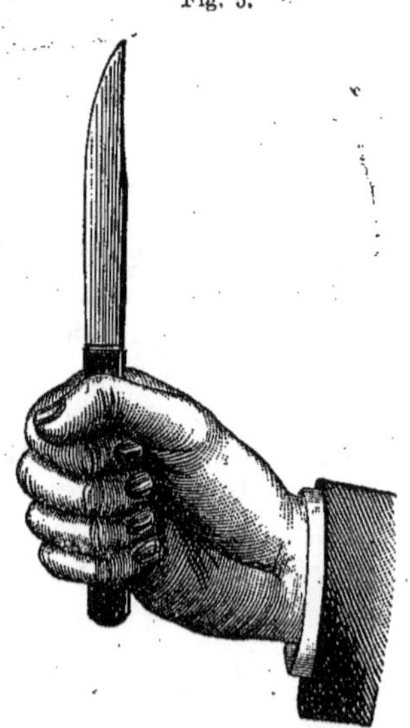

Couteau tenu à pleine main.

on les placera soit dans la flexion soit dans l'extension exagérée. Par ce moyen on reporte en outre les tissus profonds vers la surface, ce qui les rend plus accessibles aux instruments; aussi ne devra-t-on jamais négliger d'y avoir recours chaque fois que la chose sera possible. Souvent pourtant, la position extrême du membre ne suffit pas pour donner aux tissus le degré de tension voulu; nous sommes alors obligés de recourir à d'autres moyens pour atteindre ce but. Quel que soit le cas, on n'oubliera

jamais le précepte suivant: il ne faut jamais attirer par
un seul côté à la fois les couches superficielles et
surtout la peau, de crainte de modifier leurs rapports
normaux avec les couches sous-jacentes. Le degré
de tension doit au contraire être équivalent des
deux côtés de l'endroit à inciser, afin que la section
des parties profondes corresponde exactement à
celle des téguments. Pour observer ce précepte, il suffit
de tendre la peau entre le pouce et l'index gauches écartés l'un
de l'autre, et de faire alors l'incision, suivant une direction
perpendiculaire au sens de la traction, dans l'espace resté libre
entre les deux doigts précités (Fig. 6).

Fig. 6.

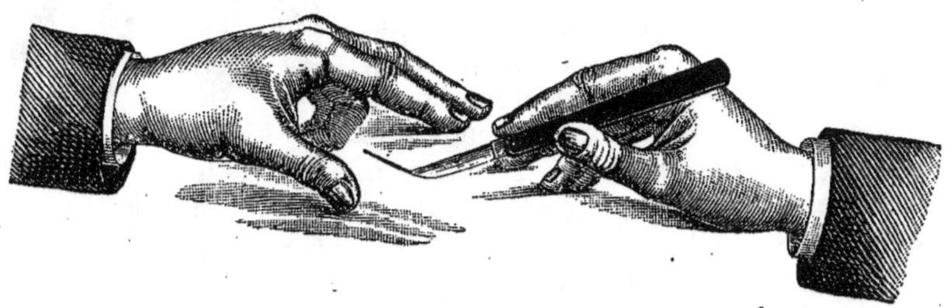

Peau tendue par la main gauche de l'opérateur.

On obtiendra le même résultat en soulevant avec les doigts
de la main gauche un pli de la peau maintenu en même temps
par un aide (Fig. 7). L'incision ainsi pratiquée est très-nette et

Fig. 7.

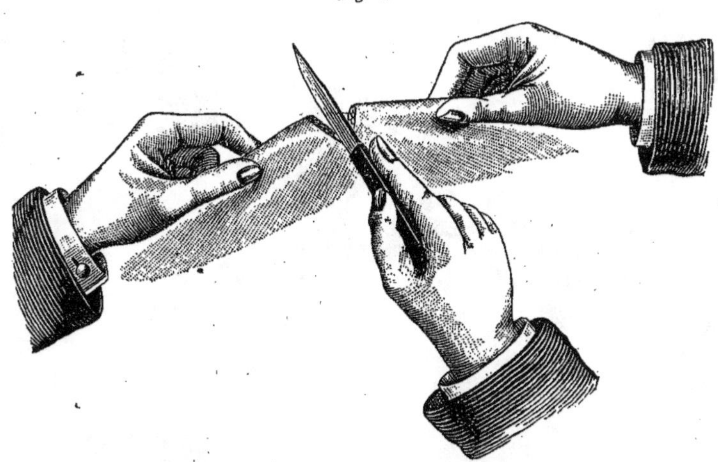

Manière de soulever un pli de la peau.

a naturellement une longueur double de la hauteur du pli.
Cette méthode est toutefois moins recommandable que la
précédente, car il arrive facilement, surtout si l'aide n'est pas

très-exercé, que la traction faite ainsi aux deux extrémités du pli par deux sujets différents, ne soit pas parfaitement égale des deux côtés.

Pour les couches profondes des tissus, on se sert d'instruments spéciaux, avec lesquels on les saisit et on les maintient tendues. Les plus usités sont les pinces à ressorts dont les mors sont garnis à leur face interne soit de rainures, soit de dents. Celles qui portent des dents sont les véritables pinces chirurgicales (Fig. 8 *b*); elles fixent mieux les tissus, et sont par le fait même plus employées que les pinces à mors mousses ou pinces anatomiques (Fig. 8 *a*), dont on ne se sert d'habitude qu'au voisinage des vaisseaux et des nerfs importants afin de ne pas blesser ces organes. Pour tendre les parties molles avec les pinces, l'opérateur fait encore usage de la main gauche; et s'il veut éviter tout tiraillement unilatéral des tissus,

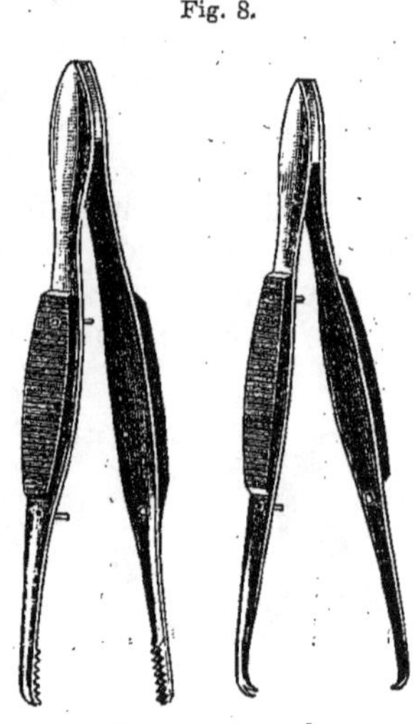

Fig. 8.

a   *b*
Pinces
a: anatomiques, *b*: chirurgicales
(1/2 grand. nat.)

il emploiera même deux pinces dont une sera confiée à la main d'un aide; l'incision se fait alors entre les deux instruments (Fig. 9).

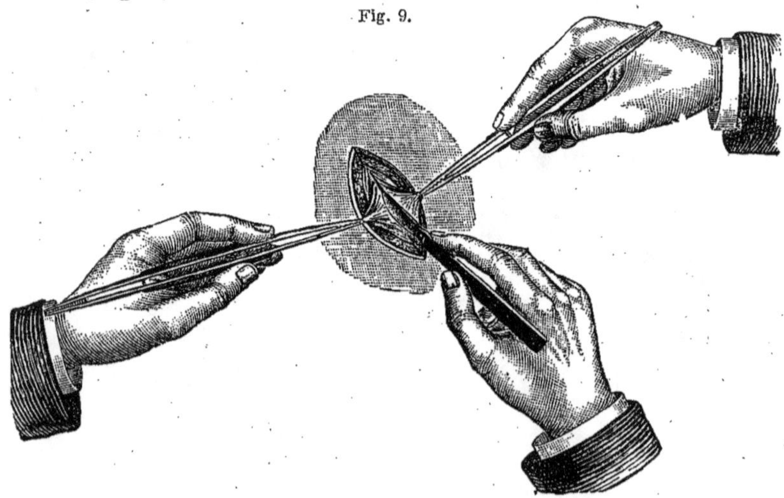

Fig. 9.

Mode d'incision entre deux pinces.

Dès que l'on pénètre à une certaine profondeur, il devient nécessaire, pour bien voir le fond de la plaie, d'en faire écarter les lèvres avec des crochets ou rétracteurs mousses ou

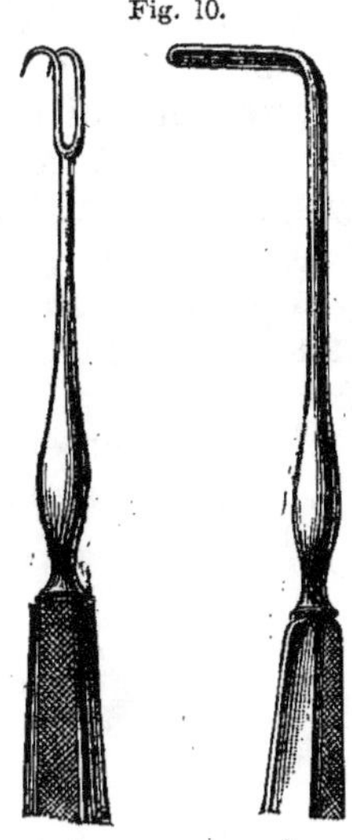

Fig. 10.

Crochets rétracteurs
a: pointus (érignes).
b: mousses (1/2 grand. nat.)

pointus (Fig. 10). S'agit-il d'enlever une assez grande masse de tissus, par exemple une tumeur, on obtiendra à son niveau le degré de tension voulue, soit en empoignant la tumeur entre les doigts de la main gauche, soit en la saisissant largement avec de fortes pinces à anneaux, mousses, ou bien pointues comme celles de *Muzeux.* Si l'on veut opérer dans l'intérieur de l'une ou l'autre cavité du corps (bouche, rectum, vagin, etc.), il est indispensable d'en élargir d'abord artificiellement l'entrée à l'aide d'instruments dilatateurs spéciaux (Speculum). Il en sera fait mention dans la suite à mesure que l'usage en sera requis pour l'exécution des opérations.

On peut encore obtenir des sections particulièrement nettes, en taillant non de dehors en dedans comme il a été dit jusqu'ici, mais de dedans en dehors, de manière à ce que le couteau tende lui-même, en avançant, les tissus qu'il sectionne. C'est ainsi que si l'on perce à sa base le pli de la peau représenté dans la fig. 7, en

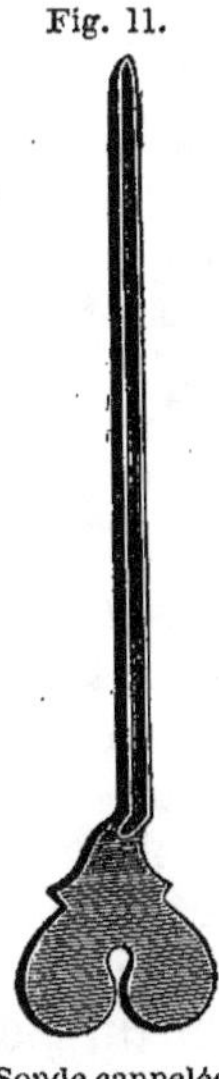

Fig. 11.

Sonde cannelée.
(1/2 grand. nat.)

ayant soin de diriger le tranchant du couteau vers le haut, il suffira de relever celui-ci pour que la section soit opérée; ou bien encore pour des tissus disposés par couches, on enfonce une sonde cannelée (Fig. 11) à travers une petite ouverture pratiquée dans la couche à sectionner, et dans la rainure de cette sonde on conduit la pointe du scalpel avec son tranchant regardant en haut. L'emploi de cet instrument n'a d'autre avantage que de procurer une sécurité plus grande quand on se trouve au voisinage immédiat d'organes importants (artères), la pointe du scalpel ne pouvant ainsi atteindre ces organes. La sonde cannelée devient par contre indispensable, lorsqu'il s'agit de diviser, soit un canal naturel tel que l'urètre, soit un trajet fistuleux s'enfonçant dans la profondeur. On peut, il est vrai, se servir dans ces cas d'un scalpel boutonné droit, ou mieux encore recourbé (Fig. 1 *c*) si l'on a affaire à des trajets sinueux; l'extrémité mousse de ces scalpels met également à l'abri de la blessure des organes voisins; la sonde cannelée est pourtant un guide plus sûr dans ces circonstances,

comme du reste une sonde ordinaire quelconque le long de
laquelle on peut faire glisser l'instrument. Nous entendons par
sondes toute tige conductrice raide ou flexible, en acier,
argent, baleine, etc., que l'on emploie dans la pratique chirurgicale courante non seulement dans le but précité, mais encore
pour établir le diagnostic de certaines affections, pour constater
la présence d'un corps étranger dans un conduit naturel, ou
pour explorer un trajet fistuleux. Les sondes sont en outre
utilisées dans un but thérapeutique, entre autres comme instruments dilatateurs dans le traitement des rétrécissements.

Les ciseaux peuvent être fréquemment et très avantageu-

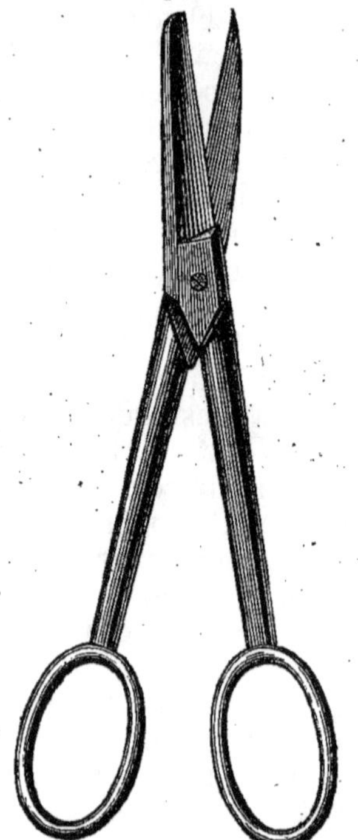

Fig. 12.

Ciseaux droits (1/2 grand. nat.)

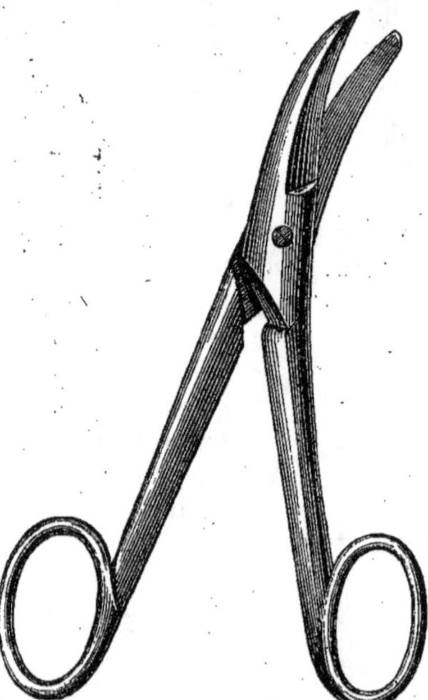

Fig. 13.

Ciseaux de *Cooper*. (1/2 grand. nat.)

sement employés à la place du couteau. Ils produisent également des sections nettes, et les font même plus rapidement que
ce dernier, ce qui tient à ce qu'avant de diviser les tissus ils les
enserrent d'abord entre leurs branches et leur donnent par là
même le degré voulu de fixité et de tension. Les ciseaux conviennent surtout bien pour opérer à l'intérieur des cavités du
corps. À la vérité ils ne coupent pas sans contusionner un peu
plus les parties que ne le ferait le couteau; mais pour peu
qu'on se serve de ciseaux bien aiguisés et dont les branches
ne branlent pas l'une sur l'autre, cette contusion est si minime
qu'on ne doit pas en tenir compte et qu'elle ne peut entraver en

rien la guérison des plaies. Nous avons rarement recours dans la pratique aux ciseaux droits ordinaires (Fig. 12) dont l'une des branches est pointue et l'autre mousse à la façon des bistouris pointus et boutonnés; au sein d'une plaie concave ils ne pourraient en effet agir que par leur pointe, et non par le plat de leurs branches. Nous leur préférons les ciseaux courbes sur le plat, dits de *Cooper* (Fig. 13), qui n'ont pas l'inconvénient précité, et parce que la main qui les conduit ne masque pas au chirurgien la vue du champ opératoire. Dans certains cas particuliers il peut être utile d'employer des ciseaux coudés en forme de genou sur un de leurs bords (ciseaux de *Fick)*.

Quand on veut sectionner les tissus avec des ciseaux, on ne doit pas tenir ceux-ci simplement avec deux doigts passés dans les anneaux, comme cela se fait pour tout autre usage journalier; il faut en outre que le doigt indicateur soit étendu

Fig. 14.

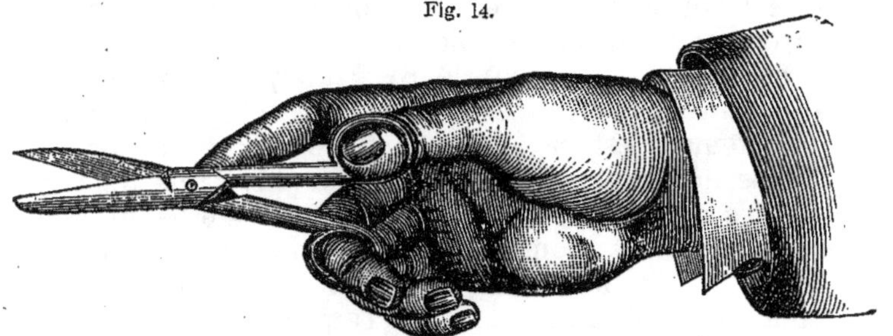

Manière de conduire les ciseaux.

sur l'instrument jusque près de son tenon, de manière à pouvoir imprimer la direction voulue à la pointe, et pour que les branches appuient suffisamment sur les tissus sous-jacents. Toutes les parties du corps humain, à l'exception des os de l'adulte, se laissent sectionner par le couteau ou les ciseaux. A propos des opérations qu'on pratique sur les os, nous apprendrons à connaître quelques autres instruments avec lesquels il est également possible d'entamer le tissu osseux, soit par le même mode que le scalpel et les ciseaux (gouches, cisailles), soit par dilacération (scies).

Certains chirurgiens ont préconisé de substituer les sections mousses (ligature, écrasement) à la division sanglante des tissus faite à l'aide des instruments tranchants; de même encore on a recours dans le même but soit aux agents thermiques (galvanocaustique, thermocaustique), soit à la cautérisation chimique. Tous ces moyens produisent des solutions de continuité à bords fortement écrasés ou complètement mortifiés; d'où il résulte que la guérison des plaies par première intention devient dès lors impossible. La méthode de division par le couteau mérite donc d'être préférée à toutes les autres méthodes; ce n'est que pour des cas particuliers et dans un but spécial que ces dernières pourront parfois trouver leur application dans la pratique; pour opérer sur le cadavre elles ne peuvent être d'aucune utilité. La ponction des tissus à l'aide du trocart sera décrite ultérieurement.

DEUXIÈME CHAPITRE

De la Réunion des Plaies par la Suture

Une manœuvre chirurgicale d'un usage aussi journalier que la division des tissus, nous est fournie par leur réunion même. Cette réunion peut être obtenue soit par diverses méthodes qu'on enseigne plus spécialement à la clinique, telles que les bandages unissants, les bandelettes agglutinatives, l'application du collodion; soit surtout par la suture sanglante, laquelle peut très bien être étudiée sur le cadavre.

La réunion par première intention des bords d'une plaie est soumise à la condition qu'ils puissent être mis en contact direct l'un avec l'autre. Ce rapport intime se présente assez rarement de lui-même; bien plus souvent la force rétractile des tissus fait que les deux lèvres d'une plaie tendent à s'écarter: la suture est destinée à les rapprocher artificiellement. Si l'écartement est par trop prononcé, ce rapprochement devient impossible, ou bien ne se fait qu'au prix d'une telle tension des parties que celles-ci tiraillent fortement sur le fil, et ce dernier « coupe » alors, comme on peut s'en convaincre facilement. Le bon effet de la suture est donc subordonné à des limites techniques déterminées, dont l'appréciation exige toujours un certain degré d'expérience.

Pour appliquer la suture sanglante on se sert d'aiguilles et de fils. Les aiguilles chirurgicales ne sont pas rondes comme les aiguilles à coudre ordinaires, mais présentent un double tranchant près de leur pointe, de façon à produire un orifice ayant la forme d'une fente et dont les bords reviennent d'eux-mêmes immédiatement en contact. On n'emploie pas souvent non plus les aiguilles droites (Fig. 15 c) qui ne peuvent convenir que pour les sutures à placer sur des surfaces convexes, alors que dans la pratique nous avons le plus souvent affaire à des surfaces planes ou même concaves. Plus est profonde la plaie ou la cavité dans laquelle on opère, plus aussi les points d'entrée et de sortie de l'aiguille doivent être rapprochés, et par le fait même plus la courbure de celle-ci devra être prononcée. Cette courbure peut porter sur toute la longueur de l'aiguille (Fig. 15 a), ou seulement sur sa partie acérée : aiguille en forme de patin (Fig. 15 b).

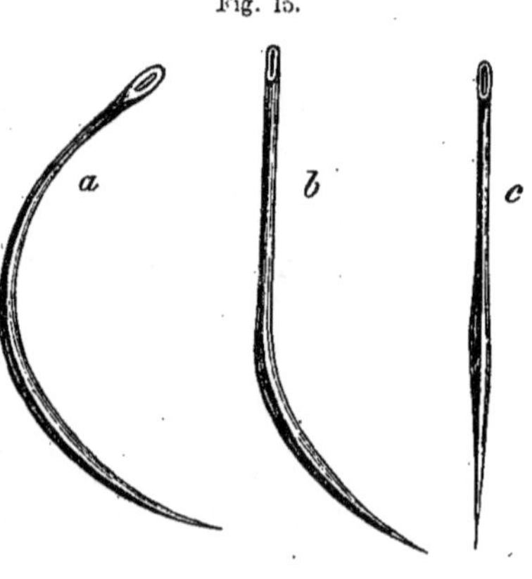

Fig. 15.

Aiguilles :
a courbe, b en forme de patin, c droite.

Leur longueur est également très-diverse. Pour de grandes plaies et de larges surfaces on préfère de longues aiguilles ; les courtes conviennent mieux pour de petites plaies ou des espaces rétrécis. Il n'est pas aisé d'enfoncer les petites aiguilles dans les tissus en les tenant entre les bouts des doigts, et même les grandes recourbées ne se manient pas aussi facilement de cette façon que les droites ou celles en forme de patins. Pour pouvoir les saisir solidement on a imaginé des instruments dits porte-aiguilles, dont l'usage devient même indispensable quand il s'agit d'appliquer des sutures dans les cavités profondes du corps. Ils consistent en des pinces d'une forme particulière, dans les branches desquelles l'aiguille reste fixée par la simple pression de la main, ou à l'aide d'un appareil *ad hoc*. On en a construit un très grand nombre. Les suivants sont seuls à conseiller, soit pour leur simplicité réelle, soit parce qu'on peut les utiliser dans toutes les régions du corps :

La fig. 16 représente le porte-aiguille de *Dieffenbach ;* c'est une simple pince dont la fermeture a lieu par la pression de la main, ou, comme dans la fig. 16, à l'aide du crochet à arrêt de *Roser*. L'aiguille se place dans un petit canal creusé sur les faces internes des mors ; ou bien encore celles-ci sont garnies d'une plaque de métal mou (zinc, cuivre), ou de bois de tilleul, dans laquelle l'aiguille se fixe dans toutes les positions désirables rien que par la fermeture de l'instrument.

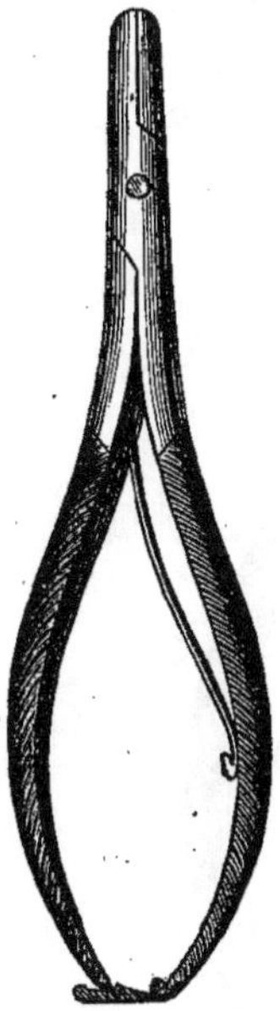

Le porte-aiguille de R o u x (Fig. 17) saisit l'aiguille entre deux branches parallèles à ressort qui sont renfermées dans une sorte de gaine : il suffit de faire avancer celle-ci pour que les branches se rapprochent. C'est un instrument déjà ancien, mais quoique cela d'un usage très-commode.

Pour appliquer des sutures au sein d'une cavité on se trouve fort bien de l'appareil de K ü s t e r (Fig. 18) ; il simule un cou de cygne, ce qui fait qu'il s'adapte parfaitement à toutes les courbures qu'on peut rencontrer dans une cavité ; de plus la main qui le manie ne masque pas à l'opérateur la vue de l'aiguille.

Dans tous ces instruments les deux branches parallèles saisissent les aiguilles par le diamètre qui réunit leur face concave à leur face convexe ; il en résulte qu'on en brise un certain nombre, même si on prend la précaution de les tenir par le talon, là où la courbure est la moins prononcée. Pour remédier à cet inconvénient, *Hagedorn* a préconisé récemment un porte-aiguille dont les mors représentent un bec d'oiseau coudé à angle droit sur le manche (Fig. 19). Les aiguilles dont il se sert sont aplaties latéralement, de manière qu'étant saisies entre les mors, leurs faces restent en parallélisme constant avec les surfaces de préhension du bec. Pour rendre encore ce parallé-

Fig. 16.

Porte-aiguille de D i e f-
f e n b a c h , muni de
l'appareil à arrêt de
R o s e r.
(1/2 grand. nat.)

Fig. 17.

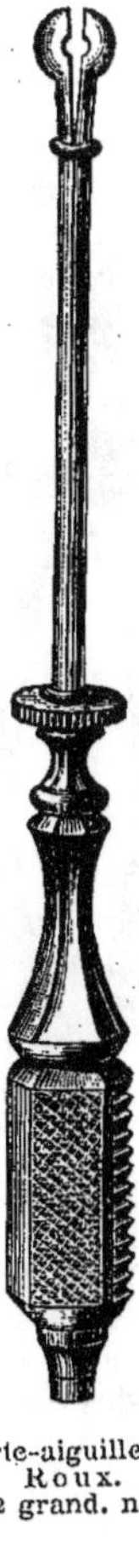

Porte-aiguilles de
R o u x.
(1/2 grand. nat.)

lisme plus exact, *Hagedorn* reporta plus tard l'articulation des deux branches de l'instrument au milieu de la longueur de celui-ci, et sur un petit bras de levier latéral. En s'écartant et en se rapprochant, les deux longs bras du porte-aiguille se meuvent alors parallèlement à leur grand axe. L'aiguille aplatie latéralement, présente cet avantage que la fente produite par sa pénétration dans les tissus, a une direction perpendicu-

Fig. 18.

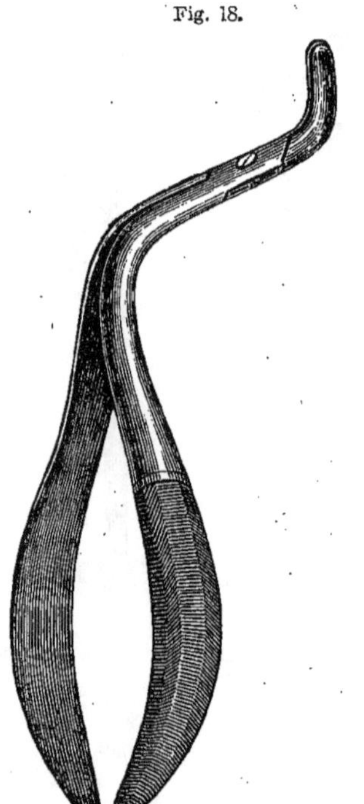

Porte-aiguille en cou de cygne de K ü s t e r.
(1/2 grand. nat.)

Fig. 19.

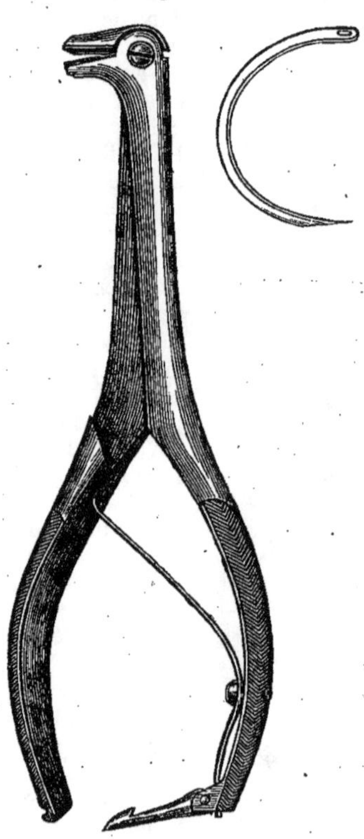

Aiguille et porte-aiguilles d'H a g e d o r n.
(1/2 grand. nat.)

laire à celle du grand diamètre de la plaie ; de la sorte les lèvres de cette fente ne s'entrouvrent plus au moment où l'on tire sur les fils pour les nouer.

On a également construit des instruments dans lesquels aiguille et porte-aiguille ne forment qu'une seule pièce : a i g u i l l e s à m a n c h e ; le chas est ici placé tout près de la pointe. Ces aiguilles sont tantôt façonnées comme celles des machines à coudre *(Burow)*, tantôt consistent en un petit trocart très-étroit et affilé à sa partie antérieure, dans l'intérieur duquel se meut un fin mandrin ; la pointe de celui-ci se termine en forme de crochet, et par un simple mouvement de pression vient faire saillie à travers une ouverture latérale pour saisir le fil à suture (aiguilles à manche de *Bruns* et de V. *Langenbeck*). Ces aiguilles spéciales ne sont pas utilisées pour les exercices opératoires sur le cadavre. — Comme fils à suture on emploie dans la pratique la soie tordue ou bien le catgut ; la soie est préférable si les sutures doivent rester longtemps en place ou si elles doivent supporter une assez forte tension ; le catgut de *Lister* a par contre l'avantage d'être facilement résorbé dans la plaie et ainsi de ne pas nécessiter l'enlèvement des points de suture. On a autrefois, et récemment encore, expérimenté des fils fabriqués avec d'autres matériaux très-variés: lin, chanvre, cordes à boyau, cuir, coton, plomb, argent, or, etc. Les fils faits avec ces deux dernières substances ont seuls quelque valeur pratique. Pour les opérations qu'on exécute sur le cadavre il n'est nullement nécessaire de se servir de fils de soie coûteux; le fil ordinaire des pharmacies, dont il existe plusieurs grosseurs, suffit amplement pour cet usage.

Les procédés de suture les plus divers ont autrefois été préconisés; la plupart méritaient l'oubli dans lequel ils sont aujourd'hui tombés. Les procédés suivants offrent seuls un véritable intérêt pratique:

1. Suture entrecoupée, suture à points séparés, sutura nodosa, sutura intercissa (Fig. 20). C'est de loin la plus usitée, quoiqu'à certains égards ce soit peut-être à tort. Elle s'exécute non avec un seul long fil, mais avec plusieurs fils distincts. Avec le pouce, l'index et le médius de la main droite, ou bien avec une pince porte-aiguille, on saisit par le talon une aiguille droite ou recourbée, armée d'un fil court. Celle-ci pénètre alors latéralement et de dehors en dedans à travers l'une des deux lèvres de la plaie, croise transversalement le fond de cette dernière en se portant vers l'autre lèvre qu'elle traverse de dedans en dehors vis-à-vis de son premier point d'entrée; on la retire ensuite soit avec les doigts, soit avec une pince ordinaire ou un porte-aiguille. La direction de la suture coupe ainsi à angle droit celle du grand diamètre de la plaie. On noue les chefs du fil entre eux, de telle façon que le nœud se trouve placé à côté de la ligne de réunion et ne presse point sur celle-ci. Avec une nouvelle aiguille armée comme la première, on place ensuite un second point de suture tout pareil au premier, et ainsi de suite jusqu'à ce que la plaie soit complètement fermée. La suture s'exécute plus rapidement si l'on n'emploie qu'une seule aiguille armée d'un fil plus long, dont on détache un bout suffisant pour chaque point nouveau à placer. Il est vrai que de cette façon le fil tout entier doit parcourir chaque fois le canal creusé par l'aiguille, et c'est pour celui-ci une cause de plus grande irritation. Plus les lèvres d'une plaie tendent à s'écarter, plus on éloignera de leurs bords l'orifice de pénétration des aiguilles: on distingue d'après cela des points de suture larges ou forts qui servent à combattre la tension des tissus, des points de suture étroits qui sont les points

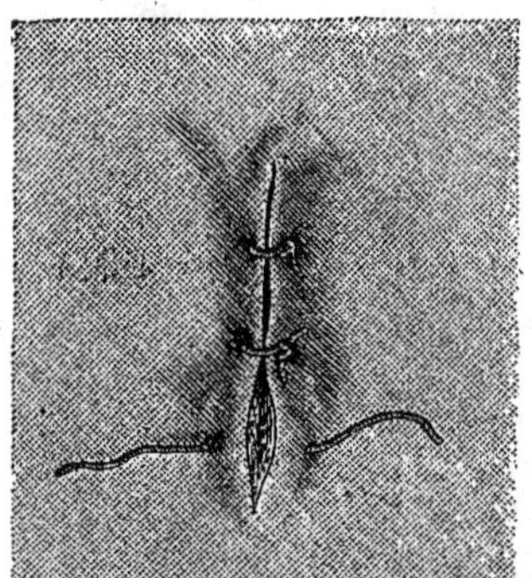

Fig. 20.

Suture entrecoupée.

d'affrontement ou de réunion proprement dite. D'habitude on ferme d'abord sommairement une plaie par quelques-uns de ces points larges (suture profonde), puis on produit la coaptation exacte des bords en leur interposant un certain nombre de points plus fins (suture superficielle). La manière précédemment décrite de faire pénétrer l'aiguille en un seul temps à travers les deux lèvres de la plaie, ne pourrait convenir pour rapprocher les bords d'une plaie très largement béante, ou bien pour placer des sutures dans certaines régions particulièrement difficiles. Dans ces cas l'aiguille traverse d'abord une des lèvres, puis est retirée hors de la plaie; dans un deuxième temps elle est ensuite reportée vers l'autre lèvre qu'elle transperce à son tour. On peut alors aussi se servir d'un fil armé d'une aiguille à chaque bout : une aiguille traverse le bord gauche, l'autre le bord droit de la plaie, mais cette fois la pénétration se fait pour toutes deux de dedans en dehors.

Le nœud ordinaire des couturières, c'est-à-dire le simple entrelacement des chefs du fil, ne peut suffire dans la pratique chirurgicale pour peu que les lèvres de la plaie aient de la tendance à s'écarter l'une de l'autre. L'élasticité des tissus réussit en effet à faire relâcher le premier nœud pendant qu'on s'apprête à faire le second. De là la nécessité d'entrelacer doublement les chefs du fil pour le premier nœud, et par dessus d'en faire ensuite un second à la manière ordinaire : on obtient de la sorte un n œ u d c h i r u r g i c a l (Fig. 21).

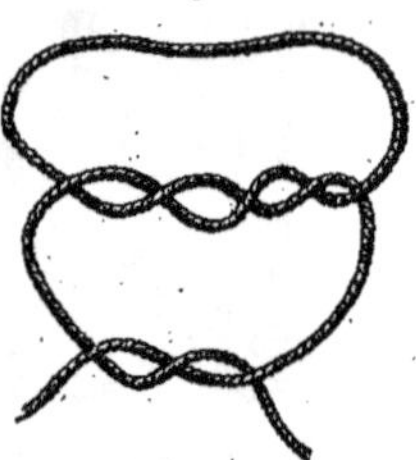

Nœud chirurgical.

Les fils métalliques ne peuvent être solidement noués que s'ils sont très-fins; les fils plus gros doivent toujours être tordus. On peut se servir dans ce but d'un instrument dit t o r d - f i l (Fig. 157, c.), qui consiste tout simplement en une tige droite sur l'extrémité supérieure de laquelle est fixée une petite traverse : celle-ci étant engagée entre les deux chefs du fil métallique, il suffit de lui imprimer un mouvement tournant pour que ces chefs s'enroulent l'un sur l'autre.

Pour obtenir la parfaite guérison d'une plaie, il est indispensable d'en affronter exactement les deux lèvres. Or, si l'on n'y prête une attention suffisante, il arrive fréquemment qu'un des bords s'enroule sur lui-même dans la plaie, et oppose alors son tégument normal à la surface cruentée de l'autre bord; ou bien encore l'une des lèvres se déjette en dehors, et sa face profonde est mise ainsi à jour. C'est surtout lors de l'application des points de suture profonde, qu'on est exposé à voir se produire un semblable renversement des bords; à ce point de vue les débutants doivent, plus encore que d'autres, prendre des précautions spéciales, car ils sont déjà enclins d'eux-mêmes à tirer trop fort sur les fils pour les nouer, ce qui entraîne du reste un autre inconvénient, à savoir la section des parties molles par le fil lui-même. Pour éviter qu'il n'en soit ainsi, un des aides redressera avec une pince ou une érigne, la lèvre qui aurait de la tendance à se recoquiller dans l'un ou l'autre sens au moment du serrement des fils; dans les cas où cette tendance serait par trop marquée, on la combattrait avec le plus de succès, en affrontant très exactement les deux lèvres à l'aide de sutures superficielles.

De même encore, si les deux bords d'une plaie ne se trouvent pas sur un même plan, un aide devra les rapprocher exactement avant que l'on ne serre le nœud; et pour cela il relèvera avec une pince celui qui est situé trop bas, ou bien abaissera celui qui est trop relevé. D'après *C. Hueter* on peut déjà obtenir en partie ce résultat, rien que du fait de la suture elle-même. Veut-on par exemple faire remonter la lèvre abaissée, on la traverse avec l'aiguille très-près de son bord libre, et on ressort par contre assez loin sur l'autre lèvre : au moment où l'on noue, le centre de l'anse du fil, qui est le point vers lequel les tissus sont attirés, étant par là reporté sur la lèvre la plus élevée, l'autre doit nécessairement venir à sa rencontre. En agissant inversement, on attirerait vers le bas la lèvre située trop haut par rapport à l'autre.

Lorsque la solution de continuité a atteint plusieurs couches superposées, un seul plan de sutures n'est plus suffisant pour produire leur réunion exacte. On a recours dans ces circonstances aux « sutures enfouies, ou en étages, ou à points perdus », c'est-à-dire qu'on suture chaque couche séparément, en commençant par la plus profonde; on se sert pour ces cas de fils en catgut, dont on coupe les chefs très-près des nœuds, et qu'on abandonne ensuite à la résorption dans la plaie *(Werth, Esmarch, Küster*, etc.). Les couches profondes doivent être très-étroitement réunies; les superficielles le sont plus lâchement.

Pour enlever les points de suture, on soulève d'abord le nœud entre les mors d'une pince, on coupe le fil avec des ciseaux tout près de l'orifice de pénétration, et on l'extrait ensuite en ayant soin de toujours tirer vers la plaie elle-même, car la traction en sens contraire pourrait avoir pour effet de déchirer la cicatrice fraîchement organisée. Si le fil colle aux tissus et ne peut être enlevé que par une traction assez énergique, on évitera tout tiraillement nuisible, en exerçant une pression en sens opposé avec le plat des ciseaux appliqué sur les tissus.

2. Suture continue à surjet, du pelletier, sutura pellionum (Fig. 22). Elle a été récemment vantée à nouveau

de divers côtés à la fois, et c'est avec raison du reste, car elle est digne d'un meilleur renom que celui dont elle jouit. On l'exécute avec un fil unique auquel on fait décrire des tours de spire de la façon suivante : l'aiguille armée du fil traverse d'abord les deux lèvres de la plaie comme dans la suture entrecoupée et ressort en entraînant le fil après elle; à quelque distance de là, elle pénètre à nouveau dans les tissus suivant la même direction, et ainsi de suite jusqu'à ce qu'elle arrive à l'autre bout de la plaie. Le mieux est de toujours suturer en allant vers soi; on veille seulement bien à ce que les tours de spire soient tous également tendus. Pour fixer les chefs du fil, on faisait autrefois sur chaque bout un double nœud ou une double rosette, comme on le voit encore dans la fig. 22. Mieux vaut imiter *Tillman, Kovàcs* et *Hagedorn,* qui ont récemment préconisé de commencer et de finir la suture à surjet par un point de suture entrecoupée : le bout terminal du fil placé en surjet est alors compris dans le nœud du dernier point de suture entrecoupée.

On peut très-avantageusement combiner les deux méthodes précédentes. Pour cela on rapproche d'abord sommairement les deux lèvres de la plaie par quelques points de suture profonde entrecoupée, puis on les affronte plus exactement à l'aide d'une suture continue. L'enlèvement du fil se fait avec les précautions indiquées précédemment, après qu'on a d'abord sectionné avec des ciseaux chacun des segments de la spirale. Si l'on a employé le catgut, l'enlèvement des fils n'est pas nécessaire.

<table>
<tr><td>Fig. 22.</td><td>Fig. 23.</td></tr>
</table>

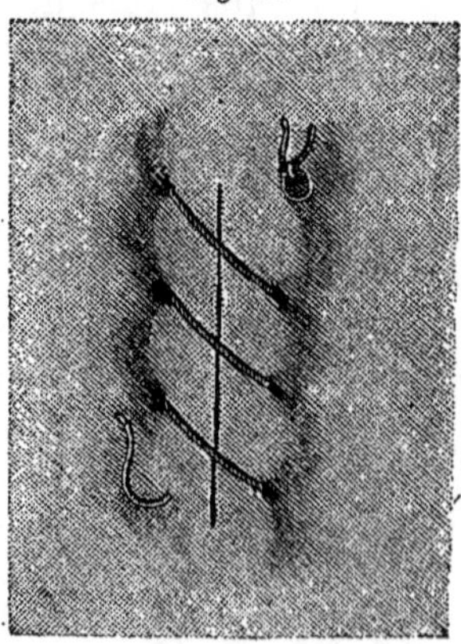

Suture à surjet.

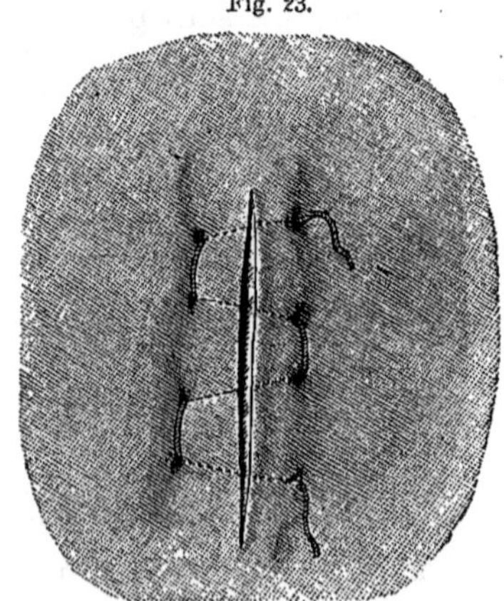

Suture à points passés ou en faufil.

3. Suture du matelassier, à points passés, en faufil (Fig. 23). Elle a pour effet d'adosser les bords des plaies par de plus larges surfaces. Elle est à points séparés, ou bien continue. Dans le premier cas, l'aiguille armée du fil pénètre, comme dans la suture entrecoupée, de droite à gauche à travers

les deux bords de la solution de continuité, puis, à une certaine
distance de son point de sortie, rentre à nouveau dans les tissus,
mais cette fois de gauche à droite; on noue ensuite les deux
chefs du fil. On place d'autres points en tout semblables au
précédent, et en nombre suffisant pour fermer la plaie. La
seconde manière de pratiquer la suture en faufil se comprend
aisément, rien qu'à voir la fig. 23. Il est nécessaire de combiner
cette suture avec une autre qui affronte plus exactement les
bords; celle-ci sera superficielle, continue ou à points séparés.
— *Zesas* recommande de combiner les différents procédés de la
manière suivante : il place d'abord à une extrémité de la plaie
un point de suture entrecoupée; de ce point part une suture en
faufil, continue, qui va jusqu'à l'autre bout; arrivé là on remonte
avec le fil en décrivant cette fois les tours de spire de la suture
ordinaire à surjet, et lorsqu'on est enfin revenu au point de
départ, on noue l'extrémité du fil avec un des chefs du nœud de
la suture entrecoupée, qu'on a coupé moins court à cette intention. La suture du matelassier convient surtout bien pour accoler
largement les lèvres des incisions qui ont donné accès dans les
cavités séreuses. Le même résultat peut encore être obtenu par
le procédé suivant :

4. Suture entortillée, sutura circumvoluta. Elle
se pratique à l'aide de longues épingles à insectes (épingles de
Carlsbad), qu'on enfonce transversalement à travers les deux
lèvres d'une plaie; avec un fil à suture on décrit ensuite des
cercles ou des huit de chiffre autour des extrémités saillantes de
chacune de ces épingles. Pour empêcher que leurs pointes ne
pénètrent dans les chairs, on les relève ensuite et on les coupe

Fig. 24.

Fig. 25.

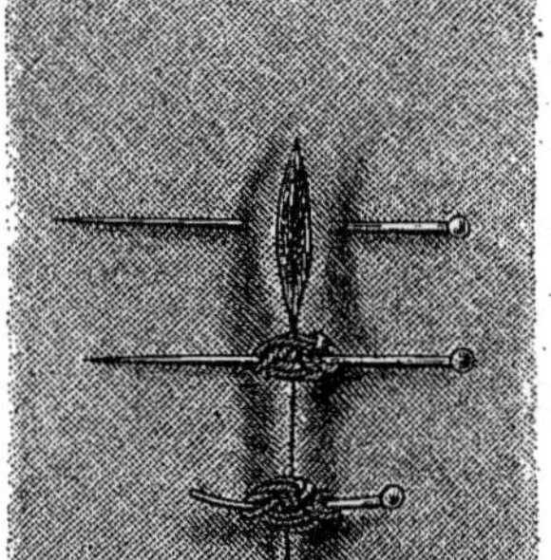

Suture entortillée.

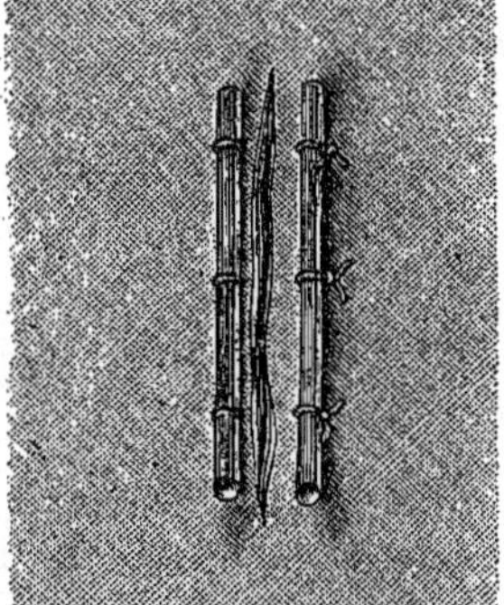

Suture enchevillée.

avec une cisaille (Fig. 24). Comme pour les sutures précédentes,
on peut employer un nouveau fil pour chaque épingle, ou bien

on ne se sert que d'un seul long fil qui entortille d'abord la première, et dont on croise ensuite les deux chefs pour les reporter immédiatement sur la seconde, et ainsi de suite. Lorsqu'après la guérison de la plaie on enlève les différentes épingles, le fil tombe de lui-même immédiatement, ou peu après; d'autres fois il reste accolé aux tissus; il est bon de le laisser alors en place, car il agit encore comme soutien des parties sous-jacentes. La suture entortillée jouissait jadis d'une très-grande vogue; elle est pourtant aujourd'hui presque complètement abandonnée.

5. Suture enchevillée, sutura clavata (Fig. 25). On la pratique à l'aide d'une aiguille dans le chas de laquelle on a passé les deux bouts libres d'une anse de fil; après que l'aiguille a traversé les deux bords de la plaie et a été enlevée, il reste sur un des côtés de la solution de continuité une anse de fil, sur l'autre les deux chefs libres de celle-ci. On en place de la même façon deux ou davantage suivant les besoins. Dans les diverses anses superposées, on introduit un petit rouleau d'emplâtre, ou bien un morceau de cathéter anglais, puis on tire fortement sur les bouts libres de chaque anse, et on noue également ces derniers sur un petit rouleau semblable. Le rapprochement des lèvres de la plaie a lieu sous l'influence de la pression des chevilles; celle-ci agit donc en même temps sur les parties profondes, mais elle produit facilement la mortification des tissus aux points où elle s'exerce. Une seconde suture à points séparés, ou à surjet, est encore une fois ici nécessaire pour obtenir une coaptation exacte des couches superficielles. — La suture suivante, qui est plus moderne, n'est qu'une modification de celle qui vient d'être décrite:

6. Suture en plaques (Fig. 26). Elle a spécialement été préconisée par *Lister*. Le long de chaque chef libre d'un fil métallique conduit transversalement à travers les lèvres d'une plaie, on mène une plaque de plomb perforée tout contre la surface des téguments, et on

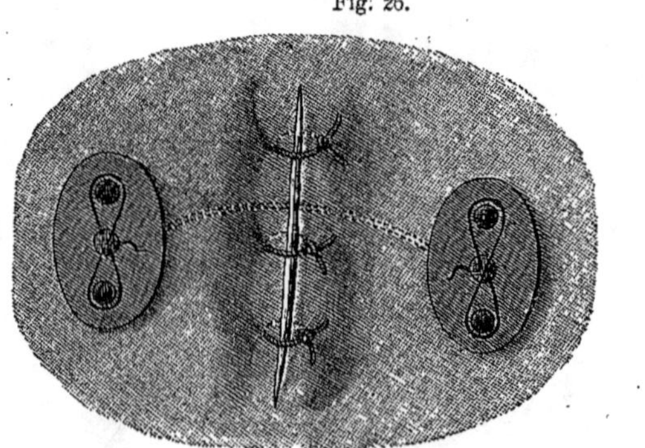

Fig. 26.

Suture en plaques.

l'y appuye assez fortement pour que les deux bords se rapprochent sans trop grande tension des tissus. Ces plaques portent deux petites ailes latérales autour desquelles se fixe le fil métallique. *Ogilvie Will* remplace ces ailes par deux boutons sur lesquels le fil s'enroule en huit de chiffre. Ce genre de suture, qui a surtout pour but de s'opposer à la tension des parties molles, se combine au mieux avec la suture entrecoupée ou la continue, ces deux dernières servant plus spécialement à la réunion proprement dite.

Dans la s u t u r e   e n   p e r l e s, les plaques de plomb sont tout simplement remplacées par des perles de verre enfilées.

7. S u t u r e   à   l a c e t *(Diffenbach)*. Elle peut être utilisée pour fermer de petites plaies, fistules, etc. On y a eu plus récemment recours, dans le but d'étreindre le collet du sac herniaire au cours de l'opération de la cure radicale des hernies. On l'exécute avec un seul fil; l'aiguille pénètre dans les tissus et en ressort un nombre de fois suffisant, pour décrire un véritable cercle tout autour de l'ouverture à obturer. Les deux chefs du fil unique doivent finalement ressortir par le même orifice. Par la traction sur ces derniers, l'ouverture se bouche à l'instar d'une blague à tabac qu'on ferme avec un tirant.

Au lieu de suturer les plaies à la manière ordinaire, *Vidal* les fermait à l'aide de s e r r e s   f i n e s, sorte de petites tenailles à ressort qui rapprochent les tissus par leurs griffes émoussées. Elles n'ont pas la moindre valeur pratique, et sont aujourd'hui à juste titre abandonnées.

Deuxième Partie

De la ligature des vaisseaux sanguins dans la continuité des tissus

PREMIER CHAPITRE

Généralités

La ligature des vaisseaux sanguins dans la continuité des tissus, se pratique surtout sur les artères. Le but de cette opération est de provoquer, par l'occlusion mécanique d'un canal artériel, une oblitération organique de ce canal au point d'application de la ligature, et par là de suspendre le courant sanguin entre le cœur et la partie périphérique d'un vaisseau, lorsque celui-ci a été blessé, ou est le siège d'un état morbide (anévrisme). Ce n'est que dans le cas où cette ligature centrale serait impossible à pratiquer qu'on pourrait avoir recours à la ligature périphérique (traitement des anévrismes par la méthode de *Brasdor*). On peut encore se décider à lier une artère pour d'autres raisons que les précitées; il en est ainsi notamment, lorsqu'au cours d'une grande opération entraînant avec elle la blessure d'un vaisseau important, nous ne pouvons pas empêcher par un autre moyen l'hémorragie qui doit en résulter.

Par le fait que la ligature n'interrompt pas seulement le cours du sang dans l'artère qui était blessée ou malade, mais encore dans toute la région du corps qui en reçoit des branches, on ne sera autorisé à y avoir recours que si un autre moyen moins énergique, et particulièrement la ligature dans le sein de la plaie, se sera révélé inefficace.

Une suspension complète de la circulation dans tout le district arrosé par l'artère, n'est pourtant pas la règle à la suite de la ligature dans la continuité des tissus, car le réseau collatéral amène encore le sang dans la région en dépit de l'obstruction du tronc principal. Si l'apport du sang venait à cesser complètement dans une partie quelconque du corps, il en résulterait nécessairement la mortification de cette partie.

Le lieu d'application de la ligature sera donc choisi de façon à ne pas entraver la nutrition des tissus, mais pourtant il devra se produire dans le conduit artériel un arrêt de circulation tel que le but de l'opération (arrêter une hémorragie, etc.) soit suffisamment atteint. Sur le vivant, on peut, avant de commencer, s'assurer si au moyen de la compression exercée au point choisi pour lier le vaisseau, l'hémorragie existante ou les pulsations de l'anévrisme, cessent complètement.

Autrefois on se préoccupait aussi de savoir si, au voisinage du point où l'on devait placer la ligature, il ne se détachait de l'artère aucune branche collatérale. L'oblitération définitive de l'artère liée était due uniquement à la formation d'un thrombus qui remontait jusqu'au point de sortie de la première collatérale. La ligature entraînant toujours après elle de l'inflammation et de la suppuration, une portion du thrombus pouvait se fondre et se détacher. Si donc ce dernier était déjà lui-même très court, il en résultait facilement de redoutables hémorragies, l'obstacle opposé aux ondes sanguines étant devenu par trop insuffisant. Mais si l'espace situé entre la ligature et l'émergence de la première collatérale était au contraire plus grand, un assez long segment du vaisseau se trouvait bouché, et le danger d'une hémorragie devenait d'autant moindre.

Depuis que par l'introduction de la ligature antiseptique dans la pratique chirurgicale, nous avons écarté le danger des suppurations, les thrombus même courts, suffisent amplement pour assurer le bon effet de l'opération. Bien plus, d'après *Baumgarten*, dans un certain nombre de cas le thrombus ne se formerait même pas, et l'occlusion du conduit artériel serait effectuée par l'accolement direct des parois et la production de végétations endothéleales. Nous pouvons donc pratiquer la ligature des artères dans la continuité des tissus, sans plus nous demander désormais s'il ne naît pas des collatérales au voisinage du point où nous voulons lier le vaisseau. Si cependant l'on veut agir avec toute la certitude voulue, et qu'on ait le choix, on préférera les endroits d'où ne se détache aucune branche, ou du moins aucune branche importante.

Pour aller à la recherche des troncs artériels, nous possédons certains points de repère, tels que saillies osseuses, bords musculaires, etc., qui se trouvent dans des rapports bien déterminés avec les vaisseaux. Pour les exercices opératoires sur le cadavre, ce sont là nos seuls guides; mais même sur le vivant, c'est encore à eux que nous nous fierons le plus, car s'orienter d'après une pulsation d'artère qui souvent fait défaut ou est à peine sensible, est chose bien incertaine. La région du corps sur laquelle on pratique une ligature, sera placée de façon à être bien éclairée, car la ligature d'une artère est toujours une opération délicate. S'il s'agit des membres, on les mettra en position forcée, afin de tendre les téguments, et pour que les tissus profonds soient reportés vers la surface. Cette tension étant ainsi produite, l'incision de la peau se fait alors à main levée, et le plus souvent dans un sens parallèle au grand axe du vaisseau. Dans certains cas, c'est l'opérateur qui produit lui-même avec sa main gauche placée comme dans la fig. 6, une tension également répartie dans tous les sens. C'est ici surtout qu'on se gardera bien de tirer la peau d'un seul côté, et il faudra toujours qu'après l'incision le regard plonge facilement dans la profondeur de la plaie. La division des autres couches recouvrant l'artère se fera par dissection, en sectionnant entre deux pinces (Fig. 9). On s'astreindra à la règle de ne jamais diviser aucun tissu sans en avoir d'abord reconnu la nature. On incisera chaque couche sur la même étendue que la peau, pour éviter ainsi de donner à la plaie une forme en entonnoir qui empêcherait de bien distinguer les détails du champ opératoire. Le plus souvent on ne sectionne pas les muscles; les incisions tombent sur leurs bords ou dans les interstices musculaires, et on les rétracte ensuite sur le côté pour mieux se frayer sa route. Pour certaines ligatures, par exemple celle de l'artère iliaque, il est cependant nécessaire d'inciser certains muscles. Lorsque l'artère n'est pas superficielle, afin de faciliter la dissection des tissus profondément situés, on fait rétracter par un aide au moyen de crochets mousses, les différentes couches qu'on a divisées en premier lieu. Dès qu'on a mis à nu le paquet vasculaire, on abandonne les pinces à dents de souris pour ne plus se servir que des pinces anatomiques. On s'assure ensuite avec le doigt indicateur de la position exacte de l'artère, des veines et des nerfs. Pour reconnaître ces organes sur le cadavre, on ne peut naturellement pas rechercher les pulsations des vaisseaux comme on le fait sur le vivant; mais on peut s'orienter d'après d'autres signes : ainsi la veine se perçoit flasque et molle; l'artère donne au contraire l'impression d'une corde dure et plate. En pressant cette dernière en divers sens contre un plan résistant, on sent facilement lorsqu'elle est d'assez gros calibre, qu'elle possède une paroi antérieure et une postérieure mobiles l'une sur l'autre. Les gros troncs nerveux sont perçus sous forme de cordons ronds et résistants. Si au milieu d'une plaie, un nerf se montre à côté d'une artère, l'on reconnaît le nerf en ce qu'il a généralement sur le cadavre une couleur blanche ou un peu rosée, tandis que l'artère apparaît plutôt jaunâtre. Outre ces moyens de différenciation, il faut encore se rappeler dans chaque cas la place exacte occupée par chaque organe et telle que nous l'apprend l'anatomie chirurgicale.

Avant d'inciser la gaine des vaisseaux, on arrête d'abord, sur le cadavre comme sur le vivant, tout écoulement de sang provenant de la division des petits vaisseaux et pouvant obscurcir le champ opératoire. On préviendra ainsi sur le

cadavre l'hémorragie provenant des petites veines souvent
gorgées de sang. Au moment où l'on ouvre la gaine vasculaire,
il faut bien se garder de faire la moindre blessure au vaisseau
lui-même; pour cela, à l'aide d'une pince à mors mousses l'opérateur soulève un petit pli de la paroi de la gaine, et l'ouvre
ensuite à sa base avec la lame du scalpel conduite parallèlement
à l'artère (Fig. 27). Par la fente ainsi produite, il introduit alors

Fig. 27.

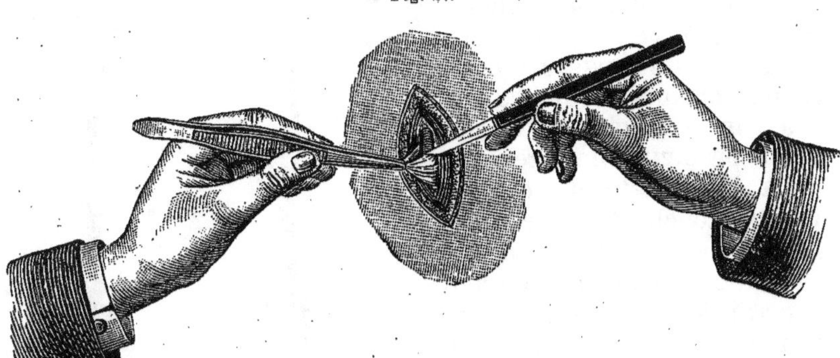

Ouverture de la gaine vasculaire.

la pointe mousse d'une paire de ciseaux, et complète la division
de la gaine. Souvent aussi on traverse cette dernière avec la
pointe d'une sonde cannelée, qu'on enfonce à quelque distance
et sur laquelle on pratique l'incision. C'est maintenant le moment
d'isoler le tronc de l'artère. On le fait sur une étendue de 1 à
1 1/2 centimètre, et en se servant uniquement d'instruments
mousses (pinces anatomiques, manche du scalpel, sonde, etc.).
Cet isolement est indispensable pour que la ligature n'étreigne
pas avec l'artère un autre organe (nerf), ou des faisceaux
de tissu cellulaire. Il ne faut pourtant pas isoler l'artère sur
une trop grande étendue pour ne pas nuire à sa nutrition;
d'un autre côté si l'on déchirait trop fortement la gaine, on favo-
riserait l'apparition de l'inflammation et de la suppuration,
pour peu que la plaie ne fût pas traitée suivant toutes les règles
de l'antisepsie.

Il reste encore à placer la ligature : on se sert à cet effet
d'un crochet spécial, crochet à artère, aiguille à artère ou
porte-fil (Fig. 28). Dans le chas de cet instrument est passé un
fil dont les chefs libres retombent à la même hauteur. Avec la
pointe mousse du crochet on contourne le vaisseau à lier, une
pince attire quelque peu l'anse du fil hors du chas de l'aiguille,
et celle-ci est ensuite enlevée pendant qu'on a soin de maintenir
l'anse en place.

Parfois il est préférable de passer d'abord l'aiguille seule derrière le vaisseau, et de l'armer ensuite du fil à ligature. Il faudrait rejeter immédiatement toute aiguille à artère qui serait quelque peu affilée, dans la crainte de blesser les vaisseaux. Les meilleures sont faites en argent neuf, et on en replie la pointe à volonté suivant que les besoins l'exigent. En cas de nécessité nous pourrions du reste nous servir d'une sonde ordinaire quelconque ayant un œil à son extrémité. Il est prudent d'engager toujours le porte-fil du côté où l'artère touche à la veine; si l'on négligeait cette précaution, l'aiguille arrivant de derrière pourrait venir blesser la paroi peu résistante de la veine. Comme fil à ligature nous

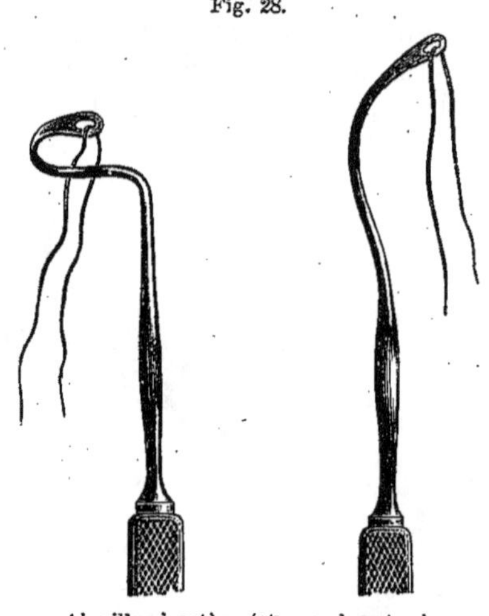

Fig. 28.

Aiguilles à artère. (1/2 grand. natur.)

n'employons dans nos exercices opératoires sur le cadavre que le fil ordinaire des pharmacies; sur le vivant on se sert du catgut de *Lister*, et, s'il n'inspire pas une confiance absolue, de la soie antiseptique.

Après qu'on a divisé par son milieu l'anse de fil passée autour de l'artère, comme il a été dit plus haut, on en reporte une des moitiés vers le bout central du vaisseau, l'autre vers sa périphérie, puis on les noue séparément sur le conduit artériel au moyen d'un double nœud. Il existe dès lors entre les deux ligatures un segment du cylindre artériel qui est entièrement soustrait à toute circulation. Pour nouer les fils, on tire sur leurs chefs libres avec les deux mains, pendant que la pointe des doigts indicateurs assujettit l'anse dans le fond de la plaie. Le nœud chirurgical n'est pas ici indispensable. Cela fait, il ne nous reste plus à présent qu'à attirer légèrement les deux ligatures hors de la plaie, à sectionner l'artère entre elles deux avec des ciseaux et à couper les fils près des nœuds; on remet en place les bouts du vaisseau sectionné et on les voit se rétracter dans les tissus

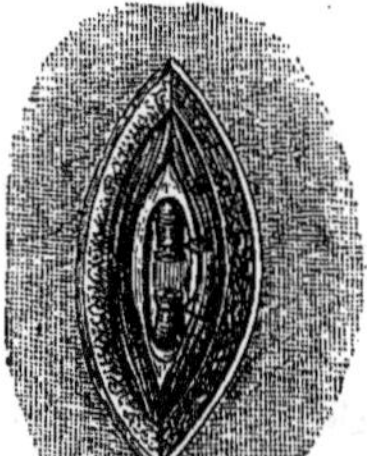

Fig. 29.

Ligature terminée.

(Fig. 29). Sur le vivant la plaie peut être ensuite maintenue ouverte; d'autres fois elle est suturée, à l'exception de son extrémité déclive, dans laquelle on place un drain; d'autres fois

encore on peut même fermer complètement la plaie au moyen
d'une suture à étages (p. 18).

Cette méthode de la ligature double, introduite dans la
pratique par *Abernethy* et *Maunoir*, a cela d'avantageux que
les moignons du tronc artériel sectionné se rétractent dans les
tissus et échappent ainsi à toute tension; de plus, après la division du vaisseau, nous reconnaissons à sa lumière même que
c'est bien réellement l'artère qui a été liée. Cette méthode
convient donc bien pour les opérations sur le cadavre.

Après avoir terminé sa ligature, l'élève ne manquera jamais
de rafraîchir ses connaissances d'anatomie topographique
chirurgicale, en disséquant la région dans laquelle se trouve
le vaisseau qu'il vient de lier.

Au lieu de la ligature à ciel ouvert, telle qu'on vient de la
décrire, *Middeldorpf* avait préconisé la ligature percutanée;
Fleet Speir recommandait de diviser l'artère au moyen de
l'écraseur. On avait du reste imaginé autrefois divers autres
procédés de ligature dans la continuité des tissus, qui n'ont
plus de nos jours aucune valeur pratique.

La manière de lier les artères ouvertes à la surface d'une
plaie, s'apprend le mieux, sur le cadavre, à l'occasion des amputations; nous la décrirons donc plus tard.

La ligature des veines dans la continuité des tissus
se pratique beaucoup plus rarement que celle des artères. On la
redoutait même autrefois à cause du danger de la suppuration
et de l'infection purulente. Aujourd'hui nous serions autorisés
à la faire en cas de besoin. Le procédé de ligature des veines
est du reste identique à celui de la ligature des artères; l'isolement des troncs veineux est toutefois plus laborieux, à cause
de leur adhérence plus intime au tissu conjonctif ambiant.

DEUXIÈME CHAPITRE

Ligature des artères en particulier

I. Tronc brachio-céphalique ou artère innominée.

Anatomie topographique.

Après sa sortie de la crosse aortique, l'artère innominée suit la direction
d'une ligne tirée du milieu de l'articulation de la poignée du sternum avec le
corps de cet os, jusqu'à l'articulation sterno-claviculaire du côté droit. A
environ six millimètres au-dessus de cette articulation, derrière la portion
sternale du sterno-cleido-mastoïdien, elle se divise en carotide primitive et
sous-clavière droite. La longueur du tronc brachio-céphalique est en moyenne
d'environ 2 centimètres. Dans son trajet vers la droite il repose sur la trachée,
répond à droite au tronc veineux brachio-céphalique droit qui est un peu plus
superficiel, et à gauche à l'artère carotide gauche qui en montant s'éloigne de
lui. La veine innominée gauche croise sa racine en se portant à gauche et en

haut; devant son extrémité supérieure rampe la veine thyroïdienne inférieure droite venant s'aboucher dans la veine innominée droite. La division de cette dernière a lieu un peu plus superficiellement et plus bas que celle du tronc artériel de même nom et juste derrière l'articulation sterno-claviculaire. Entre l'artère et la veine innominée droite passe le rameau cardiaque du nerf vague. Le tronc de celui-ci et le phrénique se trouvent derrière la veine. Au cou, le bord droit de l'artère innominée repose sur le sommet de la cavité pleurale, tandis que son bord gauche dépasse d'habitude le bord interne du sterno-cleido-mastoïdien. C'est en ce dernier point que l'on sent battre l'artère dans la fosse jugulaire, et à ce même niveau on trouve devant elle les deux muscles rubannés sterno-hyoïdien et sterno-thyroïdien du côté droit. Le tronc brachio-céphalique est habituellement situé tout entier derrière la paroi du thorax, mais en renversant la tête en arrière on peut le faire saillir légèrement hors de l'ouverture supérieure de la cavité thoracique.

Fig. 30.

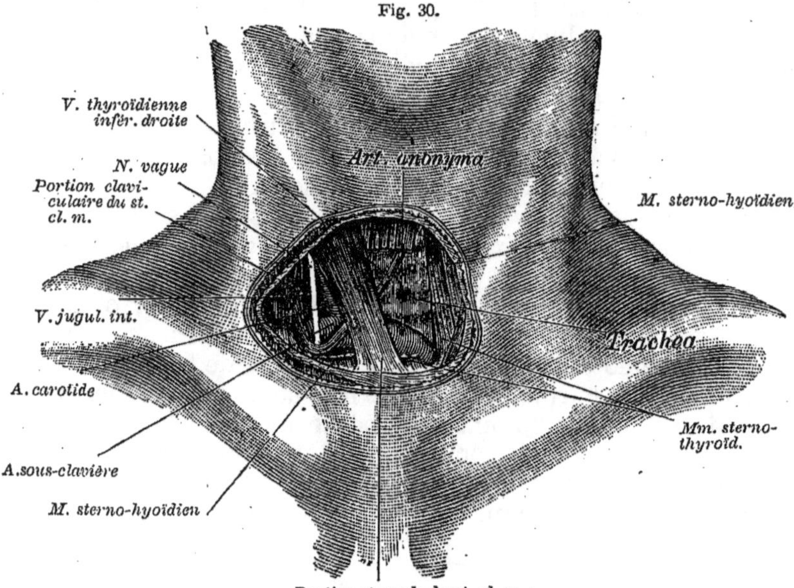

Topographie de l'artère innominée au niveau de la fosse jugulaire.
(La portion sternale du m. sterno-cleido-mastoïdien est attirée un peu en dedans, la veine jugulaire en dehors; l'artère fait saillie hors de l'ouverture supérieure du thorax, grâce au renversement de la tête en arrière).
Art. anonyma : tronc brachio-céphalique. Trachea : trachée.

Ligature.

Procédé de *Mott* (1818) :

La tête du sujet étant attirée en arrière et un peu à gauche, on pratique à la peau une incision de 8 centimètres, qui part du milieu du bord supérieur du sternum et se dirige en dehors le long du bord supérieur de la clavicule droite; une seconde incision de même longueur est tracée le long du bord interne du sterno-cleïdo-mast. et vient se réunir à la première au niveau de son extrémité interne, de façon à délimiter ainsi un lambeau triangulaire. Ce lambeau, comprenant la peau et le peaucier, est disséqué et relevé; la portion sternale du sterno-cleïdo-mast. est alors sectionnée transversalement au niveau de son insertion, puis on incise les muscles sterno-hyoïdien et sterno-thyroïdien et on les refoule à gauche vers la trachée. On divise le feuillet profond de l'aponévrose cervicale, et à quelques lignes au-dessus du sternum on met à nu l'artère carotide primitive dont on détache, pour les rétracter au dehors, le nerf pneumo-gastrique et la veine jugulaire interne. On découvre de la même façon l'artère sous-clavière et on la poursuit jusqu'au tronc innominé; le nerf récurrent et le phrénique sont refoulés sur le côté. Il reste alors à isoler le tronc artériel brachio-céphalique du tissu conjonctif qui l'entoure, puis à le lier à 1 1/2 centimètre de son point de bifurcation, en prenant la précaution de faire la constriction du fil très-lentement, afin de ne pas interrompre trop brusquement la circulation.. L'aiguille à artère est passée de bas en haut de crainte de blesser la plèvre.

Procédé de *Graefe :*

Sujet couché sur le dos, la tête renversée sur le bord de la table. Faire à la peau une incision de 6 centimètres qui suit le bord interne du sterno-cleïdo-mastoïdien et descend à la face antérieure du sternum sur une étendue d'environ 1 1/2 centi-mètre. Enfoncer le doigt indicateur à la recherche de la carotide, entre la portion sternale du sterno-cleïdo-mastoïdien et le bord du sterno-hyoïdien, et l'ayant trouvée, la suivre en bas jusque derrière la poignée du sternum, pendant qu'un aide rétracte en dehors la veine jugulaire. On arrive de la sorte sur le tronc innominé, on le suit jusqu'à 1 — 1 1/2 centimètre du lieu de sa bifurcation, et en ce point on isole et on lie.

Procédé de *Langenbeck* (Fig. 31) :

Même position du sujet. L'incision commence un peu au-dessus de l'articulation sterno-claviculaire gauche, court le long du bord supérieur du sternum, et très près de ce bord, en décri-vant une courbe légèrement convexe en bas, et atteint ainsi l'articulation droite; de là elle remonte sur une étendue de quelques centimètres le long du bord interne du sterno-cl.-mast. droit : la peau se rétracte aussitôt d'elle-même vers le haut. On divise le feuillet superficiel de l'aponévrose cervicale et l'on aperçoit les muscles sterno-hyoïdien et sterno-thyroïdien de chaque côté; on sectionne transversalement ces muscles à droite et à gauche ou seulement à droite suivant les circonstances. On laisse généralement intacte la portion sternale du sterno-cleïdo-mastoïdien. On isole ensuite le vaisseau et on lie comme il a été dit pour les autres procédés.

Le rétablissement de la circulation se fait par l'intermédiaire de la carotide et de la vértébrale gauches qui envoient du sang dans les branches terminales de la carotide et de la vertébrale droites; il est favorisé aussi, quoique dans une plus faible mesure, par l'anastomose des intercostales provenant de l'aorte, avec l'intercostale supérieure et les thoraciques naissant de la

Fig. 31.

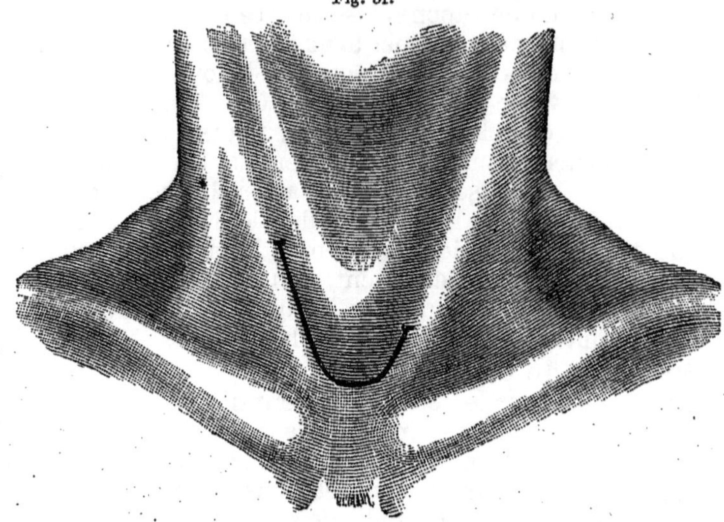

Incision pour la ligature du tronc innominé, d'après *Langenbeck.*

sous-clavière, et en outre par l'anastomose de l'épigastrique, branche de l'iliaque externe, avec la mammaire interne, branche de la sous-clavière.

II. Artère carotide primitive.

Anatomie topographique (Fig. 32, comp. Fig. 30).

L'artère carotide primitive naît à droite du tronc innominé, à gauche de la crosse de l'aorte; elle suit la direction d'une ligne tirée de l'articulation sterno-claviculaire au bord antérieur du lobule de l'oreille. Comme la crosse aortique se dirige d'avant en arrière et de droite à gauche, la carotide droite se trouve être un peu plus superficielle que la gauche; elle est en même temps plus courte que celle-ci d'une longueur égale à celle du tronc innominé. Dans nos dissections sur le cadavre, nous trouvons l'artère située dans un triangle dont le bord externe est formé par le sterno-cleido-mastoïdien, le bord interne par la trachée et le larynx, et le bord supérieur par la prolongation en arrière et en dehors de la grande corne de l'os hyoïde. Mais, comme grâce à sa liaison intime avec l'aponévrose cervicale, le muscle sterno-cleido-mastoïdien s'étend réellement plus fort en avant que la chose ne le paraît sur le cadavre, il en résulte que sur le vivant l'artère est recouverte par ce muscle sur presque tout son parcours; la partie supérieure du vaisseau siége seule en dedans du muscle. Dans son tiers inférieur l'artère est également recouverte par le m. omo-hyoïdien qui la croise dans son trajet oblique de bas en haut et de dehors en dedans, et aussi par les m. sterno-hyoïdien et sterno-thyroïdien. La veine jugulaire siége au côté antérieur et externe de l'artère; quand elle est fortement remplie de sang sur le cadavre, elle la cache même presque complète-

ment. L'aponévrose cervicale fournit une gaine commune à l'artère et à la
veine, mais en outre chaque vaisseau a la sienne propre. Le nerf pneumo-
gastrique est situé dans la gaine commune; il y occupe en arrière le sillon
formé par l'artère et la veine juxtaposés. Derrière ce paquet vasculo-nerveux

Fig. 32.

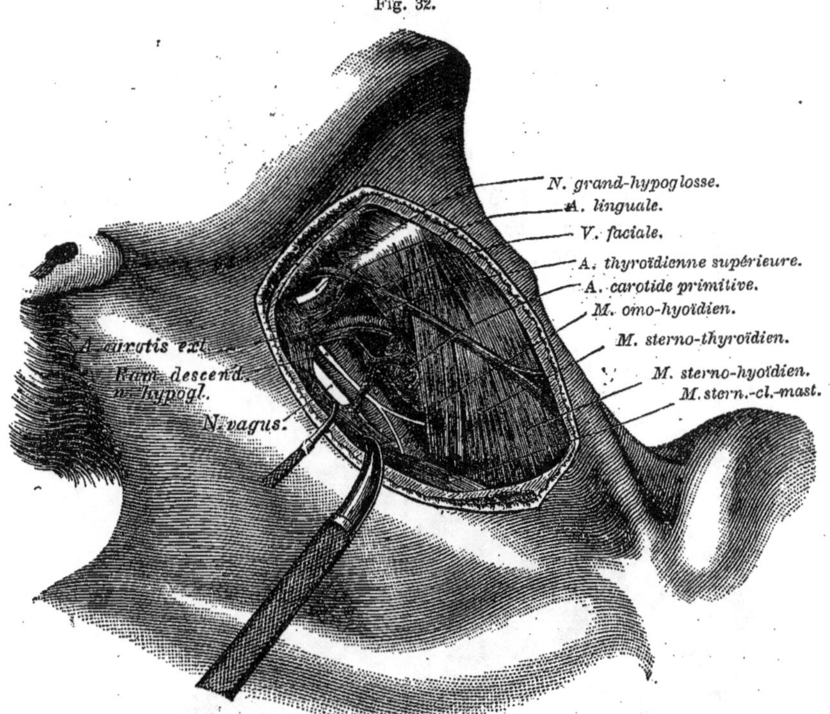

Topographie de la carotide primitive au niveau de l'espace compris entre le cartilage
cricoïde et l'os hyoïde.

A. carotis ext. : artère carotide externe. *Ram. descend. n. hypogl.* : rameau descendant du nerf
grand hypoglosse. *N. vagus* : nerf pneumo-gastrique.

se trouve le grand sympathique. Les muscles grand droit antérieur et long du
cou séparent l'artère de la colonne vertébrale. La glande thyroïde siège tout-
à-fait en dedans de la carotide et quelquefois la recouvre en partie; une ou
deux branches de la veine thyroïdienne supérieure croisent transversalement
la face antérieure de l'artère. Sur la gaine vasculaire commune rampe le
rameau descendant du nerf grand-hypoglosse se dirigeant en bas pour aller
s'anastomoser en forme d'anse avec une branche du plexus cervical; cette anse
constitue un excellent point de repère pour la ligature de la carotide. Au
niveau du bord supérieur du cartilage thyroïde, l'artère se divise en carotide
interne et en carotide externe. Elle ne donne aucune collatérale sur toute la
longueur de son parcours.

Il arrive parfois que la carotide primitive gauche naît également du tronc
brachio-céphalique, et se dirige alors en haut, en passant obliquement au
devant ou en arrière de la trachée. Le point de bifurcation de la carotide est
parfois moins élevé qu'il ne vient d'être dit; rarement il l'est davantage.

Ligature.

On la pratique chaque fois que c'est possible, à la hauteur du cartilage cricoïde, plus rarement au niveau de la partie inférieure de l'artère au dessus de l'articulation sterno-claviculaire.

1. Ligature à la hauteur du cartilage cricoïde, d'après A. Cooper.

(V. l'incision inférieure de la fig. 33.)

Le corps est placé sur le dos, un billot sous les épaules pour faire pencher la tête en arrière, la face légèrement inclinée du côté opposé à celui où l'on opère. Le chirurgien se tient du côté de l'artère à lier.

Fig. 33.

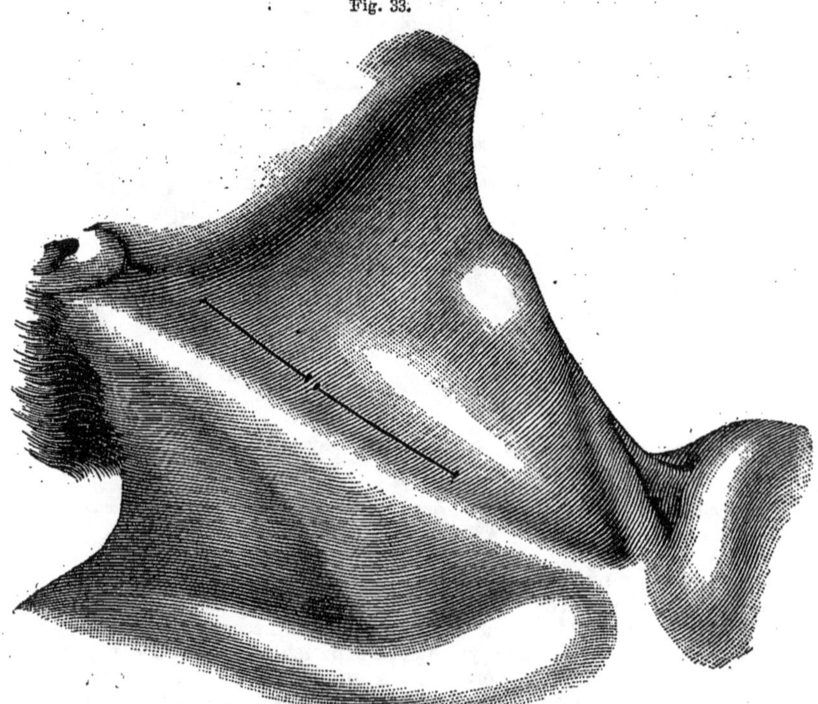

Incisions pour la ligature de la carotide primitive et pour celle de la carotide externe.

Une incision de 6 centimètres divise la peau et le peaucier le long du bord interne du sterno-cleido-mastoïdien, et met ce bord à nu; cette incision commence en haut au niveau du bord supérieur du cartilage thyroïde. Sur les sujets très-gras, on ne peut parfois reconnaître exactement le bord du muscle précité;

3

l'incision suit alors la direction d'une ligne tirée de l'articulation sterno-claviculaire vers l'apophyse mastoïde. On dissèque
ensuite le tissu conjonctif situé entre le sterno-mastoïdien et la
longue musculature du larynx; le sterno-mastoïdien est refoulé
en dehors, le sterno-hyoïdien et le sterno-thyroïdien en dedans,
et l'omo-hyoïdien est attiré en bas à l'aide d'un crochet mousse.
La gaine vasculaire est maintenant à découvert dans la plaie, et
sur elle se voit le rameau descendant de l'hypoglosse qu'on
écarte en dehors. On ouvre la gaine sur une étendue de 2 centimètres, et l'on isole l'artère, pendant qu'avec un rétracteur un
aide maintient également en dehors la veine jugulaire interne.
Le porte-fil est introduit de dehors en dedans, et l'on évite
soigneusement à ce moment de saisir avec l'artère non seulement
le nerf vague, mais même le grand sympathique qu'on pourrait
atteindre en traversant la paroi postérieure de la gaine vasculaire.

2. Ligature de la carotide au dessus de la clavicule.

Cette opération est beaucoup plus difficile que la précédente,
l'artère se trouvant ici plus profondément située, surtout du
côté gauche; de ce côté aussi il faut tenir compte de son
rapport avec le canal thoracique. On peut rechercher l'artère soit
dans l'espace triangulaire qui sépare les deux insertions sternale
et claviculaire du sterno-mastoïdien, soit au bord interne de la
portion sternale de ce muscle, soit enfin au bord externe du
sterno-hyoïdien. Comme point de repère nous avons ici le
tubercule antérieur de l'apophyse transverse de la 6ᵉ vertèbre
cervicale (tubercule de *Chassaignac*) : il fait une saillie
manifeste au devant des autres apophyses à environ 6 centimètres au-dessus de la clavicule; l'artère se trouve au devant
de lui.

Procédé de *Malgaigne* :

Même position du corps que précédemment; seulement
la tête est attirée directement en arrière. L'incision de la peau
commence immédiatement au dessus de l'articulation sterno-
claviculaire et remonte de là verticalement sur une hauteur
d'environ 6 centimètres. En divisant ensuite le feuillet superficiel de l'aponévrose, on met à nu le muscle sterno-hyoïdien;
on rétracte ce muscle en dedans; un second rétracteur attire le
sterno-mastoïdien en dehors. On divise alors le feuillet profond
de l'aponévrose, et l'on sent à côté de la trachée le cordon dur
formé par l'artère; on ouvre la gaine commune au bord interne
du paquet vasculaire; on attire en dehors la veine jugulaire
interne et le nerf vague, et l'on passe le fil de dehors en dedans.
Pendant que l'on recherche le vaisseau, il est bon de fléchir

légèrement la tête en avant, dans le but de diminuer la tension des muscles ; dans les cas difficiles on pourrait même inciser transversalement le muscle sterno-hyoïdien et la portion sternale du sterno-mastoïdien.

Procédé d'*Allan Burns* et *Scarpa* :

La découverte de l'artère se fait comme dans le procédé de *Malgaigne* ; seulement l'incision tombe ici sur le bord interne de la portion sternale du sterno-cleïdo-mastoïdien ; en outre cette même portion sternale est sectionnée par dessous la peau et refoulée en dehors.

Procédé de *Zang* :

Il consiste à rechercher le vaisseau entre les deux chefs du muscle sterno-cleïdo-mastoïdien. Cette opération est rendue difficile par la confluence en cet endroit de la veine jugulaire, du nerf vague, et à gauche, du canal thoracique. Le corps et la tête sont placés comme pour 1. On fait une incision partant du bord supérieur de la clavicule, et montant sur une hauteur de 6 à 8 centimètres le long du bord externe de la portion sternale du muscle. Les deux chefs de celui-ci sont écartés l'un de l'autre, le muscle omo-hyoïdien est refoulé en dehors. Il reste encore à diviser le feuillet profond de l'aponévrose cervicale, à isoler l'artère et à passer le fil de dehors en dedans, pendant que la veine jugulaire et le nerf vague sont rétractés en dehors.

A la suite de cette ligature la circulation se rétablit par l'intermédiaire de la carotide primitive de l'autre côté, par les deux vertébrales, et la thyroïdienne inférieure du côté de la ligature ; ces différents vaisseaux renvoient le sang dans tout le district qui en était privé, par la voie des branches terminales de la carotide liée, par le cercle artériel de Willis, et par la thyroïdienne supérieure.

III. Artère carotide externe.

Anatomie topographique (Fig. 32).

La direction de la carotide externe n'est pas absolument la même que celle de la carotide primitive ; on la représenterait plus exactement par une ligne qui, descendant de l'angle de la mâchoire inférieure, rejoindrait à angle aigu la ligne de direction de la carotide primitive à la hauteur du bord supérieur du cartilage thyroïde. Aussitôt après son origine elle donne naissance par sa paroi antérieure à la thyroïdienne supérieure, qui peut même naître de la carotide primitive lorsque cette dernière se divise plus haut que de coutume. Entre le point d'origine de la thyroïdienne et celui des autres collatérales — linguale, pharyngée, maxillaire externe — qui se détachent d'habitude à la hauteur de l'os hyoïde, il reste suffisamment d'espace pour placer la ligature. En avant la carotide externe est recouverte par le peaucier, le feuillet superficiel de l'aponévrose et la veine faciale ; à la hauteur de l'os hyoïde elle est croisée en avant par le nerf grand hypoglosse et plus haut par le ventre postérieur du digastrique. Le rameau descendant du grand hypoglosse longe son bord externe ; la carotide interne lui est externe et postérieure, le nerf laryngé supérieur la croise en passant derrière elle.

Ligature.

Même position du tronc et de la tête que pour la carotide primitive; la ligature se place entre la thyroïdienne et la linguale.

Procédé de *Dieterich :*

Faire à la peau une incision de 5 centimètres, commençant à un travers de doigt en dessous du bord de la mâchoire inférieure, et descendant parallèlement au bord interne du sterno-cleïdo-mastoïdien, et à 1 1/2 centimètre en dedans de ce bord. Cette incision divise en même temps le peaucier et l'aponévrose superficielle. Ménager, en pénétrant plus avant, les veines thyroïdienne supérieure, sublinguale et faciale qu'on aperçoit dans l'angle inférieur de la plaie; dans l'angle supérieur se trouvent le muscle digastrique et le nerf hypoglosse. Rétracter la veine faciale en dedans, la carotide interne et la veine jugulaire en dehors, et placer le fil en évitant le nerf laryngé supérieur qui siège à la face postérieure du vaisseau.

Procédé de *Guyon* (Fig. 33, incision supér.)

L'incision de la peau commence juste en dessous de l'angle de la mâchoire inférieure et se dirige vers le bord interne du muscle sterno-cleido-mastoïdien qu'elle rejoint à la hauteur du bord supérieur du cartilage thyroïde. On divise ensuite les couches profondes, comme il a été dit plus haut, et l'artère est isolée et liée sous le nerf hypoglosse, au milieu de l'espace compris entre la thyroïdienne et la linguale.

Wutzer conseille, au cas où l'espace manquerait pour placer la ligature, d'étreindre en même temps la linguale dans l'anse du fil.

La circulation se rétablit après cette ligature, par les artères vertébrales, ophtalmique et thyroïdienne inférieure du côté malade, et par toutes les branches collatérales de la carotide externe du côté opposé.

IV. Artère carotide interne.

Anatomie topographique.

Cette artère est d'abord située au côté externe et postérieur de la précédente, puis elle s'infléchit en dedans, et se trouve alors séparée de la carotide externe par les muscles styloglosse et stylopharyngien. Elle est également en partie recouverte par la veine faciale commune, tandis que la veine jugulaire interne répond à son bord externe et siège un peu plus profondément. Ses rapports avec le nerf vague sont les mêmes que ceux de la carotide primitive; dans son trajet au cou elle ne donne naissance à aucune branche collatérale.

Ligature.

. Les incisions qui servent à découvrir la carotide externe peuvent également être utilisées pour aller à la recherche de la carotide interne; il est pourtant utile de diriger l'extrémité supérieure de l'incision un peu plus en dehors vers le lobule de l'oreille. Pendant l'opération la carotide externe sera refoulée vers la ligne médiane.

Le rétablissement de la circulation est dû principalement au cercle artériel de Willis et à l'artère ophtalmique.

V. Artère thyroïdienne supérieure.

Anatomie topographique (Fig. 32),

Cette artère naît de la face antérieure de la carotide externe immédiatement au-dessus de la division de la carotide primitive, et de cette dernière elle-même quand la division a lieu plus haut que de coutume. Elle s'infléchit bientôt en dedans vers le bord supérieur de la glande thyroïde en passant sous le ventre antérieur du muscle omo-hyoïdien, donne l'artère laryngée pour l'intérieur du larynx, des branches musculaires pour la longue musculature du larynx, et s'épuise enfin à la surface de la glande en y décrivant une courbe avec ses branches terminales.

Ligature.

On emploie pour lier cette artère, ou bien l'incision qui sert à la ligature de la carotide primitive, ou bien celle qui sert à la ligature de la carotide externe; dans le premier cas l'incision doit seulement siéger un peu plus haut, et dans le second, un peu plus bas.

On divise la peau, le peaucier et l'aponévrose superficielle; on fait rétracter en dehors la carotide, la jugulaire interne et le sterno-cleïdo-mastoïdien, et l'on découvre l'artère au-dessus du muscle omo-hyoïdien, dans le triangle que forme ce muscle avec le digastrique et le sterno-mastoïdien *(C. M. Langenbeck)*. En cas de goitre volumineux, il est parfois plus facile de lier l'artère au bord interne de l'omo-hyoïdien; ce muscle est alors rétracté en haut et en dehors *(Walther)*.

VI. Artère linguale.

Anatomie topographique (Fig. 34, compar. fig. 32).

L'artère linguale naît de la circonférence antérieure de la carotide externe à la hauteur de l'os hyoïde; arrivée au dessus de la grande corne de cet os, elle se porte obliquement en haut et en dedans, sous le bord externe du muscle hyoglosse; elle croise dans son trajet la direction du ventre postérieur du digastrique et du stylo-hyoïdien, étant à peu près parallèle au nerf hypoglosse, qui est plus élevé, et dont elle est séparée ainsi que des muscles précités, par le muscle hyoglosse. Une branche de la veine linguale siège d'habitude avec le nerf hypoglosse et sous ce nerf à la face externe du muscle hyoglosse. L'artère, depuis son origine, jusqu'au point où elle croise le digastrique, offre de nombreuses variétés de siége, tandis que ses rapports avec le muscle hyoglosse et le nerf hypoglosse sont au contraire très-constants.

Ligature.

On peut la lier soit immédiatement près de son lieu d'origine *(Dieterich)*, soit au point où elle s'engage sous le bord du muscle hyoglosse *(Roser)*, soit derrière ce muscle hyoglosse, entre la grande corne de l'os hyoïde et le bord externe du ventre postérieur du digastrigue (*Malgaigne, Béclard*), soit enfin derrière le muscle hyoglosse après qu'elle a croisé le digastrique : ligature dans le « t r i g o n e   l i n g u a l » (*Pirogoff-Hueter*).

Fig. 34.

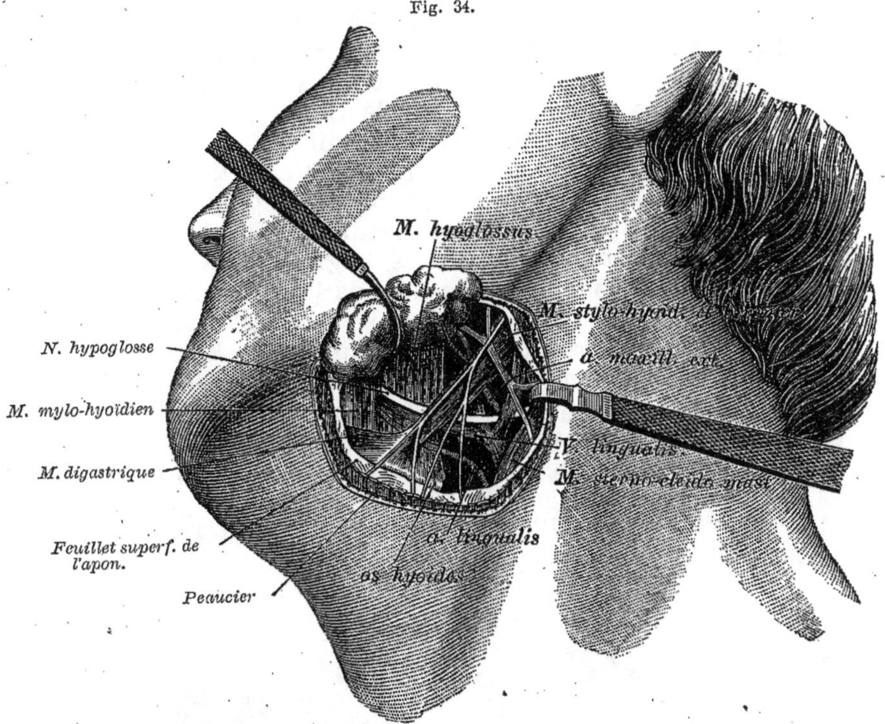

Topographie de la linguale et de la faciale au cou.

M. hyoglossus : muscle hyoglosse. *M. stylo-hyoïd et biventer* : muscles stylo-hyoïdien et digastrique. *A. maxill. ext.* ; artère faciale. *V. lingualis* : veine linguale. *a. lingualis* : artère linguale. *os hyoïdes* : os hyoïde.

1. Procédé de *Malgaigne* :

Le sujet est couché sur le dos, la tête fortement renversée en arrière, le menton tourné du côté opposé à. celui où l'on opère ; on détermine par la palpation la ligne de la grande corne de l'os hyoïde, puis parallèlement à celle-ci, et à quelques millimètres au dessus, on divise la peau, le peaucier, et l'aponévrose superficielle sur une étendue de 3 centimètres. La veine faciale qui croise la direction de l'incision est rétractée en dehors ; le bord inférieur de la glande sous-maxillaire qui apparaît dans la plaie est relevé légèrement ; on aperçoit aussitôt le tendon du digastrique et immédiatement sous lui le nerf grand hypoglosse. A environ deux millimètres en dessous de ce nerf, on divise transversalement les fibres du muscle hyoglosse et derrière ce dernier on trouve l'artère.

2. Procédé de *Pirogoff-Hueter* :

Position du corps comme pour 1.

Pirogoff conseillait une incision oblique allant de l'apophyse mastoïde à l'os hyoïde ; dans les premiers temps, *Hueter* faisait au-dessus de la grande corne et parallèlement à celle-ci, une incision commençant au point d'union de la grande corne avec le corps de l'os hyoïde et se dirigeant en dehors sur une étendue de 3 à 4 centimètres ; plus tard il adopta, pour tous les cas, une incision courbe à convexité tournée vers l'os hyoïde et circonscrivant le bord inférieur de la glande sous-maxillaire.

Le plus sûr moyen de bien circonscrire cette glande consiste, d'après *P. Vogt*, à tirer de l'angle de la mâchoire au menton une ligne courbe dont le milieu atteint le niveau de l'os hyoïde : l'incision devra correspondre au tiers moyen de la courbe ainsi tracée (Fig. 35). On divise le peaucier, et l'aponévrose superficielle dans toute l'étendue de la plaie cutanée ; la veine faciale est attirée au dehors, la glande maxillaire en haut. Dès lors on découvre dans le fond de la plaie un espace triangulaire, « le Trigone lingual », qui est limité en dehors par le ventre postérieur du digastrique et le muscle stylo-hyoïdien, en dedans par le bord externe du mylo-hyoïdien, en haut par le nerf hypoglosse très facile à reconnaître. La veine linguale longe le bord inférieur du nerf et doit être soigneusement épargnée. Le fond du triangle est rempli par le muscle hyoglosse, dont on divise transversalement les fibres, entre deux pinces, au milieu même du triangle. L'artère apparaît aussitôt, et il ne reste plus qu'à passer le fil.

Fig. 35.

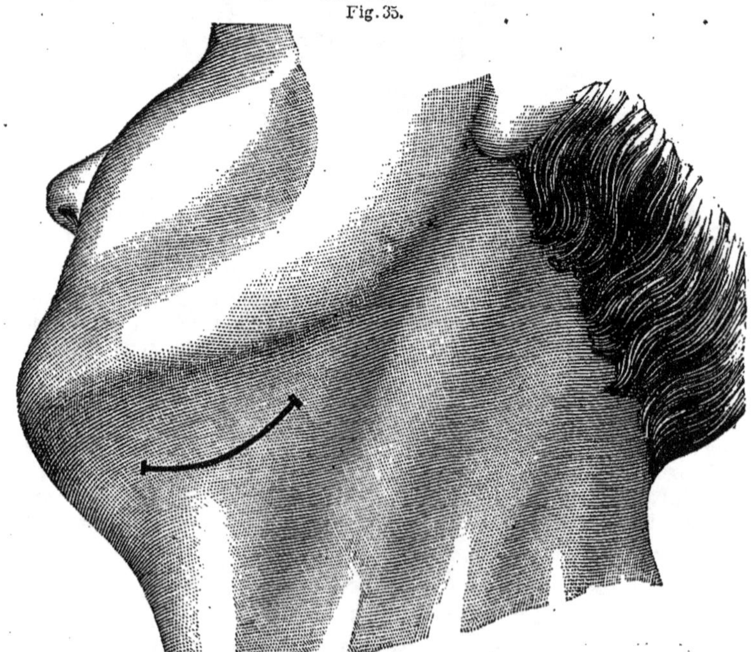

Incision pour la ligature de la linguale.

VII. Artère faciale.

On lierait cette artère (Fig. 34) au bord antérieur du masseter, là où elle monte sur l'os maxillaire inférieur, au moyen d'une incision parallèle au bord de ce muscle.

VIII. Artère temporale.

On peut découvrir le tronc de cette artère en pratiquant à égale distance de l'oreille et du condyle du maxillaire, une incision verticale de 3 centimètres d'étendue.

IX. Artère occipitale.

Une incision verticale de 3 centimètres d'étendue, coupant en son milieu la ligne qui réunit la protubérance occipitale externe au bord postérieur de l'apophyse mastoïde, permettrait de découvrir cette artère.

X. Artère sous-clavière.

Au dessus de la clavicule *.

Anatomie topographique (Fig. 36, compar. fig. 30).

Née à droite du tronc innominé, à gauche, de la crosse aortique, la sous-clavière décrit, en passant par dessus la première côte, un arc à convexité tournée vers le cou; cette convexité est plus accentuée à gauche qu'à droite. L'artère de droite est en même temps plus courte que la gauche d'une longueur égale à celle du tronc innominé. Lorsque l'épaule est relevée, la plus grande partie de la sous-clavière est située derrière la clavicule, mais si l'on abaisse l'épaule et la clavicule, l'artère siège alors en entier au dessus de cette dernière. Elle traverse l'espace compris entre les scalènes antérieur et moyen suivant une direction oblique de dedans en dehors et d'arrière en avant. L'extrémité inférieure du scalène antérieur se trouve ainsi placé au devant de l'artère, tandis que les scalènes moyen et postérieur ainsi que le plexus brachial lui sont postero-externes.

La veine sous-clavière est située au devant de l'artère et en est séparée par le muscle scalène antérieur; la courbe qu'elle décrit est moins prononcée que celle de l'artère, ce qui fait qu'elle est plus profondément cachée derrière la clavicule; elle reçoit la veine jugulaire externe juste au devant de l'insertion du muscle précité. Avant de s'engager entre les scalènes, l'artère sous-clavière est recouverte par l'extrémité inférieure de la veine jugulaire interne; le nerf vague passe là entre les deux vaisseaux, et du côté droit le nerf récurrent s'en détache pour contourner l'artère par en bas et en arrière en remontant au cou. Après son passage à travers les scalènes, la sous-clavière n'est recouverte que par le tissu conjonctif ambiant, l'aponévrose, le peaucier et la peau. Elle descend dans une gouttière creusée à la partie moyenne de la première côte, et s'enfonce à ce niveau sous la clavicule pour gagner l'aisselle.

Ligature.

Avant de pénétrer entre les scalènes, l'artère sous-clavière a déjà fourni ses quatre principales collatérales: vertébrale, mammaire interne, tronc thyréo-cervical ou tronc commun de la

---

* L'auteur prolonge la sous-clavière jusqu'au point où l'artère est croisée par le tendon du petit pectoral; l'axillaire commence donc seulement à ce niveau. Il n'y a là qu'un simple changement de dénomination, qu'il suffit de se rappeler pour éviter toute confusion (N. du T.)

thyroïdienne inférieure et de la cervicale ascendante, tronc costo-cervical ou tronc commun de la cervicale profonde et de l'intercostale supérieure. Cette région convient donc peu pour la ligature. Seule la cervicale transverse ou scapulaire supérieure naît entre les scalènes ou en dehors des scalènes : on liera donc l'artère, entre ces muscles, mais beaucoup plus souvent en dehors d'eux.

Fig. 36.

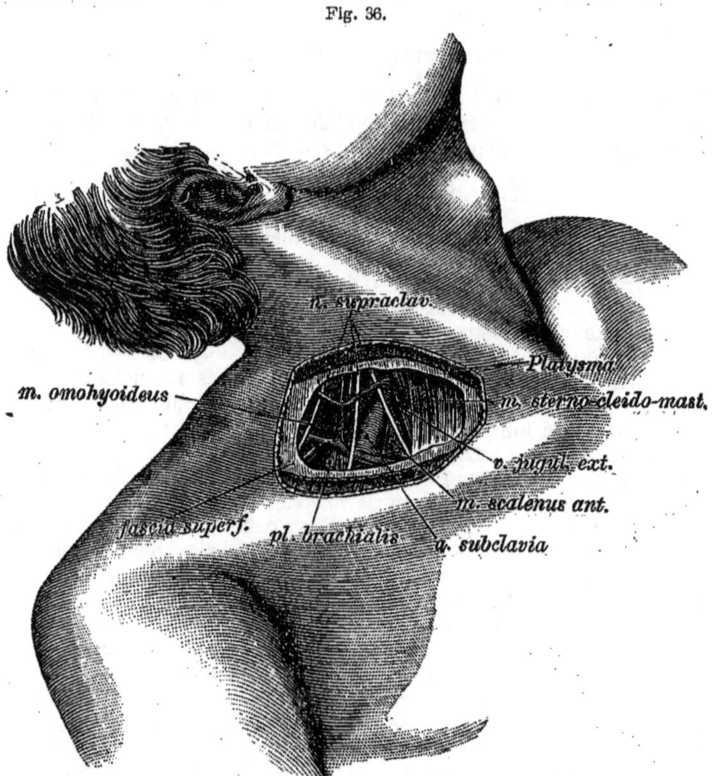

Topographie de l'artère sous-clavière au dessus de la clavicule, en dehors du muscle scalène antérieur.

N. supraclav. : nerfs sus-claviculaires. *Platysma* : peaucier. *m. scalenus ant.* : muscle scalène antérieur. *a. subclavia* : artère sous-clavière. *pl. brachialis* : plexus brachial. *m. omohyoïdeus* : m. omohyoïdien.

On recherche le vaisseau au-dessus de la clavicule dans un espace triangulaire qui est limité en arrière par le trapèze, en dedans par le sterno-mastoïdien, en bas par la clavicule elle-même.

On a préconisé pour cette ligature un grand nombre d'incisions, dont les unes sont parallèles et les autres perpendiculaires au bord supérieur de la clavicule. On se frayera la plus large route en choisissant l'incision horizontale, qui expose pourtant davantage à blesser la veine jugulaire externe. On fera cette incision horizontale de la manière suivante (Fig. 37).

Sujet couché sur le dos, un billot glissé sous les épaules, la tête renversée en arrière; l'épaule du côté malade est fortement abaissée (Fig. 37).

A un travers de doigt au-dessus du bord supérieur de la clavicule et parallèlement à ce bord, on fait une incision qui arrive jusque près du bord antérieur du trapèze d'un côté, jusque près du bord externe du sterno-cleido-mastoïdien de l'autre, mais sans rejoindre tout-à-fait ces deux bords; on divise ainsi la peau, le peaucier, le feuillet superficiel de l'aponévrose cervicale et les branches nerveuses sus-claviculaires du plexus cervical; la veine jugulaire externe est rétractée en dedans, le ventre inférieur du muscle omo-hyoïdien en dehors.

Fig. 37.

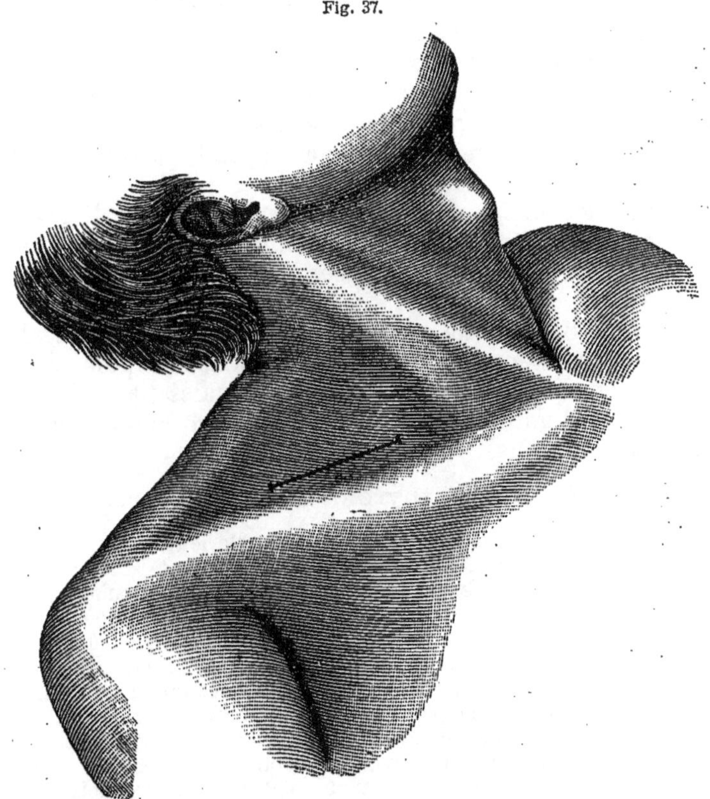

Incision pour la ligature de la sous-clavière, au-dessus de la clavicule.

On divise alors le tissu cellulo-adipeux qui se trouve entre les deux feuillets de l'aponévrose cervicale, et s'il existe des ganglions lymphatiques hypertrophiés, on les extirpe. Aussitôt après la division du feuillet aponévrotique profond, apparaissent les cordons blancs du plexus brachial et le bord externe du scalène antérieur ; entre le plexus et ce muscle siège l'artère qu'on lie en dehors du scalène antérieur.

Si l'on a adopté l'incision verticale, le mieux est alors d'imiter le procédé de *Zang* : sujet couché horizontalement, épaule du côté malade fortement abaissée, la tête tournée vers le côté sain. Incision au milieu du triangle limité par le ventre postérieur du muscle omo-hyoïdien, par le sterno-mastoïdien et la clavicule ; cette incision commence à 5 centimètres au-dessus de la clavicule au bord externe du sterno-cleido-mastoïdien et se dirige obliquement en dehors et en bas jusqu'au milieu du bord supérieur de la clavicule.

Pour lier l'artère entre les scalènes, il n'y a rien à changer aux modes d'incision précités ; seulement dès que le scalène antérieur est mis à découvert, on le divise transversalement sur la sonde cannelée, en évitant soigneusement de couper le nerf phrénique qui descend au devant du bord interne de ce muscle, et en veillant aussi à ne pas blesser l'artère mammaire interne.

Toutes les incisions qu'on pratique pour aller lier la sous-clavière doivent être suffisamment éloignées du bord supérieur de la clavicule pour ne pas exposer l'opérateur à blesser la veine sous-clavière.

Après la ligature de cette artère, la circulation se rétablit au moyen des anastomoses existant entre la sus-scapulaire, la cervicale transverse, la cervicale profonde naissant de l'artère au-dessus de la ligature, et les circonflexes et la sous-scapulaire naissant au-dessous.

XI. Artère thyroïdienne inférieure.

Elle sort de la sous-clavière près du bord antérieur du scalène antérieur et par un tronc commun avec la cervicale ascendante, monte jusqu'à la hauteur de la 6e vertèbre cervicale, s'infléchit derrière la jugulaire interne et la carotide primitive, et arrive au bord inférieur de la glande thyroïde en passant d'habitude derrière le ventre antérieur de l'omo-hyoïdien ; au moment où elle atteint la glande, elle fournit au larynx l'artère laryngée inférieure. Elle croise le récurrent en passant tantôt en avant et tantôt en arrière de ce nerf ; à gauche pourtant elle passe plus souvent en avant *(Droight)*.

Dans les conditions normales on peut indifféremment lier cette artère avant ou après son croisement avec la carotide. Mais en cas de goître la ligature entre la carotide et la tumeur *(Velpeau)* est extraordinairement laborieuse. Aussi *Dieterich, C. M. Langenbeck* et plus récemment *Wölfler*, ont-ils recommandé de la lier au bord interne du scalène antérieur, et spécialement au point où de verticale elle devient horizontale. Dans ce but on faisait tomber l'incision entre les chefs du sterno-cleido-mastoïdien.

Le procédé de *Wölfler* modifié par *Drobnik* nous paraît être le meilleur :

La tête et le cou en position horizontale, la figure tournée du côté contraire à celui où l'on opère. L'incision de la peau commence au bord externe du sterno-cleido-mastoïdien à environ 1 — 1 1/2 centimètre au dessus de la clavicule, et suit le bord de ce muscle jusqu'au point où il est croisé par la veine jugulaire externe, c'est-à-dire à la hauteur du bord inférieur du cartilage thyroïde. En avançant dans la profondeur, on rencontre le muscle omo-hyoïdien à l'angle inférieur de la plaie. Les deux muscles précités sont séparés du scalène antérieur, plus profondément situé, par le feuillet profond de l'aponévrose cervicale qui est lui-même recouvert d'un dépôt graisseux plus ou moins abondant. On enlève la graisse de dessous le sterno-mastoïdien et l'on découvre ainsi quelque peu la jugulaire interne. Aussïtôt que le scalène est reconnu, on fait rétracter en dedans le sterno-mastoïdien ainsi que la jugulaire interne, on divise avec la sonde le feuillet aponévrotique profond à la surface du scalène, et le nerf phrénique apparaît alors descendant obliquement de dehors en dedans ; il est rétracté au dehors. Désormais on ne quitte plus le bord interne du scalène antérieur ; immédiatement au dessus de la partie tendineuse de l'omo-hyoïdien on rencontre le tronc commun de la thyroïdienne et de la cervicale ascendante, et le poursuivant en haut, on arrive sur la thyroïdienne inférieure qui s'en détache et qu'on lie avant qu'elle ne se soit infléchie. D'après *Bilroth* il faudrait renoncer dans les cas de goitre à vouloir appliquer une double ligature sur cette artère, car ses parois deviennent alors trop cassantes.

XII. Artère vertébrale.

Au point de vue de la ligature, cette artère n'offre d'intéressant pour nous que sa partie située au tiers inférieur du cou, entre la sous-clavière et l'apophyse transverse de la 6e vertèbre cervicale. L'artère naît de la paroi supérieure de la sous-clavière en dedans du tronc thyréo-cervical, entre celui-ci et le nerf vague ; elle monte entre le bord interne du scalène antérieur et le muscle long du cou, gagne l'apophyse transverse de la 6e vertèbre (tubercule carotidien), et pénètre en ce point dans le canal creusé à travers les apophyses transverses des vertébrales cervicales. La veine vertébrale est d'abord située un peu au devant de l'artère, plus loin elle se place à son côté externe.

Ligature d'après *Chassaignac* : sujet horizontal, tête un peu renversée en arrière, menton tourné du côté opposé à celui de la ligature ; pendant le cours de l'opération la tête est insensiblement reportée en avant. L'incision commence près de la clavicule au bord externe du sterno-cleido-mastoïdien et monte jusqu'au point où la veine jugulaire externe croise le bord postérieur de ce muscle. Ce dernier, la jugulaire interne, et la carotide primitive sont rétractés en dedans, la jugulaire externe en dehors. On va ensuite à la recherche du bord interne du scalène antérieur, et l'on évite avec soin le nerf phrénique et le tronc thyréo-cervical avec sa division. Le doigt suit le bord interne du scalène antérieur et arrive au tubercule carotidien ; sous celui-ci, on écarte l'un de l'autre les bords du scalène antérieur et du muscle long du cou, et la vertébrale s'offre alors ayant la veine à son côté externe. L'aiguille porte-fil doit être petite et fortement recourbée à son extrémité.

XIII. Artère mammaire interne.

Elle se détache de la sous-clavière en un point opposé à l'origine de la vertébrale, passe derrière la veine sous-clavière, et gagne la face postérieure de la paroi antérieure du thorax ; elle descend là dans le tissu conjonctif sous pleural, tout le long du bord externe du sternum, et arrive en bas s'anastomoser avec l'épigastrique. Le nerf vague et le nerf phrénique pénètrent dans la poitrine en dedans de l'origine de la mammaire interne.

Ligature.

Une incision transversale, de 5 à 6 centimètres d'étendue et qui commence au bord du sternum, divise au niveau de l'un des espaces intercostaux, la peau, l'aponévrose qui continue le muscle intercostal externe, et les fibres musculaires de l'intercostal interne : l'artère se montre à une petite distance du bord du sternum.

XIV. Artère sous-clavière et artère axillaire au niveau de la paroi antérieure du thorax *.

Anatomie topographique (Fig. 38).

Après son passage sous la clavicule, nous trouvons la sous-clavière recouverte en avant par les muscles grand et petit pectoral. Si l'on enlève la portion externe du premier de ces muscles, on aperçoit le petit pectoral montant vers l'apophise coracoïde suivant une direction oblique de bas en haut et de dedans en dehors. Au dessus du bord supérieur de ce dernier muscle, émergent de la profondeur les branches de division de

Fig. 38.

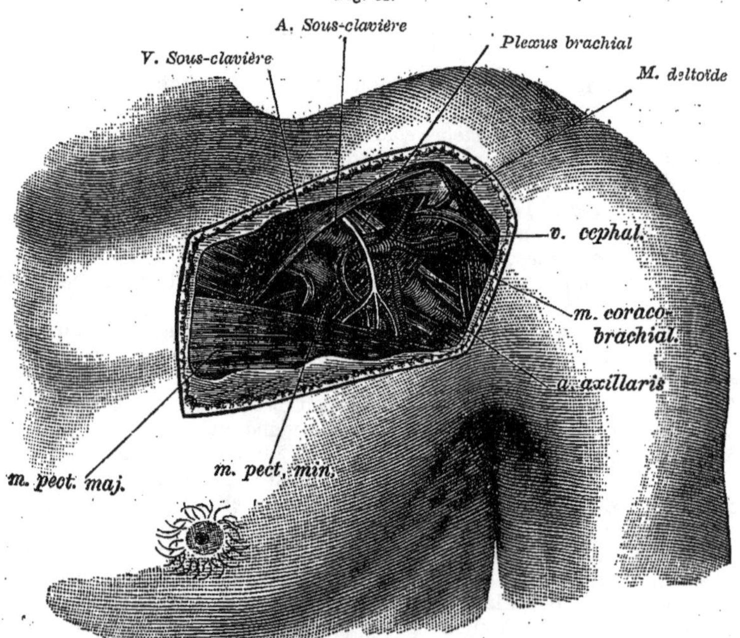

Topographie de la sous-clavière et de l'axillaire à la paroi antérieure du thorax.

V. cephal. : veine céphalique. m. pect. min. : m. petit pectoral. a. axillaris : artère axillaire. m. pect. maj. : m. grand pectoral.

l'artère et de la veine acromio-thoraciques, ainsi que les petites branches nerveuses envoyées par le plexus brachial aux deux muscles pectoraux. L'espace compris entre le bord supérieur du petit pectoral et la clavicule est fermé par l'aponévrose coraco-claviculaire ; en fendant celle-ci on tombe sur

---

* Voir la note de la page 40.

le paquet vasculo-nerveux qui se porte vers l'aisselle, et qui répond dans ce trajet, en dedans aux deux premières côtes et au muscle grand dentelé, en dehors à l'apophyse coracoïde et au tendon du sous-scapulaire. Dans l'interstice qui sépare le grand pectoral du deltoïde (sillon de *Mohrenheim)* monte la veine céphalique; elle adhère assez intimement à l'aponévrose du deltoïde et à l'apophyse coracoïde, et sous la pointe de celle-ci se recourbe brusquement au dessus du bord supérieur du petit pectoral, pour s'aboucher dans la veine sous-clavière en croisant l'artère sous-clavière et le plexus brachial. Dans cette région l'artère, la veine et le plexus affectent entre eux les rapports suivants : la veine sous-clavière siége le plus en dedans, le plexus est en dehors et en haut, entre les deux, mais plus profondément, se trouve l'artère.

En dessous du petit pectoral, l'artère prend le nom d'artère axillaire (voir note, page 40). Elle est alors recouverte par le muscle grand pectoral et par le muscle coraco-brachial, la veine axillaire gagne peu à peu sa demi-circonférence postérieure, et le plexus brachial l'enlace de ses faisceaux de division : le faisceau qui donne naissance aux nerfs cubital et médian se trouve en bas et en dedans de l'artère, recouvert par la veine axillaire; le faisceau qui fournit le radial, le musculo-cutané et l'axillaire est en dehors et en arrière, enfin le médian l'embrasse de ses deux racines disposées en forme de fourche.

<h2 style="text-align:center">Ligature (Fig. 39).</h2>

<h3 style="text-align:center">I. Au-dessus du muscle petit pectoral.</h3>

Le sujet est couché avec la partie supérieure du thorax un

Fig. 39.

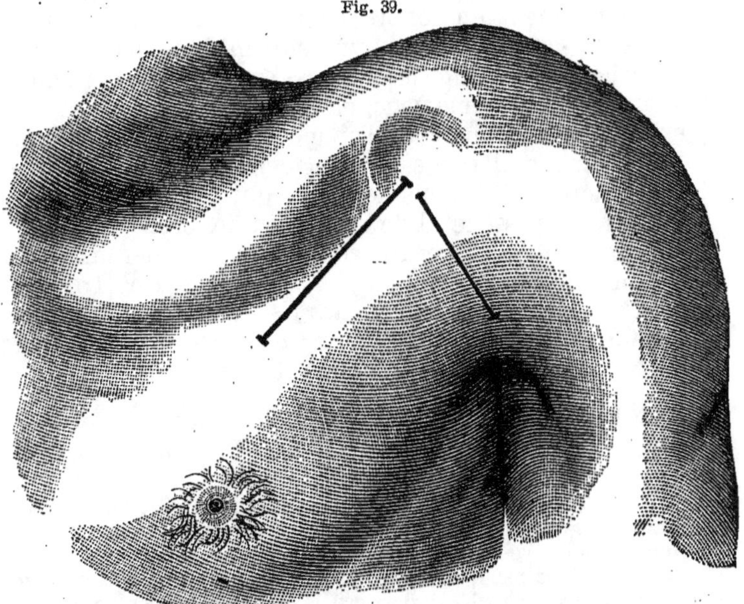

Incisions pour la ligature de la sous-clavière et de l'axillaire au niveau de la paroi antérieure du thorax.

peu relevée et l'épaule du côté malade reportée légèrement en haut et en arrière. Une incision longue d'environ 10 centim.,

et commençant un peu en dedans de l'apophyse coracoïde,
divise la peau et l'aponévrose superficielle suivant une direction
parallèle à la clavicule et à 2 centimètres [en dessous de cette
dernière. On évite soigneusement d'atteindre à la partie externe
la veine céphalique. Il est inutile d'élargir l'interstice séparant le
deltoïde du grand pectoral au point d'en mettre le fond à découvert. On divise alors transversalement le muscle grand pectoral
en commençant par son bord externe et en allant aussi loin en
dedans qu'il est nécessaire; l'aponévrose coraco-claviculaire
ainsi mise à nu est à son tour sectionnée transversalement; les
branches artérielles et veineuses de l'acromio-thoraciques sont
autant que possible épargnées et refoulées en bas; on agit de
même pour la veine céphalique qui croise transversalement le
paquet vasculo-nerveux. On refoule doucement la veine sous-
clavière en dedans, et le plexus brachial en haut et en dehors ;
puis entre les deux et plus profondément, on isole et on lie
l'artère. L'aiguille à artère est introduite de dedans en dehors.

2. Au-dessous du muscle petit pectoral (Fig. 39).

Le bras étant porté en légère abduction, on fait à la peau une
incision partant de la pointe de l'apophyse coracoïde et descendant obliquement en dehors jusqu'au bord libre du grand pectoral ; celui-ci est ensuite divisé suivant la même direction; on
recherche le bord inférieur du petit pectoral, puis sous lui, et
toujours dans le même sens, on divise l'aponévrose axillaire qui
plus haut se continue avec l'aponévrose coraco-claviculaire.

La veine axillaire est rétractée en dedans et après avoir
isolé l'artère des cordons nerveux, qui parfois l'enlacent déjà à
ce niveau, on passe le fil de dedans en dehors.

Ce procédé de ligature convient particulièrement comme
moyen d'hémostase prophylactique lors de la
désarticulation de l'humérus par la méthode à lambeau;
l'incision qui a servi à la ligature de l'artère peut en effet être
utilisée pour la confection même du lambeau.

XV. Artère axillaire dans le creux de l'aisselle.

Anatomie topographique (Fig. 40).

En portant le bras en forte abduction, comme on le fait pour la ligature
dans cette région, le creux de l'aisselle s'efface presqu'entièrement ; pourtant
sa limite antérieure formée par le bord libre du grand pectoral, et la postérieure constituée par le bord du grand dorsal sont encore à ce moment très-
nettement reconnaissables ; derrière le bord du premier de ces muscles, on
sent le coraco-brachial qui s'insère à la pointe de l'apophyse coracoïde et qui
descend à la face antérieure de l'humérus dans la direction du grand axe de
ce dernier. Au niveau de la paroi tournée vers l'opérateur (base du creux de
l'aisselle) le paquet vasculo-nerveux n'est recouvert que par la peau et l'aponévrose ; en arrière, c.-à-d. au-dessus de ce paquet, se trouve la tête articulaire

de l'humérus. Les vaisseaux et les nerfs sont ainsi disposés : le nerf médian
dont les racines embrassent ici, ou même déjà plus haut, l'artère axillaire
répond au bord du coraco brachial, derrière vient aussitôt l'artère, puis
plus loin le cubital et le radial, et enfin, tout-à-fait en arrière, la veine
axillaire (Fig. 40).

Fig. 40.

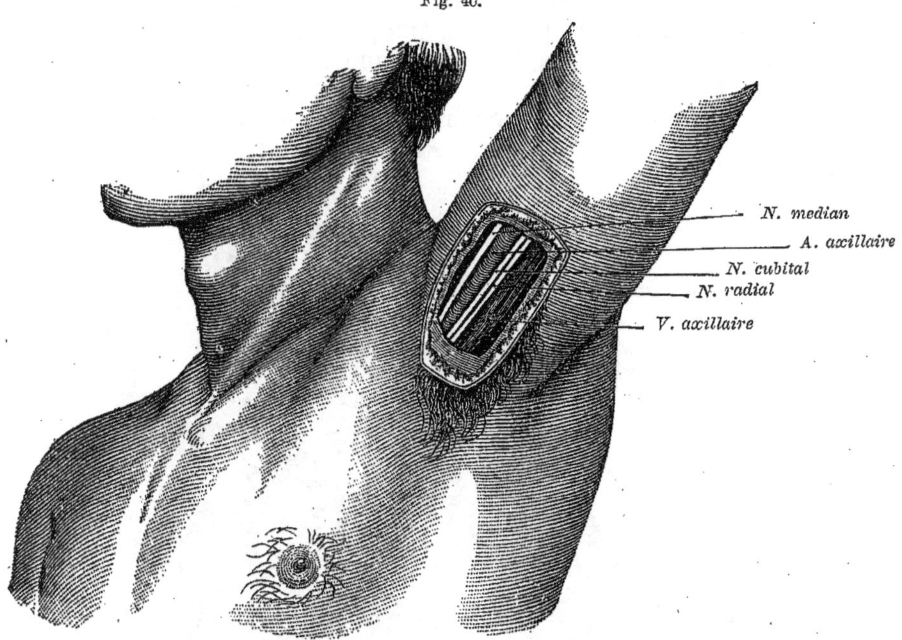

Topographie de l'axillaire dans le creux de l'aisselle.

Les branches collatérales les plus importantes au point de vue de la ligature, sont la sous-scapulaire, la circonflexe postérieure (toutes deux naissent
souvent d'un tronc commun) et la petite artère circonflexe antérieure.

La sous-scapulaire va s'épuiser au bord externe et à la face antérieure de
l'omoplate, tandis que les deux circonflexes embrassent le col chirurgical de
l'humérus ; la postérieure est accompagnée du nerf axillaire.

Ligature (Fig. 41).

Le côté du corps où a lieu la ligature, est légèrement relevé
et rapproché du bord de la table d'opérations. Un aide porte le
bras en forte abduction. Lorsque la saillie du coraco-brachial est
facile à sentir à travers la peau, on fait tomber une incision de
6 à 8 centim. le long de son bord postérieur ; si l'on éprouve
quelque difficulté à reconnaître ce muscle, on pratique l'incision
à la limite antérieure de la touffe de poils (*Schlemm*) ; enfin, on
peut encore appliquer trois doigts d'une main dans l'aisselle
entre le grand pectoral et le grand dorsal, et inciser dans l'interstice séparant le doigt antérieur du doigt du milieu. Après la

division de la peau, vient celle de l'aponévrose qu'on fend dans toute la longueur de la plaie cutanée. Il importe, en avançant dans la profondeur, de toujours se diriger sur la tête humérale que le doigt sent facilement dans le fond de la plaie; sans cette précaution on s'expose à s'égarer en avant derrière le grand pectoral, ou en arrière sous l'omoplate. Le nerf médian, qu'on reconnaît aisément à la fourche que forment ses racines, est alors rétracté en avant, le cubital et le radial en arrière; entre eux et un peu plus profondément se trouve l'artère qu'il ne reste

Fig. 41.

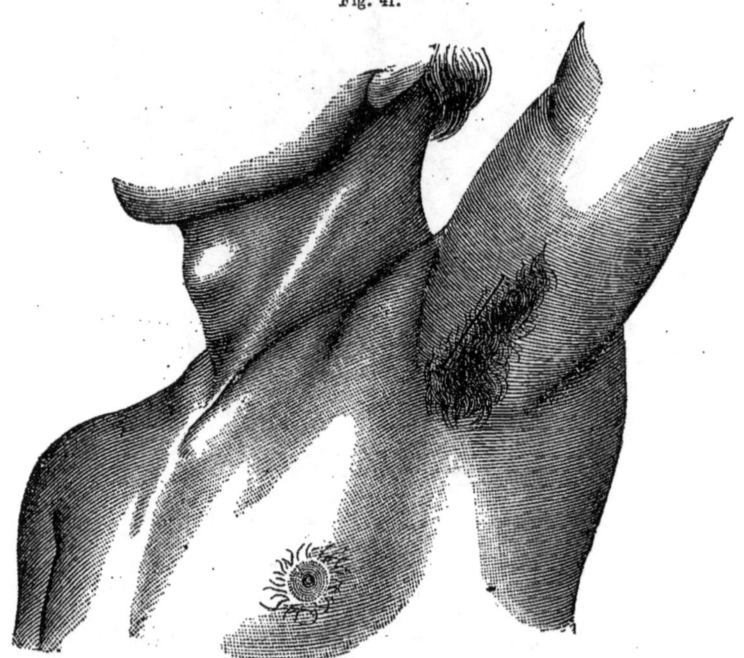

Incision pour la ligature de l'axillaire dans le creux de l'aisselle.

plus qu'à isoler et à lier. La veine axillaire ne sera pas dérangée de la position qu'elle occupe en arrière, et dans une ligature bien faite elle ne doit pas même être mise à nu.

Après la ligature de l'axillaire, la circulation se rétablit par les mêmes voies qu'après la ligature de l'artère sous-clavière.

XVI. Artère humérale ou brachiale.

Anatomie topographique (Fig. 42).

Cette artère suit la direction d'une ligne tirée du point où le bord inférieur du tendon du grand pectoral croise le bord interne du coraco-brachial, jusqu'au milieu du pli du coude. Elle siége dans la coulisse bicipitale interne, répondant d'abord au bord libre du coraco-brachial, puis au bord interne du biceps, et n'étant recouverte dans tout son parcours que par la peau et l'aponévrose. Aussitôt sortie de l'aisselle, elle donne l'humérale profonde, laquelle accompagne le nerf radial dans son trajet en spirale autour de l'humérus, pour aller s'anastomoser avec la récurrente radiale sur la face externe du coude. Plus bas, et à une hauteur variable, l'humérale fournit les collatérales internes supérieure et inférieure, qui s'anastomosent au niveau de l'épitrochlée avec les récurrentes cubitales antérieure et postérieure.

Fig. 42.

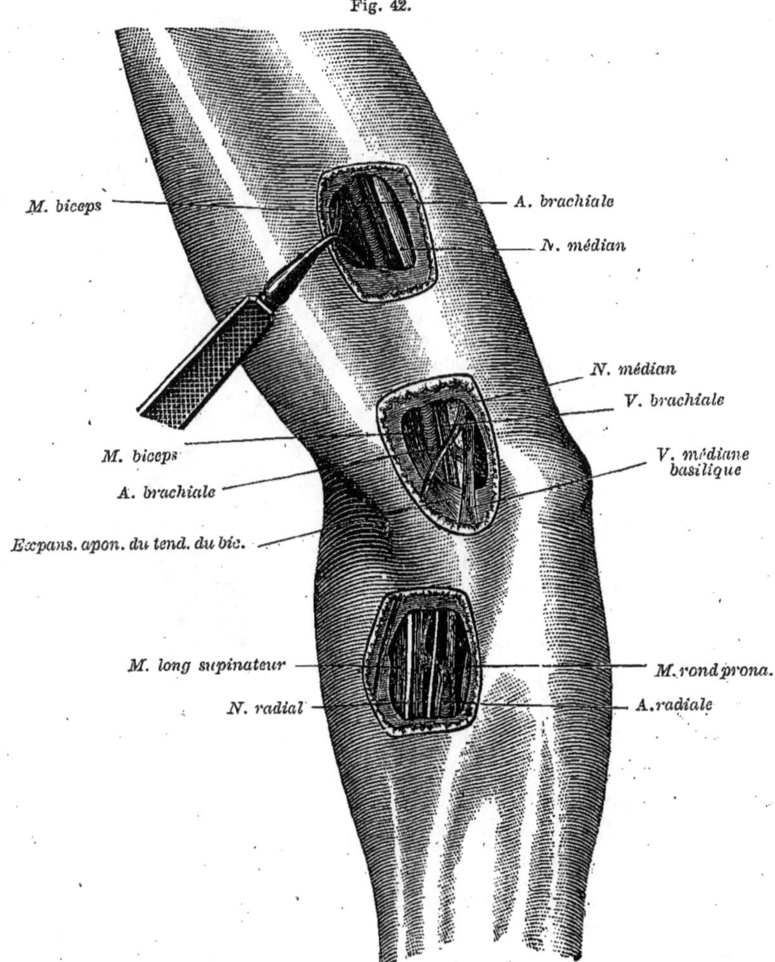

Topographie des artères humérale et radiale (bras droit).

Au pli du coude l'artère humérale répond encore au bord interne du biceps, étant recouverte par l'expansion aponévrotique de ce muscle qui la sépare de la veine médiane basilique plus superficielle. Elle occupe à ce niveau la région nommée « trigone cubital », dont le bord externe est formé par le tendon du biceps et le long supinateur, et le bord interne par le rond pronateur.

Le nerf médian siége d'abord au devant de l'artère ; plus bas il se place en dedans, mais en restant presque toujours un peu plus superficiel. Le nerf cubital accompagne d'abord l'artère à son côté interne, mais il s'en éloigne bientôt en se portant en dedans et en arrière. Le nerf radial s'infléchit en arrière aussitôt qu'il est sorti de l'aisselle, pour aller contourner l'humérus. La veine humérale affecte en haut les mêmes rapports avec l'artère que dans le creux de l'aisselle ; mais elle se divise aussitôt en deux branches qui enlacent le tronc artériel, et dont la plus interne est d'ordinaire la plus volumineuse. L'endroit où s'opère ce dédoublement varie du reste beaucoup suivant les sujets.

La division précoce de l'artère humérale en cubitale et en radiale qui normalement ne doivent naître qu'en dessous du pli du coude, est un fait si fréquent, qu'on ne doit jamais le perdre de vue lorsqu'on fait cette ligature. Lorsqu'elle a lieu, cette division précoce peut se faire à différentes hauteurs du bras, et parfois même déjà dans la cavité axillaire. Quelquefois aussi on trouve dans ces circonstances l'une des branches, et d'ordinaire la radiale, située tout-à-fait superficiellement entre la peau et l'aponévrose.

Ligature (Fig. 43).

Le seul point de repère certain pour la recherche de l'humérale est le bord interne du biceps, car le nerf médian ne suit pas un trajet constamment le même. Aussi doit-on chaque fois mettre d'abord à nu le bord de ce muscle, et rechercher dans son voisinage le vaisseau qui est parfois un peu caché par le muscle lui-même.

I. Ligature à la partie moyenne du bras.

(Fig. 43, incision supérieure).

Une incision de 5 centimètres d'étendue, met à nu le bord interne du biceps au niveau de la partie moyenne du bras ; à côté de ce bord apparaît aussitôt le nerf médian. A l'aide de deux crochets

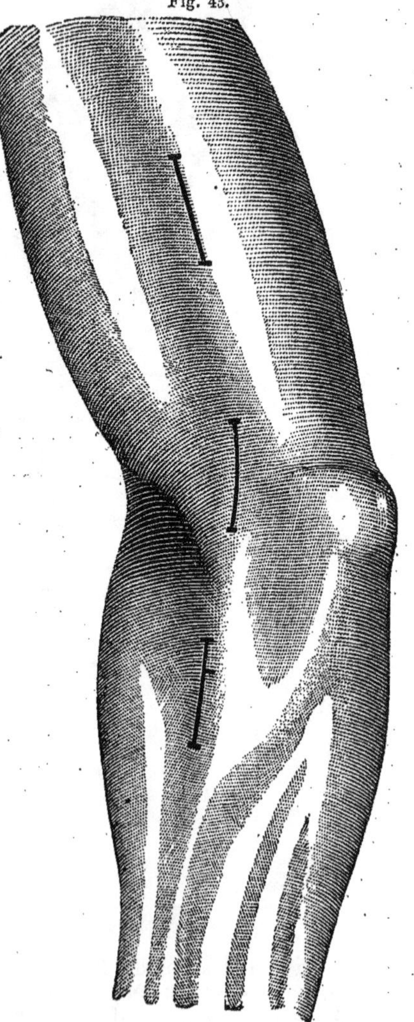

Fig. 43.

Incisions pour les ligatures de l'humérale et de la radiale (bras droit).

mousses on rétracte légèrement le muscle en dehors, et le nerf en dedans; entre les deux, et un peu plus profondément, on trouve l'artère avec ses deux veines; on isole avec précaution et l'on passe le fil de dedans en dehors.

2. Ligature au pli du coude.

(Fig. 43, incision du milieu).

L'incision de la peau commence juste au milieu du pli du coude, et remonte le long du bord interne du biceps, sur une étendue d'environ 5 centimètres. Si la veine médiane basilique apparaît dans la plaie, on la rétracte en dedans. On divise ensuite le bord supérieur de l'expansion aponévrotique du tendon du biceps, qui se dirige vers le cubitus sous forme d'un faisceau de renforcement de l'aponévrose antibrachiale; l'artère s'offre alors entourée de ses deux veines, et accompagnée à son côté interne par le nerf médian.

Lorsque l'artère humérale a été liée au dessus du point d'où émerge l'humérale profonde, la circulation se rétablit, grâce aux anastomoses de cette dernière, avec la circonflexe et la sous-scapulaire. Lorsqu'elle est liée plus bas, le même résultat s'obtient par les communications existant entre les collatérales internes d'une part, les récurrentes cubitale et radiale et l'interosseuse d'autre part.

XVII. Artères radiale et cubitale.

Anatomie topographique (Fig. 42 et 44).

Née de la bifurcation de l'humérale au pli du coude, l'artère radiale suit un trajet superficiel tout le long de l'avant-bras, n'étant recouverte que par la peau et l'aponévrose. Elle occupe d'abord une gouttière, facile à sentir à travers la peau, et qui est formée par le long supinateur et le rond pronateur; c'est là qu'elle est rejointe par la branche antérieure du nerf radial venant de la partie externe du membre. Plus bas elle est placée entre le long supinateur et le grand palmaire. Au-dessus de l'articulation du poignet, la radiale envoie la branche qui concourt avec une branche de division de la cubitale, à former l'arcade palmaire superficielle; elle-même s'infléchit en arrière sous la pointe de l'apophyse styloïde du radius, et, recouverte par les tendons du long abducteur, du court et du long extenseur du pouce, elle gagne le premier espace interosseux qu'elle traverse, pour aller dans la paume de la main former l'arcade palmaire profonde. Le nerf radial abandonne déjà l'artère au niveau du tiers inférieur de l'avant-bras pour se rendre à la face dorsale du membre.

Dans le tiers supérieur de son trajet, c'est-à-dire là où elle se porte obliquement vers le bord cubital de l'avant-bras, l'artère cubitale est profondément cachée derrière la couche musculaire superficielle (rond pronateur, grand palmaire, palmaire grêle, et cubital antérieur). Elle descend ensuite entre le cubital antérieur et le fléchisseur superficiel des doigts, étant en partie recouverte par le bord de ce dernier muscle. Au poignet elle passe en dehors de l'os pisiforme, sur le ligament annulaire antérieur du carpe, puis aussitôt se divise en ses deux branches terminales dont l'une superficielle volumineuse, et l'autre profonde plus grêle. Le nerf cubital longe l'artère à son côté interne; celle-ci est en outre accompagnée de deux veines satellites.

Aux côtés interne et externe du coude, les artères cubitale et radiale fournissent les récurrentes de mêmes noms, lesquelles s'anastomosent avec l'humérale profonde et les collatérales internes. En dessous du pli du coude la cubitale donne l'interosseuse, dont les deux branches de division descendent, l'une à la face antérieure, l'autre à la face postérieure de la membrane interosseuse.

Fig. 44.

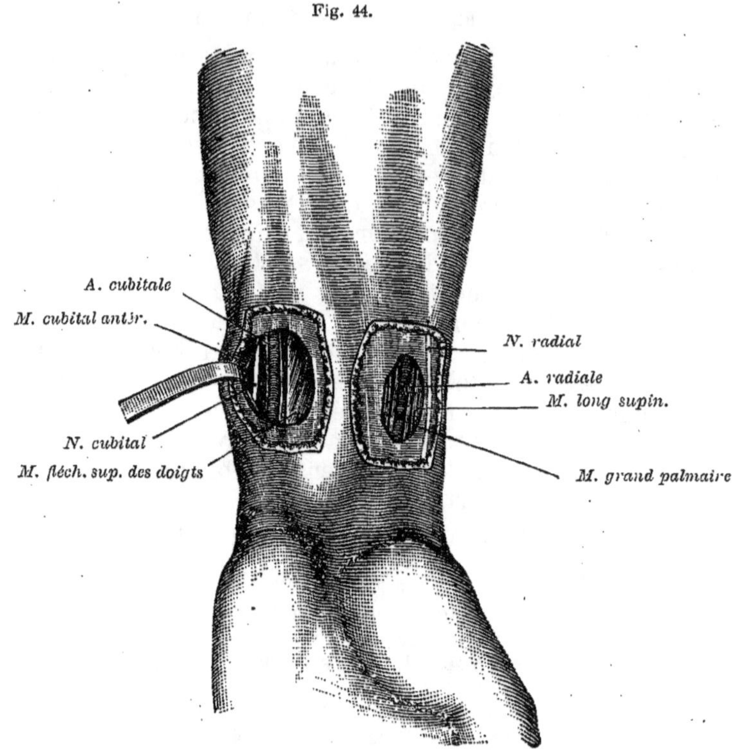

Topographie des artères radiale et cubitale.

Ligature (Fig. 43 et 45).

I. Artère radiale.

a) Dans la moitié supérieure de l'avant bras (Fig. 43). A trois travers de doigt en-dessous du pli du coude, on partage la face antérieure de l'avant-bras en trois parties égales, et à la limite entre le tiers externe et le tiers moyen, on fait une incision de 4 centim. environ d'étendue, qui divise la peau et l'aponévrose superficielle dans la direction du grand axe du membre; on tombe ainsi dans la gouttière qui sépare le long supinateur du rond pronateur, et dans le fond, en divisant l'aponévrose profonde, on découvre l'artère radiale accompagnée de ses deux veines.

Sur les sujets maigres, le doigt reconnaît facilement cette

gouttière à travers la peau ; on incise alors directement au devant d'elle.

_ *b)* Au tiers inférieur de l'avant-bras (Fig. 45).

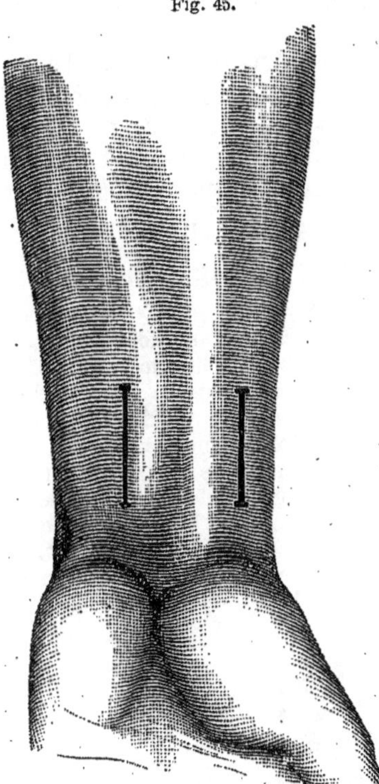

Fig. 45.

Ligatures de la radiale et de la cubitale au tiers inférieur de l'avant-bras.

Lorsqu'on sent à travers les téguments les forts tendons du long supinateur et du grand palmaire, on pratique l'incision dans leur intervalle et parallèlement à eux ; on divise ainsi la peau, puis l'aponévrose antibrachiale et l'artère se présente entourée de ses deux veines. On l'isole soigneusement avant de la lier. Si l'on éprouve quelque difficulté à reconnaître l'interstice qui sépare ces deux tendons, on trace alors une ligne qui part du trapèze et monte verticalement à la face antérieure de l'avant-bras ; cette ligne correspond exactement au trajet du tendon du grand palmaire : immédiatement en dehors se trouve l'interstice recherché et contenant le vaisseau.

c) A la face dorsale du carpe, l'artère radiale se trouve située dans l'espace compris entre les tendons du long abducteur et du court extenseur du pouce d'une part, et le tendon du long extenseur du pouce d'autre part (tabatière anatomique). Une incision parallèle aux tendons précités découvrirait l'artère à ce niveau.

2. Artère cubitale.

Dans la partie supérieure de l'avant-bras, l'artère est très profondément située ; aussi a-t-on renoncé à vouloir la lier à ce niveau.

La ligature au tiers inférieur se pratique comme suit :

On commence par déterminer avec précision l'interstice qui sépare le cubital antérieur du fléchisseur superficiel des doigts. Pour cela on trace une ligne qui part de l'os pisiforme et qui monte verticalement à la face antérieure de l'avant-bras ; cette ligne représente le trajet du tendon du muscle cubital antérieur. Immédiatement en dehors de cette ligne, on fait une incision de 4 centim., parallèle au grand axe du membre, qui divise la peau et l'aponévrose, et met ainsi à nu les deux bords musculaires ; en les écartant l'un de l'autre, on trouve l'artère avec ses deux veines ; on l'isole comme plus haut et on lie. Le nerf cubital reste en dedans de l'artère sans être dérangé au cours de l'opération.

Au niveau du ligament annulaire antérieur du carpe, l'artère cubitale est distante seulement de quelques millimètres du bord externe de l'os pisiforme. L'incision qui découvrirait l'artère à cet endroit, aurait à diviser la peau, un pannicule adipeux assez abondant, et le muscle palmaire cutané.

XVIII. Arcade palmaire superficielle.

Anatomie topographique (Fig. 46).

Sous l'aponévrose palmaire se trouve située une arcade artérielle, arcade palmaire superficielle, qui résulte de l'anastomose de la branche palmaire de la radiale avec la branche de terminaison la plus superficielle de la cubitale. La branche radiale, peu volumineuse, descend à la surface des muscles de l'éminence thénar, et d'autres fois traverse ces mêmes muscles. La branche cubitale, plus forte, suit par contre une direction toujours la même, qu'on peut représenter par une ligne partant du bord externe de l'os pisiforme et aboutissant à la base du quatrième doigt. Dans son trajet vers la paume de la main la branche cubitale repose sur la partie interne de la bourse muqueuse du carpe. L'arcade elle-même siège à 1/2 centim. environ de la limite inférieure de cette bourse, et à 4 1/2 centim. du sillon qui sépare la paume de la main de la face antérieure de l'avant-bras.

Fig. 46.

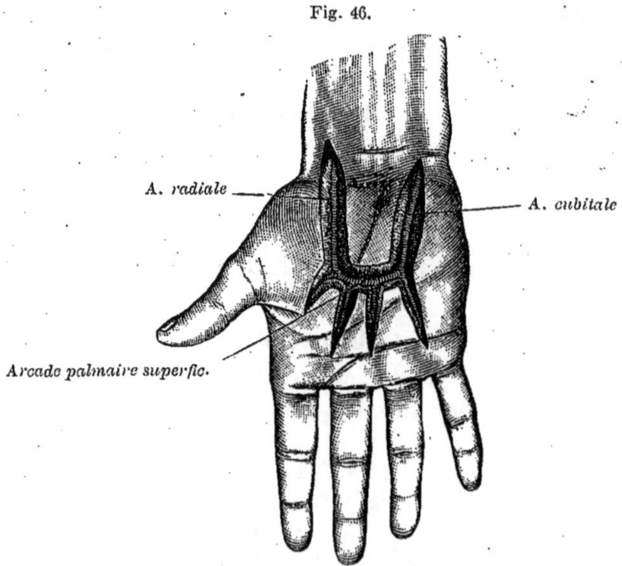

Topographie de l'arcade palmaire superficielle.

L'arcade est croisée en arrière par les branches du nerf médian ; on rencontre en outre derrière elle l'anastomose constante du nerf médian avec le cubital. Deux petites veines enlacent l'arcade artérielle.

Ligature (Fig. 47).

1. D'après *Bœckel.* Le pouce étant placé en très-forte abduction, on trace dans le prolongement de son bord interne, une ligne fictive qui coupe transversalement la paume de la main. Si au milieu de celle-ci, on partage alors en deux parties égales l'espace compris entre cette ligne et le pli cutané moyen de la paume de la main, on aura ainsi déterminé le siége précis de l'arcade palmaire. Une incision transversale, pratiquée à ce niveau à travers la peau et l'aponévrose, mettra le vaisseau à découvert.

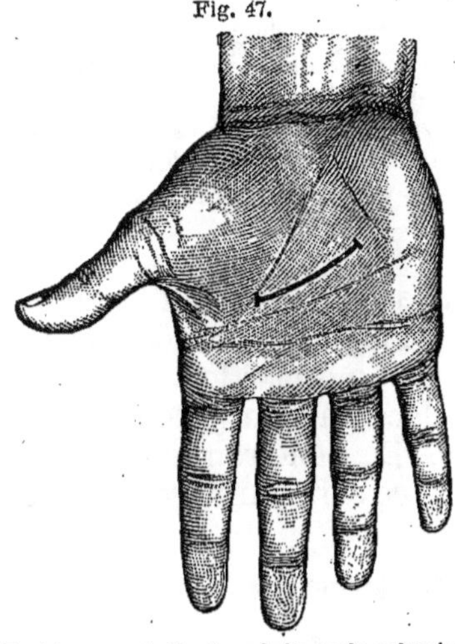

Fig. 47.

Incision pour la ligature de l'arcade palmaire superficielle.

2. D'après *P. Vogt.* On découvre l'arcade à l'aide d'une incision courbe, à convexité tournée vers les doigts, qui part de l'union du tiers inférieur avec le tiers moyen de la ligne du pouce (pli cutané circonscrivant la base de l'éminence thénar), et qui aboutit au milieu d'une autre ligne fictive, qui serait tirée de l'os pisiforme à la base du doigt annulaire.

Au cours de l'opération on évitera de blesser les branches du nerf médian, son anastomose avec le cubital, ainsi que la bourse muqueuse du carpe.

XIX. Aorte abdominale.

Anatomie topographique.

L'aorte abdominale descend en arrière du sac péritonéal, directement appliquée contre la colonne vertébrale et ayant à sa droite la veine cave inférieure. Depuis son passage à travers le diaphragme jusqu'à sa division en iliaques primitives, au niveau de la face antérieure de la 4me vertèbre lombaire, l'aorte donne naissance à de nombreuses collatérales dont les unes sont impaires et les autres paires. Déjà entre les faisceaux musculaires du diaphragme elle a fourni le tronc cœliaque qui envoie le sang à ce muscle même, aux capsules surrénales, à l'estomac, au foie, à la vésicule biliaire et au pancréas. L'artère mésentérique supérieure se détache de l'aorte derrière le pancréas et se distribue au duodénum, jéjunum, iléon, colon ascendant et transverse; la mésentérique inférieure naît en-dessous du niveau des reins, et est destinée au colon descendant, à l'S iliaque, et à la partie supérieure du rectum. Les branches collatérales paires sont les artères capsulaires moyennes, les rénales, les spermatiques internes, ainsi que les cinq lombaires; elles sortent des faces latérales de l'aorte tandis que les impaires partent de sa face antérieure. La veine cave inférieure, qui est la veine satellite de l'aorte abdominale, ramène le sang de toute la moitié inférieure du corps; seuls, les organes abdominaux encapsulés dans le péritoine renvoient leur sang dans la veine-porte.

Ligature.

La partie du vaisseau qui est située en dessous de l'émergence des artères rénales, ou, en d'autres termes, le segment répondant à la 3e et à la 4e vertèbre lombaire, peut seul convenir pour la ligature.

I. Ligature sans ouverture du sac péritonéal.

a) Méthode de *Murray :*

Sur le côté gauche de l'abdomen et à 12 centim. de l'ombilic, pratiquer une incision verticale, mais en forme d'arc de cercle, dont la convexité regarde l'ombilic, et qui mesure 10 à 12 centim. d'étendue.

Les différentes couches sont ensuite divisées l'une après l'autre à l'exception toutefois du péritoine, que l'opérateur décolle avec les doigts jusqu'à ce qu'il arrive sur la moitié gauche du corps des vertèbres où il trouve l'artère.

b) Méthode de *Maas :*

L'incision part du bord inférieur de la dernière côte gauche, et descend jusqu'à la crête iliaque en longeant le bord antérieur du muscle carré des lombes. Dès qu'on a divisé le fascia transversalis et refoulé le péritoine, on découvre l'espace rétropéritonéal qui est situé sous les reins. En pénétrant ensuite plus avant dans la profondeur, on évite avec soin l'uretère et l'artère spermatiques gauches.

2. Avec ouverture du sac péritonéal.

a) Méthode de *A. Cooper :*

Une incision de 10 centim. dont le milieu correspond à l'ombilic et rase son bord gauche, ouvre la cavité péritonéale au niveau de la ligne blanche. L'intestin est refoulé dans la moitié droite du ventre; puis au devant de la colonne vertébrale on déchire avec l'ongle le feuillet postérieur du péritoine, et on lie le vaisseau ainsi dénudé.

James faisait une incision semblable à la précédente, mais dont la plus grande partie (8 : 2 centim.) dépassait en bas l'ombilic.

b) Méthode de *Nussbaum :*

Il recommande la laparotomie au niveau de la ligne blanche, à l'aide d'une incision de 15 à 20 centim. d'étendue; il repousse l'intestin grêle à droite, divise la paroi postérieure du sac péritonéal, et place une ligature aseptique au catgut. Par ce procédé on découvre mieux le fond de la cavité abdominale, ce qui permet d'opérer plus facilement et plus proprement.

Après la ligature de l'aorte abdominale, la circulation se rétablit par l'anastomose des artères lombaires avec les artères du bassin, et notamment avec la circonflexe iliaque, ainsi que par l'anastomose de la mammaire interne avec l'épigastrique *(Maas).*

XX. Artères iliaques primitives.

Anatomie topographique.

· Nées de la bifurcation de l'aorte abdominale au niveau du bord inférieur de la quatrième vertèbre lombaire, les artères iliaques primitives descendent obliquement de chaque côté sur la face latérale de la cinquième vertèbre lombaire, puis le long du bord interne du psoas, et arrivées au niveau de la symphyse sacro-iliaque se divisent en hypogastrique et iliaque externe. A la hauteur du promontoire elles sont croisées à leur face·antérieure·par les uretères. De chaque côté la veine iliaque primitive siège à droite de l'artère de même nom; la veine droite siège donc en dehors, la gauche en dedans de l'artère; de plus la veine gauche est croisée par l'artère iliaque primitive droite. Au point de bifurcation de cette dernière, la veine correspondante s'infléchit en arrière de l'artère, et lorsqu'elle devient veine iliaque externe, va se placer en dedans de l'artère de même nom. La longueur des iliaques communes est d'environ 6 centim. Dans l'angle de division de l'aorte prend naissance l'artère sacrée moyenne ; les deux iliaques primitives ne fournissent aucune collatérale pendant toute la durée de leur parcours.

Ligature.

1. Méthode de *Mott* :

Une incision courbe, à convexité inférieure, et mesurant 12 à 15 centim. d'étendue, commence juste au-dessus de l'anneau inguinal externe, et se dirige vers l'épine iliaque antérieure et supérieure, en restant à 1 1/2 centim. du ligament de Poupart. Après la peau, on divise le fascia superficialis, puis le muscle oblique externe dans toute la longueur de la plaie cutanée. On incise alors suffisamment le petit oblique pour mettre le cordon spermatique à nu, et le long de celui-ci on conduit le doigt indicateur jusque dans l'anneau inguinal interne. Pendant que le péritoine est ainsi protégé, on complète la division de l'oblique interne, et l'on sectionne de même le transverse et le fascia transversalis. On décolle ensuite avec les doigts la séreuse péritonéale jusqu'au niveau du promontoire, et dès que l'artère est mise à découvert on l'isole et on passe le fil, à droite de dehors en dedans, à gauche de dedans en dehors.

2. Méthode de *Dieterich* :

On trace d'abord une ligne fictive réunissant transversalement l'épine iliaque antérieure et supérieure à la ligne blanche. Puis on pratique une incision de 12 centim. environ d'étendue, qui commence au bord externe du muscle droit, à 6 centim. au dessus de cette ligne, et se dirige obliquement en bas et en dehors vers le milieu du ligament de Poupart. On incise couche par couche le fascia superficialis, le grand oblique, le petit oblique, le transverse et le fascia transversalis. On décolle ensuite le péritoine avec les doigts, et l'artère se présente dans la direction de l'incision. Au moment où l'on passe le fil, l'uretère doit être refoulé en haut avec le péritoine, et en tous cas doit être soigneusement respecté.

Le rétablissement de la circulation s'opère par les anastomoses qui relient les sacrées latérales du côté de la ligature, à l'hypogastrique du côté sain, et à l'artère sacrée moyenne ; il est en outre aidé par les communications existant entre la mammaire interne et l'épigastrique, puis entre les lombaires et les circonflexes iliaques du côté de la ligature.

XXI. Artère hypogastrique ou iliaque interne.

Anatomie topographique.

Cette artère descend au devant de l'articulation sacro-iliaque en décrivant une légère courbure à convexité postérieure et externe ; elle se porte ainsi en bas et en dedans en passant par dessus la veine iliaque. Après un trajet de 4 centim., elle se divise déjà en de nombreuses branches terminales dont les unes sont postérieures et les autres antérieures. Les premières sont les artères iléo-lombaires destinées au muscle psoas iliaque, les sacrées latérales qui s'anastomosent avec la sacrée moyenne et fournissent le sang aux muscles pyramidal, releveur de l'anus et coccygien, enfin l'artère fessière pour la région de la fesse. Les branches antérieures sont l'obturatrice, qui placée en-dessous de la branche horizontale du pubis et le nerf obturateur, se dirige vers le canal sous-pubien en longeant la face postérieure du muscle obturateur interne ; l'artère ischiatique qui avec le nerf de même nom quitte le bassin en passant sous le bord inférieur du muscle pyramidal ; les vésicales pour la vessie ; chez la femme l'artère utérine qui gagne les bords latéraux de la matrice ; enfin l'artère honteuse commune qui sort du bassin par la grande échancrure sciatique en croisant le bord inférieur du pyramidal, contourne la face postérieure du petit ligament sacro-sciatique, rentre dans le bassin par la petite échancrure sciatique, et remonte le long de la face interne de la branche ascendante de l'ischion et de la branche descendante du pubis pour arriver enfin à l'arc du pubis.

Les veines correspondant aux différentes branches artérielles précitées s'abouchent toutes dans la veine hypogastrique ; chaque artère possède deux veines satellites qui l'enlacent en forme de réseau. La veine hypogastrique droite est externe par rapport à l'artère de même nom ; la gauche lui est plutôt postérieure.

Ligature.

On peut découvrir l'artère hypogastrique à l'aide des mêmes incisions que celles qui ont été décrites pour la ligature de l'iliaque primitive. Après avoir divisé les différentes couches, on va à la recherche du vaisseau en décollant prudemment le péritoine, et en poursuivant l'iliaque externe et le psoas, jusqu'au devant de l'articulation sacro-iliaque où a lieu la division de l'iliaque commune. On isole alors le vaisseau, en évitant avec soin l'uretère, et l'on passe le fil à l'aide d'une longue aiguille fortement recourbée.

Beaucoup préférable est le mode d'opérer d'*Anderson*, lequel commence son incision à 2 centimètres au dessus de l'épine iliaque antérieure et supérieure, et la conduit en avant parallèlement au ligament de Poupart, sur une étendue de 10 à 12 centimètres environ.

Withe fait une incision de 18 centimètres qui commence à 5 centimètres en dehors de l'ombilic, et se dirige vers l'anneau inguinal en décrivant un arc à convexité tournée en dehors.

Peut-être ferait-on bien d'adopter désormais la laparotomie comme procédé exclusif de ligature pour les artères iliaque commune ét hypogastrique; l'opération s'exécuterait en tous cas plus proprement de cette manière, car on n'aurait plus à décoller le péritoine pour aller à la recherche du vaisseau. On devrait alors coucher le sujet avec le siége fortement relevé, de manière à reporter les intestins dans la partie supérieure du ventre, et à éclairer suffisamment l'intérieur du bassin. L'incision se ferait dans ce cas soit sur la ligne blanche, soit au bord externe du muscle droit.

Après la ligature, les branches de l'hypogastrique du côté sain, de même que les circonflexes iliaques, les lombaires inférieures et la sacrée moyenne renvoient le sang dans la région qui en a été privée, par l'intermédiaire de leurs anastomoses avec toutes les collatérales du vaisseau lié.

XXII. Artère fessière.

Anatomie topographique.

Née de l'hypogastrique au bord inférieur de l'articulation sacro-iliaque, elle se dirige en dehors, et sort du bassin en passant entre le bord supérieur du pyramidal et le contour supérieur de la grande échancrure sciatique; au moment de sa sortie elle est recouverte par les muscles grand et moyen fessiers. Dès qu'elle a quitté le bassin, elle se partage en deux branches dont l'une se rend entre les deux muscles précités, et l'autre entre le moyen et le petit fessier.

Ligature d'après *Lang* :

Sujet couché sur le ventre; une incision de 8-10 centim. d'étendue, va de l'épine iliaque postéro-supérieure vers le grand trochanter, en suivant la direction des fibres du muscle grand fessier. On divise successivement la peau, le pannicule adipeux et l'aponévrose. On traverse ensuite le grand et le moyen fessier en dissociant leurs faisceaux avec le doigt ou des instruments mousses, et au besoin en se servant du scalpel. Des rétracteurs mousses maintiennent la plaie largement béante et l'artère est alors isolée et liée au niveau du bord supérieur de la grande échancrure sciatique.

XXIII. Artère ischiatique ou fessière inférieure.

Anatomie topographique.

Cette autre branche de l'hypogastrique sort du bassin par la grande échancrure sciatique, en passant entre le bord inférieur du muscle pyramidal et le petit ligament sacro-sciatique, et arrivée à la face externe de celui-ci, elle se divise pour se distribuer aux muscles du siège. La honteuse commune et le grand nerf sciatique quittent le bassin en même temps qu'elle, la première se trouvant à son côté interne, le nerf à son côté externe. Elle est également recouverte par le muscle grand fessier.

Ligature d'après *Zang* :

Sujet couché sur le ventre; une incision de 8-10 centim. part d'un peu en-dessous de l'épine iliaque postérieure et inférieure, et se dirige parallèlement à la direction des fibres du grand fessier vers le bord externe de la tubérosité de l'ischion. On sépare, comme il a été dit plus haut, les faisceaux musculaires, et l'on arrive sur le bord externe du grand ligament sacro-sciatique; l'artère court là immédiatement au-dessus du petit ligament sacro-sciatique.

XXIV. Artère iliaque externe.

Anatomie topographique (Fig. 48).

L'iliaque externe s'étend de l'articulation sacro-iliaque au ligament de Poupart, sous lequel elle passe en un point correspondant au milieu d'une ligne tirée de l'épine iliaque antérieure et supérieure au centre de la symphyse pubienne. On peut représenter extérieurement ce trajet par une ligne fictive qui serait tirée de l'ombilic en ce même point. L'artère repose sur le bord interne du psoas ayant, à gauche, la veine à son côté interne, tandis qu'à droite la veine lui est d'abord postérieure et ne lui devient interne que plus bas. L'uretère gagne le petit bassin en croisant l'iliaque externe au moment de sa sortie de l'iliaque commune; l'artère spermatique interne la croise également, mais en un endroit plus rapproché du ligament de Poupart. Le canal déférent descend de l'anneau inguinal interne vers le petit bassin en passant près de son bord interne. Artère et veine iliaques sont renfermés dans un mince dédoublement que leur fournit le fascia iliaca. Le nerf crural est séparé de l'artère par le muscle psoas, et siège ainsi beaucoup plus en dehors. Il est recouvert par le fascia iliaca et ne doit pas être aperçu au moment de la ligature du vaisseau. Les petits nerfs spermatique externe et ileo-lombaire accompagnent seuls l'artère iliaque à son bord externe. Sur toute la longueur de son parcours de 9 cent. d'étendue, l'iliaque externe ne donne pas de branche collatérale; c'est seulement au niveau du ligament de Poupart que l'épigastrique se détache de sa face antérieure et la circonflexe iliaque de sa face externe. Les veines circonflexes iliaques croisent également l'artère à cet endroit et à une hauteur variable.

Ligature (Fig. 49, incision supérieure).

On couchera le malade avec le siège relevé et rapproché du bord de la table, de façon que la région inguinale soit mise en pleine lumière. Plusieurs sortes d'incisions ont été préconisées pour faire cette ligature, les unes plus ou moins perpendiculaires au ligament de Poupart *(Abernethy, Ch. Bell, Zang, etc.),* d'autres en forme de demi-lune avec la convexité tournée vers ce même ligament *(A. Cooper, Anderson, etc.),* d'autres enfin obliques et parallèles à l'arcade de Fallope *(Post, Bogros, Langenbeek, Günther).* Ce dernier mode d'incision est de loin le plus avantageux et est aujourd'hui presqu'exclusivement usité. Dans l'un comme dans l'autre mode opératoire, l'important est de s'orienter sur le siège exact de l'artère qui correspond, comme nous l'avons dit, au milieu d'une ligne tirée de l'épine iliaque antérieure et supérieure au milieu de la symphyse du pubis. En outre, quelle que soit la méthode adoptée, le péritoine

Fig. 48.

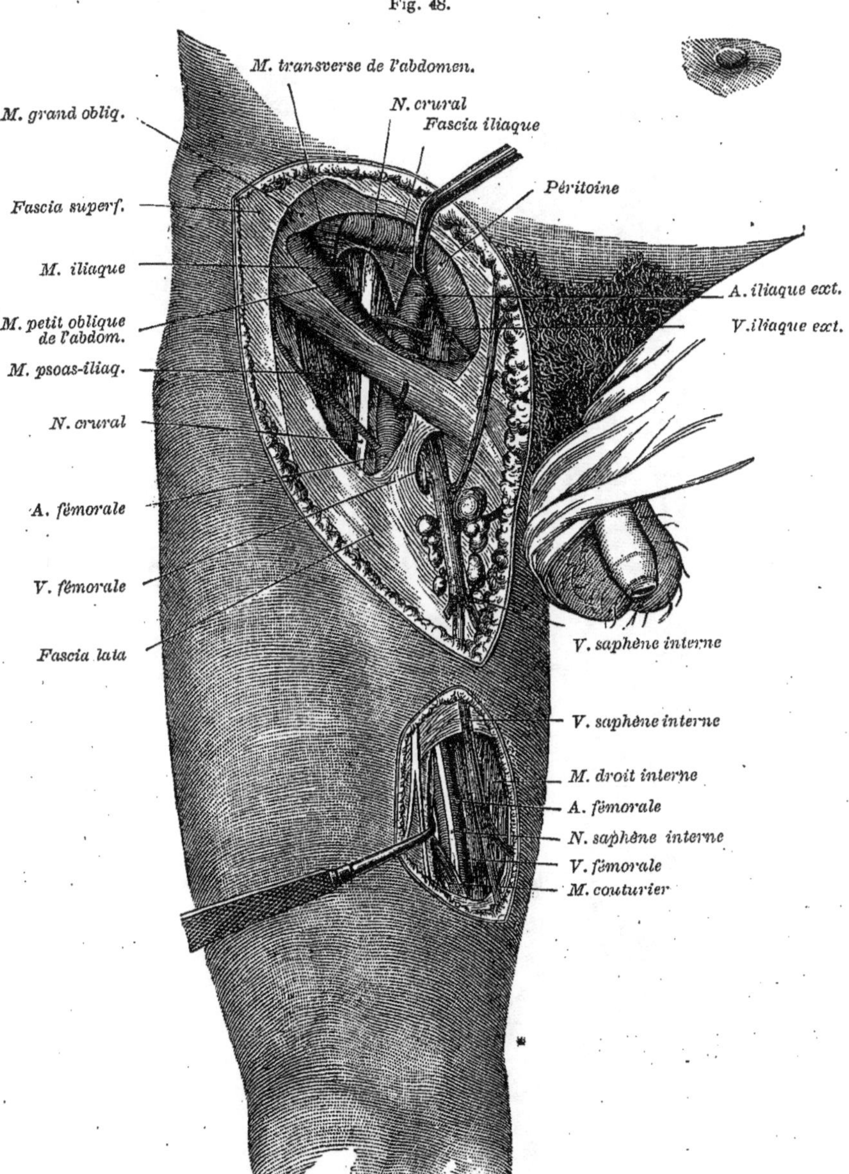

Topographie des artères iliaque externe et fémorale.

devra toujours être détaché et refoulé, de manière que la ligature soit sous-péritonéale.

Ligature au moyen de l'incision oblique (Fig. 49, incis. supér.)

L'incision oblique et parallèle au bord supérieur du ligament

Fig. 49.

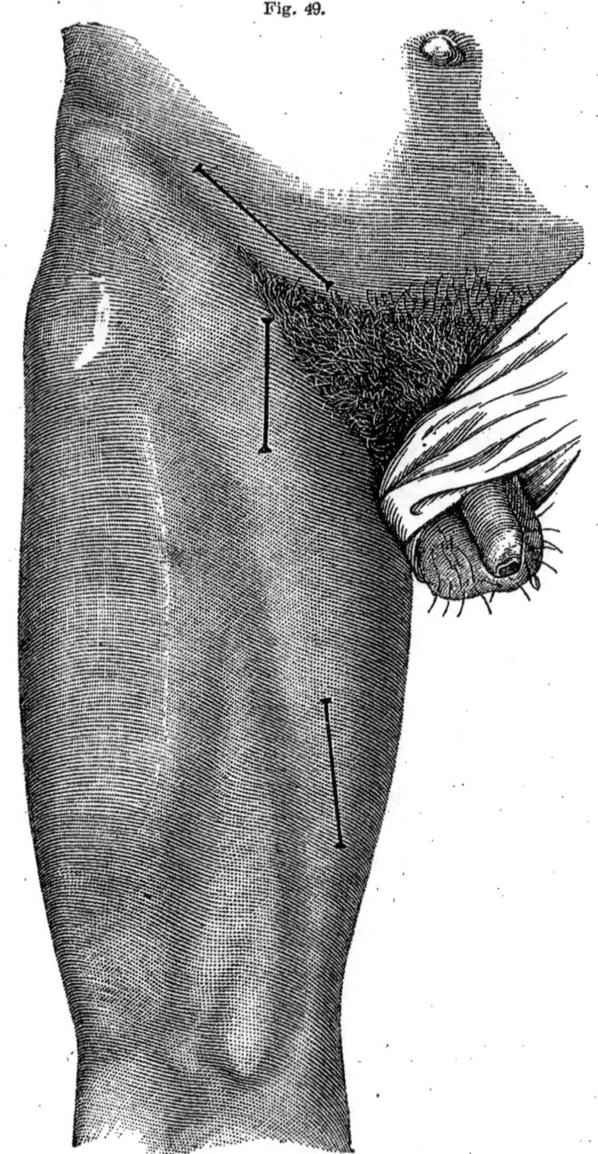

Incisions pour la ligature de l'iliaque externe, et pour celle de la fémorale sous l'arcade crurale et à la partie moyenne de la cuisse.

de Poupart, est celle qui donne le plus d'espace pour la recherche du vaisseau; elle correspond en outre au pli de réflexion de la

séreuse péritonéale. On commence par déterminer le siége exact
du vaisseau de la manière que nous avons indiquée plus haut;
puis on pratique à la peau une incision de 7 à 8 centimètres
d'étendue, qui commence à 3 centimètres en dedans de l'épine
iliaque antéro-supérieure, et à un travers de doigt au-dessus de
l'arcade crurale, et qui de là se dirige en bas et en dedans en
restant parallèle à cette arcade. Si l'on prolongeait l'incision
trop en dedans, on s'exposerait à blesser le cordon testiculaire et
le tronc de l'artère épigastrique. En divisant ensuite le fascia
superficialis on arrive sur l'aponévrose du grand oblique qu'on
incise entre deux pinces dans toute la longueur de la plaie
cutanée. Pour pouvoir toujours dire exactement à quelle
profondeur on se trouve, il est bon de compter les différentes
couches au fur et à mesure qu'on les divise. On coupe de la
même manière les faisceaux musculaires du petit oblique, puis
le muscle transverse qu'on aperçoit dans la partie externe de la
plaie. Cela fait, avec une pince on soulève prudemment un pli
du fascia transversalis dans lequel on pratique une petite ouverture, et dans celle-ci on introduit soit la branche mousse d'une
paire de ciseaux, soit une sonde cannelée sur laquelle on
complète la division du fascia. Le tissu graisseux sous-péri-
tonéal apparaissant à ce moment, nous avertit du voisinage
immédiat du péritoîne. Avec les doigts on détache alors prudemment la séreuse de la fosse iliaque et on la refoule en
haut. Dès qu'on arrive sur l'artère, on la fixe avec le doigt sur
le rebord du détroit supérieur. Avec des pinces mousses ou le
manche du scalpel, on achève la dénudation de l'artère en évitant
avec le plus grand soin de blesser la veine qui se trouve située à
son côté interne. Il ne reste plus alors qu'à passer le fil de dedans
en dehors.

Le rétablissement de la circulation s'opère surtout grâce
aux anastomoses qui unissent les branches de l'hypogastrique
(fessière, ischiatique, honteuse interne, iléo-lombaire) aux
artères circonflexes et à la honteuse externe provenant de la
fémorale en dessous de la ligature; l'anastomose de la mammaire interne avec l'épigastrique y contribue également dans
une certaine mesure.

XXV. Artère fémorale ou crurale.

Anatomie topographique (Fig. 48).

L'artère fémorale commence en haut sous le ligament de Poupart, et se
continue en bas à plein canal avec l'artère poplitée. Elle parcourt les deux
tiers supérieurs de la cuisse suivant la direction d'une ligne qui serait tirée
du milieu de l'espace qui sépare l'épine iliaque antéro-supérieure de la
symphyse du pubis, jusqu'au bord postérieur du condyle interne du fémur.
Dans le tiers supérieur de la cuisse, l'artère siége dans la région à

laquelle on a donné le nom de **trigone inguinal**, et qui est limitée en dehors par le muscle couturier, en dedans par le muscle pectiné et en haut par le ligament de Poupart. Dans ce triangle à base supérieure, la veine fémorale se trouve située en dedans de l'artère qui, elle, repose en arrière sur l'articulation coxo-fémorale. Les deux vaisseaux sont renfermés dans une gaine commune, mais pourtant séparés l'un de l'autre par un septum. La partie externe du trigone inguinal est occupée par le muscle psoas-iliaque sur lequel repose le nerf crural. Muscle et nerf sont recouverts par le fascia iliaca qui s'insinue en arrière des vaisseaux sous le nom de ligament ileo-pectiné. Le nerf est donc complètement séparé de l'artère par ce fascia, et au cours d'une ligature régulière ne doit pas être mis à nu. Dans le trigone, la fémorale donne l'artère tégumenteuse abdominale et les deux honteuses externes immédiatement en dessous du ligament de Poupart ; 4 à 6 centimètres plus bas, dans l'angle inférieur du trigone, elle donne la fémorale profonde. L'artère et la veine fémorale sont recouvertes dans cette région par la peau, le fascia superficialis, et cette portion du fascia lata qui circonscrit la fosse ovale sous le nom de repli falciforme ; la partie interne de la veine, au niveau de cette fosse ovale, n'est même recouverte que par le fascia cribriformis ; c'est en ce point que la veine saphène interne vient s'aboucher dans la fémorale, en passant par dessus la corne inférieure du repli falciforme.

Au **tiers moyen de la cuisse**, l'artère fémorale est complètement recouverte par le muscle couturier qui descend obliquement au devant d'elle en se portant à la face interne du membre ; elle parcourt à ce niveau la gouttière formée par le vaste interne et l'insertion du grand adducteur, en répondant d'abord au bord interne et plus bas au bord externe du muscle couturier. La veine est primitivement placée au côté interne de l'artère ; plus bas elle gagne sa face postérieure ; les deux vaisseaux sont encore ici renfermés dans une gaine commune. Le nerf saphène interne accompagne l'artère à sa paroi antérieure. A la limite entre le tiers moyen et le tiers inférieur de la cuisse, les vaisseaux fémoraux traversent l'insertion du grand adducteur, et gagnent le creux du jarret sous le nom de vaisseaux poplités ; immédiatement avant ce passage, l'artère fournit les deux grandes anastomotiques.

Ligature (Fig. 49, les deux incis. infér.).

On peut lier l'artère fémorale, soit au tiers supérieur, soit au tiers moyen de la cuisse. L'effet de la ligature diffère surtout d'après qu'on la pratique au dessus, ou bien au dessous de l'origine de la fémorale profonde. Quel que soit l'endroit choisi, le meilleur point de repère nous est chaque fois fourni par le bord interne du muscle couturier ; il n'y a d'exception que pour les cas où l'on veut lier le vaisseau en un point très rapproché du genou : on se guiderait alors de préférence sur le bord externe de ce même muscle. Plusieurs branches collatérales se détachant de la fémorale au niveau de son tiers supérieur, on a avantageusement remplacé sa ligature sans le ligament de Poupart, par celle de l'iliaque externe.

I. Ligature au tiers supérieur de la cuisse (trigone inguinal).

a) Immédiatement en-dessous du ligament de Poupart.

(Fig. 49, incis. du milieu).

On couchera le sujet avec le membre malade au bord de la table, la jambe pendant même un peu en dehors, de façon à faire saillir légèrement la région inguinale. Le point précis où l'artère s'engage sous l'arcade crurale, correspond au milieu d'une ligne qui serait tirée de l'épine iliaque antérieure et supérieure au centre de la symphyse pubienne. De ce point on fait partir une incision qui descend, non tout-à-fait verticalement, mais un peu obliquement en dedans, et qui divise la peau et le fascia superficialis sur une étendue de 6 centim. environ. Sur le fascia lata qui apparaît alors, on trouve souvént des ganglions lymphatiques tuméfiés qu'on extirpe ; puis le fascia est divisé entre deux pinces dans la direction de la plaie cutanée, et l'artère mise ainsi à nu, est prudemment isolée de la veine qui se trouve à son côté interne. L'aiguille à ligature est introduite de dedans en dehors, et l'on place le fil à égale distance de l'origine de l'épigastrique et de celle de la fémorale profonde.

On peut aussi, à l'exemple de *Porter*, *Textar* et *Froriep*, mettre l'artère à nu à l'aide d'une incision parallèle au bord inférieur du ligament de Poupart.

b) En-dessous de l'origine de la fémorale profonde (Scarpa).

A l'union du tiers supérieur et du tiers moyen de la cuisse, c'est-à-dire au niveau du sommet du trigone inguinal, on pratique une incision de 6 centim. qui divise la peau et l'aponévrose superficielle le long du bord interne du muscle couturier ; on évite à ce moment de blesser la veine saphène interne. On divise ensuite l'aponévrose profonde, et l'on aperçoit aussitôt le nerf saphène interne descendant obliquement au devant de l'artère ; celle-ci est isolée de la veine qui lui est interne et postérieure et l'on passe le fil de dedans en dehors.

2. Ligature au tiers moyen de la cuisse *(Hunter).*

(Fig. 49, incis. inférieure).

Une ligne qui serait tirée du milieu de l'espace compris entre l'épine iliaque antéro-supérieure et la symphyse, jusqu'au bord postérieur du condyle interne du fémur, représenterait exactement la direction du trajet du vaisseau. Sur le cadavre, par suite de la flaccidité des chairs, les adducteurs et le couturier sont entraînés en arrière par leur propre poids, ce qui fait que ce dernier muscle se trouve situé en dedans de la ligne de direction précitée. C'est pour cette raison que dans la figure 49 le tracé de l'incision est reporté très fort en dedans. Lorsqu'on sent le couturier à travers les téguments, on fait tomber directement sur son bord interne, et à mi-hauteur de la cuisse, une incision qui divise la peau et l'aponévrose superficielle sur une longueur d'environ 6 centim. On peut encore, pour se guider, saisir transversalement à pleine main la moitié antérieure de la cuisse : on reconnaît ordinairement de la sorte la gouttière qui existe entre le vaste interne et le grand adducteur, et l'incision se fait alors au devant de cette gouttière. Le couturier étant mis à nu, on le rétracte légèrement en dehors ; puis marchant désormais dans la direction de l'os, on divise le feuillet profond de l'aponévrose, et l'on trouve l'artère accompagnée du nerf saphène, et la veine en arrière d'elle dans la gouttière du vaste interne et de l'adducteur. La veine saphène interne est encore exposée à être blessée au cours de cette ligature; on l'évitera donc avec soin.

3. A l'union du tiers moyen avec le tiers inférieur de la cuisse.

La ligature ne se pratique que rarement en cet endroit; elle y est également plus difficile en raison de la situation profonde du vaisseau. Lorsqu'on voudra lier quand même à ce niveau, on incisera au bord interne du couturier et l'on se comportera exactement comme pour la ligature au tiers moyen, ou bien à l'exemple de *Malgaigne* on fera tomber l'incision le long du bord externe de ce muscle, qui sera ensuite rétracté en dedans. On liera l'artère juste au devant du point où elle pénètre dans le grand adducteur.

Après la ligature de la fémorale au-dessus du point d'émergence de la fémorale profonde, la circulation se rétablit par l'anastomose des artères fessière, ischiatique et obturatrice avec les branches de la fémorale profonde et surtout avec les circonflexes; après la ligature en-dessous de la sortie de la fémorale profonde, ce résultat s'obtient par les communications existant entre les branches inférieures de ce dernier vaisseau (br. perforantes), et les branches musculaires et articulaires de la poplitée.

XXVI. Artère poplitée.

Anatomie topographique (Fig. 50).

Le creux poplité est limité en dedans par le semi-membraneux et le semi-tendineux ainsi que par le jumeau interne sortant de la profondeur de la région. La limite externe est constituée par le biceps et le jumeau externe. Sous l'aponévrose, et au centre d'un abondant dépôt de tissu graisseux, se rencontre d'abord la veine poplitée, qui siège assez exactement sur la ligne médiane et dans laquelle s'abouchent plusieurs petites veines; la plus volumineuse de celles-ci est la saphène externe qui court dans la direction du grand axe du membre; en dehors de la veine poplitée, et tout contre elle, se trouve le nerf sciatique poplité interne; le sciatique poplité externe est plus en dehors et a déjà pris sa direction vers la tête du péroné. L'artère poplitée est en

Fig. 50.

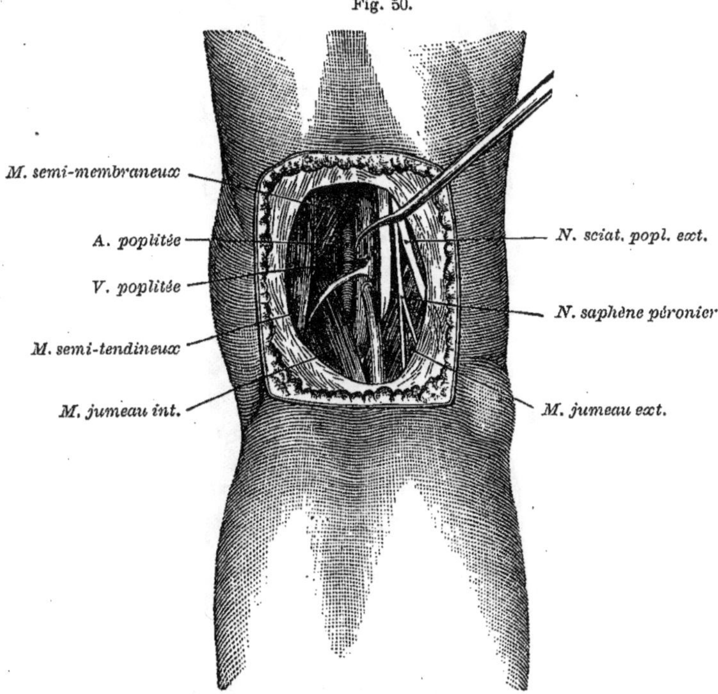

Topographie de l'artère poplitée.

majeure partie recouverte par la veine poplitée, qu'elle dépasse un peu en dedans; elle repose directement sur la capsule articulaire. Il n'est pas très-rare de voir la division de la poplitée se faire déjà dans le creux du jarret.

Ligature (Fig. 51).

Le malade est couché sur le ventre, et le genou fortement étendu de façon à faire bien saillir les muscles et les tendons qui limitent le creux du jarret. Un peu en dedans de la ligne médiane, on pratique une incision verticale, qui divise la peau puis l'aponévrose sur une étendue d'environ 8 à 10 centimètres. Dans la graisse sous-jacente on trouve ordinairement, d'abord le nerf sciatique poplité interne, et en dedans de lui la veine poplitée.

Ces deux organes sont rétractés en dehors et l'artère

apparaît plus profondément. On passe le fil de dehors en dedans.

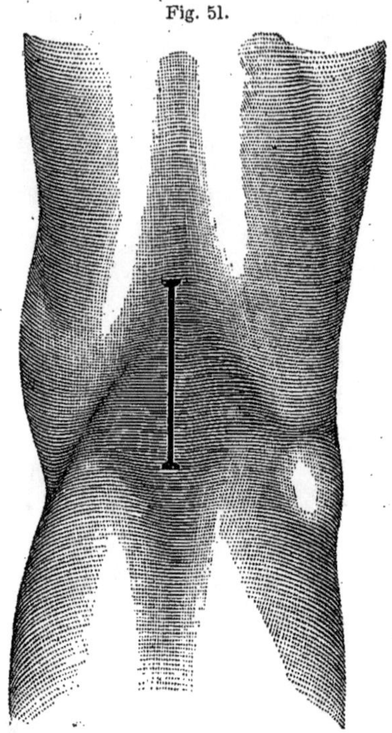

Fig. 51.

Incision pour la ligature de l'artère poplitée.

XXVII. Artère tibiale antérieure.

Anatomie topographique (Fig. 52 et 54).

Au bord supérieur du muscle soléaire l'artère poplitée se divise en tibiale antérieure et en tibiale postérieure (*). Le premier de ces deux vaisseaux se porte immédiatement en avant, par dessus le ligament interosseux, étant d'abord recouvert par l'insertion du soléaire; il gagne ainsi la région antérieure de la jambe, le long de laquelle il descend jusqu'au dessus de l'articulation du coude-pied, en restant appliqué contre la face antérieure du ligament interosseux. Dans sa partie inférieure la tibiale antérieure repose sur la face externe du tibia et devient alors beaucoup plus superficielle. L'artère est accompagnée de deux veines; le nerf tibial antérieur, qui dans les deux tiers supérieurs de la jambe est au côté externe du vaisseau, finit généralement par venir se placer au devant : ce dernier rapport est du reste sujet à variations. Dans la partie supérieure de son trajet, l'artère est située entre le muscle tibial antérieur et l'extenseur commun des orteils; plus

---

(*) Les auteurs allemands n'admettent pas de tronc tibio-péronier, et considèrent la péronière comme une branche de la tibiale postérieure. (N. du T.).

bas on la trouve entre le tendon du tibial antérieur et celui de l'extenseur

Fig. 52.

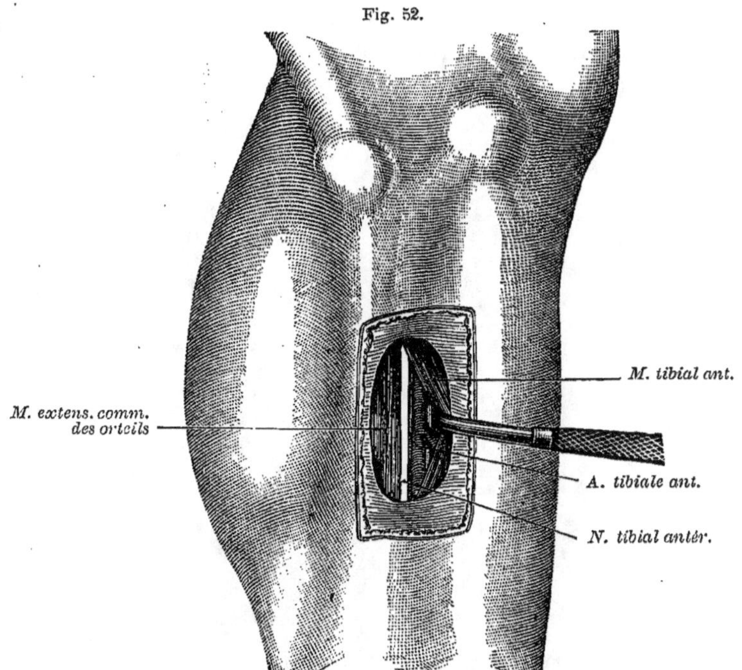

Topographie de la tibiale antérieure dans la moitié supérieure de la jambe.
(Jambe droite vue par sa face externe).

propre du gros orteil qui émerge de la profondeur entre les deux muscles
précités.

Ligature (Fig. 53 et 55).

I. Dans la moitié supérieure de la jambe (Fig. 53).

Le membre est légèrement incliné en dedans, le pied étendu
de façon à faire saillir les tendons sous la peau dans la partie
inférieure de la jambe. L'opérateur remonte avec le doigt le
long de ces tendons, et arrivé au niveau de la portion charnue
des muscles, il pratique son incision entre le tibial antérieur
qui est le plus rapproché du tibia, et l'extenseur commun des
orteils.

Lorsque ces tendons sont peu reconnaissables, comme cela
arrive sur les sujets très gras, on incise dans la direction d'une
ligne qui réunirait le milieu de la face antérieure du cou-de-pied
au milieu de l'espace compris entre la crête du tibia et la tête du
péroné. En raison de la situation profonde et de la rigidité des
muscles dans cette région, on doit donner à l'incision une
étendue assez considérable (pas moins de 8 centim). On divisera

donc d'abord la peau, puis l'aponévrose; on séparera l'un de l'autre les deux muscles dont il a été parlé, puis dans la profondeur, à la surface du ligament interosseux, on trouvera l'artère affectant les rapports précédemment décrits. On l'isolera

Fig. 53.

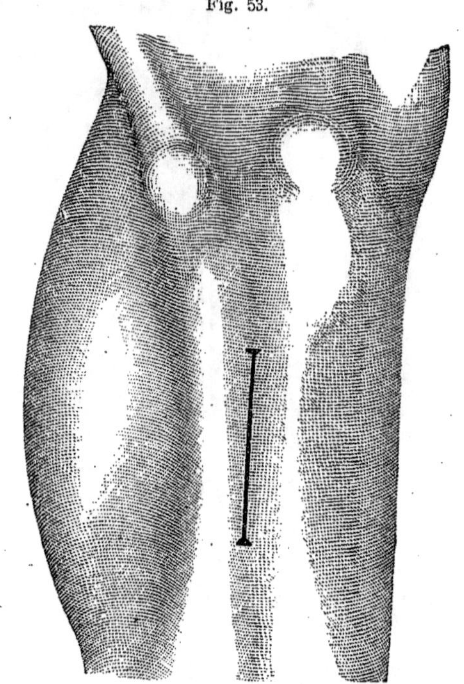

Incision pour la ligature de la tibiale antérieure dans la moitié supérieure de la jambe.

avec beaucoup de précautions du réseau artériel et veineux qui l'enlace. Au cours de la ligature, le pied sera replacé dans la flexion.

2. Dans la moitié inférieure de la jambe (Fig. 55).

La position à donner au membre et la manière de déterminer la direction du vaisseau sont les mêmes que pour 1. On recherche l'artère entre le tendon du tibial antérieur qui est appliqué sur le tibia, et le tendon de l'extenseur propre du gros orteil. Le vaisseau étant ici plus superficiel, l'incision n'aura que 6 centim. de longueur.

XXVIII. Artère pédieuse.

Anatomie topographique (Fig. 54).

La pédieuse est la continuation de la tibiale antérieure au dos du pied; superficiellement placée sous l'aponévrose, entre le tendon de l'extenseur propre du gros orteil et le premier faisceau du muscle pédieux, elle gagne en avant le sommet du premier espace interosseux. L'artère est accompagnée de deux veines, ainsi que du nerf dorsal profond du pied qui est situé tantôt au devant et tantôt en dehors d'elle.

Fig. 54.

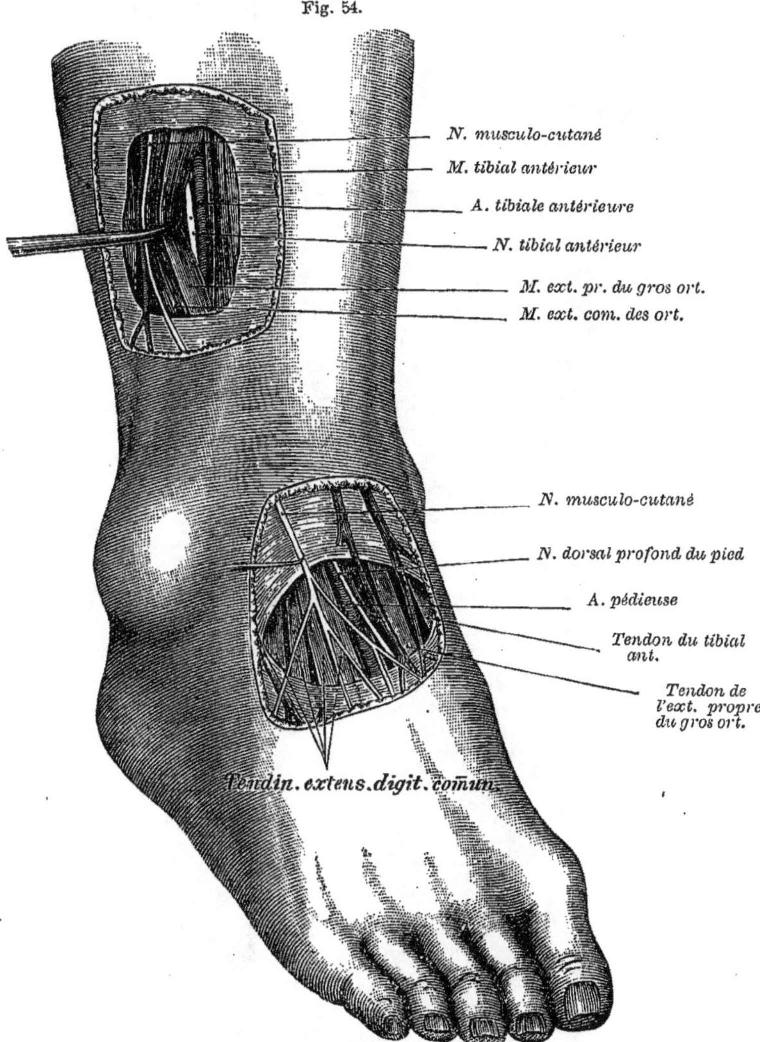

Topographie de la tibiale antérieure à la moitié inférieure de la jambe.
Topographie de la pédieuse.

Tendin. extens. digit. commun. : tendons de l'extenseur commun des orteils.

Ligature (Fig. 55).

Le pied étant étendu sur la jambe, on fait à la peau une incision de 5 centimètres d'étendue qui commence au milieu de l'espace compris entre les deux malléoles, et qui se dirige en bas vers le premier espace interosseux du métatarse. On divise la peau et l'aponévrose et l'on aperçoit à la partie interne de la plaie le tendon de l'extenseur propre du gros orteil; en

Fig. 55.

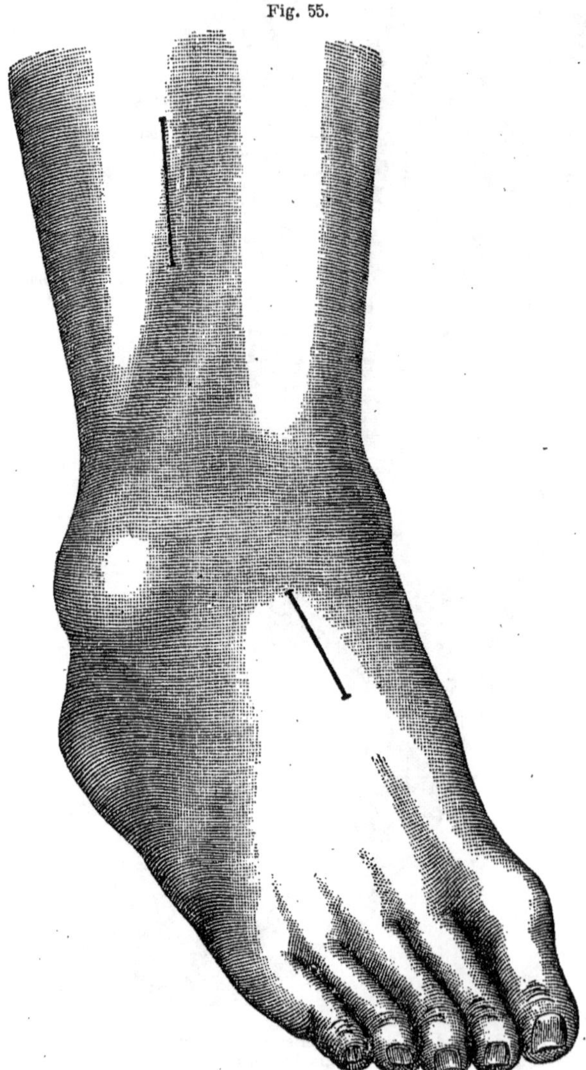

Incisions pour la ligature de la tibiale antérieure dans la moitié inférieure de la jambe, et ¾ pour celle de la pédieuse.

dehors de ce tendon se trouve l'artère qu'il faut isoler avec précaution de ses veines satellites et du nerf dorsal profond du pied.

XXIX. Artère tibiale postérieure.

Anatomie topographique (Fig. 56 et 57).

L'artère tibiale postérieure, la plus forte branche de division de la poplitée, descend sous le feuillet profond de l'aponévrose entre le tibial postérieur et le fléchisseur commun des orteils, étant recouverte en arrière par toute l'épaisse musculature du mollet; elle est entourée de deux veines et cotoyée à son côté externe par le nerf tibial postérieur. A environ 4 à

Fig. 56.

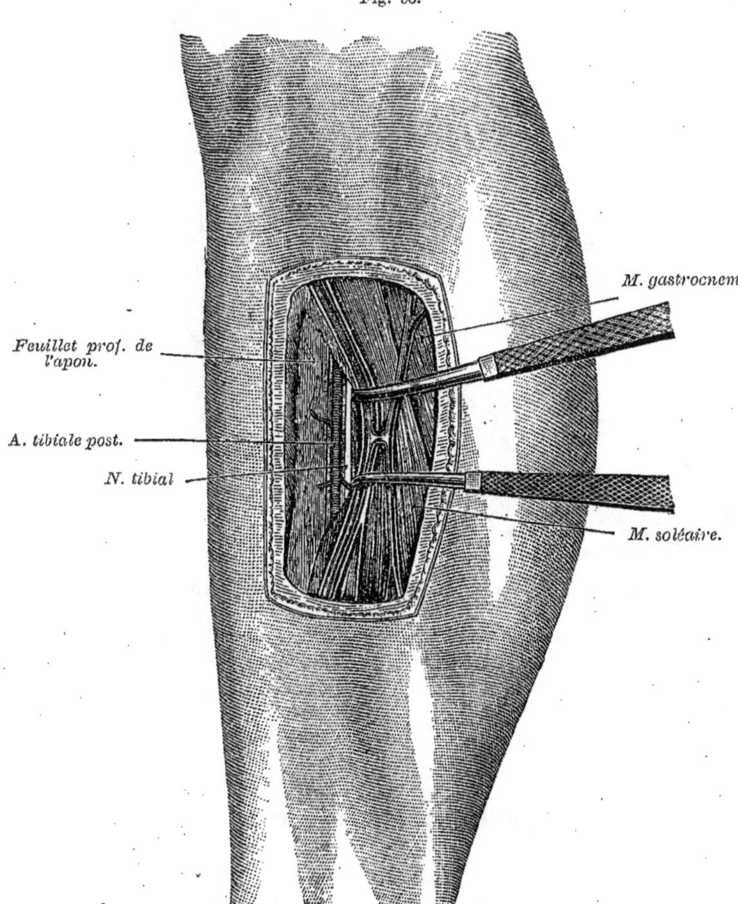

Topographie de la tibiale postérieure à la partie moyenne de la jambe.
(Jambe droite vue par sa face interne).

5 centimètres de son origine, elle fournit l'artère péronière qui se porte à la face postérieure du péroné. Au voisinage de la malléole interne l'artère tibiale est plus facile à atteindre, car elle n'est plus alors recouverte que par la peau et l'aponévrose. Elle court là dans la direction d'une ligne située à égale

distance du bord du tibia et du bord interne du tendon d'Achille. Derrière la malléole elle est située entre deux veines dont l'antérieure envoie une branche amastomatique aux veines superficielles de la région. Le nerf tibial vient se placer à ce niveau au devant de l'artère et s'appelle désormais nerf plantaire. L'artère continue ensuite sa route au milieu de l'espace qui sépare

Fig. 57.

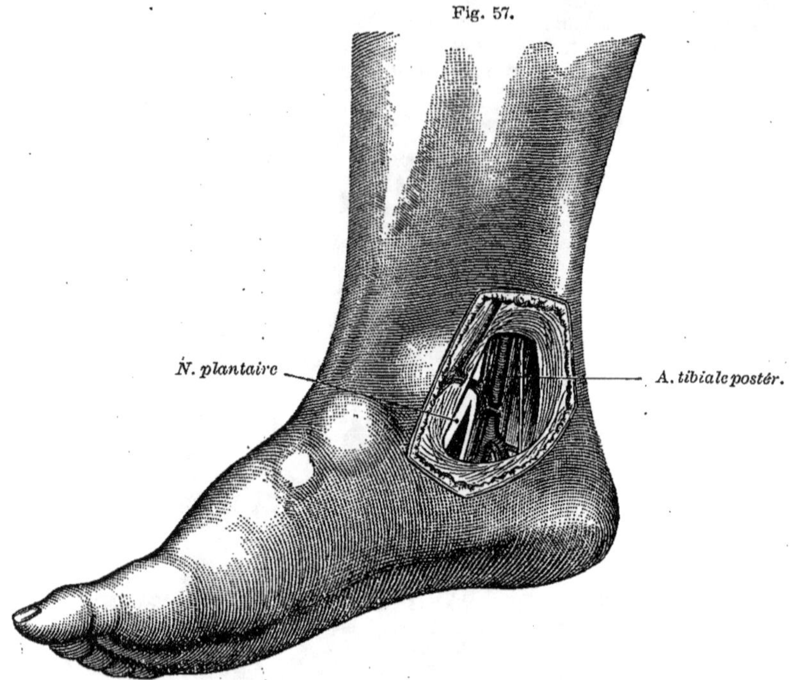

Topographie de la tibiale postérieure dans la région malléolaire.

la malléole de la tubérosité du calcanéum, et sous le nom d'artère plantaire gagne la plante du pied en décrivant une courbe à convexité tournée vers le talon. Arrivée à la plante du pied elle se divise en plantaire interne et en plantaire externe.

Ligature.

I. A la partie moyenne de la jambe (Fig. 58).

La jambe étant inclinée en dehors, on fait sur le bord interne de la face antérieure du tibia, une incision de 10 centim. qui détache de ce bord l'aponévrose de la jambe, ainsi que l'insertion interne du muscle soléaire. On décolle avec les doigts et l'on rétracte en arrière les muscles jumeaux et soléaire, et l'on aperçoit alors le feuillet profond de l'aponévrose recouvrant la couche musculaire profonde formée par le fléchisseur commun des orteils, le tibial postérieur et le fléchisseur propre du gros orteil. On divise l'aponévrose profonde dans le sens de la longueur de la plaie, et dans le premier interstice musculaire qui se présente, c'est-à-dire entre le fléchisseur commun et le

Fig. 58.

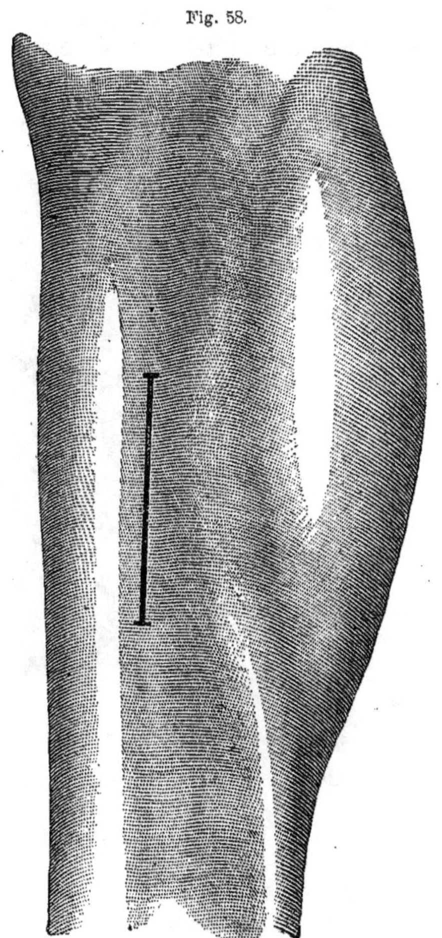

Incision pour la ligature de la tibiale postérieure à la partie moyenne de la jambe.

tibial postérieur, on rencontre l'artère entourée de ses deux veines et accompagnée à son côté externe par le nerf tibial postérieur.

Dans le deuxième interstice musculaire, entre le tibial postérieur et le fléchisseur propre du gros orteil, descend l'artère péronière qu'on peut également lier à ce niveau, avec plus de difficulté il est vrai, et seulement en agrandissant l'incision précitée,

2. Derrière la malléole interne (Fig. 59).

Pied tourné en dehors; tracer une ligne réunissant le bord postérieur de la pointe de la malléole interne au bord inférieur du calcanéum. L'artère correspond exactement au milieu de cette ligne. Pratiquer une incision de 6 centim. décrivant une

Fig. 59.

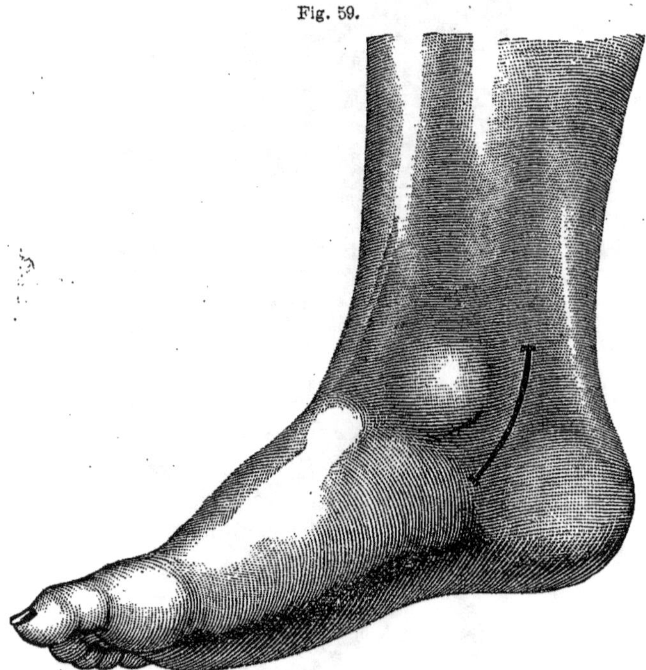

Incision pour la ligature de la tibiale postérieure dans la région malléolaire.

courbe pareille à celle que décrit le vaisseau, ouverte comme elle du côté de la malléole et placée à égale distance de celle-ci et du bord du calcanéum. La peau et le pannicule adipeux divisés, on tombe sur le ligament annulaire interne du tarse qu'on incise à son tour. Le paquet vasculaire se présente aussitôt ayant l'artère à son centre : on isole et on lie.

D'habitude le nerf plantaire se trouve déjà à ce niveau au devant de l'artère.

Troisième Partie.

Amputations et désarticulations des membres.

PREMIER CHAPITRE.

Généralités.

Pris dans son sens le plus général, le mot « a m p u t a t i o n »
désigne toute opération ayant pour résultat l'enlèvement artificiel d'une partie quelconque du corps avec suppression des
fonctions dévolues à cette partie. D'habitude ce terme est pourtant employé dans un sens plus restreint et seulement quand il
s'agit de l'ablation totale ou partielle d'une extrémité. La section
du membre peut en outre être pratiquée dans la continuité
même des os (amputation proprement dite), ou bien
dans leur contiguité, c'est-à-dire au niveau des jointures
(désarticulation ou exarticulation). Au cours de l'une
et l'autre de ces opérations, toutes les parties molles du membre
sont forcément divisées dans une direction plus ou moins
transversale, et il en résulterait une hémorragie mortelle par
les gros troncs vasculaires ouverts, si nous n'étions en posses-
sion de moyens qui nous permettent de produire leur occlusion
mécanique pendant comme après l'opération. Déjà même avant
le début de celle-ci, nous recourons à certaines pratiques ayant
pour but de fermer provisoirement les canaux sanguins entre le
cœur et l'endroit choisi pour amputer, et s'opposant ainsi à tout
écoulement de sang au moment de la section des parties
« hémostase prophylactique ». Mais comme cette dernière
entraîne après elle l'arrêt de la circulation dans le membre
tout entier et par conséquent dans le futur moignon d'amputation, on ne peut guère songer à la faire durer jusqu'à l'entière
guérison du moignon. On la remplace donc au plus tôt par
d'autres moyens qui produisent l'occlusion des vaisseaux à
l'endroit même où ils ont été ouverts. Pour rendre l'opération
plus rapide, pour ne pas en interrompre le cours, on ne ferme
pas les vaisseaux au fur et à mesure de leur division dans la
plaie; on complète d'abord l'ablation du membre, puis pendant
que dure encore l'hémostase prophylactique, on recherche à la
surface de la plaie les orifices béants des artères et des veines

les plus considérables, on les saisit dans des pinces spéciales qui les maintiennent temporairement fermées, « hémostase provisoire », et alors seulement on procède à l'« hémostase définitive », c'est-à-dire à l'application de moyens d'occlusion (ligatures) qui séjourneront définitivement dans la plaie.

Les procédés usités au cours des amputations pour assurer ces différentes sortes d'hémostases, prophylactique, provisoire et définitive, sont absolument identiques à ceux qu'on emploie pour les autres catégories d'opérations. Mais comme c'est à l'occasion des amputations et des désarticulations (1) qu'il nous est donné de les étudier avec le plus de fruit, c'est ici que leur description doit naturellement trouver place.

I. Hémostase prophylactique.

Les procédés par lesquels on obtient cette hémostase, doivent, ainsi qu'il a déjà été dit, interrompre temporairement le courant sanguin entre le cœur et le champ opératoire, ou bien, comme nous le verrons à propos de la méthode d'*Esmarch*, doivent rendre exsangue une extrémité toute entière. Dans ce but on emploie :

1. La compression digitale du tronc artériel principal sur un point de son trajet.

Cette méthode est applicable toutes les fois qu'on peut serrer le vaisseau entre les doigts au sein même des parties molles, comme par exemple, dans un lambeau d'amputation, ou mieux encore quand on peut presser l'artère contre le plan osseux résistant sur lequel elle repose. L'anatomie chirurgicale nous enseigne quels sont les endroits du corps où cette compression est possible. Sans parler des artères plus petites, nous pouvons comprimer de la sorte le vaisseau principal de la tête et du cou, ou la carotide, au niveau de l'apophyse transverse de la sixième vertèbre cervicale; la sous-clavière au-dessus de la clavicule, contre la première côte, le bras étant tiré en bas; l'axillaire sur la tête humérale; la brachiale dans la coulisse bicipitale interne contre la diaphyse de l'humérus; chez les sujets maigres l'aorte abdominale contre les vertèbres lombaires; l'iliaque commune à travers le rectum sur la symphyse sacro-iliaque; l'iliaque externe sur la branche horizontale du pubis; la fémorale en-dessous du ligament de Poupart contre la tête articulaire du fémur. La compression digitale exercée par une main habile est suffisante dans la majorité des cas, et a cela

---

(1) On a tenté d'imiter sur le cadavre les hémorragies qui surviennent au cours des opérations qu'on pratique sur le vivant, en faisant passer un courant d'eau à travers le tronc artériel principal du membre. Ces essais n'ont pas donné les résultats qu'on en espérait pour les élèves, et ont été bientôt abandonnés.

d'avantageux qu'elle nous permet de limiter la compression au tronc artériel seul. Quant à la détermination exacte du siège des artères, elle a été traitée à l'occasion de la ligature dans la continuité.

2. Compression du tronc artériel à l'aide d'instruments dits compresseurs : garrots et tourniquets.

Un compresseur des plus simples et très facile à improviser, nous est fourni par le **garrot** (Knebeltourniquet, fig. 60), dont la forme la plus connue est celle imaginée par *Morel*. Un lacs garni de deux pelotes embrasse

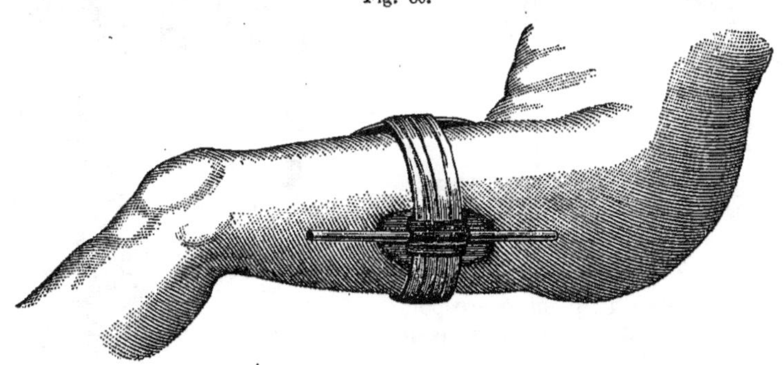

Garrot de *Morel.*

le membre de telle façon que l'une d'elles vient se placer au devant de l'artère tandis que l'autre arrive au point opposé de la circonférence du membre ; les deux extrémités du lacs sont tirées à travers cette dernière pelote et sont ensuite tordues au moyen d'une traverse, jusqu'à ce que l'on obtienne une compression suffisante du vaisseau ; on produit malheureusement de la sorte l'étranglement de toute l'épaisseur du membre. Un simple mouchoir et une cheville suffisent pour improviser cet appareil.

Le **tourniquet à vis de** *J.-L. Petit* (Fig. 61) consiste en un lien constructeur muni d'un appareil à vis spécial qui permet de le resserrer ou de le relâcher à volonté ; ce lien porte en outre une pelotte de cuir qui se place au devant de l'artère et comprime celle-ci contre l'os sousjacent au moment de la constriction du membre.

Le **tourniquet à arc** (la fig. 62 représente celui de *Dupuytren*), a pour but d'obvier à l'étranglement circulaire produit par les

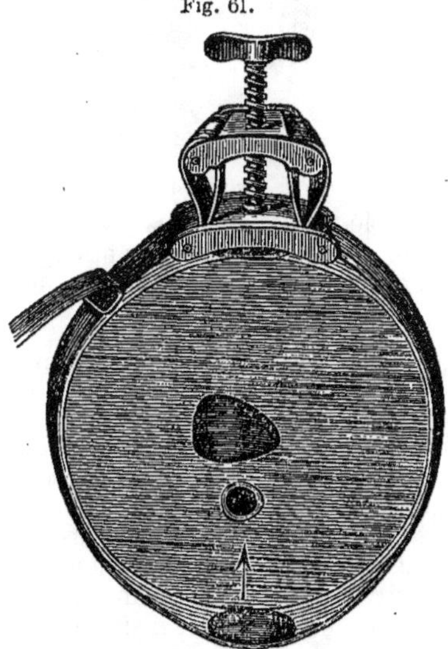

Fig. 61.

Tourniquet à vis de *J.-L. Petit.*

appareils précités. Il est formé d'un large coussin s'appliquant sur le côté du membre opposé à celui où se trouve l'artère principale ; de ce coussin part un arc métallique portant à son autre extrémité une pelote rendue mobile au moyen d'un appareil à vis, et qu'on peut faire avancer à la rencontre du coussin; l'arc métallique embrasse la partie du corps de telle façon que

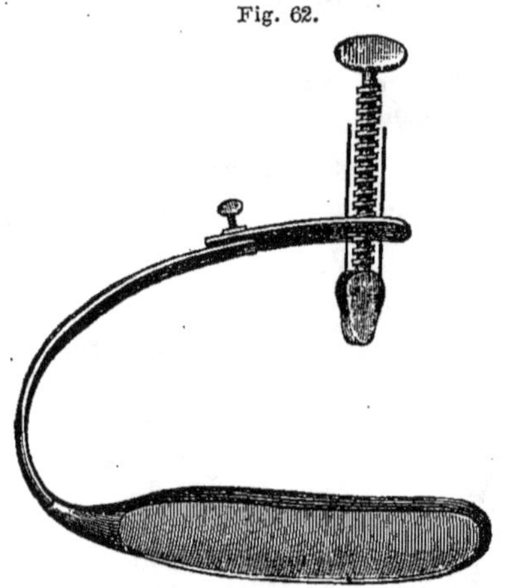

Fig. 62.

Tourniquet à arc.

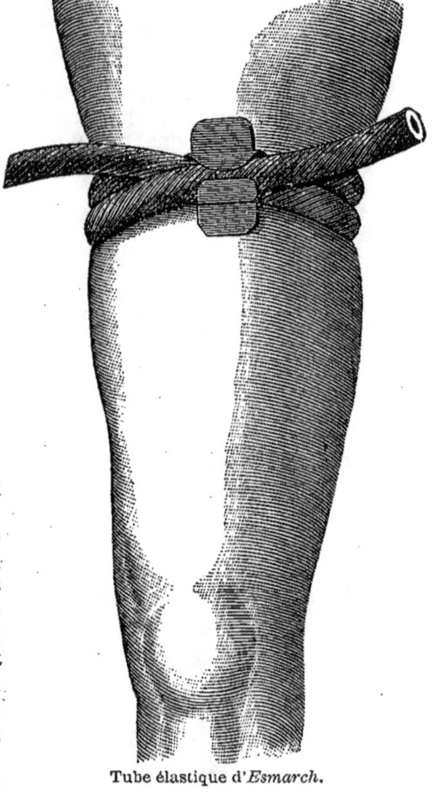

Fig. 63.

Tube élastique d'*Esmarch*.

la pelote arrive au point correspondant à l'artère et puisse y exercer la pression voulue.

Malgaigne a le premier montré que certaines positions données aux membres pouvaient produire par elles seules une occlusion complète ou partielle de quelques troncs artériels; c'est ainsi qu'en fléchissant fortement le coude et le genou, on obtient la compression de la cubitale au pli du coude, et de la poplitée dans le creux du jarret; en portant le membre supérieur en adduction forcée à la face postérieure du thorax, il est de même possible d'aplatir la sous-clavière entre la clavicule et la première côte et d'affaiblir le courant sanguin qui y passe; ce résultat s'obtient également pour la fémorale à la suite de l'extension forcée de la cuisse sur le tronc.

3. Enveloppement élastique du membre, d'après Esmarch (Fig. 63 et 64).

Par cette méthode, l'extrémité est rendue complètement exsangue jusqu'après la terminaison de l'opération, et de la sorte l'opéré n'a pas à subir la plus légère perte de sang. Pour la pratiquer, le membre en question est d'abord élevé verticalement pendant quelques minutes dans le but de diminuer l'apport sanguin par les artères et de faciliter par contre le retour du sang veineux; puis on l'enveloppe avec une bande en caoutchouc depuis l'extrémité des doigts ou des orteils jusqu'au dessus du futur champ opératoire. A l'endroit où cesse l'application de la bande, on étreint le membre dans un gros tube en caoutchouc dont les bouts sont ensuite serrés dans un anneau métallique ouvert (Fig. 63), ou bien s'accrochent l'un à l'autre au moyen d'une chaînette (Fig. 64, *a*). Dès lors on peut enlever la bande élastique et l'extrémité apparaît pâle, exangue, d'une teinte cadavérique. La force de constriction exercée par le tube sur les parties molles est des plus considérables, et pour la rendre moins nuisible en la distribuant sur une plus grande surface, certains chirurgiens ont remplacé le gros tuyau en caoutchouc par une seconde bande élastique large, qu'on peut assujettir sur place à l'aide d'un système à arrêt très simple (procédé de *Langenbeck,* fig. 64, *b*), ou aussi de la manière suivante :

A la limite supérieure de l'enveloppement élastique, on place une seconde bande en caoutchouc à laquelle on fait décrire plusieurs circulaires fortement serrés et se recouvrant complètement l'un l'autre ; puis pendant que de la main droite on fixe le globe de bande non entièrement déroulé, on soulève de la gauche le dernier des circulaires en forme d'anse, et dans celle-ci on engage le globe qui se trouve dès lors fortement serré contre le membre. Pour faire l'ischémie artificielle d'un doigt ou d'un orteil, un mince tube en caoutchouc suffit. Certaines opérations, telles que la désarticulation de l'épaule et celle de la hanche, réclament un mode particulier de constriction dont il sera fait mention plus tard.

L'enlèvement du lien constricteur doit se faire rapidement, mais seulement après que tous les vaisseaux de quelque importance, visibles à la surface de la plaie, ont été fermés par la ligature.

Fig. 64.

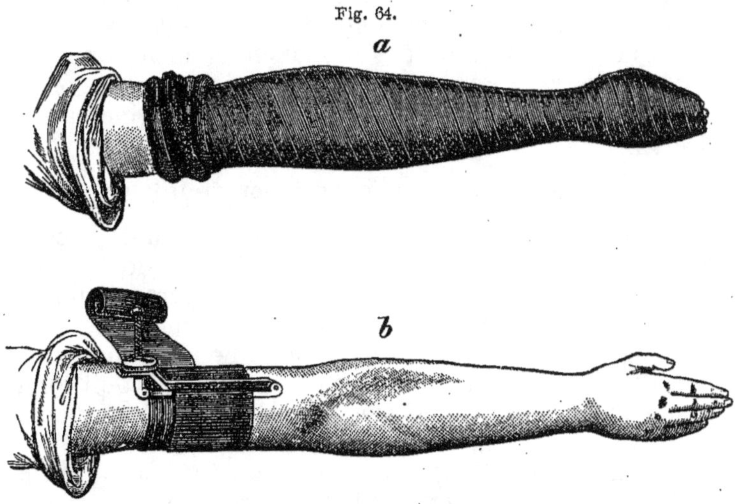

a. Enveloppement élastique et constriction centrale du membre.
b. Appareil constricteur de V. Langenbeck.

Dès que cesse la constriction du membre, il survient ordinairement une forte hémorragie parenchymateuse résultant de la paralysie momentanée des vaisseaux qui ont été comprimés. Le plus sûr moyen de prévenir cette hémorragie consiste à tamponner la plaie, le lien étant encore en place, au moyen d'un pansement aseptique compressif, et à placer ensuite le membre dans l'élévation. Dès que le courant sanguin est redevenu régulier dans les parties précédemment anémiées, on enlève ce pansement provisoire, on examine encore une fois la plaie, et l'on procède enfin à l'application des sutures et du pansement définitif. Lorsqu'on est absolument sûr que tous les vaisseaux importants ont été liés dans la plaie, on peut même suturer et panser définitivement cette dernière avant que d'enlever le lien constricteur. Si l'on fait alors le bandage un peu plus compressif qu'à l'ordinaire, et sı le membre est en outre maintenu relevé, il n'y aura nul danger de voir survenir une hémorragie consécutive. — Dans le cas d'infiltrations purulentes et septiques des tissus, la bande d'*Esmarch* ne doit plus être appliquée à partir de la périphérie du membre ; on se borne alors à suspendre ce dernier pendant quelque temps, puis à l'étreindre à sa base avec le lien élastique.

Pour certaines désarticulations pratiquées au voisinage immédiat du tronc, on est parfois contraint, surtout en cas de manque d'aides, de commencer l'opération par

4. la ligature dans la continuité de l'artère principale du membre.

C'est ainsi qu'on peut être amené à faire précéder la désarticulation de l'épaule de la ligature de l'artère axillaire, et celle de la hanche de la ligature de la fémorale.

L'absence d'hémorragies au cours des opérations qu'on pratique sur le cadavre, fait qu'il n'y a guère d'utilité à s'exercer sur ce dernier à l'application des procédés d'hémostase prophylactique indiqués sous les titres 2 et 3. Par contre il est indispensable que les commençants, surtout à l'occasion des ligatures dans la continuité, s'appliquent à bien connaître les rapports des vaisseaux avec les os voisins, et à pratiquer convenablement la compression digitale aux principaux lieux d'élection.

II. Hémostases provisoire et définitive.

Dès qu'est terminée l'ablation du membre ou de la partie de membre à amputer, le chirurgien recherche les principaux vaisseaux et tout d'abord les principales artères visibles dans l'aire de la plaie, et il saisit séparément chacune d'elles dans des pinces spéciales dites pinces à artères. Pour rendre ce temps de l'opération aussi rapide que possible, il doit connaître parfaitement à l'avance le siège exact occupé par chacun des différents canaux sanguins. Lors de ses exercices opératoires sur le cadavre, le débutant ne manquera donc jamais, une fois l'amputation ou la désarticulation terminée, de rechercher soigneusement dans la plaie les principales artères et veines et de les lier de la façon que nous décrirons ultérieurement. Sur le vivant, on ne peut suspendre l'action des moyens d'hémostase prophylactique, qu'après avoir pourvu convenablement à l'occlusion de tous les vaisseaux de quelqu'importance.

Les pinces à artères dont il vient d'être parlé (Fig. 65) sont des pinces à ressort, et à mors mousses, qui peuvent être maintenues fermées à l'aide d'un appareil spécial à arrêt. Les plus employées sont représentées dans la figure 63 ; ces différents modèles ne diffèrent entre eux que par le mécanisme de la fermeture de l'instrument.

Dans la pince de *Fricke* (Fig. 65, *a*) une des branches porte un petit appareil à verrou de la face interne duquel se détache une pointe obliquement dirigée en avant; si au moment de la fermeture de l'instrument on fait avancer le verrou, cette pointe vient embrocher une petite traverse placée perpendiculairement à la face interne de la branche opposée.

Dans le modèle d'*Amussat* (Fig. 65, *b*) la petite traverse précitée est un peu plus longue, de telle sorte que quand on rapproche les branches de l'instrument, elle vient faire saillie à travers une fenêtre pratiquée dans la branche munie de l'appareil à verrou; la pointe qui garnit la face interne de ce dernier est maintenant reportée à son extrémité antérieure, si bien qu'en poussant sur le verrou, cette pointe n'embroche plus la traverse entre les deux branches mais à la face externe de l'instrument.

Fig. 65.

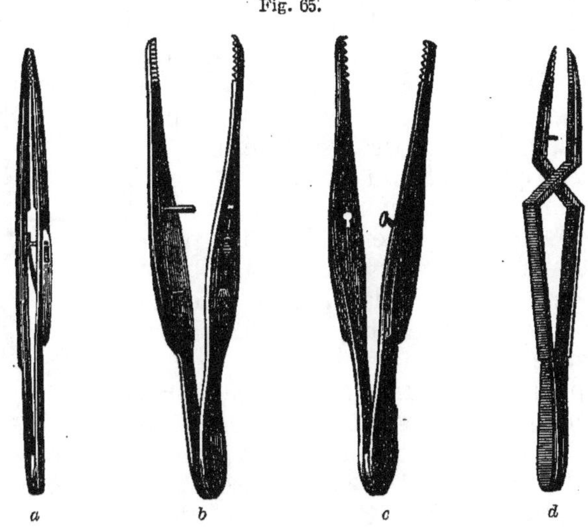

a   *b*   *c*   *d*

Pinces à artères.
(a. d'après *Fricke; b.* d'après *Amussat; c.* d'après *Graefe; d.* d'après *Charrière.)*

Le mécanisme à arrêt de la pince de *Graefe* (Fig. 65, *c*) est plus simple mais aussi moins sûr que les précédents : l'une des branches porte en dedans un petit ressort boutonné qui, lorsqu'on presse sur la pince, s'engage dans une fenêtre pratiquée dans l'autre branche.

Plus simple encore est la pince à branches entrecroisées de *Charrière* (Fig. 65, *d*); elle s'ouvre lorsqu'on presse ces dernières l'une contre l'autre.

Toutes ces pinces sont trop lourdes et par le fait même se détachent facilement; de plus elles sont difficiles à nettoyer. Aussi se sert-on volontiers aujourd'hui des pinces hémostatiques à anneaux de *Péan* et de *Spencer Wells* (Fig. 66).

Pour pratiquer l'hémostase provisoire à l'aide de ces différents instruments, on procède d'ordinaire comme suit: l'extrémité sectionnée du vaisseau étant d'abord saisie entre les mors de la pince, on l'attire quelque peu hors des tissus environnants; si le vaisseau paraît suffisamment dénudé, on peut immédiatement faire fonctionner l'appareil à fermeture de l'instrument; dans le cas contraire il est nécessaire de l'isoler en refoulant avec une pince anatomique le tissu conjonctif qui l'engaîne. On ne doit jamais saisir en même temps deux vaisseaux placés côte à côte; chacun doit au contraire être fermé isolément, surtout si de ces deux vaisseaux qui se touchent, l'un est une artère et l'autre une veine. C'est qu'en effet l'artère a des parois plus élastiques que la veine, et se rétracte par conséquent plus que cette dernière; dès lors il se produirait nécessairement du tiraillement au niveau d'une ligature qui les étreindrait toutes les deux en même temps. L'isolement de deux vaisseaux accolés se fait de la façon indiquée dans la figure 67, c'est-à-dire que chacun d'eux est saisi séparément dans une pince à artère, puis est attiré en différents sens jusqu'à ce qu'il soit suffisamment dégagé du tissu conjonctif ambiant. Alors seulement on ferme définitivement les deux pinces. Cet isolement des vaisseaux est absolument indispensable, car si la ligature étreint en même temps d'autres tissus, le fil glisse et se détache facilement.

Fig. 66.

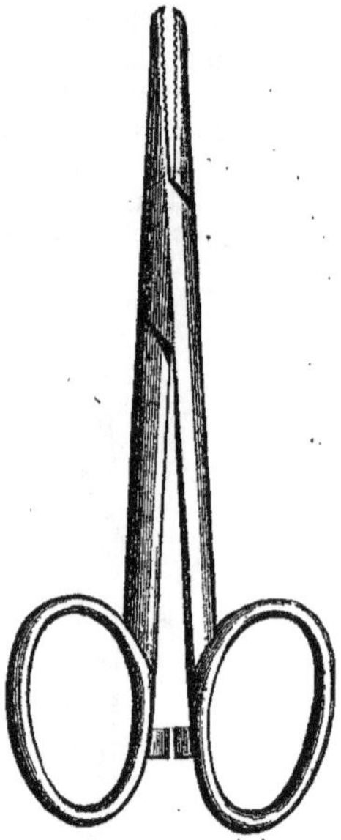

Pince hémostatique de
Spencer Wells.

Après avoir pourvu à l'occlusion provisoire des principales artères et veines visibles dans la plaie, on procède à l'hémostase définitive, c'est à dire à la ligature des vaisseaux saisis dans les différentes pinces hémostatiques. Pour cela, à l'aide d'une pression exercée sur la branche postérieure de la pince, un assistant fait saillir

Fig. 67.

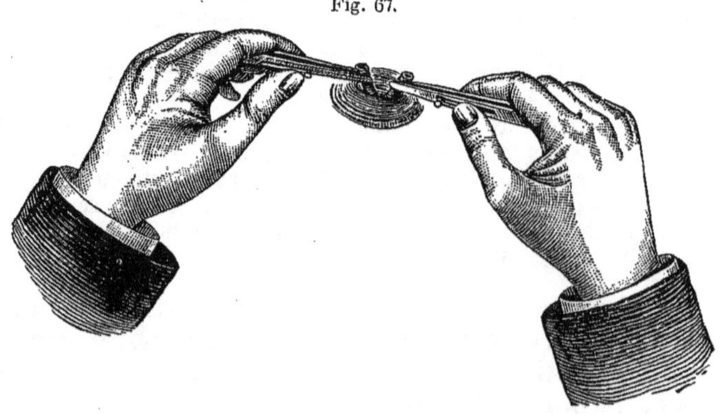

Manière d'isoler deux vaisseaux accolés.

hors des tissus la pointe de cette dernière, et avec elle l'extrémité du vaisseau. L'opérateur jette alors une anse de fil autour de celui-ci, et au moment où il noue, il reporte l'anse avec les index au delà des mors, contre la plaie, pendant qu'avec les autres doigts il tire sur les chefs libres du fil (Fig. 68). Un double nœud ordinaire suffit pour cette ligature : les chefs du fil sont ensuite coupés très-courts. Quant au genre de fil à employer, nous l'avons indiqué déjà page 27. Ce mode de liga-

Fig. 68.

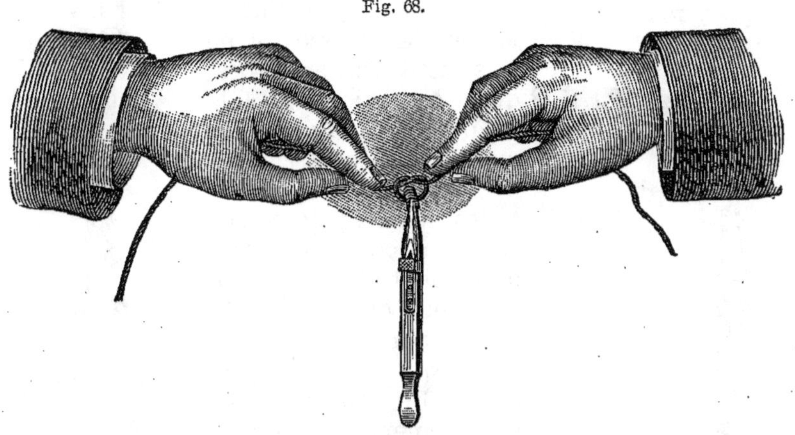

Manière de conduire l'anse de fil.

ture à la surface de la plaie n'offre de réelles difficultés que si le bout du vaisseau se trouve enfoncé profondément dans les tissus; il arrive alors que l'on ne peut faire glisser l'anse au delà de la pointe de l'instrument. Par la manœuvre précitée des doigts indicateurs, ainsi que par certaines positions données à la pince, on parvient néanmoins généralement à vaincre les difficultés. Pour faciliter le glissement du fil au delà des mors, on a même préconisé des pinces spéciales terminées par une extrémité fenêtrée et conique (Fig. 69).

Fig. 69.

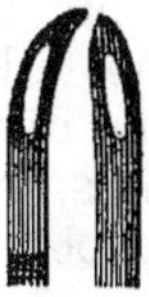

Pinces à mors coniques.

Autrefois on ne liait à la surface des plaies que les extrémités des artères, car on craignait que la pyohémie ne fût amenée par la suppuration survenant à la suite de la ligature des veines. Depuis l'introduction de la ligature antiseptique dans la pratique chirurgicale, cette crainte n'a plus sa raison d'être; aussi, dans le but d'obtenir une hémostase complète, nous devons désormais, dans nos amputations et désarticulations, nous comporter à l'égard des veines absolument de la même manière qu'envers les artères.

Certains vaisseaux ne se prêtent guère à l'application de la ligature que nous venons de décrire, et c'est particulièrement le cas pour ceux qui sont logés dans des tissus résistants (aponévroses, périoste, etc.), dont on ne parvient qu'avec peine à les dégager. On parvient pourtant encore à les fermer définitivement par le procédé de la *ligature médiate* (umstechung) : dans celle-ci le fil est conduit au moyen d'une aiguille à forte courbure à travers les tissus qui entourent le vaisseau et les étreint en même temps que ce dernier.

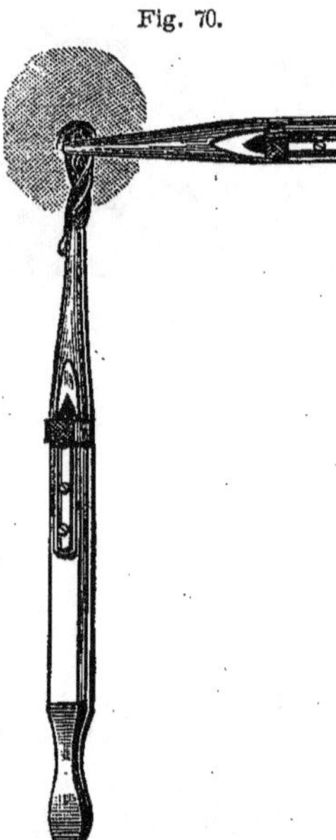

Fig. 70.

Torsion d'un vaisseau.

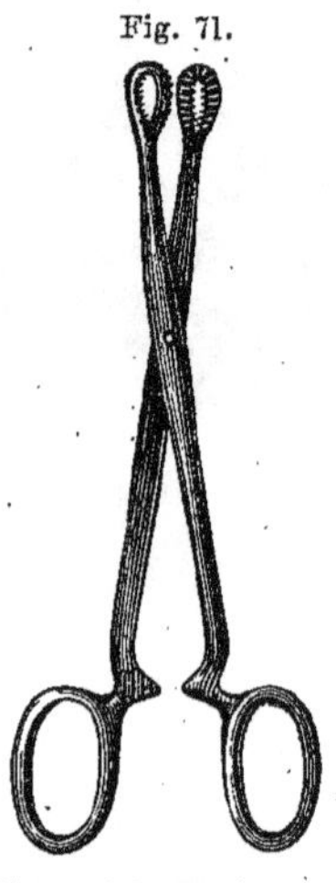

Fig. 71.

Pinces hémostatiques à anneaux de *Koeberlé* et *Péan.*

On ne lie pas généralement les vaisseaux de très petit calibre. Lorsqu'ils appartiennent à la peau ou à la couche immédiatement sous-jacente la suture de la plaie suffit à les fermer; lorsqu'ils sont, au contraire, profondément situés, on obtient leur occlusion définitive par la *torsion (Amussat).* Pour la pratiquer (Fig. 70), on saisit latéralement l'artère sectionnée entre les mors d'une première pince à glissière, puis avec une seconde pince on tord plusieurs fois suivant son grand axe l'extrémité libre du vaisseau : la tunique interne de la paroi vasculaire s'enroule alors sur elle-même et obture complètement la lumière du canal sanguin. Les pinces à anneaux de *Koeberlé* et de *Péan* (Fig. 71) exercent une telle pression sur les petits vaisseaux qu'elles font pour ainsi dire pénétrer l'une dans l'autre les parois de ces derniers, et produisent ainsi une occlusion comparable à celle que produirait la torsion elle-même.

Les anciennes méthodes d'hémostase définitive qu'on a voulu substituer à la ligature — acupressure, acufilopressure, acutorsion, perplication, etc. — sont aujourd'hui complètement abandonnées; il n'est donc plus nécessaire de s'exercer à les pratiquer sur le cadavre.

III. Technique générale de la division des parties molles dans les amputations et désarticulations.

L'enlèvement d'un membre ou d'une partie de membre comporte, quant à la division des tissus, deux actes principaux, dont le premier a trait à la section des parties molles, et le second à celle du squelette osseux dans la continuité ou dans la contiguité de ses éléments. La division des parties molles se fait par de longues et puissantes incisions, de façon à produire des plaies aussi unies que possible, qui n'offrent ni poches ni anfractuosités capables de retenir les sécrétions et de favoriser l'apparition de la suppuration. A cet effet nous nous servons de couteaux spéciaux : couteaux à amputation (Fig. 72), qui se distinguent des scalpels ordinaires par la longueur et la largeur particulière de leur lame.

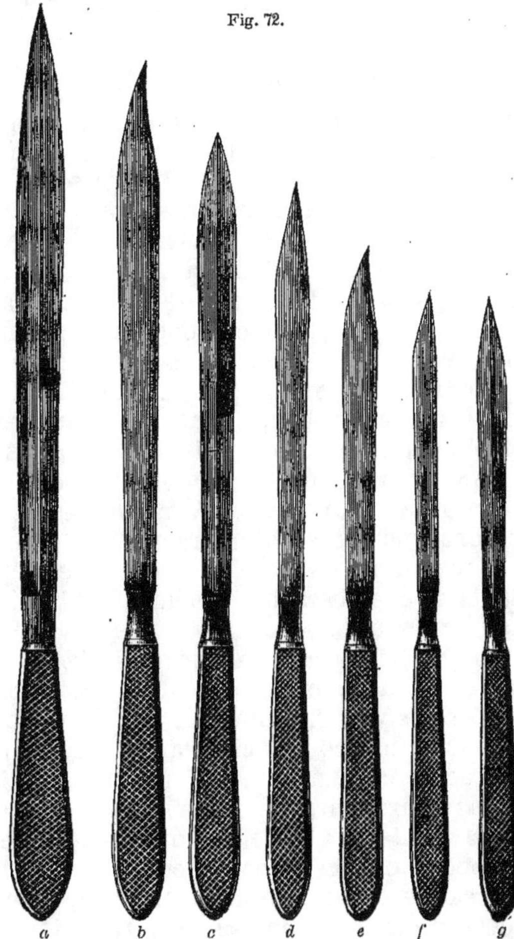

Fig. 72.

Couteaux à amputation : *a* grand couteau à double tranchant, *b* id. à tranchant unique, *c* couteau de moyenne grandeur à double tranchant, *d* id. à tranchant unique, *e* couteau pour lambeaux, *f* pour phalanges, *g* couteau interosseux (catline).

Pour pouvoir conduire l'instrument avec fermeté et assurance, on le tient comme un couteau à découper (Fig. 4, p. 7) lorsque les couches à diviser sont peu épaisses, ou bien à pleine main (Fig. 5, p. 7) quand il est nécessaire de traverser d'un seul trait toute l'épaisseur des parties molles. La division des tissus qui remplissent les espaces interosseux réclame un mode d'opérer spécial : un couteau étroit à double tranchant, couteau interosseux (catline), décrit à l'entour des deux os une incision en forme de huit renversé — ∞ —. Il pénètre donc ainsi dans l'espace interosseux, d'abord par un côté, puis par l'autre, et par des mouvements de balancier, y divise toutes les parties molles qu'il rencontre. Un couteau étroit à tranchant unique peut du reste très bien remplir le même office.

Pour le reste, ce que nous devons surtout avoir en vue en

divisant les parties molles, c'est de nous ménager une quantité suffisante de ces parties et surtout de peau, pour pouvoir recouvrir ultérieurement la surface de section du membre. C'est vers ce but que doivent tendre tous les procédés d'amputations et de désarticulations des membres.

Il existe sous ce rapport deux méthodes principales d'incision des parties molles, à savoir : la méthode circulaire et la méthode à lambeaux, la méthode ovalaire formant la transition entre les deux précédentes.

I. Méthode circulaire.

L'incision divise les parties molles perpendiculairement au grand axe du membre et sur toute la circonférence de ce dernier, mais sur un niveau inférieur à celui de la section de l'os ou de l'articulation : elle donne lieu de la sorte à la formation d'un cylindre creux de parties molles avec lequel on peut ensuite recouvrir le moignon. L'incision peut intéresser toutes les parties molles à la fois (procédé circulaire en un seul temps), ou les diverses couches séparément (procédé circulaire en deux temps ou davantage).

a) Procédé circulaire en un seul temps *(Celse, Louis)*: tous les tissus mous — peau, aponévrose, muscles — sont divisés du même coup jusqu'à l'os, puis sont rétractés sur une certaine étendue vers la racine du membre. La section de l'os ou de la jointure a lieu au point où s'arrêtent les parties rétractées. Le cylindre charnu est alors ramené en avant et réuni par-dessus le moignon osseux. Ce procédé n'est applicable qu'aux segments de membres uniformément cylindriques et par conséquent au bras seul.

b) Procédé circulaire en deux temps *(Petit, Cheselden)* (Fig. 73). Le cylindre creux qui doit recouvrir le moignon est presqu'exclusivement cutané. Pour le façonner, dans un premier temps on coupe circulairement la peau seule et on la rétracte en haut aussi loin que possible. Une deuxième incision circulaire divise ensuite les parties molles restantes à la limite de la rétraction des téguments. Pour le reste de l'opération on procède comme précédemment. Lorsque la peau est unie intimement à l'aponévrose sous-jacente par des brides conjonctives, on facilite son retrait en coupant ces brides très près de l'aponévrose avec la lame du couteau dirigée perpendiculairement à cette dernière. Jamais on ne doit introduire le tranchant entre la peau et l'aponévrose afin de ne pas sectionner les vaisseaux nourriciers des téguments ; le couteau doit plutôt suivre le bord de la peau au fur et à mesure qu'elle est rétractée. Dans le but de mieux assurer cette nutrition des téguments, *v. Bruns* conseille même de détacher avec eux l'aponévrose sous-jacente. Lorsqu'à cause du volume considérable du segment de membre, le cylindre cutané doit avoir une assez grande hauteur, on le retrousse (Fig. 73) à sa base, de

Fig. 73.

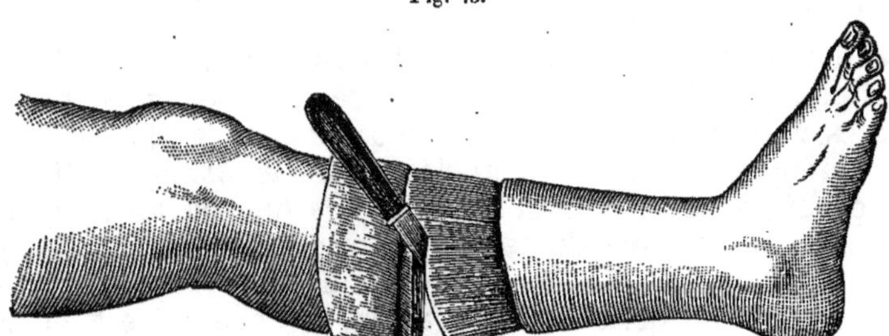

Procédé circulaire en deux temps.

façon qu'il ne puisse entraver la section des couches musculaires. Mais lorsque la partie qu'on ampute s'épaissit vers le haut au point de présenter la forme conique (par exemple le mollet), on ne parvient à relever la peau détachée qu'après l'avoir fendue par une incision parallèle au grand axe du membre. Le cylindre cutané est alors comparable à une manchette.

Ravaton a le premier exécuté avec méthode ce procédé à manchette.

La quantité de peau qu'il faut rétracter se calcule d'après le diamètre du membre au point où porte l'amputation. Représentons-nous, par exemple, la surface de section par un cercle; il va de soi que, la rétractilité élastique de la peau étant mise pour un instant de côté, la hauteur qu'il faudra donner à la manchette sera égale au rayon de ce cercle. Comme il nous est aisé de déterminer en centimètres la valeur de la circonférence du membre, il sera également facile en nous basant sur la formule: $R = \frac{C}{2\pi}$ d'évaluer rapidement la grandeur de ce rayon, et partant la hauteur à donner à la manchette cutanée qui doit recouvrir le moignon. Prenons, par exemple, que le membre mesure 52 centimètres de circonférence au point d'amputation; dans ce cas la hauteur de la manchette sera d'environ 8 centimètres, en supposant bien entendu que la peau ne se rétracte pas. En effet:

$$R = \frac{C}{2\pi} \; ; \; \text{or} \; C = 52,$$

2π représente toujours approximativement 6,5, donc

$$R \text{ ou } H = \frac{52}{6,5} = 8.$$

En réalité, ce chiffre de 8 centimètres doit néanmoins être augmenté d'un tiers, et dans l'exemple précité la manchette aurait une longueur de 11 centimètres, ce qui tient à ce que dans ce calcul nous n'avons pas tenu compte de la rétractilité propre à la peau ainsi que de la quantité de cette membrane qu'il faut en plus pour permettre l'application des sutures profondes.

c) Procédé circulaire en trois temps *(Desault)*. Au niveau des parties charnues des extrémités, les muscles sont disposés en plusieurs couches superposées dont la plus profonde adhère généralement à l'os qui doit être scié; il en résulte que cette dernière couche se rétracte moins que les plus superficielles. Tenant compte de cette circonstance, *Desault* conseille de terminer la section des parties molles en trois temps: une première incision divise circulairement la peau qui est ensuite rétractée; une seconde incision coupe les muscles superficiels au niveau de la peau rétractée; enfin une troisième divise les muscles profonds en un point encore plus rapproché de la racine du membre. En raison de la rétraction plus grande des parties superficielles, toutes les couches sectionnées siégent finalement sur un même plan. Pour cette raison *Alanson* préconisa le

d) Procédé en entonnoir: après avoir incisé et rétracté la peau, à la limite du retrait de celle-ci, on enfonce un couteau à travers tous les muscles jusque sur l'os en ayant soin de diriger la pointe de l'instrument obliquement vers la base du membre; arrivé sur l'os, on en fait le tour complet, la lame du couteau gardant toujours la même direction. La plaie prend ainsi la forme d'un entonnoir dont le sommet est en haut et est représenté par l'os lui-même.

De ces différentes méthodes d'incision circulaire, la meilleure est certainement la méthode en deux temps, car elle peut être employée avantageusement dans toutes les régions, tandis que le procédé en un seul temps n'est applicable qu'au bras; d'un autre côté les procédés en plus de deux temps, de même que celui d'*Alanson*, réclament déjà trop d'artifices d'exécution.

Dans toutes ces méthodes on peut faire l'incision circulaire d'un seul trait ininterrompu, ou bien l'on peut d'un premier trait de couteau décrire d'abord un demi-cercle à travers les parties molles d'une moitié de la circonférence du membre, puis, d'un second, sectionner la demi-circonférence restante. Le premier mode convient particulièrement pour les membres grêles, tandis que pour des extrémités volumineuses on préfère tracer deux demi-cercles qui se réunissent pour n'en former qu'un seul.

Pour circonscrire le membre par une incision circulaire

faite d'un seul trait (Fig. 74), on procède comme suit: avec sa main gauche l'opérateur fixe le membre au-dessus de l'endroit où il doit être amputé; il avance quelque peu la jambe gauche pliée, et recule légèrement la jambe droite en arrière ; cela fait, sa main droite armée du couteau passe sous le membre, le contourne entièrement et vient appliquer le tranchant sur la peau, en un point tel qu'à ce moment le dos de l'instrument regarde du côté de l'opérateur; alors, tout en se redressant peu à peu par l'extension du genou gauche et le rapprochement de la jambe droite, il entame progressivement toute la circonférence du membre en ramenant de plus en plus l'instrument vers soi.

Fig. 74.

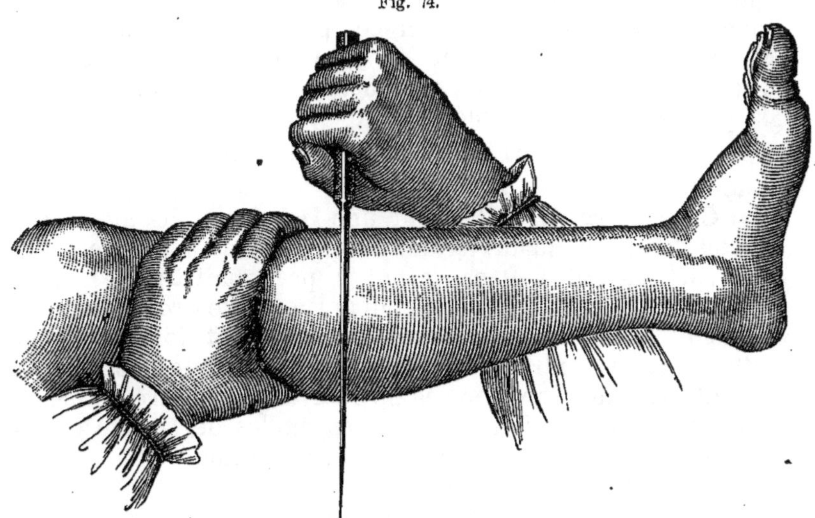

Incision circulaire faite d'un seul trait de couteau.

Pour faire l'incision circulaire en deux traits de couteau décrivant chacun un demi-cercle, on fixe encore la partie à amputer au moyen de la main gauche, et l'on porte le pied droit légèrement en arrière; passant alors le couteau par dessous le membre, on va en appliquer le tranchant au milieu de la face opposée à soi, et l'on décrit ensuite un premier demi-cercle à travers les parties molles de la face inférieure du membre; reportant alors l'instrument par dessus ce dernier, au point de départ de la première incision, on sectionne les chairs restantes en traçant un second demi-cercle qui vient aboutir au point où finissait le premier.

En jetant un coup d'œil sur la plaie, on s'aperçoit souvent qu'à certains endroits, les tissus n'ont pas été complètement divisés jusqu'à l'os; s'il en est ainsi, on complètera la section des chairs qui avaient été épargnées, en veillant soigneusement a ce que le couteau reste exactement dans le plan de la section primitive: sans cette précaution les vaisseaux pourraient être ouverts plusieurs fois de suite et l'hémostase en serait rendue plus difficile.

Les deux modes d'incision que nous venons de décrire s'appliquent également bien aux différents procédés d'amputation circulaire que nous avons mentionnés plus haut.

2. Méthode à lambeaux.

Le moignon n'est plus recouvert au moyen de parties molles prises uniformément sur toute la circonférence de l'extrémité ; nous obtenons maintenant ce résultat en taillant dans les tissus qui recouvrent l'os un ou plusieurs lambeaux ayant des dimensions suffisantes pour fermer complètement la plaie d'amputation. Ces lambeaux peuvent être façonnés avec la peau, l'aponévrose et les muscles réunis, ou bien ne comprendre que la peau seule, ou doublée de l'aponévrose.

1. Amputation à lambeau unique.

a) Méthode de *Lowdham* :

Ce chirurgien taillait sur une des faces du membre un grand lambeau quadrangulaire comprenant toute l'épaisseur des parties molles. Dans ce but il pratiquait de dehors en dedans, trois incisions se coupant à angle droit, dont deux étaient parallèles au grand axe du membre et dont la troisième réunissait les extrémités des deux précédentes. Le lambeau devait avoir une longueur égale au grand diamètre du membre au point d'amputation. Les parties molles de la face opposée étaient divisées par une incision semi-circulaire.

b) Méthode de *Verduin* :

Contrairement au précédent, *Verduin* taille son lambeau de dedans en dehors ou par transfixion. Sur une des faces du membre il soulève de la main gauche un pli épais de parties molles et y enfonce un couteau à double tranchant au niveau de l'endroit où doit avoir lieu l'ablation du membre ; le couteau traverse les parties molles de part en part en rasant la surface de l'os ; puis, animé de mouvements de scie, il descend le long de ce dernier jusqu'à une certaine distance de son point de départ. Finalement on en redresse le tranchant et on le fait ressortir à travers la peau. Cette manière de tailler le lambeau a l'avantage de procurer des surfaces de section très nettes, car le couteau tend lui-même les parties molles avant de les diviser ; par contre la délimitation du lambeau ne se fait pas aussi exactement que par le procédé de *Lowdham*.

c) Méthode de *v. Bruns* :

Autrefois déjà *Lisfranc*, *Sédillot* et *Baudens* avaient préconisé de ne comprendre dans les lambeaux que la peau seule, ou doublée de la musculature superficielle. *Bruns* a plus récemment érigé de nouveau cette manière de faire en méthode spéciale : il taille un grand lambeau cutané antérieur en forme de langue et par une incision circulaire divise ensuite les chairs restantes au niveau de la base du lambeau. De même que pour l'amputation circulaire en deux temps, on doit avoir soin, lors de la dissection du lambeau, de respecter les vaisseaux nourriciers des téguments, et à cette fin le tranchant de la lame doit toujours être dirigé vers la couche sous-jacente. Au bras et à la cuisse le lambeau comprendra l'aponévrose en même temps que la peau ; il n'en pourrait être ainsi au niveau de l'avant bras et de la jambe, à cause de l'adhérence intime de l'aponévrose aux muscles de ces régions.

Dans le procédé à lambeau unique la base du lambeau doit être plus large que la moitié de la circonférence du membre.

2. Amputation à deux lambeaux.

A) *Formation de deux lambeaux d'égales dimensions.*

α) Méthode de *Ravaton* :

Elle correspond au procédé de *Lowdham* pour la formation d'un lambeau unique. A quelque distance en-dessous de l'endroit où doit se faire l'ablation du membre, on divise circulairement toutes les parties molles, et sur cette incision circulaire on fait tomber de chaque côté une incision verticale parallèle au grand axe de l'extrémité. Les deux lambeaux quadrangulaires ainsi obtenus sont ensuite détachés et relevés, puis l'os est scié au niveau de leur base.

β) Méthode de *Vermale* :

Celle-ci se rattache plutôt au procédé de *Verduin*. Sur chacune des deux faces du membre on soulève un fort pli de parties molles qu'on traverse au niveau de sa base, et qu'on détache ensuite en sectionnant de dedans en dehors.

C. Langenbeck, combinant les deux méthodes précédentes, soulevait un pli à l'instar de *Verduin* et de *Vermale,* mais taillait alors les lambeaux en coupant de la peau vers la profondeur.

Dans les méthodes précitées la base de chaque lambeau doit avoir une largeur égale à la moitié de la circonférence du membre.

B) *Formation de deux lambeaux d'inégales dimensions.*

α) Méthode de *Teale* :

Un grand lambeau arrondi à son extrémité, comprenant la peau ainsi que les muscles, est taillé sur la face antérieure du membre ; un second plus petit, formé des mêmes couches, est emprunté à la face opposée. Le recouvrement du moignon s'opère surtout par le lambeau antérieur dont la nutrition n'est plus menacée par des dimensions excessives.

β) Méthode *Beck* :

De même que *Bruns*, ce chirurgien donne la préférence aux lambeaux cutanés; mais pour avoir moins à craindre pour leur nutrition, il en taille deux dont un grand pris à la face antérieure, et un petit pris à la face postérieure du membre.

3. Méthode ovalaire (Fig. 75).

Elle forme la transition entre la méthode circulaire et la méthode à lambeaux. Elle se différencie de la première en ce que le plan suivant lequel l'incision est pratiquée est non pas perpendiculaire, mais obliqué au grand axe du membre; la cicatrice future reçoit ainsi une direction se rapprochant davantage de celle de ce grand axe. Au moment de la suture les deux parties latérales de la plaie s'adaptent l'une à l'autre comme deux lambeaux, de façon à produire plus tard une cicatrice linéaire. L'une extrémité de l'ovale est terminée en pointe, l'autre est au contraire arrondie; l'ovale est toujours disposé de façon que l'extrémité pointue soit la plus rapprochée du tronc et c'est au niveau de cette dernière qu'a lieu la division du squelette. L'incision ovalaire s'exécute toujours par deux traits de couteau; le premier trait sectionne tous les tissus jusqu'à l'os à la face interne du membre, le second en fait autant sur la face externe. Ces deux incisions partent de l'extrémité pointue de l'ovale. L'incision ovalaire a surtout été érigée en méthode opératoire par *Scoutetten* et *Baudens*.

Si pour faire l'ablation d'un membre nous commençons par pratiquer une incision rectiligne, et que de celle-ci nous en fassions partir une autre décrivant un court ovale tout autour de ce membre, nous aurons dès lors exécuté le procédé dit en raquette (Fig. 75)

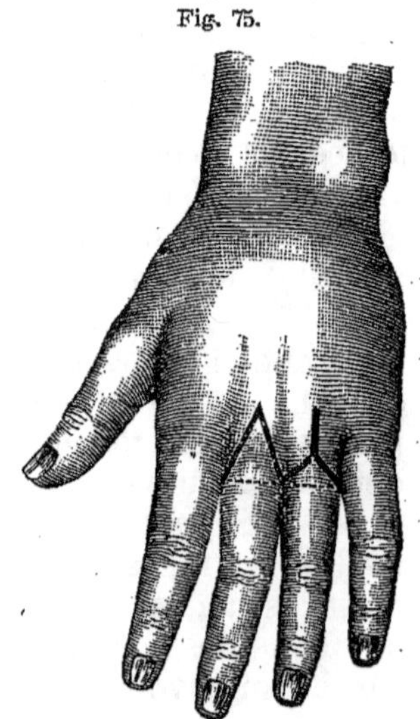

Fig. 75.

Incision ovalaire (sur le médius)
Incision en raquette (sur l'annulaire).

(Malgaigne , Sedillot). Ce procédé se recommande particulièrement dans les cas d'intervention pour lésions articulaires; l'incision rectiligne ou queue de la raquette, nous permet en effet de décider si dans un cas donné nous devons recourir à la résection des surfaces malades, ou s'il n'est pas plutôt préférable

de faire la désarticulation du membre. Dans le premier cas la résection s'achève par la voie de cette incision même; dans le second, celle-ci constitue la première partie de l'incision en raquette devant servir à la désarticulation.

Si nous transformons le petit bout de l'ovale en un angle très-aigu, et que d'autre part la grosse extrémité s'allonge en forme de pointe, nous aurons produit de la sorte une méthode se rapprochant davantage encore de la méthode ordinaire à lambeaux. C'est *Blasius* qui avait surtout préconisé ce mode d'incision et il l'avait désigné du nom de procédé oblique. Au moment de la réunion de lèvres de la plaie, l'extrémité allongée venait s'adapter dans l'angle aigu situé sur un niveau plus élevé, imitant ainsi ce qui a lieu lorsqu'on ferme un cornet de papier en forme d'entonnoir.

Si l'on arrondit au contraire les deux extrémités de l'ovale, on obtient « la méthode elliptique » de *Soupart*; la réunion des bords de la plaie s'exécute ici comme après l'incision oblique de *Blasius*. Ces deux dernières méthodes se rapprochent beaucoup du procédé à lambeaux.

De toutes les méthodes que nous venons de passer en revue c'est la circulaire en deux temps *(Petit)*, puis celle à lambeaux — surtout exécutée d'après les indications de *Bruns* et de *Beck* — qui nous paraissent être applicables dans le plus grand nombre de cas; toutefois, lorsqu'on opère sur le cadavre, il y a lieu de s'essayer à tous les procédés d'amputation, car nous pouvons aujourd'hui, grâce à l'antisepsie, obtenir toujours à coup sûr la réunion des plaies par première intention, et partant assurer le parfait recouvrement du moignon quel que soit le mode d'incision employé. Dans ces conditions, la méthode qui méritera la préférence sera nécessairement celle qui sacrifiera le membre au minimum. Il est pourtant certaines régions des extrémités qui s'accommodent mieux de tel ou tel procédé spécial; mais même pour ces régions, il nous arrivera fréquemment sur le vivant de devoir nous écarter du type opératoire généralement usité.

IV. De la division du squelette.

La division des os dans la continuité s'exécute dans les amputations proprement dites à l'aide de la scie à arbre (Fig. 76, *a*) et plus rarement à l'aide de la scie pleine ou à feuille (Fig. 76, *b*). Pour se servir de la première, on commence par en tendre la lame au moyen de l'appareil à vis qui lui est adapté. Le chirurgien applique alors l'ongle du pouce gauche immédiatement au-dessus de l'endroit où doit se faire la section de l'os, et procède ensuite à cette dernière en imprimant à l'instrument des mouvements de va-et-vient étendus et uniformes. En agissant avec brusquerie, ou bien si l'on presse sur l'os tout en sciant, on ébranle fortement ce dernier,

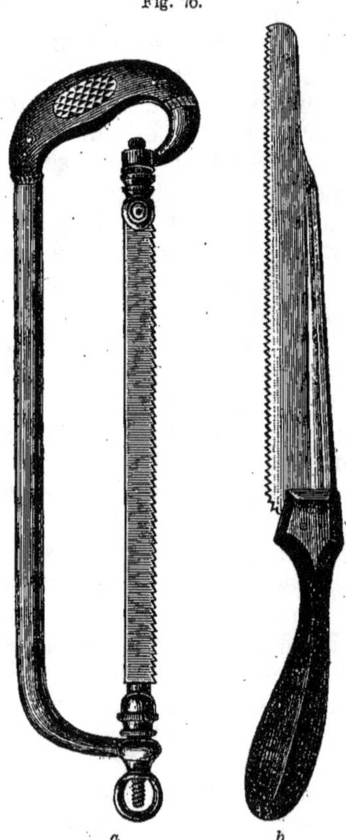

Fig. 76.

a Scie à arbre. b Scie pleine ou à dos mobile

et l'on risque de voir la lame s'immobiliser dans le sillon creusé. D'habitude on scie de haut en bas, et pour que la voie déjà tracée reste béante, de même que pour éviter le pincement de la scie, un aide presse sur le segment de membre qui doit être enlevé, tandis qu'avec sa main gauche l'opérateur repousse légèrement la partie centrale vers le haut. La section ne doit point finir par des parties d'os irrégulières et rugueuses telles que la ligne âpre du fémur, et cela dans le but d'éviter que l'os n'éclate à leur niveau. Pour la même raison et afin de pouvoir conduire l'instrument avec plus d'assurance, lorsque le segment de membre à amputer renferme deux os, on fait d'abord mordre la scie dans celui des deux qui est le plus solidement articulé, puis on divise le plus grêle et l'on complète finalement la section du premier. Malgré ces précautions on obtient parfois une esquille saillante au bord de l'os; on la résèque alors avec la pince incisive de *Liston* (Fig. 77 a) ou bien avec la pince-gouche de *Lüer*. Il est souvent utile d'émousser le bord de l'os sur tout son pourtour, afin d'obvier à la pression qu'il pourrait exercer sur le revêtement cutané du moignon. La section des petits os (phalanges) se pratique généralement avec la pince incisive.

Pour mettre les parties molles à l'abri de l'action de la scie, un assistant les maintient relevées avec les mains ou au moyen de compresses.

Avant de scier un os il faut d'abord en détacher le périoste sous forme de manchette ou de lambeau, et le faire rétracter avec les autres parties molles. Au moment de la fermeture de la plaie, ce périoste est rabattu au devant de la moëlle osseuse mise à nu, et la protège ainsi contre toute complication d'inflammation ; en outre, en donnant naissance à du nouveau tissu osseux, il contribue à arrondir la surface de section de l'os amputé. Pour façonner cette manchette ou ce lambeau de périoste, on a recours aux mêmes sortes d'incisions que pour la division des autres parties molles ; le détachement de la membrane s'exécute ensuite à l'aide d'un levier métallique mousse appelé » élévatoire » (*) (Fig. 78). Afin qu'il n'y ait rien à craindre pour la nutrition du périoste détaché, il est utile de respecter son union avec la couche musculaire profonde.

La division du squelette dans la contiguité de ses éléments, c'est à dire au niveau des jointures, s'exécute à l'aide du couteau à amputation. Il est indispensable que le chirurgien qui veut pratiquer cette division se représente d'abord bien à l'esprit l'image de

Fig. 77, a.

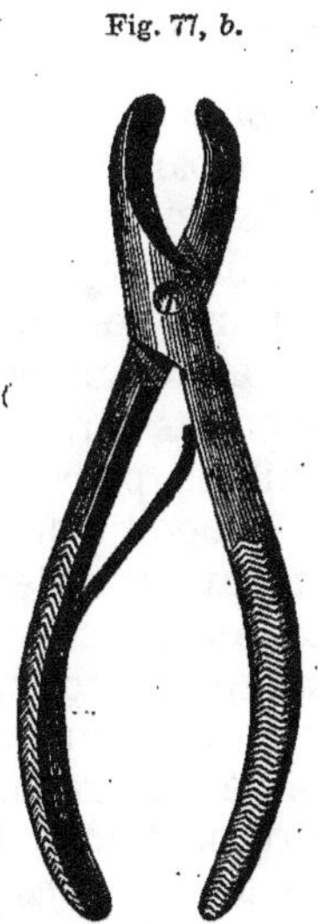

Fig. 77, b.

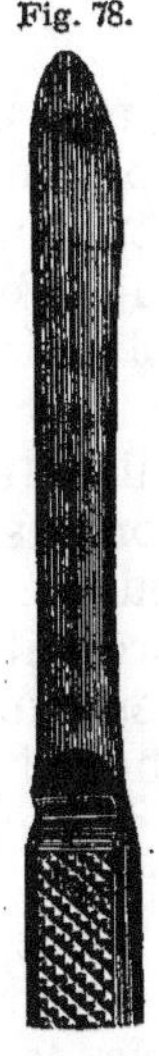

Fig. 78.

Cisaille tranchante de *Liston*.   Pince-gouche de *Luër*.   Elévatoire.

la configuration des différentes parties constituant la jointure, ainsi que la direction exacte de l'interligne articulaire ; il s'assure, en outre, du siège précis de ce dernier, par la palpation et à l'aide de mouvements passifs imprimés à l'articulation. Pour arriver sur ces interlignes, le meilleur point de repère nous est chaque fois fourni par les saillies osseuses épiphysaires, qui

(*) L'élévatoire (elevatorium) n'est en somme qu'une *rugine* mousse d'une forme particulière, qui sert surtout à décortiquer les os au cours des amputations et des résections. Comme on le verra plus loin, on l'emploie aussi dans certains cas pour protéger les parties molles contre l'action de la scie. Les Allemands désignent encore souvent cet instrument sous le nom de raspatoire (raspatorium). (N. d. T.)

affectent avec eux des rapports constamment invariables ; les plis cutanés de la région constituent par contre des guides bien moins sûrs. Dès qu'on a trouvé l'interligne articulaire, on en fixe les bords latéraux au moyen du pouce et de l'index gauches embrassant le membre. Au moment de l'ouverture de l'articulation, la pointe du couteau ne doit point pénétrer dans l'intérieur de la jointure avant que la capsule et les ligaments n'aient été largement sectionnés ; sinon on blesse inutilement le revêtement cartilagineux du moignon osseux sans nullement faciliter pour cela l'opération. Lorsque l'articulation est ouverte sur une de ses faces, on peut faciliter beaucoup les dernières incisions destinées à diviser la capsule et les ligaments à la face opposée, et par le fait même rendre plus rapide la désarticulation elle-même ; il suffit pour cela que la main qui fixe la partie à détacher presse sur elle de manière à en luxer progressivement l'extrémité articulaire.

V. De la réunion des plaies d'amputation.

Grâce aux pansements antiseptiques, nous pouvons maintenant obtenir la réunion par première intention des plaies les plus étendues ; aussi devons-nous après une amputation quelconque refermer immédiatement la plaie au moyen de la suture. L'application de la suture se fait d'après les règles exposées page 13 et suivantes. On commence par réunir sommairement la plaie par quelques points larges s'opposant à la trop grande tension des tissus, puis on place une suture en surjet ou bien une suture entrecoupée à points fins, plus rapprochés des bords, qui produit l'affrontement exact des deux lèvres de la plaie. Afin d'obtenir une réunion aussi parfaite que possible de toutes les couches divisées, *Esmarch* recommande de suturer séparément avec du catgut chacune des couches superposées, en commençant par la plus profonde (suture en étage, v. p. 18). Quoi qu'il en soit, la suture doit être pratiquée de telle manière que l'un des angles de réunion des deux lèvres corresponde au point le plus déclive de la plaie, et qu'ainsi soit assuré le libre écoulement des liquides sécrétés par cette dernière. Cette disposition sera d'autant plus nécessaire qu'on aura produit une coaptation plus exacte des deux lèvres. A la suite des amputations par la méthode circulaire ou par la méthode ovalaire, rien n'est plus aisé que de se conformer à ce précepte, puisque nous suturons alors les bords de la solution de continuité suivant une direction constamment verticale. On se contente dans ces cas d'introduire un gros drain dans l'angle inférieur de la plaie, et dans les cas moins favorables on fait même remonter ce drain verticalement à travers toute l'étendue de la plaie. Lorsque l'amputation est pratiquée par la méthode à lambeaux, on a soin de tailler ceux-ci de manière à ce que l'un des angles arrive plus bas que le restant de la plaie ; sinon, on intercale le drain entre deux sutures au point qui paraît être le plus déclive de toute la ligne de réunion. Au surplus, on ne doit jamais juger du degré de déclivité des différentes parties d'une plaie d'après la position que le membre occupe sur la table d'opération, mais avoir plutôt égard à la position qui sera donnée au moignon pendant toute la durée de la guérison.

Si pour une raison quelconque l'opération n'a pu être faite suivant toutes les conditions d'une asepsie absolue, il vaut mieux renoncer à vouloir fermer hermétiquement la plaie par une suture régulière : on se contente alors de placer quelques points très distants les uns des autres et n'opposant aucun obstacle au libre écoulement du pus ; dès qu'on a rendu la plaie parfaitement aseptique, on procède ensuite à une réunion plus exacte des surfaces devenues granuleuses, par l'application d'une suture définitive dite » suture secondaire ». C'est dans de semblables circonstances qu'il est surtout avantageux de chercher à recouvrir le moignon, au moyen d'un grand lambeau antérieur qui retombe par son propre poids au devant de la surface d'amputation.

Les règles à observer pour pratiquer la réunion des plaies d'amputation s'apprennent sans nul doute mieux à la clinique chirurgicale que partout ailleurs ; pourtant, en ce qui concerne la technique opératoire, elles sont déjà applicables dans une certaine mesure au cours des opérations qu'on exécute sur le cadavre.

VI. Partage des rôles pour l'exécution d'une amputation ou d'une désarticulation.

Pour que tout marche à souhait pendant l'exécution d'une opération importante quelconque, et particulièrement d'une amputation, il est indispensable que nous ayons à notre disposition des aides suffisamment nombreux et dont chacun ait été investi d'une fonction déterminée. Rien n'est en effet plus propre à entraver la marche régulière d'une opération qu'une intervention confuse et non réglée d'avance des différents assistants. Sans parler de celui à qui serait confiée la narcose, si l'on opérait sur le vivant, il est désirable que le chirurgien dispose de quatre aides, avec lesquels il se place autour du membre de la manière suivante (Fig. 79) :

L'opérateur (Fig. 79, *A*), se tient le plus souvent sur le côté du membre malade, de façon à avoir à sa droite la partie à enlever ; s'il s'agit de la main ou du pied, il se met plutôt vis-à-vis. En face de l'opérateur prend place l'assistant chargé spécialement de la plaie (Fig. 79, *B*) ; à sa gauche se trouve

(Fig. 79, *C*) celui qui assure l'hémostase prophylactique au moyen de la compression digitale, et qui plus tard se charge de fixer le moignon pendant l'application des ligatures et le placement des sutures. A gauche de l'aide préposé à la plaie, se trouve celui qui s'occupe de l'appareil instrumental (Fig. 79, *D*) et enfin en face du membre se tient l'assistant qui a pour mission de fixer la partie à enlever (Fig. 79, *E*).

Fig. 79.

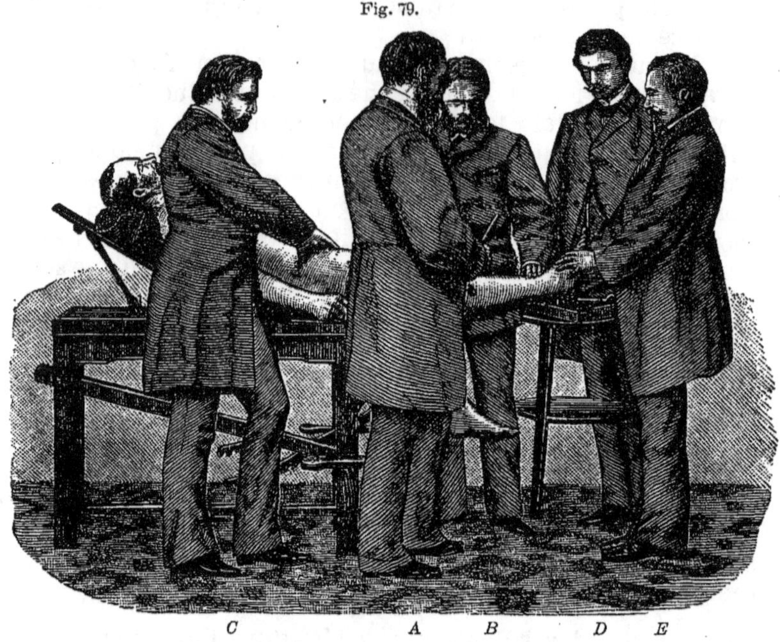

Groupement des aides au cours d'une amputation.

Pour les exercices opératoires sur le cadavre, il est toujours facile de se procurer des aides en nombre suffisant; aussi doit-on en profiter pour s'habituer à établir l'ordre de groupement opératoire précité. Dans la pratique il arrive par contre souvent qu'on doive se contenter d'un nombre d'aides moins considérable; il se peut même que l'on n'en ait que deux à sa disposition. Dans ces conditions, l'emploi de la bande d'*Esmarch* permet de charger de la narcose celui à qui était dévolue l'hémostase prophylactique *(C)*; pour pouvoir se passer de *D*, l'opérateur range à l'avance sur une table mise à sa portée tous les instruments dont il peut avoir besoin; *B* peut remplacer *E* pour la fixation de la partie périphérique du membre, et dès que celle-ci a été enlevée, il peut s'occuper de la plaie et au besoin même fixer en même temps le moignon. Cette dernière fonction peut également être remplie par *C*, dès que le malade chloroformé se tient suffisamment tranquille.

DEUXIÈME CHAPITRE

Amputations et désarticulations du membre supérieur.

I. Désarticulation de l'épaule.

Anatomie topographique.

L'articulation de l'épaule est une énarthrose, formée d'une part par la cavité glénoïde de l'omoplate presque plane et qu'approfondit un peu le bourrelet glénoïdien, de l'autre par la tête humérale dont la surface est triple de celle de la cavité précitée. Cette articulation est la plus mobile du corps. Elle est débordée en haut et en dehors par l'acromion, en haut et en dedans par l'apophyse coracoïde ; ces deux saillies la surplombent en forme de toit, tandis qu'inférieurement elle est délimitée par les tubérosités très-marquées de l'extrémité supérieure de l'humérus. Ces diverses saillies osseuses servent de points de repère dans toutes les opérations qu'on pratique sur l'articulation de l'épaule. La capsule articulaire très-lâche s'insère à tout le pourtour de la cavité glénoïde de l'omoplate, et en bas s'attache au col anatomique de l'humérus immédiatement en dessous du rebord cartilagineux de la tête ; elle est renforcée par le ligament coraco-huméral qui vient de la base de l'apophyse coracoïde. Les muscles du voisinage affectent également des rapports très-intimes avec cette capsule qu'ils maintiennent tendue et qu'ils renforcent par leurs insertions terminales. Le muscle sous-scapulaire, contourne les faces interne et antérieure de l'articulation en venant s'insérer à la petite tubérosité ; les muscles sus-épineux, sous-épineux et petit rond insérés à la grande tubérosité, la croisent en dehors et en arrière ; le tendon de la longue portion du biceps qui se détache de la partie supérieure du rebord de la cavité glénoïde, traverse en avant l'intérieur de la jointure pour venir se placer dans la coulisse bicipitale de l'humérus où il est entouré d'une gaine à la fois fibreuse et synoviale qui lui est fournie par la capsule. L'articulation est en outre recouverte en dehors par le muscle deltoïde, et au bord postérieur de celui-ci se joignent le grand rond, le grand dorsal et le long chef du triceps, à son bord antérieur le coraco-brachial, le grand et le petit pectoral. C'est seulement du côté tourné vers la cavité de l'aisselle que la capsule n'est recouverte par aucun muscle, mais à ce niveau elle est en rapport avec les gros troncs vasculaires et nerveux. Après l'artère et la veine axillaires, les vaisseaux les plus importants au point de vue des opérations qu'on pratique sur la tête humérale, sont les artères circonflexes antérieure et postérieure qui entourent comme d'une cravate le col chirurgical de l'humérus ; le nerf axillaire accompagne la circonflexe postérieure dans son trajet vers le deltoïde.

Désarticulation.

Le sujet est couché au bord de la table d'opérations, ayant le côté malade un peu relevé. Le chirurgien se place en dehors du bras à désarticuler, son aide principal vis-à-vis de lui, derrière l'épaule. L'hémostase provisoire est assurée soit par la compression de la sous-clavière au cou contre la première côte, soit au moyen du tube élastique d'*Esmarch*, dont on dirige les deux chefs sur le sommet de l'épaule pour les y croiser et les conduire ensuite vers l'aisselle du côté opposé. *Esmarch* conseille, pour s'opposer au glissement du tube, de sectionner au préalable les muscles grand pectoral et grand dorsal. Le procédé d'hémostase le plus certain est encore la compression digitale de l'axillaire pratiquée par un aide exercé, et de la façon que nous indiquerons en décrivant le procédé à lambeau. Lorsque les aides manquent, le mieux est de recourir à « la ligature prophylactique de l'axillaire » faite au bord inférieur du petit pectoral au moyen d'une incision partant de l'apophyse coracoïde et descendant obliquement en dehors jusqu'au bord libre du grand pectoral *(C. Hueter)*. Cette incision forme alors le commencement de celle qui doit servir à délimiter le lambeau (voir : ligature de l'axillaire au dessous du petit pectoral, p. 47). On peut encore désarticuler l'épaule avec très peu de perte de sang, en amputant d'abord le bras très-haut, puis, dès que toute hémorragie est arrêtée, en énucléant la courte portion d'os restante. Pour ce qui concerne l'hémorragie, après l'axillaire ce sont surtout les artères circonflexe antérieure et postérieure qui méritent l'attention au cours de la désarticulation qui nous occupe.

Toutes les méthodes d'incision des parties molles décrites p. 89 et suivantes ont été utilisées pour la désarticulation de l'humérus. Les procédés suivants sont surtout à conseiller :

I. Désarticulation avec formation d'un grand lambeau supéro-externe

renfermant le deltoïde dans son épaisseur, et d'un petit lambeau axillaire *(Charles Bell, Vidal,* etc.). Le premier de ces lambeaux est taillé de dehors en dedans, le second de dedans en dehors. (Fig. 80 *AA*).

Premier temps: Formation du lambeau deltoïdien.

Un solide couteau à amputation de moyenne grandeur pénètre sous la pointe de l'apophyse coracoïde, descend avec la lame tournée obliquement vers l'os et l'articulation, en longeant le bord antérieur du muscle deltoïde, coupe l'insertion de ce muscle à l'humérus, remonte le long de son bord postérieur et finalement s'arrête à la base de l'acromion. En quelques longs traits de couteau obliquement dirigés en haut et en dedans, on détache jusqu'à sa base le lambeau arrondi ainsi délimité, puis on le rabat vers le haut.

Deuxième temps: Ouverture de l'articulation et luxation de la tête humérale.

Le lambeau deltoïdien est confié à un aide qui le maintient relevé. Portant alors le bras en adduction, on pousse la tête articulaire contre la paroi externe de la capsule, puis, entre l'acromion d'un côté, les grosse et petite tubérosité de l'autre, on ouvre cette paroi par une incision courbe à convexité supérieure, qui divise du coup les insertions du sus-épineux, du sous-épineux et du petit rond à la grosse tubérosité, l'insertion du biceps au bourrelet glénoïdien, et celle du sous-scapulaire à la petite tubérosité : la tête s'échappe aussitôt hors de la jointure.

Troisième temps : Formation du lambeau axillaire.

Le chirurgien empoigne cette tête dans la main gauche et l'attire en avant pendant qu'un aide tire en bas le bras tout entier.

Fig. 80.

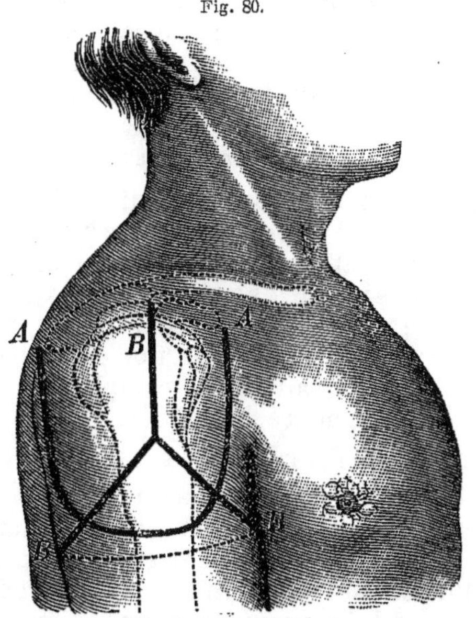

Désarticulation de l'épaule.
AA. Procédé à lambeau deltoïdien, BB. Procédé en raquette.

Glissant alors le couteau à travers l'articulation, il l'applique à plat contre la face interne de l'humérus et le fait descendre le long de cette face jusqu'à ce que l'assistant principal, qui ne quitte pas un instant le dos de la lame, puisse saisir les chairs avec les deux mains et comprimer les vaisseaux axillaires entre les pouces appliqués à la surface saignante du lambeau et les autres doigts introduits dans le creux de l'aisselle. D'un seul trait de couteau on coupe alors toutes les parties molles restantes en faisant ressortir l'instrument à 5 ou 6 centimètres en dessous du bord libre du grand pectoral et du grand dorsal. La division des gros troncs vasculaires a donc lieu de la sorte au tout dernier moment de l'opération. Les parties molles de l'aisselle se rétractent à un tel degré après leur section, qu'il semble qu'on les ait divisées par une incision circulaire.

Quatrième temps : Hémostase.

L'aide continue à pincer les vaisseaux axillaires dans le lambeau jusqu'à ce que l'opérateur ait jeté des pinces hémostatiques sur les artères circonflexes qu'il trouve aux bords antérieur et postérieur du lambeau inférieur, et qui sur le vivant sont celles qui donnent la plus grande quantité de sang. Il reste alors à lier l'artère et la veine axillaires ainsi que les petits vaisseaux qu'on trouve à la surface du lambeau.

Cinquième temps : Réunion de la plaie.

Le grand lambeau supéro-externe retombe de lui-même au devant de la vaste plaie résultant de cette désarticulation. On le réunit dans toute l'étendue de son pourtour avec le bord du lambeau axillaire. Un gros drain traverse la plaie d'avant en arrière au niveau de sa base.

2. Méthode ovalaire.

On recourt plus souvent à la modification de cette méthode qui porte le nom de procédé en raquette (Fig. 80, *BB*). Le procédé en raquette convient surtout dans les cas où par une première incision d'essai, on veut au préalable établir avec certitude le mode d'intervention que le cas réclame. L'incision peut ensuite servir à la résection des surfaces articulaires, ou bien, si c'est nécessaire, être complétée pour permettre la désarticulation du membre tout entier.

Premier temps : Division de la peau.

L'incision de la peau commence au bord antérieur de l'acromion, et descend dans la direction du grand axe de l'humérus sur une étendue de 5 à 6 centimètres environ. Portant alors le bras en abduction (si l'on opère à droite), en adduction (si c'est à gauche), on conduit le couteau, pour le membre droit obliquement en dedans vers le bord antérieur de l'aisselle, pour le membre gauche obliquement en dehors vers le bord postérieur de cette dernière. L'incision s'arrête dans la peau de la partie supérieure du bras, à trois travers de doigt en dessous du bord inférieur de l'aisselle; puis, le membre étant relevé, elle s'infléchit sur sa face interne qu'elle parcourt transversalement en n'intéressant encore que la peau, afin de ne pas blesser les vaisseaux axillaires. Le bras étant alors reporté en adduction (à droite), en légère abduction (à gauche), le couteau est replacé au point de terminaison de l'incision transversale, et remonte alors obliquement à travers la peau jusqu'à ce qu'il rejoigne l'extrémité inférieure de l'incision verticale du début. Les bords de la plaie cutanée ainsi produite sont disséqués sur une étendue d'un centimètre environ, puis rétractés vers l'épaule, pendant que l'aide tire fortement en haut toute la peau de la région.

Deuxième temps : Division des muscles au dessus de l'articulation, et ouverture de celle-ci.

Au niveau de la peau rétractée, le chirurgien sectionne les muscles en deux traits de couteau partant l'un de la partie postérieure, l'autre de la partie antérieure de la région, et se dirigeant obliquement en haut vers l'acromion : il divise ainsi en arrière le triceps et le deltoïde, en avant ce dernier d'abord, puis, avec beaucoup de prudence, l'insertion du grand pectoral. Le biceps et le coraco-brachial qui recouvrent l'artère sont provisoirement laissés intacts. Il détache ensuite d'un seul trait, et reporte en bas, la partie moyenne du deltoïde comprise entre les deux incisions obliques précédentes : dès lors la capsule articulaire est mise à jour. En rapprochant alors le coude du thorax, il presse la tête articulaire contre la paroi externe de la capsule, puis il ouvre celle-ci par en haut et en dehors, à l'aide d'une incision curviligne qui divise du même coup les insertions des muscles à la grosse et à la petite tubérosité, ainsi que le long chef du biceps. Pour que la capsule soit aussi largement ouverte que possible, il faut que pendant sa division le bras soit progressivement porté d'une rotation extrême dans la rotation en sens opposé. La tête humérale se luxe alors facilement en dehors.

Troisième et quatrième temps : Division des parties molles dans le creux de l'aisselle et hémostase comme dans le procédé à lambeaux.

Cinquième temps : Réunion.

On suture d'abord les deux lèvres de l'incision verticale, puis on réunit également en ligne droite les deux bords de l'ovale restant. Un gros drain traversant toute la plaie dans le sens vertical, assurera sur le vivant l'écoulement des sécrétions.

3. Désarticulation après amputation préalable du bras par la méthode circulaire.
(Fig. 81, *AA*).

Ce procédé permettant de recourir à l'ischémie artificielle d'*Esmarch*, on l'emploiera de préférence quand on ne disposera pas d'un aide exercé pour comprimer les vaisseaux axillaires de la manière précédemment décrite.

Premier temps : Amputation du bras par la méthode circulaire en un seul temps.

Bras en abduction. Au niveau de l'insertion du deltoïde, diviser d'un seul trait circulaire jusqu'à l'os toutes les parties molles du membre, et scier aussitôt ce dernier à la même hauteur. Lier ensuite tous les vaisseaux visibles à la surface de la plaie d'amputation.

Deuxième temps : Division verticale des parties molles recouvrant l'articulation et désarticulation du moignon osseux.

De la pointe de l'apophyse coracoïde ou bien de l'acromion, faire descendre sur l'incision circulaire une incision verticale qui divise jusqu'à l'os les parties molles de la face antérieure du moignon. Pendant qu'un aide rétracte avec des crochets les deux lèvres de la plaie, saisir le tronçon osseux par son extrémité, et l'énucléer en lui imprimant des mouvements de rotation qui facilitent sa dénudation dans tous les sens. On doit avoir soin de toujours inciser dans la direction de l'os. Dans certains cas on peut même pratiquer cette énucléation par la méthode sous-périostée, c'est-à-dire, en décollant le périoste avec un éléva-toire. Après cela vient finalement la section transversale de la capsule articulaire.

Fig. 81.

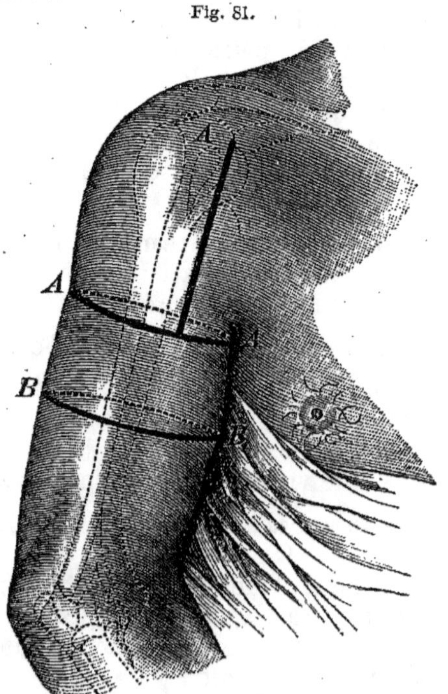

(*AA*) Désarticulation de l'épaule après amputation préalable du bras.
(*BB*) Amputation du bras par la méthode circulaire.

Troisième temps : Réunion.

Suturer d'abord la plaie verticale, puis suturer la plaie d'amputation circulaire de telle façon que l'un des angles de réunion soit reporté en arrière.

Après la désarticulation du membre supérieur, et quel que

soit le procédé employé, l'acromion forme toujours sous les téguments une saillie plus ou moins considérable. *Bonnet* conseille d'en réséquer une portion de 2 à 3 centimètres d'étendue; en cas de nécessité, on peut en faire autant pour l'apophyse caracoïde.

II. Amputation du bras.

Anatomie topographique.

Chez les sujets gras, le bras a la forme d'un cylindre légèrement aplati en dedans et en dehors. Chez les hommes très-musclés et dont le pannicule adipeux est peu abondant, la forme devient plus irrégulière à cause de la saillie que forment les muscles antérieurs et postérieurs de la région. On distingue bien alors sur la face interne et sur la face externe du bras deux sillons allongés qu'on nomme sillon bicipital interne et sillon bicipital externe. Près de l'épaule le membre se renfle et devient conique; à ce niveau se remarquent également deux sillons correspondant aux bords du deltoïde.

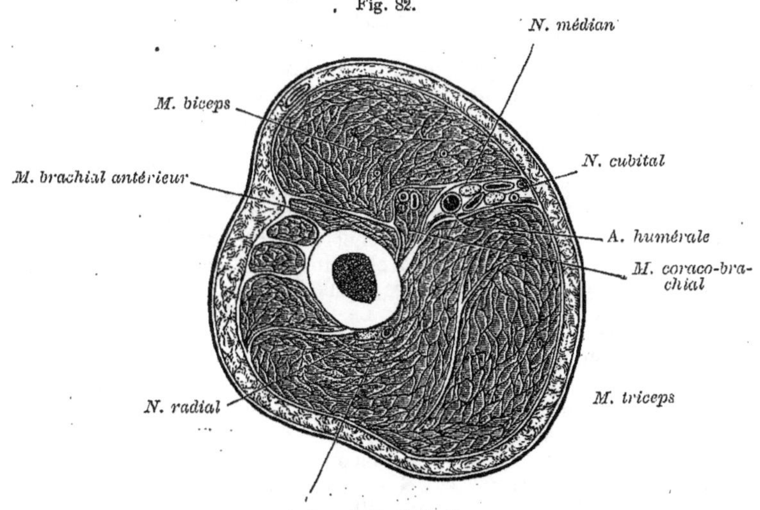

Coupe transversale du bras à sa partie moyenne.
(D'après *Braune*.)

Le point d'insertion de ce muscle à l'humérus est marqué extérieurement par une dépression très-apparente de la peau. La peau du bras est souple, plus mince en avant et en dedans qu'en arrière; à cause de son peu d'adhérence à l'aponévrose sous-jacente, elle se laisse facilement déplacer dans tous les sens. Dans le tissu sous-cutané rampent quelques filets nerveux sensibles ainsi que deux veines importantes : la veine céphalique, qui d'abord est située dans le sillon bicipital externe et plus haut dans l'interstice qui sépare le deltoïde du grand pectoral, la basilique dans le sillon bicipital interne. Cette dernière traverse obliquement l'aponévrose vers la partie moyenne du bras et se jette dans les veines humérales profondes. Les vaisseaux lymphatiques se réunissent également en deux cordons principaux qui accompagnent les veines précitées.

Renforcée supérieurement par les attaches tendineuses des muscles de l'épaule, l'aponévrose brachiale adhère à l'humérus au niveau des sillons bicipitaux par l'intermédiaire des cloisons intermusculaires interne et externe ; au point d'insertion du deltoïde elle lui est même directement unie.

Les muscles sont assez régulièrement disposés tout autour de la diaphyse de l'humérus ; les cloisons intermusculaires les partagent en deux groupes, dont l'un antérieur et l'autre postérieur. En avant nous rencontrons d'abord le biceps qui descend vers l'avant-bras en suivant la direction du grand axe de l'os, et sans prendre d'attache à celui-ci ; sous lui se trouve le brachial antérieur qui est directement appliqué sur l'humérus auquel il s'insère largement. En arrière, ce dernier est entouré de toutes parts par le muscle triceps dont les deux chefs latéraux s'insèrent à l'os lui-même. Nous avons indiqué p. 102, la façon dont les muscles de l'épaule coiffent l'extrémité articulaire de l'humérus.

Les rapports de l'artère humérale et son trajet dans le sillon bicipital interne ont été décrits p. 50. Après une amputation on lie non seulement cette dernière artère, que l'on trouve facilement au bord interne du biceps, mais encore les deux collatérales internes dont la supérieure est satellite du nerf cubital, et enfin l'humérale profonde qui accompagne le nerf radial. On doit également toujours penser à la possibilité d'une division précoce de l'artère humérale.

Des trois nerfs principaux du bras, le médian accompagne d'abord l'artère humérale à sa face antérieure ; plus bas il se place à son côté interne. Le nerf cubital occupe le même sillon que l'artère, mais il est plus rapproché de la face interne du membre. A un travers de main au-dessus du coude, il perce la membrane intermusculaire pour gagner la face postérieure de l'épitrochlée. Le nerf radial quitte la partie supérieure et interne du bras pour se porter en arrière, puis en dehors en décrivant une longue spirale autour de l'os : pendant ce trajet il est situé entre les chefs du triceps et directement appliqué sur l'os ; après qu'il a traversé la cloison intermusculaire externe, on le trouve au côté externe du membre, dans le sillon compris entre le long supinateur et le brachial antérieur. Le point où il apparaît ainsi au bord externe du bras correspond juste au milieu d'une ligne tirée de l'insertion inférieure du deltoïde à l'épicondyle.

Le corps de l'humérus est triédrique et présente donc trois bords : un antérieur, un interne et un externe. Vers le bas l'os s'élargit pour former la surface articulaire supérieure de l'articulation du coude, en même temps qu'avec l'aide de l'épitrochlée et de l'épicondyle, il agrandit la surface d'insertion des muscles fléchisseurs et extenseurs de la main. A son extrémité supérieure l'os se renfle et présente une tête articulaire hémisphérique, ainsi que des saillies ou tubérosités qui servent de points d'attache aux muscles rotateurs du bras, et entre lesquelles règne une gouttière pour le passage du long chef du biceps. Aux bords interne et externe de l'humérus s'insèrent les deux membranes intermusculaires.

Amputation.

Le sujet est couché sur le dos, le côté malade rapproché du bord de la table, l'épaule un peu relevée, le bras étendu à angle droit sur le thorax. L'opérateur se place en dehors du membre et fixe celui-ci au dessus (si c'est à droite), au dessous (si c'est à gauche) du point où doit se faire l'amputation. L'aide principal se tient de préférence derrière l'épaule correspondante et attire le plus possible la peau vers la racine du membre ; en cas de besoin il comprime en même temps l'axillaire contre la tête humérale, ou bien la brachiale, contre le corps de l'humérus, au niveau du sillon bicipital interne. Un autre aide maintient l'avant-bras.

Toutes les méthodes d'amputations sont ici applicables; néanmoins on recourt presque toujours à la méthode circulaire et à celle à lambeaux. L'amputation peut être pratiquée à tous les points de la hauteur du bras.

I. Méthode circulaire (Fig. 81, *BB*).

On peut faire l'incision des parties molles en un seul temps; mieux vaut pourtant employer le procédé en deux temps qui trouve ici son application mieux que partout ailleurs, grâce au revêtement musculaire uniforme de toute la surface de l'os.

Premier temps : Division de la peau.

Avec un couteau à amputations de moyenne grandeur, inciser circulairement la peau d'un seul trait sur toute la circonférence du membre, en ayant soin de respecter l'aponévrose au niveau du sillon bicipital interne, là où elle recouvre directement l'artère humérale; par quelques traits de couteau dirigés perpendiculairement aux muscles, disséquer une manchette de peau de 3 à 4 centimètres de hauteur et la retrousser à sa base.

Deuxième temps : Division des parties molles restantes.

Au bord de la peau rétractée diviser les autres parties molles par une seconde incision circulaire pénétrant jusqu'à l'os; la couche musculaire profonde qui adhère à l'os n'est d'ordinaire que partiellement atteinte par cette incision. Avec un couteau à lame courte, on en complète la division pendant qu'un aide maintient les autres couches rétractées. Il importe d'explorer ensuite la plaie pour constater si le nerf radial, qui est directement appliqué sur l'os, a bien réellement été divisé; en raison de sa position même, ce nerf échappe en effet très-facilement à l'action de l'instrument.

Troisième temps: Section de l'os.

Inciser circulairement le périoste et le détacher avec l'élévatoire (rugine) sur une hauteur de 1 à 2 centimètres environ. Tout en maintenant les parties molles relevées à l'aide de la main gauche, scier transversalement l'humérus au devant de l'ongle du pouce directement appliqué à sa surface.

Quatrième temps : Hémostase et réunion.

Comme il a été dit précédemment, les principales artères à lier sont la brachiale, l'humérale profonde, les deux collatérales internes. La réunion s'exécute en rabatant le cylindre de parties molles par dessus le moignon osseux, puis en suturant les bords en ligne droite et de telle façon que l'un des angles de la plaie soit reporté en arrière. Un drain placé perpendiculairement à la surface de section, assure sur le vivant le libre écoulement des liquides sécrétés par la plaie.

2. Méthode à lambeaux (Fig. 84, *AA*).

Tous les procédés précédemment décrits trouvent ici leur application; pourtant lorsqu'on ampute le bras au niveau de son tiers moyen ou de son tiers inférieur, on recourt de préférence au procédé à deux lambeaux égaux, dont l'un interne et l'autre externe; on donne toutefois un peu plus de longueur au lambeau interne à cause de la rétractilité plus grande de la peau de ce côté. Outre la peau et le tissu cellulaire sous-cutané, les lambeaux peuvent comprendre dans leur épaisseur l'aponévrose sous-jacente.

Malgaigne formait un grand lambeau antérieur à base très large et divisait les parties molles restantes par une incision semi-circulaire.

Teale taillait d'abord un grand lambeau externe, puis un interne plus petit, qui contenait les vaisseaux.

La méthode à lambeaux convient surtout bien pour l'amputation du bras au tiers supérieur; le recouvrement du moignon s'opère principalement alors aux dépens de la face externe du membre.

III. Désarticulation du coude.

Anatomie topographique (Fig. 83).

Trois articulations bien distinctes concourent à former cette jointure: la plus importante, qui représente une ginglyme angulaire pure, a lieu entre la trochlée de l'humérus et la grande cavité sigmoïde du cubitus (articul. huméro-cubitale), la seconde entre le condyle de l'humérus et la cupule excavée du radius (articul. huméro-radiale), la troisième, qui est moins importante au point de vue opératoire, entre la bordure articulaire de la tête du radius et la petite cavité sigmoïde du cubitus (artic. radio-cubitale). Les deux premières donnent lieu par leur réunion à l'existence d'un interligne articulaire unique, qui est dirigé non pas horizontalement, mais obliquement de haut en bas et de dehors en dedans; il résulte de cette disposition que les os de l'avant-bras forment avec l'os du bras un angle obtus ouvert en dehors. Au niveau de l'articulation radio-humérale, les surfaces articulaires n'offrent que peu de points de contact; par contre l'extrémité supérieure du cubitus enserre la trochlée entre la pointe de son olécrâne en arrière, et le crochet de son apophyse coronoïde en avant. Dans sa partie radio-humérale l'interligne articulaire se laisse aisément reconnaître à travers les tissus qui le recouvrent, surtout lorsqu'on imprime à la main des mouvements de supination et de pronation: on trouve toujours alors l'interligne immédiatement en dessous de la saillie un peu arrondie et nettement proéminente que forme l'épicondyle au côté externe de la jointure. A la face interne du coude l'interligne est débordé supérieurement par la saillie de l'épitrochlée, mais il en est assez distant, et de plus il est profondément caché sous une couche épaisse de parties molles, ce qui fait qu'à ce niveau on ne peut en déterminer le siège précis aussi facilement qu'en dessous de l'épicondyle. A la face postérieure du coude se remarque la saillie manifeste de l'olécrâne limitée de chaque côté par un sillon peu profond.

La capsule ligamenteuse s'insère en haut au bord de la surface articulaire de l'humérus, et par conséquent ne ferme pas les fosses olécrânienne et coronoïdienne de l'humérus ; celles-ci sont occupées par du tissu fibreux offrant parfois une structure à mailles remplies de graisse. A l'avant-bras la capsule ne prend d'insertion osseuse que sur le cubitus, tandis qu'au niveau du radius elle se continue avec le ligament annulaire. Sur les côtés l'articulation est pourvue de solides ligaments, appelés ligaments latéraux, dont l'externe se termine également dans le ligament annulaire.

Fig. 83.

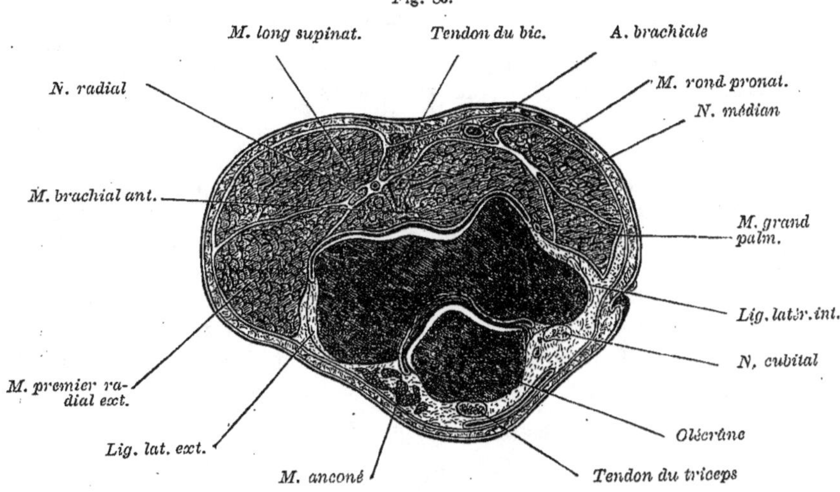

Coupe transversale du coude.
(D'après *Braune*).

Les muscles sont ainsi disposés : en arrière le tendon du triceps se perd dans le périoste olécranien ; en avant les deux sillons bicipitaux convergent au pli du coude et partagent les muscles en trois groupes distincts. Le groupe médian est formé par le biceps et le brachial antérieur réunis, l'externe par les extenseurs de la main insérés à l'épicondyle, l'interne par les antagonistes de ces derniers insérés à l'épitrochlée.

Nous avons décrit page 49 le trajet de l'artère brachiale au pli du coude ; en outre de ce vaisseau, la région est pourvue d'un réseau artériel, réseau articulaire du coude, à la formation duquel prennent part au côté externe les terminaisons de l'humérale profonde et la récurrente radiale, au côté interne les collatérales supérieure et inférieure ainsi que la récurrente cubitale, enfin la branche récurrente fournie par l'interosseuse.

Des trois gros troncs nerveux de cette région le médian siège à la face antérieure, en dedans de l'artère brachiale, le cubital est appliqué directement contre l'os dans une gouttière située à la face postérieure de l'épitrochlée, le radial est au côté externe profondément situé dans l'interstice qui sépare le long supinateur du brachial antérieur.

L'aponévrose du coude donne attache par sa face profonde aux muscles recouvrant la partie interne de la jointure ; elle est renforcée par des faisceaux que lui envoient les deux ligaments latéraux, et en outre par l'expansion aponévrotique provenant du tendon du biceps. Elle offre moins de résistance à la face postérieure de la région.

Au niveau du pli du coude on trouve des veines superficielles rampant dans un tissu sous-cutané lâche et très-graisseux ; ce sont : en dehors la céphalique, en dedans la basilique, entre les deux la médiane commune qui communique avec celles-ci par ses branches de division, la médiane basilique et la médiane céphalique, et qui communiquent en outre avec les veines profondes du bras par la branche qu'elle leur envoie à travers l'aponévrose.

A la face antérieure du coude la peau est mince et se laisse facilement déplacer ; les plis qu'on y constate sont loin d'avoir une direction toujours la même, ce qui leur enlève toute valeur pratique pour l'opérateur. A la face postérieure la peau est plus épaisse mais également mobile sur les couches sous-jacentes ; parfois pourtant elle adhère intimement à l'olécrâne. Sur les sujets maigres on peut facilement reconnaître à travers la peau de cette région les trois groupes musculaires de la face antérieure, les veines superficielles, la tête du radius, l'olécrâne et le triceps.

Désarticulation.

Le bras est écarté du tronc ; le chirurgien se place en dehors du membre s'il opère à droite, en dedans si c'est à gauche. L'aide principal se tient en face de l'opérateur ; l'hémostase prophylactique est obtenue soit à l'aide de la bande élastique, soit par la compression digitale de la brachiale contre la face interne de l'humérus ; un aide fixe l'avant-bras étendu sur le bras.

La désarticulation se pratique par la méthode circulaire ou par la méthode à lambeaux.

I. Méthode circulaire (Fig. 84, *BB).*

Premier temps : Formation d'une manchette cutanée.

De la main gauche l'opérateur rétracte fortement la peau du coude vers le bras, puis à 3 ou 4 travers de doigt (7-8 centim.) en dessous de la ligne de l'épitrochlée et de l'épicondyle, il divise circulairement la peau jusqu'à l'aponévrose. Par quelques coups de tranchant dirigés perpendiculairement à l'aponévrose, il dissèque la manchette jusqu'au niveau de la ligne précitée, et la renverse ensuite vers le haut ; il agira surtout prudemment en arrière, à cause de l'adhérence possible de la peau à la face postérieure de l'olécrâne.

Deuxième temps : Division des parties molles restantes et des moyens d'union de l'articulation.

L'avant-bras est placé en extension forcée sur le bras ; par une vigoureuse incision on divise transversalement toutes les parties molles du coude jusqu'aux os, On trouve facilement sur le côté externe l'articulation huméro-radiale; on l'ouvre en divisant en même temps le ligament latéral externe ; il est dès lors aisé d'ouvrir également la jointure en avant au niveau de l'interligne huméro-cubital; on sectionne le ligament latéral interne, on luxe l'olécrâne en exagérant davantage l'extension de l'avant-bras sur le bras, on glisse la lame du couteau transversalement à travers l'articulation béante et l'on coupe finalement en arrière le tendon du triceps.

Troisième temps: hémostase et réunion.

Lier l'artère humérale au bord interne du biceps, puis quelques petites branches appartenant au réseau articulaire du coude. Ne pas oublier que souvent la brachiale se divise déjà en radiale et en cubitale avant d'être arrivée au coude.

La réunion des bords de la manchette cutanée se fait dans le sens transversal.

2. Méthode à lambeaux (Fig. 84, *CC*).

On recouvre la large extrémité articulaire de l'humérus, soit à l'aide d'un lambeau unique, soit à l'aide de deux lambeaux. Ceux-ci peuvent comprendre la peau et les muscles dans leur épaisseur, ou mieux encore être simplement tégumentaires. *(Bruns)*.

Le procédé à un seul grand lambeau antérieur *cutané*, à base large, mérite la préférence ; on l'exécute comme suit :

Premier temps: formation du lambeau cutané antérieur.

Une incision courbe, à convexité inférieure, commençant à un travers de pouce en dessous du bord postérieur de l'épicondyle et se terminant à la même distance du bord postérieur de l'épitrochlée, circonscrit à la face antérieure de l'avant-bras un lambeau cutané arrondi, long de 10 à 12 centimètres, qu'on

Fig. 84.

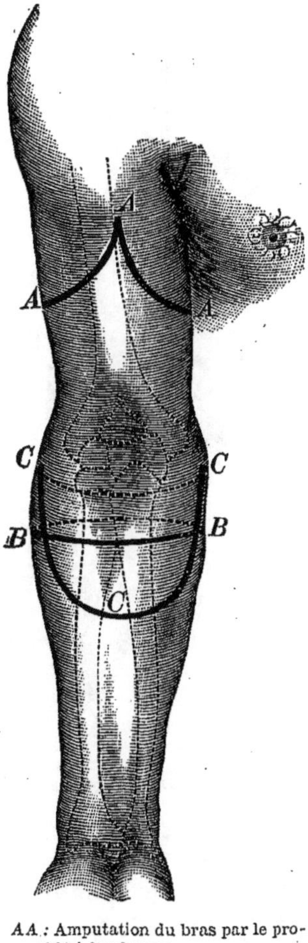

AA.: Amputation du bras par le procédé à lambeaux ;
BB : Désarticulation du coude par la méthode circulaire ;
CC : Par la méthode à lambeaux.

détache immédiatement jusqu'au niveau de sa base de l'aponévrose sous-jacente, et qu'on fait ensuite relever par un aide.

Deuxième temps : Division des parties molles restantes.

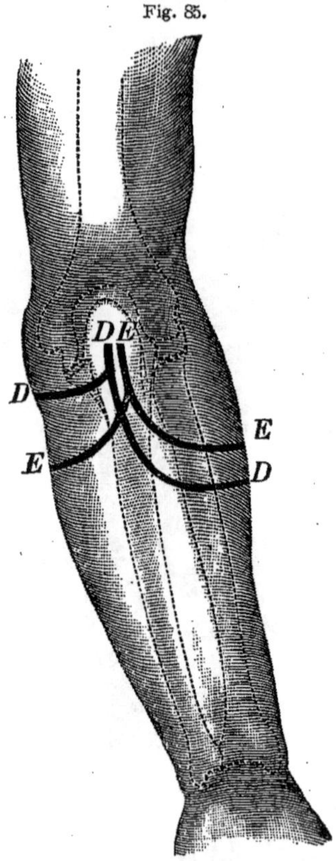

Fig. 85.

Désarticulation du coude à lambeau radial ou externe *(DD)*; à deux lambeaux latéraux *(EE)*.

Plier le coude à angle droit et ramener sa face postérieure en avant : une seconde incision légèrement convexe en bas, réunit les deux extrémités de la première incision en passant par dessus la face postérieure de l'olécrâne. Le bord de la peau sectionnée remonte aussitôt : au-dessus de la pointe de l'olécrâne, diviser transversalement de l'épitrochlée à l'épicondyle toutes les parties molles de la face postérieure de la jointure, ainsi que les deux ligaments latéraux; d'un second trait de couteau diviser de même tous les muscles à la face opposée.

Après avoir lié tous les vaisseaux visibles à la surface du moignon, ramener le lambeau antérieur par dessus l'os, et le réunir par la suture au bord postérieur de la plaie. Un drain placé dans l'axe transversal de la plaie assurera sur le vivant le libre écoulement des sécrétions.

La désarticulation du coude à lambeau latéral unique, ou à deux lambeaux latéraux, s'exécuterait absolument de la même manière (voir fig. 85).

Lorsqu'il ne reste plus assez de parties molles pour recouvrir le large moignon osseux de l'humérus, on peut reséquer avec la scie une portion de sa surface articulaire. S'il existe des aspérités trop saillantes de l'os, on les abrasera avec la pince incisive de *Liston*.

IV. Amputation de l'avant-bras.

Anatomie topographique (Fig. 86).

Chez les personnes grasses l'avant-bras a la forme d'un cône à base tournée vers le coude; chez les hommes musclés il est au contraire prismatique triangulaire dans la moitié supérieure, et aplati d'avant en arrière dans sa moitié inférieure.

La peau de l'avant-bras est très-mince, mobile, et unie à la mince aponévrose sous-jacente par un panniculé adipeux assez abondant. Les veines
sous-cutanées de la face antérieure sont reconnaissables par transparence à
travers les téguments. Ce sont : au bord externe la céphalique, au bord
interne la basilique, entre les deux et juste au milieu la veine médiane, qui
au pli du coude communique avec les précédentes par ses deux branches de
division, la médiane céphalique et la médiane basilique. Les nerfs cutanés
et les vaisseaux lymphatiques accompagnent les veines dans leur trajet. La
mince aponévrose superficielle donne attache en haut à différents muscles et
de plus envoie entre eux des cloisons de séparation; elle s'insère en outre au
bord libre du cubitus et à la moitié inférieure du radius : elle n'est donc pas
propre à être comprise dans la manchette cutanée d'amputation.

Fig. 86.

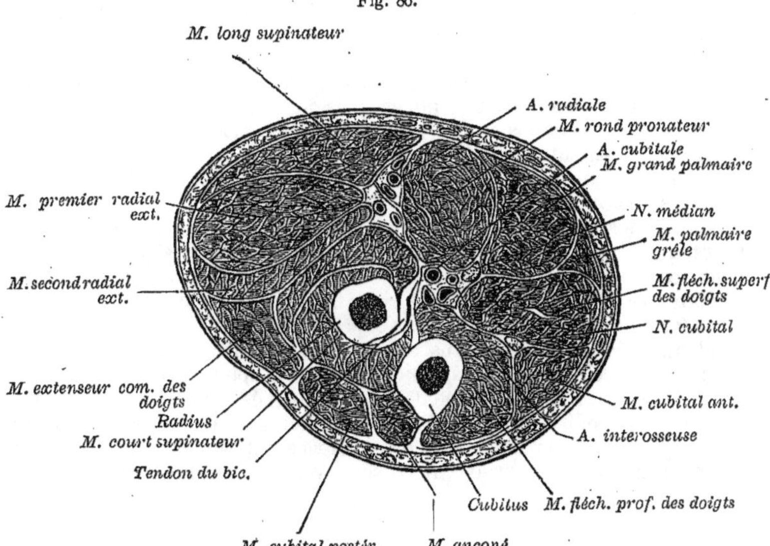

Coupe transversale de l'avant-bras au niveau de son tiers supérieur (d'après *Braune*).

Les muscles n'ont de corps charnu que dans les deux tiers supérieurs de
l'avant-bras; au tiers inférieur, si l'on en excepte le carré pronateur, ils ne
sont plus représentés que par leurs tendons terminaux. On peut, pour la
facilité de leur description, les partager en trois groupes, dont un interne, un
externe, et un postérieur. Les muscles du premier groupe prennent naissance
aux environs de la trochlée; ce sont : le rond pronateur, le grand palmaire et
le cubital antérieur. Ceux du groupe externe — long et court supinateur —
s'insèrent au voisinage du condyle externe de l'humérus. Ces deux paquets
musculaires sont nettement séparés l'un de l'autre par un espace triangulaire
dans le fond duquel descend le tendon du biceps. Le groupe postérieur
recouvre la face dorsale de l'avant-bras; il se compose d'un certain nombre
de muscles à direction verticale, qui livrent passage entre eux au niveau de
la moitié inférieure de la région, à quelques autres muscles obliquement
dirigés du cubitus vers le bord radial du membre. Les premiers sont : les
deux radiaux externes, l'extenseur de l'index, l'extenseur commun des doigts,
l'extenseur propre du petit doigt et le cubital postérieur. Recouverts par les
extenseurs des doigts, les seconds — court et long extenseur du pouce,

long abducteur du pouce — émergent de la profondeur au bord externe de l'extenseur commun et se dirigent en dehors en croisant les deux radiaux externes. A la partie inférieure de l'avant-bras se trouve enfin un dernier muscle, le carré pronateur, qui est transversalement tendu au devant des deux os de l'avant-bras.

Pour les artères de l'avant-bras, voir p. 52.

Les nerfs sont au nombre de trois principaux : le médian, le radial et le cubital. Le médian siège assez exactement sur la ligne médiane de la face antérieure de l'avant-bras : il traverse d'habitude le rond pronateur, chemine entre le fléchisseur profond et le fléchisseur sublime et arrive à la main après avoir innervé en haut les différents muscles fléchisseurs, et fourni le nerf interosseux interne qui accompagne l'artère de même nom. Parfois il est accompagné d'une artère médiane.

Immédiatement en dessous du condyle externe de l'humérus, le nerf radial se divise en ses deux branches terminales : la branche dorsale qui traverse le court supinateur, fournit des branches pour les extenseurs ainsi que le nerf interosseux externe qui rejoint l'artère interosseuse correspondante ; la branche antérieure, qui est plus superficielle, accompagne l'artère radiale à son côté externe, et la quitte au tiers inférieur de l'avant-bras pour se porter également en arrière.

Le nerf cubital traverse d'abord le muscle cubital antérieur et vient ensuite se placer au côté interne de l'artère cubitale.

Le squelette de l'avant-bras se compose de deux os, le radius en dehors, le cubitus en dedans. A sa partie supérieure le radius est arrondi et grêle ; dans les deux tiers inférieurs où il est sous-cutané, il devient prismatique triangulaire et s'épaissit pour former le principal moyen d'union avec le carpe (v. plus loin) ; son articulation supérieure a été décrite p. 110. Contrairement au précédent, le cubitus est prismatique triangulaire dans sa partie supérieure, grêle et arrondi à son extrémité inférieure ; nous avons vu, p. 110, comment il s'articule solidement avec la trochlée humérale ; il ne concourt par contre qu'indirectement à l'articulation du bras avec la main. Le cubitus et le radius interceptent entre eux l'espace interosseux que ferme presqu'entièrement la membrane interosseuse ou ligament interosseux.

Amputation.

Le mode opératoire diffère quelque peu suivant que l'on ampute dans la partie aplatie et tendineuse, ou bien dans la partie conique et musculeuse du membre. Quelle que soit la région où l'on opère, on fera bien dans tous les cas de ne chercher à recouvrir le moignon qu'avec la peau seule, l'aponévrose devant être sacrifiée pour les raisons exposées plus haut.

Des différentes méthodes d'incision connues, c'est la circulaire en deux temps qui doit être considérée comme la méthode de choix ; néanmoins pour certains membres très-aplatis, l'amputation dans la partie moyenne s'accommode mieux du procédé à lambeaux.

I. Méthode circulaire (Fig. 87, AA.)

Elle convient surtout pour l'amputation de l'avant-bras dans son tiers inférieur ; mais on l'applique également avec succès dans les deux tiers supérieurs.

Premier temps : Formation de la manchette cutanée.

L'opérateur se place sur le côté du membre; de manière à avoir à sa droite la partie à enlever; avec la main gauche il rétracte le plus possible la peau vers la racine du membre. L'avant-bras est placé en demi-pronation; l'hémostase prophylactique est obtenue soit au moyen de la constriction élastique d'*Esmarch*, soit par la compression digitale de la brachiale contre le corps de l'humérus.

D'un seul trait de couteau diviser circulairement la peau jusqu'à l'aponévrose, puis par quelques coups de tranchant perpendiculaires à cette dernière, disséquer une manchette ayant la longueur voulue pour recouvrir le moignon (voir p. 90 la façon de déterminer cette longueur). Si l'on éprouve quelque difficulté à retrousser la manchette à cause de l'épaississement brusque de l'avant-bras à sa partie moyenne, la fendre dans toute sa hauteur sur la face postérieure du membre.

Deuxième temps : Section des chairs restantes et du squelette.

Au niveau de la peau rétractée couper circulairement les chairs et les tendons; cette section est rendue quelque peu difficile, notamment à la partie inférieure de l'avant-bras, par le fait que les tendons fuient facilement sous le tranchant du couteau. La division des chairs profondes s'exécute avec le couteau interosseux, qu'on plonge d'avant en arrière, puis d'arrière en avant, dans l'espace interosseux, en lui faisant contourner les os de la façon décrite p. 88.

Disséquer ensuite sur le radius et le cubitus une petite manchette de périoste; puis, les parties molles étant relevées à l'aide de l'élévatoire ou d'une compresse à trois chefs, procéder à la section des deux os en ayant soin de terminer celle du radius, qui est plus mobile, avant celle du cubitus qui est plus solidement articulé; c'est seulement quand l'amputation a lieu très-bas, que la division du radius et du cubitus se fait dans l'ordre inverse du précité.

Troisième temps : Hémostase et réunion.

Lier la radiale, la cubitale, l'interosseuse interne et au besoin l'interosseuse externe. S'il existe une artère médiane, éviter de saisir avec elle le nerf médian.

Rabattre la manchette par dessus la plaie et en suturer les bords de façon que la ligne de réunion soit dirigée transversalement du bord radial au bord cubital du membre. Sur le vivant drainer la plaie dans le même sens.

2. Méthode à lambeaux (Fig. 87, *BB*).

Pour l'amputation de l'avant-bras dans ses deux tiers supérieurs, on a souvent recours soit au procédé à un seul lambeau palmaire (antérieur), soit préférablement au procédé à deux lambeaux dont l'un palmaire et l'autre dorsal. Les lambeaux doivent être taillés uniquement dans la peau et le tissu cellulaire sous-cutané. La longueur du lam-

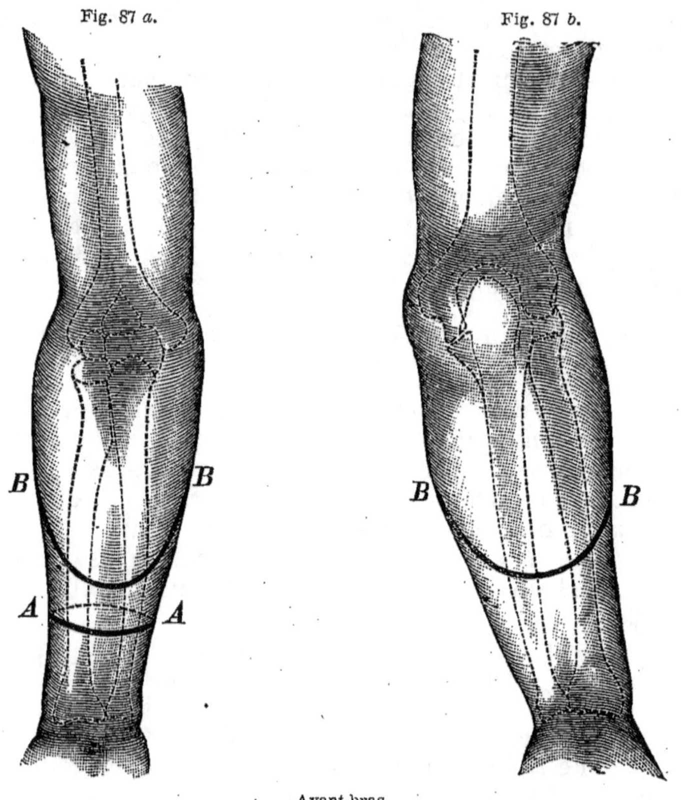

Avant-bras,

a) Vu par sa face antérieure, *b*) Vu par sa face postérieure.

AA Amputation par la méthode circulaire, *BB* Amputation par la méthode à deux lambeaux.

beau unique doit être égale au diamètre entier du membre au point où l'on opère; quand on fait deux lambeaux, on donne à chacun une hauteur équivalente à la moitié de ce diamètre. Chaque lambeau doit comprendre à sa base la demi-circonférence du membre.

La dissection des lambeaux palmaire et dorsal terminée, le reste de l'opération s'exécute comme dans l'amputation par la méthode circulaire. Dans le procédé à un seul lambeau palmaire, une incision semi-circulaire divise la peau de la face postérieure

à un centimètre en dessous de la base du lambeau. La réunion
s'effectue comme dans toutes les autres amputations à lambeaux.

V. Désarticulation du poignet.

Anatomie topographique (Fig. 88).

L'articulation radio-carpienne est formée d'un côté par les
trois os de la rangée supérieure du carpe — scaphoïde, semi-lunaire, pyramidal — dont le revêtement cartilagineux continu donne lieu à une surface
articulaire unique, de l'autre par la facette, concave dans le sens transversal,
de l'extrémité inférieure du radius, ainsi que par la face inférieure du fibro-
cartilage triangulaire.

Le cubitus ne fait qu'indirectement partie de cette jointure par l'intermédiaire du fibro-cartilage ; il s'unit lui-même à la face supérieure de ce dernier
et en outre au bord interne de l'extrémité du radius avec lequel il forme une
articulation complètement indépendante : articulation radio-cubitale. L'articulation radio-carpienne est limitée sur les côtés par les apophyses styloïdes
du radius et du cubitus, dont la première descend plus bas que la seconde.
L'interligne articulaire décrit une courbure à convexité supérieure qui aboutit
de chaque côté immédiatement au-dessous de chaque apophyse. Le sommet
de cette courbure est à un centimètre au-dessus d'une ligne droite réunissant
horizontalement les pointes de ces deux apophyses. Ces dernières constituent
d'excellents points de repère pour aller à la recherche de l'interligne qu'on
trouve facilement en-dessous d'elles, en longeant avec les doigts les bords du
radius et du cubitus. D'autres saillies osseuses existent en-dessous de la
jointure, qui peuvent également nous guider au cours de la désarticulation :
ce sont à la face palmaire l'éminence radiale (trapèze) et l'éminence cubitale
(os pisiforme) du carpe, c'est à la face dorsale le bord interne de l'os crochu.

Fig. 88.

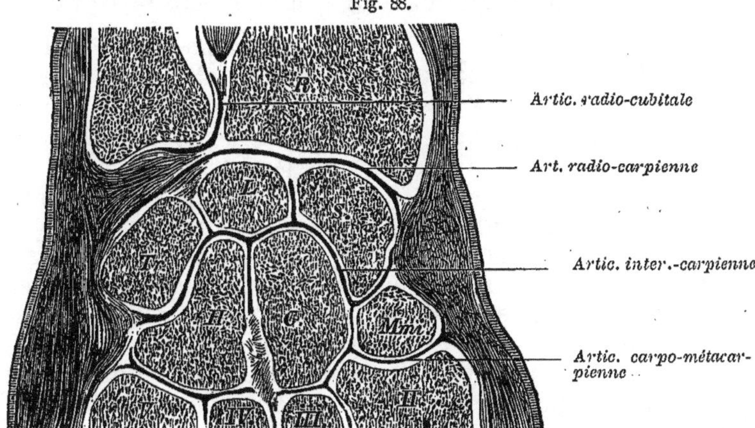

Coupe verticale et transversale du poignet.

U : cubitus, *R :* radius, *Tr :* pyramidal, *L :* semi-lunaire, *S :* scaphoïde, *C :* grand os, *H :* os crochu,
Mmi : trapézoïde, *II, III, IV, V :* 2e, 3e, 4e et 5e métarcarpiens.

La capsule articulaire fibreuse est renforcée sur les côtés par les ligaments latéraux interne et externe, en arrière par le large ligament rhomboïde,
en avant par les ligaments accessoires droit et oblique, ainsi que par le solide
ligament annulaire antérieur du carpe qui est transversalement tendu d'une

éminence carpienne à l'autre; sous ce dernier passent en descendant vers la main, les tendons des fléchisseurs des doigts enveloppés d'une gaine synoviale commune (bursa carpalis), et par dessus ces tendons le nerf médian. A la face dorsale de l'articulation descendent les tendons des muscles extenseurs dans une gaine divisée en six loges distinctes.

L'artère cubitale, accompagnée de la branche profonde du nerf cubital, gagne la paume de la main en passant au bord externe de l'os-pisiforme; l'artère radiale, après avoir fourni la branche qui complète l'arcade palmaire superficielle, s'infléchit sous l'apophyse styloïde du radius et gagne la face dorsale pour aller traverser le premier espace interosseux. La branche superficielle du nerf cubital et celle du nerf radial croisent, chacune de son côté, le bord correspondant des deux os de l'avant-bras et se rendent à la face dorsale de la main.

La peau de la région du poignet est très-mince, mobile, et unie à l'aponévrose par un tissu conjonctif peu épais et lâche. Au point d'union de l'avant-bras et de la main elle présente trois sillons transversaux dont l'inférieur correspond à peu près à l'articulation médio-carpienne, et le moyen à l'articulation radio-carpienne, tandis que le supérieur se trouve à environ à 2 centimètres au-dessus de cette dernière. Ces sillons constituent des repères peu sûrs pour rechercher les interlignes articulaires.

Désarticulation.

Le procédé circulaire, le procédé à un seul lambeau dorsal ou palmaire, et le procédé à deux lambeaux sont également d'une bonne exécution et d'un bon résultat; en cas de besoin on peut même prendre sur le pouce un lambeau radial (externe).

I. Désarticulation par la méthode circulaire (Fig. 89, AA).

Premier temps: Formation d'une manchette cutanée.

Le chirurgien se place au bout du membre et de la main gauche fixe la main malade en demi-supination. Un aide retire fortement la peau de l'avant-bras en haut, et si l'on n'a pas appliqué le lien élastique, comprime en même temps les artères radiale et cubitale contre les os sous-jacents.

L'opérateur recherche la pointe des apophyses styloïdes, et sous celles-ci reconnaît également la saillie formée par l'os crochu en dedans, et celle formée par le trapèze en dehors. A la hauteur de ces deux dernières saillies, il divise circulairement la peau en un ou deux temps jusqu'à l'aponévrose. La peau est ensuite disséquée et retroussée en manchette jusqu'au niveau de la ligne des apophyses styloïdes. Cette dissection de la manchette est particulièrement délicate au voisinage de l'os pisiforme.

Deuxième temps: Section des parties molles restantes et désarticulation.

A la hauteur des apophyses styloïdes, il coupe en une fois jusque sur la jointure, toutes les parties molles de la face dorsale du poignet; puis, insinuant le couteau en dessous de l'apophyse styloïde du radius, il pénètre dans l'articulation, et parcourt d'une extrémité à l'autre la courbure à convexité supérieure que décrit l'interligne. Plaçant alors la main en flexion palmaire modérée, il glisse le couteau transversalement à travers

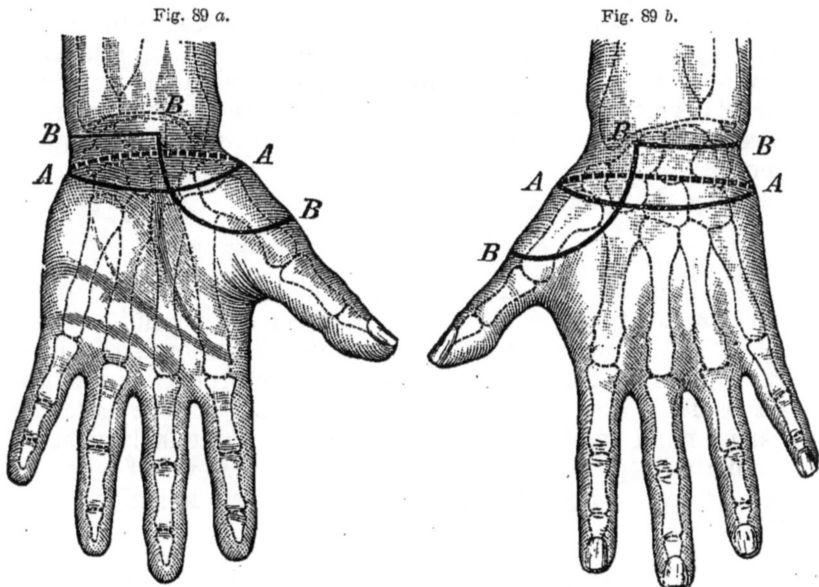

a Main vue par sa face palmaire, b vue par sa face dorsale.
AA Désarticulation radio-carpienne par la méthode circulaire; BB Désarticulation par la méthode à lambeau radial.

la jointure béante, et d'un seul trait divise la capsule et les autres parties molles de la face antérieure. Il n'est pas à conseiller de vouloir pénétrer dans la jointure par son bord cubital, parce que de ce côté on s'exposerait à passer entre les deux rangées du carpe; même accident est à craindre lorsqu'on veut pénétrer par la face dorsale.

Troisième temps: Hémostase et réunion.

Les artères à lier sont : au voisinage de l'apophyse styloïde du radius la radiale avant ou après sa division; à la partie interne de la plaie la cubitale préalablement isolée du nerf cubital, et enfin sur le vivant des petites branches appartenant au réseau articulaire du carpe. La réunion de la plaie se fait transversalement d'une apophyse à l'autre; un drain est placé dans la même direction.

2. Désarticulation par la méthode à lambeaux.

a) Procédé à lambeau dorsal (Fig. 97, AA).

La main est placée en pronation et fortement fléchie; un aide rétracte la peau vers la racine du membre. Une incision semi-lunaire, à convexité tournée vers les doigts, et dont les extrémités aboutissent aux pointes des apophyses styloïdes, délimite à la face dorsale de la main un lambeau cutané arrondi de 4 à 5 centimètres de hauteur, qu'on dissèque immédiatement jusqu'au niveau du bord inférieur du radius. Une seconde incision, semi-circulaire, divise ensuite la peau de la face antérieure du poignet, au niveau du sillon cutané qui établit la limite entre l'avant-bras et la main. Enfin une troisième incision divise circulairement les parties molles restantes jusqu'aux os. L'ouverture de l'articulation et la section de la capsule se pratiquent comme dans le procédé à manchette. Le bord du lambeau est suturé au bord antérieur de la plaie.

b) Procédé à lambeau palmaire.

Main en supination; tailler, comme il a été dit pour *a*, un lambeau cutané palmaire, dont le bord convexe atteint le milieu du troisième métacarpien; le détacher de l'aponévrose et le rabattre en haut. La main étant replacée en pronation, à la base des os de l'avant-bras, couper jusque sur la jointure toutes les parties molles de la face dorsale, au moyen d'une incision semi-circulaire légèrement convexe en bas. Achever l'opération comme dans le procédé à manchette, et suturer le lambeau à la face dorsale.

c) Procédé à lambeau externe (Dubrueil) (Fig. 89, BB).

Sur les deux faces de la jointure, et à 1/2 centimètre en dessous de l'interligne, marquer d'un trait la limite qui sépare le tiers moyen du tiers externe du poignet. Du point marqué à la face dorsale, faire descendre une incision qui arrive jusqu'au milieu du métacarpien du pouce, et s'y recourbe brusquement pour remonter en avant jusqu'au point correspondant de la face palmaire : cette incision délimite sur le pouce un lambeau cutané arrondi qu'on détache jusqu'à sa base et qu'on fait rétracter. Couper la peau restante à la partie interne du poignet au moyen d'une incision en fer à cheval, perpendiculaire au grand axe du membre, qui commence et finit aux mêmes points que la précédente. Pendant que l'aide rétracte fortement la peau, couper ensuite toutes les autres parties molles à la hauteur de la ligne articulaire, et achever la désarticulation comme précédemment. Il reste alors à rabattre le lambeau par dessus la surface articulaire de l'avant-bras, et à le suturer aux bords de l'incision en fer-à-cheval.

d) Procédé à deux lambeaux dorsal et palmaire.

La main étant tenue en supination, tailler dans la face palmaire un premier lambeau cutané moitié moins long que celui décrit en *b)*; replacer la main en pronation et en faire un second dorsal, plus court également de moitié que celui de *a)*. Les détacher tous deux de l'aponévrose jusqu'au niveau de la jointure, diviser circulairement les parties molles restantes, et désarticuler comme il a été dit plus haut.

Le lambeau palmaire ne sera jamais taillé par transfixion, car on s'exposerait trop de cette manière à faire des boutonnières à la peau au niveau des saillies osseuses du pisiforme et du trapèze.

VI. Désarticulation des métacarpiens.

I. Désarticulation carpo-métacarpienne du pouce.

Anatomie topographique (Fig. 90).

L'articulation carpo-métacarpienne du pouce a lieu entre le trapèze et la base du premier métacarpien; c'est une articulation en selle, complètement isolée de ses voisines du carpe et du métacarpe, et pourvue d'une capsule très-lâche qui permet au pouce les mouvements les plus variés d'extension, de flexion, d'adduction et d'abduction. L'interligne articulaire décrit une légère courbe à convexité tournée vers le carpe, et se trouve placé à 3 centimètres en-dessous de l'apophyse styloïde du radius. L'articulation est recouverte en avant par les muscles de l'éminence thénar; en dehors et en arrière elle est sous-cutanée, et seulement croisée par les tendons du long abducteur et des deux extenseurs du pouce. Du côté cubital elle touche à l'articulation carpo-métacarpienne de l'index sans pourtant communiquer avec elle; c'est à ce niveau également qu'elle est en rapport avec l'artère radiale qui la croise en gagnant la paume de la main. En promenant la pulpe du doigt le long de la face dorsale du premier métacarpien, on est arrêté en haut par un petit tubercule; immédiatement derrière ce tubercule siège l'interligne articulaire, dans lequel on pénètre facilement à ce niveau en enfonçant le couteau en bas et en dedans.

Fig. 90.

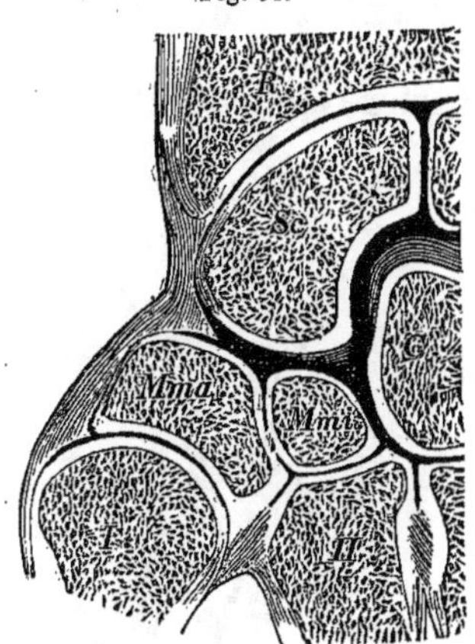

Coupe verticale et transversale de l'articulation carpo-métacarpienne du pouce (d'après *Volz*).

Sc : scaphoïde, *C* : grand os, *Mma* : trapèze, *Mmi* : trapézoïde, *I, II* : 1er et 2e métacarpiens.

Désarticulation.

a). Par la méthode ovalaire (Fig. 91, AA).

Un aide fixe le bras au-dessus du poignet, et écarte les quatre derniers doigts de la main. L'opérateur saisit le pouce dans la main gauche, le fléchit et recherche à sa face dorsale l'interligne articulaire carpo-métacarpien. A un centimètre au-dessus de cet interligne il applique la pointe de son couteau, et pratique une incision qui descend verticalement à la face dorsale de l'articulation et du premier métacarpien jusqu'au milieu de la hauteur de ce dernier. De l'extrémité inférieure de cette incision, sans lever l'instrument, il en fait partir une autre qui descend obliquement sur le bord radial du métacarpien jusqu'au pli cutané palmaire correspondant à l'articulation métacarpo-phalangienne du pouce, puis, celui-ci ayant été redressé, parcourt ce sillon jusqu'au bord cubital de l'os. Ramenant alors le couteau par dessus la main de l'opéré, il le réapplique au point où finissait l'incision précédente, et le conduit obliquement sur la face dorsale du métacarpien jusqu'à l'extrémité inférieure de l'incision verticale.

Le pouce étant placé en abduction forcée, il dénude l'os sur ses deux faces dans toute la longueur de l'incision cutanée, puis coupe transversalement les tendons extenseurs à la hauteur de l'articulation carpo-métacarpienne. Replaçant alors le pouce en adduction et le fléchissant fortement, il enfonce le couteau au-dessus du tubercule osseux situé à la base du métacarpien, et sectionne la capsule pendant que la base de l'os se luxe progressivement du côté dorsal. Au niveau du bord cubital du métacarpien, le tranchant du couteau doit tout le temps raser l'os, pour éviter de blesser l'artère radiale et d'ouvrir

Fig. 91.

Fig. 92.

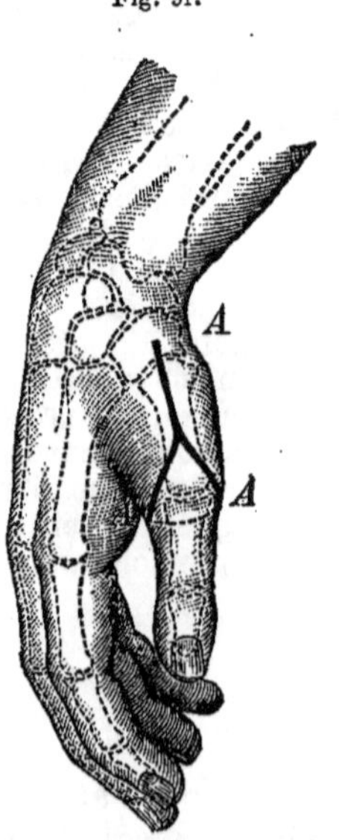

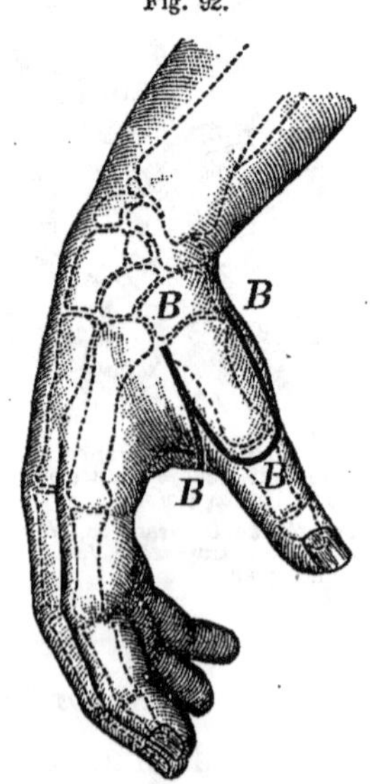

AA) Désarticulation du métacarpien du pouce par le procédé ovalaire.

(BB) Désarticulation du métacarpien du pouce par le procédé à lambeau radial (externe).

l'articulation du deuxième métacarpien qui communique avec les articulations intra-carpiennes. L'os est finalement séparé des quelques parties molles qui adhèrent encore à sa face palmaire.

On lie les deux artères métacarpiennes ou palmaires digitales, on réunit les deux lèvres de la plaie en ligne droite, et sur le vivant on place un drain dans son angle inférieur.

b) Par le procédé à lambeau radial Le Blanc et v. Walther (Fig. 92).

Le pouce étant fortement écarté des autres doigts, on fend à plein tranchant toutes les chairs du premier espace interosseux, depuis le bord libre de la commissure jusqu'à la base du métacarpien du pouce. Pendant ce premier temps de l'opération le couteau doit raser le flanc de l'os de très près, afin de ménager l'artère radiale ainsi que l'articulation voisine du deuxième métacarpien. Exagérant encore l'abduction du pouce, on pénètre dans l'articulation par son côté interne, et l'ayant traversée de part en part, on fait redescendre le couteau le long du bord externe du premier métacarpien jusqu'à hauteur de l'articulation métacarpo-phalangienne, où on le retire à travers les parties molles non encore sectionnées.

On ferme par la ligature les deux artères du pouce, on applique le lambeau radial ainsi formé contre la surface interne de la plaie et l'on réunit par la suture.

2. Désarticulation carpo-métacarpienne du petit doigt.

Anatomie topographique (Fig. 88).

La base du cinquième métacarpien est articulée en haut avec l'os crochu, latéralement avec le quatrième métacarpien. L'interligne de l'articulation supérieure se dirige obliquement de haut en bas du bord cubital de la main vers le métacarpien voisin; en longeant avec la pointe du doigt la face dorsale du cinquième métacarpien, on sent près de sa base une petite aspérité osseuse au-dessus de laquelle se trouve l'interligne. L'articulation supérieure de même que la latérale, communiquent avec la carpo-métacarpienne de l'annulaire, et une même synoviale tapisse cette cavité commune qui est le plus souvent complètement indépendante de la grande articulation médio-carpienne (compar. fig. 88). Du côté dorsal l'articulation carpo-métacarpienne du petit doigt est tout-à-fait superficielle; sa capsule y est renforcée par le ligament dorsal et par l'insertion tendineuse du muscle cubital postérieur. A la face palmaire elle est recouverte par les muscles de l'éminence hypothénar; un ligament palmaire et une expansion fibreuse du tendon du cubital antérieur renforcent également sa capsule de ce côté. Les deux os métacarpiens voisins sont étroitement unis au niveau de leur base par un solide ligament appelé ligament interosseux.

Désarticulation.

On pratique cette désarticulation à l'aide d'incisions analogues à celles qui ont été décrites pour le métacarpien du

pouce; on peut donc avoir recours aussi bien à la méthode
ovalaire (Fig. 94, *CC*) qu'à la méthode à lambeau
(Fig. 93, *CC*). Lorsqu'on donne la préférence à cette dernière,
on emprunte le lambeau au bord cubital de la main.

  L'ouverture de l'articulation, dans laquelle on pénètre du
côté de l'espace interosseux, peut seule présenter quelque difficulté. Il suffit toutefois de sectionner le ligament interosseux
avec la pointe du couteau obliquement dirigé vers la base du
quatrième métacarpien, pour qu'aussitôt l'os devienne plus
mobile et se laisse plus facilement désarticuler. On liera
ensuite les deux artères métacarpiennes et l'on réunira comme
on l'a fait pour le pouce.

3. Désarticulation carpo-métacarpienne de l'index.

Anatomie topographique (Fig. 88).

La base du deuxième métacarpien est unie à la fois au trapèze, au
trapézoïde, au grand os et au bord latéral de la base du troisième métacarpien. L'interligne articulaire a par le fait même un trajet spécial, représenté
par une ligne brisée qui figure assez exactement un M (voir fig. 88). L'articulation communique directement avec celle qui relie le troisième métacarpien
à l'os crochu, et en outre sa cavité se prolonge entre ce dernier os et le
trapézoïde jusque dans l'intérieur de l'articulation médio-carpienne. Un fort
ligament palmaire, un dorsal plus faible, un solide ligament interosseux, et
enfin l'insertion du premier radial externe à la base du deuxième métacarpièn
constituent pour cette jointure des moyens d'union très-puissants qui rendent
la désarticulation assez laborieuse.

Du côté dorsal l'articulation n'est recouverte que par les téguments à
travers lesquels on la reconnaît facilement; à la face palmaire elle est par
contre cachée par toute l'épaisseur des parties molles de la main. Elle est tout
spécialement en rapport en avant avec la partie externe de l'arcade palmaire
profonde, car l'artère radiale, en traversant le premier espace interosseux
pour gagner le creux de la main, rase pour ainsi dire le bord radial de la base
du deuxième métacarpien.

Désarticulation (Fig. 93, *AA*).

Un aide écarte fortement le pouce et les trois derniers
doigts du doigt indicateur. L'opérateur se place vis-à-vis de la
main et saisit l'index dans sa main gauche. Ayant déterminé par
la palpation le siége précis de l'articulation à la face dorsale,
il applique la pointe d'un couteau étroit à 1 cent. au dessus de
l'interligne, au niveau du trapézoïde, et incise en descendant
jusqu'au milieu de la hauteur du métacarpien; arrivé là, sans
lever le couteau, il contourne l'extrémité inférieure de cet os
à l'aide d'une incision en ovale dont la grosse extrémité tombe
dans le pli cutané digito-palmaire de l'index. Les lèvres de la
plaie étant rétractées au moyen de crochets, il détache les
parties molles le long des bords latéraux de l'os, puis il
attaque l'articulation carpo-métacarpienne par en haut et

l'ouvre avec la pointe du couteau en suivant exactement le trajet connu de l'interligne ; il sectionne également le ligament interosseux dans le deuxième espace interosseux. Il évite à ce moment d'ouvrir l'articulation carpo-métacarpienne du pouce et de blesser l'artère radiale.

Pressant alors sur le bout inférieur de l'os pour en luxer la base et la faire saillir dans la plaie dorsale, il coupe ce qui reste de la capsule, ainsi que ses ligaments de renforcement palmaires, et détache finalement les parties molles antérieures, en tenant toujours le tranchant bien appliqué contre l'os, et en tordant celui-ci dans le sens le plus favorable à l'énucléation.

On peut encore, après avoir ouvert la jointure par en haut et sectionné le ligament interosseux, achever rapidement la désarticulation en redressant fortement le doigt et en énucléant l'os métacarpien de bas en haut. Il importe seulement alors d'éviter avec le plus grand soin de blesser l'artère radiale.

On a également proposé de désarticuler le métacarpien de l'index en taillant un lambeau radial tout pareil à celui qui a été décrit pour le pouce. L'opération n'est certes pas difficile à exécuter de cette manière, mais elle ne permet pas d'éviter la blessure de l'artère radiale, tandis qu'après la désarticulation par la méthode ovalaire, nous n'avons à lier au niveau de la partie arrondie de l'ovale que les deux artères palmaires digitales communes.

Après la réunion de la plaie, la ligne de sutures se trouve toute entière reportée à la dorsale de la main.

4. Désarticulation carpo-métacarpienne du 3e et du 4e doigt.

Anatomie topographique (Fig. 88).

La base du troisième métacarpien s'articule en haut avec le grand os, latéralement avec les deux métacarpiens voisins. Cette articulation

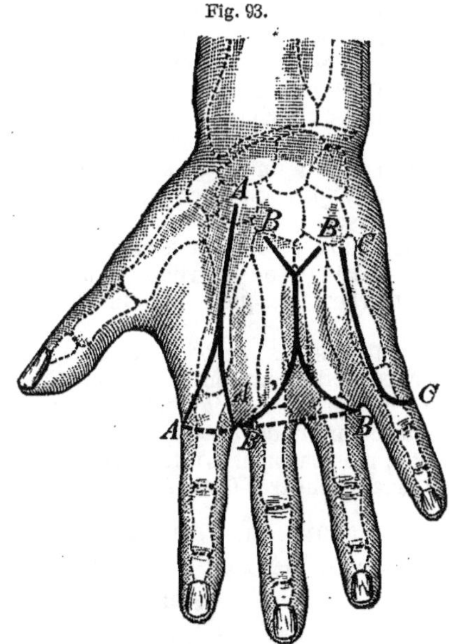

Fig. 93.

Main vue par sa face dorsale.

AA Désarticulation carpo-métacarpienne de l'index par la méthode ovalaire.

BB Désarticulation du 3me et du 4me métacarpien par la méthode ovalaire.

CC Désarticulation du 5me métacarpien par la méthode à lambeau.

communique avec celle qui réunit le deuxième métacarpien au grand os, et par l'intermédiaire de cette dernière avec la grande articulation intercarpienne. Par contre, elle est complètement isolée de celle du quatrième et du cinquième métacarpien; mais la cloison qui les sépare est en certains endroits si mince, que cette dernière jointure est d'ordinaire également ouverte pendant l'opération. On trouve facilement l'interligne à la face dorsale, en remontant avec la pulpe du doigt le long de chaque métacarpien.

La base du quatrième métacarpien s'unit par sa face articulaire supérieure avec le grand os et l'os crochu, par ses faces latérales avec les deux métacarpiens voisins. L'articulation supérieure communique largement avec celle du cinquième métacarpien, tandis qu'elle est fermée du côté de l'articulation carpo-métacarpienne du médius; son interligne supérieur est presqu'horizontal et ses interlignes latéraux presque perpendiculaires à ce dernier.

Les rapports qu'affectent les articulations carpo-métacarpiennes du médius et de l'annulaire avec les parties molles environnantes sont pareils à ceux que nous avons décrits pour le deuxième doigt. Toutes deux sont croisées par les tendons de l'extenseur commun des doigts, et le second radial externe s'insère à la base du troisième métacarpien. L'interligne de l'articulation du quatrième métacarpien est également très-facile à trouver.

La désarticulation carpo-métacarpienne du médius et de l'annulaire se pratique par un procédé tellement analogue à celui que nous avons décrit pour le doigt indicateur, qu'il est inutile de l'exposer ici.

5. Désarticulation simultanée de deux doigts voisins dans leur articulation carpo-métacarpienne (Fig. 93 et 94 *BB*).

Pour enlever d'une seule fois deux doigts voisins avec leurs métacarpiens, on pratique sur la face dorsale de l'espace interosseux correspondant, une incision longitudinale qui commence à un centimètre en dessous des articulations carpo-métacarpiennes, et descend jusqu'au niveau du tiers inférieur des métacarpiens; arrivée là l'incision se continue autour des extrémités inférieures de ces derniers en décrivant un ovale unique qui suit en avant le pli cutané digito-palmaire. De l'extrémité supérieure de l'incision longitudinale on en fait

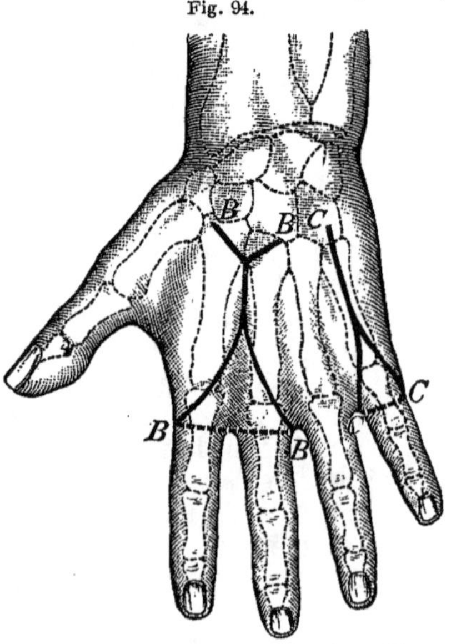

Fig. 94.

Main vue par sa face dorsale.

BB Désarticulation simultanée du 2ᵉ et du 3ᵉ métacarpien avec les doigts correspondants;
CC Désarticulation du 5ᵉ métacarpien par la méthode ovalaire.

partir deux autres plus petites, qui remontent obliquement de chaque côté jusqu'à hauteur des articulations carpo-métacarpiennes; on dissèque alors autant qu'il est nécessaire les deux lèvres de l'incision, et l'on procède à l'extirpation simultanée des deux os d'une façon tout à fait analogue à celle qui a été décrite pour la désarticulation d'un seul métacarpien.

On agirait absolument de la même manière si l'on voulait enlever d'un coup trois métacarpiens voisins.

6. Désarticulation simultanée des quatre derniers métacarpiens.

a) Procédé à lambeau palmaire taillé par transfixion (Troccou).

Pendant qu'un aide fixe la main en supination et écarte le doigt en forte abduction, l'opérateur plonge au niveau de l'os pisiforme un couteau à lame longue et étroite, qui traverse de part en part les parties molles du creux de la main, et dont la pointe vient ressortir sous le pouce au bord du deuxième métacarpien. Retirant ensuite l'instrument à soi, il taille par transfixion un lambeau antérieur qui comprend toute l'épaisseur des parties molles de la paume, et dont le bord inférieur correspond aux articulations métacarpo-phalangiennes, c'est-à-dire au plus inférieur des trois plis cutanés des chiromanciens. Replaçant la main en pronation, il divise transversalement les parties molles de la face dorsale à la hauteur de l'interligne articulaire carpo-métacarpien; puis, pendant qu'il maintient la main fléchie sur l'avant-bras, avec la pointe de son couteau il désarticule l'un après l'autre les quatre derniers métacarpiens, à commencer par le cinquième. Au moment où il détache le métacarpien de l'index, la lame de son couteau doit raser la surface de l'os afin de ne pas ouvrir l'articulation correspondante du pouce.

Le lambeau palmaire ainsi formé est suturé au bord de la plaie situé à la face dorsale de la main; un drain est placé dans chacun des deux angles de la plaie.

b) Procédé à deux lambeaux cutanés palmaire et dorsal (Fig. 95, AA).

La main est fixée en supination et le pouce écarté des autres doigts. Une incision qui va du bord commissural du premier espace interosseux à la base du cinquième métacarpien, délimite à la face palmaire un lambeau cutané arrondi dont le bord convexe arrive en bas jusqu'au tiers inférieur des métacarpiens. La main est alors remise en pronation, puis le couteau réappliqué au point de départ de l'incision palmaire, remonte à travers la peau du dos de la main jusqu'à un travers de doigt en dessous de l'articulation carpo-métacarpienne de l'index, pour se continuer ensuite transversalement jusqu'au bord cubital de la paume de la main. Les deux lambeaux sont disséqués et relevés, et l'on achève la désarticulation comme il a été dit pour *a)*; la réunion de la plaie a lieu suivant les règles générales connues.

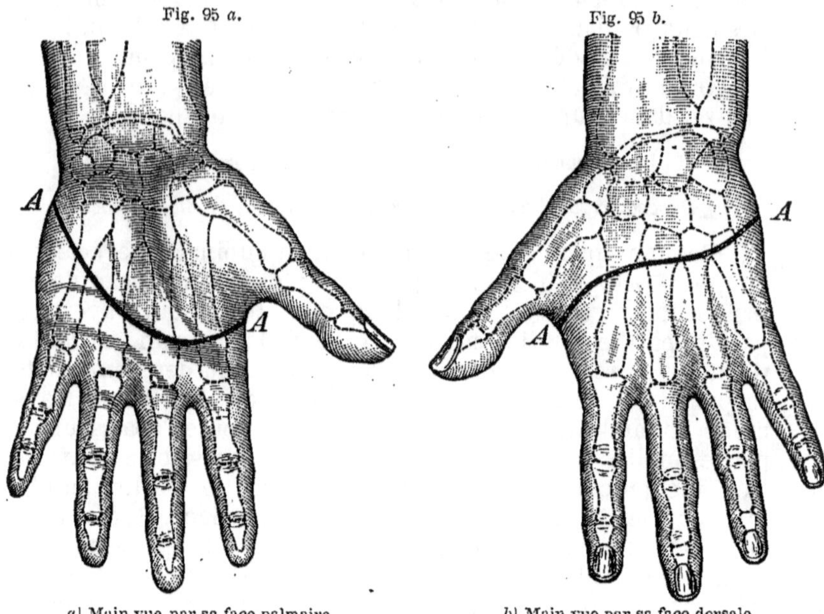

Fig. 95 *a.*   Fig. 95 *b.*

a) Main vue par sa face palmaire.   *b)* Main vue par sa face dorsale.
a) A A lambeau palmaire   *b)* lambeau dorsal
pour la désarticulation simultanée des quatre derniers métacarpiens.

La désarticulation simultanée des quatre derniers métaçarpiens est toute indiquée à la suite des traumatismes étendus de la main qui ont respecté le carpe et le pouce : l'importance fonctionnelle de ce dernier est en effet trop considérable pour qu'on ne s'efforce pas de le conserver toutes les fois que la chose est possible.

L'amputation d'un ou de plusieurs métacarpiens dans la continuité est une opération à laquelle on a rarement recours dans la pratique. Elle s'exécute du reste par les mêmes procédés que la désarticulation. On sectionne les os au moyen de la pince incisive de *Liston*.

VII. Désarticulation métacarpo-phalangienne des doigts.

Anatomie topographique (Fig. 96).

Les articulations métacarpo-phalangiennes résultent de l'union des têtes convexes des métacarpiens avec les surfaces articulaires légèrement excavées de la base des premières phalanges. Elles sont le siège de mouvements de flexion et d'extension se passant autour d'un axe transversal, et de mouvements d'abduction et d'adduction autour d'un axe antéro-postérieur. Seule l'articulation du pouce, qui est un ginglyme, ne permet pas ces deux derniers mouvements. La tête des métacarpiens a son plus long diamètre dirigé

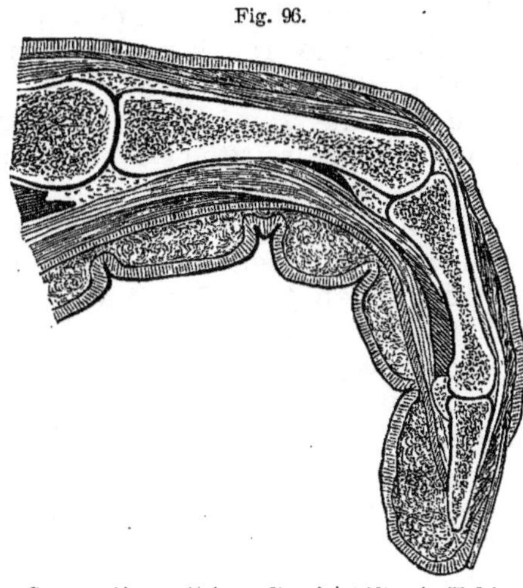

Fig. 96.

Coupe-antéro-postérieure d'un doigt (d'après *Volz*).

d'avant en arrière; celui de la base des phalanges est au contraire transversal. Les capsules articulaires sont lâches, et renforcées en avant par le puissant ligament transverse commun à toutes les articulations, sur les côtés par les ligaments latéraux plus faibles. Sur la face antérieure des articulations descendent les tendons fléchisseurs dont la gaine tendineuse commence seulement à cette hauteur pour les 2e, 3e et 4e doigts, tandis que pour le pouce et le petit doigt elle remonte jusqu'à la bourse muqueuse du carpe. L'extrémité inférieure du métacarpien du pouce est en outre recouverte par deux os sésamoïdes.

Aux deux côtés de chaque articulation courent les artères et les nerfs des doigts ainsi que l'expansion fibreuse envoyée par les tendons des muscles interosseux à la face dorsale de la première phalange. Sur cette même face dorsale descendent les tendons des muscles extenseurs des doigts.

Lorsque les doigts sont fléchis, il est facile de sentir les interlignes articulaires à travers les téguments du dos de la main; l'ongle explorateur pénètre aisément dans le petit enfoncement formé par ces interlignes au devant de la saillie de la tête métacarpienne. Des trois plis principaux qui se remarquent dans la paume de la main, le plus inférieur (linea mensalis) correspond aux articulations des trois derniers doigts. L'articulation de l'index se trouve au bord externe de la main au point de rencontre du pli moyen (linea cephalica) et de celui qui circonscrit la base de l'éminence thémar (linea vitalis).

Désarticulation.

L'opérateur se place vis-à-vis du membre et saisit dans la main gauche le doigt à enlever; un aide écarte fortement les autres doigts. Sur le vivant c'est souvent la nature et l'étendue de la lésion qui nous fait adopter tel ou tel procédé de désarticulation; mais lorsqu'on a le choix, il vaut mieux avoir recours à la méthode ovalaire qui procure une cicatrice dorsale et par conséquent non exposée aux pressions ultérieures. Pour le pouce, l'index et le petit doigt, on peut également très-bien opérer le recouvrement du moignon à l'aide d'un lambeau cutané emprunté au bord libre de ces doigts.

I. Désarticulation par la méthode ovalaire (Fig. 97).

Le couteau est enfoncé au devant de la tête du métacarpien, et d'un trait vigoureux est conduit obliquement sur un des côtés de l'articulation jusqu'au devant du bord libre de la commissure interdigitale correspondante; le tranchant de l'instrument rase tout le temps la surface de l'os à enlever. Le doigt étant alors redressé, le couteau continue son incision transversalement au devant du pli digito-palmaire situé à la racine du doigt, puis, celui-ci étant abaissé, vient par dessus la main se réappliquer au point où finissait l'incision précédente, pour remonter finalement jusque sur la tête du métacarpien en rasant encore une fois la surface de l'os. Cela fait, on fléchit fortement le doigt et l'on sectionne transversalement le tendon extenseur ainsi que la paroi capsulaire dorsale; on fléchit davantage, et sitôt les ligaments latéraux sectionnés, la base de la phalange se luxe par en haut; on glisse le couteau à travers l'articulation et l'on divise enfin la paroi antérieure de la capsule et les tendons fléchisseurs. Il reste encore à lier les artères collatérales interne et externe et à réunir les lèvres de la plaie, de telle façon que la ligne de suture siége toute entière à la face dorsale de la tête du métacarpien.

On peut aussi très bien ouvrir la capsule et désarticuler l'os par la face palmaire, le doigt étant placé en extension exagérée; il est toutefois plus difficile de trouver l'interligne de ce côté.

Dans d'autres cas on fait bien de commencer l'opération par une incision longitudinale dorsale, de l'extrémité de laquelle on fait partir l'incision ovalaire : on obtient ainsi la méthode en raquette.

2. Désarticulation par la méthode à lambeaux (Fig. 97).

On peut prendre un ou plusieurs lambeaux sur les différentes faces de la phalange.

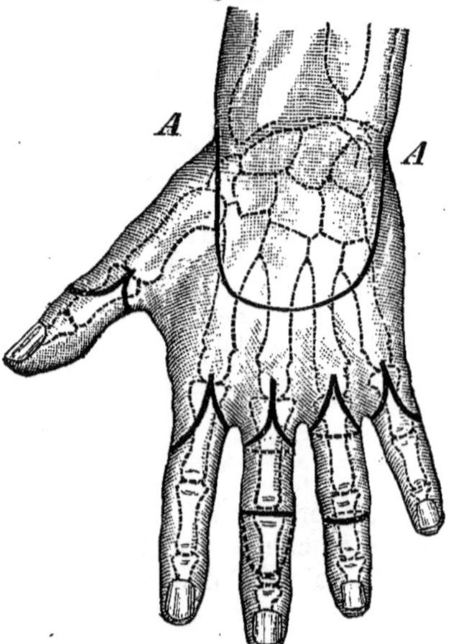

Fig. 97.

Main vue par sa face dorsale.
Désarticulation du pouce, de l'index et du petit doigt par le procédé à lambeaux, de l'annulaire par le procédé ovalaire, du médius par le procédé en raquette.
AA. Désarticulation du poignet à lambeau dorsal.

La base de chacun d'entre eux doit se trouver à la hauteur de l'interligne articulaire. Dès qu'on les a disséqués et relevés, on coupe circulairement les parties molles restantes au niveau de l'articulation, et l'on désarticule comme dans le procédé ovalaire.

Ainsi pour désarticuler le pouce, on façonnera un lambeau radial de la manière suivante (Fig. 98) :

La main étant en pronation, appliquer la pointe du couteau sur la face dorsale de l'articulation, au bord cubital du tendon extenseur, et le conduire verticalement à travers la peau jusqu'au milieu de la hauteur de la première phalange. De l'extrémité inférieure de cette incision en faire partir une seconde à angle droit, qui contourne le flanc radial du doigt et s'arrête au milieu de la face palmaire de la phalange. De celle-ci enfin en détacher une troisième qui remonte verticalement à la face palmaire de l'os jusqu'au devant de l'articulation.

Après dissection du lambeau cutané radial ainsi délimité, diviser les parties molles recouvrant le flanc cubital du pouce à la hauteur de la première commissure interdigitale, trancher les tendons au niveau de l'interligne et achever la désarticulation d'après le procédé ordinaire.

La désarticulation de l'index s'exécuterait de la même façon à l'aide d'un grand lambeau radial et d'un petit lambeau cubital, celle du petit doigt à l'aide d'un grand lambeau cubital et d'un petit radial.

Quelques chirurgiens *(Dupuytren, Adelman)* ont recommandé de faire suivre la désarticulation d'un doigt quelconque de l'amputation de la tête métacarpienne correspondante, et

Fig. 98 a.　　Fig. 98 b.

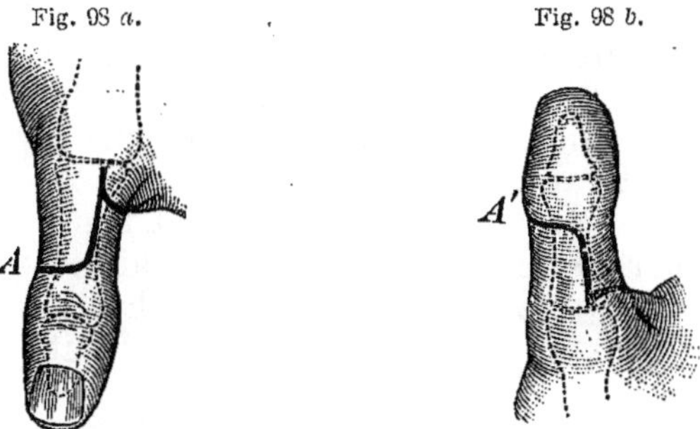

Pouce a vu par sa face dorsale, b vu par sa face palmaire.
A et A' Désarticulation du pouce à lambeau radial.

cela dans le but de favoriser dans la suite le rapprochement des deux doigts voisins. Cette manière d'agir n'est réellement à conseiller qu'après la désarticulation du doigt indicateur, afin de faciliter plus tard l'opposition du pouce et du troisième doigt.

VIII. Désarticulation de la seconde et de la troisième phalange des doigts.

Anatomie topographique (Fig. 96).

La tête de la première et de la seconde phalange de chaque doigt offre au milieu de sa surface articulaire une rainure antéro-postérieure dans laquelle est reçue la crête que présente la surface articulaire concave de la base de la phalangine et de la phalangette. La capsule des articulations interphalangiennes est renforcée par de puissants ligaments latéraux ainsi que par la paroi de la gaine tendineuse des fléchisseurs et des extenseurs. Sur les côtés descendent les artères collatérales et les nerfs collatéraux des doigts. L'emplacement de la jointure qui relie la première et la seconde phalange des doigts et du pouce, est indiqué à la face dorsale par plusieurs plis cutanés transversaux, dont le médian correspond à l'interligne lorsque le doigt est placé dans l'extension; mais ces plis sont trop peu constants pour pouvoir nous guider au cours de la désarticulation. Il n'en est pas de même de ceux que l'on trouve à la face palmaire au niveau des différentes jointures interphalangiennes. Ces derniers plis sont en effet très-constants; ceux d'entre eux qui sont situés à l'union de la phalange et de la phalangine correspondent exactement à l'interligne articulaire, tandis que les autres se trouvent placés au dessus de l'articulation de la phalangine et de la phalangette. Lorsqu'on fléchit les articulations d'un doigt, c'est la tête de la phalange supérieure qui forme seule le sommet de l'angle de flexion. Porte-t-on alors le tranchant du couteau sous la saillie de cet angle, comme si on voulait faire une coupe frontale de la phalange placée au dessus de celle à désarticuler, on tombe directement dans l'interligne articulaire. Cette remarque s'applique également à la première et à la seconde articulation interphalangienne de chaque doigt.

Désarticulation.

I. Par le procédé à lambeau palmaire (Fig. 99).

a) Taillé de dedans en dehors après ouverture de l'articulation.

La phalange à désarticuler étant fléchie à angle droit sur celle qui la supporte, placer le couteau sous le sommet de l'angle, et couper transversalement, comme il a été dit plus haut, c'est-à-dire avec le tranchant dirigé vers la tête de la phalange supérieure : celle-ci fait aussitôt saillie dans la plaie; couper les ligaments latéraux, et la luxation se complète. Glisser ensuite l'instrument à travers l'articulation, et l'engager à plat entre l'os et les parties molles de la face palmaire. Le faire ressortir, pour la phalangine un peu au dessus de la tête de cet os, pour la phalangette à la pointe du doigt. On lie ensuite les deux artères collatérales.

b) Taillé par transfixion avant l'ouverture de l'articulation.

Ce procédé n'est applicable qu'à la seconde phalange; la main étant mise en supination, et le doigt malade saisi par son extrémité, un couteau à lame étroite est plongé, à hauteur de l'articulation, dans les parties molles de la face palmaire de la phalangine, et descend le long de cette face, en rasant l'os, jusqu'à ce qu'il ait détaché un lambeau suffisant pour recouvrir

le moignon. Le doigt étant alors placé en extension forcée,
l'instrument pénètre dans l'articulation par sa
face palmaire, et ressort finalement à travers
les parties molles de la face dorsale de la
jointure.

Le procédé à lambeau palmaire présente
le grand avantage de nous procurer un moignon entièrement dépourvu de cicatrice à sa
face antérieure et à son sommet.

2. Par la méthode circulaire.

Le doigt étant étendu, à 1 centimètre en
dessous de l'interligne articulaire, couper circulairement les parties molles jusqu'à l'os ;
disséquer une manchette cutanée dont la base
corresponde à l'interligne, la retrousser en la
fendant au besoin sur une de ses faces. Fléchir
alors la phalange, et désarticuler en attaquant
la capsule par sa face dorsale.

L'amputation des phalanges dans
leur continuité s'exécuterait par des pro-
cédés absolument analogues à ceux qui viennent d'être exposés
pour la désarticulation. Ici encore le lambeau palmaire méritera
toujours la préférence. La section des os se pratique avec la
pince incisive de *Liston*.

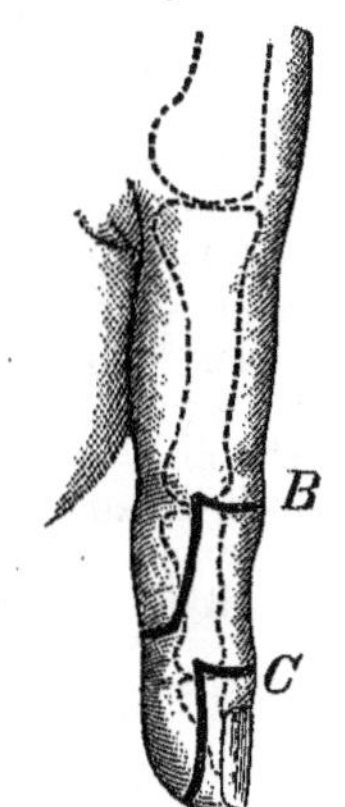

Un doigt vu de côté.
B Désarticulation de la phalangine à l'aide d'un lambeau palmaire.
C Désarticulation de la phalangette à l'aide d'un lambeau palmaire.

TROISIÈME CHAPITRE.

Amputations et désarticulations du membre inférieur.

I. Désarticulation de la hanche.

Anatomie topographique.

De l'extrémité supérieure de la diaphyse du fémur se détache, à angle
obtus chez l'homme, à angle plus droit chez la femme, la partie de l'os appelée
col du fémur. Ce col, qui est aplati d'avant en arrière, se dirige obliquement
en haut et en dedans, et se termine par une tête articulaire plus qu'hémisphérique, qui est reçue dans une cavité de la face antéro-externe du bassin
pour donner lieu à l'articulation coxo-fémorale ou de la hanche. En dessous
de son col, le fémur présente en outre deux saillies apophysaires : l'une, le
petit trochanter, est interne et complètement cachée dans les parties molles ;
l'autre, plus forte, nommée grand trochanter, est située au bord externe de
l'os, et peut-être facilement sentie à travers les téguments sous forme d'une
protubérance quadrangulaire.

L'articulation de la hanche est une énarthrose, dont les mouvements très
étendus et très variés peuvent être ramenés à trois types principaux, à savoir :
les mouvements de flexion et d'extension qui se font autour d'un axe transversal, ceux d'abduction et d'adduction autour d'un axe antéro-postérieur,
ceux de rotation en dehors ou en dedans, autour d'un axe perpendiculaire.

La tête du fémur est maintenue en contact avec la surface de la cavité cotyloïde, grâce surtout à la pression de l'air atmosphérique : le bourrelet fibro-cartilagineux qui s'insère à tout le pourtour du sourcil cotyloïdien et qui est jeté comme un pont par dessus l'échancrure cotyloïdienne, s'adapte intimement à la tête du fémur, autour de laquelle il fait ventouse, et ferme ainsi hermétiquement l'intérieur de l'articulation.

La capsule fibreuse articulaire très solide, se détache du voisinage de la cavité cotyloïde, se rétrécit progressivement, et va s'insérer en avant à la ligne intertrochantérienne antérieure, tandis qu'en arrière elle ne prend en général aucune attache solide à l'os, mais s'y termine plutôt par un bord libre tranchant, qui se confond avec la zone orbiculaire dont il sera parlé plus loin. Le revêtement synovial qui tapisse la capsule n'arrive pas tout-à-fait aussi loin à la face antérieure du col que la capsule fibreuse elle-même. Celle-ci est surtout épaisse et résistante au niveau de sa demi-circonférence antérieure ; (on l'y a même décrite souvent sous forme d'un ligament qui partirait de l'épine iliaque antérieure et inférieure pour aller s'insérer à la ligne intertrochantérienne antérieure : ligament ileo-fémoral ou de Bertin). La partie antéro-interne de la capsule est également renforcée par des tractus fibreux, moins solides pourtant que ceux du ligament précité, et qui courent de l'épine du pubis au voisinage du petit trochanter : ligament pubo-fémoral. En arrière enfin, nous avons le ligament ischio-fémoral, beaucoup plus faible que les précédents, qui va de la tubérosité ischiatique à la capsule. Une partie des fibres du ligament de Bertin ne prend aucune attache au col du fémur, mais l'entoure en forme d'anse, donnant lieu ainsi à ce qu'on a appelé la zone orbiculaire. Au sein même de l'articulation, le ligament rond relie directement les deux os, en s'insérant d'une part à la fossette de la tête du fémur, d'autre part à l'arrière fond de la cavité cotyloïde ; il est assez long pour permettre à la tête de quitter complètement cette dernière, aussitôt que par la division de la capsule et du bourrelet, l'air fait irruption dans la cavité.

L'articulation de la hanche est enveloppée de muscles dans tous les sens; elle est pourtant beaucoup plus superficielle en avant qu'en arrière. Parmi ces muscles, les plus superficiels parcourent un très long trajet ; ils prennent en effet naissance au bassin et vont par delà l'articulation et le fémur lui-même s'insérer aux os de la jambe : ce sont le couturier et le droit antérieur de la cuisse en avant, le droit interne en dedans, le demi-tendineux, le demi-membraneux et le long chef du biceps en arrière. La couche musculaire profonde recouvrant la face antérieure de l'articulation est formée en grande partie par le psoas-iliaque, qui occupe la moitié externe de l'espace compris entre le ligament de *Poupart* et le rebord du bassin, et qui est séparé de ce dernier par une grande bourse muqueuse communiquant souvent avec l'intérieur de l'articulation. Outre ce muscle, cette couche profonde comprend encore le pectiné qui est situé en dedans des vaisseaux fémoraux, et les adducteurs de la cuisse ; à la région externe de la hanche se rencontre seulement le tenseur du fascia lata ; à sa face postérieure, par contre, l'articulation est recouverte par une grande épaisseur de muscles comprenant les fessiers, le pyramidal, les jumeaux, les obturateurs interne et externe et le carré de la cuisse.

Quant aux vaisseaux de la région, nous avons d'abord l'artère et la veine fémorale qui descendent à la face antérieure de la jointure et dont le trajet a été décrit page 65. Sous la tête du fémur, entre le bord interne du col et l'artère fémorale, il reste un espace suffisant pour pénétrer avec la lame du couteau, sans danger de blesser l'artère, au moment de la formation du lambeau antérieur par transfixion. Les autres vaisseaux qu'il importe de connaître pour la désarticulation sont les branches des artères fessière, obturatrice, et honteuse interne, qui sont toutes situées en arrière de l'articulation ; puis deux autres artères, les circonflexes, qu'on rencontre dans

toutes les opérations portant sur la jointure, et qui entourent l'os d'une sorte
de collier situé immédiatement en-dessous des trochanters ; de ces deux
circonflexes, l'interne, qui est la moins volumineuse, gagne la face postérieure
de la cuisse en passant sous l'insertion du muscle psoas-iliaque ; l'externe,
plus considérable, se porte au dehors en passant sous le muscle droit antérieur.

Les nerfs principaux de la région sont le crural, qui descend à la face
antérieure du muscle psoas-iliaque, puis le nerf grand sciatique, qui sort du
bassin en dessous du muscle pyramidal et croise ensuite la face postérieure de
l'obturateur interne et du carré crural. Il est accompagné d'une branche de
l'artère ischiatique que l'on doit lier au cours des amputations et désarticulations, après l'avoir soigneusement isolée du nerf.

Toutes les parties molles précitées sont enveloppées dans le fascia lata,
qui naît en arrière de la crête iliaque et du sacrum, en avant du pubis et de
l'ischion, et qui fournit les gaines aponévrotiques des muscles du membre
inférieur. Au-dessus du fascia, courent au milieu de l'épais tissu adipeux de
la région antérieure, les veines superficielles arrivant de tout le membre et
de la paroi abdominale antérieure et venant s'aboucher dans la grande veine
fémorale. La plus importante d'entre elles est la veine saphène interne, qui
au niveau des adducteurs s'enfonce dans la profondeur en croisant la corne
inférieure du repli falciforme. De nombreux vaisseaux lymphatiques provenant de la paroi antérieure du ventre, du membre inférieur et des organes
génitaux externes, convergent vers cette région et s'abouchent dans les
ganglions lymphatiques de l'aine. Le tissu conjonctif sous-cutané est particulièrement riche en graisse dans la région postérieure de la hanche.

La peau est mince et mobile en avant, tandis qu'au niveau de la fesse
elle est très-adhérente aux tissus sous-jacents sur lesquels elle ne se laisse
guère déplacer.

Les quelques données suivantes peuvent servir à la détermination du siège de l'articulation coxo-fémorale : Une ligne
partant du bord externe de l'éminence ileo-pectinée et se dirigeant en bas et en dehors vers le grand trochanter représenterait le grand axe de la tête et le col du fémur *(Malgaigne)*.
Une autre ligne fictive qui réunirait la tubérosité ischiatique à
l'épine iliaque antérieure et supérieure en passant par dessus
la fesse, rencontrerait le sommet du grand trochanter *(Roser-
Nélaton)*. La même ligne rendue droite, et traversant toute
l'épaisseur de la hanche tomberait à l'union des deux tiers antérieurs et du tiers postérieur de la cavité cotyloïde. Si parallèlement à l'arcade crurale, on enfonçait un couteau au milieu de
l'espace qui sépare l'épine iliaque antérieure et supérieure du
grand trochanter, on atteindrait à coup sûr l'articulation. Chez
les sujets maigres on peut palper directement la tête du fémur
au niveau de la face antérieure de la hanche. Dans le triangle
de *Scarpa*, qui est limité en haut par le ligament de *Poupart* et
sur les côtés par les bords des muscles couturier et pectiné, il
existe dans la profondeur, entre le bord interne du psoas et
le bord externe du pectiné, un interstice au niveau duquel
l'articulation n'est recouverte que par les téguments et les
vaisseaux fémoraux. Enfin entre le bord externe du couturier et
le bord antérieur du tenseur du fascia lata se trouve un espace

intermusculaire à travers lequel on peut atteindre le col du fémur sans blesser aucun organe important.

Désarticulation.

Les trois méthodes principales d'incision des parties molles peuvent trouver ici leur application ; en principe elles possèdent même une égale valeur, car elles permettent toutes de recouvrir parfaitement le moignon d'amputation. Sur le vivant le choix de la méthode est souvent subordonné à l'étendue de la lésion. Mais quand dans un cas donné les parties molles sont conservées sur une étendue suffisante pour que tous les procédés soient également applicables, on donne toujours la préférence à celui qui permet de réaliser le plus rapidement l'hémostase, en tenant compte bien entendu des circonstances extérieures de lieu, d'aides, etc.

L'hémorragie qui survient au cours de la désarticulation de la cuisse est due en partie à l'ouverture des grands vaisseaux fémoraux — artère et veine fémorales, artère fémorale profonde — en partie à elles des branches terminales de l'obturatrice, de la fessière et de l'ischiatique. On a préconisé, pour assurer l'hémostase prophylactique, la compression de l'aorte abdominale contre la colonne lombaire *(Lister, Esmarch)*, et la compression de l'iliaque primitive contre la symphyse sacro-iliaque à l'aide d'une tige de bois introduite dans le rectum *(Davis)*.

La compression de l'aorte abdominale s'exécute avec des compresseurs spéciaux agissant dans la région de l'ombilic (appareils de *Pancoast, d'Esmarch*). Lorsqu'on n'a pas d'appareil semblable sous la main, il est facile d'en improviser un de la manière suivante *(Esmarch)* : Sur le milieu d'une tige de bois longue d'un pied et grosse comme le pouce, on enroule une bande ayant 8 mètres de long et 6 centim. de large ; la pelote ainsi obtenue est appliquée juste sous l'ombilic, et pendant qu'un aide la maintient en place en saisissant les deux bouts de la tige, on la fixe et on la presse contre la colonne vertébrale au moyen d'une bande élastique large de 6 cent. à laquelle on fait décrire plusieurs fois le tour complet du ventre. Pour éviter le trop fort étranglement du ventre, résultant de cette pratique, il suffit de donner au bâton qui traverse la pelote une longueur égale à la largeur de la table d'opérations, et d'en assujettir les deux extrémités avec la même bande, passant cette fois sous la table elle-même *(Davis)*.

Larrey et *Roser* ne commençaient la désarticulation qu'après avoir au préalable lié l'artère fémorale en dessous de l'arcade de Fallope ; ce moyen ne met pourtant pas à l'abri de l'hémorragie par les autres vaisseaux. *Pitha* et *v. Volkmann* pratiquaient d'abord l'amputation de la cuisse en dessous du trochanter, liaient tous les vaisseaux et énucléaient ensuite le tronçon osseux restant dans les parties molles. Enfin, il est encore possible de désarticuler avec très peu de perte de sang, en conduisant l'opération avec une grande rapidité. Sous ce dernier rapport, la désarticulation au moyen d'un grand lambeau antérieur obtenu par transfixion, mérite incontestablement la préférence; il a de plus l'avantage de recouvrir au mieux le moignon, et, sur le vivant, d'assurer le libre écoulement des sécrétions de la plaie. Quand on ne peut compter sur une assistance convenable, le mieux est d'imiter la conduite de *Pitha* et *Volkmann*, en liant même au besoin à l'avance les vaisseaux fémoraux. Enfin, de même que pour l'épaule, on emploiera de préférence la méthode ovalaire sous forme de méthode en raquette, quand dans un cas donné on voudra se servir de l'incision du début pour établir avec certitude si c'est à la résection ou à la désarticulation de la hanche qu'il convient de recourir.

I. Désarticulation à grand lambeau antérieur taillé par transfixion d'après *Manec* (Fig. 100, AA).

Premier temps : Formation du lambeau antérieur.

Le sujet est couché sur le dos, la fesse du côté malade dépassant le bord latéral de la table, la cuisse en abduction et légèrement fléchie, le scrotum relevé et attiré du côté opposé. Quand on opère sur le vivant, un aide pratique la compression digitale de l'aorte abdominale contre les vertèbres lombaires, dans le but de réduire la quantité de sang arrivant au membre. L'opérateur se tient en dehors du membre et commence par déterminer le milieu de la ligne qui réunit l'épine iliaque antérieure et supérieure au grand trochanter. Saisissant alors un long couteau, dont la lame coupe par les deux bords dans sa moitié antérieure et dont le grand tranchant est tourné vers le genou, il le plonge au point précité, et le poussant par devant le col du fémur jusque sur la tête de ce dernier, il ouvre en avant la capsule articulaire. Il abaisse quelque peu le manche du couteau dont la pointe ainsi relevée, glisse en rasant l'os par dessus le bord inférieur de la tête. Il relève le manche, et la pointe de nouveau abaissée passe entre le col et l'artère fémorale, et s'enfonce à travers les chairs jusqu'à ce qu'elle ressorte à la face interne de la cuisse au devant de la tubérosité de l'ischion.

Le couteau descend ensuite animé de mouvements de scie, en rasant la face antérieure de la diaphyse du fémur, et dès que c'est

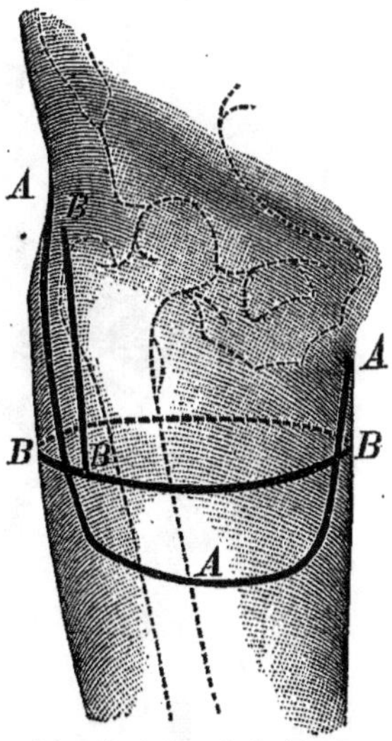

Fig. 100.

Désarticulation de la hanche.
AA A grand lambeau antérieur.
BB Après amputation préalable de la cuisse par la méthode circulaire.

possible, un aide insinue dans la plaie les quatre derniers doigts de chaque main, derrière le dos de la lame, et peut ainsi comprimer les vaisseaux fémoraux entre ces doigts et les pouces appliqués à la face externe du lambeau (Fig. 101). A 20 centimètres environ de son point de départ, le tranchant du couteau est redressé et dirigé vers la peau et ressort finalement à travers toutes les parties molles. De cette façon les vaisseaux fémoraux ne sont ouverts qu'à la fin de ce premier temps de l'opération.

Deuxième temps : Division de la capsule et achèvement de la désarticulation.

Le lambeau est relevé, et l'aide continue à le pincer entre les doigts; l'opérateur passe son couteau sous la cuisse, va l'appliquer à l'extrémité interne de la base du lambeau antérieur, et divise la peau de la face postérieure du membre au moyen d'une incision semi-circulaire tombant juste dans le pli de la fesse.

La cuisse étant ensuite placée en extension forcée et en rotation externe, avec un couteau à amputation de moyenne

Fig. 101.

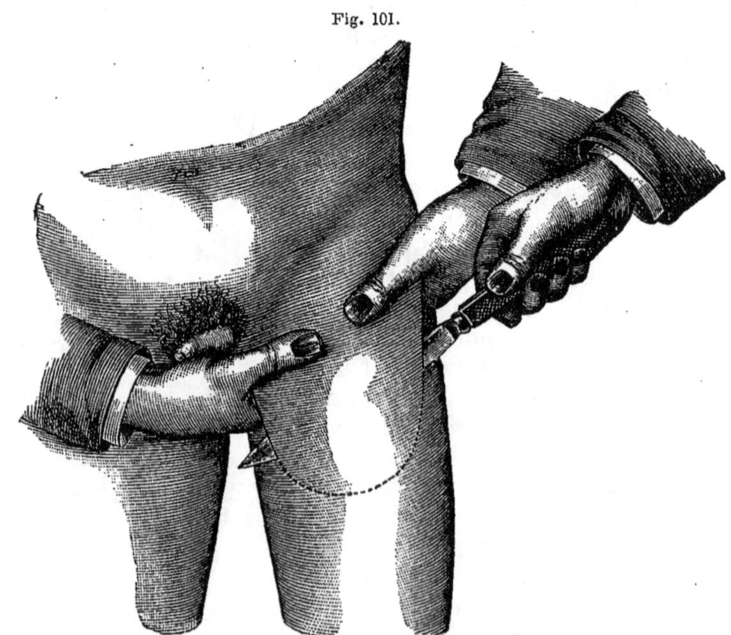

Compression de l'artère fémorale dans le lambeau.

grandeur, il ouvre largement la paroi antérieure de l'articulation par une vigoureuse incision transversale portant sur la tête même de l'os; celle-ci se luxe en avant. Il coupe ensuite le ligament rond, puis la paroi postérieure de la capsule; après quoi, d'un dernier et solide trait de couteau, décrivant un arc autour de la pointe du grand trochanter, il sectionne tous les muscles de la région postérieure, en veillant à ce que l'instrument ressorte exactement par l'incision semi-circulaire qui avait divisé la peau au niveau du pli de la fesse.

Troisième temps : Hémostase et réunion.

Non loin de l'endroit où les adducteurs ont été sectionnés dans la plaie, il cherche et lie les branches de l'artère obturatrice; il fait de même pour les branches de la fessière et de l'ischiatique qu'il trouve entre les muscles fessiers; alors seulement il lie au sommet du lambeau l'artère et la veine fémorales, ainsi que les branches de la fémorale profonde.

Le lambeau retombe par son propre poids au devant de la vaste plaie; on le réunit en arrière à l'aide de sutures profondes et superficielles. Un gros drain est placé à la base du lambeau transversalement à travers toute la plaie; un second drain est introduit au point le plus déclive de la ligne de réunion, de façon que son extrémité supérieure vienne se loger dans la cavité cotyloïde.

2. Désarticulation coxo-fémorale après amputation préalable de la cuisse par la méthode circulaire *(Pitha, v. Volkmann.)* (Fig. 100, *BB*).

Premier temps: Amputation circulaire de la cuisse en dessous du grand trochanter.

Même position du corps que pour la méthode à lambeau; seulement, la cuisse est, cette fois, complétement étendue sur le bassin. A environ un travers de main (15 centimètres) en dessous du sommet du grand trochanter, on coupe circulairement la peau de la cuisse et on la fait rétracter vers le haut. D'un second trait de couteau on divise ensuite toute l'épaisseur des muscles comme dans l'amputation circulaire en deux temps. On scie l'os et on lie tous les vaisseaux visibles à la surface de la plaie.

L'hémostase prophylactique est assurée au cours de l'opération, soit par la compression digitale de l'iliaque externe, soit, en l'absence d'aide, par l'application du tube élastique d'*Esmarch*. Si l'on ne dispose d'aucun de ces moyens, on pourra même, avant de commencer l'opération, pratiquer d'abord la ligature de l'artère et de la veine fémorales en-dessous du ligament de *Poupart*. (Voir page 66).

Deuxième temps: Énucléation du tronçon d'os et suture.

Au milieu de l'espace qui sépare l'épine iliaque antérieure et supérieure du grand trochanter, on enfonce un solide couteau à amputations de moyenne grandeur, qui pénètre jusque sur la tête du fémur, et qui de là descend verticalement sur l'incision circulaire en fendant tous les tissus jusqu'à l'os. Pendant qu'un aide maintient les deux lèvres de la plaie écartées l'une de l'autre, l'opérateur saisit ensuite le tronçon osseux dans sa main gauche ou dans les mors d'un davier à résection, puis, avec un solide élévatoire (rugine), et au besoin avec le couteau, il en détache jusqu'en haut toutes les parties molles y compris le périoste. Il ouvre enfin la jointure et désarticule la tête comme plus haut. Tout ce second temps de l'opération ne donne lieu qu'à très-peu de perte de sang.

La réunion de la plaie se pratique en suturant d'abord verticalement les lèvres de la seconde incision, puis transversalement, celles de la plaie d'amputation circulaire. Un gros drain introduit de bas en haut, est poussé jusque dans la cavité cotyloïde, et en cas de nécessité un second drain traverse obliquement la plaie de l'endroit où se trouvait le grand trochanter jusqu'à l'angle interne de la plaie.

3. Désarticulation par la méthode ovalaire (Fig. 102, *CC*).

Le sujet est couché sur le côté sain, de manière que la hanche à désarticuler dépasse le bord de la table d'opérations. Le chirurgien se tient au devant et en dehors de la hanche.

Premier temps: Division de la peau.

Du milieu de l'espace qui sépare l'épine iliaque antérieure et supérieure du grand trochanter, faire partir une incision qui descende à la face externe du grand trochanter et divise la peau sur une étendue d'environ 10 centimètres. Si, sur le vivant, on s'aperçoit en avançant dans la profondeur, que la résection de la hanche est encore praticable, on pourra l'entreprendre facilement à travers cette incision verticale. S'il convient plutôt de recourir à la désarticulation du membre, on continuera l'opération de la façon suivante :

Le couteau replacé à l'extrémité inférieure de l'incision précédente, se dirige obliquement en avant et en dedans, en ne coupant que la peau, vers le bord interne de la cuisse, où il s'arrête à environ quatre travers de doigt en dessous du niveau du grand trochanter. Pendant qu'un aide soulève alors le membre (c'est-à-dire le porte en abduction), l'opérateur, passant son bras par dessous, réapplique le tranchant de l'instrument au point où finit l'incision, et le conduit à travers les téguments de la face postérieure de la cuisse, en remontant en dessous du pli fessier et parallèlement à ce pli, jusqu'à ce qu'il ait rejoint l'extrémité inférieure de l'incision verticale. En quelques coups de tranchant perpendiculaire à l'aponévrose, il dissèque ensuite la peau et la fait rétracter vers le bassin.

Deuxième temps : Section des muscles et désarticulation.

L'opérateur replace l'instrument au dessus du grand trochanter, puis, par de vigoureux traits de couteau parallèles au bord postérieur de l'ovale cutané et obliquement dirigés vers l'articulation, il divise jusque sur l'os tous les muscles de la face postérieure du membre; il sectionne de même les chairs de la face antérieure, mais au niveau de sa moitié externe seulement : il laisse ainsi intacts les vaisseaux fémoraux ainsi que les parties molles de la face interne.

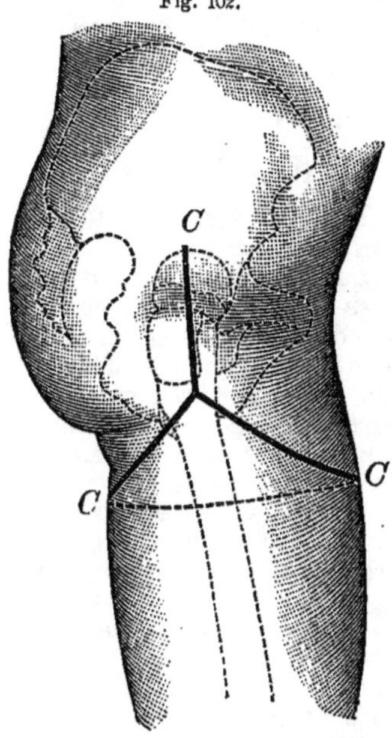

Fig. 102.

CC Désarticulation de la cuisse par la méthode ovalaire.

L'articulation est maintenant à découvert en arrière et en dehors : la cuisse étant légèrement fléchie et portée en adduction, d'une vigoureuse incision transversale il ouvre largement la capsule; l'aide exagère l'adduction et la tête se luxe en dehors.

Le couteau pénètre alors à plein tranchant dans l'articulation, coupe ligament rond, paroi interne de la capsule et insertions des muscles au petit trochanter, glisse le long de la face interne du fémur, et arrivé à hauteur de l'incision cutanée ressort en une fois à travers toutes les parties molles de la face interne du membre ; pendant ce temps un aide a introduit ses deux mains dans la plaie, derrière la lame de l'instrument, et comprime les vaisseaux fémoraux de la façon décrite pour la formation du lambeau antérieur.

L'ouverture de ces vaisseaux n'a donc lieu ici qu'au tout dernier moment de l'opération. Il reste encore à les fermer par la ligature, et à réunir les lèvres de la plaie comme dans la méthode précédente.

Dans la pratique il arrive souvent que les chairs n'ont pas été conservées sur une étendue suffisante, pour que l'on puisse appliquer l'un quelconque des procédés précédemment décrits, et particulièrement celui à lambeau antérieur. En pareil cas on est bien forcé de chercher à recouvrir le moignon à l'aide de procédés d'un usage moins fréquent et complètement atypiques. Ainsi peut-on, à l'instar de *Langenbeck*, tailler d'abord un grand lambeau postérieur, puis sectionner transversalement les parties molles antérieures en-dessous du ligament de *Poupart*; ainsi encore pourrait-on façonner deux lambeaux, dont l'un antérieur et l'autre postérieur, ou même, comme le faisait *Lisfranc*, deux lambeaux latéraux. Dans chacune de ces méthodes atypiques, la marche ultérieure de l'opération ne diffère du reste en rien de celle des méthodes précédentes.

II. Amputation de la cuisse.

Anatomie topographique (Fig. 103).

La forme de la cuisse est celle d'un cône dont la base est en haut, et qui est légèrement aplati d'avant en arrière dans son tiers supérieur, latéralement dans ses deux autres tiers. La peau est très-épaisse en avant et en dehors, plus fine à la face interne; elle est partout très-mobile sur les tissus sous-jacents, sauf toutefois immédiatement au-dessus du genou, où l'épais pannicule adipeux venant à disparaître, elle adhère intimement au fascia lata.

De tous les organes cheminant au sein du tissu cellulaire sous-cutané, la veine saphène interne offre seule quelqu'importance : par les nombreuses veines superficielles qui lui viennent de toutes les faces du membre et qui communiquent avec les veines profondes, elle finit par acquérir un volume assez considérable; puis, arrivée sous le ligament de *Poupart*, elle s'abouche à angle aigu dans la veine fémorale, et se trouve ainsi directement influencée par l'état de réplétion de cette dernière. Sa direction est celle d'une ligne qui serait tirée du condyle interne du fémur au cinquième interne du ligament de *Poupart (Hyrk)*; elle est accompagnée par les vaisseaux lymphatiques superficiels du membre inférieur.

La diaphyse du fémur ne court pas tout-à-fait dans la direction du grand axe du membre, mais est plutôt oblique de haut en bas et de dehors en dedans; en outre elle présente dans son entier une courbure à convexité antérieure et externe. On lui distingue trois faces, une antérieure et deux latérales, ainsi que trois bords dont les deux latéraux sont mousses et le postérieur très-prononcé et très-rugueux (ligne âpre); l'os se termine en bas par deux fortes tubérosités spongieuses, condyles interne et externe, qui supportent les surfaces articulaires supérieures de la jointure du genou.

Le corps du fémur est matelassé sur toutes ses faces par une épaisse musculature, plus accusée encore en dedans; le grand trochanter et les condyles sont seuls placés directement sous la peau. Parmi les muscles, les uns sont superficiels; ils prennent naissance au bassin et viennent s'insérer à la jambe sans adhérer nulle part au fémur lui-même : ce sont, en avant le couturier et le droit antérieur de la cuisse, en dedans le droit interne, en arrière le demi-tendineux, le demi-membraneux et le biceps. Lorsque ces muscles sont sectionnés transversalement, ils se rétractent très-fortement vers le bassin. La couche profonde comprend des muscles qui naissent du bassin et s'insèrent largement au fémur : tels sont les adducteurs; d'autres qui partent du fémur et croisent le genou pour aller s'attacher à la jambe : ce sont le vaste interne, le vaste externe et la portion crurale du quadriceps. Ils se rétractent beaucoup moins après la section que les muscles superficiels. L'aponévrose de la cuisse, ou fascia lata, enserre tous les muscles dans une sorte d'étui épais et résistant ; en outre elle fournit des gaines spéciales au tenseur du fascia lata, au droit antérieur, au droit interne et aux trois adducteurs. De la face profonde du fascia, partent aux deux côtés, les cloisons intermusculaires interne et externe, qui partagent l'ensemble des parties molles de la cuisse en une moitié antérieure et en une moitié postérieure. La cloison externe est la plus marquée ; elle va s'insérer profondément, en passant entre le vaste externe et le biceps, à la lèvre externe de la ligne âpre ; la cloison interne, moins résistante, sépare le vaste interne des adducteurs et s'attache à l'autre lèvre de la ligne âpre. Le long de la cloison intermusculaire externe on peut, sur toute la hauteur de la cuisse, inciser jusqu'à l'os sans rencontrer un seul organe important, si ce n'est l'artère circonflexe externe qui contourne le fémur en passant sous le grand trochanter.

Fig. 103.

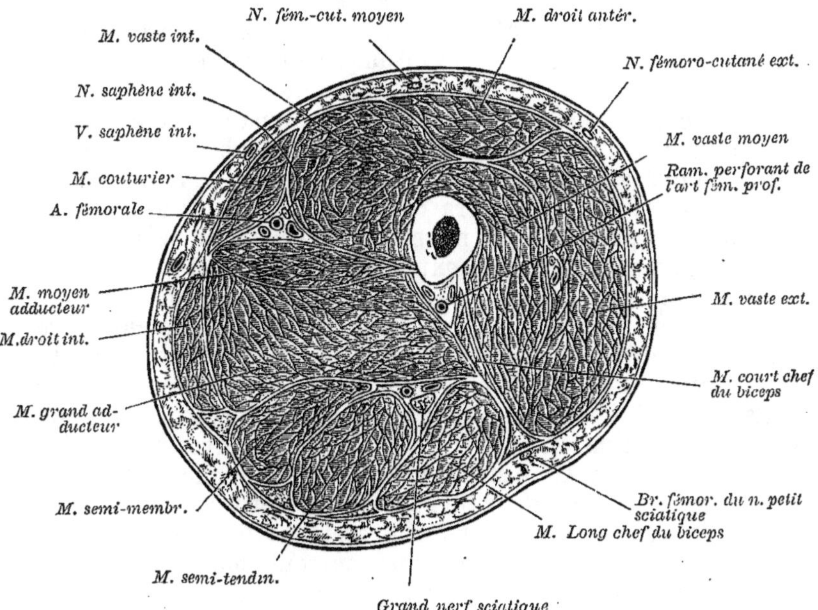

Coupe transversale de la cuisse en son milieu (d'après *Braune*).

Le trajet suivi par les vaisseaux fémoraux et le nerf crural a déjà été décrit à propos de la ligature de ces vaisseaux et de la désarticulation de la hanche. A la région postérieure de la cuisse, descend le grand nerf sciatique ; placé d'abord au bord externe du biceps, il est croisé plus bas par ce même muscle et se place ensuite entre le biceps d'un côté, le demi-membraneux et le demi-tendineux de l'autre. Il est accompagné par une branche de l'artère ischiatique, qui parfois présente un très-fort calibre et remplace l'artère crurale absente. En arrière de la cuisse se rencontrent encore les artères perforantes. Les rapports du nerf sciatique avec les vaisseaux du creux du jarret ont été également exposés antérieurement.

Amputation.

C'est spécialement pour l'amputation de la cuisse que furent imaginées les nombreuses méthodes d'incision des parties molles décrites p. 87 et suiv., la formation d'un bon moignon présentant ici des difficultés toutes particulières. Grâce aux pansements antiseptiques nous pouvons aujourd'hui nous mettre sûrement à l'abri de la suppuration des plaies, qui en entravant la réunion par première intention, favorise plus que toute autre cause la production « des moignons coniques », même à la suite des amputations les plus régulièrement exécutées. Dès lors il va de soi que toutes les méthodes d'incision pourront à l'occasion donner d'excellents résultats, et dès lors aussi aucune d'elles ne mérite d'une façon absolue d'être préférée aux autres. Cela étant, le procédé auquel on donnera toujours le choix dans la pratique, sera celui qui, tout en assurant le recouvrement convenable du moignon et l'extirpation complète du mal, permettra à l'opérateur de sacrifier le membre au minimum. Même en opérant sur le cadavre on fera bien de tenir compte de ce fait, et l'on s'exercera dans les répétitions à appliquer les différents procédés que nous allons décrire en les modifiant d'après les règles générales exposées p. 89.

Comme la musculature qui recouvre le fémur augmente fortement en épaisseur vers le haut, le choix du mode opératoire dépendra aussi en partie de l'endroit où devra porter l'amputation. C'est ainsi qu'au niveau du tiers inférieur de la cuisse, là où le membre est peu volumineux, les trois méthodes principales d'incision peuvent être appliquées avec un succès à peu près égal; au contraire, plus on se rapproche du tronc, et plus il devient avantageux de recourir aux procédés à lambeaux pour recouvrir ces vastes plaies, présentant de forts reliefs musculaires, comme on en rencontre surtout chez les individus vigoureux. C'est pourquoi dans la pratique, l'amputation au tiers inférieur pourra être faite aussi bien par les procédés circulaire et ovalaire que par la méthode à lambeaux, tandis que plus haut cette dernière sera presque toujours seule exécutée. Quant à savoir si, sur le vivant, l'étoffe nécessaire pour recouvrir le moignon doit être empruntée uniquement à la peau et à l'aponévrose, ou bien aussi à la couche musculaire, cela dépendra essentiellement de la qualité même des téguments. La peau est-elle intacte et bien nourrie, on peut aisément sacrifier les muscles; a-t-on au contraire la moindre crainte pour sa nutrition, il est préférable de la laisser en continuité avec les tissus sous-jacents, ou en d'autres termes de lui adjoindre la couche musculaire.

Pour l'amputation à la partie supérieure de la cuisse, le tube constricteur d'*Esmarch* s'applique autrement que dans les autres régions : on lui fait d'abord décrire un ou deux circulaires autour du membre, immédiatement en-dessous du pli de l'aine ; puis croisant ses deux chefs par devant la région inguinale, on les conduit autour du bassin, pour les ramener finalement sur la paroi antérieure du ventre où on les fixe au moyen de la chaînette. On peut encore comprimer la fémorale en appliquant sur son trajet un globe de bande ordinaire, que l'on fixe solidement à l'aide d'une bande élastique décrivant un spica antérieur autour de la cuisse et du bassin.

I. Amputation de la cuisse par la méthode circulaire (Fig. 104 *AA*).

Le sujet est couché sur le dos, le bassin reposant sur le bout de la table de manière que les deux jambes pendent librement en dehors de celle-ci. Un aide se tient au côté externe de la hanche correspondante à la cuisse à amputer ; il fixe la racine du membre et rétracte fortement la peau vers le tronc. Un second aide soutient la jambe et le pied en position horizontale. Lorsqu'on opère sur le vivant, le premier de ces aides peut, en cas de besoin, comprimer l'iliaque externe contre le bord du bassin, et la cuisse est alors fixée par celui qui est préposé à la plaie.

Premier temps : Formation d'une manchette cutanée.

S'il s'agit de la cuisse droite, le chirurgien se place en dehors du membre ; s'il s'agit de la gauche il se tient au contraire entre les deux cuisses. Il commence par évaluer l'épaisseur du membre au niveau du point où doit avoir lieu la section de l'os, puis d'après cette épaisseur il détermine la hauteur à laquelle se fera la division de la peau. Passant alors son couteau sous le membre, il va l'appliquer à cette hauteur sur la face opposée de la cuisse, et le tirant à soi, il divise la peau de la face inférieure à l'aide d'une première incision semi-circulaire. Reportant ensuite son couteau par dessus le membre, il en réapplique le tranchant au point de départ de la première incision, et coupe la peau de la face supérieure en décrivant un second demi-cercle, qui forme avec le premier un cercle complet entourant la cuisse. Par quelques traits de couteau dirigés perpendiculairement à la couche musculaire, il détache

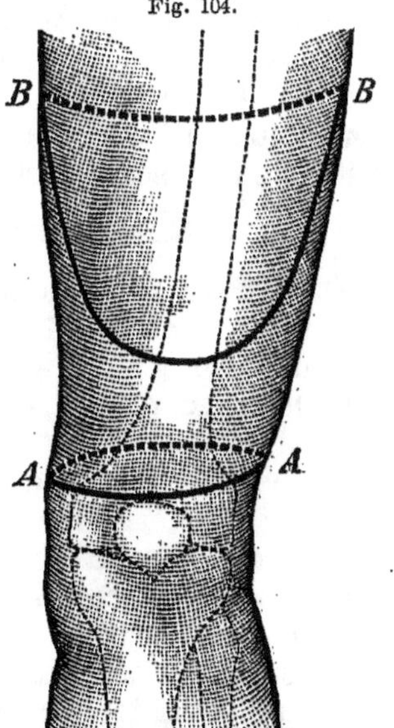

AA. Amputation de la cuisse par la méthode circulaire.

BB. par la méthode à lambeaux.

une manchette de peau ayant la hauteur voulue pour recouvrir toute la surface d'amputation; un aide rétracte la peau détachée, que l'on fend au besoin par une incision verticale.

Deuxième temps : Section des muscles.

A la base de la manchette maintenue relevée, on sectionne de même en deux « traits » tous les muscles jusqu'à l'os, et on les fait rétracter fortement par un aide. Lorsque la couche musculaire présente une épaisseur considérable, il est néanmoins préférable de la diviser en deux « temps », c'est-à-dire qu'une première incision circulaire divise alors les muscles superficiels, puis une seconde coupe les muscles profonds après rétraction des premiers.

Troisième temps : Section de l'os.

Avec un petit couteau très solide, on divise circulairement le périoste qu'on détache ensuite sous forme de manchette au moyen de l'élévatoire; ce décollement est surtout difficile en arrière, à cause de l'adhérence intime du périoste à la ligne âpre. Pendant que la main gauche fixe alors le fémur dans la plaie, on fait mordre la scie au devant de l'ongle du pouce appliqué sur l'os, et l'on procède à la section en faisant en sorte de ne pas finir par la ligne âpre afin d'éviter l'éclatement de cette dernière. Pendant que la scie s'enfonce, l'aide abaisse légèrement l'extrémité inférieure du membre, pour que le tranchant de l'instrument ne soit pas emprisonné entre les surfaces de section.

Quatrième temps : Hémostase et réunion.

On trouve facilement à la partie interne de la plaie les ouvertures béantes de l'artère et de la veine fémorale; on isole soigneusement et on lie séparément chacun de ces deux vaisseaux de la façon qui a été décrite p. 85. On n'a généralement pas d'autres vaisseaux importants à lier, par la raison qu'on n'ampute guère la cuisse par la méthode circulaire qu'au niveau de sa partie inférieure, l'amputation circulaire dans la partie supérieure n'étant le plus souvent pratiquée que comme premier temps de la désarticulation coxo-fémorale. Il ne faut pas oublier pourtant que l'artère qui accompagne constamment le nerf grand sciatique, présente parfois un calibre exagéré; si tel était le cas on l'isolerait avec soin du nerf avant de la lier.

Pour terminer, on ramènera la manchette cutanée par dessus la surface saignante du moignon, et on en suturera les bords suivant une direction verticale. On drainera la plaie dans le même sens, et pour mieux assurer l'écoulement des sécrétions, on fera bien de faire ressortir le drain à travers une boutonnière pratiquée à dessein à la base de la manchette. Pour qu'il ne

puisse rester dans la plaie ni poches, ni anfractuosités capables
de retenir les liquides sécrétés, il y aura avantage à réunir
chaque couche de tissus séparément, à l'aide de sutures à points
perdus ou « en étages » *(Esmarch,* voir p. 18).

2. Amputation de la cuisse par la méthode ovalaire (Fig. 105).

Même position du corps, et même groupement opératoire
que pour l'amputation par la méthode circulaire.

La pointe de l'ovale doit toujours se trouver à la face antérieure du membre et correspondre au point où l'os doit être
scié; sa grosse extrémité descend à la face postérieure jusqu'à
8 ou 10 centimètres en dessous du niveau de la pointe, car c'est
de ce côté que les muscles se rétractent le plus après la section.

D'une main l'opérateur empoigne la cuisse par devant, au
dessus de l'endroit où doit porter l'amputation; de l'autre il
applique au milieu de sa face antérieure un couteau à lame solide
et suffisamment longue, qu'il tient obliquement par rapport au
grand axe du membre, et avec lequel il coupe, dans la direction *a*
de la fig. 105, toute l'épaisseur des parties molles situées de son
côté. Passant alors le couteau par dessous le membre, il le
réapplique, en le tenant toujours obliquement, au point de
départ de la première incision, divise d'un seul trait dans la
direction *b* de la même fig. 105 toutes les parties molles de
l'autre côté du membre, et retirant l'instrument à soi à travers

Fig. 105.

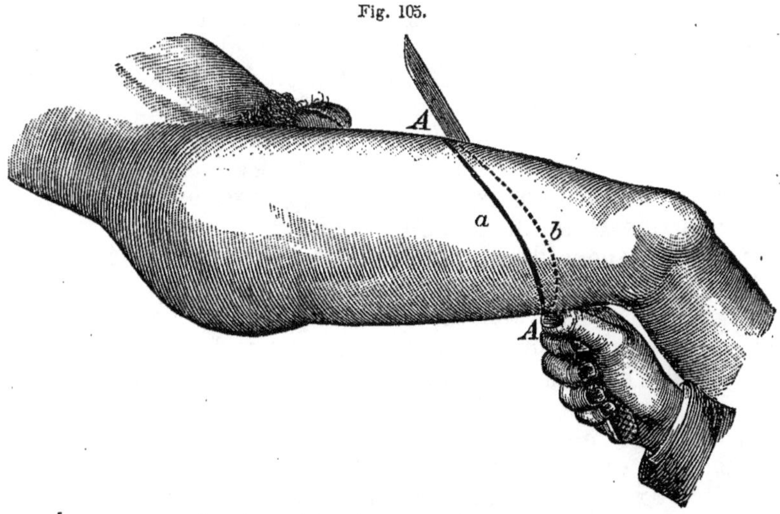

Amputation de la cuisse par la méthode ovalaire.

les chairs de la face postérieure, rejoint finalement l'extrémité
inférieure de la première incision. Avec un couteau plus petit,
il coupe alors circulairement la partie des muscles vastes qui

adhère au fémur ainsi que le périoste, puis scie l'os à la hauteur de la pointe de l'ovale, de la même façon que dans le procédé circulaire.

Lorsque le revêtement musculaire du fémur présente une très grande épaisseur, on peut dans un premier temps ne couper d'abord que la peau, puis pendant qu'un aide rétracte celle-ci fortement, pratiquer en un second temps la section de la musculature.

On lie les vaisseaux comme après la méthode circulaire, et l'on réunit de gauche à droite, de façon que la ligne de sutures coure de haut en bas et d'avant en arrière. Un drain traverse la plaie dans la même direction.

Appliquée à la partie inférieure de la cuisse, la méthode ovalaire procure des plaies d'amputation à surface très nette, et après guérison, de beaux moignons bien arrondis. Elle ne convient guère pour opérer dans la partie supérieure du membre, là où le revêtement musculaire du fémur augmente beaucoup en épaisseur.

Amputation de la cuisse par la méthode à lambeaux (Fig. 104, *BB*).

Cette méthode est applicable en tous les points de la hauteur de la cuisse : tantôt on recourt au procédé à un seul grand lambeau antérieur, et tantôt au procédé à deux lambeaux dont un grand antérieur, et un petit postérieur. Au niveau du tiers inférieur de la cuisse on ne forme les lambeaux qu'avec la peau et l'aponévrose ; plus haut, on peut adjoindre à celles-ci la couche musculaire lorsque la nutrition des téguments laisse à désirer : dans ce dernier cas, au lieu d'un seul grand lambeau, on en ferait plutôt deux de dimensions moindres. Dans certaines circonstances on pourrait également très bien recouvrir le moignon à l'aide de deux lambeaux empruntés à la face interne et à la face externe du membre, quoique pourtant celui qu'on forme aux dépens de la face antérieure donne en général de beaucoup meilleurs résultats. Lorsque la peau et l'aponévrose doivent seules entrer dans leur composition, les lambeaux sont taillés de la superficie vers la profondeur ; lorsqu'ils doivent comprendre en même temps la couche musculaire, on peut aussi les façonner par transfixion. Si l'on n'en fait qu'un seul, sa base doit dépasser en largeur la moitié de la circonférence du membre ; si on en taille deux, la largeur de la base de chacun doit être égale à la demi-circonférence de la cuisse. Dans la détermination de leur longueur, on n'oubliera pas de compter 5 centimètres environ pour la rétraction des parties molles, rétraction qui est surtout marquée à la face postérieure. On s'en rapportera du reste, pour l'amputation de la cuisse par la

méthode à lambeaux, aux préceptes de cette méthode tels qu'ils
ont été exposés au chapitre des généralités sur les amputations,
les règles à suivre pour recouvrir un moignon par ce procédé
trouvant particulièrement ici leur application.

Pour ce qui regarde la position à donner au sujet et à la
manière de grouper les aides, on se conformera à ce qui a été
dit pour l'amputation par la méthode circulaire; s'il s'agissait
pourtant d'amputer la cuisse gauche dans sa partie supérieure,
l'opérateur se placerait en dehors du membre comme il le fait
quand il opère à droite, les cuisses ne pouvant d'habitude être
suffisamment écartées l'une de l'autre pour qu'il se place à son
aise dans leur intervalle.

Lorsque l'amputation est pratiquée tout en haut de la cuisse,
en outre des vaisseaux déjà cités, on a encore à lier le tronc de
l'artère fémorale profonde.

La réunion des lèvres de la plaie se fait d'après les règles
générales exposées p. 99. C'est surtout pour cette réunion que
l'on apprécie bien tous les avantages que présente le grand
lambeau antérieur retombant par son propre poids au devant de
la plaie d'amputation. On placera un drain le long de la base
du lambeau et un second à l'endroit le plus déclive de la ligne
de suture.

Voir p. 159 la description de l'amputation de la cuisse
dans l'épaisseur des condyles.

III. Désarticulation du genou.

Anatomie topographique (Fig. 106).

Le genou présente un aspect tout différent de celui des régions voisines,
les fortes extrémités osseuses qui composent son squelette n'étant pour ainsi
dire recouvertes que par des membranes tendineuses et aponévrotiques. La
peau, épaisse et parfois calleuse en avant, est beaucoup plus fine sur les
côtés et en arrière, où elle se rétracte également beaucoup plus fortement
après la section.

En avant, les différentes couches qu'on rencontre en s'avançant dans la
profondeur sont d'abord la peau, puis sous une mince couche de tissu cellulo-
graisseux, l'aponévrose qui continue sans interruption le fàscia lata de la
cuisse; sous cette dernière se trouve une seconde membrane fibreuse qui se
détache du tendon commun du droit antérieur et des deux vastes, et descend
au devant de la rotule pour aller se confondre sous le genou avec le périoste
du tibia et les expansions des tendons qui s'y insèrent. Entre la peau et
l'aponévrose existe constamment une bourse muqueuse dite : bourse pérotu-
lienne sous-cutanée; entre l'aponévrose et la rotule il y en a une seconde
appelée: bourse rotulienne profonde *(Luschka)*. Toutes deux sont parfaitement closes vis-à-vis de la cavité articulaire, mais par contre communiquent
parfois entre elles. Souvent encore on rencontre une troisième bourse
muqueuse entre l'aponévrose du genou et la gaine des extenseurs. Au
surplus, toute la paroi antérieure de la jointure est comprise dans le puissant
appareil extenseur de la jambe, c'est-à-dire dans le muscle quadriceps crural

dont le tendon terminal s'insère à la tubérosité antérieure du tibia sous le nom de ligament rotulien ; dans l'intérieur de celui-ci est intercalé un os sésamoïde, la rotule, dont la face postérieure fait partie de la surface articulaire du genou. Quand la jambe est étendue sur la cuisse, les deux bords latéraux de la rotule sont nettement indiqués extérieurement par deux gouttières longitudinales. Au devant de la tubérosité du tibia et de la face antérieure du ligament rotulien se rencontre, mais pas d'une façon constante, la bourse muqueuse prétibiale *(Hyrtl)*; entre ce ligament et la tête du tibia on en trouve une autre, bourse infragénuale, qui est séparée de l'intérieur de l'articulation par des pelotons graisseux.

Un peu en dedans du ligament rotulien et de l'épine du tibia se voit l'expansion aponévrotique triangulaire des tendons du droit interne, du demi-tendineux et du couturier (pes anserinus : patte d'oie); elle s'insère à la tête du tibia et est séparée de ce dernier par une bourse muqueuse de forme allongée. Entre le tendon voisin du demi-membraneux et l'os se rencontre également une petite poche séreuse. Dans le pannicule adipeux abondant de la face interne du genou rampe la veine saphène interne qui est rejointe par le nerf de même nom à environ un travers de main au-dessus de la jointure. Au côté externe du genou fait saillie le tendon du biceps, qui s'insère à la tête du péroné sous forme d'une corde fortement tendue sous la peau ; entre ce tendon et le ligament latéral externe est de nouveau interposée une bourse muqueuse.

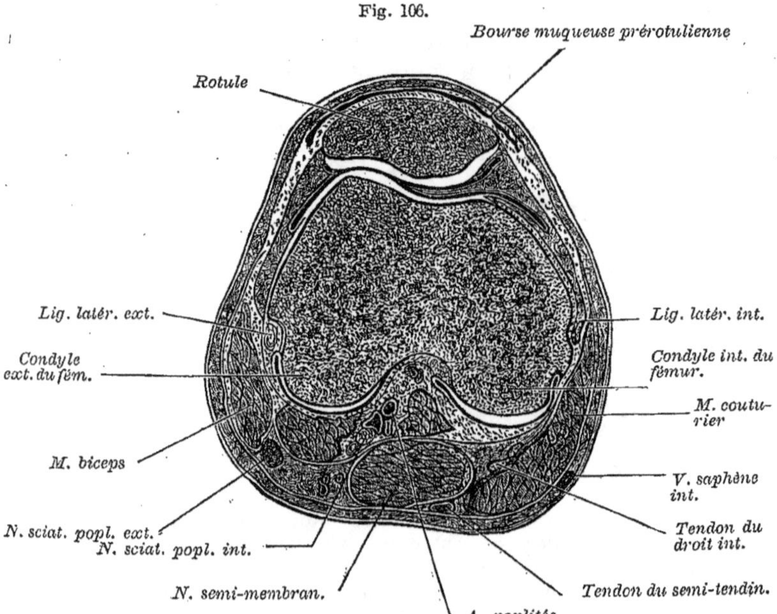

Coupe transversale du genou gauche à la hauteur du milieu de la rotule, (d'après *Braune*).

Dans le fond du creux poplité, qui pour le reste a été suffisamment décrit page 67, nous trouvons la partie inférieure de la capsule articulaire recouverte par le muscle poplité ; entre la paroi capsulaire et le muscle se trouve la bourse muqueuse poplitée qui communique toujours avec la cavité articulaire ; là encore on rencontre souvent une deuxième bourse située entre le tendon de ce muscle et le ligament latéral externe. Une poche semblable sépare également le jumeau interne du condyle interne du fémur et de la capsule articulaire.

L'artère poplitée descend dans la région, directement appliquée contre la paroi postérieure de la jointure; elle y donne naissance à cinq branches collatérales qui entourent le genou d'un réseau d'anastomoses; ce sont : les artères articulaires supérieures qui embrassent le fémur de chaque côté, les articulaires inférieures qui contournent de la même manière la tête du tibia, et enfin l'articulaire moyenne qui traverse la paroi postérieure de la capsule pour aller nourrir l'appareil ligamenteux situé au sein de la jointure. Il faudra se rappeler l'existence de ces différents vaisseaux au cours de toutes les opérations qu'on pratiquera sur le genou.

L'articulation elle-même est essentiellement formée par la volumineuse extrémité inférieure du fémur et par la tête du tibia; la rotule n'y participe directement que par la portion de sa face postérieure qui fait saillie dans la jointure, à travers le défaut existant dans la paroi antérieure de la capsule. L'extrémité du fémur présente deux forts condyles séparés l'un de l'autre par l'échancrure intercondylienne, et dont l'interne descend plus bas que l'externe. Le tibia possède de son côté deux surfaces articulaires faiblement excavées et correspondant aux condyles précités; une saillie médiane, l'éminence intercondylienne, sépare ces cavités qui sont rendues plus profondes, grâce aux deux cartilages interarticulaires semi-lunaires qui vont en s'épaisissant du centre à la périphérie. La face postérieure cartilagineuse de la rotule présente deux facettes séparées par une saillie verticale, au moyen desquelles elle glisse dans la dépression du fémur et sur la face antérieure des condyles, pendant les mouvements de flexion et d'extension de la jambe.

La cavité articulaire du genou, très-étendue et très-irrégulière, est fermée par une double capsule fibreuse et synoviale que l'on peut sentir par la palpation, de chaque côté de la rotule, au cours de toutes les affections qui atteignent le genou. A la face antérieure du fémur la synoviale remonte plus ou moins haut, en formant un cul-de-sac derrière le tendon du quadriceps crural. Au-dessus de ce diverticulum se rencontre d'une façon constante la grande bourse muqueuse du quadriceps : bourse et diverticulum communiquent presque toujours largement entre eux; souvent il existe seulement entre les deux un étranglement en forme de faucille; rarement ils sont complètement indépendants l'un de l'autre. Dans la partie antérieure de l'articulation la synoviale se développe en des replis très-adipeux dont deux (ligaments ailés de la rotule) descendent des bords latéraux de cette dernière, et dont un troisième plus faible s'étend de l'échancrure intercondylienne jusqu'au devant de l'éminence intercondylienne.

Comme ligaments de renforcement nous avons surtout les ligaments latéraux externe et interne. Le ligament externe, qui est arrondi, s'insère en haut à la tubérosité externe du fémur et en bas à la tête du péroné; ses faisceaux postérieurs consolident la paroi postérieure de la capsule sous le nom de ligament poplité et de ligament latéral court. Le large ligament latéral interne, beaucoup plus puissant que l'externe, se détache de la tubérosité interne du fémur, et descend jusqu'à 6 centimètres environ en-dessous du bord supérieur du tibia pour s'insérer à la face interne de celui-ci. Par le fait de la forte tension des ligaments latéraux, aucun mouvement de rotation n'est possible dans la jointure lorsque le genou est maintenu dans l'extension; c'est seulement dans la position fléchie que la jambe peut subir des mouvements de rotation en dehors et en dedans, qui se font alors autour d'un axe vertical passant par le centre de la cavité glénoïdienne interne de la tête du tibia.

Deux autres ligaments très-puissants, ligaments croisés, sont tendus au sein même de l'articulation, où ils naissent des deux faces opposées de l'échancrure intercondylienne, et descendent s'insérer l'un en avant, l'autre en arrière de l'épine du tibia. Ces ligaments partagent ainsi l'intérieur de l'articulation en deux cavités presqu'indépendantes l'une de l'autre, et dont l'antérieure est beaucoup plus spacieuse que la postérieure.

Au début de toute opération pratiquée sur le genou, il faudra d'abord rechercher l'interligne articulaire, en promenant le doigt en-dessous de la saillie des condyles du fémur, pendant qu'on imprimera à la jambe des mouvements alternatifs de flexion et d'extension.

Désarticulation.

I. Désarticulation du genou par la méthode circulaire d'après *Velpeau*
(Fig. 107, *AA*).

Le membre à amputer déborde l'extrémité de la table d'opérations, de façon à pouvoir aborder la jointure par les deux côtés, ainsi que pour en rendre les mouvements plus faciles. Un aide maintient la jambe en position horizontale, un second aide attire fortement la peau du genou vers le haut. L'hémostase prophylactique est obtenue à l'aide de la compression digitale de la fémorale contre la tête du fémur, ou bien au moyen du lien élastique d'*Esmarch*. L'opérateur se place soit en dehors, soit en dedans du membre.

Premier temps : Dissection d'une manchette cutanée.

A quatre travers de doigt en-dessous du sommet de la rotule, on divise la peau du membre par une incision circulaire pratiquée en un seul temps ou en deux temps séparés. Par quelques traits de couteau dirigés perpendiculairement à l'aponévrose, on détache la peau jusqu'au bord inférieur de la rotule et on la retrousse en manchette après l'avoir au besoin fendue verticalement.

Deuxième temps : Ouverture de la jointure et achèvement de la désarticulation.

Pendant que l'aide fixe la manchette relevée, la jambe étant maintenue fléchie, on coupe transversalement le ligament rotulien et toute la partie antérieure de la capsule, en ayant soin de

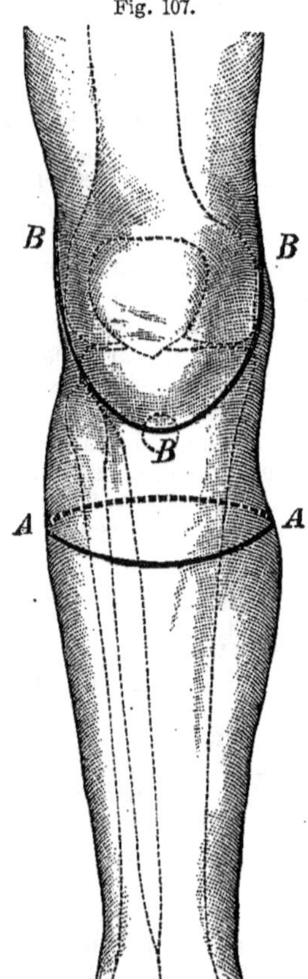

Fig. 107.

AA Désarticulation du genou par la méthode circulaire ;

BB Lambeau antérieur pour l'amputation ostéoplastique de *Gritti*, et pour l'amputation de la cuisse dans l'épaisseur des condyles.

respecter l'adhérence des ménisques au plateau du tibia. Sitôt les ligaments latéraux sectionnés, l'articulation s'ouvre largement; puis, fléchissant davantage la jambe sur la cuisse, par quelques coups de pointe dirigés contre l'os, on divise les ligaments croisés très près de leur insertion aux condyles du fémur. Redressant alors la jambe à demi, on ressort par la face postérieure du genou, en coupant transversalement et d'un seul trait vigoureux toutes les parties molles du creux du jarret.

Troisième temps: Hémostase, réunion.

A la partie postérieure de la plaie on recherche d'abord l'artère et la veine poplitées pour les isoler et les lier séparément. On n'oubliera pas que souvent la poplitée se divise déjà en ses deux branches terminales bien au dessus du creux du jarret, auquel cas l'on aurait à lier deux troncs artériels importants au lieu d'un seul. Sur le vivant on doit encore souvent fermer par la ligature quelques petites branches du réseau articulaire du genou.

La réunion de la plaie peut, à la rigueur, se faire dans le sens transversal; il vaut mieux pourtant placer les sutures d'avant en arrière, afin que la cicatrice puisse plus tard se rétracter entre les deux condyles. Un fort drain ressortant par les deux angles de la plaie, traversera dans le même sens l'espace intercondylien.

2. Désarticulation du genou à lambeaux antérieur et postérieur (Fig. 108, AA).

Même position du sujet et même groupement des aides que précédemment.

La jambe étant étendue sur la cuisse, on fléchit fortement le membre entier sur le bassin, de façon à bien étaler sa face postérieure sous les yeux de l'opérateur. A travers la peau du jarret et de la face postérieure de la jambe, on pratique une incision semi-lunaire, convexe en bas, et dont les deux extrémités correspondent aux deux tubérosités interne et externe du fémur: on a ainsi délimité un lambeau cutané, haut de quatre travers de doigt environ, qu'on dissèque et rétracte jusqu'au-dessus de la ligne articulaire. Le membre est alors abaissé et la jambe légèrement fléchie sur la cuisse; puis, par une incision passant en forme d'arc en-dessous de la tubérosité antérieure du tibia, et commençant et aboutissant aux mêmes points que l'incision postérieure, on délimite en avant un second lambeau cutané, plus long d'un tiers au moins que le précédent (mesurant donc environ 12 centim.), et qui comme ce dernier est disséqué et rabattu vers le haut.

La section des liens articulaires et l'hémostase s'exécutent ensuite comme dans le procédé circulaire; le grand lambeau

antérieur est ramené au devant des condyles et suturé en arrière
au bord de la plaie postérieure ; celle-ci semble avoir été faite
par une incision semi-circulaire, tant les parties molles du
jarret se sont rétractées après la section. La réunion se pratique
en plaçant d'abord quelques larges points de suture profonde,

Fig. 108.

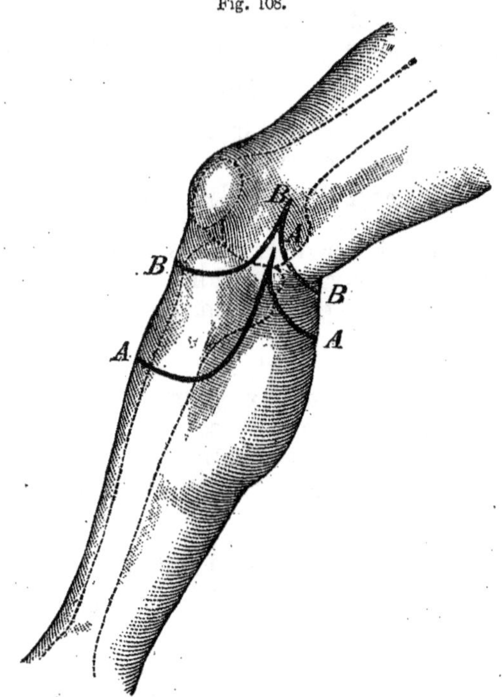

AA Désarticulation du genou par la méthode à lambeaux.
BB Amputation de la cuisse dans le genou d'après *Gritti* et d'après *Syme.*

puis en interposant entre ceux-ci des points fins et superficiels
qui produisent un affrontement plus exact des deux lèvres.
Un drain est poussé entre les condyles jusque dans le cul-de-sac
synovial situé sous le muscle quadriceps, et ressort par le point
le plus déclive de la ligne de suture ; en cas de besoin on peut
en placer un second transversalement sous la base du lambeau.

S'il n'a pas été possible de réaliser l'asepsie absolue de la
plaie, on fera bien d'extirper totalement la synoviale et avec elle
la rotule, dans le but de prévenir les inflammations purulentes
qui surviennent avec la plus grande facilité dans les poches
anfractueuses de cette membrane. Cette résection de la synoviale
est chose aisée après la désarticulation par la méthode à lambeaux ; mais si c'est au procédé circulaire qu'on a eu recours,
on ne parviendra à atteindre le diverticulum supérieur de la
capsule, qu'en fendant d'abord la manchette à l'aide d'une inci-

sion descendant verticalement au devant de la rotule (*Bilroth*).
Lorsqu'on opère par contre sur des tissus non encore enflammés,
et en s'entourant de toutes les précautions antiseptiques nécessaires, il est préférable de conserver la membrane synoviale,
qui dans ces conditions ne se soude pas au cartilage articulaire,
et qui en restant mobile sur celui-ci permet plus tard au malade
de s'appuyer directement sur le moignon.

3. Amputation ostéoplastique fémoro-rotulienne de *Gritti* (Fig. 107 et 108, *BB*).

Par cette opération on se propose de réunir la rotule
dépouillée de son revêtement cartilagineux à la surface de
section des condyles fémoraux. Si par ce mode artificiel de
réunion, on parvient à obtenir une soudure intime des deux
surfaces osseuses, il en résulte pour l'opéré un moignon suffisamment matelassé et bien arrondi sur lequel il peut dans la
suite directement s'appuyer. Si par contre la soudure ne se
produit pas, l'opération n'est plus suivie d'aucun bon résultat.
C'est là la raison pour laquelle ce procédé d'amputation, appliqué
sur le vivant, a été très diversement jugé par les chirurgiens.
Au point de vue de la technique opératoire en général, son
exécution présente toutefois un intérêt pratique très grand, et
pour ce motif seul, l'opération de *Gritti* mérite déjà d'être
soigneusement étudiée sur le cadavre.

Premier temps : Formation de deux lambeaux dont
 l'un antérieur et l'autre postérieur; section des
 parties molles.

Une incision curviligne qui commence au bord supérieur
de la face latérale de l'un des condyles, et finit à la même
hauteur sur la face latérale de l'autre condyle, délimite en
avant un lambeau cutané arrondi dont le sommet arrive en bas
jusqu'au niveau de l'épine du tibia. Ce lambeau, comprenant la
rotule dans son épaisseur, est disséqué en quelques traits de
couteau obliquement dirigés vers la jointure, puis rabattu
vers le haut. Le membre étant alors relevé, on taille à la face
postérieure un second lambeau tout semblable au premier,
mais dont le bord convexe ne dépasse pas la limite inférieure
du creux du jarret. A la hauteur de la base de ces lambeaux
rétractés, on coupe circulairement jusqu'à l'os toutes les parties
molles restantes.

Deuxième temps : Section des condyles du fémur;
 avivement de la rotule; réunion de la plaie.

Dans le sillon creusé par cette dernière incision circulaire,
on abat transversalement avec la scie les deux condyles
fémoraux, et avec eux la jambe entière. Si l'on se bornait à

enlever seulement une mince plaque osseuse, la rotule ne pourrait guère s'adapter à la surface de section; d'un autre côté il ne faut pas non plus réséquer entièrement les deux condyles, sinon on s'exposerait à ouvrir la cavité médullaire du fémur et à faire encore une fois manquer le but de l'opération. Après avoir scié les condyles, on circonscrit à l'aide d'une incision le bord de la rotule du côté tourné vers la jointure, puis par une section frontale on en détache avec la scie toute la surface cartilagineuse. Pour que l'os ne fuie pas pendant ce temps de l'opération, on saisit avec une compresse son bord libre entre le pouce et l'index gauches, et on l'enserre fortement contre la commissure interdigitale.

Après avoir pratiqué la ligature des vaisseaux comme il a été dit pour la désarticulation du genou, on ramène le lambeau antérieur par devant le moignon, de façon à mettre en contact la surface avivée de la rotule et la surface de section du fémur. Lorsque l'opération a été régulièrement exécutée, la suture profonde des lambeaux est suffisante par elle-même pour empêcher que la rotule ne se déplace ultérieurement. Sur le vivant, le drainage convenable du grand diverticulum synovial situé sous le quadriceps, est également indispensable après cette amputation de *Gritti*, qui n'est en somme qu'une imitation du procédé d'amputation ostéoplastique de *Pirogoff*, que nous décrirons plus tard.

Il peut arriver que l'on ne dispose pas d'un nombre d'aides suffisant pour exécuter l'opération telle qu'elle vient d'être décrite. Dans ce cas, après avoir taillé les deux lambeaux cutanés antérieur et postérieur, on commencerait par désarticuler la jambe dans le genou; puis, pendant qu'avec ses deux mains un aide irait comprimer les vaisseaux poplités dans le fond de la jointure, on engagerait le plein du couteau à travers le genou béant et on le ferait ressortir à travers les parties molles restantes à la face postérieure. On fermerait ensuite tous les vaisseaux ouverts dans la plaie, et alors seulement on procéderait à la section des condyles et au dédoublement de la rotule. Ce procédé est du reste celui qu'avait décrit primitivement *Gritti*.

4. Amputation de la cuisse dans l'épaisseur des condyles du fémur (amputation transcondylienne) d'après *Malgaigne* et *Syme* (Fig. 107 et 108, *BB*).

Il peut arriver que l'on ne trouve pas dans les téguments de la face antérieure et de la face postérieure du genou de quoi tailler des lambeaux suffisamment grands pour recouvrir le volumineux moignon formé par les condyles. En pareil cas, après avoir terminé la désarticulation du genou et placé les ligatures, on circonscrit d'un trait de couteau circulaire l'épyphyse fémorale, on décolle et on refoule quelque peu le périoste, et l'on sectionne finalement les condyles eux-mêmes en les chantournant, c'est-à-dire en faisant marcher le trait de scie à travers la substance spongieuse et suivant une ligne convexe d'avant en arrière *(Butscher)*. A l'aide de la pince coupante de *Liston* on abrase ensuite les saillies osseuses qui subsistent d'habitude aux deux côtés de l'épiphyse à la suite de cette section. Imaginé d'abord par *Malgaigne*, mais appliqué en premier lieu par *Syme* et plus tard préconisé surtout par *Heine* et *Lücke*, ce procédé d'amputation procure un moignon osseux beaucoup moins volumineux que celui qu'on obtient par la désarticulation ordinaire du genou ; aussi suffit-il de donner aux lambeaux de recouvrement les mêmes dimensions que celles que nous avons indiquées pour l'opération de *Gritti*. Certains chirurgiens préfèrent diviser la peau et les parties molles du jarret à l'aide d'une incision semi-circulaire tombant à la hauteur de l'interligne articulaire : cette pratique n'est pas à conseiller, car les parties molles de cette région se rétractent considérablement après leur section. On fera bien de terminer également cette opération par la résection de la synoviale et de la rotule.

En cas d'assistance convenable, on peut aussi pratiquer cette amputation transcondylienne sans recourir au préalable à la désarticulation de la jambe.

L'hémostase et la réunion des lèvres de la plaie s'exécutent comme après la simple désarticulation.

L'opération de *Syme* donne d'excellents résultats sur le vivant, et a l'avantage de procurer au malade un moignon beaucoup plus long que celui qu'on obtient par l'amputation ordinaire de la cuisse.

IV. Amputation de la jambe.

Anatomie topographique (Fig. 109).

La jambe présente la forme d'un cône dont la base est en haut. Comme ses muscles, et particulièrement ceux de la face postérieure sont très-charnus jusqu'au milieu de sa hauteur, et deviennent ensuite presque subitement tendineux, il se fait qu'à ce niveau son volume s'affaisse brusquement, pour augmenter à nouveau près du coude-pied par la saillie de l'extrémité inférieure des os. Chez les sujets vigoureux, ce passage brusque du corps charnu épais des muscles du mollet à leur portion tendineuse détermine même extérieurement la formation d'une forte dépression ouverte en bas vers le tendon d'Achille.

Le squelette de la jambe est formé par deux os, l'un interne, l'autre externe. L'os interne ou tibia, qui est en même temps plus antérieur et plus volumineux que l'externe, constitue le principal soutien du membre. Il a la forme d'un prisme triangulaire et présente trois faces à considérer, une interne, une externe et une postérieure. La face interne n'est recouverte dans toute sa hauteur que par la peau et l'aponévrose, et se continue avec la face externe au niveau de la crête tranchante du tibia qui est également sous-cutanée. La crête du tibia se termine en haut dans la tubérosité antérieure du tibia qui donne insertion au ligament rotulien; elle s'émousse considérablement au niveau du tiers inférieur de la jambe. Par ses deux condyles ou cavités glénoïdes, l'épaisse extrémité spongieuse du tibia concourt à former l'articulation du genou décrite p. 152. Son extrémité inférieure est débordée en dedans par une courte et forte apophyse, la malléole interne, tandis qu'en dehors elle présente une échancrure pour s'articuler avec le péroné. Cette extrémité supporte la majeure partie de la surface articulaire supérieure de la jointure du coude-pied.

L'os externe ou péroné, qui est beaucoup plus mince, présente à considérer un corps grêle à bords saillants, une extrémité supérieure ou tête de l'os qui s'unit à la face externe du condyle externe du tibia par une articulation communiquant parfois avec l'articulation du genou, une extrémité inférieure oblongue qui constitue la malléole externe et dont la face interne est recouverte de cartilage pour concourir à la formation de l'articulation tibio-tarsienne.

Dans la partie supérieure de la jambe, le péroné est complètement entouré de muscles qui s'insèrent en partie à sa surface; au niveau de la partie inférieure il devient par contre superficiel et se laisse facilement explorer à travers les téguments de la face externe du membre. Les deux os composant le squelette de la jambe circonscrivent entre eux un espace, dit espace interosseux, qui va en se rétrécissant vers le bas, et qui est fermé par la membrane interosseuse.

La peau de la jambe présente une épaisseur variable suivant les sujets; elle est garnie de poils et, sauf au niveau de la face interne du tibia, elle est partout facile à déplacer sur l'aponévrose sous-jacente.

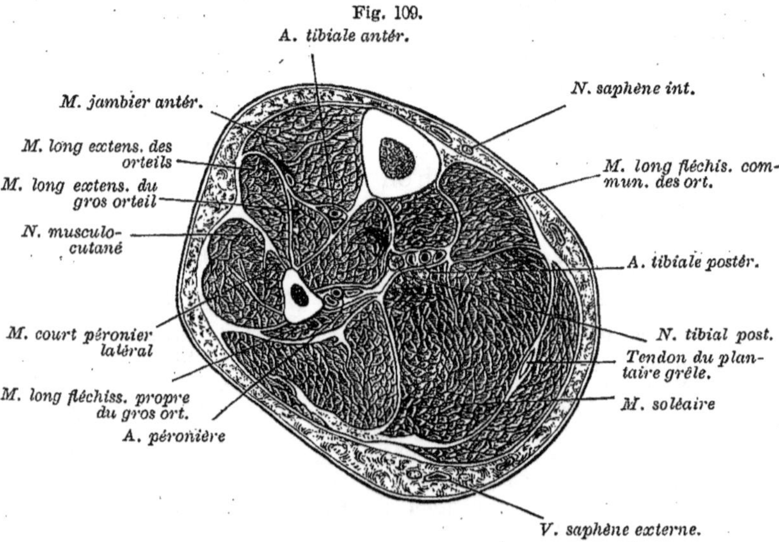

Coupe transversale de la jambe à sa partie moyenne.
(d'après *Braune*).

Deux veines principales rampent dans le tissu cellulaire sous-cutané de la jambe; ce sont : la veine saphène interne qui arrive du voisinage de la malléole interne et se dirige vers le bord postérieur du condyle interne du fémur; et la veine saphène externe qui apparaît au bord postérieur de la malléole externe et monte à la face postérieure de la jambe, pour aller traverser l'aponévrose du creux du jarret et se jeter dans la veine poplitée.

L'aponévrose ou fascia de la jambe adhère intimement au périoste de la face interne du tibia et adhère en outre au péroné au niveau du tiers inférieur du membre; plus haut elle est encore unie indirectement à ce dernier os par une lamelle qu'elle lui envoie. De cette disposition il résulte que la gaine aponévrotique de la jambe se trouve partagée dans son ensemble en deux loges bien distinctes, dont l'une est antérieure par rapport à l'autre : dans la loge antérieure sont renfermés les muscles extenseurs et les péroniers, dans la postérieure, les muscles fléchisseurs.

Les muscles antérieurs et externes de la jambe sont disposés sur une couche unique qui remplit l'espace interosseux et recouvre le péroné. Une cloison aponévrotique partage ces muscles en deux groupes, dont l'un externe formé par le long et le court péronier latéral, l'autre antérieur comprenant le jambier antérieur, le long extenseur propre du gros orteil, le long extenseur commun des orteils et le péronier antérieur. Ces derniers occupent dans l'ordre de leur citation l'espace compris entre la crête du tibia et le péroné; seulement le long extenseur du gros orteil n'apparaît extérieurement qu'au bas de la jambe émergeant de la profondeur entre les deux muscles voisins. Au niveau de la partie inférieure du membre les tendons des péroniers se placent derrière le bord postérieur du péroné. Les muscles de la face antérieure adhèrent intimement par leurs corps charnus à l'aponévrose jambière qui les recouvre.

La musculature beaucoup plus puissante de la face postérieure de la jambe est partagée en deux couches superposées par une cloison fibreuse transversale fournie par l'aponévrose. Les muscles jumeaux, soléaire et plantaire grêle qui sont compris dans la couche superficielle, se détachent en grande partie du fémur et aboutissent tous en dessous du milieu de la hauteur de la jambe au puissant tendon d'Achille. Les muscles qui forment la couche profonde naissent des deux os de la jambe et de la membrane interosseuse; ce sont, en allant de dedans en dehors, le long fléchisseur commun des orteils, le jambier postérieur et le long fléchisseur propre du gros orteil.

Voir au chapitre des ligatures ce qui a rapport au siège et au trajet des vaisseaux et des principaux troncs nerveux satellites de ces derniers.

Amputation.

1. " Au lieu d'élection, „ c'est-à-dire à la limite entre le tiers supérieur et le tiers moyen de la jambe.

a) Par la méthode circulaire (Fig. 110 AA, voir aussi Fig. 73).

Le membre malade dépasse le bord de la table à partir du genou; un assistant le maintient par le pied en position horizontale; un autre assistant fixe le genou et rétracte la peau préalablement rasée vers la racine du membre. L'hémostase prophylactique est obtenue par la constriction élastique de la cuisse, ou bien par la compression digitale de l'iliaque externe contre la branche horizontale du pubis.

L'opérateur se place sur le côté du membre à opérer : pour la dissection de la manchette cutanée il est préférable qu'il ait à sa droite la partie à enlever, et par conséquent qu'il se tienne en dehors du membre s'il ampute la jambe droite, et au contraire en dedans s'il ampute la gauche; mais pour scier les os il vaudra mieux qu'il se place toujours au côté interne de la jambe.

Premier temps : Formation de la manchette cutanée.

Avec un court et solide couteau à amputation, le chirurgien pratique d'abord une incision verticale qui commence à environ 4 travers de doigt en dessous de la tubérosité antérieure du tibia, et qui descend le long de la crête de cet os, en divisant la peau et le périoste sur une hauteur égale à celle que doit avoir la manchette. La détermination de cette hauteur se fait d'après les règles générales exposées p. 90. Sur l'extrémité inférieure de cette incision verticale il en fait tomber une seconde, qui se dirige transversalement en dedans et s'arrête au bord interne du tibia. Ces deux incisions délimitent de la sorte un lambeau triangulaire qui est aussitôt détaché de la face interne de l'os, et qui comprend le périoste dans son épaisseur. On aura soin pendant cette dissection de bien ménager la continuité de la peau et de ce lambeau de périoste destiné à recouvrir la surface de section du tibia.

Cela fait, l'opérateur avance quelque peu sa jambe gauche fléchie, en même temps qu'il recule légèrement la jambe droite ; puis passant le bras armé d'un fort couteau à amputation par dessous le membre, il vient en appliquer le tranchant dans l'incision transversale de plus haut, et d'un seul trait circulaire divise la peau du membre sur tout son pourtour. Pour les opérateurs encore peu exercés il est pourtant préférable de pratiquer cette section de la peau en deux traits séparés. Saisissant alors la manchette par son bord libre, il la retrousse au fur et à mesure qu'il la dissèque, en tenant tout le temps la lame du couteau dirigée perpendiculairement à l'aponévrose. Il ne peut y avoir de mal à ce que quelques fragments de cette dernière soient compris dans l'épaisseur de la manchette cutanée; mais quant à vouloir détacher complètement l'aponévrose en même temps que la peau, il n'y faudrait pas songer, étant données les adhérences nombreuses qui unissent cette membrane à la musculature sous-jacente.

Deuxième temps : Section des muscles.

Pendant qu'un aide maintient la peau relevée, l'opérateur qui a repris la position de plus haut, divise de même en un ou deux traits de couteau tous les muscles superficiels jusqu'aux os ; puis avec le couteau à deux tranchants qu'il enfonce à une même hauteur, d'abord dans la face antérieure, puis dans la face postérieure de l'espace interosseux, il sectionne les muscles profonds renfermés dans cet espace, et du même coup divise le périoste des deux os de la jambe en décrivant autour de ceux-ci une incision en forme de ∞. Avec la rugine il détache et refoule ensuite vers le haut les chairs profondes ainsi que le périoste.

Troisième temps : Section des os.

Un aide protège les parties molles contre l'action de la scie en les maintenant relevées soit à l'aide d'élévatoires, soit au moyen d'une compresse à trois chefs dont le chef moyen est tiré à travers l'espace interosseux. La scie vient par en haut et en dehors attaquer les deux os simultanément et en un même point de la hauteur du membre préalablement placé en rotation interne; la section du péroné doit toujours être terminée avant celle du tibia. Lorsque l'angle antérieur de la surface de section du tibia fait une saillie trop marquée, il convient de l'abattre à l'aide de la pince incisive.

Quatrième temps : Hémostase, réunion.

On trouvera l'artère tibiale antérieure avec ses deux veines satellites contre la face antérieure de la membrane interosseuse. Chacun de ces vaisseaux sera isolé et lié séparément : on ne réussit souvent à isoler convenablement l'artère qu'en fendant d'abord le ligament interosseux. Entre la couche superficielle et la couche profonde des muscles postérieurs on recherche et on lie pareillement la tibiale postérieure et la péronière; celle-ci avoisine le péroné, tandis que la tibiale se rapproche davantage de l'axe du membre. Outre ces vaisseaux on doit encore fermer sur le vivant un certain nombre d'artères musculaires et souvent aussi de nombreuses veines dilatées. Le rapprochement des lèvres de la plaie se fait dans le sens antéro-postérieur; un drain traverse la plaie suivant la même direction et ressort par l'angle inférieur, ou ce qui vaut mieux, par une boutonnière pratiquée tout exprès au pourtour postérieur de la base de la manchette. Lorsque l'angle antérieur de réunion des deux lèvres de la manchette forme une saillie très-prononcée en avant, on peut en exciser la pointe dans le but de l'arrondir.

b) *Par la méthode à lambeaux.*

Le procédé de la manchette qui vient d'être décrit est certainement le plus usité dans la pratique pour l'amputation de la jambe; il est des cas pourtant où les parties molles ne sont pas conservées à un degré égal sur tout le pourtour du membre pour que ce procédé soit encore facilement applicable, et où il devient au contraire plus avantageux de recourir à la méthode à lambeaux. Autrefois on avait alors l'habitude de prendre sur le mollet un lambeau unique fait de peau et de muscles qui matelassait à souhait le moignon osseux : malheureusement le pesant lambeau ainsi formé a trop de tendance à s'écarter de la plaie et pour ce motif n'est plus guère utilisé de nos jours.

Quant au lambeau antérieur, s'il est vrai qu'il retombe naturellement par son propre poids au-devant du moignon, il est par contre exposé à la pression continuelle de l'angle saillant du tibia.

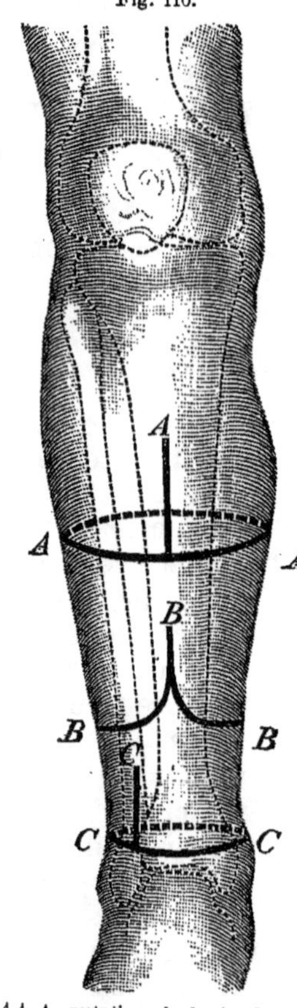

Fig. 110.

AA Amputation de la jambe au « lieu d'élection » par le procédé à manchette ;

BB Amputation de la jambe à deux lambeaux latéraux ;

CC Amputation sus-malléolaire.

Pour ces différentes raisons, le procédé auquel il conviendra le plus souvent de recourir, surtout pour l'amputation dans la moitié inférieure de la jambe, sera celui à deux lambeaux cutanés latéraux (Fig. 110, *BB)*, dont l'interne devra comprendre dans son épaisseur le périoste de la face interne du tibia. Les deux incisions courbes à connexité inférieures qui délimitent ces lambeaux, commencent en avant sur la crête du tibia à 4 travers de doigt environ de la tubérosité antérieure du tibia, et se terminent en arrière à la même hauteur sur la ligne médiane de la face postérieure du mollet. Il faut avoir grand soin de comprendre le périoste du tibia dans le lambeau cutané taillé à la face interne. La hauteur des lambeaux doit être égale à la moitié du diamètre du membre au niveau de leur base. Les autres temps de l'opération s'exécutent comme dans l'amputation par le procédé à manchette. Les lèvres de la plaie sont réunies d'avant en arrière et la ligne de sutures tombe juste au milieu du moignon.

V. Mosetig recommande de faire le lambeau externe plus large que l'interne. Lors de la réunion des deux lèvres de la plaie, qui se pratique en remontant d'arrière en avant, on obtient de la sorte en faveur du lambeau externe une certaine quantité de peau en excédant, qu'on fixe par quelques points de suture sous forme de pli transversal au devant de l'angle saillant du tibia. Le bourrelet ainsi façonné n'est disgracieux qu'au début ; plus tard il s'efface complètement par rétraction ; il a pour but de prévenir, pendant le temps nécessaire à la guérison de la plaie, les lésions de décubitus des téguments au niveau de la saillie anguleuse du tibia.

Pour obtenir le même résultat, *Obalinski* ampute avec
deux lambeaux latéraux d'égales dimensions, à la fois cutanés et
musculaires, et il suture l'angle antérieur de la plaie par un
mode particulier. La suture en plaques qu'il emploie pour
fermer cet angle, est placée de telle sorte que le fil métallique
réunissant les deux plaques, s'appuie sur la face antérieure du
tibia à un centimètre au-dessus de sa surface de section. Il se
fait qu'ainsi les parties molles sont reportées et maintenues « en
forme de crête de coq » au-dessus de l'angle du tibia, et
ne pouvant plus retomber, n'ont pas à souffrir du contact de
celui-ci. Ce mode de suture est du reste également applicable
après l'amputation par la
méthode à manchette.

On peut encore, surtout
à la hauteur du mollet, obtenir de très bons moignons
d'amputation par le pro-
cédé à un seul lambeau
cutané pris sur un des
côtés, mais préférable-
ment sur la face interne;
un tel lambeau devrait de
nouveau comprendre dans
son épaisseur le périoste de
la face interne du tibia. La
longueur à lui donner doit
être égale au diamètre transversal du membre au point
d'amputation. L'incision qui
circonscrit ce lambeau commence à 4 travers de doigt
en dessous de la tubérosité
antérieure du tibia, juste au-
devant de la crête de cet os,

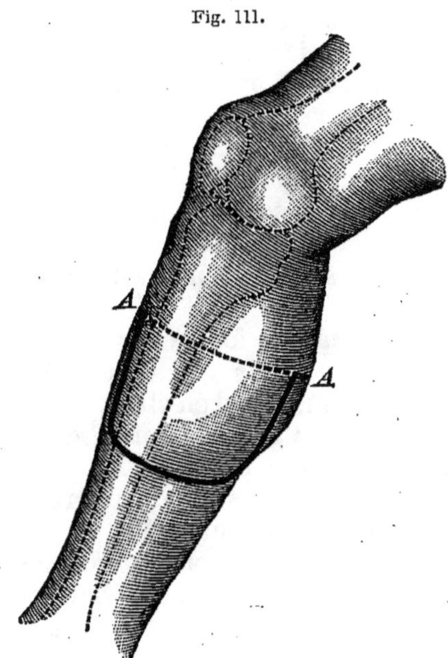

Fig. 111.

Amputation de la jambe à lambeau latéral (interne) unique.

descend le long de celle-ci jusqu'à la hauteur déterminée, se
recourbe en dedans à angle arrondi, court transversalement à
la face interne du membre jusqu'à un travers de doigt au-devant
de la ligne médiane de la face postérieure du mollet ; là elle se
recourbe pour la seconde fois à angle arrondi, et remonte en
arrière pour se terminer enfin en un point correspondant au
point de départ. La section de la peau à la face externe de la
jambe, de même que l'ablation du membre, a lieu un peu en
dessous de la base du lambeau. Ce procédé d'amputation de la
jambe, pratiqué pour la première fois par *v. Langenbeck*, a été
de nouveau chaudement préconisé dans ces derniers temps par
Helferich. Après l'opération, celui-ci fait reposer le membre sur

sa face externe et s'assure ainsi les avantages du lambeau antérieur ; de plus son lambeau échappe par cette position à la pression du rebord saillant du tibia. C'est dans cette même intention
que *Benj. Bell* avait déjà conseillé de ne tailler qu'un seul lambeau externe.

2. Immédiatement en dessous du genou.

En dessous du « lieu d'élection », sauf toutefois au niveau
du tiers inférieur de la jambe, l'amputation se pratique encore
d'après les règles décrites en 1; l'amputation au-dessus
du lieu d'élection exige par contre quelques précautions
spéciales. Ainsi l'on ne doit jamais faire porter le trait de scie
au-dessus de la tubérosité antérieure du tibia, afin de respecter
l'insertion des muscles extenseurs de la jambe et pour ne pas
s'exposer à ouvrir la bourse muqueuse infragénuale qui n'est
séparée de l'articulation que par du tissu graisseux très-lâche.
En pratiquant la section des os à cette hauteur, nous risquerions également d'atteindre la petite articulation qui unit la tête
du péroné à la face externe du tibia, et par suite d'ouvrir parfois
l'articulation du genou elle-même. A la face postérieure, on peut
au contraire remonter assez haut sans avoir à craindre ce
dernier danger.

Pour recouvrir le volumineux moignon formé par les condyles du tibia, il faut naturellement une plus grande étendue
de parties molles que si l'on amputait au lieu d'élection. Aussi
le procédé à manchette mérite-t-il ici la préférence,
quoique l'on puisse encore très-bien recouvrir le moignon avec
deux lambeaux latéraux. L'opération quant au reste
s'exécute absolument comme nous l'avons dit pour 1. Les
artères à lier sont ou bien les deux artères tibiales, ou bien
seulement l'artère poplitée lorsqu'on a sectionné assez haut en
arrière.

3. Immédiatement au-dessus des malléoles : Amputation sus-malléolaire.
(Fig. 110, *CC*).

Tous les muscles de la jambe n'étant déjà plus représentés
dans cette région que par leurs tendons terminaux, c'est naturellement aux téguments seuls qu'on empruntera l'étoffe nécessaire pour recouvrir le moignon d'amputation.

La jambe étant régulièrement cylindrique dans sa partie
inférieure, c'est encore au simple procédé circulaire qu'on
recourra de préférence pour amputer à ce niveau. Vu la plus
grande force de rétraction des parties molles à la face antérieure, la hauteur à donner à la manchette sera de 5 centim.
environ en avant, et seulement de 3 centim. en arrière; si l'on
éprouvait quelque difficulté pour la retrousser, on la fendrait
verticalement le long du bord externe du tibia.

Vient ensuite la section des nombreux tendons du bas de la jambe, section qui est rendue plus commode, si on place le pied dans les diverses positions nécessaires pour bien tendre ces organes sous le tranchant du couteau. Les tendons des muscles péroniers qui sont cachés tout contre le bord postérieur du péroné, méritent sous ce rapport une attention particulière. Enfin on décollera le périoste des deux os de la jambe, et l'on sciera comme il a été dit antérieurement.

L'artère péronière s'étant déjà divisée plus haut en ses branches terminales, le chirurgien n'aura comme troncs artériels importants à rechercher pour la ligature, que ceux des artères tibiales antérieure et postérieure.

On peut encore, et sans la moindre difficulté, pratiquer cette amputation en taillant de. la manière habituelle deux lambeaux latéraux, ou mieux encore un lambeau antérieur et un lambeau postérieur.

V. Désarticulation (amputation) tibio-tarsienne, désarticulation ou amputation totale du pied.

Anatomie topographique (Fig. 112).

L'articulation du cou-de-pied est un ginglyme angulaire; elle a lieu entre la portion supérieure de l'astragale d'une part et la mortaise tibiopéronière de l'autre. Elle permet des mouvements de flexion dorsale et de flexion plantaire du pied autour d'un axe horizontal traversant les malléoles; elle permet en outre, mais à un faible degré seulement, des mouvements

Fig. 112.

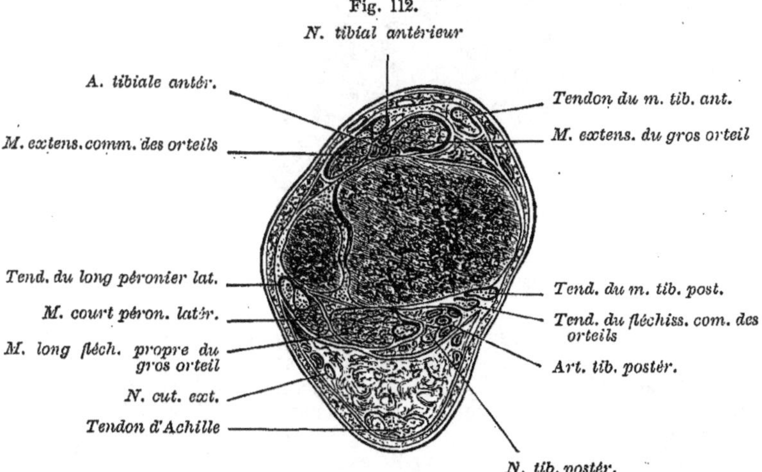

Coupe transversale de la jambe à hauteur du plan d'amputation tibio-tarsienne (d'après *Braune*).

d'adduction et d'abduction du pied autour d'un axe vertical passant par la malléole externe. La mortaise articulaire de réception est formée par la surface articulaire inférieure du tibia et les facettes opposées des deux malléoles interne et externe ; cette dernière, qui appartient au péroné, est la plus volumineuse et la plus longue des deux ; elle est en même temps située un peu plus en arrière que l'interne.

L'astragale s'articule avec les os de la jambe par sa surface articulaire supérieure, qui est convexe d'avant en arrière et un peu excavée transversalement. Il présente en outre de chaque côté une petite facette verticale destinée à s'articuler avec la facette articulaire de la malléole correspondante. La surface articulaire supérieure de l'astragale est un peu plus large en avant qu'en arrière, et son étendue est telle que même dans la position du pied répondant à la station verticale, elle n'est pas complètement recouverte en avant ni en arrière par la cavité de réception des deux os de la jambe.

Une capsule synoviale unique, pourvue de plis et d'un abondant dépôt graisseux, enveloppe les extrémités articulaires des trois os qui composent la jointure ; de plus, elle se prolonge en haut dans la petite articulation

Fig. 113.

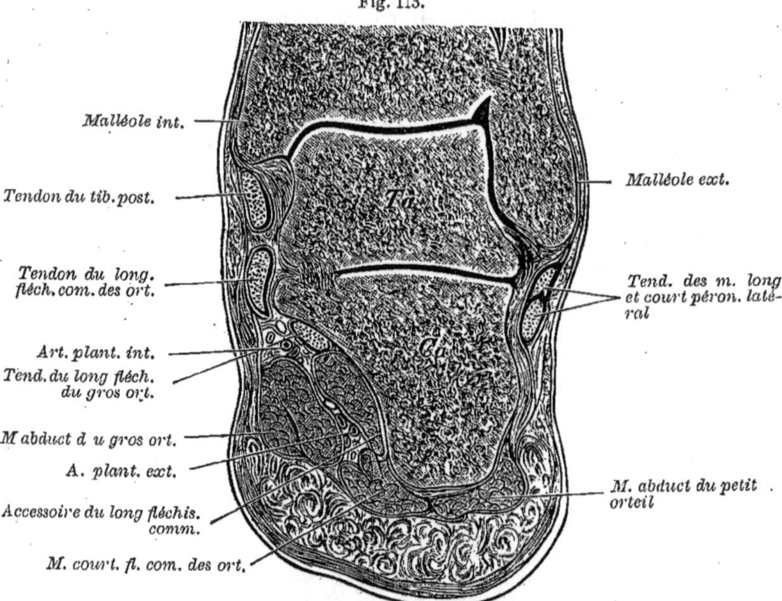

Coupe frontale (verticale et transversale) passant à travers les malléoles.
Ta (talus) : astragale, *Ca* : calcanéum.

tibio-péronière inférieure. Les parois antérieure et postérieure de la capsule renferment peu de faisceaux fibreux de renforcement ; par contre de puissants ligaments latéraux procurent une solidité remarquable à l'articulation. Du bord inférieur de la malléole interne se détache le ligament deltoïdien qui va en s'élargissant s'insérer à la face interne de l'astragale, à la petite apophyse du calcanéum, et à l'os scaphoïde. Au côté externe de la jointure se trouvent les deux ligaments péronéo-astragaliens antérieur et postérieur descendant respectivement des bords antérieur et postérieur de la pointe de la malléole externe, pour aller s'insérer, le premier à la face antérieure, le second à la face postérieure de l'astragale. La petite articulation tibio-péronière inférieure possède aussi des ligaments de renforcement, nommés ligaments tibio-péroniers antérieur et postérieur.

La face antérieure de l'articulation tibio-tarsienne est recouverte par les tendons des muscles fléchisseurs dorsaux du pied, qui gagnent la face dorsale de ce dernier en passant à travers les trois gaines distinctes que leur fournit l'aponévrose de cette région ; la plus interne de ces gaines contient le tendon du muscle jambier antérieur, la gaine du milieu celui du long extenseur du gros orteil, la plus externe ceux de l'extenseur commun des orteils et du péronier antérieur. Dans la gaine médiane descend encore l'artère tibiale antérieure se rendant au dos du pied ; nous avons dit au chapitre des ligatures son siège exact et ses rapports avec le nerf tibial antérieur.

L'aponévrose de la région antérieure du cou-de-pied est fortement tendue ; elle présente des faisceaux fibreux de renforcement situés transversalement au dessus de l'articulation ; ils vont de la face antérieure du tibia au bord antérieur du péroné et ont été désignés sous le nom de ligament annulaire. D'autres faisceaux s'entrecroisant entre eux et situés au dessous des précédents forment ce qu'on appelle le ligament croisé.

A la face postérieure on rencontre immédiatement sous l'aponévrose le tendon d'Achille, puis derrière lui un épais coussinet graisseux ; entre le tendon d'Achille et la face postérieure du calcanéum on trouve toujours une bourse muqueuse. Dans la région du cou-de-pied, les muscles fléchisseurs plantaires et les péroniers sont disposés dans l'ordre suivant contre la face postérieure des os de la jambe : tout-à-fait en dedans se trouvent les tendons du jambier postérieur et du fléchisseur commun des orteils ; viennent ensuite l'artère tibiale postérieure et le nerf tibial postérieur (voir ligatures, p. 75), plus en dehors le tendon du long fléchisseur du gros orteil, puis enfin derrière le péroné les deux muscles péroniers. Plus bas les fléchisseurs plantaires gagnent le côté interne du pied, et sont maintenus contre la face interne du calcanéum dans une gaine à plusieurs loges que leur fournit le ligament latéral interne. Les tendons des deux péroniers descendent derrière la malléole externe ayant chacun leur gaine tendineuse propre.

La peau de la région du cou-de-pied est partout très mince et très mobile ; elle s'épaissit fortement au niveau de la face postérieure et de la face inférieure du calcanéum là où justement on l'emprunte presqu'exclusivement pour recouvrir le moignon dans l'amputation tibio-tarsienne ; un épais pannicule adipeux y sépare en outre la peau de l'os ainsi que de la face inférieure de l'aponévrose plantaire, qui s'insère en arrière à la tubérosité interne du calcanéum. Dans ces conditions, il est aisé d'obtenir des moignons bien matelassés et sur lesquels les opérés puissent directement s'appuyer pendant la marche.

L'interligne articulaire correspond de chaque côté à la pointe de la malléole.

Désarticulation et Amputation.

On ne pratique guère la véritable désarticulation tibio-tarsienne, par la raison que les malléoles restantes empêcheraient l'opéré de marcher sur le bout du moignon ; on scie donc habituellement les malléoles et souvent même le plateau articulaire inférieur du tibia ; l'opération prend dès lors le caractère d'une amputation proprement dite.

Dans tous les procédés qui vont être décrits, le recouvrement du moignon s'opère à l'aide de la peau épaisse et résistante du talon.

I. Amputation tibio-tarsienne par le procédé de *Syme* (1842) modifié par *Pauli* et *Linhart* (Fig. 114-117).

Pour cette amputation, comme du reste pour toutes celles qu'on pratique sur le pied, l'opérateur se tient debout ou assis à l'extrémité du membre, vis-à-vis du pied, tandis que son aide principal se place sur le côté externe de la jambe tournant ainsi le dos au visage du sujet. L'hémostase prophylactique s'obtient soit par l'application de la bande d'*Esmarch* qu'on fait remonter jusqu'à mi-jambe, soit par la compression digitale de l'artère fémorale.

Premier temps : Désarticulation et dissection du lambeau talonnier.

De la main gauche l'opérateur saisit le pied par sa face dorsale et applique les extrémités du pouce et de l'index sur le

Fig. 114.

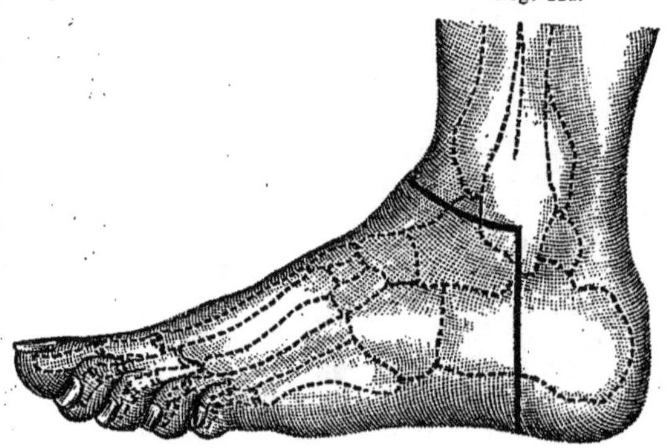

milieu de chaque malléole. Avec un solide couteau à lame courte, il pratique alors une première incision qui réunit les centres

Fig. 115.

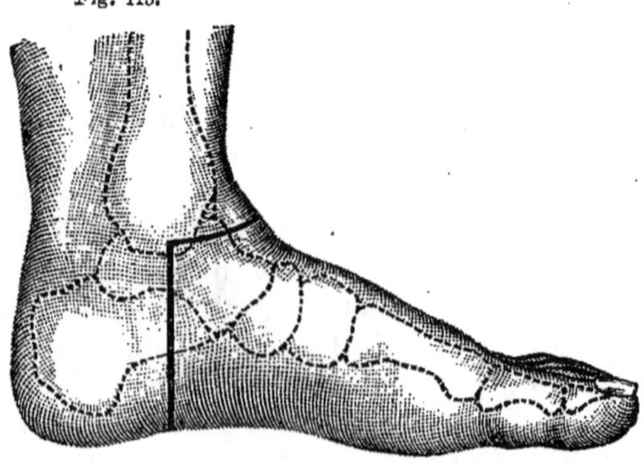

des deux malléoles en décrivant une sorte d'étrier à travers toute l'épaisseur des parties molles de la plante du pied; une

seconde incision, dorsale, réunit les deux extrémités de la
première en passant au-devant de l'articulation du cou-de-pied.

A travers cette incision dorsale il pénètre aussitôt dans la
jointure qu'il ouvre largement en avant, puis divise par quelques
coups de couteau les ligaments latéraux et postérieurs, tandis
qu'avec la main gauche il porte de plus en plus le pied dans la
flexion plantaire (extension). Pendant que l'aide écarte ensuite
avec des érignes les bords de l'incision en étrier, il énuclée
complètement le calcanéum en détachant de haut en bas la
coque talonnière qui le recouvre : durant cette énucléation, le
pied, qui est devenu très-mobile, est tordu par la main gauche

Fig. 116.   Fig. 117.

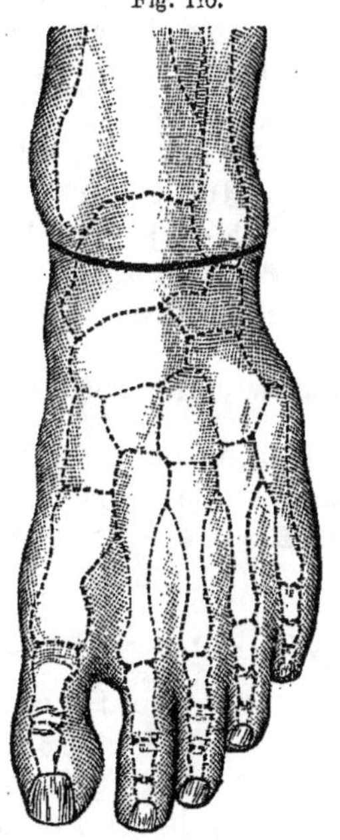 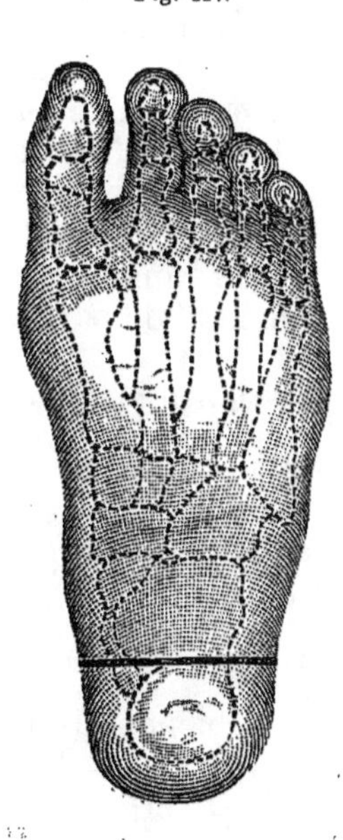

dans tous les sens désirables. Pour éviter de faire une boutonnière au lambeau, jamais le tranchant de l'instrument ne devra
être dirigé vers la peau, et l'on redoublera surtout de précautions
au moment de la section du tendon d'Achille et de la dénudation
de la tubérosité interne du calcanéum.

Dans les opérations secondaires qu'on pratique sur
le vivant, la décortication du calcanéum se fait le mieux à l'aide
de l'élévatoire (rugine) *(Esmarch)*.

Deuxième temps : Section des os de la jambe.

Pendant que l'assistant maintient le lambeau talonnier
relevé, on circonscrit dans la plaie les extrémités des deux os

de la jambe par une incision circulaire tombant immédiatement au-dessus de la surface cartilagineuse du tibia, et l'on résèque ensuite avec la scie les deux malléoles ainsi que cette surface articulaire elle-même. On peut aussi cerner d'un trait de couteau et abattre avec la scie chaque malléole isolément en conservant alors le plateau articulaire du tibia.

Troisième temps : Hémostase et réunion.

On trouve l'artère tibiale antérieure avec ses deux veines sur la face antérieure du tibia, entre le tendon de l'extenseur commun des orteils et celui du long extenseur du gros orteil; l'artère et les veines tibiales postérieures sont situées derrière la malléole interne, entre le tendon du long fléchisseur commun des orteils et celui du long fléchisseur propre du gros orteil; on isole ces vaisseaux et on les lie.

Immédiatement en dessous du tendon d'Achille sectionné, ou bien au bord externe de celui-ci, on pratique dans le capuchon talonnier une ouverture destinée à laisser passer un tube à drainage; on ramène alors le lambeau en avant et on réunit les bords de la plaie par quelques points de suture.

2. Amputation ostéoplastique tibio-tarsienne de *Pirogoff.*

Lorsque le calcanéum et les téguments du talon sont restés sains, on peut conserver une partie de cet os dans le lambeau et allonger d'autant le moignon d'amputation. L'idée de ce procédé est due à *Pirogoff* (1853), qui l'exécutait comme suit :

Premier temps : Désarticulation tibio-tarsienne.

Les incisions qui divisent les parties molles ont une direction analogue à celles de l'opération de *Syme* (voir fig. 114-117). L'incision en étrier commence ici immédiatement au devant de l'une des malléoles et descend verticalement à la plante du pied qu'elle coupe transversalement pour aller se terminer juste au devant de l'autre malléole. L'incision dorsale, semi-lunaire, court directement au devant de l'articulation tibio-tarsienne et réunit les deux extrémités de la première incision. Toutes deux pénètrent d'emblée jusqu'à l'os. A travers l'incision dorsale se fait ensuite, comme dans le procédé de *Syme*, l'ouverture transversale de la paroi capsulaire antérieure et le dégagement de l'astragale.

Deuxième temps : Section du calcanéum et des os de la jambe (Fig. 118).

Le pied étant placé en flexion plantaire exagérée, on glisse une scie à amputation immédiatement en arrière de l'astragale et l'on divise verticalement le calcanéum dans le plan de l'incision tégumentaire en étrier.

Le lambeau talonnier est attiré en haut; puis, par quelques incisions semi-circulaires, on détache les parties molles de la face antérieure du moignon jusqu'un peu au dessus de la surface articulaire du tibia. Pendant que l'aide rétracte les parties molles et les protège de toutes parts, on résèque avec la scie les deux malléoles ainsi qu'une mince tranche du plateau articulaire inférieur du tibia.

Troisième temps: Hémostase et réunion.

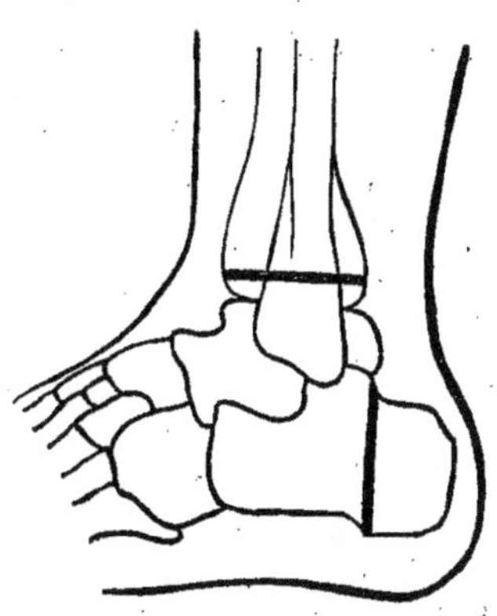

Fig. 118.

Section verticale du calcanéum.

Les vaisseaux à lier sont ceux que nous avons mentionnés pour l'opération de *Syme*. Sur le côté du tendon d'Achille on pratique encore une petite fente à la peau pour permettre l'introduction d'un drain. En faisant alors décrire au lambeau talonnier un arc de 90° on parvient à mettre en contact la surface de section du calcanéum avec la surface de section du tibia et du péroné : le moignon d'amputation est par le fait même allongé de 4 cent. environ. Finalement on réunit par la suture les deux lèvres de la plaie.

La tension des téguments est généralement suffisante pour maintenir l'adaptation exacte des deux surfaces osseuses. On ne voit que rarement les parties molles qui retiennent le segment du calcanéum se relâcher au point qu'il soit nécessaire de recourir à la suture osseuse, ainsi qu'on l'a de nouveau préconisé dans ces derniers temps. Par contre on éprouve souvent de la difficulté pour amener le fragment calcanéen en contact parfait avec les os de la jambe. Pour faciliter cet affrontement on a proposé de scier les os de la jambe plus haut qu'il n'a été indiqué, mais on perd alors le bénéfice de l'allongement du moignon. D'autres ont recommandé de commencer l'opération par la ténotomie du tendon d'Achille. La section oblique ou horizontale du calcanéum lève au mieux toutes les difficultés; elle présente du reste un autre avantage, c'est de permettre à l'opéré de s'appuyer plus tard, non pas sur l'extrémité postérieure du calcanéum, mais bien, ainsi que cela se passe à l'état normal, sur la peau épaisse et calleuse qui matelasse la face inférieure de cet os.

3. Procédé de *Pirogoff* modifié par *Günther, Sédillot,* etc.: section oblique du calcanéum et des os de la jambe (Fig. 119-122).

Premier temps : Désarticulation tibio-tarsienne.

Les incisions extérieures et l'énucléation de l'astragale se font comme dans le procédé de *Pirogoff*; il y a seulement que

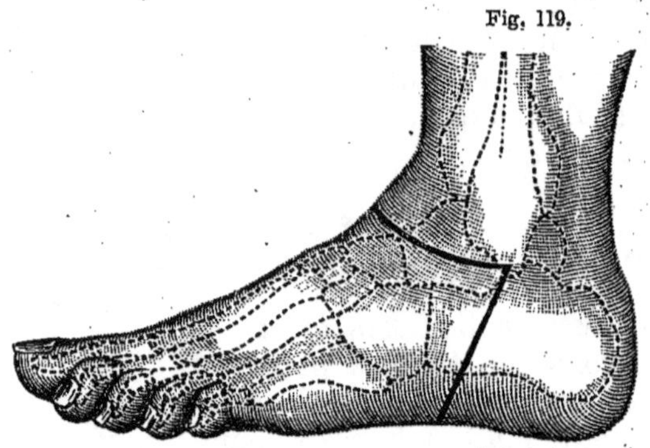

Fig. 119.

l'incision semi-lunaire de la face dorsale arrive en avant jusqu'au niveau du scaphoïde et en sus du lambeau talonnier délimite de la sorte un petit lambeau dorsal. *Sédillot* recommande en outre de rendre l'incision en étrier oblique en avant et en bas

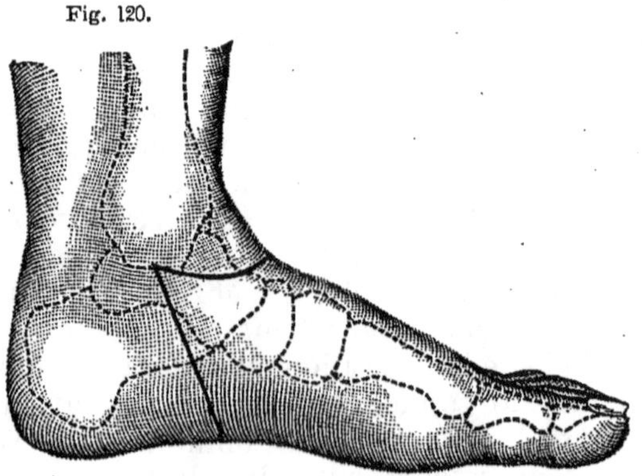

Fig. 120.

de manière à ce qu'elle coupe transversalement la plante du pied au niveau du bord postérieur de l'articulation de *Chopart*. Dès qu'on a dégagé entièrement l'astragale, on détache les parties molles aux deux côtés du calcanéum, jusque près de

l'insertion du tendon d'Achille, en évitant avec le plus grand
soin de blesser l'artère tibiale postérieure.

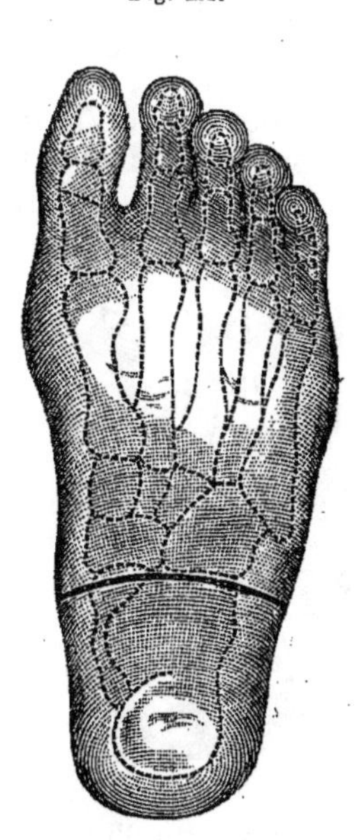

Fig. 121.

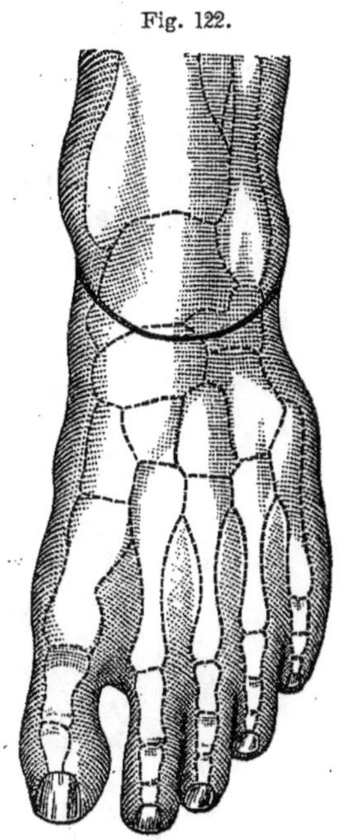

Fig. 122.

Deuxième temps : Section des os (Fig. 123).

On presse fortement sur l'avant-pied de façon à pouvoir appliquer la petite scie à main de *Langenbeck* (Fig. 152) sur l'extrémité postérieure du calcanéum im-
médiatement au devant de l'insertion
du tendon d'Achille, et l'on divise
cet os obliquement par rapport à
son grand axe en faisant avancer le
trait de scie de haut en bas et d'arrière en avant jusque dans l'incision en étrier.

On scie de même l'extrémité
inférieure des deux os de la jambe
suivant une ligne oblique de haut en
bas et d'arrière en avant. Les deux
surfaces osseuses divisées peuvent
dès lors s'adapter facilement l'une à
l'autre sans torsion exagérée du
fragment calcanéen, ni tension trop
marquée des parties molles.

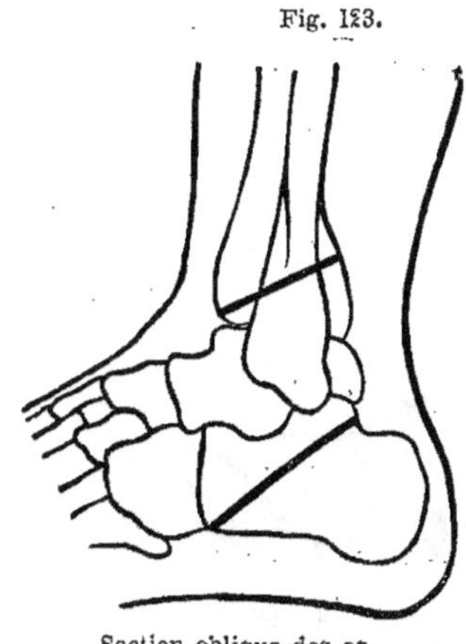

Fig. 123.

Section oblique des os.

4. Procédé de *Pirogoff* modifié par *Lefort :* Section horizontale du calcanéum.
(Fig. 124-127).

Premier temps : Incision des parties molles et ouverture de l'articulation du cou-de-pied.

L'incision commence à 2 centim. au-dessous de la malléole externe et est conduite directement en avant jusqu'au niveau du tiers antérieur du calcanéum; arrivé là le couteau décrit sur le

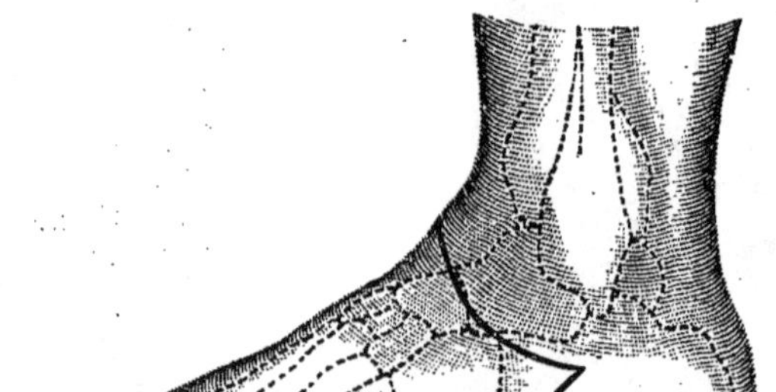
Fig. 124.

dos du pied une courbe antérieure répondant à l'interligne de l'articulation astragalo-scaphoïdienne, puis se porte en arrière et s'arrête à 3 centim. en avant et en dessous de la malléole interne.

Les deux extrémités de cette incision sont ensuite réunies par l'incision en étrier, dont la direction est oblique en avant et

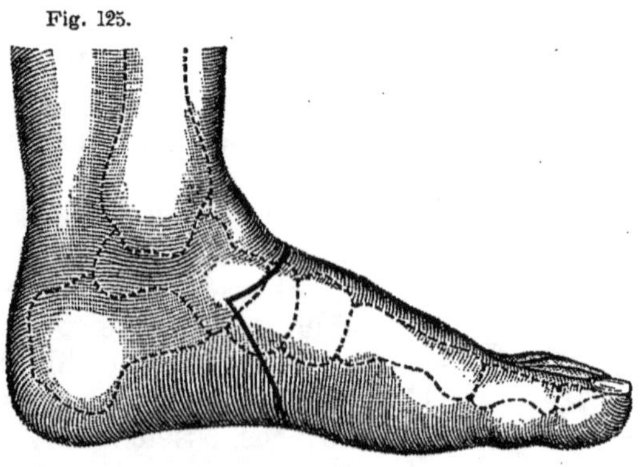
Fig. 125.

en bas, de façon à couper transversalement la plante du pied au niveau du bord postérieur des os cunéiformes.

12

Le pied étant alors placé dans la flexion plantaire, on dissèque le lambeau dorsal jusqu'à hauteur de l'articulation

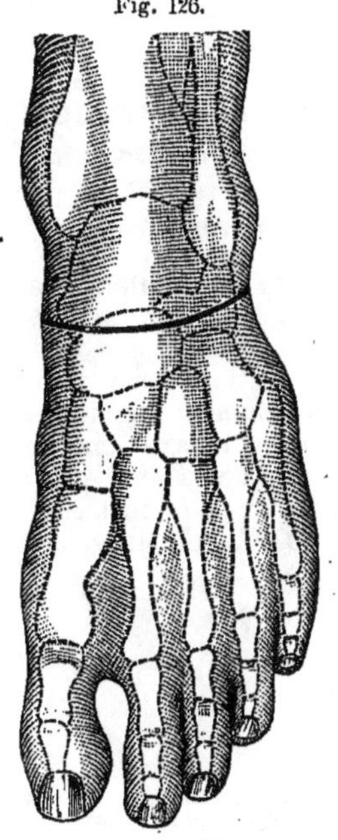

Fig. 126.

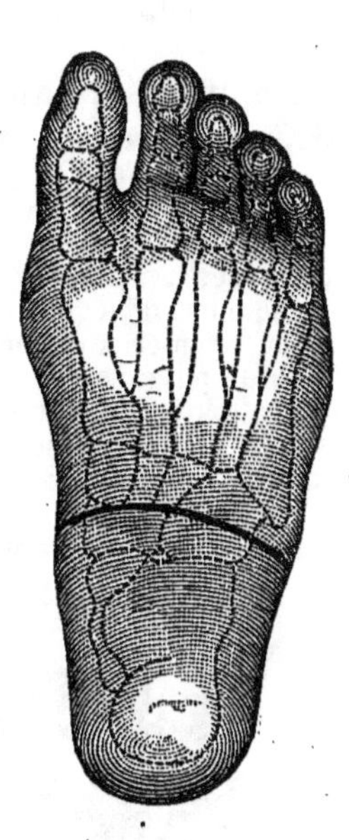

Fig. 127.

tibio-tarsienne, et l'on ouvre cette dernière par en haut et en avant, absolument comme dans le procédé de *Pirogoff*.

Deuxième temps : Section horizontale des os (Fig. 128).

Lefort désarticule d'abord le pied tout entier à l'exception

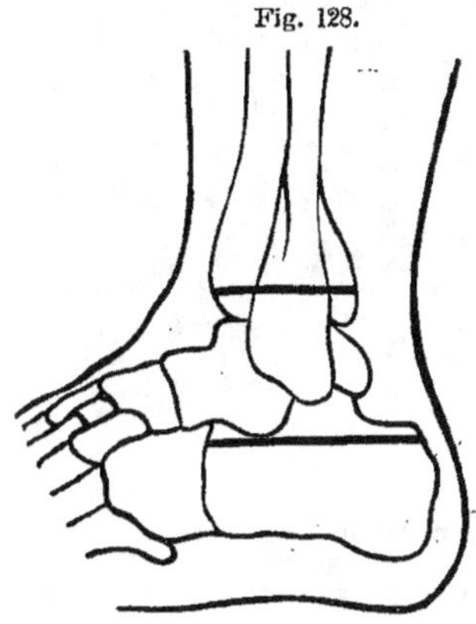

Fig. 128.

Section horizontale des os.

du calcanéum, puis il procède à la section des os. Mieux vaut, à l'exemple de *Chauvel* et d'*Esmarch*, commencer par dégager la face supérieure de la tubérosité postérieure du calcanéum, engager une scie étroite derrière le bord supérieur de cette tubérosité, et enlever tout le tiers supérieur du calcanéum par une section horizontale s'arrêtant dans l'articulation de *Chopart*. Il ne reste plus alors qu'à diviser les ligaments unissant le calcanéum au cuboïde pour que le pied se détache entièrement. La section des os de la jambe se fait dans le sens horizontal comme dans le procédé de *Pirogoff*. On affronte ensuite les deux surfaces de section, et au besoin on les maintient rapprochées à l'aide de la suture osseuse.

Le procédé de *Lefort* a l'avantage de procurer une très-large base de sustentation.

VI. Désarticulation calcanéo-astragalienne : Amputation sous astragalienne, d'après *de Lignerolles, Textor* et *Malgaigne*.

Anatomie topographique (Fig. 129).

L'astragale est uni au reste du tarse par deux articulations anatomiquement indépendantes, dont l'une est postérieure : articulation astragalo-calcanéenne, et l'autre antérieure : articulation astragalo-calcanéo-scaphoïdienne. Au point de vue physiologique, ces deux articulations sous-astragaliennes n'en constituent plus qu'une seule dont les mouvements (pronation et abduction — supination et adduction) se font autour d'un axe commun qui est oblique d'arrière en avant, de dehors en dedans et de bas en haut, et qui est représenté par une ligne réunissant le bord externe de la surface d'insertion du tendon d'Achille à la partie supéro-interne du col de l'astragale.

Fig. 129.

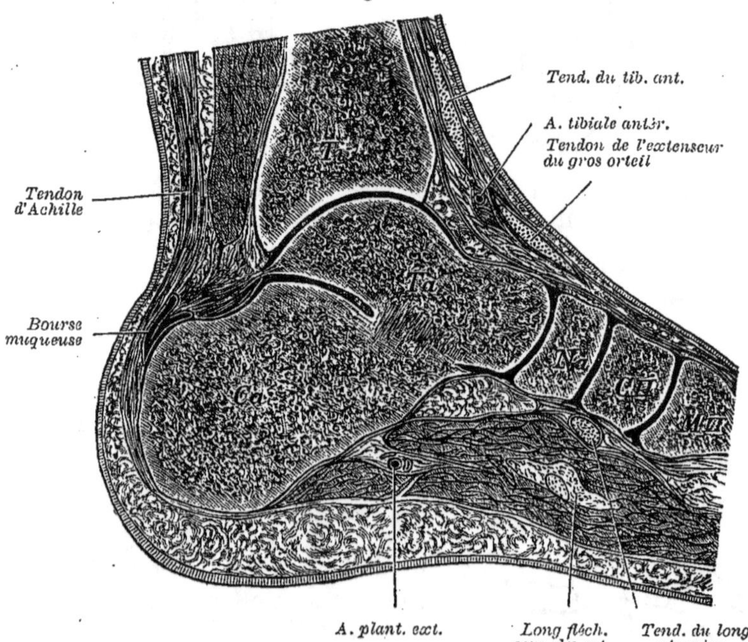

Coupe antéro-postérieure du tarse passant par le milieu du 2ᵉ métatarsien.
Ti : tibia. *Ca* : calcanéum. *Ta* : astragale. *Na* : scaphoïde.
C II : deuxième cunéiforme. *M II* : deuxième métatarsien.

Articulation astragalo-calcanéenne : les surfaces articulaires sont du côté du calcanéum, la surface articulaire convexe située en arrière du sinus du tarse, et dont la direction est oblique en avant, en dehors

et en bas ; du côté de l'astragale, une surface concave recouvrant exactement
la précédente. L'articulation est pourvue d'une capsule synoviale parfaitement close de toutes parts, et renforcée en dehors par le ligament calcanéo-
péronier, en dedans par des fibres du ligament deltoïdien et par le ligament
astragalo-calcanéen, en arrière par la gaine tendineuse du long fléchisseur
du gros orteil.

Articulation astragalo-calcanéo-scaphoïdienne : la tête
convexe de l'astragale présente pour cette articulation deux facettes articulaires ovales dont la supérieure, qui est en même temps la plus externe, est
reçue dans la face postérieure, concave transversalement, de l'os scaphoïde,
tandis que l'inférieure glisse sur l'étroite surface concave que supporte la
petite tubérosité du calcanéum. La capsule synoviale, unique, est doublée
d'une solide capsule fibreuse qui est elle-même constituée du côté dorsal par
le large ligament astragalo-scaphoïdien, du côté externe par le ligament
calcanéo-scaphoïdien dorsal et le ligament astragalo-calcanéen externe, du
côté interne et inférieur par les ligaments calcanéo-scaphoïdiens interne et
plantaire ; elle est de plus renforcée à la face dorsale comme à la face plantaire
par les insertions tendineuses des muscles jambiers antérieur et postérieur.
Cette articulation est complètement indépendante de sa voisine, la calcanéo-
cuboïdienne.

Les deux articulations sous-astragaliennes antérieure et postérieure
sont séparées l'une de l'autre par un canal, le sinus du tarse, dont l'ouverture antéro-externe est plus large que la postéro-interne ; ce canal est
dû à la réunion de deux gouttières qui sont creusées dans la face supérieure
du calcanéum et dans la face inférieure de l'astragale, et dont la direction est
oblique d'avant en arrière et de dehors en dedans. Un puissant ligament, le
ligament interosseux ou intertarsien, occupe ce sinus et procure à l'articulation une solidité remarquable.

A la face dorsale du pied, on trouve les tendons des extenseurs et l'artère pédieuse disposés sur un même plan horizontal dans l'ordre déjà indiqué
page 72. L'artère, accompagnée de la branche interne du nerf tibial antérieur
ou nerf dorsal profond du pied, descend là directement appliquée sur l'articulation astragalo-scaphoïdienne. Au sein même du sinus du tarse naît en
avant le muscle court extenseur du gros orteil. L'aponévrose dorsale du pied
est renforcée à ce niveau par des faisceaux fibreux entrecroisés : ligament
entrecroisé. La peau est mince et très mobile ; sitôt sectionnée, elle se rétracte
fortement vers l'articulation tibio-tarsienne.

Au côté externe, on rencontre, appliqués contre le bord postérieur de la
malléole externe, les tendons du long et du court péronier latéral qui croisent
l'articulation astragalo-calcanéenne étant renfermés dans une solide gaine
tendineuse à deux loges. La peau de cette région est peu mobile et adhère à
la face externe du calcanéum.

En arrière, l'articulation répond au tendon d'Achille par l'intermédiaire
d'une bourse muqueuse et d'un épais peloton graisseux qu'on trouve toujours
intercalés entre elle et ce tendon. Dans une gouttière du bord postérieur de
l'astragale, descend le tendon du muscle long fléchisseur du gros orteil qui
croise directement en ce point l'interligne articulaire.

A la face interne siègent les tendons des muscles fléchisseurs, qui
courent dans la gouttière calcanéenne, étant directement recouverts par
l'aponévrose renforcée à ce niveau par le ligament annulaire interne : le
premier tendon qu'on rencontre immédiatement endessous de la malléole
interne est celui du muscle jambier postérieur ; le tendon du fléchisseur
commun est situé plus bas et est en même temps plus superficiel : l'un et
l'autre sont renfermés dans une seule gaine tendineuse à deux compartiments. Plus bas encore, le tendon du long fléchisseur du gros orteil va
embrasser le col de la petite apophyse du calcanéum. (Voir p. 75 ce qui a

trait aux vaisseaux et aux nerfs de cette région). La peau de la face interne est mince et ne se laisse guère déplacer.

La face inférieure du calcanéum est recouverte par les insertions des muscles courts fléchisseurs du pied, par l'épaisse aponévrose plantaire et par un abondant pannicule adipeux interposé entre cette dernière et la peau épaisse et calleuse du talon.

L'interligne de l'articulation sous-astragalienne postérieure (astragalo-calcanéenne) se trouve à 1 centim. en dessous de la pointe de la malléole externe. L'interligne astragalo-scaphoïdien est indiqué par le bord postérieur du tubercule scaphoïdien. De plus, lorsqu'on fléchit fortement l'avant-pied, la tête de l'astragale s'échappe de son articulation et est alors facilement perçue à la face dorsale du pied. Derrière le tubercule scaphoïdien, on reconnaît facilement à travers la peau, la saillie formée par la petite tubérosité du calcanéum, qui constitue ainsi un nouveau point de repère pour la recherche de l'articulation sous-astragalienne antérieure.

Désarticulation.

Par cette opération on se propose d'enlever tout le pied à l'exception de l'astragale qui reste enclavé dans sa mortaise tibio-péronière. On peut l'exécuter de deux façons :

a) Procédé à lambeau interne, d'après de Lignerolles et Malgaigne.

Premier temps : Formation du lambeau (Fig. 130-133).

L'opérateur et les aides se placent comme il a été dit pour l'opération de *Syme*.

Fig. 130.

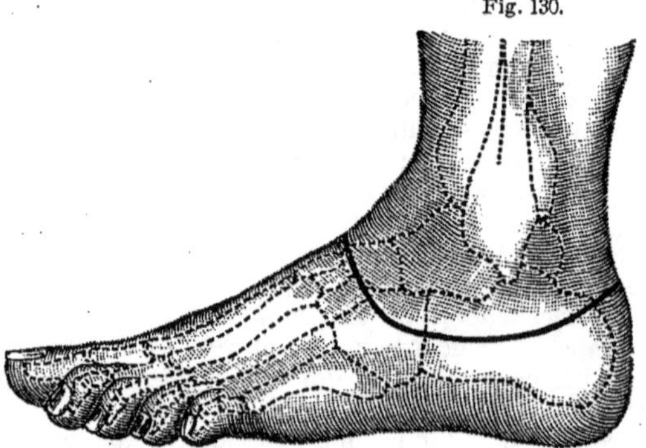

Saisissant l'avant-pied dans la main gauche, l'opérateur vient par le côté externe appliquer transversalement son couteau sur l'insertion du tendon d'Achille, et commence en ce point une incision qui divise d'abord ce tendon, et se continue ensuite en avant en passant à 2 centim. en dessous du sommet de la malléole péronière. Arrivée au milieu de l'os cuboïde, cette incision se porte transversalement en dedans sur le dos du pied jusqu'au devant du tubercule scaphoïdien, contourne le bord interne du pied, et se prolonge de la sorte, sans changer de direction, jusqu'au milieu de la largeur de la région plantaire;

en ce point elle se recourbe à angle droit et se reporte directement en arrière pour aller finalement rejoindre le point de départ au tendon d'Achille. Avec le couteau rasant tout le temps

Fig. 131.

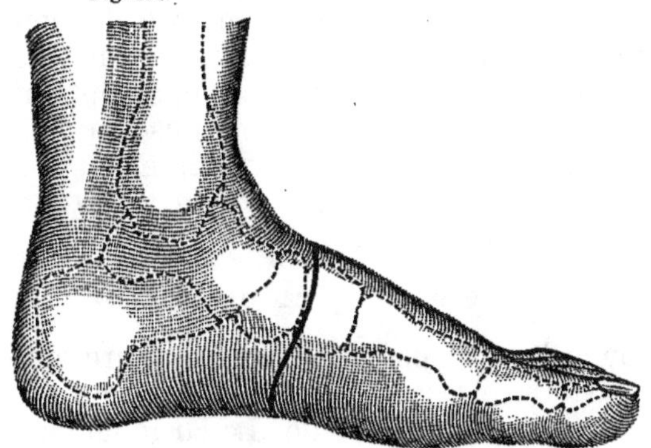

les os, on dissèque alors le lambeau ainsi délimité en remontant jusqu'à hauteur de la double articulation sous-astragalienne et en prenant grand soin pendant cette dissection de ne pas ouvrir l'articulation tibio-tarsienne.

Deuxième temps : Désarticulation du pied.

Pendant qu'il appuie fortement sur l'avant-pied, le chirur-

Fig. 132.   Fig. 133.

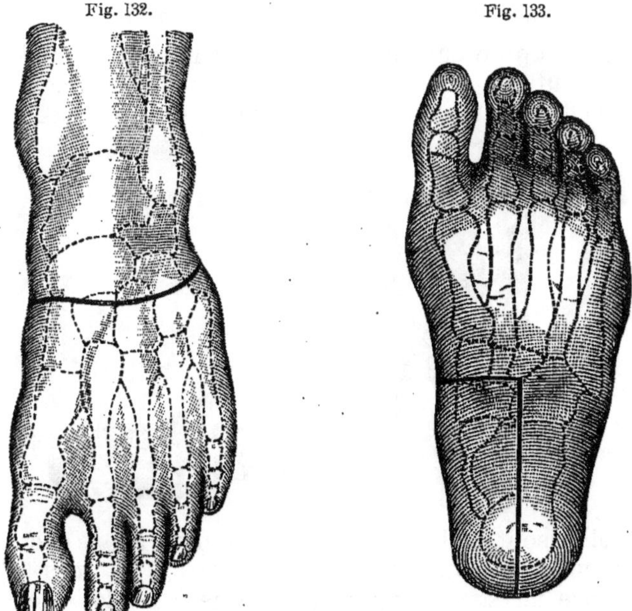

gien pénètre par la face dorsale dans l'articulation astragalo-scaphoïdienne, ouvre celle-ci largement sans toutefois atteindre l'articulation voisine calcanéo-cuboïdienne, puis va couper à 1 centim. en dessous du sommet de la malléole péronière le ligament calcanéo-péronier et le ligament astragalo-calcanéen externe. Le pied étant maintenu en forte flexion plantaire et tordu en supination, il enfonce son couteau dans l'orifice antéro-externe du sinus du tarse, divise le ligament interosseux, et du même coup ouvre l'articulation sous-astragalienne postérieure ; il achève enfin la désarticulation en coupant au côté interne la partie restante de la capsule ainsi que le ligament astragalo-calcanéen interne.

Troisième temps : Hémostase et réunion.

On trouve l'artère pédieuse dans la lèvre antérieure de la plaie et les artères plantaires interne et externe dans le lambeau interne ; on les isole et on les lie. Le large lambeau interne est ensuite ramené par dessus la face inférieure de l'astragale, vers le bord externe de la plaie, avec lequel on le suture de telle façon que la ligne de réunion qui représente finalement un demi-cercle, commence au niveau de la tête de l'astragale et vienne en passant sous la malléole externe se terminer près du bord postérieur de la malléole interne.

b) Procédé à lambeau talonnier, d'après Textor, v. Langenbeck, etc.
(Fig. 134-137).

Beaucoup de chirurgiens donnent la préférence à ce procédé qui utilise pour le recouvrement du moignon la peau épaisse et résistante du talon. Les incisions qui divisent les par-

Fig. 134.

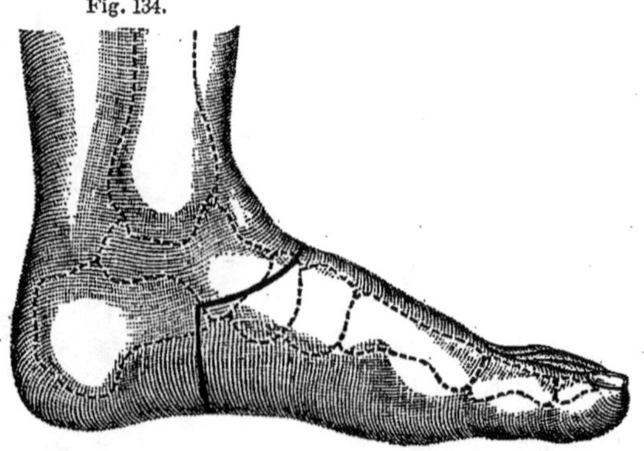

ties molles sont analogues à celles que nous avons décrites pour les amputations de *Syme* et de *Pirogoff*. L'étrier plantaire commence ici sous la malléole interne à hauteur de la petite apophyse du calcanéum et finit à 1 centim. en dessous de la

malléole externe; l'incision dorsale réunissant les deux extrémités de la précédente atteint par le sommet de sa courbure le
milieu de l'os scaphoïde, puis à partir du bord externe de ce
dernier os se dirige obliquement vers la malléole externe.

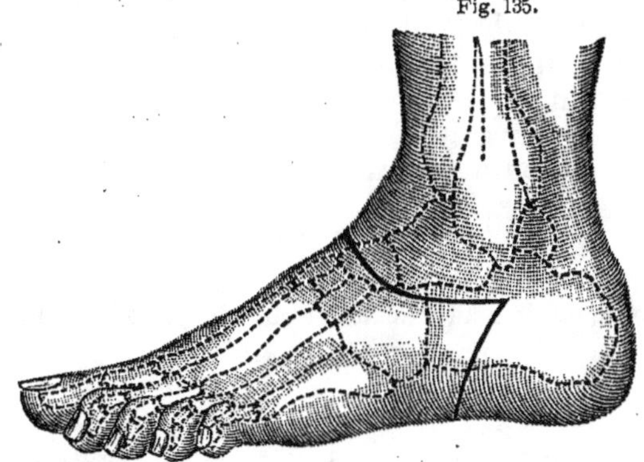

Fig. 135.

La désarticulation proprement dite s'exécute ensuite comme
dans le procédé à lambeau interne, en ouvrant d'abord l'articulation astragalo-scaphoïdienne, puis en pénétrant avec le

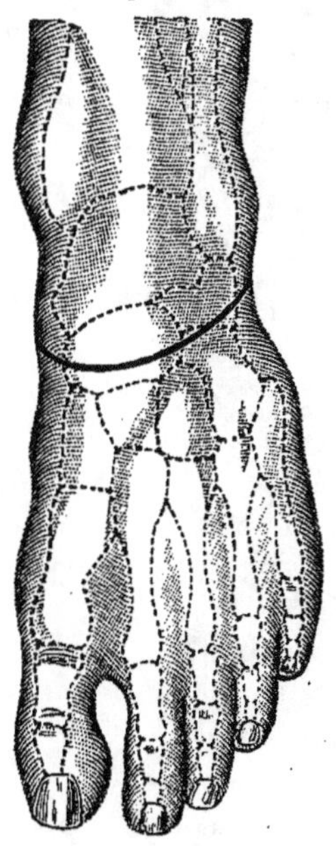

Fig. 136.

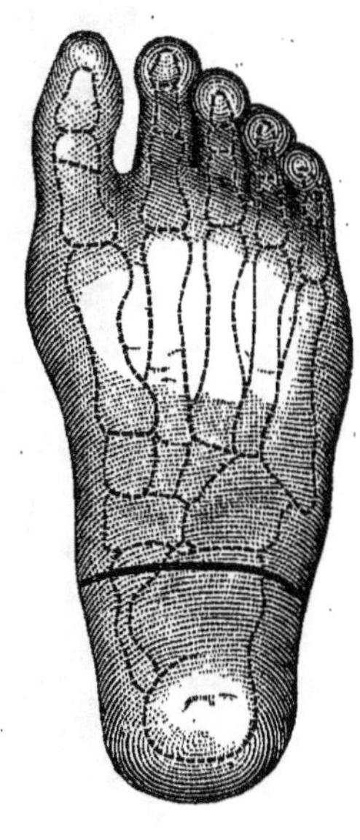

Fig. 137.

couteau dans l'orifice antérieur du sinus du tarse. Dès que le
ligament interosseux a été sectionné, on parvient, en exagérant
la flexion plantaire, à atteindre en arrière le bord postérieur du

calcanéum et à en détacher l'insertion du tendon d'Achille. Il ne reste plus alors qu'à énucléer le calcanéum de haut en bas et d'arrière en avant comme on le fait dans l'opération de *Syme*.

Après avoir lié les vaisseaux, on ramène le capuchon talonnier par dessus la face inférieure de l'astragale et on le suture au bord antérieur de la plaie. Ici encore il sera bon de pratiquer dans la coque talonnière une ouverture destinée à livrer passage à un drain.

VII. Désarticulation médio-tarsienne ou de *Chopart.*

Anatomie topographique (Fig. 138).

La réunion des deux articulations astragalo-scaphoïdienne et calcanéocuboïdienne donne lieu à l'articulation dite de *Chopart*. La première de ces

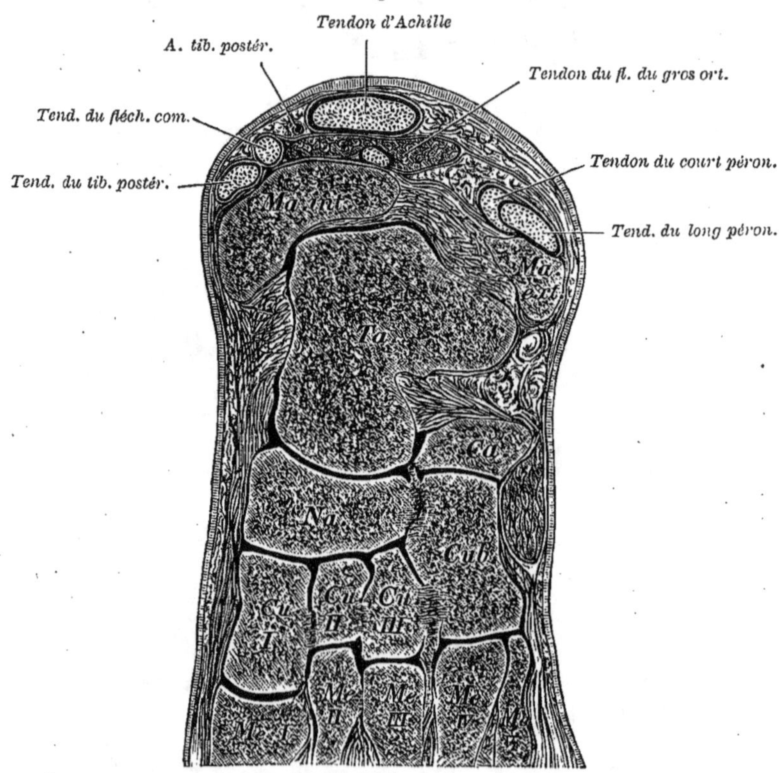

Coupe horizontale (oblique) à travers le tarse.

Ma int. : malléole interne. *Ma ext.* : malléole externe. *Ta.* : astragale. *Ca.* : calcanéum. *Na.* : scaphoïde. *Cub.* : cuboïde. *Cu I.* : 1ᵉʳ cunéiforme. *Cu II.* : 2ᵉ cunéiforme. *Cu III.* : 3ᵉ cunéiforme. *Me I, II, III, IV, V,* : 1ᵉʳ, 2ᵉ, 3ᵉ, 4ᵉ et 5ᵉ métatarsien.

articulations a été décrite antérieurement. Toutes deux sont complètement indépendantes l'une de l'autre, quoiqu'elles siégent côte à côte sur un même plan transversal. La ligne articulaire de *Chopart* présente une double courbure en forme de ∞ ; la courbure interne, correspondant à l'articulation astragalo-scaphoïdienne, a sa convexité dirigée vers la racine des orteils ; celle de l'articulation calcanéo-cuboïdienne est convexe en sens opposé.

Articulation calcanéo-cuboïdienne : la face antérieure, creusée en forme de selle, de la grande apophyse du calcanéum, s'unit à une surface articulaire analogue que présente l'os cuboïde. La capsule de cette articulation est parfaitement close de toutes parts ; elle est renforcée par le ligament calcanéo-cuboïdien dorsal, et par le puissant ligament calcanéo-cuboïdien plantaire, dont les faisceaux d'insertion au cuboïde complètent la coulisse de la face inférieure de cet os, par laquelle passe le tendon du muscle long péronier se rendant au bord interne du pied. Un troisième ligament plus faible que les précédents est situé au bord externe du pied : c'est le ligament calcanéo-cuboïdien latéral ; enfin, la puissante masse ligamenteuse qui occupe le sinus du tarse s'avance elle-même jusque dans l'interstice séparant les deux segments de l'articulation médio-tarsienne.

La disposition des parties molles à la face dorsale du tarse a déjà été décrite à l'occasion des désarticulations tibio-tarsienne et sous-astragalienne ; il y a seulement à noter ici en plus le muscle pédieux, qui est directement appliqué sur l'articulation de *Chopart*, et les tendons du long et du court péronier qui croisent cette dernière à son côté externe.

Du côté plantaire l'articulation médio-tarsienne est recouverte par une épaisse couche de parties molles comprenant de dehors en dedans : la peau, l'épais tissu adipeux sous-cutané, l'aponévrose plantaire, une couche musculaire superficielle formée du court fléchisseur commun des orteils et des deux éminences musculaires latérales du gros et du petit orteil, une couche musculaire profonde comprenant les tendons du long fléchisseur commun et l'accessoire de ce même muscle (caro quadrata).

Voir p. 72 ce qui a trait à l'artère pédieuse.

Quant aux vaisseaux et aux nerfs plantaires, ils rampent entre les deux plans musculaires dont il vient d'être parlé. L'artère plantaire externe, qui est la plus volumineuse, court avec le nerf du même nom dans la gouttière qui sépare l'accessoire du long fléchisseur commun de l'éminence musculaire du petit orteil ; l'artère et le nerf plantaires internes se trouvent entre le long fléchisseur du gros orteil et l'éminence musculaire de ce dernier.

Le tubercule scaphoïdien, qui forme une saillie manifeste au devant de la malléole interne, constitue un excellent point de repère pour trouver l'interligne articulaire de *Chopart* au bord interne du pied : l'entrée de l'articulation se trouve immédiatement en arrière de ce tubercule.

Du côté externe, l'interligne est situé à un travers de pouce en arrière de la tubérosité du 5e métatarsien. Rappelons enfin qu'en portant le pied dans la flexion plantaire, l'astragale s'échappe quelque peu de son articulation avec le scaphoïde, et forme alors au dos du pied une saillie facilement appréciable.

Désarticulation (Fig. 139-142).

L'amputation de *Chopart* sacrifie entièrement les segments antérieur et moyen du squelette du pied et ne laisse par conséquent en place que l'astragale et le calcanéum. Elle a donc lieu à la fois dans l'articulation astragalo-scaphoïdienne précédemment décrite, et dans l'articulation calcanéo-cuboïdienne. La position du chirurgien et de ses aides et la façon d'assurer l'hémostase prophylactique sont absolument les mêmes que dans les autres opérations sur le pied précédemment décrites.

La cicatrice future devant dans tous les cas être mise à l'abri des pressions ultérieures, on doit nécessairement faire choix d'un procédé qui la reporte toute entière à la face dorsale du pied : la désarticulation à grand lambeau plantaire, comprenant dans son épaisseur toutes les parties molles de la plante du pied, est seule à même de nous procurer un semblable résultat.

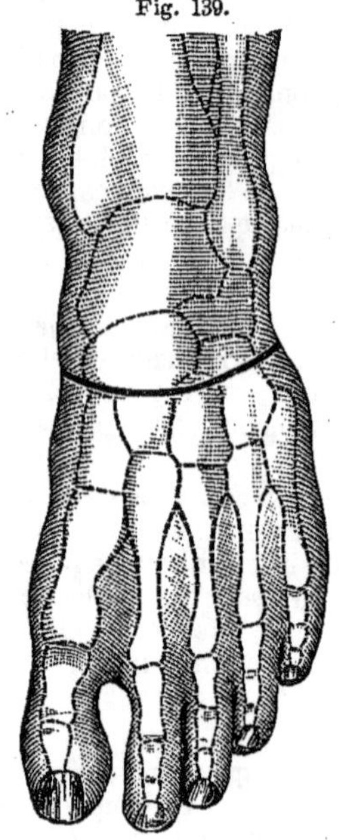

Fig. 139.

Il arrive fréquemment qu'après la désarticulation médio-tarsienne le moignon du pied se place en flexion plantaire (pied équin); on attribuait autrefois ce renversement du moignon à la contracture des muscles gastrocnémiens, et pour annihiler l'effet de cette contracture on faisait toujours précéder la désarticulation de la ténotomie du tendon d'Achille.

Mais *Ross* et *Schede* ont démontré que le relèvement du talon s'opère en dépit de cette ténotomie, si l'on n'a soin de s'y opposer par un traitement orthopédique commencé à temps, ainsi que par un appareil prothétique approprié. En effet, la désarticulation de *Chopart* divise transversalement le pied au sommet de la voûte plantaire et lui retranche ainsi ses deux piliers antérieurs ; dès lors il devient nécessaire, pour donner de nouveaux points d'appui au moignon, que le bord antérieur de ce dernier s'abaisse et par le fait même que le talon se relève ; la contracture des muscles du mollet

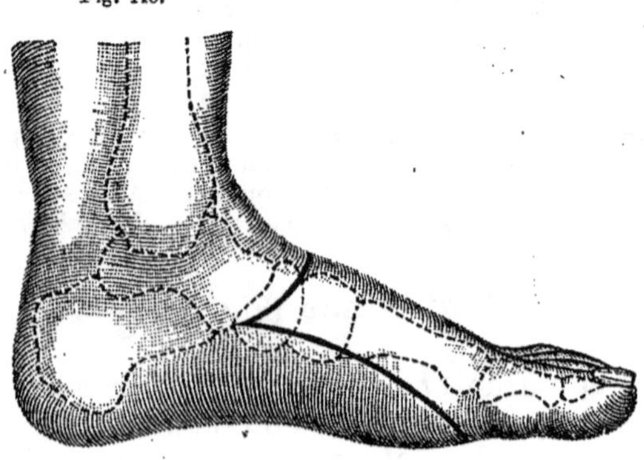

Fig. 140.

ne survient donc que consécutivement. Il s'ensuit que la ténotomie du tendon d'Achille est au moins inutile ; elle est pourtant encore pratiquée de nos jours par un certain nombre de chirurgiens.

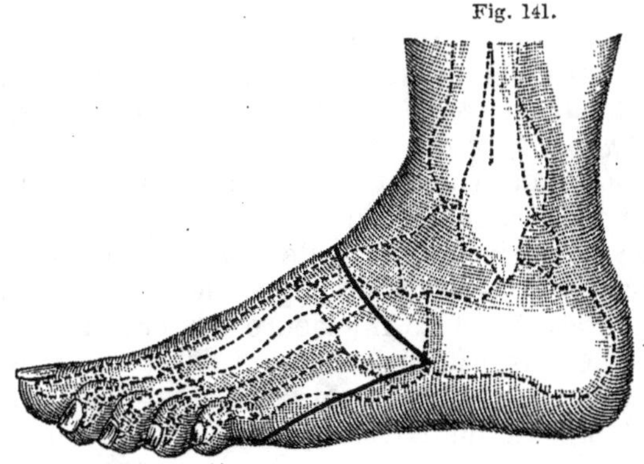

Fig. 141.

Premier temps : Division des parties molles à la face dorsale du pied, et tracé du lambeau plantaire.

De la main gauche le chirurgien empoigne l'avant-pied par sa face plantaire s'il s'agit du pied droit, par sa face dorsale s'il s'agit du gauche, de telle façon que le pouce et l'index viennent s'appliquer respectivement derrière la tubérosité du 5e métatarsien et sur le tubercule scaphoïdien, ou, en d'autres termes, juste au devant de l'interligne articulaire. Avec un solide couteau à amputation de moyenne grandeur, il trace alors d'une extrémité d'un doigt à l'autre une incision légèrement convexe en avant qui divise du coup toutes les parties molles de la face dorsale du pied. Le petit lambeau ainsi délimité est disséqué jusqu'à hauteur de l'articulation de *Chopart*. Dans le but de ne pas se tromper d'interligne, le chirurgien novice peut, avant de pratiquer cette incision, ouvrir l'articulation à ses deux bouts en la ponctionnant avec la pointe du couteau.

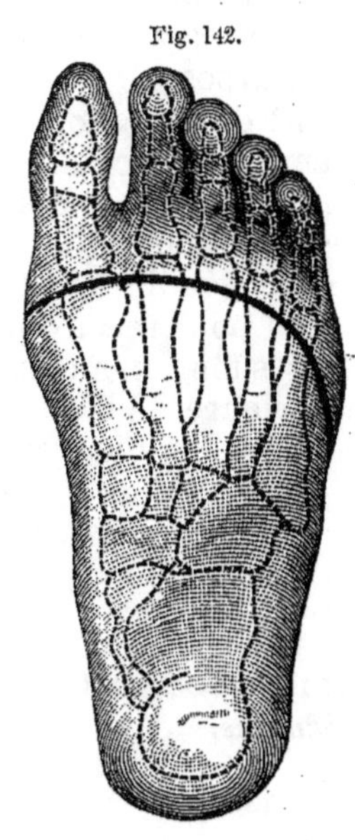

Fig. 142.

De chaque extrémité de l'incision dorsale il fait ensuite partir une nouvelle incision qui se porte directement en avant en longeant le bord correspondant du pied, et s'arrête au niveau de la tête des métatarsiens.

Deuxième temps : Ouverture de l'articulation et formation du lambeau plantaire.

Derrière le tubercule scaphoïdien, il enfonce le couteau par en haut dans l'articulation astragalo-scaphoïdienne, ouvre largement cette dernière, puis, suivant les courbures en ∞ de la ligne de *Chopart*, ouvre également en dehors la jointure calcanéo cuboïdienne. L'avant-pied étant alors fortement abaissé, dans le fond de l'articulation béante il sectionne les ligaments plantaires ; puis glissant le couteau à plat, le tranchant tourné vers les orteils, sous les os de la première rangée du tarse, il le conduit en rasant la face inférieure des os, et par des mouvements de scie, jusqu'à un travers de doigt en arrière de la tête des métatarsiens : pendant qu'il taille ainsi de dedans en dehors un grand lambeau plantaire, il prend soin de conduire toujours le tranchant de l'instrument dans les incisions préparatoires qui ont été tracées le long des bords latéraux du pied. Une fois arrivé au point indiqué plus haut, il redresse le tranchant du couteau et le faisant ressortir à travers la peau de la plante du pied, achève ainsi la désarticulation.

Troisième temps : Hémostase et réunion.

La petite artère plantaire interne ainsi que la plantaire externe, qui est plus volumineuse, sont recherchées dans le lambeau plantaire aux endroits précédemment exposés.

Le lambeau plantaire est relevé au devant du moignon et suturé au petit lambeau dorsal toujours fortement rétracté. Sur le vivant un drain sera placé transversalement le long de la base du lambeau, et ressortira par les deux angles de la plaie.

En opérant sur le vivant, on constate parfois qu'il ne reste plus assez de parties molles à la plante du pied pour recouvrir convenablement le moignon de *Chopart ;* d'autres fois, on s'aperçoit au cours de l'opération que la partie antérieure de l'astragale et du calcanéum est elle-même devenue malade : dans ces conditions on peut encore terminer la désarticulation telle qu'elle vient d'être décrite, puis réséquer avec la scie une tranche de chacun des deux os restants : « Amputation astragalo-calcanéenne de *Blasius* ».

VIII. Désarticulation cunéo-scaphoïdienne avec section du cuboïde, d'après *Pauli* et *Baudens.*

Anatomie topographique.

L'articulation qui unit la face antérieure convexe du scaphoïde à la face postérieure des trois cunéiformes, possède une capsule synoviale unique qui envoie de petits prolongements dans chacun des interstices séparant les cunéiformes. L'articulation scaphoïdo-cuboïdienne, qui n'est du reste pas constante, communique également avec cette jointure, tandis que la cunéo-cuboïdienne est généralement tout-à-fait indépendante de ses voisines. De très forts ligaments dorsaux et plantaires donnent à l'articulation cunéo-scaphoïdienne une solidité remarquable ; de ces ligaments les uns se rendent du scaphoïde aux cunéiformes, les autres sont disposés dans le sens transversal. L'interligne de cette jointure ne se continue pas jusqu'au bord externe du pied, mais rencontre le bord interne du cuboïde à peu près à la limite entre son tiers postérieur et son tiers moyen. La disposition des parties molles autour de l'articulation cunéo-scaphoïdienne n'est guère différente de celle que nous avons décrite pour l'articulation de *Chopart* ; il y a seulement que les insertions des muscles jambiers antérieur et postérieur sont en rapport plus direct avec le scaphoïde et les cunéiformes.

On trouve l'interligne articulaire au bord interne du pied, immédiatement en avant du tubercule scaphoïdien.

Désarticulation.

L'opération s'exécute entièrement d'après les données de l'amputation de *Chopart*. Les deux extrémités de l'incision dorsale tombent l'une au bord antérieur du tubercule scaphoïdien, l'autre à un travers de doigt en arrière de la tubérosité du 5e métatarsien. On recherche l'extrémité interne de l'interligne au devant du tubercule scaphoïdien, on ouvre largement l'articulation et l'on scie transversalement le cuboïde à l'union de son tiers postérieur avec son tiers moyen. Le lambeau plantaire est taillé comme dans la désarticulation médio-tarsienne.

IX. Désarticulation des métatarsiens.

Anatomie topographique (Fig. 138).

La première articulation tarso-métatarsienne a lieu entre la surface articulaire, concave transversalement, de la base du premier métatarsien, et la face antérieure, convexe dans le même sens, du premier os cunéiforme. Elle est pourvue d'une capsule synoviale parfaitement close de toutes parts et que renforce un ligament dorsal, un interne et un plantaire ; son principal moyen d'union est le ligament interosseux qui relie le premier cunéiforme aux deux premiers métatarsiens. La direction de l'interligne est oblique de dedans en dehors et d'arrière en avant. Du côté dorsal l'articulation n'est recouverte que par la peau mince du dos du pied et par les tendons du jambier antérieur et du long extenseur propre du gros orteil ; à la face plantaire elle est cachée par la courte musculature du gros orteil ; le tendon du long péronier s'insère en outre à la forte apophyse, saillante vers la voûte plantaire, que présente la base du premier métatarsien. Au bord externe de l'articulation court l'artère pédieuse descendant vers le premier espace interosseux qu'elle traverse pour aller s'anastomoser avec la branche terminale de la plantaire externe en complétant l'arcade artérielle plantaire. Cette anastomose a lieu à la plante du pied, à peu près à la limite entre le tiers postérieur et le tiers moyen du premier espace interosseux. Ce dernier est occupé par la courte musculature de la plante du pied.

La base du deuxième métatarsien présente en arrière une surface plane destinée à s'articuler avec la face antérieure du deuxième cunéiforme ; elle présente en outre deux facettes latérales également planes, obliques en sens inverse, au moyen desquelles elle s'articule en dedans avec le premier cunéiforme et la base du premier métatarsien, en dehors avec le troisième cunéiforme et la base du troisième métatarsien. L'interligne articulaire se trouve à 1 centim. environ en arrière de celui de l'articulation précédente.

La base du **troisième métatarsien** s'articule en arrière avec le troisième cunéiforme, sur les côtés avec la base des deux métatarsiens voisins; l'interligne qui est presque transversal dépasse en avant d'environ 1/2 centim. l'interligne du deuxième métatarsien. La deuxième et la troisième articulation tarso-métatarsienne possèdent une capsule synoviale renforcée par des ligaments transversaux et longitudinaux qui sont surtout bien accusés du côté plantaire. A la face dorsale les deux articulations ne sont recouvertes que par les tendons des extenseurs, l'aponévrose et la peau ; à la face plantaire elles sont profondément situées sous les parties molles qui remplissent l'excavation de la plante du pied ; elles y sont en outre directement croisées par le tendon du long péronier latéral.

La base du **quatrième métatarsien** s'unit à la face antérieure de l'os cuboïde par une surface articulaire oblique de dedans en dehors et d'avant en arrière ; latéralement elle s'articule avec les métatarsiens voisins ; son interligne dépasse en arrière de 1 à 2 millim. celui du troisième métatarsien. La quatrième articulation tarso-métatarsienne est complètement isolée de la troisième par un solide ligament dit ligament interosseux ; elle s'ouvre par contre librement dans la cinquième. Pour former cette dernière, le **cinquième métatarsien** s'unit d'une part à la base du quatrième métatarsien et d'autre part à la face antérieure du cuboïde. Son interligne fait suite à celui de la quatrième articulation et est comme lui obliquement dirigé en dehors et en arrière ; il est en outre débordé en dehors par la saillie très marquée que forme au bord externe du pied la tubérosité du cinquième métatarsien.

Le muscle péronier antérieur s'insère à la face dorsale de la base du cinquième métatarsien, le court péronier à la tubérosité précitée. Les deux dernières articulations tarso-métatarsiennes sont du reste également pourvues de ligaments dorsaux et plantaires ainsi que d'un ligament interosseux qui relie la base des deux derniers métatarsiens. Au dos du pied ces deux articulations et les métatarsiens correspondants ne sont recouverts que par les téguments, tandis qu'à la plante du pied ils sont matelassés par l'éminence musculaire du petit orteil. L'artère plantaire externe siège tout d'abord au bord interne de la base du cinquième métatarsien; de là elle se dirige à angle obtus sous les tendons du long fléchisseur commun des orteils et gagne le milieu du troisième métatarsien; à partir de ce point elle décrit une courbe à convexité antérieure (arcade plantaire), et s'anastomose avec l'artère pédieuse qui arrive du dos du pied en traversant l'espace interosseux à l'union de ses deux tiers postérieurs.

L'ensemble des interlignes de ces diverses articulations forme la **ligne articulaire de *Lisfranc*.** Abstraction faite des brisures sus-mentionnées,

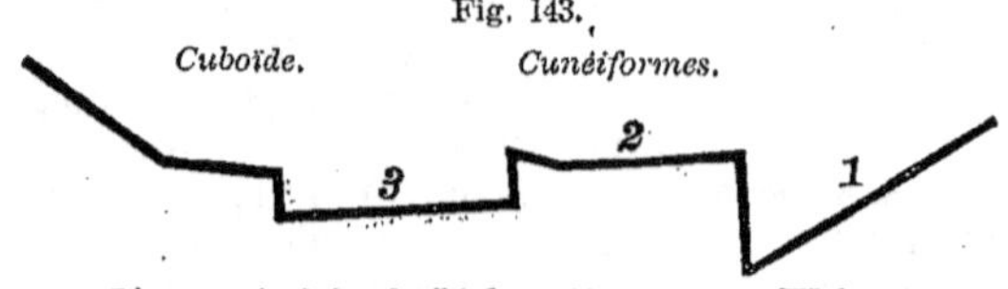

Fig. 143.

Ligne articulaire de *Lisfranc* (d'après *van Walsem*).

la direction générale de cette ligne est oblique de dedans en dehors et d'avant en arrière (Fig. 143). Comme points de repère pouvant servir dans la recherche de l'articulation, nous avons surtout la saillie très marquée que forme au bord externe du pied la tubérosité du cinquième métatarsien; cette saillie déborde l'interligne en dehors et en arrière; en partant de son sommet pour se diriger en avant et en dedans on pénètre à coup sûr dans la jointure. Le tubercule osseux que l'on sent à la face interne de la base du premier métatarsien, peut à la rigueur servir de point de repère interne ; on ne le reconnaît pourtant qu'avec peine et seulement sur les pieds très maigres ; mais si de la tubérosité du cinquième métatarsien on tire une ligne transversale aboutissant au bord interne du pied, on trouvera toujours l'article à 2 centim. au devant de cette ligne. Si ces indications n'étaient pas suffisantes, on pourrait se guider encore sur le tubercule scaphoïdien : la première articulation tarso-métatarsienne se trouve à deux travers de doigt au devant de ce tubercule.

Désarticulation.

On pratique peu la désarticulation des métatarsiens en particulier, beaucoup moins en tous cas qu'on ne le fait à la main pour les métacarpiens. C'est qu'en effet les fonctions du membre sont bien mieux conservées lorsqu'on s'en tient au précepte de *Schede* qui recommande de ne faire d'autres amputations sur le pied que celles qui sont perpendiculaires à son axe. Il peut bien arriver pourtant qu'on soit contraint de recourir à l'une des opérations moins radicales de plus haut ; on l'exécuterait alors par les mêmes procédés que les désarticulations analogues du métacarpe. Mais lorsqu'il s'agira d'enlever plusieurs métatarsiens simultanément, il sera chaque fois préférable de les sacrifier plutôt tous, la désarticulation du métatarse en entier procurant toujours un excellent moignon pour la marche.

I. Désarticulation du premier métatarsien et de son orteil par le procédé ovalaire, d'après *Scoutetten.* (Fig. 144).

L'opérateur se place vis-à-vis du membre et saisit le gros orteil dans sa main gauche, les autres orteils étant maintenus

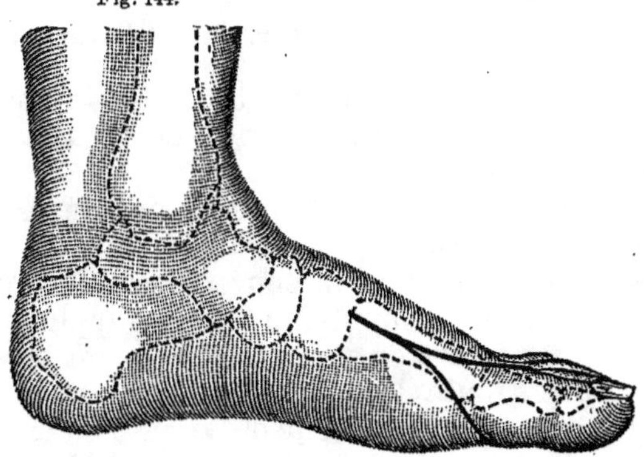

Fig. 144.

écartés par un aide. Il applique son couteau au bord interne des tendons extenseurs du gros orteil, à la hauteur de l'interligne articulaire, et de ce point fait partir une première incision qui descend obliquement en avant jusqu'au bord interne de l'articulation métatarso-phalangienne. Reportant alors le couteau à son point de départ, il trace à la face dorsale du métatarsien une seconde incision oblique qui arrive jusqu'au bord externe de l'articulation précitée. Enfin une troisième incision, tombant dans le sillon digito-plantaire du gros orteil, réunit les extrémités inférieures des deux précédentes.

Saisissant alors le gros orteil et l'attirant fortement en bas, il sectionne transversalement les tendons des extenseurs au devant de l'interligne tarso-métatarsien, et sans s'arrêter pénètre d'emblée dans l'articulation. S'il n'atteint que difficilement cette dernière, il élargit sa voie en ajoutant une incision transversale à l'extrémité supérieure de l'incision dorsale. Cela fait, il enfonce la pointe du couteau dans l'espace interosseux, tout contre la base du métatarsien, et divise d'avant en arrière le ligament interosseux, en évitant avec soin de blesser l'artère pédieuse et d'ouvrir l'articulation voisine. Continuant à tirer fortement le gros orteil en bas, il coupe les derniers liens qui retiennent la base du métatarsien dans sa jointure, puis tordant l'orteil avec le métatarsien, tantôt vers la droite et tantôt vers la gauche, il parvient facilement à dénuder l'os sur toutes ses faces et finalement à l'extirper.

On n'a d'habitude à lier que les deux artères digitales plantaires. La réunion des deux lèvres de la plaie se fait en ligne droite; la ligne de sutures siége uniquement à la face dorsale du pied.

v. Walter a également recommandé de faire cette désarticulation à l'aide du procédé à l a m b e a u i n t e r n e; l'opération s'exécuterait alors de la même manière que l'opération correspondante du métacarpien du pouce (v. p. 125).

2. Désarticulation du cinquième métatarsien.

Cette opération peut se pratiquer par le p r o c é d é o v a-l a i r e; elle ne diffère alors en rien de la désarticulation du premier métatarsien.

On l'exécute aussi très bien par le p r o c é d é à l a m b e a u e x t e r n e de *Lisfranc*.

Le petit doigt étant maintenu en forte abduction, la lame d'un étroit couteau à amputation vient s'appliquer sur le bord libre de la commissure du premier espace interosseux, et s'enfonçant à travers toutes les parties molles de cet espace, remonte en rasant l'os jusqu'à la hauteur de la base du cinquième métatarsien. Pendant que l'orteil est de plus en plus écarté de l'axe du pied, la pointe du couteau sectionne le ligament interosseux,

et pénètre dans le cinquième interligne tarso-métatarsien en se
dirigeant en dehors et en arrière. Le tranchant du couteau ne
doit pas quitter un seul instant l'os, de crainte de blesser le
tronc de l'artère plantaire externe. Sans s'arrêter, l'instrument
contourne alors de dedans en dehors la tubérosité du cinquième
métatarsien, s'applique à plat sur la face externe de ce dernier,
et descendant, animé de mouvements de scie jusqu'à la tête de
l'os, détache sous forme d'un étroit lambeau les parties molles
du bord externe du pied. On lie ensuite les artères digitales et
l'on fixe le lambeau par la suture.

Pour opérer d'après le procédé primitif de *Lisfranc*, on
taillerait d'abord le lambeau externe, en enfonçant le couteau à
hauteur de la tubérosité du cinquième métatarsien, et en ramenant l'instrument en avant; on désarticulerait ensuite.

3. Désarticulation de l'un des métatarsiens du milieu.

Elle s'exécute par le procédé en raquette, la queue de celle-
ci siégeant toujours au dos du pied. Si l'on éprouve quelque
difficulté pour désarticuler la base du métatarsien, on peut,
pour mieux atteindre cette dernière, ajouter à l'extrémité supérieure de l'incision longitudinale, une petite incision transversale correspondant à l'articulation. Comparer les opérations
analogues faites sur la main : p. 127.

Si, par exception, on se trouvait dans l'occasion de devoir
extirper deux métatarsiens simultanément, on recourrait encore
à l'incision en raquette, et la queue de celle-ci tomberait alors
dans l'espace interosseux compris entre les deux métatarsiens
à enlever; en outre, à l'extrémité supérieure de l'incision
dorsale, on ajouterait deux petites incisions transversales ou
obliques tombant au devant de chaque articulation; les petites
incisions obliques donneraient à l'incision dorsale la forme
d'un Y.

4. Désarticulation de tous les métatarsiens réunis.
Désarticulation tarso-métatarsienne. Amputation de *Lisfranc* (Fig. 145 et 146).

Premier temps : Formation d'un petit lambeau
dorsal et ouverture de l'articulation.

L'opérateur se place au bout du membre et presse fortement sur l'avant-pied avec la paume de la main gauche; le
pouce et l'index de la même main s'appliquent aux bords interne
et externe du pied sur chaque extrémité de l'interligne (v. plus
haut). Pour mieux fixer ces deux points extrêmes, les débutants
peuvent même y enfoncer la pointe du couteau. Par une incision
décrivant une légère courbe à convexité antérieure, et allant de
la tubérosité du cinquième métatarsien à la première articulation tarso-métatarsienne, il divise alors jusqu'aux os toutes les

parties molles de la face dorsale du pied ; le petit lambeau ainsi délimité est disséqué et rétracté jusqu'au niveau de l'articulation de *Lisfranc*.

Il recherche alors dans la plaie l'interligne de la cinquième articulation, et avec le tranchant du couteau, contournant de dehors en dedans et d'arrière en avant la tubérosité du cinquième métatarsien, il ouvre l'articulation au bord externe du pied ; il recherche ensuite la première articulation tarso-métatarsienne à deux travers de doigt au devant du tubercule scaphoïdien, et l'ouvre transversalement de dedans en dehors. Les deux points extrêmes de la ligne de désarticulation sont ainsi déterminés avec précision, et l'on ne pourrait plus désormais faire fausse route. Le couteau est alors reporté au bord externe du pied dans le cinquième interligne qu'il parcourt cette fois complètement ; puis continuant à marcher en avant et en dedans suivant la direction générale de l'interligne, il parcourt de même la quatrième articulation, puis la troisième qui se trouve à un demi centimètre en avant de la précédente (Fig. 143) ; pendant tout ce temps la main gauche ne cesse d'appuyer fortement sur l'avant-pied. Il reste encore à détacher la base du deuxième métatarsien qui est enchassée entre les cunéiformes. En imprimant des mouvements à l'os on parvient facilement à découvrir son articulation avec le deuxième cunéiforme ; l'interligne de cette articulation

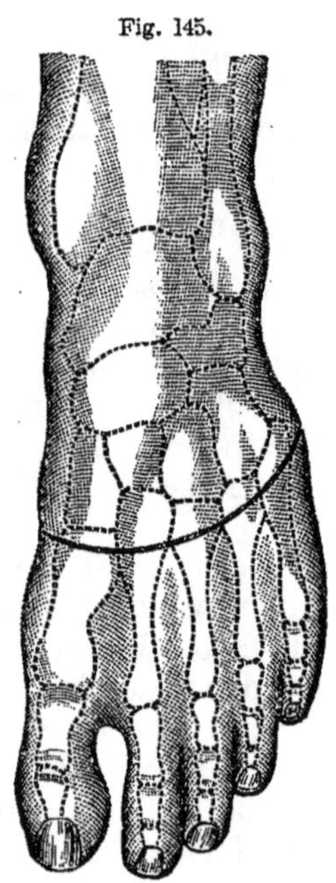

Fig. 145.

est transversal et dépasse d'un centimètre en arrière les interlignes voisins ; on l'ouvre transversalement par en haut. Pour détruire ensuite les deux articulations qui unissent latéralement la base du deuxième métatarsien au premier et au troisième cunéiforme, on enfonce la pointe du couteau, le tranchant regardant en haut, de chaque côté de la base du métatarsien, et on la pousse en arrière au travers de chacune de ces articulations. Une forte pression exercée sur l'avant-pied suffit alors à faire entrouvrir largement l'articulation de *Lisfranc*.

Deuxième temps : Formation d'un grand lambeau plantaire et achèvement de la désarticulation.

De chaque extrémité de l'incision dorsale on fait partir une incision qui se dirige en avant le long du bord correspondant du pied, et s'arrête à hauteur de la tête des métatarsiens : on a ainsi délimité le futur lambeau plantaire. Le pied est remis dans la flexion plantaire. Dans le fond de l'articulation béante on coupe alors transversalement les ligaments plantaires ; puis glissant le couteau à plat, le tranchant tourné vers les orteils, sous la base des métatarsiens, on le conduit en rasant la face inférieure des os jusqu'au niveau de la tête des métatarsiens.

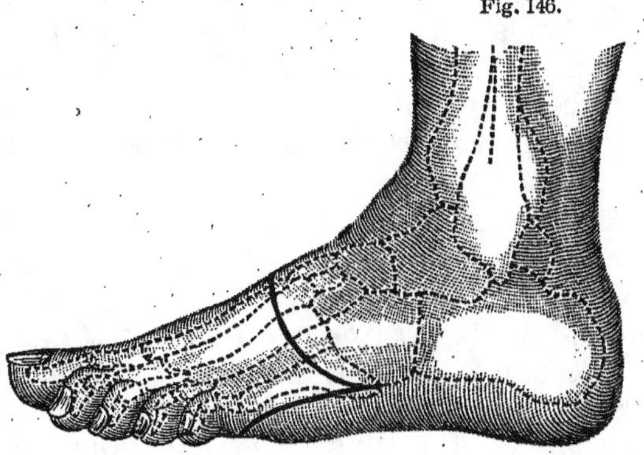

Fig. 146.

À ce moment on redresse le tranchant de l'instrument, et on le retire à travers la peau, en arrondissant le lambeau de telle façon que son bord interne, qui doit recouvrir le premier cunéiforme, atteigne en avant les os sésamoïdes du gros orteil ; en raison de la hauteur moindre du cuboïde, le bord externe sera donc un peu plus court que l'interne.

Troisième temps : Hémostase et réunion.

On recherche la pédieuse au dos du pied, entre le tendon du long extenseur propre du gros orteil et les tendons de l'extenseur commun ; on isole et on lie. On fait de même pour l'artère plantaire externe, la plus volumineuse des deux plantaires, qu'on trouve à la partie externe du lambeau, dans la gouttière qui sépare l'éminence musculaire du petit orteil du court fléchisseur commun ; elle est presque toujours sectionnée au niveau de sa courbure en arcade. On lie enfin la plantaire interne qui est située entre le bord interne du muscle court fléchisseur et l'éminence musculaire du gros orteil.

On résèque avec des ciseaux les bouts des tendons du long fléchisseur commun qui dépassent habituellement le bord antérieur du lambeau plantaire, et l'on relève celui-ci au devant des os pour le suturer au lambeau dorsal toujours fort rétracté. Un drain est placé transversalement au devant des os et ressort par les deux angles de la plaie.

La désarticulation de *Lisfranc* enlève également au pied ses deux points d'appui de devant ; pour faciliter la marche il sera nécessaire d'y suppléer sur le vivant par un appareil prothétique approprié.

X. Amputation des métatarsiens dans leur continuité.

Voir plus haut ce qui a trait à l'anatomie topographique.

L'amputation dans la continuité des métatarsiens en particulier s'exécute d'après les règles exposées pour la désarticulation de ces mêmes os. Le procédé ovalaire avec l'incision longitudinale située à la face dorsale est tout indiqué pour cette opération.

Comparée à la désarticulation tarso-métatarsienne de *Lisfranc*,

l'amputation de tous les métatarsiens n'est pas sans présenter des avantages particuliers qui pourraient à l'occasion la faire préférer à cette opération. Pratiquée pour la première fois par *Sharp* en 1765, cette amputation fut plus tard préconisée surtout par *Danzel* (1848). Elle laisse intactes les insertions des muscles qui font mouvoir le pied dans son ensemble, et de plus conserve le pilier antéro-externe de la voûte du pied (tubérosité du cinquième métatarsien), tout en suppléant au pilier interne par le moignon du premier métatarsien.

L'opération s'exécute en taillant comme dans la désarticulation de *Lisfranc*, d'abord un petit lambeau dorsal, puis un grand lambeau plantaire atteignant en avant la tête des métatarsiens. Ce dernier lambeau peut également être taillé par transfixion, c'est-à-dire qu'au niveau de l'endroit où doit avoir lieu la section du métatarse, on enfonce alors transversalement à travers les parties molles de la plante du pied, et à ras des os, un étroit couteau de moyenne grandeur qu'on ramène ensuite en avant vers la racine des orteils. Après avoir divisé à l'aide d'un scalpel pointu les chairs comprises dans chaque espace interosseux, on pratique la section du métatarse en prenant soin de protéger les parties molles au moyen d'étroites bandelettes de gaze tirées à travers les différents espaces interosseux. L'hémostase et la réunion s'exécutent comme après l'opération de *Lisfranc*.

XI. Désarticulation des orteils.

Anatomie topographique.

Articulations métatarso-phalangiennes : les surfaces articulaires sont, d'une part, la face antérieure convexe de la tête des métatarsiens, d'autre part, la face postérieure concave et beaucoup moins étendue de chaque première phalange. Lorsque les orteils sont en extension (flexion dorsale), les phalanges reposent sur le segment supérieur arrondi des têtes articulaires, et dans cette position il est possible d'imprimer aux orteils des mouvements de rotation; lorsqu'ils sont fléchis, la rotation n'est plus possible, la base des phalanges répondant alors à la surface plus aplatie et plus large du segment inférieur de ces mêmes têtes. La surface articulaire du premier métatarsien présente deux rainures longitudinales dans lesquelles glissent des os sésamoïdes. La synoviale des articulations métatarso-phalangiennes est doublée d'une solide capsule fibreuse. Des ligaments transverses, très puissants à la face plantaire, plus faibles à la face dorsale, unissent en outre les têtes des métatarsiens entre elles. Enfin chacune de ces articulations est consolidée par deux ligaments latéraux qui s'opposent à tout déplacement latéral des orteils.

A la face dorsale, les articulations ne sont recouvertes que par la peau et les tendons des extenseurs des orteils; à la face plantaire elles siègent au sein des parties molles, prolongées en avant, de la plante du pied. Les artères digitales plantaires et dorsales descendent aux deux côtés de ces articulations. Lorsqu'on imprime des mouvements passifs aux quatre derniers orteils, on peut facilement avec l'ongle reconnaître les interlignes du côté dorsal, mais de ce côté seulement. L'interligne de l'articulation du gros orteil peut en outre être également senti au bord interne du pied.

Articulations interphalangiennes : celle du gros orteil présente seule de l'intérêt pour le chirurgien. C'est un ginglyme pur : la trochlée formée par la tête articulaire de la première phalange s'articule avec une surface correspondante de la base de la phalange unguéale. La capsule synoviale est doublée d'une capsule fibreuse, qui est elle-même renforcée par deux ligaments latéraux. En imprimant des mouvements de flexion à la dernière phalange, on reconnaît très-aisément l'interligne à la face dorsale.

Désarticulation.

I. Désarticulation du gros orteil.

En opérant par le procédé ovalaire, on ne conserve pas suffisamment de parties molles pour recouvrir la volumineuse tête du premier métatarsien; le procédé à lambeaux donnera donc toujours de bien meilleurs résultats. On peut désarticuler, soit avec deux lambeaux dont un plantaire plus grand et un dorsal plus petit, soit avec un seul lambeau interne.

Procédé à deux lambeaux, dont un plantaire et un dorsal (Fig. 148) : Saisissant l'orteil dans la main gauche, l'opérateur trace à la face dorsale une incision semi-lunaire, à convexité antérieure, qui commence et finit aux deux côtés de la tête du métatarsien, et dont le sommet dépasse le milieu de la longueur de la première phalange; il dissèque ce lambeau en remontant jusqu'au niveau de l'articulation métatarso-phalangienne. Fléchissant alors l'orteil, il coupe transversalement, en face de l'interligne, les tendons extenseurs et la paroi capsulaire supérieure; puis glissant la lame très étroite de son couteau à travers l'articulation, il va l'appliquer à plat derrière la base de la phalange, et en la ramenant à soi, taille de dehors en dedans un lambeau plantaire aussi grand que possible, et formé de toutes les parties molles de la face inférieure de l'orteil. Une pratique très-utile consiste à ne désarticuler qu'après avoir d'abord tracé avec le couteau le contour de ce lambeau plantaire. Il ne reste plus qu'à lier les deux artères digitales plantaires, puis à relever le lambeau au devant de la tête du métatarsien pour le réunir par la suture au petit lambeau dorsal.

Procédé à lambeau interne (Fig. 147): Un aide écarte les quatre derniers orteils ; de sa main gauche l'opérateur saisit le gros orteil par en haut et par en bas ; avec l'ongle de l'index droit il recherche l'interligne articulaire, puis, immédiatement au devant de celui-ci, commence une incision longitudinale qui descend en suivant le bord externe des tendons extenseurs, jusqu'à la hauteur de l'articulation interphalangienne. Arrivée à ce niveau, l'incision se replie en dedans à angle droit arrondi, contourne le bord interne de l'orteil, et se continue transversalement à la face plantaire jusqu'au delà de la moitié de sa largeur. En ce point elle se recourbe à nouveau pour remonter vers l'articulation métatarso-phalangienne, et s'arrête enfin au niveau du sillon cutané digito-plantaire.

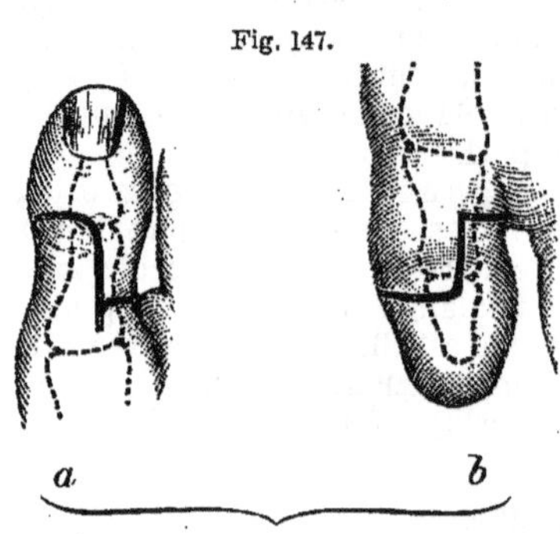

Fig. 147.

Désarticulation du gros orteil, par le procédé à lambeau interne.

Une seconde incision semi-circulaire divise les parties molles du bord externe de l'orteil, au devant de la commissure interdigitale. Le lambeau ainsi délimité est ensuite disséqué sur toute sa hauteur. On coupe transversalement les tendons extenseurs et la paroi capsulaire supérieure. On luxe la phalange par en haut, et dans le fond de l'articulation on sectionne transversalement les tendons fléchisseurs et les quelques parties molles encore adhérentes. Après avoir lié les artères plantaires, on ramène le lambeau au devant de la tête du métatarsien et on le suture au bord externe de la plaie.

2. Désarticulation de la phalange unguéale du gros orteil.

L'aide fixe le pied et écarte en dehors les quatre orteils externes. L'opérateur saisit le gros orteil par son extrémité, et le fléchit au niveau de son articulation interphalangienne, dont il sent alors facilement l'interligne à la face dorsale. A l'aide d'une incision transversale, légèrement convexe en avant, il pénètre du coup dans l'articulation par sa paroi supérieure, coupe les ligaments latéraux, et glisse la lame étroite de son couteau derrière la base de la phalange terminale. En ramenant alors l'instrument à soi, il taille un lambeau plantaire comprenant toutes les parties molles de la face inférieure de cette phalange, lambeau qui est ensuite relevé au devant de la tête de la première phalange, et réuni au bord de l'incision dorsale.

3. Désarticulation des autres orteils (Fig. 148).

La désarticulation d'un seul de ces orteils, ou de deux orteils voisins, se fait absolument de la même manière que les

Fig. 148.

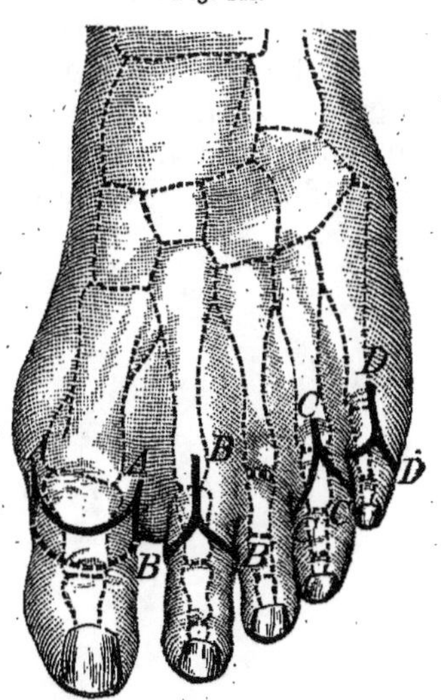

AA. Désarticulation du gros orteil avec un lambeau plantaire et un dorsal. — *BB.* Désarticulation du second orteil par le procédé en raquette. — *CC.* Désarticulation du quatrième orteil par le procédé ovalaire. — *DD.* Désarticulation du petit orteil par le procédé à lambeau externe.

désarticulations correspondantes des doigts de la main (comparer p. 133).

4. Désarticulation simultanée des cinq orteils — procédé à deux lambeaux, dorsal et plantaire.

L'aide fixe le pied; l'opérateur se place vis-à-vis de celui-ci, et de la main gauche relève fortement les orteils vers la jambe. Par une incision courbe tombant exactement dans le sillon digito-plantaire, il réunit le bord externe du petit orteil au bord interne du gros.

Fléchissant alors fortement les orteils, il trace à la face dorsale une incision courbe à convexité antérieure, par laquelle il divise les parties molles à la base de chacun des orteils, en ayant bien soin, surtout au niveau de la base du gros, de conserver la plus grande quantité possible de ces parties. Cette incision commence et finit aux deux extrémités de l'incision plantaire.

Le lambeau plantaire est disséqué et rétracté jusqu'à la hauteur des têtes métatarsiennes, puis les articulations ouvertes une à une par leur face supérieure; le couteau est alors glissé à travers les articulations, pour venir s'appliquer à plat derrière la base des différentes phalanges, et ressortir finalement en suivant exactement l'incision qui a été tracée à la face plantaire.

Les petites artères digitales, qu'on ne trouve que difficilement en opérant sur le cadavre, sont ensuite recherchées et liées; puis on ramène le lambeau plantaire par devant les têtes des métatarsiens et on le suture au lambeau dorsal. Un petit drain est introduit dans chacun des angles latéraux de la plaie. Lorsqu'en opérant sur le vivant, on s'aperçoit que les lambeaux sont trop courts pour bien recouvrir les têtes des métatarsiens, on résèque celles-ci à l'aide de cisailles tranchantes.

Quatrième Partie.

Des résections qu'on pratique sur les os et les articulations.

PREMIER CHAPITRE.

Généralités.

Appliqué au squelette, le terme « résection » désigne toute opération ayant pour but l'enlèvement total ou partiel d'un ou de plusieurs os, avec conservation aussi parfaite que possible des parties molles environnantes. La résection peut se faire dans la continuité des os (résection osseuse proprement dite), ou bien dans leur contiguité (résection articulaire). L'ablation d'un os dans son entier est aussi appelée extirpation, en opposition à la résection partielle dans la continuité, qui est beaucoup plus fréquemment employée. La résection partielle pratiquée sur un des os du crâne ou l'un des os plats du squelette, a de tout temps été désignée sous le nom de trépanation. La simple section osseuse faite dans un but orthopédique s'appelle plus spécialement ostéotomie. Enfin, depuis *Sédillot*, on pratique encore sur les os une opération à laquelle il a donné le nom d'évidement, et qui consiste à creuser un os avec la cuiller tranchante pour extirper sa partie centrale malade tout en conservant ses lamelles corticales restées saines. Par résection articulaire totale on entend l'ablation de toutes les surfaces articulaires d'une jointure, tandis que la résection articulaire partielle enlève uniquement les portions d'os malades ou lésées. Parfois encore dans le but de rendre accessibles certains tissus sous-jacents à un os ou à une partie d'os, on divise les points d'attache de ce dernier, de manière à pouvoir le déplacer provisoirement sans toutefois nuire en rien à sa nutrition : c'est là faire ce qu'on appelle une résection temporaire. L'os ainsi luxé est remis en place dès que le but poursuivi a été atteint.

D'une manière générale, les préparatifs de l'opération sont les mêmes pour les résections des os et des articulations, que pour les amputations et les désarticulations (voir p. 78 et suivantes). L'hémostase prophylactique s'obtient par l'application de la bande d'*Esmarch*, ou par la compression digitale du tronc artériel principal. La résection entraîne, il est vrai, après elle une bien moindre perte de sang qu'une amputation quelconque; on ne doit pourtant pas ignorer que l'ouverture du réseau articulaire qui entoure les grandes jointures, donne toujours lieu, surtout chez les jeunes sujets, à des hémorragies assez considérables. Indépendamment de cela, il est bien plus facile de s'assurer des limites du mal sur un membre qu'on a rendu artificiellement exsangue. Quant à l'hémostase défi- nitive, c'est surtout au cours des résections qu'on la pratique par le procédé de la ligature médiate (p. 87), et cela parce que le fil des ligatures ordinaires glisse trop facilement sur les artères difficilement isolables du périoste. Le tamponne- ment de la plaie avec de la gaze antiseptique (gaze de Lister, gaze iodoformée), constitue pour certains cas particu- liers un excellent moyen d'hémostase définitive qui a été tout récemment introduit dans la pratique des opérations de cette espèce.

On ne trouve guère l'occasion de s'exercer convenablement à la technique de l'hémostase au cours des résections articu- laires et osseuses qu'on exécute sur le cadavre. La direction à donner à l'incision des parties molles doit toujours être telle que les vaisseaux importants soient soigneusement évités; d'un autre côté les petites artères, fussent-elles même les artères articulaires qui sont déjà assez importantes, ne se présentent jamais sur le cadavre à l'état de réplétion, et partant ne res- sortent jamais suffisamment à la surface de la plaie. C'est donc à la clinique chirurgicale qu'on apprendra le mieux la manière de tarir les hémorragies résultant des sécrétions.

Quant à ce qui regarde la position à donner au sujet, on peut dire qu'à peu d'exceptions près, l'opéré sera de préférence horizontalement étendu sur le dos; la partie du corps qui est le siège de la résection restera dans sa position naturelle, ou bien, suivant les cas, on donnera à la jointure une position extrême de flexion ou d'extension en rapport avec le procédé opératoire adopté. Pour les résections qu'on pratique à la face, plusieurs chirurgiens *(Rose)* préfèrent n'opérer que sur la tête maintenue pendante en dehors de la table d'opérations; l'écoulement du sang dans les voies aériennes est par le fait même empêché. Enfin pour les résections qui portent sur le segment inférieur du membre supérieur, il est souvent utile de faire fixer la partie malade (le coude, par exemple) sur une petite table placée à côté du lit d'opérations. Dans tous les cas, il faut que la région du corps sur laquelle on opère soit facilement accessible dans tous les sens, qu'elle reçoive beaucoup de jour, et qu'enfin elle soit parfaitement fixée à l'aide de coussins ou de billots.

L'opérateur choisit quant à lui la position qui convient le mieux à chaque cas particulier, et l'aide principal se tient en face de lui, pour être toujours prêt à bien rétracter les lèvres de la plaie, à mesure qu'on pénètre plus avant dans la profondeur des tissus. Un second assistant fixe la partie du corps à opérer, et la porte successivement dans les diverses positions désirées par le chirurgien pour chacun des temps de la résection. L'appareil instrumental, disposé dans un ordre correspondant à la marche de l'opération, est placé dans un vase qui est mis à la portée du chirurgien. De la sorte celui-ci peut se passer d'un nouvel aide qui ne ferait que restreindre l'éclairage du champ opératoire.

L'exécution de toute résection comprend quatre actes ou temps bien distincts : le premier est consacré à l'incision des parties molles qui recouvrent l'os ou la jointure, le second à l'isolement de l'os, le troisième à son enlèvement, le quatrième à la réunion de la plaie.

Les règles générales suivantes s'appliquent à chacun de ces divers temps de l'opération.

I. Division des parties molles.

La division de la peau et des autres parties molles recouvrant un os, doit en général être pratiquée à l'endroit où celui-ci est le plus superficiellement situé, ou encore au niveau d'interstices musculaires naturels, permettant d'aborder et de mettre facilement l'os à jour.

Muscles, tendons et nerfs sont ainsi soigneusement respectés, et les fonctions du membre sont d'autant moins altérées.

Chassaignac, Ollier, v. Langenbeck et d'autres nous ont montré que presque toutes les résections peuvent être exécutées à l'aide d'incisions simples, plus ou moins rectilignes, parallèles au grand axe du membre, et que par conséquent les anciennes incisions en H, V, T ou L, ainsi que les grandes incisions à lambeaux, ne trouvaient plus guère leur application que dans certaines régions spéciales ou en vue d'indications toutes particulières. Lorsque la résection porte sur un os ou une articulation qui est le siège de carie ou d'inflammation fongueuse, il importe avant tout de bien découvrir le foyer inflammatoire pour qu'il soit possible d'extirper et de détruire jusqu'aux dernières traces des tissus pathologiques. Dans ces circonstances le large accès de la partie malade n'est souvent rendu possible qu'au détriment des parties molles, c'est-à-dire à l'aide d'incisions transversales. Pour tous les autres cas, et particulièrement pour les traumatismes et les inflammations aiguës, les incisions rectilignes suffisent amplement à la résection et à la désinfection complète des foyers pathologiques.

Mais l'incision ne doit pas seulement créer une voie suffisante pour atteindre l'os malade ; elle doit encore être conduite de façon à assurer le libre écoulement des liquides qui seront sécrétés par la plaie. En vertu de ce principe, on donnera autant que possible la préférence aux procédés d'incision qui placent l'ouverture de la peau au point le plus déclive de la cavité de la plaie de résection. On ne pourra se départir de cette règle qu'à condition de pratiquer aux endroits les plus favorables de petites contreouvertures qui livreront passage à des drains pour l'évacuation des liquides sécrétés.

A ce dernier point de vue il faudra, en opérant sur le cadavre, explorer avec un soin tout spécial les plaies de résections, et l'on reconnaîtra alors que les contreouvertures doivent toujours être établies en des endroits pour ainsi dire typiques. Dans la pratique, on peut pour certains cas appropriés utiliser le drainage capillaire d'un tampon aseptique et renoncer ainsi aux contreouvertures, alors même que la plaie des téguments ne correspondrait pas au point le plus déclive de la plaie de résection.

Lorsque l'os est très superficiel, l'incision traverse en une fois toute l'épaisseur des parties molles et crée ainsi une plaie aussi nette que possible ; lorsqu'on a, par contre, plusieurs couches, muscles, etc., à traverser avant d'arriver sur l'os, il vaut beaucoup mieux n'avancer que pas à pas. Dans ce dernier cas chaque incision n'en doit pas moins être pratiquée largement et très nettement, et pour ce faire on ne peut se servir d'un meilleur guide que de l'index de la main gauche explorant en éclaireur le fond de la plaie.

Les plans musculaires seront autant que possible divisés à l'aide d'instruments mousses (élévatoire, pince) et parallèlement à la direction de leurs fibres. Les couteaux servant à diviser les parties molles et à décortiquer les os seront faits d'un manche épais et d'une lame courte à large dos (Fig. 149) ; lorsqu'on voudra découvrir l'os

Fig. 149 a.

Fig. 149 b.

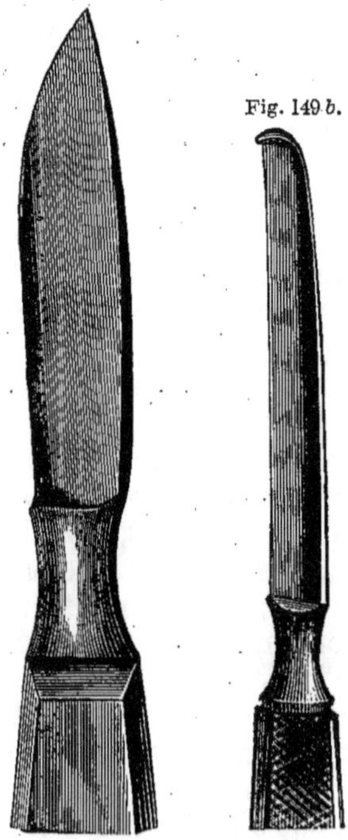

Couteau à résection,
a : pointu, b : boutonné.

d'un seul trait de couteau, on tiendra celui-ci comme un couteau
à découper (Fig. 4, page 7).

2. Dénudation des os.

Autrefois on isolait l'os ou le segment d'os, des parties environnantes, sans se soucier aucunement de conserver le périoste,
les insertions musculaires et la capsule des articulations. Le
résultat fonctionnel des résections de cette espèce était nécessairement défectueux. Par leurs essais sur les animaux, ainsi
que par les résultats qu'ils ont obtenus sur le vivant, *Ollier* et
v. Langenbeck ont démontré que le tissu osseux se reproduit
admirablement lorsque la résection a été faite par le procédé
sous-périosté, c'est-à-dire lorsque l'os n'est réséqué
qu'après que la membrane périostique, unie aux
autres parties molles, en a d'abord été détachée.
Par ce procédé l'opération est rendue moins sanglante, et la
plaie obtenue est très nette ; les liquides secrétés sont donc
moins exposés à stagner dans la plaie, ce qui diminue d'autant
les chances d'apparition de la suppuration dans les interstices
musculaires. On n'éprouve guère de difficultés à décoller le
périoste sur le vivant, lorsque cette membrane s'est épaissie et
ramollie à la suite d'un processus inflammatoire quelconque ; par
contre, dans les cas de lésions traumatiques récentes, ou bien
lorsque la résection est faite dans un but orthopédique, comme
aussi lorsqu'on opère sur le cadavre, on constate une union très
intime du périoste avec les lamelles corticales de l'os ; dans ces
conditions on ne parvient à le conserver intact qu'avec infiniment de peine et d'adresse.

Les ligaments qui relient les os entre eux participent aussi
à la régénération du tissu osseux, et doivent par conséquent être
également conservés *(v. Langenbeck)*.

Le décollement du périoste s'opère à l'aide d'instruments
mousses. Ceux-ci pénètrent à travers la fente longitudinale qu'a
pratiquée le couteau dans la membrane périostique et soulèvent
cette dernière à la façon de leviers (élévatoires* Fig. 78), ou
bien encore la détachent par raclement (racloir, grattoir
Fig. 150). Pendant ce temps les lèvres de la plaie sont maintenues écartées à l'aide de crochets mousses ou pointus (Fig. 10,
p. 10).

Lorsque le périoste est très intimement uni au tissu osseux
sous-jacent, on ne peut plus le détacher sans faire sauter en
même temps, au moyen du ciseau et du maillet, les couches corticales les plus superficielles de l'os. C'est également de cette

---

(¹) Elévatoire ou rugine : voir note page 98. Les deux termes seront le
plus souvent employés indifféremment (N. du T.).

manière qu'on conserve le mieux les insertions musculaires :
au lieu de les décoller avec des instruments mousses on abat
au ciseau les saillies osseuses (tubérosités, trochanters, etc.)
qui leur servent d'attache; s'il s'agit de très jeunes sujets, on
coupe même simplement ces saillies avec le couteau à résection
(P. Vogt, König).

Au niveau des articulations, la dénudation des os se fait en
détachant non seulement le périoste, mais encore les insertions
de la capsule ligamenteuse : résection sous capsulo-
périostée *(Ollier).* Pour la pratiquer, on met d'abord à nu les

Fig. 150 a.　　　　　Fig. 150 b.

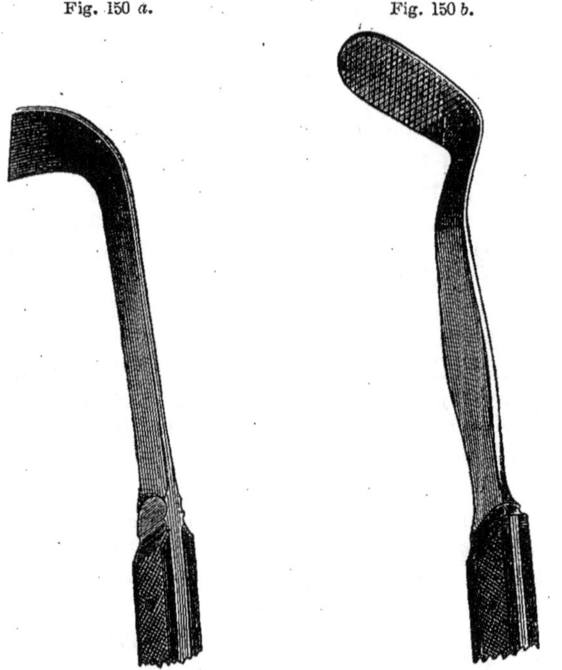

a. Racloir.　　　　b. Pied de biche de v. Langenbeck.

extrémités articulaires par une incision très simple divisant
à la fois la capsule et le périoste, puis à l'aide de l'élévatoire et
du racloir, ou bien encore par de petites incisions toujours dirigées vers l'os, on détache ces deux membranes sous forme d'une
gaine non interrompue, dont on a soin de ménager la continuité
avec les parties molles environnantes dans le but d'obtenir plus
sûrement une néarthrose convenable. Les précédentes indications de l'emploi du ciseau et du marteau pour conserver
intacts le périoste et les attaches musculaires se rencontrent également au cours des résections articulaires.

Lorsqu'on opère sur le cadavre on ne doit pas uniquement s'exercer à la méthode de résection sous-capsulo-périostée dont il vient d'être parlé. Il se présente en effet des circonstances dans lesquelles la résection par la méthode ancienne, c'est-à-dire sans conservation du périoste et de la capsule, est la seule praticable sur le vivant. En principe la résection sous-capsulaire ne devrait même jamais être appliquée à la guérison d'une arthrite fongueuse, la capsule étant en pareil cas toujours entreprise; tout au moins cette dernière devrait-elle être entièrement sacrifiée chaque fois que l'on se décide quand même à recourir à la résection. Dans la pratique on se comporte pourtant d'une autre façon, et pour rendre l'opération aussi peu radicale que possible, on commence souvent encore par décoller la capsule et le périoste, puis lorsque la résection est terminée on extirpe soigneusement tous les tissus malades avec la pince et les ciseaux de *Cooper*. Depuis quelques années du reste les opérations dirigées contre les inflammations fongueuses des articulations, perdent de plus en plus leur caractère de véritable résection typique : la règle est aujourd'hui d'extirper très soigneusement tous les tissus malades en conservant pourtant le plus de parties saines possible et en se mettant sous le couvert d'une antisepsie rigoureuse. Partant de ce principe, *v. Volkmann* a substitué à la résection proprement dite du genou, l'opération qu'il a désignée sous le nom d'« arthrectomie » : l'articulation étant largement ouverte, avec la pince et les ciseaux, on enlève complètement la synoviale fongueuse, on abrase au moyen du couteau les masses granuleuses qui recouvrent la surface des cartilages, on évide avec la cuiller tranchante les foyers malades qu'on rencontre dans les os, on racle les trajets fistuleux et l'on draine convenablement la plaie. Pour finir, les extrémités osseuses sont rapprochées, au besoin suturées, et la plaie elle-même est finalement fermée.

Moyennant les légères modifications que chaque cas réclame, ce procédé de l'arthrectomie peut également être appliqué aux autres articulations.

3. Section des os.

Les os du squelette de l'enfant (surtout leurs épiphyses spongieuses) sont les seuls qu'il soit possible d'entamer avec un couteau à lame solide. Chez l'adulte, les petits os longs ainsi que les os plats (maxillaire inférieur, côtes) peuvent être aussi divisés au moyen d'une bonne cisaille tranchante (Fig. 77 *a* et *b*). Le plus souvent néanmoins on ne peut pratiquer de résection osseuse ou articulaire sans devoir recourir à la scie. S'il s'agit de résections articulaires, on peut, après avoir détaché les ligaments, les insertions musculaires et la capsule, faire saillir les épiphyses osseuses à travers la plaie des téguments et les sectionner ensuite avec une scie ordinaire à arbre ou à feuille (Fig. 76 *a* et *b*, p. 97). L'opérateur fixe dans ce cas chaque extrémité articulaire avec les doigts de sa main gauche ou à l'aide d'un davier à résections (Fig. 151), et un assistant protège soigneusement, avec les mains, des compresses ou des élévatoires, les parties molles environnantes contre l'action de la scie. Par ce procédé les parties molles sont nécessairement fort contusionnées au moment du passage des extrémités volumineuses des os; en outre la forte traction exercée ainsi sur le périoste suffit souvent à prolonger son décollement sur une grande étendue. C'est pour cette raison que, même pour les résections articulaires, il est en général préférable de scier les os sur place, *in situ*, comme cela se pratique toujours pour les résections dans la continuité. A cette fin, l'os étant d'abord dénudé sur

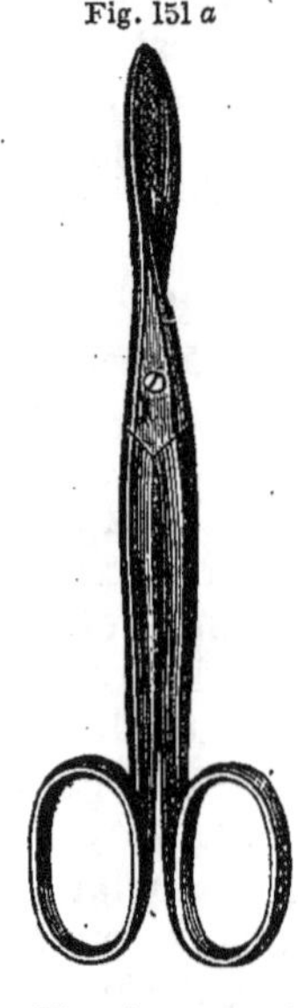

Fig. 151 *a*

a. Pince à pansement.

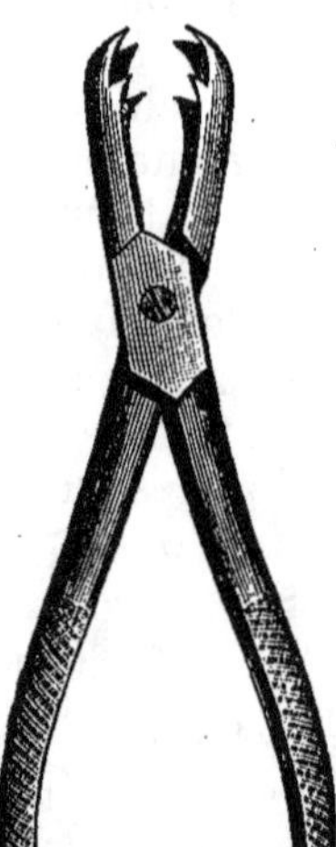

Fig. 151 *b.*

Fig. 151 *c.*

Fig. 151 *d.*

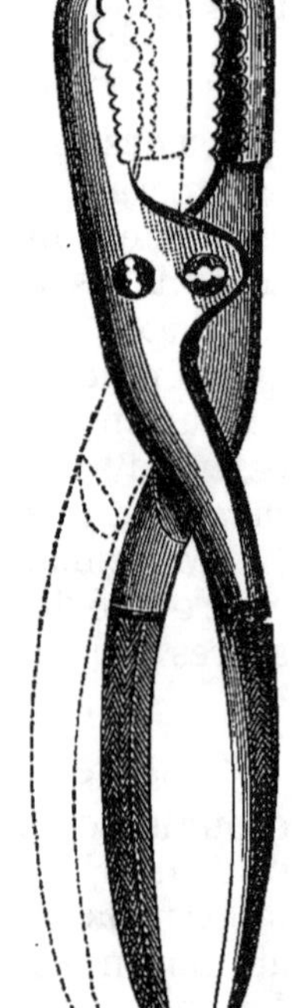

Fig. 151 *e.*

b. Pinces à séquestre.   *c.* Davier à résection de *v. Langenbeck.*   *d.* Davier de *Fergusson.*   *e.* Davier de *Farabeuf.*

toutes ses faces, un assistant en écarte les parties molles unies au périoste, à l'aide de rétracteurs mousses, ou d'érignes à crochets multiples, ou de l'élévatoire, et l'opérateur procède alors à la section de l'os, pour laquelle il emploie de préférence

Fig. 152 *a.*

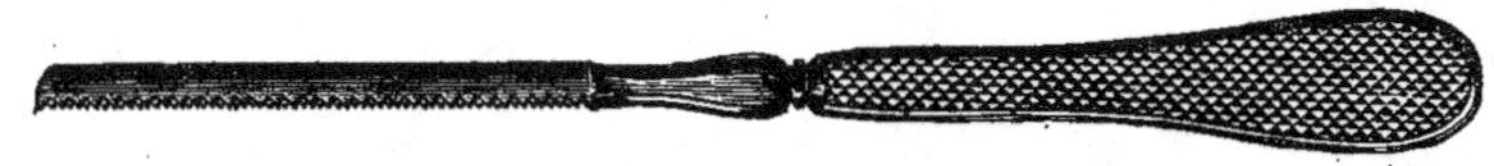

a. Scie cultellaire, ou de *Langenbeck.*

une scie cultellaire (Fig. 152 *a*) maintenue comme l'indique la figure 152 *b.* Ces scies cultellaires (scie de *Langenbeck,* petites scies à main), très simples de construction et très peu coûteuses, méritent d'être préférées à toutes les autres, parce qu'on peut faire porter leur action dans tous les sens et dans les régions du corps les plus difficilement accessibles : scie passe-partout.

Fig. 152 *b.*

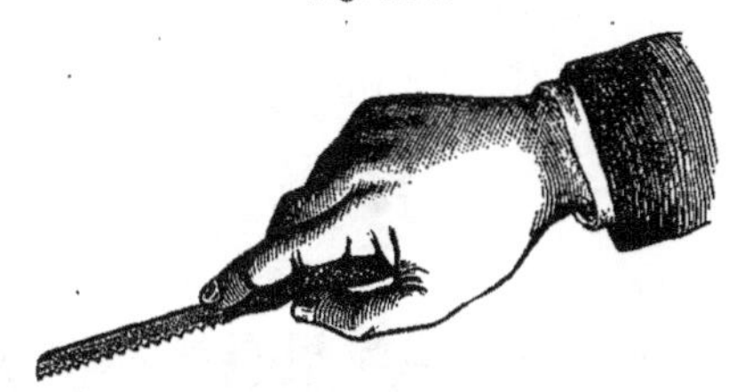

Leur maniement demande néanmoins une certaine adresse, que l'on peut suffisamment acquérir par la pratique des exercices opératoires sur le cadavre. — Pour fixer ainsi que pour extraire des segments d'os peu volumineux, on emploie soit une pince à pansements ordinaire, soit une pince à séquestre (Fig. 151); pour les tronçons osseux plus considérables on a recours aux daviers à résections (Fig. 151).

La scie à chaîne de *Jeffray* (Fig. 153 *a*) convient également bien dans certains cas pour sectionner les os sur place; l'instrument avec lequel on réussit le mieux à l'engager autour de l'os est le crochet-conducteur d'*Ollier* (Fig. 153 *b*). Pour que la scie à chaîne fonctionne régulièrement, il faut que ses deux moitiés tendues forment toujours entre elles un angle obtus. Dans les cas où l'os est mis à nu sur deux de ses faces, on peut encore employer la scie de *Szymanowski* (Fig. 154), ou une autre scie spéciale à résection : l'aide soulève alors le pont de parties molles compris entre les deux plaies, et livre ainsi passage à la lame désarticulée de l'instrument, pour qu'elle puisse venir s'appliquer sur l'os avant d'être montée sur son arbre. Lorsqu'après la section terminée, il reste des pointes saillantes aux bords des moignons osseux, on les rogne avec la cisaille ou la pince incisive de *Liston.*

Souvent aussi on divise les os à l'aide du ciseau et du

Fig. 153 *a.*

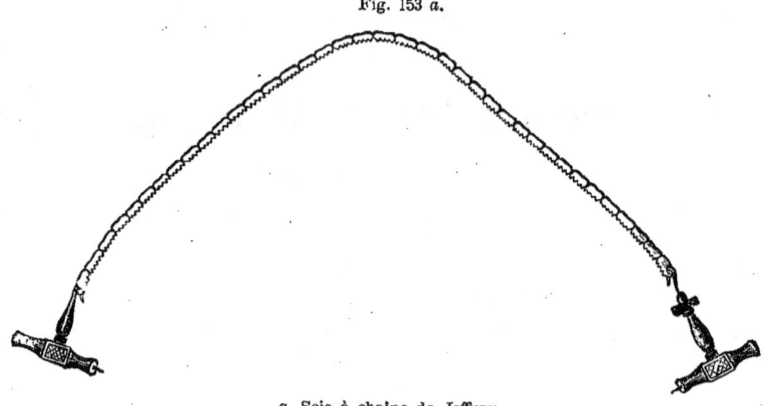

a. Scie à chaîne de *Jeffray.*

marteau; il en est particulièrement ainsi dans l'ostéotomie linéaire ou cunéiforme.

Fig. 153 *b.*

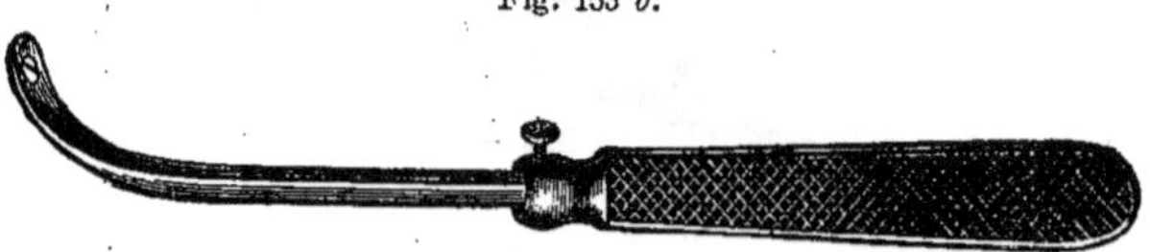

b. Crochet-conducteur d'*Ollier.*

Le ciseau chirurgical (Fig. 155) ressemble entièrement au ciseau à froid des sculpteurs, et se manie du reste de la même manière que ce dernier. Son tranchant est tantôt droit et tantôt oblique; pour certains usages déterminés (évidement, etc.), on emploie de préférence le ciseau creux ou gouge. Le ciseau se tient à pleine main ou seulement avec les quatre derniers doigts de la main gauche; dans ce dernier cas, la main prend un point d'appui sur l'os par le bord cubital du petit doigt, et s'oppose ainsi au brusque enfoncement de l'instrument dans l'intérieur des tissus (Fig. 156 *a* et *b*). Le ciseau doit toujours être appliqué à angle obtus sur la surface de l'os à diviser. L'instrument des sculpteurs ne pénètre dans l'os qu'avec beaucoup de lenteur, chaque coup de maillet ne faisant sauter qu'une très minime parcelle de tissu; il est vrai qu'il nous permet ainsi de nous mettre plus sûrement à l'abri de l'éclatement des os. Mais lorsque l'action du ciseau devra être énergique et étendue, comme par exemple lorsqu'il s'agit d'ouvrir largement la cavité médullaire des os, on recourra de préférence au ciseau ordinaire des menuisiers dont les effets sont plus rapides, mais qui demande en revanche d'être manié avec plus de prudence. Il sera bon d'en posséder également de différents modèles, les uns pleins et les autres creux (gouges).

Pour trépaner les os plats, nous possédons des scies spéciales, scies à couronne, dont il sera parlé plus loin à propos de la trépanation des os du crâne. Mentionnons enfin les ostéotomes de *Heine* et de *Nyrop*, deux instruments très ingénieux mais aussi très coûteux, qu'on a aujourd'hui complètement abandonnés à cause de leur maniement par trop difficile.

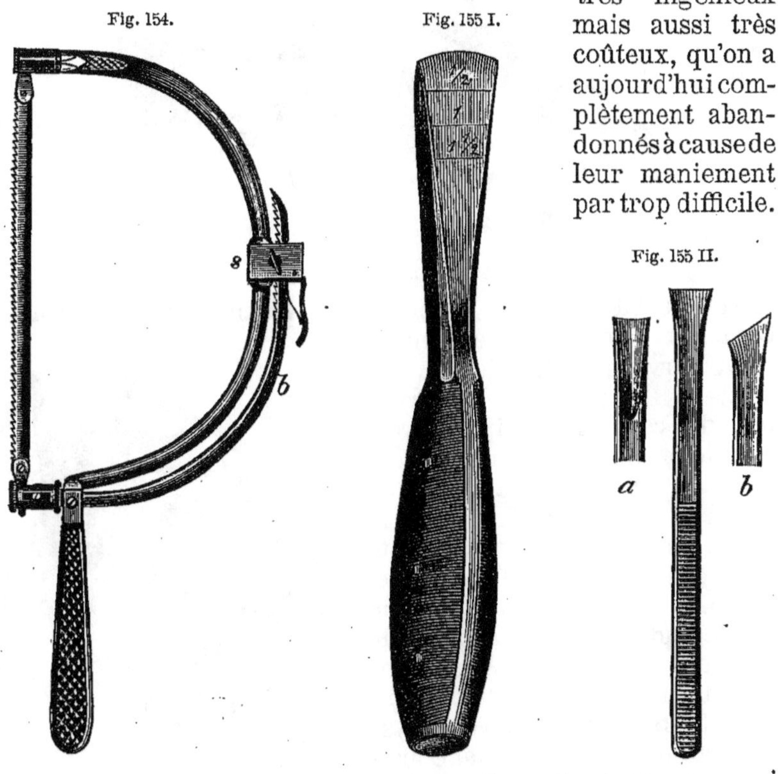

Scie à résection de *Szymanowski*.

I. Grand ostéotome.

Ciseaux chirurgicaux.
II. Petits ciseaux.
b. Gouge.
a. Ciseau à tranchant oblique.

Pour ce qui touche à l'étendue de la résection, on peut dire d'une façon générale que l'opération ne doit retrancher d'un os que les parties malades ou traumatiquement lésées. Mais par contre, la résection totale ou extirpation n'est pas nécessairement réservée aux seuls os courts, et des circonstances peuvent se présenter, où il faille également l'appliquer aux os longs. Lorsqu'on pratique une résection articulaire chez un sujet encore jeune, on doit veiller soigneusement à respecter autant que possible les cartilages d'ossification des épiphyses, et cela dans le but de ne pas compro-

mettre l'accroissement ultérieur des os concourant à former
la jointure. Cette règle est surtout importante à observer,
lorsque la résection porte sur l'extrémité supérieure de l'hu-

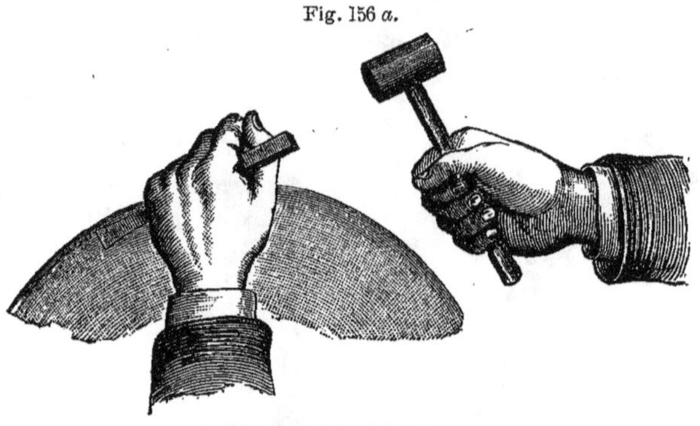

Fig. 156 *a*.

Manière de tenir le ciseau.

mérus ou bien sur les épiphyses de l'articulation du genou.
C'est cet arrêt de développe-
ment survenant chez les jeunes
sujets à la suite de l'extirpation des cartilages épiphysaires,
qui détermina surtout *v. Volkmann* à substituer autant que
possible l'arthrectomie à la
résection dans les cas d'arthrite
fongueuse du genou. Dans les résections typiques qu'on pratique
sur le cadavre, à l'exception de
quelques cas dont nous parlerons
plus tard, on a l'habitude d'enlever toute la partie de l'épiphyse
qui est tapissée de cartilage articulaire.

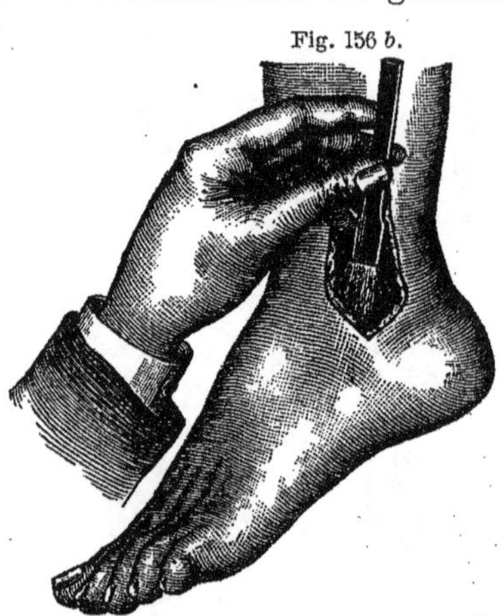

Fig. 156 *b*.

Autre manière de tenir le ciseau.

4. Réunion des plaies de résection.

La suite désirée de presque toutes les résections dans la
continuité, est la réunion aussi solide que possible des deux
tronçons d'os restants. Même résultat est encore à souhaiter
après les résections articulaires du genou et du coup-de-pied,
et cela dans le but de procurer au tronc un point d'appui aussi
ferme que possible. Dans d'autres cas au contraire, et notamment dans les résections articulaires qu'on pratique sur le
membre supérieur, on doit plutôt s'efforcer d'obtenir une bonne
néarthrose. Si c'est ce dernier but que l'on poursuit, il suffit de
rapprocher simplement dans la plaie les extrémités des os résé-
qués ; lorsqu'on recherche par contre la réunion osseuse, on

s'efforce d'immobiliser les fragments par l'un ou l'autre des
moyens suivants : au lieu de sectionner les os par un simple
trait de scie transversal, on peut les tailler en
forme de gradins d'escalier, de manière
que par le rapprochement des fragments ces
gradins se prennent l'un dans l'autre *(v. Volk-*
mann) ; d'autres clouent ensemble les deux
fragments à l'aide de chevilles en ivoire ou de
clous métalliques. Le plus souvent pourtant on
recourt à la suture osseuse : avec un poinçon ou une vrille (157 *a* et *b)* on perfore une
ou plusieurs fois les deux extrémités osseuses
en des points qui se rapportent exactement, et
par les trajets creusés
on passe des fils métal-
liques ou de gros fils
en catgut au moyen
desquels on maintient
les fragments en con-
tact. Les fils métal-
liques ne doivent pas
être noués ; on les fixe
en les tordant avec les

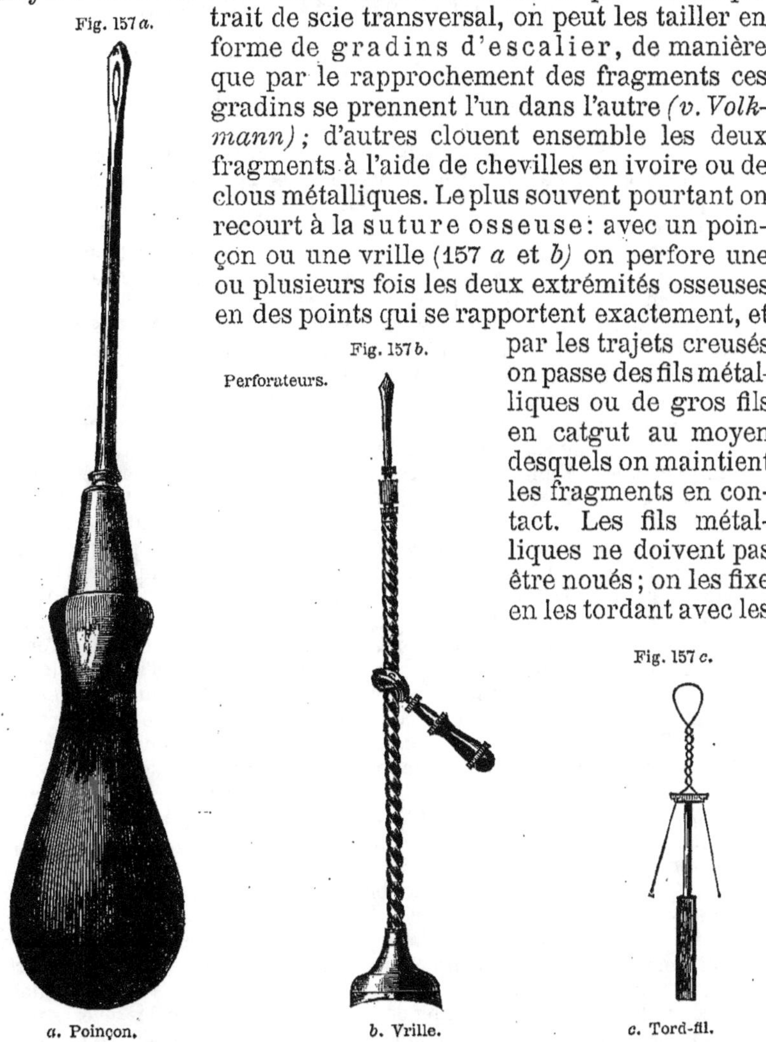

Fig. 157 *a.*

Perforateurs.

Fig. 157 *b.*

Fig. 157 *c.*

a. Poinçon.   *b.* Vrille.   *c.* Tord-fil.

doigts ou à l'aide du tord-fil (Fig. 157 *c).* Quant à la plaie des
parties molles, parfois on la tamponne dans le but d'obtenir une
guérison par granulation ; d'autres fois on la draine et on la
suture à la façon ordinaire. La clinique est seule à même de
nous enseigner lequel de ces deux traitements convient le
mieux dans un cas donné ; sur le cadavre nous ne pouvons
que nous exercer à reconnaître les endroits de la plaie où il
importe surtout de placer des drains.

DEUXIÈME CHAPITRE.

Résections de la tête et du tronc.

I. Résection — trépanation — du crâne.

Anatomie topographique.

La limite de séparation de la voûte crânienne d'avec la base et la région faciale du crâne, peut être représentée par une ligne qui circonscrirait la tête en passant par la glabelle et la protubérance occipitale externe. Cette ligne a sensiblement la forme d'un ovale à petite extrémité antérieure et à grosse extrémité postérieure. Au milieu du front se perçoit un faible enfoncement : c'est la glabelle ; une arcade sourcilière en part de chaque côté se dirigeant obliquement en dehors et en haut ; au dessus de chacune de ces arcades se trouve une saillie très marquée appelée bosse frontale. Sur les parties latérales de la voûte se remarquent les bosses pariétales, et dans la région postérieure la saillie très nette formée par la protubérance occipitale externe.

La peau du crâne, glabre au niveau du front et recouverte de cheveux dans le reste de son étendue, est en outre beaucoup plus mince au front et aux tempes qu'au sommet de la tête ou dans la région occipitale. Une couche mince de tissu cellulaire l'unit très intimement à l'aponévrose épicrânienne, au point qu'on ne peut faire de pli à la peau sans soulever en même temps cette dernière. Dans la couche cellulaire précitée rampent les vaisseaux et les nerfs superficiels; ils montent suivant une direction à peu près verticale et se divisent en un grand nombre de branches qui communiquent largement sur la ligne médiane avec celles du côté opposé. Dans la région frontale apparaissent au bord supérieur de l'orbite deux branches terminales de la carotide interne, à savoir la frontale interne et la sus-orbitaire. Toutes les autres artères proviennent de la carotide externe : c'est d'abord la temporale superficielle, qui monte latéralement entre le conduit auditif externe et le condyle du maxillaire inférieur, pour gagner la face externe du fascia temporal et s'y diviser en ses deux branches antérieure et postérieure qui se ramifient à leur tour un grand nombre de fois ; c'est ensuite l'auriculaire postérieure qui se porte en arrière du pavillon de l'oreille vers le bord antérieur de l'apophyse mastoïde ; c'est enfin l'artère occipitale qui gagne la région de même nom en passant à égale distance de l'apophyse mastoïde et de la protubérance occipitale externe.

La veine frontale, tantôt double et tantôt unique, descend au milieu du front en se portant vers la racine du nez ; au niveau de l'échancrure sus-orbitaire du frontal elle communique avec les veines de la dure-mère par l'intermédiaire de la veine diploïque frontale. Les autres veines importantes sont la faciale postérieure qui reçoit les temporales et les auriculaires et l'occipitale qui ramène le sang de la région arrosée par les artères de même nom. Ces vaisseaux communiquent avec les canaux veineux intracrâniens par l'entremise des veines émissaires de Santorini. Quant aux vaisseaux lymphatiques, les uns longent la veine faciale et se jettent en avant dans les ganglions sous-maxillaires, d'autres viennent latéralement s'aboucher dans les ganglions situés en avant et en arrière de l'oreille, d'autres enfin se déversent dans les ganglions lymphatiques cervicaux. Les nerfs suivent le même trajet que les artères, mais ne présentent pas le moindre intérêt relativement à l'opération qui nous occupe.

L'aponévrose épicrânienne coiffe la voûte du crâne d'une sorte de calotte fibreuse très résistante. Elle est en continuité en avant avec le muscle frontal qui s'insère à la glabelle et à l'arcade sourcilière de chaque côté, en arrière avec le muscle occipital qui s'attache à la ligne courbe occipitale supérieure jusque près de l'apophyse mastoïde. Cette aponévrose est étroitement unie à la peau de la région, et adhère par contre très peu au péricrâne sous-jacent. Sur les côtés elle s'insère à la ligne courbe temporale et se confond à ce niveau avec la solide aponévrose temporale qui aboutit en bas à l'arcade zygomatique. Ce fascia temporal est formé de deux feuillets distincts que sépare une certaine quantité de tissu cellulo-adipeux ; l'un feuillet s'attache au bord antérieur, l'autre au bord postérieur de l'arcade zygomatique. Le muscle temporal naît de ce dernier feuillet ainsi que de la fosse temporale ; ses différents faisceaux descendent en convergeant, pour se continuer derrière l'arcade zygomatique, avec un puissant tendon qui s'insère lui-même à l'apophyse coronaire du maxillaire inférieur. Entre le muscle temporal et l'arcade précitée se trouve un épais peloton de graisse, qui se continue directement avec le tissu graisseux de la joue. Les artères temporales profondes, branches de la maxillaire interne, viennent sous le muscle temporal se distribuer au périoste des os du crâne.

Ce périoste, qu'on désigne ici sous le nom de péricrâne, est assez épais et très vascularisé ; il n'adhère intimement aux os qu'au niveau de leurs sutures, et dans les autres points s'en laisse facilement détacher.

Les os de la voûte du crâne se composent de deux lames de tissu compacte, dont l'interne présente une fragilité particulière qui lui a valu le nom de lame vitrée. Elles interceptent entre elles une substance spongieuse, le diploé. D'après *Hyrtl*, celui-ci reçoit ses artères non-seulement des méningées moyennes, mais encore des frontales, des sus-orbitaires et des occipitales. Une importance beaucoup plus grande s'attache aux veines du diploé que l'on divise en diploïque frontale, en diploïques temporales antérieure et postérieure, et en diploïque occipitale. Ces veines déversent leur contenu dans les sinus de la dure-mère, mais par l'intermédiaire des veines émissaires, elles communiquent également avec les veines situées à la face externe de la boîte crânienne. La table interne et la table externe de l'os frontal présentent entre elles un certain écartement qui donne lieu à l'existence des deux sinus frontaux ; ces sinus, séparés l'un de l'autre mais communiquant avec la cavité nasale, sont peu développés dans le jeune âge, et même plus tard présentent encore un développement très variable suivant les sujets.

L'épaisseur des parois de la voûte crânienne varie tellement suivant les individus et d'après la région où on l'examine, qu'il serait pour ainsi dire impossible d'en donner des mensurations même approximatives. La paroi est particulièrement mince au niveau de la région temporale.

On observe à la surface du crâne différentes lignes dentelées où sutures qui résultent de l'articulation des différents os entre eux. Parmi elles la suture coronale est formée par l'union des deux frontaux avec les deux pariétaux. Son trajet est représenté par une ligne qui part de la dépression correspondant à l'ancien emplacement de la grande fontanelle, et qui aboutit de chaque côté au tiers antérieur de la fosse temporale. Une autre fossette très facile à sentir au dessus de la protubérance occipitale externe, indique également chez l'adulte l'endroit où se trouvait la petite fontanelle : si de ce point on trace de chaque côté une ligne aboutissant au bord postérieur de l'apophyse mastoïde, on aura marqué ainsi le trajet de la suture lambdoïde, laquelle résulte de l'articulation des bords de l'écaille de l'occipital avec les bords postérieurs des pariétaux. Les deux sutures précitées, qui courent dans le sens du diamètre transversal du crâne, sont reliées entre elles par trois autres sutures courant parallèlement au diamètre antéro-postérieur. Nous avons d'abord tout au sommet et juste sur la ligne médiane du crâne, la suture sagittale qui réunit les deux dépressions correspondant aux anciennes fontanelles. Il n'est pas rare de voir la suture médio-frontale persister beaucoup plus longtemps que de coutume, et prolonger alors cette suture sagittale en avant jusqu'à la glabelle. Les extrémités des deux sutures pariéto-frontale et pariéto-occipitale sont reliées entre elles par la suture temporo-pariétale. Dans la fosse temporale arrivent contre l'angle inférieur et antérieur du pariétal deux dernières sutures résultant de l'enclavement de la grande aile du sphénoïde dans les os de cette région ; ce sont : la suture sphéno-occipitale et la suture sphéno-temporale. Enfin le chirurgien ne devra pas oublier qu'il existe parfois des sutures anormales supplémentaires aux environs des fontanelles et dans la face temporale.

A la face interne de la voûte crânienne se remarquent de nombreuses empreintes (impressions digitales) qui correspondent aux circonvolutions du cerveau, et des saillies irrégulières ou éminences mamillaires qui s'adaptent aux sillons du même organe. Outre cela, on y observe des gouttières à trajet constant et régulier qui sont destinées aux sinus veineux de la dure-mère et aux artères des méninges.

La gouttière longitudinale qui loge le sinus longitudinal, s'étend le long de la suture sagittale, depuis la protubérance occipitale interne jusqu'au trou borgne de l'os frontal. De cette même protubérance part de chaque côté la gouttière latérale qui est destinée au sinus de même nom ; elle se dirige en forme d'arc vers l'angle inférieur et postérieur du pariétal, croise cet angle, se recourbe brusquement en dedans sur la portion mastoïdienne du temporal, et arrive au trou déchiré postérieur en passant par dessus l'apophyse jugulaire de l'occipital. Une ligne qui serait tirée de la protubérance occipitale externe à la base de l'apophyse mastoïde correspondrait au trajet de ce dernier sinus.

Le sinus occipital s'étend le long de la crête occipitale interne, depuis la protubérance jusqu'au bord postérieur du trou occipital.

Ces divers sinus se réunissent au niveau de la protubérance occipitale interne, et le point de jonction a reçu le nom de confluent des sinus, ou pressoir d'*Hérophile*.

Un certain nombre de trous creusés à travers les parois du crâne, livrent passage à des branches veineuses (émissaires de *Santorini*), qui font communiquer les sinus de la dure-mère avec les veines situées à l'extérieur du crâne. C'est ainsi que le sinus longitudinal communique à travers le trou borgne du frontal avec les veines de la cavité nasale. Le même sinus longitudinal envoie encore une veine émissaire à travers le trou pariétal, trou qui n'est pas absolument constant, et qu'on trouve situé à la partie postérieure de chaque pariétal tout à côté de la suture sagittale. Pareille communication s'établit, mais non constamment, par les trous mastoïdiens, entre le sinus latéral et les veines auriculaire et occipitale. Enfin des veines émissaires passent dans les trous condyliens postérieurs pour aller s'anastomoser avec les veines profondes de la nuque.

Le périoste de la face interne des os du crâne est représenté par une membrane fibreuse assez épaisse et très résistante, qui forme en même temps l'enveloppe la plus externe du cerveau, et qui envoie plusieurs prolongements entre les différentes parties de ce viscère : cette membrane se nomme la dure-mère. Elle adhère assez intimement à la face interne de la voûte crânienne, mais pourtant pas tellement qu'elle ne puisse en être détachée sur tous les points de son étendue. La dure-mère concourt en outre par ses multiples dédoublements à former les parois des sinus veineux ; nous avons rappelé plus haut ceux d'entre eux qui offraient quelqu'importance au point de vue de la trépanation.

Les artères de la dure-mère courent toutes à la face externe de cette membrane. Les méningées antérieures naissent des artères de l'orbite et montent à la face postérieure de l'os frontal ; les méningées postérieures, branches des occipitales et des vertébrales, se distribuent à la partie postérieure de la dure-mère.

Une importance toute spéciale s'attache à la volumineuse a r t è r e m é n i n g é e m o y e n n e, dont le tronc et les ramifications sont logés dans des sillons de la face interne du temporal, du pariétal et du sphénoïde. Elle naît de la maxillaire interne, parfois aussi de la dentaire inférieure. Aussitôt après sa naissance, elle se porte en dedans du muscle phérigoïdien externe, et pénètre dans la fosse crânienne moyenne en passant par le trou sphéno-épineux. Elle suit au fond de cette fosse la face supérieure de la grande aile du sphénoïde, et gagne ainsi en avant et en haut l'angle antéro-inférieur du pariétal, au niveau duquel elle se divise en une branche antérieure assez forte, et en une branche postérieure plus grêle qui décrit une courbure en se portant vers l'angle postérieur et inférieur du pariétal. D'après *P. Vogt*, le siège de la bifurcation de l'artère méningée moyenne, et par conséquent de la naissance du rameau antérieur qui en forme le prolongement direct, répond assez exactement au point de réunion des sutures sphéno-temporale et sphéno-pariétale, de telle manière que si à la face interne du crâne on traçait à ce niveau un cercle d'un pouce de diamètre, ce cercle comprendrait presqu'à coup sûr dans son intérieur soit le tronc de la méningée, soit sa bifurcation, soit sa branche principale. Parfois la division de la méningée a lieu si bas dans la fosse moyenne, que l'on ne trouve dans l'espace précité que les ramifications de sa branche antérieure.

Trépanation.

Le sujet est couché sur une table assez basse ; la tête préalablement rasée, repose sur un appui résistant, et est solidement maintenue en place par un aide.

L'endroit où doit porter la trépanation varie nécessairement d'après chaque cas. Autant que faire se peut, on doit éviter d'appliquer le trépan dans les points correspondant au trajet des grands sinus et de l'artère méningée moyenne. En cas d'absolue nécessité on serait pourtant autorisé à trépaner à leur niveau, mais il faudrait naturellement alors redoubler de précautions.

Dans la pratique, la technique de l'opération du trépan est généralement des plus simples : souvent en effet il ne s'agit que de creuser dans la voûte crânienne, à l'aide du c i s e a u e t d u m a r t e a u, un orifice de forme et de grandeur variables suivant les différents cas ; ou bien d'autres fois, avec la p i n c e - g o u g e de *Lüer* (Fig. 77*b*, p. 98), dont on glisse une des branches sous la partie d'os à enlever, on se contente d'agrandir une ouverture préexistante de la paroi crânienne. Le plus souvent le traumatisme qui a nécessité la trépanation, a déjà opéré la section des parties molles, ou du moins a produit une plaie qu'il suffit d'élargir. Lorsque tel n'est pas le cas, on met le crâne à nu à l'aide d'une incision cruciale pénétrant d'emblée jusqu'à l'os, ou mieux encore à l'aide d'une incision courbe délimitant un lambeau en forme de langue qui devra comprendre le péricrâne dans son épaisseur. L'élévatoire convient parfaitement pour pratiquer le décollement du péricrâne et les rugines spéciales qu'on a préconisées dans ce but sont absolument superflues.

La trépanation à l'aide du ciseau et du marteau se pratique d'après les règles générales exposées p. 211 concernant le maniement de ces instruments. L'emploi de la s c i e à c o u r o n n e ou t r é p a n réclame à la vérité plus d'exercice et d'adresse. Il existe deux modèles de trépans : le t r é p a n à a r c (Fig. 158), et le t r é p a n à m a i n ou t r é p h i n e (Fig. 159). Le premier se manœuvre avec les deux mains : la main gauche appuie l'instrument contre l'os pendant que la droite fait mouvoir la scie circulaire. La tréphine se manie avec une seule main à laquelle on imprime des mouvements alternatifs de pronation et de supination.

Au centre du trépan se trouve une tige pointue mobile : c'est la p y r a m i d e. On la fait saillir au début de l'opération, de manière à l'implanter dans l'os dans le but de fixer la scie sur

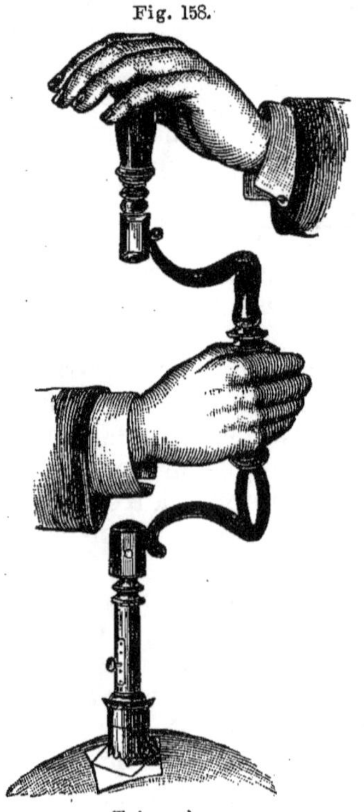

Fig. 158.

Trépan à arc.

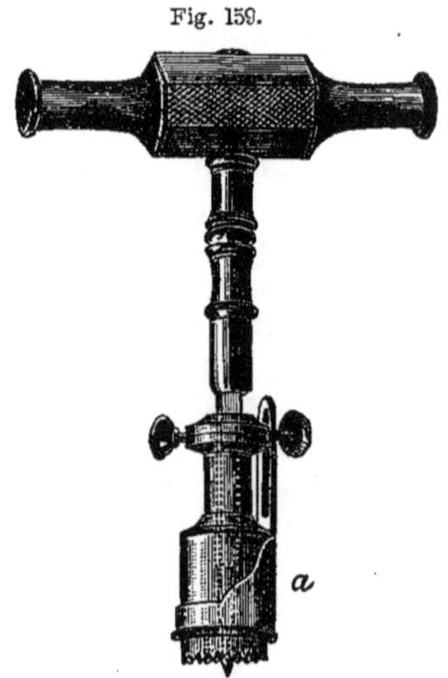

Fig. 159.

Tréphine.

place. Dès que le trépan a creusé une rainure suffisamment profonde, on rentre la pyramide pour empêcher qu'elle ne pénètre dans le cerveau. On peut très-bien aussi fixer l'instrument au moyen d'une épaisse plaque de cuir ou de carton qu'on applique sur le crâne, après y avoir découpé une rondelle destinée à loger exactement la couronne du trépan. A mesure que l'instrument pénètre davantage dans l'os, on ralentit le jeu de la scie, et l'on redouble de prudence.

De temps en temps on retire le trépan, on balaie avec une brosse la sciure qui encombre la rainure, et l'on s'assure à l'aide de la sonde si déjà le crâne n'est pas perforé d'outre en outre. Il importe en effet d'éviter avant tout le brusque enfoncement de l'instrument dans le cerveau. Afin d'éviter plus sûrement encore ce danger, on a muni la couronne des trépans d'un curseur annulaire (Fig. 159 *a*) qui, par son rebord saillant, limite la pénétration de la scie. Le passage à travers la lame vitrée, qui est très-cassante, s'accompagne habituellement d'un bruit de craquement très-net.

Une fois la section terminée, avec un élévatoire pointu on décolle prudemment la rondelle osseuse de la dure-mère sous-jacente, et on la soulève hors de l'ouverture où elle est devenue libre. Pour faciliter cette extraction, on se sert parfois d'un petit piton à vis (tirefond), qu'on assujettit, déjà avant que la section de l'os ne soit complète, dans le trou laissé par la pointe de la pyramide; avec un crochet s'adaptant à la petite fenêtre que porte la tête du piton, il devient très facile d'extraire plus tard le disque osseux. Si l'on s'aperçoit que l'ouverture ainsi obtenue n'est pas assez grande pour le but qu'on poursuit, on l'élargit avec la pince-gouge de *Lüer* ou bien à l'aide du ciseau et du marteau. Autrefois on plaçait dans ces cas une seconde couronne de trépan, tout à côté de la première, et l'on réséquait le petit pont osseux qui séparait les deux ouvertures, au moyen de la scie spéciale de *Hay*. Lorsqu'il existe de petites aspérités osseuses au bord de l'ouverture faite à l'os, on les abrase avec un petit couteau à lame solide et boutonnée (couteau lenticulaire).

Quand on doit traverser les sinus frontaux, la table interne n'étant plus sur le même plan que la table externe, *Larrey* conseille de trépaner d'abord cette dernière, puis à travers l'ouverture obtenue, d'introduire une couronne plus petite qui puisse agir perpendiculairement sur la seconde table.

Une opération à laquelle il est particulièrement utile de s'exercer sur le cadavre, c'est la trépanation faite en vue de la ligature de l'**artère méningée moyenne**, ou dans le but d'évacuer des épanchements de sang intra-crâniens (Fig. 160 et 161) :

Au-dessus de l'arcade zygomatique on détache les parties molles, périoste compris, sous forme d'un grand lambeau en forme de langue et à base supérieure, qu'un aide maintient relevé au moyen d'un crochet pointu.

C. Hueter conseille alors d'appliquer le trépan dans la fosse temporale, immédiatement au-dessus du point où la courte apophyse zygomatique de l'os malaire s'unit à la grande apophyse correspondante du temporal pour former l'arcade zygomatique.

P. Vogt détermine le siège exact de l'artère méningée et par le fait même le point d'application du trépan, au moyen de deux lignes fictives, dont l'une horizontale passe à deux travers de doigt au-dessus de l'arcade zygomatique, dont l'autre verti-

Fig. 160.

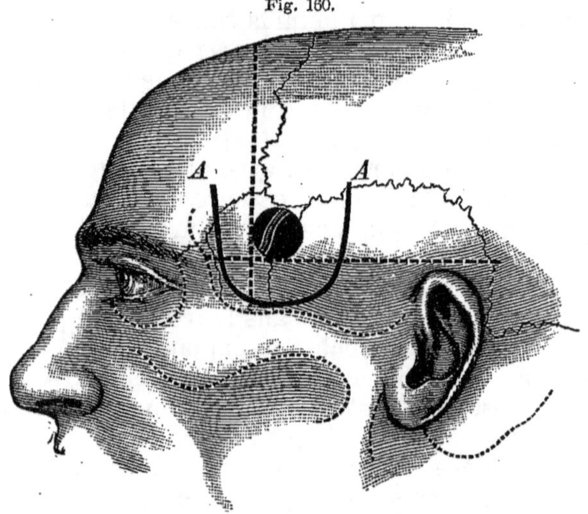

Topographie de l'artère méningée moyenne dans la fosse temporale.
AA. Lambeau pour la trépanation en vue de la ligature de l'artère méningée moyenne.

cale passe à un travers de pouce en arrière de l'apophyse fronto-sphénoïdale de l'os malaire. L'entrecroisement de ces deux lignes détermine la formation de quatre angles dont le postero-supérieur représente le point d'application du trépan. En réséquant prudemment à ce niveau une rondelle osseuse, on reconnaîtra sur sa face interne le sillon qui logeait l'artère méningée. Celle-ci apparaîtra dans le fond de l'ouverture courant à la surface de la dure-mère; on la liera sans l'isoler, c'est-à-dire par le procédé de la ligature médiate.

Lorsque l'ouverture ainsi pratiquée à l'aide du trépan n'a pas mis suffisamment à découvert le tronc du vaisseau, on l'agrandit avec le ciseau et le marteau dans le sens qu'on juge nécessaire.

Sur le vivant on peut utiliser l'ouverture précitée, non-seulement pour lier l'artère dans la continuité de son trajet, mais, ce qui est beaucoup plus important, pour évacuer une collection sanguine exerçant à la surface du cerveau une compression dangereuse. Mais si ces épanchements proviennent de la déchirure d'une branche du rameau postérieur de la méningée moyenne, il devient impossible de les atteindre par le chemin précédemment décrit. *Krönlein* conseille alors d'ouvrir le crâne en dessous de la bosse pariétale, et il donne pour cette trépanation ainsi que pour celle de la fosse temporale les indications suivantes (Fig. 161) :

Une ligne fictive (*pp* Fig. 161) passant par le bord sus-orbitaire est tirée d'avant en arrière parallèlement à ce qu'il appelle la ligne horizontale de la tête (celle-ci *hh* réunit le bord inférieur de l'orbite au conduit auditif externe). Sur cette ligne *pp* se trouveront les deux points d'application du trépan : l'antérieur à 3 — 4 centim. en arrière de

Fig. 161.

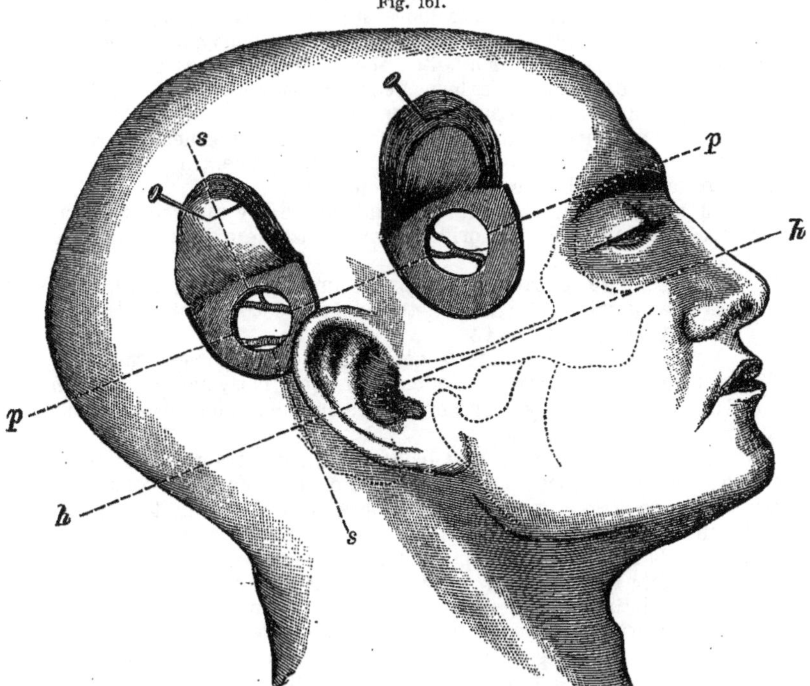

Trépanations d'après *Krönlein*.

l'apophyse zygomatique du frontal, le postérieur au point d'entrecroisement de la ligne horizontale *pp*, avec une autre ligne verticale (*ss* Fig. 161) passant immédiatement en arrière de l'apophyse mastoïde.

II. Résection du maxillaire supérieur.

Anatomie topographique.

Le maxillaire supérieur, le plus grand de tous les os de la face entre lesquels il est solidement enclavé, se compose d'un corps de forme cubique et de plusieurs prolongements ou apophyses qui s'appuyent à la façon d'arc-boutants contre les os voisins.

La face supérieure du maxillaire supérieur, constitue la plus grande partie du plancher de l'orbite. En avant, elle est séparée de la face antéro-externe par un rebord solide et tranchant : bord sous-orbitaire ; en arrière, elle s'arrête à quelque distance de la face antérieure de la grande aile du sphénoïde et donne ainsi naissance à la fente sphéno-maxillaire, qui fait communiquer l'orbite avec la fosse phérygo-maxillaire. Dans sa partie postérieure et externe, cette face est creusée d'une gouttière qui se dirige en avant et en dedans et se continue vers le milieu du rebord orbitaire avec le canal sous-orbitaire. Ce dernier s'ouvre en haut de la face antérieure du maxillaire, par le trou sous-orbitaire qui donne passage à l'artère et au nerf de même nom. La paroi supérieure de ce canal est très mince, et se laisse même facilement traverser par la lame d'un couteau.

La face orbitaire du maxillaire supérieur est tapissée d'une épaisse membrane périostique qu'on détache de l'os sans aucune difficulté.

La face supérieure du maxillaire supérieur présente à chacun de ses deux angles antérieurs une saillie apophysaire ; l'apophyse interne, pointue, est l'apophyse nasale ou montante ; elle s'unit à l'os nasal pour former la charpente osseuse du nez ; l'externe peu prononcée et mousse, est l'apophyse zygomatique qui s'articule avec l'os malaire.

La face antérieure, au niveau de laquelle l'os est également très mince, présente une légère excavation appelée fosse canine. On y trouve le trou sous-orbitaire dont il a été parlé précédemment.

La face externe est séparée de l'antérieure par une saillie de l'os ; elle est percée de quelques petits orifices livrant passage à des vaisseaux et à des nerfs.

La face postérieure est intimement unie à l'os palatin et à l'apophyse phérygoïde du sphénoïde ; mais cette adhérence cède d'habitude facilement au moment où l'on détache l'os.

La face interne constitue la paroi externe de la fosse nasale ; on y voit l'ouverture du sinus maxillaire et celle du canal lacrymal ; elle se complète par l'adjonction de la portion horizontale du palatin, du cornet inférieur, de l'os unguis et de l'ethmoïde.

La face inférieure du maxillaire supérieur est tout entière supportée par les deux apophyses inférieures de cet os. L'apophyse alvéolaire, ou bord alvéolaire, se dirige verticalement en bas et renferme huit alvéoles, dans lesquelles se logent 2 dents incisives, 1 canine, 2 petites molaires et 3 grosses molaires ; la muqueuse qui tapisse la face interne de la joue se réfléchit sur ce bord pour constituer la gencive. La seconde apophyse inférieure, ou apophyse palatine, se dirige horizontalement en dedans et forme avec celle de l'autre maxillaire la partie antérieure du squelette de la voûte palatine. Celle-ci est recouverte du côté de la bouche par une membrane mucoso-périostée qui adhère intimement aux inégalités de l'os. Le bord postérieur de l'apophyse palatine s'unit à la portion horizontale de l'os palatin, qui prolonge ainsi en arrière la portion dure du palais. Au bord postérieur de celle-ci s'insère le voile du palais. En se juxtaposant sur la ligne médiane, les apophyses palatines des deux maxillaires supérieurs, donnent lieu à la formation d'une crête osseuse antéro-postérieure, qui fait saillie dans la cavité nasale sous le nom de crête nasale, et qui se termine en avant dans l'épine nasale antérieure.

Dans le corps du maxillaire est creusée une cavité (sinus maxillaire, antre d'Highmore) dont les parois supérieure, antérieure et interne sont extrèmement minces. Lorsqu'on a extrait la deuxième ou la troisième dent molaire on peut facilement, à travers l'alvéole vidée, faire pénétrer un trocart jusque dans la cavité du sinus. L'antre d'Highmore s'abouche dans le méat moyen des fosses nasales, et la muqueuse pituitaire se continue au niveau de l'orifice de communication avec le revêtement muqueux de la face interne du sinus.

Le maxillaire supérieur est recouvert en avant par les parties molles de la face et des joues. La muqueuse qui tapisse ces dernières est assez épaisse et facile à déplacer ; du côté du nez elle devient plus mince et adhère intimement à l'os. Dans l'épais pannicule adipeux de cette région, sont enfouis les petits muscles de la face qui s'insèrent d'une part à l'os et d'autre part à la face profonde des téguments.

Le conduit excréteur de la glande parotide, ou canal de *Sténon*, traverse horizontalement d'arrière en avant l'épaisseur du muscle buccinateur, et vient s'ouvrir à la surface de la muqueuse de la joue vis-à-vis de la deuxième molaire supérieure. Ce canal offre un grand intérêt au point de vue de la résection qui nous occupe.

L'artère maxillaire externe ou faciale se porte obliquement du bord antérieur du masséter à l'angle interne de l'œil, et fournit en avant la coronaire labiale ; la veine faciale antérieure, qui est assez volumineuse, parcourt un trajet identique. Du trou sous-orbitaire émergent en avant le nerf et l'artère sous-orbitaires ; aussitôt après sa sortie le nerf se sépare en un pinceau de filets nerveux qui se distribuent à la peau de la région sous-orbitaire. Un peu au-dessus du canal de Sténon, et parallèlement à ce conduit, court l'artère transverse de la face, branche de la temporale. Les branches de division du nerf facial traversent horizontalement la joue en allant de l'oreille vers la ligne médiane de la face. Dans les parois antérieure et externe du corps du maxillaire descendent les nerfs alvéolaires supérieurs, antérieurs et postérieurs.

Le revêtement mucoso-périosté de la portion dure du palais se continue sans interruption avec le voile du palais qui est lui-même inséré au bord postérieur de la portion horizontale des os palatins ; dans l'épaisseur de cette fibro-muqueuse cheminent d'arrière en avant le nerf palatin et l'artère de même nom.

La région r é t r o m a x i l l a i r e, ou en d'autres termes l'espace limité en dehors par le maxillaire inférieur et en dedans par le maxillaire supérieur et l'apophyse ptérygoïde, est en grande partie occupée par les deux muscles ptérygoïdiens.

Dans l'abondant tissu graisseux qui remplit les vides de cette excavation, chemine un grand nombre de vaisseaux et de nerfs. Les artères et les veines sont surtout importantes à connaître au point de vue de la résection du maxillaire supérieur. L'artère maxillaire interne, dont le trajet est très-sinueux, chemine à la face interne de la branche montante du maxillaire inférieur, et gagne la fosse sphéno-maxillaire en passant entre les deux ptérygoïdiens ; dans cette fosse elle se divise en de nombreuses branches terminales, parmi lesquelles il faut surtout signaler l'artère sous-orbitaire et l'artère alvéolaire supérieure. Ces dernières sont en effet toujours lésées au cours de l'opération, tandis que le tronc de la maxillaire interne doit au contraire rester intact. Les veines sont également très nombreuses dans la région rétro-maxillaire ; elles y forment le plexus veineux maxillaire interne et se déversent dans la veine faciale postérieure.

Avant d'entreprendre la résection du maxillaire supérieur, il importe de toujours bien se rémémorer les connexions que présente cet os avec ses voisins :

1. Les bords interne et postérieur de la face orbitaire s'articulent avec l'os unguis, la lame papyracée de l'ethmoïde, la partie verticale de l'os palatin.

2. L'apophyse montante ou nasale touche par son bord postérieur à l'os unguis, par son extrémité pointue au frontal, par son bord antérieur à l'os nasal; son bord inférieur forme avec le même bord de l'autre apophyse l'ouverture antérieure des fosses nasales, à laquelle s'insère la partie cartilagineuse de la charpente du nez.

3. L'apophyse zygomatique supporte l'os malaire; le bord externe de la face orbitaire est libre, et limite en avant la fente sphéno-maxillaire.

4. La face postérieure du corps du maxillaire (tubérosité maxillaire) est étroitement unie à l'os palatin et à l'apophyse ptérygoïde du sphénoïde. Ces adhérences sont rompues au cours de la résection.

5. Les apophyses palatines des deux maxillaires se rejoignent sur la ligne médiane du palais dur (suture palatine); par leur bord postérieur elles tiennent à la portion horizontale des os palatins.

On est souvent forcé d'enlever, en même temps que le maxillaire, l'os malaire devenu également malade. Il est donc nécessaire d'en bien connaître la situation ainsi que les connexions avec les autres os.

L'os malaire qui repose sur la large apophyse zygomatique du maxillaire supérieur, est jeté comme un pont par dessus la portion inférieure de la fosse temporale. Le corps de l'os s'unit par son bord interne à la face antérieure de la grande aile du sphénoïde, et concourt à former avec cette dernière la paroi externe de la cavité orbitaire. La face antérieure forme à la joue la saillie bien connue de la pommette. La face postérieure regarde vers la fosse temporale. Le bord supérieur de l'os se prolonge en une apophyse étroite (apophyse frontale) qui aboutit à l'os frontal, et dont la face postérieure sert de point d'attache à quelques faisceaux du muscle temporal, lequel descend derrière l'os malaire en se portant vers l'apophyse coronoïde du maxillaire inférieur.

L'os présente encore à sa partie externe l'étroite et courte apophyse zygomatique, qui s'articule avec l'apophyse de même nom du temporal pour former l'arcade zygomatique. Le bord inférieur de l'os malaire et la partie voisine de sa face postérieure donnent insertion au muscle masséter. Les deux muscles zygomatiques s'insèrent à sa face antérieure.

Résection.

Tantôt la résection est totale et sacrifie un maxillaire entier ou même les deux maxillaires simultanément; tantôt elle est partielle et enlève plus particulièrement alors le bord alvéolaire de l'os; tantôt enfin elle est temporaire et destinée à permettre l'extirpation des néoplasmes insérés dans la fosse ptérygo-palatine.

La résection totale du maxillaire supérieur est toujours une opération très sanglante, au cours de laquelle on est exposé à voir le sang s'écouler en arrière dans les voies respiratoires. Pour parer à ce danger, différents moyens ont été

15

préconisés, dont il est bon de tenir compte même quand on opère sur le cadavre. C'est ainsi qu'on a maintes fois pratiqué la trachéotomie prophylactique combinée avec le tamponnement de l'orifice supérieur de la trachée; mais c'est là une mesure extrême qu'on peut toujours éviter de l'une des deux façons suivantes: ou bien, à l'exemple de *Rose*, on place la tête du patient dans la position pendante, ou bien, le malade étant maintenu dans la position assise, on s'entoure des quelques précautions spéciales dont il va être question.

Dans la première méthode *(Rose)* la tête du sujet dépasse le bord de la table d'opérations et pend librement en dehors de celle-ci; la nuque repose sur un coussin ou un billot; l'opérateur prend place derrière la tête de l'opéré. Les orifices antérieurs du nez et de la bouche étant maintenant devenus déclives par rapport au reste de ces cavités, tout le sang déversé dans ces dernières peut facilement s'écouler au dehors.

Si c'est au contraire à la position assise qu'on donne la préférence, on dit à un aide de maintenir la tête du sujet un peu inclinée en avant, on tamponne l'ouverture postérieure des fosses nasales au moyen de la sonde de *Bellocq*, et l'on empêche l'écoulement du sang dans la bouche pendant toute la durée du premier temps de l'opération, en ménageant jusqu'à la fin l'insertion de la muqueuse buccale aux os. Les derniers temps de l'opération s'exécutent alors sans narcose, et le plus rapidement qu'il est possible. L'opérateur se tient d'un côté de la tête, l'assistant de l'autre côté.

A. Résection totale d'un seul maxillaire.

Premier temps: Division des parties molles.

L'incision des parties molles recouvrant la face antérieure du maxillaire, doit d'une part ouvrir une voie assez large pour permettre l'extirpation de l'os, et d'autre part doit respecter autant que possible le canal de Sténon, l'artère faciale et les branches du nerf facial; elle doit en outre être dirigée de façon à réduire à son minimum la déformation résultant de la cicatrice.

Sur le vivant, on ne peut toutefois que rarement tenir compte de toutes ces exigences, la tumeur pour laquelle on intervient ayant souvent déjà pris un trop grand développement au moment de l'opération.

Les procédés d'incision les plus simples sont les suivants :

I. Incision médiane de *Dieffenbach* (Fig. 162 A).

Elle commence à la racine du nez, descend exactement sur la

ligne médiane de la portion osseuse, puis de toute la portion cartilagineuse du nez, et arrive enfin à la lèvre supérieure qu'elle fend dans toute sa hauteur. De son extrémité supérieure part ensuite une petite incision transversale aboutissant à l'angle interne de l'œil. Avec un solide couteau rasant l'os de très près, on détache le lambeau quadrangulaire ainsi délimité et compre-

Fig. 162.

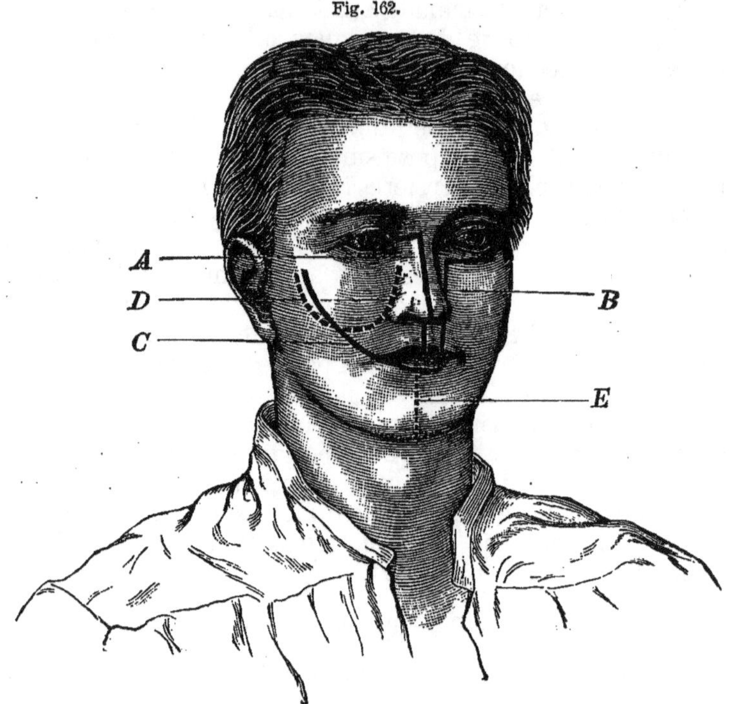

A—D Incisions pour la résection du maxillaire supérieur.

A Incision médiane de *Dieffenbach*; B Incision antéro-latérale de *Bœckel, Nélaton*; C Incision génienne, oblique, de *Velpeau*; D Lambeau antérieur de v. *Langenbeck*; E Incision médiane de la lèvre inférieure pour la résection du maxillaire inférieur.

nant dans son épaisseur toutes les parties molles de la joue; on le confie à un aide qui le maintient rétracté.

Ce mode d'incision remplit les conditions précédemment indiquées, c'est-à-dire qu'il rend l'os suffisamment accessible, qu'il ménage le conduit de Sténon, le nerf facial et l'artère faciale, et qu'enfin il ne donne pas lieu à de déformation cicatricielle. Lorsque l'os malaire doit être extirpé en même temps que le maxillaire, on peut détacher la conjonctive du bord supérieur du lambeau et prolonger, si c'est nécessaire, l'incision transversale dans la direction de la tempe.

2. Incision antéro-latérale, de *Bœckel, Nélaton,* etc. (Fig. 162 *B*).

Le procédé de *Dieffenbach* a été modifié par *E. Bœckel* de la façon suivante : l'incision verticale tombe dans le sillon naso-génien et remonte jusqu'au niveau du bord inférieur de l'orbite; l'incision transversale longe ce bord sur une étendue plus ou moins considérable.

L'incision de *Nélaton* divise encore la lèvre supérieure sur la ligne médiane, puis contourne l'aile du nez en suivant le sillon naso-labial, remonte verticalement jusqu'à la hauteur du bord inférieur de l'orbite, et arrivée là, se dirige transversalement en dehors le long de ce bord.

Après l'incision antéro-latérale, les parties molles de la joue sont détachées et renversées d'un côté, la lèvre supérieure et la portion cartilagineuse du nez de l'autre côté. Cette incision laisse après elle une cicatrice à peine visible, elle ne lèse aucun organe important de la joue et enfin elle découvre parfaitement la mâchoire des deux côtés à la fois. On peut donc la considérer comme une heureuse modification du procédé de *Dieffenbach.*

3. Incision génienne de *Velpeau,* etc. (Fig. 162 *C).*

Elle part de la commissure buccale et remonte obliquement à travers la joue, dans la direction de l'os malaire, en décrivant un arc à convexité inférieure. Suivant le degré d'extension à donner à la résection, cette incision finit au bord antérieur, au milieu, ou au bord postérieur de l'os malaire. En quelques traits de couteau, on détache de l'os les parties molles de la joue et on les renverse en dedans et en haut. Le procédé de *Velpeau* découvre surtout le segment externe du maxillaire; c'est donc à lui qu'on donnera la préférence lorsque la tumeur se sera plus particulièrement développée dans cette direction. Malheureusement cette incision coupe non seulement les muscles de la joue, mais encore les branches du nerf facial (paralysie unilatérale de la face), et le tronc de l'artère faciale; ce qui est plus grave, c'est qu'elle expose en outre à la blessure du canal de Sténon (fistule salivaire.) Pour éviter ce dernier inconvénient, *Huguier* recommande de ne plus diriger l'incision vers l'angle de la commissure, mais de la faire tomber sur la lèvre supérieure un peu en dedans de la commissure.

4. Lambeau antérieur de *v. Langenbeck* (Fig. 162 *D*).

L'incision commence un peu en dessous de l'angle interne de l'œil, ou même plus bas à la limite entre les portions osseuse et cartilagineuse du nez, descend le long de l'aile du nez jusqu'au niveau de la réflexion de la muqueuse buccale sur le maxillaire, se porte ensuite en dehors, puis en haut, en décrivant un arc à convexité inférieure et vient se terminer, d'après les circonstances, tantôt au bord antérieur, tantôt au milieu et tantôt au bord externe de l'os malaire. Le lambeau arrondi ainsi délimité est rapidement détaché jusqu'à la hauteur du bord de l'orbite.

Comme on le voit, ce procédé ménage la lèvre supérieure, mais sacrifie par contre le tronc de l'artère faciale et quelques filets nerveux du facial; il respecte pourtant toujours le filet qui innerve l'orbiculaire des lèvres, et si l'incision ne dépasse pas le bord inférieur de l'os malaire, il laisse même intact celui de l'orbiculaire des paupières.

5. Les incisions compliquées autrefois usitées pour la résection du maxillaire supérieur, donnaient lieu à des traumatismes par trop considérables, et c'est avec raison qu'on les a complètement délaissées pour les méthodes modernes beaucoup plus simples. Le plus connu de ces procédés anciens est celui de *Gensoul*, qui pratiqua le premier la résection totale du maxillaire supérieur (1827). Il opérait comme suit : une première incision descendait verticalement de l'angle interne de l'œil jusqu'au bord libre de la lèvre supérieure; une seconde incision perpendiculaire à la précédente se dirigeait en dehors à la hauteur du lobule de l'oreille et s'arrêtait à 1 centim. au devant de cette dernière; une troisième incision, de nouveau verticale, réunissait l'extrémité de la seconde au bord externe de l'apophyse frontale de l'os malaire.

Sur le vivant on ne peut que rarement pratiquer le décollement sous-périosté des parties molles qui recouvrent la face antérieure du maxillaire supérieur, les tumeurs malignes qui nécessitent habituellement la résection du maxillaire, ayant le plus souvent déjà envahi le périoste au moment de l'opération. Ce décollement est par contre toujours possible sur le cadavre, et permet d'obtenir un lambeau à face interne bien unie, et dont les vaisseaux de nutrition sont parfaitement conservés. Lors de la dénudation de l'os, on veillera particulièrement à sectionner très-nettement le nerf sous-orbitaire à sa sortie du trou sous-orbitaire. Lorsque le tronc de l'artère faciale aura été coupé, on en recherchera les bouts dans les deux lèvres de la plaie pour les lier immédiatement.

Deuxième temps : Section des attaches osseuses.
(Fig. 163).

L'instrument qui convient le mieux pour détacher le maxillaire des os auxquels il adhère, est la petite scie pointue ou scie cultellaire de *Langenbeck;* elle s'adapte en effet avec la plus grande facilité aux diverses courbures du trait de scie, et par le fait même n'occasionne aucun arrêt dans la section des os.

1. La section porte en premier lieu sur les attaches osseuses supérieures et externes. Le trait de scie part de l'ouverture antérieure des fosses nasales, court à travers l'apophyse montante du maxillaire, l'os unguis et l'ethmoïde,

s'infléchit en dehors à travers le plancher de l'orbite, et s'infléchit finalement en bas à travers l'apophyse zygomatique du maxillaire supérieur (Fig. 163, moitié gauche de la face). On commence par découvrir le champ d'action de la scie, en détachant avec un couteau l'insertion des cartilages du nez à l'ouverture antérieure des fosses nasales, puis celle du cartilage tarse inférieur au rebord inférieur de l'orbite. Avec un écarteur mousse des paupières, ou bien à l'aide de la cuiller-spéculum de *Wagner* (voir plus loin la résection du nerf sous-orbitaire), on soulève ensuite du plancher de l'orbite tout le contenu de cette cavité. La scie cultellaire pénètre alors à travers l'ouverture antérieure des fosses nasales perpendiculairement à l'apophyse montante du maxillaire, et arrivée à l'os unguis, s'infléchit en dehors en suivant la direction précédemment indiquée, c'est-à-dire d'abord obliquement en haut, puis horizontalement en dehors et enfin obliquement en bas.

Lorsqu'on doit réséquer en même temps l'os malaire, on en détache d'abord l'insertion du muscle temporal, on prolonge la partie horizontale du trait de scie jusque dans son apophyse frontale, et l'on sectionne l'os lui-même de haut en bas (Fig. 163, moitié droite de la face). On en détache finalement l'insertion du masséter en rasant l'os de très-près.

2. Vient ensuite la section de l'apophyse palatine du maxillaire et de la portion horizontale du palatin; on la pratique sur la ligne médiane du palais dur. On commence par faire sauter l'incisive supérieure interne. Si jusqu'à ce moment la cavité buccale n'avait pas encore été ouverte du côté de la joue — procédé à lambeau de *Langenbeck* — on écarterait fortement la lèvre supérieure, et l'on détacherait l'insertion de la muqueuse à l'os depuis la partie la plus postérieure du maxillaire jusqu'à la ligne médiane; on découvrirait en même temps en avant l'ouverture antérieure des fosses nasales.

Avant de sectionner la voûte osseuse du palais, on a soin de décoller le revêtement mucoso-périosté (fibro-muqueuse) qui tapisse sa face inférieure, et l'on obtient ainsi une cloison de séparation entre la plaie de résection et la cavité buccale. Ce décollement s'opère le mieux de la façon suivante *(v. Langenbeck)* : une incision

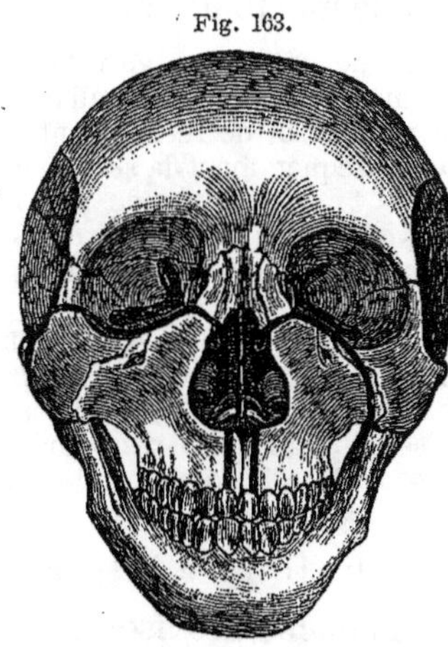

Fig. 163.

Directions du trait de scie dans les résections du maxillaire supérieur.

longeant en arrière le rebord alvéolaire, divise la muqueuse palatine depuis la dent incisive interne jusqu'à la dernière molaire ; l'élévatoire insinué sous la lèvre interne de l'incision décolle la fibro-muqueuse depuis le bord alvéolaire jusque sur la ligne médiane ; un couteau à double tranchant pénètre par la même incision, et va détacher le voile du palais de la moitié correspondante du bord postérieur de la voûte osseuse : voile du palais et revêtement mucoso-périosté pendent dès lors dans la bouche sous forme d'un lambeau unique.

La petite scie à main est alors poussée à travers l'ouverture antérieure des fosses nasales, jusque sur le bord postérieur du palais osseux, et divise ce dernier sur la ligne médiane et de haut en bas. Lorsqu'on a opéré par le procédé à lambeau de *Langenbeck*, la lèvre supérieure doit être fortement relevée pendant toute la durée de ce temps de l'opération.

Sur le vivant, le revêtement mucoso-périosté de la voûte palatine est souvent malade au même titre que l'os lui-même, et doit naturellement alors être sacrifié.

3. Le maxillaire n'est plus maintenu retenu que par l'adhérence de la tubérosité maxillaire à l'apophyse ptérygoïde. Il est facile de rompre cette attache osseuse, en faisant basculer le maxillaire à l'aide d'un élévatoire enfoncé dans le sillon creusé par la scie à travers l'os malaire. L'os est dès lors entièrement mobilisé ; on le saisit avec la main ou un davier à résection, et on le tord pour le libérer des dernières parties auxquelles il adhère encore par sa face profonde. Cette torsion suffit déjà à réduire considérablement l'hémorragie provenant des branches de la maxillaire interne.

Pour détacher le maxillaire on se servait de préférence autrefois du ciseau et du marteau *(Gensoul)* : cette méthode est aujourd'hui abandonnée en raison du fort ébranlement qu'elle produit et de l'éclatement des os auquel elle expose. En Angleterre on pratique fréquemment la section des attaches osseuses au moyen de la cisaille tranchante de *Liston*. Souvent aussi on s'est servi dans ce but de la scie à chaînette : celle-ci était alors attachée à une aiguille conductrice au moyen de laquelle on l'engageait autour de la partie à diviser. C'est ainsi que pour sectionner l'apophyse montante on conduisait l'aiguille à travers le canal naso-lacrymal ; pour diviser l'attache du maxillaire à l'os malaire on la menait par la fente sphéno-maxillaire ; enfin, au moyen de la sonde de *Bellocq*, on parvenait à engager la scie derrière le bord postérieur du palais osseux, et à la faire ressortir par l'ouverture antérieure de la fosse nasale. Le procédé est, comme on le voit, suffisamment compliqué.

Troisième temps : Hémostase, réunion de la plaie.

Sitôt que le maxillaire est enlevé, on bouche provisoirement toute la cavité de la plaie, et surtout la fosse ptérygo-palatine, avec un épais tampon aseptique. Après quelques minutes l'hémorragie provenant du plexus veineux déchiré, est déjà complètement arrêtée. On enlève alors prudemment le tampon, on saisit avec des pinces et on lie les quelques vaisseaux qui donnent encore. La faciale, la transverse de la face, et en cas de division de la lèvre supérieure, la coronaire labiale, ont été liées au moment même de la division des parties molles. On procède ensuite à la réunion de la plaie qui replace les différentes parties externes dans leur position primitive. La réunion des deux segments de la lèvre supérieure mérite surtout toute notre attention : chaque point de suture devra traverser toute l'épaisseur des parties molles de la lèvre, à l'exception toutefois de la muqueuse qui reste libre. Lorsqu'on a pu conserver le revêtement mucoso-périosté du palais osseux, on suture son bord libre au bord de la muqueuse de la joue qui a été détachée du maxillaire ; on isole de la sorte la cavité buccale de la cavité de la plaie de résection. Sur le vivant on remplit alors cette dernière avec de la gaze iodoformée, qui est destinée à absorber les sécrétions de la plaie, et à prévenir les hémorragies secondaires.

B. Résection totale des deux maxillaires supérieurs.

Cette opération fut pratiquée pour la première fois par *J. Heyfelder* en 1884. Elle s'exécute par le même procédé que la résection unilatérale.

Premier temps : Division des parties molles.

On peut découvrir les deux maxillaires au moyen de l'incision médiane de *Dieffenbach*, à l'extrémité supérieure de laquelle on ajoute deux incisions transversales, aboutissant à l'angle interne de chaque œil, et prolongées au besoin en dehors aussi loin que c'est nécessaire.

L'incision antéro-latérale, pratiquée de chaque côté du nez, procure également une voie suffisamment large pour atteindre les os.

Enfin à l'aide de l'incision de *Velpeau* conduite à travers les deux joues, on pourrait détacher le masque facial tout entier et le rabattre sur le front.

Deuxième temps : Section des attaches osseuses.

La scie cultellaire vient s'appliquer d'un côté de la face, au devant de l'articulation de l'os malaire avec le maxillaire, et divise cette première attache osseuse par une section oblique de bas en haut et de dehors en dedans ; le trait de scie court ensuite horizontalement à travers le plancher de l'orbite et l'apophyse montante du même côté. Le vomer est sectionné de préférence avec la cisaille de *Liston*. La scie est alors reprise et conduite à travers l'apophyse montante et le plancher orbitaire de l'autre côté, pour finalement ressortir à travers l'apophyse zygomatique du second maxillaire suivant une direction oblique en bas et en dehors.

Une incision en fer à cheval courant immédiatement en arrière de la rangée des dents, divise alors la membrane mucosopériostée qui tapisse la face inférieure du palais osseux; on décolle cette membrane d'avant en arrière au moyen de la rugine, puis on détache avec le couteau l'insertion du voile du palais au bord postérieur de la portion horizontale des os palatins. Un élévatoire introduit en arrière de la mâchoire, permet alors de soulever les os hors de la plaie, de les faire basculer en avant et de rompre ainsi les dernières adhérences qui les unissaient au sphénoïde.

La réunion de la plaie se fait d'après les règles indiquées pour l'extirpation d'un seul maxillaire.

C. Résection partielle du maxillaire.

La résection peut ne porter que sur une des apophyses du maxillaire et plus particulièrement sur l'apophyse ou rebord alvéolaire; d'autres fois elle enlève ce rebord et avec lui la partie voisine du corps de l'os; d'autres fois encore elle supprime la partie supérieure du corps du maxillaire y compris le rebord orbitaire. Enfin, on pratique aussi dans certains cas la trépanation de l'antre d'*Hygmore*.

1. Résection du rebord alvéolaire.

L'ablation d'un segment du rebord alvéolaire peut presque toujours être pratiquée sans incision préalable des téguments. Dans ce but on découvre la partie à enlever en faisant écarter la lèvre supérieure et la joue, on incise et on décolle la muqueuse ainsi que la gencive qui tapisse la paroi postérieure des alvéoles; enfin, à l'aide de la pince incisive de *Liston*, on excise la partie d'os malade après avoir fait sauter une dent à chacune de ses extrémités.

2. Résection du rebord alvéolaire et de la partie avoisinante du corps de l'os.

Si la portion d'os à réséquer siége en avant, l'opération peut encore être exécutée par la bouche sans incision des téguments. Mais lorsqu'il s'agit d'enlever les parties postérieure et externe du maxillaire, on n'obtient plus de la sorte une voie suffisamment large. En cas semblable, *Fergusson* fend la lèvre supérieure sur la ligne médiane, et à l'aide du couteau et de l'élévatoire, détache de l'os la moitié de la lèvre fendue ainsi que la joue correspondante. Il sectionne l'os avec la scie de *Langenbeck*.

Dans un cas récent, *P. Vogt* put s'ouvrir tout l'espace désirable au moyen d'une petite incision du genre de celle de *Velpeau*, qu'il conduisit de façon à respecter le canal de Sténon et à ne causer aucun trouble d'innervation.

Dans les deux méthodes, une fois l'opération terminée, on suturera avec beaucoup de soin la lèvre fendue.

3. Résection du rebord orbitaire et de la partie voisine du corps de l'os.

Mettre l'os à nu par une incision curviligne qui réunit les deux angles de l'œil en longeant le rebord orbitaire, détacher l'insertion du cartilage tarse inférieur, décoller le périoste du plancher de l'orbite et reporter en haut tout le contenu de ce dernier. Cela fait, détacher les parties molles de la joue, en faisant au besoin tomber sur la première incision une petite incision verticale qui délimite avec elle deux petits lambeaux géniens de forme triangulaire. Avec un couteau à lame solide, pénétrer ensuite à travers la paroi supérieure du canal sous-orbitaire, y sectionner le nerf sous-orbitaire et créer du même coup une voie dans laquelle puisse s'engager la scie pointue.

4. Trépanation de l'antre d'Hyghmore.

S'il ne s'agit que d'obtenir une petite ouverture pouvant servir au drainage de la cavité du sinus, on se contente d'extraire la deuxième ou la troisième dent molaire, puis à travers l'alvéole vidée de pousser un gros trocart jusque dans l'intérieur du sinus. Celui-ci doit-il au contraire être largement ouvert, on en résèque la paroi antérieure par la voie buccale après avoir détaché la joue au niveau de la réflexion de sa muqueuse. La résection de la paroi osseuse se pratique alors avec le trépan à couronne, ou plus simplement avec une cisaille tranchante dont on enfonce une des branches dans la mince lamelle osseuse qui ferme l'antre d'Hyghmore au niveau de la fosse canine. Les ouvertures ainsi pratiquées par la bouche sont très-favorablement situées pour permettre l'écoulement des liquides sécrétés dans le sinus, mais elles laissent pénétrer dans ce dernier des particules alimentaires et d'autres corps étrangers. De plus, lorsqu'elles ne sont pas très larges, on est obligé d'y maintenir un drain rigide à demeure, jusqu'à ce que la suppuration du sinus soit entièrement tarie. Pour empêcher que ce drain ne tombe à l'intérieur de la cavité du sinus, on le munit d'un fil à l'une de ses extrémités.

Pour ces différentes raisons, *Mikulicz* préfère ouvrir l'antre d'Hyghmore à travers le méat inférieur des fosses nasales, en se servant à cet effet d'un stylet ou poinçon spécial (Fig. 164) qu'il manie de la façon suivante: il engage l'instrument dans la fosse nasale avec la pointe regardant en bas et en avant, puis quand il arrive près du cornet inférieur, il dirige cette même pointe en dehors en lui faisant contourner le bord inférieur du cornet. A ce moment il presse avec force sur le stylet, et l'enfonce dans la paroi osseuse qui est précisément très-peu épaisse en cet endroit, tandis que plus bas, à sa naissance de la voûte palatine, il est à peine possible de la perforer. Quelques mouvements de racloir imprimés à l'instrument suffisent alors à donner à l'ouverture produite les dimensions désirables. En cas de forte hémorragie on tamponnerait pour

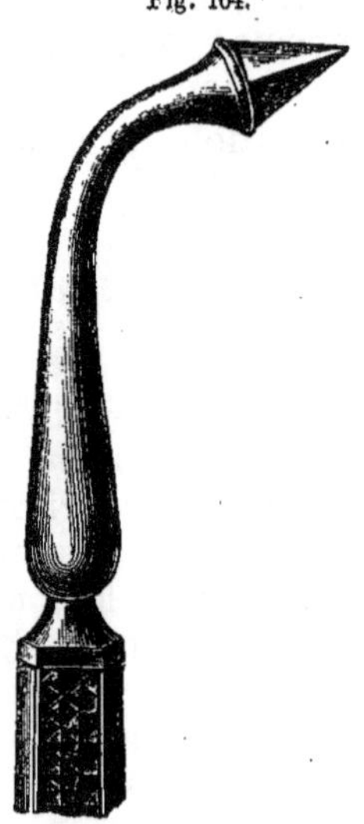

Fig. 164.

Stylet pour la trépanation de l'anre d'Hyghmore par la voie nasale.

24 heures la fosse nasale du côté malade. Chaque jour il faudra pratiquer des lavages de la cavité à l'aide d'un petit ballon injecteur à canule recourbée.

Résection temporaire du maxillaire supérieur.

Par cette résection, l'un des deux maxillaires est partiellement détaché et provisoirement déplacé, de façon à rendre accessibles les cavités nasale et oculaire, les fosses ptérygo-maxillaire et temporale, et à permettre ainsi l'extirpation des tumeurs insérées dans ces cavités. Une fois l'opération terminée, l'os luxé mais non entièrement soustrait à la circulation, est replacé dans sa position primitive. Le procédé de résection temporaire de *V. Langenbeck* est celui qui crée la voie la plus large, tout en occasionnant le moins de traumatisme (Fig. 165 A):

Une incision qui pénètre d'emblée jusqu'aux os, commence en dessous de l'angle interne de l'œil, longe le rebord orbitaire inférieur, passe sous l'angle externe de l'œil et se continue en dehors jusque sur l'apophyse frontale de l'os malaire. Arrivée là, elle s'infléchit en bas sur la partie antérieure de ce dernier os, se recourbe en dedans le long de son bord inférieur en détachant l'insertion du masséter à ce bord, traverse ensuite horizontalement toute la joue, pour venir enfin se terminer à l'union de la partie osseuse et de la partie

cartilagineuse du squelette nasal. Cette incision délimite ainsi
un lambeau en forme de langue, dont le pédicule de nutrition
correspond à l'angle interne de l'œil ; ce lambeau ne doit
pourtant pas être détaché des os sous-jacents.

Immédiatement en dessous du point où l'arcade zygomatique se détache de l'os malaire, on enfonce un élévatoire qui
pénètre en dedans et en arrière, le long du maxillaire, jusque
dans la fosse ptérygo-palatine ; en pressant alors sur le manche
de cet instrument comme pour l'écarter de la joue, on en fait
passer la pointe à travers la paroi externe de la fosse nasale
correspondante. Avec le doigt indicateur gauche introduit par
la bouche dans l'orifice postérieur des fosses nasales, on
s'assure que l'élévatoire a réellement pénétré jusqu'à cette
profondeur. On le retire aussitôt, et dans le canal qu'il a
creusé, on engage une petite scie à main avec les dents
dirigées en haut. L'arcade zygomatique est tout d'abord sectionnée, puis le trait de scie se continue à travers les autres
attaches osseuses, en suivant exactement la direction de la
moitié supérieure de l'incision faite aux parties molles. La scie
pointue est retirée de la plaie, puis engagée à nouveau dans
le canal précité, mais avec les dents dirigées vers le bas. Elle
est alors conduite à travers le corps du maxillaire jusque dans
la cavité nasale, en suivant cette fois la direction de la moitié
inférieure de l'incision tégumentaire. Pressant alors fortement
sur l'élévatoire qui a été réintroduit dans la fosse ptérygo-
palatine, on parvient à soulever le maxillaire hors de la plaie
et à le rabattre comme un couvercle sur le côté opposé de la
face. Ce renversement de l'os s'accompagne de la rupture des
attaches qui l'unissent au frontal et à l'os nasal.

Le regard plonge maintenant dans toutes les cavités de la
face, y compris le pharynx lui-même, et l'on peut dès lors
aisément extirper les tumeurs qui s'y sont développées. L'opération terminée, on replace le maxillaire luxé dans sa position
primitive, et l'on réunit par la suture les parties molles divisées.

Cette opération est une des plus ingénieuses qui existent,
et il faut bien avouer qu'on n'y a que très rarement recours
dans la pratique. Mais au point de vue de la technique opératoire il n'en est pas de plus apte à former la main, et de ce
chef elle mérite d'être répétée sur le cadavre même par les
chirurgiens déjà exercés.

III. Résection du maxillaire inférieur.

Anatomie topographique.

Cet os impair, en fer à cheval, et composé de substance compacte très-
résistante, se divise en une partie moyenne arciforme ou corps, et en deux
branches latérales qui montent en haut et en arrière vers l'oreille, en formant

avec le corps un angle presque droit chez l'homme et plutôt obtus chez la femme. Le bord inférieur du corps est arrondi et presque directement placé sous la peau, ce qui le rend facilement accessible pour toutes les opérations. Le bord supérieur ou alvéolaire est creusé d'une série d'alvéoles logeant les racines des dents inférieures. La face antérieure du maxillaire n'est également recouverte que par une faible épaisseur de parties molles composées de la peau et d'un tissu cellulaire très-graisseux, dans lequel est logée une mince couche musculaire comprenant le peaucier, le triangulaire des lèvres, le carré de la lèvre inférieure et le muscle de la houppe du menton. L'insertion de la muqueuse de la joue à la face externe du maxillaire divise cette face en deux moitiés, dont la supérieure fait saillie dans la cavité buccale. Même chose existe à la face postérieure de l'os, que l'insertion de la muqueuse du plancher de la bouche divise également en une partie supérieure très-facile à explorer, et en une inférieure qui est cachée par toute l'épaisseur des parties molles des régions sous-maxillaire et sous-mentonnière. Sur la ligne médiane de la face postérieure du maxillaire, on remarque la saillie de l'épine mentonnière interne à laquelle s'attachent les muscles génio-glosse et génio-hyoïdien ; immédiatement en-dessous se trouve l'insertion du ventre antérieur du digastrique; plus en dehors se voit la ligne milo-hyoïdienne d'où naît le large muscle mylohyoïdien. La face inférieure de ce dernier muscle est en rapport avec la glande sous-maxillaire qui est logée dans une excavation peu profonde de la face interne de l'os; sa face supérieure supporte la glande sublinguale. Le périoste du maxillaire inférieur est résistant mais facile à détacher de l'os.

Les branches montantes du maxillaire inférieur sont aplaties de dehors en dedans ; elles sont recouvertes par deux muscles, le masséter en dehors, le ptérygoïdien interne en dedans, mais l'angle saillant qu'elles forment avec le corps de l'os, et la partie inférieure de leur bord postérieur arrondi, sont faciles à sentir à travers les téguments. Au bord antérieur du muscle masséter, monte l'artère faciale accompagnée de la veine faciale antérieure et des vaisseaux lymphatiques antérieurs de la face, qui croisent le bord inférieur de l'os en se rendant dans la région sous-maxillaire. Le long du bord postérieur de la branche montante court la veine faciale postérieure et un peu plus profondément l'artère carotide externe ; dans sa partie supérieure ce même bord postérieur est complètement caché par la glande parotide dont le conduit excréteur se porte en avant, parallèlement à l'arcade zygomatique, en croisant la branche montante et la face externe du masséter sur laquelle il repose. Sous le canal de Sténon se voient les branches inférieures du nerf facial courant vers la ligne médiane de la face. Le bord antérieur de la branche du maxillaire sert à l'insertion du muscle buccinateur ; il est facile à atteindre par la bouche.

La branche montante du maxillaire se bifurque à son extrémité supérieure en deux apophyses, dont l'une antérieure, aplatie — apophyse coronoïde — sert à l'insertion du muscle temporal, et dont l'autre postérieure, arrondie, — apophyse condyloïde ou condyle — porte sur une partie étroite ou col une tête articulaire cylindriforme. Le muscle ptérygoïdien externe vient d'en dedans s'insérer à angle droit sur le col du condyle; au niveau du bord inférieur de ce muscle, l'artère maxillaire interne embrasse la face interne du même col, tandis qu'au dehors l'artère temporale monte vers la fosse temporale après avoir été croisée à sa face externe par le nerf facial. Entre les deux muscles ptérygoïdiens descend le nerf lingual et un peu en dehors de celui-ci le nerf dentaire inférieur. Au niveau de la pointe osseuse habituellement désignée sous le nom de lingula, ce dernier nerf s'engage, avec l'artère de même nom provenant de la maxillaire interne, dans l'intérieur du canal dentaire inférieur; celui-ci court dans l'épaisseur du corps du maxillaire suivant une direction oblique en bas et en avant, et s'ouvre à la face externe de l'os par le trou mentonnier situé en-dessous de la première molaire.

Articulation temporo-maxillaire: Les surfaces articulaires sont d'une part le condyle cylindriforme du maxillaire, d'autre part le tubercule articulaire de la portion squameuse du temporal ainsi que la cavité glénoïde située en arrière de ce tubercule. Un ménisque fibreux bi-concave est interposé entre les surfaces articulaires, et partage l'intérieur de la jointure en deux cavités presque toujours indépendantes l'une de l'autre, et dont la supérieure est plus grande que l'inférieure. La capsule articulaire est solide mais peu serrée, de telle sorte que le condyle peut subir des déplacements nombreux auxquels participe le ménisque, grâce à son union avec la capsule. La capsule est puissamment renforcée en dehors par le ligament latéral externe qui naît de l'arcade zygomatique; les cordons ligamenteux qu'on trouve en dedans, et qu'on désigne sous le nom de ligament interne ou sphéno-maxillaire, peuvent être en réalité considérés comme appareil d'arrêt pour les mouvements de la jointure. Le muscle ptérygoïdien externe s'insère directement par quelques-uns de ses faisceaux à la capsule et au ménisque interarticulaire. Dans son trajet vers la fosse temporale, le nerf auriculo-temporal répond à la partie externe du bord postérieur de l'articulation.

Pendant les mouvements de mastication, la tête articulaire vient se placer sous la racine postérieure de l'arcade zygomatique, et est alors facile à sentir à travers le conduit auditif externe.

Résection.

La résection peut ne porter que sur le rebord ou apophyse alvéolaire; d'autres fois elle interrompt complètement la continuité de l'os; d'autres fois enfin elle est articulaire. Ces différentes résections provoquent généralement de fortes hémorragies, et pour empêcher que le sang ne reflue en arrière dans les voies respiratoires, on est obligé de faire asseoir l'opéré comme cela se pratique pour la résection du maxillaire supérieur.

A. Résection du bord alvéolaire du maxillaire supérieur.

D'une façon générale elle s'exécute d'après les mêmes règles que la résection correspondante du maxillaire supérieur.

La résection de la partie moyenne du bord alvéolaire se pratique également ici par la voie buccale, sans incision préalable des téguments: on élargit l'orifice buccal à l'aide de rétracteurs mousses ou de spéculums spéciaux (ouvre-bouche), on attire la lèvre inférieure en bas, on détache l'insertion de la muqueuse au bord alvéolaire, et après avoir arraché une dent à chaque extrémité de la portion d'os malade, on résèque cette dernière avec les pinces incisives de *Liston* et de *Luër*. S'il est nécessaire d'enlever avec elle un peu de la substance compacte sous-jacente aux alvéoles, sans pour cela interrompre complètement la continuité de l'os, on recourt de préférence à la scie étroite de *Langenbeck*.

Lorsque le segment osseux à réséquer n'est plus accessible par la voie buccale, comme il arrive par exemple quand la résection porte sur la partie postérieure du rebord alvéolaire, on pratique une incision le long du bord inférieur du maxillaire, et l'on dénude la face externe de celui-ci de bas en haut, en décollant également le périoste si c'est encore possible. Pendant qu'un aide relève ensuite les parties molles détachées avec un rétracteur, on incise par en bas l'insertion de la muqueuse à la face interne de l'os, et l'on achève la résection comme il a été dit plus haut.

Les incisions pratiquées le long du bord inférieur du maxillaire ont le grand avantage de ne pas endommager l'ourlet muqueux de la lèvre; de plus, tout en créant une voie suffisamment large, elles ne laissent après elles qu'une cicatrice à peine visible. Si l'artère faciale vient à être atteinte par l'incision, on en liera les deux bouts dans la plaie.

B. Résection dans la continuité.

I. Résection de la portion mentale de l'os.

L'ablation de l'arc mentonnier maxillaire détruit forcément les insertions des génio-glosses qui sont les seuls muscles protracteurs de la langue. Il en résulte qu'au cours de l'opération comme pendant les premiers jours qui la suivent, on est exposé à voir la langue retomber vers la paroi postérieure du pharynx et menacer le malade d'une prompte asphyxie. Pour obvier à ce danger, à l'aide d'une aiguille courbe on passe une anse de fil à travers la base de la langue, immédiatement en arrière du frein, et l'on en fixe la partie libre sur la joue avec un morceau d'emplâtre adhésif.

a) *Sans division des téguments, (Malgaigne).*

Sur toute la longueur de la lèvre inférieure on incise l'insertion de la muqueuse labiale au maxillaire, puis à l'aide du couteau et de la rugine on détache toutes les parties molles jusqu'en dessous du bord inférieur de l'arc mentonnier.

Cette dissection faite, on rabat la lèvre par dessous le menton, et l'os est mis ainsi à découvert. Les deux dents situées aux confins de la portion malade sont ensuite arrachées, puis de chaque côté un élévatoire est enfoncé de bas en haut derrière la mâchoire jusque dans la cavité buccale : la section de l'os a lieu ensuite au devant de l'élévatoire et de l'extérieur vers l'intérieur. Il est préférable que le premier trait de scie ne divise l'os qu'incomplètement, et laisse ainsi un petit pont de substance osseuse reliant encore momentanément les deux fragments; la section qui reste à pratiquer de l'autre côté sera par le fait même rendue plus facile. Pour terminer, on peut alors couper le petit pont osseux avec la pince incisive de *Liston*. Dès que le fragment à réséquer a été détaché des deux côtés, on l'attire en avant, puis avec le couteau et l'élévatoire on détache les parties molles qui adhèrent à sa face postérieure. Lorsque par suite du processus morbide le maxillaire a déjà subi un certain degré de ramollissement, on réussit parfois à le diviser avec la pince coupante de *Liston*. L'opération terminée, et l'hémorragie, qui est d'ordinaire peu considérable, ayant été tarie, on replace les parties molles dans la position qu'elles occupaient antérieurement.

b) *Avec division verticale de la lèvre inférieure.*

L'opérateur et son aide saisissent chacun une moitié de la lèvre inférieure, et la pincent pour comprimer les artères coronaires labiales inférieures. La lèvre attirée en avant est alors verticalement fendue sur la ligne médiane jusqu'au bord inférieur du menton, puis l'incision est prolongée, sur une étendue de 1 à 2 centimètres, à travers la peau de la région sus-hyoïdienne. Après avoir détaché chaque moitié de la lèvre aussi loin qu'il est nécessaire, on pratique la résection comme il a été dit pour *a)*. Les parties molles sont alors réunies sur la ligne médiane et un drain fixé dans l'angle inférieur de la plaie. La suture du bord libre de la lèvre réclame surtout beaucoup de soin.

c) *Avec incision parallèle au bord du menton.*

Incision longeant le bord inférieur de l'arc mentonnier et divisant jusqu'à l'os toutes les parties molles; dénudation sous-périostée de la face antérieure de l'os, et résection comme pour *a)*.

Il est parfois nécessaire de r é s é q u e r l a t o t a l i t é d e l a p a r t i e h o r i z o n t a l e d u m a x i l l a i r e; l'incision va dans ce cas d'un angle de la mâchoire à l'autre, et sur chacune de ses extrémités, tombe une i n c i s i o n v e r t i c a l e, de 3 à 4 centim. d'étendue, qui longe le bord postérieur de la branche montante du maxillaire.

2. Résection d'une portion latérale du corps du maxillaire.

Incision parallèle au bord inférieur de l'os, dénudation sous-périostée et section de ce dernier, absolument comme il a été dit pour 1*c)*.

Lorsque l'artère faciale aura été atteinte par l'incision, on en liera les deux bouts dans la plaie. Sur le vivant, l'hémorragie produite par la division de l'artère dentaire inférieure sera arrêtée soit à l'aide du thermo-cautère, soit par l'introduction d'un gros fil de catgut dans la lumière du canal dentaire.

Lorsque la résection doit enlever toute une moitié latérale du corps du maxillaire, il peut devenir nécessaire d'ajouter à l'extrémité antérieure de l'incision longitudinale, une seconde incision qui divise verticalement la lèvre sur la ligne médiane, sans remonter pourtant jusqu'à son bord libre.

Sur le vivant, l'insertion des génio-glosses devra être conservée toutes les fois que la chose sera possible.

C. Résection dans la contiguïté.

I. Résection du condyle du maxillaire, d'après *Bottini, König,* etc.

Une incision de 3 centim. d'étendue, commençant un peu au devant du tragus dans le but d'épargner l'artère temporale, se dirige en avant le long du bord inférieur de l'arcade zygomatique et pénètre d'emblée jusqu'à ce bord. Du milieu de cette incision en descend une autre, verticale, longue d'environ 2 centim., et n'intéressant que la peau. Avec l'élévatoire on détache ensuite les parties molles de l'arcade précitée, et on les fait rétracter en bas au moyen d'un crochet mousse. Cela étant, après avoir dénudé avec une rugine étroite, les faces antérieure et postérieure du col du condyle, on abat celui-ci à l'aide du ciseau et du marteau, on l'attire au dehors en le saisissant dans un davier, et enfin, avec la rugine et un scalpel boutonné, on le sépare des dernières parties molles qui le retiennent encore. L'incision ne pourra commencer trop près de l'oreille, de crainte de blesser l'artère temporale ; elle ne pourra non plus descendre trop bas, afin d'éviter sûrement la transverse de la face et le tronc du nerf facial. A cause du voisinage immédiat de l'artère maxillaire interne, on ne pourra faire servir à la section du col du condyle ni la petite scie à main de *Langenbeck*, ni la pince incisive de *Liston*.

Lorsque sur le vivant on trouve une ankylose osseuse complète de l'articulation temporo-maxillaire, c'est encore avec le ciseau et le maillet qu'on parvient le mieux à séparer le condyle de la cavité glénoïde préalablement mise à nu ; on doit seulement avoir soin de diriger le tranchant de l'instrument obliquement en bas, afin d'éviter qu'il ne s'enfonce brusquement à travers la base du crâne.

2. Résection d'une moitié entière du maxillaire inférieur (Fig. 165).

Premier temps : Section du maxillaire sur la ligne médiane.

La lèvre inférieure est attirée en avant ; tout à côté de la ligne médiane, et autant que possible en dehors de l'insertion des génio-glosses, on enfonce de bas en haut, au devant de l'os, un bistouri pointu qui ressort dans le vestibule de la bouche à travers l'insertion de la muqueuse labiale. L'instrument ayant

été retiré, est réintroduit par cette ouverture faite au menton, et poussé maintenant en arrière de l'os jusque dans le
plancher de la cavité buccale. Cette double ponction verticale
creuse ainsi un canal sur chaque face de l'arc mentonnier.
Un élévatoire introduit dans le canal postérieur protège alors
les parties molles, pendant que la scie pointue sectionne l'os à
travers le canal antérieur ; on a eu soin d'extraire à l'avance la
dent incisive qui correspond au trait de la section. Cette dernière peut également être pratiquée au moyen de la scie à
chaîne conduite autour de l'os par les deux canaux précités.

Deuxième temps: Dénudation de l'os et désarticulation.

Une incision qui part de la symphyse du menton, longe le
bord inférieur du maxillaire jusqu'au niveau de son angle et

Fig. 165.

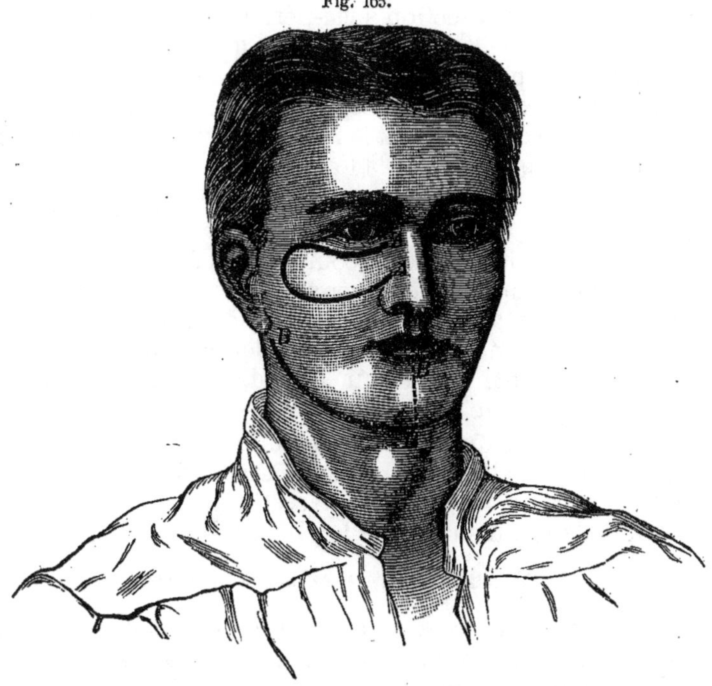

AA. Incision pour la résection temporaire du maxillaire supérieur, d'après *Langenbeck*.
BB. Incision pour la résection totale du maxillaire inférieur.

remonte ensuite derrière la branche montante jusqu'à hauteur
du bord inférieur du lobule de l'oreille. Les deux bouts de
l'artère faciale ouverte par cette incision, sont recherchés et liés
au bord antérieur du masséter. En prolongeant l'incision au
delà du lobule de l'oreille, on s'exposerait à blesser le nerf
facial.

La muqueuse labiale et les autres parties molles (masséter inclus) recouvrant la face antérieure de l'os, sont alors détachées à l'aide du bistouri et de la rugine; pendant que la main gauche accroche ensuite le maxillaire et le renverse légèrement en dehors, on décolle les parties molles situées à sa face postérieure sans en excepter le ptérygoïdien interne. On presse fortement sur l'os pour rendre l'apophyse coronoïde accessible, et pouvoir désinsérer le tendon du temporal. Avec la rugine on achève de dénuder la branche montante, on renverse complètement l'os en dehors, et le saisissant à pleine main, on l'arrache violemment par la torsion, en déchirant du coup la capsule et l'insertion du ptérygoïdien externe qui le retenaient encore. Le périoste se détachant de lui-même, remonte en entraînant l'artère maxillaire interne qui est ainsi épargnée; nerf et artère dentaires inférieurs sont par contre toujours déchirés.

Sur le vivant, la résection sous-périostée n'est qu'exceptionnellement praticable, ce qui tient à ce que l'on n'intervient le plus souvent que pour des néoplasmes de mauvaise nature. En cas de tumeur très volumineuse, on élargirait le champ opératoire en fendant verticalement la région mentonnière sans toutefois atteindre le bord libre de la lèvre.

Troisième temps: Hémostase et réunion.

La faciale a déjà été liée au cours de l'opération; le tronc de la maxillaire interne est le plus souvent épargné. Il ne se produit donc d'hémorragie artérielle que par quelques branches de ce dernier vaisseau et notamment par la dentaire inférieure qu'on découvre facilement, même sur le cadavre, près du nerf du même nom auquel elle est accolée.

A l'aide de quelques points de suture on réunit d'abord la muqueuse du plancher de la bouche à celle de la joue, puis on suture les lèvres de la plaie cutanée. Un drain est introduit de dehors en dedans dans la partie la plus déclive de la plaie.

3. Résection totale du maxillaire inférieur.

On ne recourt guère à cette opération que dans certains cas de nécrose phosphorée du maxillaire; aussi la résection totale doit-elle toujours être sous-périostée.

L'incision court d'un angle de la mâchoire à l'autre en suivant le bord inférieur de l'os, et sur chacune de ses extrémités on fait tomber une incision verticale, qui longe le bord postérieur de la branche montante sans remonter plus haut que le lobule de l'oreille. L'os est ensuite divisé sur la ligne médiane comme il a été dit pour 2, puis chaque moitié du maxillaire est désarticulée séparément de la même façon que précédemment.

Une anse de fil devra être passée à travers la langue pour l'empêcher de retomber dans le pharynx.

Pour ce qui se rapporte à la r é s e c t i o n *temporaire* du maxillaire inférieur, voir plus loin au chapitre de « l'e x t i r p a t i o n d e l a l a n g u e. »

IV. Résection des côtes.

Anatomie topographique.

Les côtes sont des organes squelettiques ayant la forme d'arcs aplatis, qui s'articulent en arrière avec la paroi latérale du corps des vertèbres, et auxquelles font suite en avant des lames cartilagineuses appelées cartilages costaux. Parmi ces derniers, ceux qui correspondent aux 7 premières côtes (vraies côtes) arrivent seuls jusqu'au sternum ; les trois suivants, 8-10, s'unissent aux cartilages sus-jacents ; les deux derniers, 11-12, se terminent librement dans les chairs au niveau d'une ligne tirée verticalement du milieu du creux de l'aisselle.

Au niveau de la paroi thoracique antérieure, la peau est peu épaisse, mais est doublée d'un pannicule adipeux parfois très-abondant, surtout chez la femme. L'aponévrose s'y divise au devant du grand pectoral en deux feuillets qui enveloppent la glande mammaire ; elle se continue ensuite sans interruption avec les aponévroses voisines. Le mamelon est d'habitude situé à hauteur de l'espace intercostal compris entre la 4e et la 5e côte. La face antérieure des six premières côtes est recouverte par la portion élargie du muscle grand pectoral ainsi que par le petit pectoral sous-jacent au précédent ; plus bas la paroi thoracique antérieure est revêtue par les faisceaux du muscle grand oblique.

Latéralement les côtes sont recouvertes par les digitations du muscle grand dentelé et donnent en outre insertion à quelques faisceaux du muscle grand dorsal.

La paroi postérieure de la cage thoracique est matelassée par l'épaisse musculature de la région du dos ; enfoui au sein des muscles, l'omoplate s'étend sur cette paroi depuis la deuxième jusqu'à la septième côte.

Il n'existe de vaisseaux et de nerfs importants qu'au niveau de la paroi latérale du thorax, c'est-à-dire dans le creux axillaire et sous la portion externe des muscles pectoraux (voir p. 45). Sur les digitations du muscle grand dentelé descend en outre une artère assez volumineuse, l'artère grande thoracique ou mammaire externe, qui est accompagnée par le nerf du même nom.

Les espaces intercostaux sont occupés par les muscles intercostaux. Ceux-ci au nombre de deux pour chaque espace sont divisés en externes et en internes. Les premiers s'arrêtent à l'origine des cartilages costaux et ont leurs fibres obliquement dirigées de haut en bas et d'arrière en avant ; les fibres des muscles internes sont dirigées en sens opposé. Au niveau des cartilages costaux les muscles intercostaux externes sont remplacés par les ligaments intercostaux.

Dans la gouttière qui court le long du bord inférieur de chaque côte, cheminent les artères intercostales avec les nerfs du même nom ; ces artères viennent en avant s'anastomoser avec des branches provenant de la mammaire interne. Chaque artère intercostale fournit en outre une branche assez grêle qui longe le bord supérieur de la côte sous-jacente.

La face interne des côtes est tapissée par une mince couche de tissu cellulaire sous-pleural et par la plèvre costale. La face interne des 6 ou

7 dernières côtes donne insertion au muscle diaphragme, la face postérieure des cartilages costaux aux muscles triangulaire du sternum et transverse de l'abdomen.

L'artère mammaire interne descend à la face postérieure des articulations chondro-sternales, immédiatement au devant de la plèvre costale.

Le périoste qui tapisse les côtes est assez épais et se laisse facilement détacher par la rugine.

Résection (Fig. 166).

Lorsqu'aucun motif spécial (siège du mal, etc.), ne nous oblige à opérer dans une autre région, nous devons avoir pour règle de ne pratiquer de résection qu'au niveau de la paroi latérale du thorax, là où les côtes sont le plus superficiellement placées. Le sujet sera étendu sur la table d'opérations et tourné

Fig. 166.

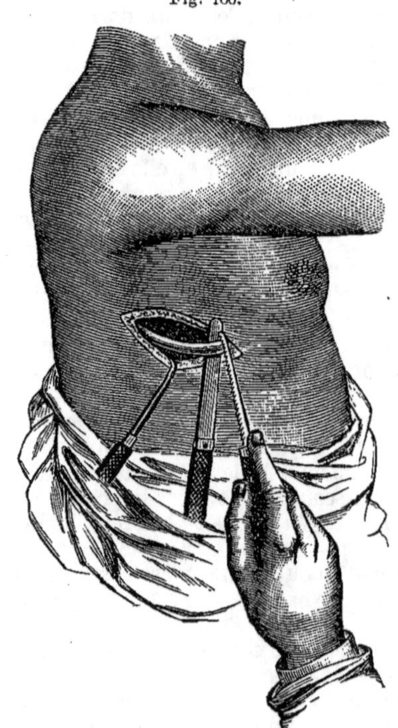

Côte sciée au devant de l'élévatoire glissé entre sa face postérieure et le périoste.

de façon à bien étaler devant nous la partie à opérer; le bras est attiré en avant. Le chirurgien se tient d'un côté du tronc, son assistant de l'autre côté.

Une incision longitudinale, parallèle à la côte à réséquer, mais plus rapprochée de son bord inférieur, est conduite à la face externe de l'os, et divise du coup toutes les parties molles, périoste compris, sur une longueur correspondante au segment d'os à enlever. Dans la fente périostée ainsi produite, on introduit un élévatoire pointu avec lequel on décortique la face antérieure de la côte, d'abord jusqu'à hauteur de son bord supérieur, puis jusqu'au niveau de son bord inférieur. On détache ensuite le périoste qui tapisse la gouttière costale, et qui en cet endroit adhère plus intimement à l'os; avec lui on refoule en arrière l'artère intercostale tout en évitant de la blesser. On dénude finalement la face postérieure de l'os, en remontant avec l'instrument jusqu'à ce que sa pointe apparaisse dans la plaie par dessus le bord supérieur de la côte. On évite soigneusement à ce moment d'ouvrir la cavité pleurale avec la pointe de l'élévatoire.

Après s'être assuré que le segment de côte à extirper est parfaitement dénudé dans tous les sens, avec la petite scie à main on le sectionne à ses deux bouts au devant de l'élévatoire préalablement glissé sous l'os pour protéger la plèvre.

La cisaille de *Liston* et la scie à chaînette conviennent également très-bien pour pratiquer cette section.

L'opération est dès à présent terminée, s'il ne s'est agi que d'extirper une portion de côte malade; elle ne donne jamais lieu sur le vivant qu'à une perte de sang insignifiante. D'autres fois on fait suivre l'enlèvement du fragment costal de l'ouverture de la cavité pleurale : la résection n'est alors que le premier temps de l'opération de l'empyème. Après la résection simple, on pourra, après avoir tari tout écoulement de sang, refermer complètement la plaie par la suture; dans les cas moins sûrs on fixerait un drain dans l'angle postérieur de la plaie.

TROISIÈME CHAPITRE.

Résection du membre supérieur.

1. Résection de la clavicule.

Anatomie topographique.

La clavicule est interposée à la façon d'un arc-boutant entre le thorax et l'épaule. Dans son tiers externe confinant à l'acromion, elle est aplatie de haut en bas, et décrit une courbure à convexité dirigée en arrière; dans ses deux tiers internes elle est arrondie, et convexe en sens opposé. Son extrémité interne s'unit à la petite échancrure articulaire de l'angle de la poignée sternale en formant l'articulation sterno-claviculaire. Cette articulation est partagée en deux cavités séparées par un ménisque interarticulaire; la capsule dont elle est pourvue est très-mince, surtout à la paroi antérieure, mais elle est renforcée en avant par le ligament sterno-claviculaire et en haut par le ligament interclaviculaire. Ce dernier ligament se rend d'une clavicule à l'autre en longeant la fourchette du sternum. La face inférieure de l'extrémité sternale de la clavicule est en outre réunie à la première côte par le solide ligament costo-claviculaire.

L'articulation acromio-claviculaire, qui est également munie d'un cartilage interarticulaire, est renforcée de son côté par le ligament acromio-claviculaire ; de plus toute l'extrémité acromiale de la clavicule est solidement rattachée à l'apophyse coracoïde par le ligament coraco-claviculaire.

La clavicule est revêtue d'un périoste assez épais qui se laisse décoller de l'os sans la moindre difficulté.

L'extrémité sternale de la clavicule donne insertion par son bord supérieur au muscle sterno-cleido-mastoïdien et par son bord inférieur au muscle grand pectoral ; du bord supérieur de l'extrémité acromiale naît le muscle trapèze, et du bord inférieur le muscle deltoïde ; enfin le muscle sous-clavier s'insère à la face inférieure de la partie moyenne du corps de l'os.

La clavicule n'est recouverte à sa face antérieure que par la peau mince et mobile de la région et par le tissu cellulaire sous-cutané dans lequel est logé le muscle peaucier. Au-devant de l'os courent les nerfs sus-claviculaires du plexus cervical ainsi que des petites branches veineuses qui relient la jugulaire externe à la veine céphalique.

Pour ce qui a trait aux rapports de l'artère et de la veine innominée avec la face postérieure de l'articulation sterno-claviculaire, voyez p. 29. Voir également p. 40 et 45, le trajet suivi par les vaisseaux sous-claviers et par le plexus brachial en arrière du corps de l'os. L'artère sus-scapulaire longe la face postérieure de la clavicule mais en est suffisamment éloignée pour qu'on puisse toujours la ménager au cours des opérations.

La face antérieure de la clavicule se laisse facilement explorer sur toute son étendue. Lorsqu'on repousse l'épaule en arrière, on reconnait l'articulation sterno-claviculaire à la saillie que fait alors en avant la tête articulaire de la clavicule ; enfin en palpant avec soin l'acromion et l'extrémité acromiale de la clavicule, on parvient également à s'assurer du siége de l'articulation acromio-claviculaire.

Résection.

Le sujet est étendu sur le dos, un billot glissé sous le tronc, pour faire basculer légèrement l'épaule en arrière.

A. Résection dans la continuité.

Une incision parallèle au grand axe de la clavicule et d'une longueur en rapport avec l'étendue de la résection, divise à la partie moyenne de l'os les téguments et le périoste ; sur chacune de ses extrémités tombe en outre une petite incision perpendiculaire. A l'aide de la rugine on décortique prudemment l'os sur tout son pourtour, puis dans chaque angle de la plaie on le sectionne au devant de l'élévatoire glissé par dessous pour protéger les parties sous-jacentes. La scie à chaînette convient également très bien pour pratiquer cette section.

B. Résection dans la contiguité.

I. Résection de l'extrémité acromiale.

Une incision qui pénètre d'emblée jusqu'à l'os, part de l'acromion et suit la face antérieure de l'extrémité externe de la clavicule jusqu'un peu au-delà de l'apophyse coracoïde. A l'aide de la rugine on détache ensuite le périoste aussi loin qu'il est possible. On parvient dès lors à enfoncer l'élévatoire en dedans de l'apophyse coracoïde entre la face postérieure de l'os et le périoste détaché, puis à sectionner la clavicule comme il a été dit plus haut. Une petite incision transversale ouvre l'articulation acromio-claviculaire, et l'os devenu désormais mobile est saisi dans les mors d'un davier à résection, puis complètement séparé de sa gaine périostée au moyen de l'élévatoire et du scalpel boutonné.

2. Résection de l'extrémité sternale.

Une incision parallèle au grand axe de l'os et d'une étendue proportionnée à la longueur du segment à réséquer, est conduite à la face antérieure de l'extrémité sternale de la clavicule jusque sur l'articulation sterno-claviculaire; sur l'extrémité interne de cette incision tombe en outre une petite incision verticale. On décolle le périoste, et dans l'angle externe de la plaie, on scie l'os au devant de l'élévatoire préalablement enfoncé entre sa face postérieure et le périoste. On incise la paroi antérieure de la capsule articulaire, on saisit dans un davier à résection le bout externe du fragment interne, et l'attirant légèrement au dehors, avec l'élévatoire et le scalpel boutonné on en détache les parties molles encore adhérentes à la face inférieure et à la face postérieure, en même temps qu'on divise la paroi capsulaire postérieure. Pendant ce temps de l'opération le tranchant du couteau et la pointe de l'élévatoire ne doivent pas quitter l'os un seul instant.

3. Résection totale de la clavicule.

L'incision va de l'acromion au sternum en suivant la face antérieure de la clavicule; à chacune de ses extrémités on ajoute en cas de besoin une petite incision verticale. La dénudation de l'os s'effectue comme dans la résection partielle. On scie l'os en son milieu au devant de l'élévatoire, et on extirpe ensuite chaque fragment séparément de la même manière que plus haut.

II. Résection de l'omoplate.

Anatomie topographique.

L'omoplate est un os pair, triangulaire, qui s'étend sur la face postérieure du thorax depuis la 2e jusqu'à la 7e côte. Il est très mobile sur les côtes sous-jacentes et n'est à proprement parler fixé au thorax que par les nombreux muscles auxquels il donne insertion, la clavicule ne faisant que le maintenir à la distance voulue du sternum. Sa face antérieure tournée vers le thorax, est recouverte par le muscle sous-scapulaire qui s'y insère largement. Sur sa face postérieure s'élève une volumineuse apophyse, l'épine de l'omoplate, qui est très-facile à explorer sur toute son étendue et qui monte obliquement en haut et en dehors vers le sommet de l'épaule. Cette épine divise la face postérieure de l'omoplate en deux portions inégales qu'on désigne sous le nom de fosse sus-épineuse et de fosse sous-épineuse. L'une et l'autre fosses sont complètement remplies par les muscles de mêmes noms.

Des trois bords de l'omoplate, l'externe ou axillaire est le plus épais; il donne insertion dans ses deux tiers supérieurs au muscle petit rond, et plus bas près de l'angle inférieur de l'omoplate au muscle grand rond; il se termine en haut dans le col de l'omoplate, lequel supporte la cavité glénoïde qui sert de cavité de réception à la tête humérale (voir pour cette articulation p. 102). Au bord inférieur du col de l'omoplate s'insère le long chef du triceps, à son bord supérieur celui du biceps brachial.

Le bord interne ou spinal, de beaucoup plus mince que le précédent, donne attache aux muscles grand et petit rhomboïde ainsi qu'à l'angulaire de l'omoplate; l'arête antérieure de ce bord est toute entière occupée par l'insertion du muscle grand dentelé qui est interposé entre le thorax et l'omoplate.

Le bord supérieur, le plus court des trois, présente en dehors une petite échancrure, échancrure scapulaire ou coracoïdienne, sur laquelle le ligament transverse est jeté comme un pont. En dedans de cette échancrure naît le muscle omo-hyoïdien. Le bord supérieur se termine en dehors dans l'apophyse coracoïde qui s'avance sous la clavicule en venant faire saillie à la partie antérieure de l'épaule : à cette apophyse s'insèrent le court chef du biceps, le coraco-brachial et le petit pectoral.

L'épine de l'omoplate, qui s'élève à la face postérieure de l'os, se continue en haut et en dehors avec l'acromion, lequel s'articule avec la clavicule de la façon décrite p. 247. Au bord supérieur de cette épine s'insère le muscle trapèze, à son bord inférieur le muscle deltoïde. Les sommets de l'acromion et de l'apophyse coracoïde sont réunis entre eux par le ligament coraco-acromial; le ligament coraco-claviculaire relie en outre l'apophyse coracoïde à la face inférieure de la clavicule.

L'omoplate est entouré d'un réseau artériel très-riche à la formation duquel prennent surtout part l'artère sus-scapulaire ou scapulaire transversale et la circonflexe de l'épaule. Le premier de ces deux vaisseaux naît de la portion cervicale de la sous-clavière et gagne la fosse sus-épineuse en traversant l'échancrure coracoïdienne; elle contourne ensuite le bord antérieur de l'épine de l'omoplate et arrive ainsi dans la fosse sous-épineuse.

L'artère cervicale transverse, qui naît également de la portion cervicale de la sous-clavière, se termine sous le nom de scapulaire dorsale le long du bord interne ou spinal de l'omoplate. L'axillaire, elle aussi, fournit deux ou trois branches à ce réseau; elles courent à la face antérieure du muscle sous-scapulaire et ont reçu le nom d'artères sous-scapulaires; la plus forte de ces branches, qui est en même temps la plus inférieure, contourne le bord externe de l'omoplate en passant sous l'insertion du long chef du triceps, et se distribue à la face postérieure de cet os sous le nom de circonflexe de l'épaule. Toutes ces artères s'anastomosent fréquemment entre elles. Un réseau de fines artérioles enveloppe également l'acromion; il est formé par des branches venant de la sus-scapulaire, des circonflexes humérales antérieure et postérieure, ainsi que de l'acromiale branche de l'axillaire.

Résection.

On peut réséquer soit l'omoplate tout entier (extirpation) soit seulement une partie de cet os. Sauf dans les cas où l'on intervient pour une tumeur de mauvaise nature, il est de règle de toujours opérer sur le vivant par la méthode sous-périostée.

Le sujet est couché sur le côté sain, de façon que l'épaule malade soit facilement accessible dans tous les sens; le bras correspondant à cette épaule est attiré en avant.

L'opérateur se tient vis-à-vis du dos du patient, l'aide prend place au côté opposé.

A. Résection totale ou extirpation de l'omoplate.

I. Sans conservation des muscles et du périoste.

Premier temps : Division de la peau.

Les incisions à lambeaux procurent seules une voie assez large pour l'ablation totale de l'omoplate. Elles dérivent toutes d'un type commun qui est représenté par une incision parallèle à l'épine de l'omoplate, sur laquelle tombent à angle plus ou moins aigu une ou plusieurs autres incisions.

a) Méthode de *Syme* (Fig. 167 *a b c d*).

On pratique sur la face postérieure de l'os une grande incision en T dont la branche transversale longe l'acromion et l'épine de l'omoplate et dont la branche perpendiculaire part de l'angle inférieur de l'os et monte verticalement en haut jusqu'à ce qu'elle rencontre l'incision précédente. Les deux lambeaux cutanés triangulaires *a b c* et *d b c* ainsi délimités, sont ensuite détachés des muscles sous-jacents, et rabattus vers leur base, l'un en dehors et l'autre en dedans.

b) Méthode de *Velpeau.*

Une première incision court transversalement le long de l'épine et de l'acromion; une seconde part de l'extrémité i n t e r n e de la précédente et descend en suivant le bord spinal de l'omoplate jusqu'au niveau de l'angle inférieur de celui-ci; une troisième incision, plus courte que les deux autres, se détache de l'extrémité e x t e r n e de la première et se dirige verticalement en haut. Les deux lambeaux cutanés triangulaires ainsi formés sont disséqués en quelques longs traits de couteau et repliés vers leur base.

Fig. 167.

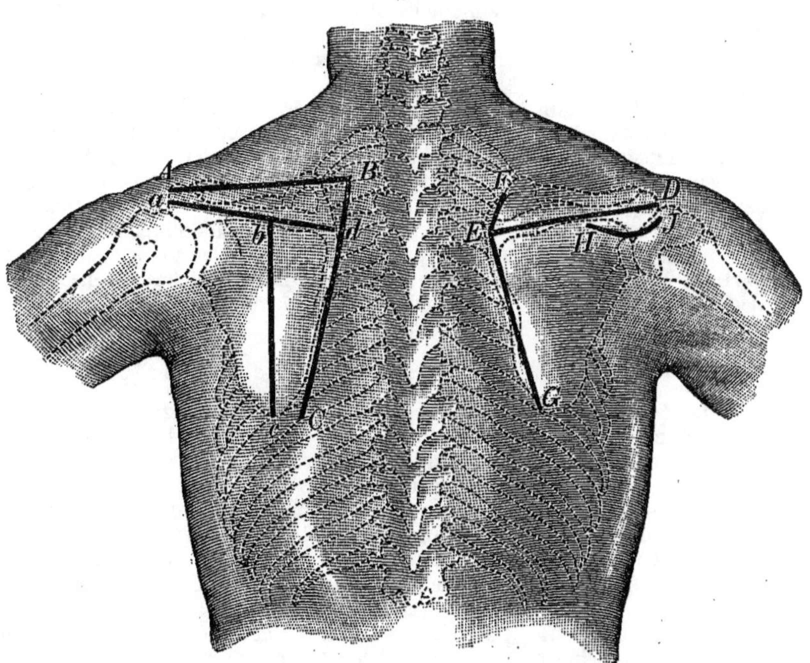

Incisions pour l'extirpation de l'omoplate.
a b c d. procédé de *Syme*; *A B C.* procédé de *v. Langenbeck*; *D E F G.* procédé d'*Ollier*;
H J. Incision pour la résection de la cavité glénoïde.

c) Méthode de *Ried.*

Ce chirurgien pratique une incision en forme d'H composée d'une branche transversale qui longe l'épine de l'omoplate, d'une branche verticale externe, assez courte, qui croise perpendiculairement l'acromion, d'une branche verticale interne, plus longue que la précédente, qui suit exactement le bord spinal de l'omoplate. Ces incisions délimitent de la sorte deux lambeaux cutanés quadrangulaires qui sont détachés des muscles sous-jacents et rabattus l'un en haut l'autre en bas.

d) Méthode de *Langenbeck* (Fig. 167 *A B C*).

Deux incisions se rencontrant à angle droit, dont l'une suit le bord supérieur et l'autre le bord spinal de l'omoplate, délimitent un seul lambeau cutané triangulaire à base externe; ce lambeau est disséqué et rabattu au dehors.

e) *Sédillot* et *Chassaignac.*

taillaient un lambeau semi-lunaire unique à base supérieure. Dans tous ces procédés les lambeaux doivent être purement tégumentaires; aucun muscle ne doit être atteint par leur dissection.

Deuxième temps: Section des attaches musculaires et désarticulation de l'omoplate.

On détache à longs traits de couteau, du bord interne de l'omoplate, l'insertion des muscles rhomboïdes et de l'angulaire, de l'acromion et de l'épine, celle du trapèze et du deltoïde, du bord supérieur, le muscle omo-hyoïdien, enfin du bord axillaire et de l'angle inférieur les muscles grand rond et petit rond.

Cela fait, pendant que la main gauche écarte du thorax le bord spinal de l'os, avec le couteau glissé à plat sous ce dernier on sépare de sa face anté-rieure le muscle grand dentelé et le sous-scapulaire. Une puissante incision en fer-à-cheval divise ensuite sur la tête humérale la capsule de l'articulation de l'épaule et l'insertion des muscles sus et sous-épineux à la grande tubérosité de l'humérus, une incision plus petite ouvre l'articulation acromio-clavicu-laire; l'os est alors luxé en dehors, ce qui permet d'aller couper par en bas la partie de la capsule non encore sectionnée, puis les attaches du biceps et du triceps au bord de la cavité glénoïde, puis enfin celles du petit pectoral et du coraco-brachial à l'apophyse coracoïde.

Troisième temps : Hémostase et réunion.

Le chirurgien qui possède bien son anatomie topographique et opère avec méthode, reconnaît sans difficulté les trois principales artères arrivant à l'omoplate, déjà même au moment de la division des parties molles; il peut ainsi saisir dans des pinces hémostatiques et fermer sans retard: au niveau de l'angle supéro-interne la scapulaire dorsale, sur le ligament coracoïdien la sus-scapulaire, au bord inférieur du long chef du triceps la circonflexe de l'épaule. Même lorsqu'on opère sur le cadavre, on ne doit pas manquer de rechercher dans la plaie aux endroits indiqués les différents vaisseaux que nous venons de citer.

Après la résection terminée, les lambeaux détachés seront replacés dans leur position primitive et fixés par des points de suture. Un gros drain traversera toute la plaie depuis son angle supéro-externe jusqu'à son angle inférieur.

2. Résection totale de l'omoplate par la méthode sous-périostée, d'après *Ollier.*

Premier temps: Division de la peau (Fig. 167 *DEFG).*

Une première incision commençant à l'extrême pointe de l'acromion, divise la peau et le périoste le long de l'épine de l'omoplate et s'arrête au bord spinal de l'os. Avec le couteau et l'élévatoire on détache sans retard de l'épine et de l'acromion l'insertion du trapèze et du deltoïde ainsi que le périoste. Sur l'extrémité interne de cette incision on en fait ensuite tomber deux autres, verticales, dont l'une descend le long du bord spinal de l'omoplate jusqu'au niveau de l'angle inférieur de cet os, dont l'autre monte le long de ce même bord jusqu'à hauteur de son angle supérieur : ces deux dernières incisions se rencontrent à angle obtus, et mettent à nu l'interstice qui sépare les muscles rhomboïdes des muscles sus et sous-épineux.

Deuxième temps : Dénudation de l'omoplate.

Avec la rugine et le couteau, on détache d'abord sous forme d'un lambeau triangulaire, les parties molles et le périoste qui recouvrent la fosse sous-épineuse; ce lambeau est rabattu vers le bord externe de l'os. On dénude de la même manière la fosse sus-épineuse et l'on en renverse le contenu en haut et en dehors. La dénudation de l'os doit surtout être faite avec soin au voisinage de l'échancrure coracoïdienne du bord supérieur.

Il reste alors à décoller les parties molles et le périoste qui tapissent la face inférieure de l'omoplate. On commence ce décollement au niveau de l'angle inférieur, et on le poursuit jusqu'au bord axillaire et jusqu'au col, pendant que de la main gauche on soulève progressivement l'os en haut et en dehors.

Troisième temps : Désarticulation de l'omoplate et destruction des liens coracoïdiens.

On divise d'abord avec le couteau la petite articulation acromio-claviculaire, puis pendant que la main gauche renverse fortement en haut et en dehors l'os dénudé, on sectionne de bas en haut la capsule articulaire et l'on détache les insertions des muscles à la cavité glénoïde ainsi qu'à la grande et à la petite tubérosité de l'humérus. Il reste encore à détruire les insertions des ligaments et des muscles à l'apophyse coracoïde. On y parvient surtout par la torsion de l'os, en s'aidant au besoin de la rugine et du couteau. Ce dernier temps de l'opération est sans contredit le plus laborieux; on peut néanmoins le faciliter beaucoup en sciant l'apophyse coracoïde.

Quatrième temps : Réunion

comme après l'extirpation par la méthode sus-périostée.

B. Résection partielle de l'omoplate.

I. Amputation de l'omoplate.

Elle se pratique entièrement d'après les données de l'extirpation totale de cet os; seulement au lieu de désarticuler celui-ci comme il a été dit, on se borne à le scier au niveau de son col ; on scie de même l'acromion et l'apophyse coracoïde, ou bien on énuclée ces apophyses des parties molles qui les recouvrent.

2. Résection de l'épine de l'omoplate et de l'acromion.

Une simple incision longitudinale conduite parallèlement à la saillie osseuse en question suffit pour cette résection.

3. Résection d'un angle de l'omoplate.

Une incision en forme de crochet mettra à nu la partie à réséquer.

III. Résection de l'épaule.

Anatomie topographique.

Voir : articulation scapulo-humérale, p. 102 (Fig. 168).

Résection.

Sur le vivant, la résection partielle, bornée à la décapitation de l'humérus, suffit généralement à la guérison complète des traumatismes et des inflammations qui atteignent l'articulation scapulo-humérale. La cavité glénoïde de l'omoplate est donc habituellement épargnée, à moins toutefois qu'elle ne soit également le siège de lésions très étendues. Le plus souvent cette cavité est saine, ou ne présente que des foyers inflammatoires circonscrits, qu'on parvient facilement à extirper à l'aide de la cuiller tranchante.

Fig. 168.

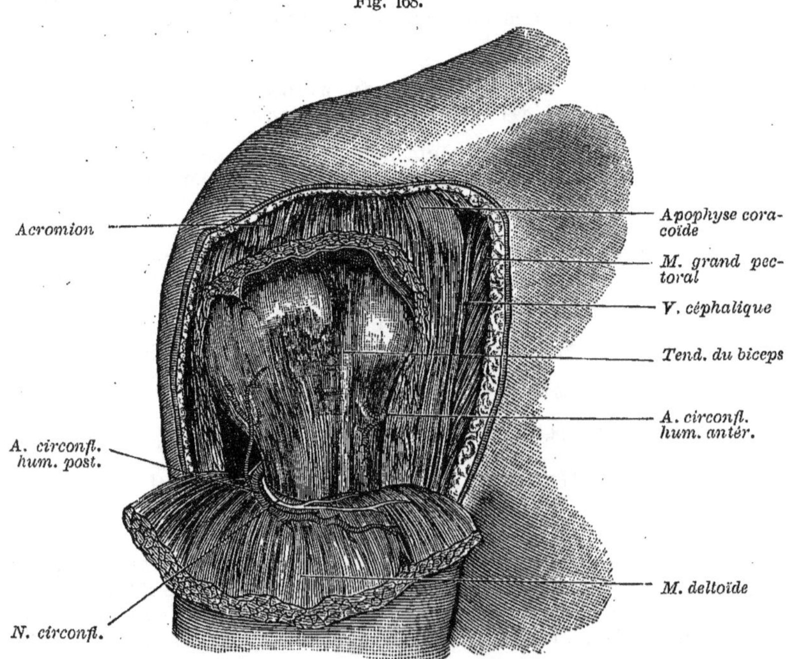

Articulation de l'épaule vue par sa face antéro-externe.

Le sujet est couché sur le dos, l'épaule un peu relevée à l'aide d'un billot ou d'un coussin ; le bras est étendu le long de la paroi latérale du thorax, l'avant-bras plié à angle droit repose sur le ventre.

L'opérateur se tient au côté du sujet, l'assistant derrière l'épaule malade.

A. Décapitation de l'humérus.

I. Méthode ancienne ou sus-périostée — incision longitudinale antérieure de v. Langenbeck (Fig. 169 *aa*).

Premier temps : Division des parties molles et dénudation de la tête humérale.

Une incision qui part du bord antérieur de l'acromion, et descend dans la direction du grand axe de l'humérus, sur une étendue de 6 à 10 centim., divise d'emblée la peau et les faisceaux du deltoïde en mettant à nu la capsule articulaire et la coulisse bicipitale de l'humérus.

Cette incision atteint forcément l'artère circonflexe humérale et le nerf axillaire qui l'accompagne, d'où paralysie de la partie antérieure du deltoïde ; on peut éviter cet inconvénient en rendant la plaie moins profonde à sa partie inférieure : la pointe du couteau n'arrivant pas alors jusqu'à l'os épargne les organes précités, mais en revanche la voie créée de cette manière est nécessairement rétrécie.

Pendant que l'aide rétracte avec des crochets les deux lèvres de la plaie, on ouvre ensuite la gaine fibreuse du tendon bicipital entre les deux tubérosités, puis faisant glisser le couteau, avec le dos de la lame reposant sur l'os, tout le long de ce tendon, on fend complètement de bas en haut, la gaine tendineuse ainsi que la capsule articulaire.

Le bras est légèrement tordu en dehors, le tendon bicipital chargé sur un rétracteur est attiré du même côté ; à l'aide d'une puissante incision curviligne partant de la fente capsulaire et cernant le bord libre de la petite tubérosité de l'humérus, on divise alors l'insertion de la capsule et du sousscapulaire à cette tubérosité.

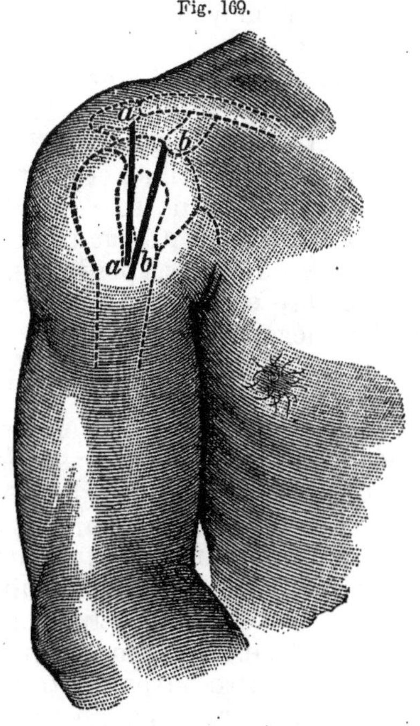

Fig. 169.

Incisions pour la résection de la tête de l'humérus.
aa. incision de *v. Langenbeck;*
bb. incision d'*Ollier* et *C. Hueter.*

Le tendon du biceps est reporté au delà de la petite tubérosité vers le creux axillaire, le bras lentement replacé en rotation interne. Pendant cette rotation même, on circonscrit le bord libre de la grande tubérosité par une seconde incision courbe en tout semblable à la précédente, commencée comme elle au niveau de la coulisse, et qui divise à la fois l'insertion de la capsule et celles des muscles sus-épineux, sous-épineux, et petit rond.

Deuxième temps : Luxation de la tête humérale et décapitation de l'humérus.

On presse fortement sur l'extrémité inférieure de l'humérus et la tête s'échappe hors de la plaie; on coupe alors l'insertion postérieure de la capsule, puis saisissant la tête dans la main gauche ou dans les mors d'un davier à résection, on l'abat avec la petite scie à main, pendant que l'assistant protège les parties molles au moyen d'élévatoires glissés transversalement en arrière de l'os.

La hauteur à laquelle doit se faire la section de l'humérus varie naturellement d'après l'étendue de la lésion qui a nécessité la résection. La règle est de ne retrancher de l'os que le plus petit segment possible, et pour ce faire on est souvent autorisé à donner au trait de scie une direction oblique par rapport au grand axe de l'os. Chaque fois qu'on opère sur de très-jeunes sujets, on ne doit pas perdre de vue que la croissance ultérieure du membre est liée à la conservation de l'épiphyse supérieure de l'humérus.

Troisième temps : Hémostase et réunion.

La division des deux circonflexes humérales produit seule une hémorragie assez conséquente; on recherchera ces artères au niveau du col chirurgical et on les étreindra par une ligature ordinaire ou dans une ligature médiate. Sur le vivant, on aura en outre à lier quelques artères musculaires.

Si la plaie doit être ensuite fermée par la suture, on fera bien de pratiquer une petite contre-ouverture au bord postérieur du muscle deltoïde; un drain de moyenne grandeur introduit par cette contre-ouverture traversera toute la cavité de la plaie, et ressortira par son angle inférieur.

2. Résection sous-périostée de la tête humérale — incision longitudinale antérieure de v. Langenbeck (Fig. 169 aa).

Premier temps : Division des parties molles et décortication de la tête humérale.

L'incision des parties molles commence, de même que dans la résection sus-périostée, au bord antérieur de l'acromion et descend de là verticalement en bas, en pénétrant d'emblée à travers les faisceaux du deltoïde jusque sur le périoste. Celui-ci

est alors incisé le long du bord externe, puis du bord interne de
la gaine tendineuse du long chef du biceps. Tout en tordant
l'humérus en dehors, on insinue ensuite l'élévatoire sous la lèvre
interne de la plaie périostée, et on décolle, en commençant par
le bas, l'insertion tendineuse et le périoste qui recouvrent la
petite tubérosité. Le tendon du biceps est détaché de la coulisse
bicipitale et attiré en arrière de la tête humérale; puis, pendant
qu'on reporte lentement le bras en rotation interne, on décortique à son tour la grande tubérosité.

Sur le cadavre, cette dénudation des tubercules n'est pas
sans présenter de grandes difficultés provenant de l'adhérence
intime du périoste aux os sous-jacents; aussi est-on souvent
contraint de s'aider du couteau à résection, avec lequel on doit
alors inciser toujours dans la direction de l'os. Ce temps de
l'opération devient par contre beaucoup plus facile sur le vivant
en raison de l'épaisissement habituel du périoste à la suite de
l'inflammation préexistante. Dans tous les cas, le plus sûr moyen
de conserver intacts les insertions musculaires et le périoste,
c'est de faire sauter à l'aide du ciseau et du marteau les lamelles
corticales de l'humérus qui leur servent d'attache.

Dès que par une dénudation suffisamment étendue des
tubérosités, on a ainsi obtenu deux lambeaux périostés ne
faisant qu'un avec la capsule articulaire, on ouvre celle-ci par
une incision longitudinale partant de la coulisse bicipitale, et
remontant assez haut pour que la tête articulaire puisse se
luxer en avant entre les deux lèvres de la plaie. D'un dernier
trait de couteau pénétrant jusque dans l'os, on divise à l'intérieur de la jointure même, l'insertion de la capsule au pourtour
inférieur de la tête de l'humérus, et cette fois encore on pratique
à ce niveau le décollement du périoste.

> Deuxième et troisième temps : Décapitation et
> réunion comme dans la résection par la
> méthode ancienne ou sus-périostée.

3. Résection sous-périostée de la tête humérale — Incision antérieure oblique de *Ollier* et *C. Hueter* (Fig. 169 *bb*).

Dans le but d'épargner complètement le muscle deltoïde et
le nerf circonflexe, *Ollier* et *C. Hueter* reportent l'incision extérieure tout-à-fait en dedans et en avant.

Ils appliquent le couteau, avec le tranchant tourné vers la
tête humérale, à hauteur du bord inférieur de la clavicule immédiatement en dehors de l'apophyse coracoïde, et l'enfonçant à
travers la peau et les fibres les plus antérieures du deltoïde
directement jusque sur l'os, ils le conduisent obliquement en
bas et en dehors jusqu'en dessous de la petite tubérosité.

Cette dernière, que cette incision met à découvert dans la plaie, est tout d'abord dépouillée de son périoste, puis vient le tour de la grande tubérosité qu'on parvient également à décortiquer en faisant porter le bras dans la rotation interne de plus en plus accusée.

La dénudation sous-périostée et au besoin sous-corticale de la tête humérale, ainsi que la section de cette dernière, s'exécutent soit de la même manière que dans l'opération précédente, soit de la façon suivante préconisée par *C. Hueter* : à l'aide de la rugine et du crochet d'*Ollier* (Fig. 153 *b*, p. 211), pénétrant à travers la fente périostée, on commence par décoller, sous forme d'anneau, le périoste uni aux parties molles qui recouvrent le col chirurgical de l'humérus, puis, pendant que l'élévatoire protège ces parties, avec la petite scie cultellaire on sectionne l'os à 1 centim. environ en dessous du rebord inférieur de la surface articulaire. Une fois sectionnée, l'extrémité articulaire est saisie dans les mors d'un davier à résection, puis tordue en dehors, pour permettre à la rugine de poursuivre le décollement du périoste à la face interne de l'os jusque contre la capsule. On ouvre cette dernière à sa partie la plus inférieure et la plus interne, et l'on fait saillir la tête hors de la capsule; alors seulement a lieu la dénudation des tubérosités.

Ce procédé de la section de l'os, précédant sa dénudation intra-capsulaire, avait déjà été recommandé autrefois par *Chassaignac* et plusieurs autres chirurgiens. On y recourra de préférence sur le vivant chaque fois que la tête humérale présentera des lésions très étendues.

Tous les autres temps de l'opération s'accomplissent absolument de la même façon que dans le procédé de résection sous-périostée de *v. Langenbeck*.

Après une résection sous-périostée et sous-corticale bien exécutée, périoste, insertions musculaires et capsule restent en parfaite continuité, et ne forment ensemble qu'une seule gaine capsulo-périostée qui adhère en haut au pourtour de la cavité glénoïde de l'omoplate; de cette façon les muscles ne se rétractent pas, et le tronçon restant de l'humérus ne peut basculer en dedans et se placer sous l'apophyse coracoïde.

Lorsqu'il y a possibilité de réséquer dans l'épaisseur même des tubérosités (le résultat est toujours alors infiniment meilleur), on pratique encore le décollement intra-capsulaire des insertions musculaires en veillant avec soin à ce que celles-ci ne soient pas coupées transversalement, mais restent en parfaite continuité avec l'os. On abat ensuite la tête à l'aide de la petite scie à main agissant sur place. Parfois enfin, avec le ciseau et le marteau, on réussit à enlever la tête sous forme d'un coin

17

osseux à base supérieure, qu'on extrait d'entre les tubérosités
en conservant ainsi toutes les insertions musculaires.

Dans les cas d'affection tuberculeuse de l'articulation, il faudra, sitôt la
décapitation terminée, extirper soigneusement avec des pinces et des ciseaux
toutes les parties malades de la synoviale. On n'oubliera donc pas d'inspecter
le cul-de-sac formé par la capsule à la face interne du col de l'omoplate,
ainsi que la bourse muqueuse voisine sous-scapulaire; si l'on n'avait que
difficilement accès dans ce recessus, on pourrait même élargir sa voie en
abattant avec le ciseau le bord interne de la cavité glénoïde. Cette dernière
sera à son tour soigneusement examinée pour voir si elle n'est pas le siége
de quelques foyers morbides qu'il faudrait enlever avec la curette.

Lorsque la simple incision longitudinale pratiquée à la face antérieure
de l'épaule ne permet pas de voir suffisamment dans tous les recoins de la
cavité articulaire, on peut alors faire tomber sur son extrémité supérieure
une seconde incision qui se porte transversalement en dehors à 1 centimètre
en dessous de l'acromion, et délimite avec la première un l a m b e a u   t r i a n -
g u l a i r e à la fois cutané et musculaire, qu'on détache de la capsule sous-
jacente. Une fois l'opération terminée, le lambeau est remis en place et fixé
par une suture musculaire aussi parfaite que possible.

B. Résection de la cavité glénoïde de l'omoplate.

(Fig. 167 *HJ*).

Méthode de *M. Perrin* et *Esmarch* : Une incision curviligne, qui commence à un travers de doigt au devant du bec de
l'acromion, et qui se porte en arrière le long du bord inférieur
de cette apophyse sur une étendue de 10 centim. environ, divise
d'emblée la peau et l'insertion du deltoïde à l'acromion, en
découvrant par en haut la paroi postérieure de la capsule.

Entre les tendons des muscles sus-épineux et sous-épineux,
on fend ensuite la capsule de haut en bas, jusqu'au milieu de la
grande tubérosité, en divisant avec elle les parties molles (peau
et deltoïde) qui la recouvrent.

Dans le prolongement de la fente capsulaire on incise le
périoste sur le col de l'omoplate, puis avec le couteau et la
rugine on le détache circulairement de l'os en le maintenant en
continuité avec la capsule et le tendon du biceps. Il ne reste
plus alors qu'à scier le col de l'omoplate à l'aide de la petite scie
cultellaire. Sur le vivant un drain sera fixé dans l'angle inférieur
de la plaie, puis la partie restante de celle-ci fermée par la suture.

IV. Résection du corps de l'humérus.

A n a t o m i e   t o p o g r a p h i q u e : voir p. 108.

Résection.

Toutes les résections portant sur le corps de l'humérus se
pratiquent par la méthode sous-périostée.

L'os n'est superficiellement situé qu'au niveau du sillon

bicipital externe, et là seulement on peut facilement l'atteindre sans léser aucun organe important. On ne doit pourtant pas oublier que le nerf radial et l'artère humérale profonde sont enroulés en spirale autour de la diaphyse humérale : l'endroit où le nerf apparaît au bord externe de l'os se trouve à égale distance de l'insertion du deltoïde à l'humérus et de l'épicondyle. On tiendra compte également de la présence dans ce sillon de la veine céphalique, qui se rend au bord antérieur du deltoïde, en montant à la face externe de l'aponévrose le long du bord externe du muscle biceps.

Pour ces différentes raisons l'incision longitudinale qu'on pratique dans le sillon bicipital externe, ne pénétrera pas d'emblée jusqu'à l'os, mais divisera plutôt couche par couche les différentes parties molles. Dans le fond de cette incision, après avoir fait rétracter le triceps en arrière, le brachial antérieur et le biceps en avant, on fendra le périoste dans le sens de la longueur de l'os, pendant qu'un aide rétractera prudemment en arrière le nerf radial préalablement chargé sur un crochet mousse. A travers la fente périostée on engagera ensuite la pointe de l'élévatoire, avec lequel on décollera le périoste sur tout le pourtour du segment diaphysaire à enlever, puis tout en s'aidant du même élévatoire pour protéger les parties molles, avec la petite scie cultellaire on réséquera finalement le tronçon osseux dénudé.

Les deux extrémités de l'os seront ensuite rapprochées l'une de l'autre, et au besoin même réunies par la suture osseuse (v. p. 214); un drain enfoncé jusque contre l'os ressortira par l'angle inférieur de la plaie; celle-ci sera ensuite suturée dans tout le restant de sa longueur.

A condition de toujours ménager avec le plus grand soin le nerf radial, on peut, en cas de besoin, réséquer toute la moitié supérieure de l'humérus en prolongeant l'incision précitée le long du bord postérieur du muscle deltoïde; pour réséquer la moitié inférieure de cet os on ferait descendre cette même incision entre le triceps et le long supinateur jusqu'à hauteur de l'épicondyle. Enfin, toujours de la même façon, on pratiquerait l'extirpation totale de l'humérus en sciant d'abord l'os en son milieu, puis en extirpant chaque moitié isolément.

V. Résection du coude.

Anatomie topographique : voir p. 111 (Fig. 170).

Résection.

C'est précisément dans la résection du coude que la méthode sous-périostée fait le mieux valoir les avantages incontestables

qu'elle présente sur la méthode ancienne ou sus-périostée; aussi
l'emploie-t-on toujours ici à l'exclusion de cette dernière. Même
dans les cas d'intervention pour inflammation fongueuse de
l'articulation, la résection sous périostée suivie de l'excision de
la synoviale malade se montre encore beaucoup supérieure à
l'autre et doit par conséquent lui être préférée. Afin de n'altérer
qu'au minimum la continuité du périoste, de la capsule, des

Fig. 170.

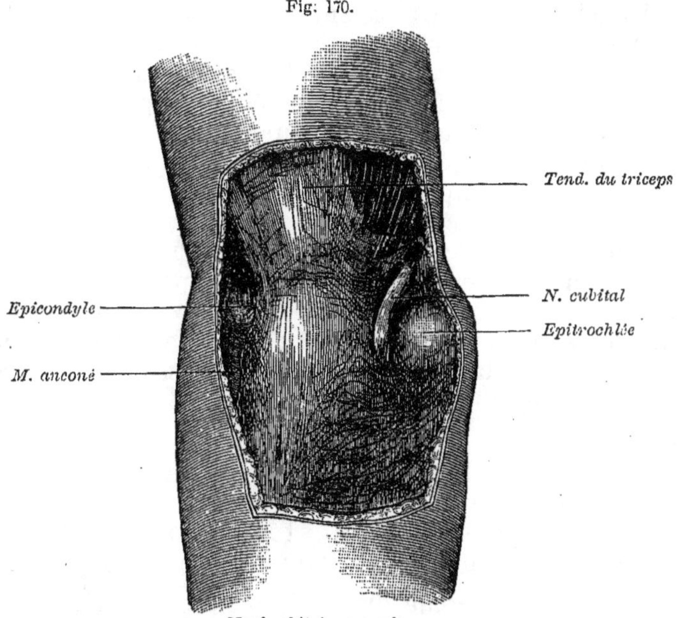

Nerf cubital au coude.

insertions tendineuses et de l'aponévrose, on n'emploiera comme
incisions extérieures qu'une ou deux incisions simples, pratiquées autant que possible dans le sens de la longueur du
membre; même dans les cas les plus difficiles, ces incisions, un
peu agrandies au besoin, nous permettront toujours d'atteindre
notre but; les anciennes incisions composées en T, en H, en V
et les incisions curvilignes sont donc aujourd'hui justement
abandonnées.

L'articulation n'est facilement accessible qu'en arrière et sur
les côtés; en l'attaquant par sa face antérieure on s'exposerait à
blesser les organes importants qu'on rencontre au pli du coude:
il faudra dans tous les cas tenir bien compte de la présence du
nerf cubital dans la gouttière osseuse qui se trouve à la face
postérieure de l'épitrochlée (voir fig. 170). La résection peut
porter à la fois sur les trois os qui concourent à la formation de
l'articulation : résection totale du coude; d'autres fois

elle est seulement **partielle** et n'intéresse qu'un ou deux de ces mêmes os.

A. Résection totale du coude.

I. Résection sous-périostée du coude d'après *v. Langenbeck* — incision longitudinale postérieure (Fig. 171 A).

Le sujet est couché sur le dos, mais en même temps un peu incliné latéralement, de manière à relever légèrement le côté sur lequel on opère. L'assistant fixe le bras et l'avant-bras, et présente à l'opérateur la face dorsale du coude.

L'hémorragie produite par la division des branches artérielles du réseau articulaire, sans être des plus considérables, l'est pourtant toujours assez pour gêner le chirurgien dans l'exécution de son opération. L'assistant qui fixe le bras fera donc bien de comprimer en même temps l'artère brachiale contre le corps de l'humérus. *Langenbeck* recourt même à l'ischémie artificielle d'*Esmarch*; mais dans les cas d'inflammation fongueuse, cette ischémie nous expose à ne pas savoir distinguer facilement le tissu sain d'avec les granulations fongueuses vides de sang. Avant de commencer l'opération, on déterminera par la palpation des saillies osseuses le siége exact de l'interligne articulaire.

Premier temps : Incision longitudinale sur la face postérieure de l'olécrâne et de l'humérus; dénudation sous-périostée de la partie interne de l'articulation.

Sur la face dorsale du coude on pratique une incision longitudinale, mesurant 8 à 10 centim. d'étendue, et dont le milieu correspond à l'interligne articulaire; cette incision siége un peu en dedans de la ligne médiane de la face postérieure de l'olécrâne et pénètre d'emblée jusqu'à ce dernier et jusqu'à l'humérus.

D'après *C. Hueter*, l'incision ne doit arriver sur l'os qu'au niveau de l'olécrâne; plus haut elle doit seulement mettre à nu le tendon du triceps : pour fendre ensuite celui-ci très-nettement, au bord supérieur de l'olécrâne, on enfonce le couteau, avec le tranchant regardant en haut, directement jusque sur l'humérus, et dès que sa pointe a heurté l'os on la pousse en arrière du muscle jusqu'à hauteur de l'angle supérieur de la plaie; en redressant alors le manche de l'instrument on fend le triceps dans le sens de sa longueur.

Avec des pinces à dents de souris, et avec le couteau coupant

Fig. 171.

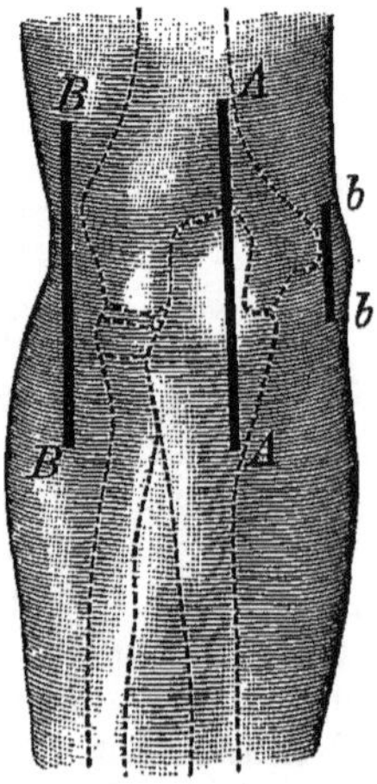

AA. Incision longitudinale postérieure de *v. Langenbeck*, pour la résection du coude;
BB, bb Incisions latérales de *C. Hueter* pour cette même résection.

tout le temps vers l'os et dans le sens de la longueur de la plaie, on détache ensuite et on reporte vers le bord cubital de la jointure toutes les parties molles, périoste et capsule compris, qui se trouvent en dedans de l'incision tégumentaire : on doit surtout bien veiller à ce que le tendon du triceps reste en parfaite continuité avec le périoste olécrânien, l'aponévrose et la peau. Le couteau ne doit pas quitter l'os un seul instant, de crainte qu'il n'atteigne le nerf cubital dans sa gouttière de la face postérieure de l'épitrochlée. Le moyen suivant met plus sûrement encore ce nerf à l'abri de toute lésion : avec l'ongle du pouce ou de l'index, précédant le couteau dans le fond de la plaie, et rasant la surface de l'os, on éloigne de l'instrument les parties molles à détacher en les refoulant progressivement vers le bord interne de l'articulation. En procédant de cette manière, il peut même se faire que le nerf passe complètement inaperçu. En raison de l'adhérence intime du périoste aux os de cette jointure, on ne fait guère servir l'élévatoire à la décortication de ces derniers. Chez l'enfant on réussit à peler pour ainsi dire les os avec le couteau, c'est-à-dire à en détacher les lamelles corticales superficielles conjointement avec le périoste.

Dès que la dénudation des os a atteint l'épitrochlée, on dit à l'aide de plier modérément le coude, puis par une incision en demi-cercle, on détache de cette saillie osseuse le ligament latéral interne et les insertions musculaires en continuité avec le périoste. Mieux vaut pourtant, pour bien conserver ces attaches musculo-ligamenteuses, faire sauter avec elles l'épitrochlée au moyen du ciseau et du marteau.

Deuxième temps: Dénudation sous-périostée de la partie externe de l'articulation.

Les parties molles détachées étant replacées dans leur position primitive, on pratique de la même manière que tantôt la dénudation sous-périostée du segment externe de l'article; pour faciliter le décollement des tissus, un aide les soulève et les tend au moyen d'un rétracteur mousse construit sur le modèle des crochets à strabisme. On s'appliquera particulièrement ici à détacher avec beaucoup de soin le muscle anconé de la face externe du cubitus, et à désinsérer convenablement le ligament latéral externe et les attaches musculaires de l'épicondyle. Pendant ce temps de l'opération, le tranchant du couteau devra toujours agir dans le sens de la longueur de l'os. Ici encore il sera préférable de se servir du ciseau et du marteau pour détacher tout en une fois, ligament latéral, insertions musculaires et saillie épicondylienne.

Troisième temps: Luxation des extrémités articulaires et section de ces extrémités.

On fléchit fortement l'avant-bras sur le bras, et l'extrémité de l'humérus s'échappe hors de la plaie; on la sectionne avec la petite scie à main, soit tout juste en dessous des saillies épitrochléenne et épicondylienne, soit dans l'épaisseur même de ces saillies. Sur le vivant, la hauteur à laquelle il faudra faire mordre la scie dépendra naturellement du degré d'extension de l'inflammation ou du traumatisme. Lorsque l'extrémité articulaire toute entière fera saillie hors de la plaie, on pourra en pratiquer la section à l'aide d'une scie ordinaire à arbre ou à feuille.

On luxera de même les extrémités supérieures des deux os de l'avant-bras après avoir détaché de l'apophyse coronoïde l'insertion du brachial antérieur; puis avec la petite scie cultellaire, on les réséquera à une hauteur variable d'après l'étendue de la lésion : d'une manière générale, on ne doit retrancher de chaque os que le plus petit segment possible.

Quatrième temps: Réunion de la plaie.

Il est rare qu'après l'opération on ait encore à fermer par la ligature l'une ou l'autre branche du réseau articulaire. Quant à l'hémorragie qui pourrait être causée par la division des branches musculaires du triceps, la suture suffit généralement à l'arrêter. Dans le fond de la cavité de résection on poussera un drain de moyen calibre qu'on fera ressortir par l'angle supérieur de la plaie : le membre supérieur devant ensuite être placé dans l'élévation, cet angle deviendra naturellement le point le plus déclive de la plaie. On achèvera de fermer celle-ci à l'aide de quelques points de sutures profondes embrassant toute l'épaisseur des parties molles.

2. Résection sous-périostée du coude d'après *C. Hueter* — deux incisions longitudinales latérales, dont une petite cubitale et une grande radiale, (Fig. 171 *BB, bb).*

Pour ménager complètement le tendon du triceps, *C. Hueter* reporte l'incision de résection sur le côté radial ou externe de la jointure. Le sujet est couché sur le dos, le bras écarté du tronc, reposant sur une petite table; l'assistant fixe le coude malade sur un billot, et en tourne le bord cubital vers l'opérateur qui se tient assis sur une chaise à côté de la petite table. Pour les autres préparatifs, voir ce qui a été dit pour 1.

Premier temps: Incision cubitale et désinsertion sous-périostée du ligament latéral interne et des attaches musculaires épitrochléennes.

Le long du bord antérieur de l'épitrochlée, on pratique

une incision de 2 centim. d'étendue qui met d'emblée l'os à découvert (Fig. 171 *bb)*. Le voisinage immédiat du nerf cubital fait qu'on doit éviter avec soin de tomber sur le bord postérieur de cette saillie. Avec un couteau à résection assez pointu et rasant l'os de très près, on détache ensuite de l'épitrochlée l'insertion du ligament latéral interne et celle des muscles fléchisseurs de la main, ou ce qui vaut mieux encore, on fait sauter au ciseau l'épitrochlée emportant ses attaches musculo-ligamenteuses.

Deuxième temps: Incision radiale et résection de la petite tête du radius.

Le coude repose maintenant sur le billot par son bord interne; son bord externe regarde donc directement en haut; l'opérateur va se placer au côté externe du bras. Le long du bord libre de l'épicondyle il pratique une incision de 8 à 10 centim. d'étendue, qui arrive en bas jusqu'en dessous de la petite tête du radius, et qui pénètre d'emblée jusque sur l'os (Fig. 171 *BB)*. Cette incision divise dans le sens de leur longueur, les muscles extenseurs qui recouvrent le pourtour postérieur de la tête du radius, ainsi que le ligament latéral externe; elle divise perpendiculairement le ligament annulaire du radius.

Le nerf radial siége en avant de l'incision et n'est donc nullement inquiété. Lorsque le bras est bien étendu, l'incision radiale est parfaitement rectiligne; si l'on vient à fléchir le coude, elle forme alors un angle ouvert en avant, plus ou moins aigu suivant le degré de flexion, et dont le sommet correspond à l'épicondyle.

Dans la fente périostée du radius on insinue la pointe d'un élévatoire avec lequel on décolle les parties molles qui recouvrent la face antérieure et la face postérieure de la tête de cet os; une fois celle-ci dénudée, on la sectionne sur place avec la petite scie cultellaire, en protégeant comme toujours les parties molles avec l'élévatoire; ce dernier instrument introduit entre les deux surfaces de section de l'os, fait ensuite basculer hors de la plaie la tête devenue libre.

Deuxième temps: Dénudation et luxation en dehors de l'extrémité de l'humérus; résection de cette extrémité.

Le bout de l'index enfoncé dans la plaie soulève en avant la paroi capsulaire antérieure. A l'aide du couteau agissant toujours parallèlement à l'os et dans la direction de celui-ci, on détache alors la paroi précitée et le périoste au niveau de l'épicondyle. Le décollement capsulo-périosté ainsi amorcé avec le couteau, peut être ensuite poursuivi au moyen de l'élévatoire à la face antérieure de l'humérus, le coude ayant d'abord été modérément fléchi.

Le coude est redressé et la paroi capsulaire postérieure soulevée à son tour par l'extrémité de l'index introduit dans la plaie; puis, avec le couteau d'abord, et l'élévatoire ensuite, on détache comme tantôt la paroi de la capsule et le périoste au niveau de la face postérieure de l'humérus. On peut également, à l'aide du ciseau appliqué sur la face antérieure préalablement dénudée de l'épicondyle, faire sauter cette saillie osseuse conjointement avec ses attaches musculaires et ligamenteuses, puis avec l'élévatoire parfaire la dénudation sous-périostée de la face postérieure de l'humérus.

Dès ce moment un simple mouvement d'adduction imprimé à l'avant-bras suffit à faire saillir l'extrémité de l'humérus à travers la plaie radiale, et du même coup le nerf cubital abandonne lui-même sa gouttière osseuse en glissant par dessus l'épitrochlée. Avec la scie cultellaire ou bien avec la scie à arbre, on sectionne alors l'extrémité de l'humérus à hauteur des épicondyles.

La luxation de l'extrémité articulaire de l'humérus à travers la plaie radiale doit toujours être facile à produire; chaque fois qu'on éprouvera quelque résistance, on pourra être assuré que le décollement de la capsule n'a pas été bien exécuté. Il ne faudra en tous cas jamais vouloir vaincre cette résistance par la force, car on risquerait de voir la luxation se produire brusquement, et le périoste se décoller sur une grande étendue de la surface du corps de l'humérus.

Troisième temps : Décortication et résection de l'olécrâne.

L'assistant saisit l'avant-bras, et fait saillir l'olécrâne contre la lèvre antérieure de l'incision radiale; l'opérateur écarte lui-même l'autre lèvre, et par de petites incisions pénétrant chaque fois jusque dans l'os, il détache de l'olécrâne, en commençant par la pointe, le tendon du triceps uni au périoste et à l'aponévrose antibrachiale. Il désinsère ensuite le brachial antérieur de l'apophyse coronoïde, et scie transversalement l'extrémité articulaire du cubitus.

Si la résection a été pratiquée pour une inflammation fongueuse de l'articulation, il faudra terminer l'opération par l'extirpation de la synoviale malade à l'aide des pinces et des ciseaux de *Cooper*.

Quatrième temps: Drainage de la plaie et réunion.

L'hémostase se pratique comme dans le procédé de *Langenbeck*. On traverse ensuite la plaie avec un drain de moyen calibre qu'on fait ressortir par les deux plaies latérales, puis on ferme la plaie radiale à l'aide de sutures profondes réunissant également les muscles. *C. Hueter*, qui avait observé à différentes reprises la suppuration de la bourse muqueuse olécrânienne, drainait séparément cette bourse à travers une petite fente pratiquée dans les téguments de la face postérieure du coude. La perfection acquise aujourd'hui à la méthode antiseptique rend désormais cette précaution inutile.

Au moment où le malade sort de la narcose, il est facile de s'assurer de l'intégrité du nerf cubital par la conservation plus ou moins parfaite des mouvements des doigts (abduction et adduction des doigts, extension des phalanges terminales). Lorsqu'on opère sur le cadavre, on ne doit jamais négliger de rechercher après l'opération le nerf cubital dans la partie interne de la plaie.

3. Résection sous-périostée du coude d'après *Jeffray*, *Ollier* et *P. Vogt* — incision longitudinale bilatérale (Fig. 172).

Même position du sujet que précédemment.

Premier temps: Incision radiale le long du bord libre de l'épicondyle et de la tête du radius; résection de cette dernière.

Ce premier temps ne diffère en rien du temps correspondant de l'opération d'*Hueter* (voir plus haut).

Deuxième temps: Détachement au ciseau de l'épicondyle emportant les insertions du ligament latéral externe et des muscles extenseurs de la main; dénudation de l'humérus.

Le ciseau étant appliqué sur la face antérieure de l'épicondyle, d'un seul coup de maillet on fait sauter cette saillie osseuse et avec elle les insertions ligamenteuses et musculaires. Pendant que l'index de la main gauche introduit dans la plaie, soulève en avant la paroi capsulaire antérieure, on détache l'insertion de cette dernière à l'aide d'un couteau boutonné rasant l'os d'aussi près que possible; avec la rugine on décolle ensuite le périoste de la face antérieure de l'humérus, en ayant soin de ménager sa continuité avec la capsule. Capsule et périoste sont détachés de la même manière à la face postérieure de l'humérus.

Troisième temps : Incision cubitale le long de l'épitrochlée; abatage au ciseau de cette dernière et de ses insertions musculaires et ligamenteuses; achèvement de la dénudation de l'humérus.

L'incision interne part d'au-dessus de l'épitrochlée (se rappeler qu'à un travers de main au-dessus du coude le nerf cubital traverse la cloison intermusculaire interne pour se rendre à la face postérieure de l'épitrochlée), et descend sur une étendue de 6 centim. derrière le bord postérieur de cette apophyse. D'un coup de maillet l'épitrochlée est détachée et rabattue par devant, conjointement avec les insertions du ligament latéral interne et des muscles fléchisseurs de la main ; puis, comme on l'a fait déjà du côté externe, on décolle l'insertion capsulaire, le périoste et toutes les parties molles qui recouvrent la partie interne de l'extrémité de l'humérus.

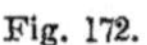

Fig. 172.

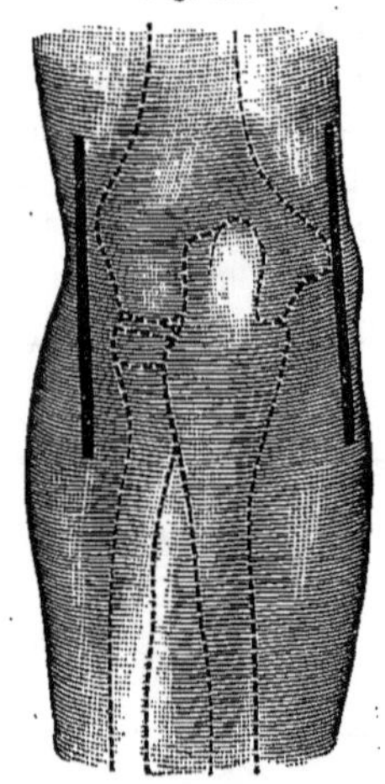

Incision bilatérale pour la résection du coude d'après *Jeffray, Ollier* et *P. Vogt.*

Quatrième temps: Section sur place de l'humérus; désinsertion au ciseau du tendon du triceps; section de l'olécrâne.

Avec l'élévatoire, sondant la plaie dans toute sa largeur, on s'assure encore une fois que l'extrémité inférieure de l'humérus est parfaitement dénudée sur ses deux faces. L'assistant soulève ensuite avec deux élévatoires ou deux anses de ruban les parties molles antérieures et postérieures, et l'opérateur, armé de la scie de *Langenbeck* ou de la scie à chaîne, sectionne transversalement l'humérus à hauteur de la ligne réunissant l'épitrochlée et l'épicondyle.

Pour terminer, on détache au ciseau et au marteau l'insertion du tendon du triceps unie aux lamelles corticales de la face postérieure de l'olécrâne, et l'on résèque la partie restante de cette dernière apophyse, soit avec la scie cultellaire, soit également au moyen du ciseau.

Cinquième temps : Drainage et réunion.

Un drain de moyen calibre traverse la plaie de part en part et ressort par les deux incisions latérales; celles-ci sont réunies par des points de sutures profondes.

*   *   *

Le procédé de résection du coude de *v. Langenbeck* est

avantageux, d'abord par son incision très simple, et ensuite parce qu'il conserve intactes les fonctions du triceps.

L'incision radiale de *Hueter* ne touche pas au tendon du triceps, et de plus met le nerf cubital à l'abri de tout danger.

L'incision bilatérale crée à la vérité une plaie plus étendue que celle obtenue par les deux autres méthodes, mais par contre elle permet de scier l'humérus sur place, et ainsi ne nous expose pas à décoller involontairement le périoste sur une grande étendue de l'os. Par ce procédé aussi nous pouvons plus facilement abattre au ciseau l'épitrochlée et l'épicondyle et conserver d'autant mieux les attaches musculo-ligamenteuses. L'incision bilatérale convient particulièrement bien pour la résection toujours si difficile du coude ankylosé.

Tiling vante beaucoup l'«arthrectomie» appliquée à l'articulation du coude. Voici comment il la pratique :

L'articulation est découverte en arrière par une incision curviligne à base inférieure, qui commence un peu en dessous de l'articulation radio-humérale, monte à la face postérieure du coude en divisant transversalement le triceps à 3 ou 4 travers de doigt au-dessus de la pointe de l'olécrâne, et descend se terminer à la face postérieure de l'épitrochlée entre la pointe de cette dernière et le nerf cubital. L'incision n'intéresse d'abord que la peau ; on divise ensuite couche par couche les autres parties molles jusque sur l'os. Le nerf cubital est dégagé de sa gouttière et rétracté en dedans. Le lambeau circonscrit par l'incision ayant été détaché du périoste et rabattu vers le bas, on fait sauter au ciseau et on reporte en bas et en avant l'épicondyle et l'épitrochlée emportant leurs insertions musculaires et ligamenteuses. Cela fait, on ouvre largement la jointure et l'on extirpe soigneusement la synoviale malade et les portions d'os altérées. Pour terminer on ramène en place les extrémités articulaires, on réunit l'épicondyle et l'épitrochlée à l'humérus, soit par la suture osseuse, soit simplement en les clouant, on suture les deux bouts du triceps, et l'on ferme finalement la plaie cutanée.

B. Résections partielles.

I. Résection de la petite tête du radius.

Le bras repose par son bord interne sur une petite table placée à côté du lit d'opérations. La petite tête du radius est facile à sentir en dessous de l'épicondyle, surtout lorsqu'on imprime à l'avant-bras des mouvements alternatifs de pronation et de supination.

L'os est mis d'emblée à découvert par une incision de 4 centim. d'étendue, qui part de la pointe de l'épicondyle et descend dans la direction du grand axe du radius à travers la peau, les muscles extenseurs de la main, le ligament annulaire et le périoste. Avec l'élévatoire on pratique ensuite le décollement sous-périosté des parties molles recouvrant la face antérieure et la face postérieure de l'os, et l'on décapite ce dernier sur place en s'aidant de l'élévatoire pour protéger les parties molles contre l'action de la scie ; ce même instrument pénétrant ensuite dans le sillon creusé par la scie fait saillir hors de la plaie la petite tête devenue libre. On ferme la plaie par quelques points de sutures profondes qui servent en même temps à arrêter l'hémorragie, et l'on fixe un petit drain dans son angle supérieur, qui devient l'endroit le plus déclive dès que le bras opéré est placé dans l'élévation.

Lorsqu'on pratiquera cette résection pour remédier à une luxation irréductible de la tête du radius en avant, on se gardera bien d'inciser les parties molles directement au devant de la tête déplacée. C'est qu'en effet cette dernière siége alors en arrière du corps charnu du muscle long supinateur, et se trouve en outre enlacée par le nerf radial qui risquerait beaucoup d'être atteint par l'incision.

2. Résection des extrémités articulaires du radius et de l'humérus.

La résection du coude avec conservation de l'olécrâne est une opération à laquelle on recourt assez souvent dans la pratique. L'incision radiale et l'incision bilatérale conviennent également bien pour cette résection partielle qui s'exécute du reste d'après les mêmes règles que la résection totale précédemment décrite. L'incision postérieure de *v. Langenbeck* ne pourrait naturellement convenir ici, attendu qu'elle met d'emblée l'olécrâne à découvert.

1. Résection de l'olécrâne.

Une incision longitudinale postérieure — semblable à celle employée par *v. Langenbeck* pour la résection totale — découvre la face postérieure de l'olécrâne depuis sa base jusqu'un peu au-dessus de sa pointe. La décortication de l'os se fait comme dans l'opération précitée, en abattant même au besoin les couches corticales à l'aide du ciseau et du marteau. L'olécrâne dénudé est réséqué avec la scie cultellaire ou bien avec le ciseau.

C. Résection temporaire.

Dans le but de pouvoir réduire de très anciennes luxations du coude, *Trendelenburg* et *Völker* ont ouvert l'articulation par sa face postérieure en sciant transversalement l'olécrâne. Une fois leur but atteint, ils réunissaient par la suture osseuse le fragment olécrânien au cubitus. Cette opération, dont l'indication se présente assez rarement dans la pratique, a cela d'intéressant qu'elle nous permet de nous renseigner exactement sur le mécanisme de l'articulation du coude; à l'occasion on ne manquera donc pas de s'y exercer également sur le cadavre.

Trendelenburg opère comme suit : une incision qui n'intéresse que la peau et le tissu cellulaire sous-cutané, va de l'épicondyle à l'épitrochlée en décrivant sur la face d'extension du coude une courbure à convexité dirigée en haut; le lambeau cutané ainsi circonscrit est séparé du tendon du triceps et de l'olécrâne et rabattu vers le bas. Avec la rugine, il détache ensuite toutes les parties molles (périoste non compris) qui sont situées en dedans de l'olécrâne, en veillant surtout à ne pas blesser le nerf cubital, puis il fend transversalement la paroi capsulaire ainsi mise à nu. Avec le ciseau et le marteau

il détache l'olécrâne du cubitus, et sur le même niveau, divisée transversalement le muscle anconé et la partie de capsule située au côté externe de
l'olécrâne. Celui-ci n'étant plus alors retenu peut être renversé vers le haut :
en fléchissant ensuite l'avant-bras sur le bras, on peut très-bien explorer tout
l'intérieur de la jointure, et exécuter sur les extrémités articulaires toutes les
manœuvres de réduction nécessaires. Une fois ces manœuvres terminées, le
bras est remis dans l'extension, puis l'olécrâne replacé dans sa position primitive et réuni au cubitus par la suture osseuse ; le lambeau cutané est relevé et
suturé à son tour au bord supérieur de la plaie. Deux drains très-courts sont
fixés dans les deux angles de la plaie.

Völker commence son incision sur la face postérieure de l'épicondyle, à
hauteur de la pointe de l'olécrâne, et la conduit en bas dans la direction du
grand axe de l'humérus jusque sur la petite tête du radius. De ce point l'incision se porte transversalement en dedans jusqu'au bord interne de l'olécrâne,
pour remonter ensuite le long de ce bord jusqu'au sommet de l'apophyse. Ces
incisions pénètrent d'emblée jusqu'à l'os ; le muscle anconé est sectionné transversalement. Dans le fond de l'incision, on décolle le périoste sur une étendue
suffisante pour livrer passage à la petite scie étroite qui va sectionner l'olécrâne sur le même niveau que la surface articulaire du radius. Les autres
temps de la résection sont les mêmes que ceux de l'opération précitée.

VI. Résection de la diaphyse du radius et du cubitus.

Anatomie topographique : voir page 116.

Résection.

A. Résection du radius.

Le bras est fixé sur une petite table placée à côté du lit
d'opérations. L'hémostase prophylactique est assurée par la
compression digitale de l'artère humérale contre le corps de
l'humérus, ou bien par la constriction élastique d'*Esmarch*.

Une incision longitudinale, qui tombe juste sur le bord
postérieur du long supinateur, divise la peau sur une étendue
proportionnée à la longueur du segment d'os à réséquer. Le
tendon de ce muscle est prudemment refoulé en avant, puis le
périoste du radius fendu dans toute la longueur de la plaie tégumentaire. Il reste alors à décortiquer l'os dans tous les sens au
moyen de l'élévatoire, à en détacher l'insertion de la membrane
interosseuse, et enfin, par un double trait de scie, à en retrancher la partie ainsi dénudée. Lorsque l'opération portera sur le
tiers inférieur du radius, on n'oubliera pas qu'à cette hauteur
l'os est croisé par les tendons du long abducteur et du court
extenseur du pouce, ainsi que par la branche antérieure du nerf
radial.

S'agit-il d'extirper totalement le radius, on découvre encore l'os au bord externe de l'avant-bras, en traçant
d'abord à travers la peau une incision qui va de l'apophyse
styloïde à la petite tête du radius. Dans sa partie inférieure, cette
incision longe le bord postérieur du long abducteur et du court
extenseur du pouce, plus haut elle longe le bord postérieur du

long supinateur. La branche antérieure du nerf radial étant
alors refoulée en avant, et les deux muscles radiaux externes
reportés en arrière, dans l'angle supérieur de la plaie on fend
verticalement les faisceaux du court supinateur recouvrant le
radius. On évite soigneusement à ce moment d'atteindre la
branche postérieure du nerf radial qui traverse le muscle
précité. Pendant qu'un aide rétracte ensuite les deux lèvres de
la plaie avec des crochets mousses, on fend verticalement et on
décolle le périoste sur toute la hauteur de l'os, puis après avoir
désinséré la membrane interosseuse, on scie le radius en son
milieu, et l'on désarticule chacun des deux segments séparément.

Sur le vivant on lie encore quelques branches musculaires,
puis on draine et on suture la plaie d'après les règles habituelles.

B. Résection du cubitus.

Au niveau de l'interstice qui sépare le muscle cubital antérieur du cubital postérieur, on n'a que la peau à traverser
pour tomber directement sur le bord postérieur du cubitus : c'est
donc vis-à-vis de cet interstice que l'on devra pratiquer l'incision
destinée à mettre l'os à découvert. Cette incision pénétrera
d'emblée jusque dans le périoste qui sera ensuite décollé sur
tout le pourtour du segment à réséquer. Celui-ci sera ensuite
scié à chacune de ses extrémités à l'aide de la petite scie cultellaire.

Si le cubitus doit être totalement extirpé, on pratique une
incision allant de son apophyse styloïde jusqu'au sommet de
l'olécrâne. Avec le scalpel et l'élévatoire on le dépouille des
parties molles et de l'étui périosté qui le recouvrent, on détache
l'insertion de la membrane interosseuse, puis après avoir scié
l'os en son milieu, on en désarticule chaque moitié séparément.
Cette résection ne diffère donc en rien de la résection correspondante du radius.

VII. Résection du poignet.

Anatomie topographique (Fig. 173, compar. Fig. 88, p. 120).

L'articulation radio-carpienne a été décrite page 120.
Quant au carpe, il se compose de 8 petits os spongieux, revêtus d'une
mince lamelle corticale, et articulés entre eux ; 7 d'entre eux sont disposés
côte à côte sur deux rangées superposées ; tandis que le 8e (os pisiforme) ne
constitue à proprement parler qu'une annexe du squelette carpien.
Grâce au revêtement cartilagineux continu qui tapisse leurs faces supérieures, les trois os de la rangée supérieure — scaphoïde, semi-lunaire et
pyramidal — donnent lieu à l'existence d'une surface articulaire unique qui
fait partie de la jointure radio-carpienne. Ces mêmes os sont en outre unis
l'un à l'autre par deux articulations qui sont fermées en haut par la couche

cartilagineuse précitée, mais qui s'ouvrent librement en bas dans la jointure intercarpienne située entre les deux rangées du carpe.

De très puissants ligaments relient intimement l'un à l'autre les quatre os de la rangée inférieure du carpe — trapèze, trapézoïde, grand os et os

Fig. 173.

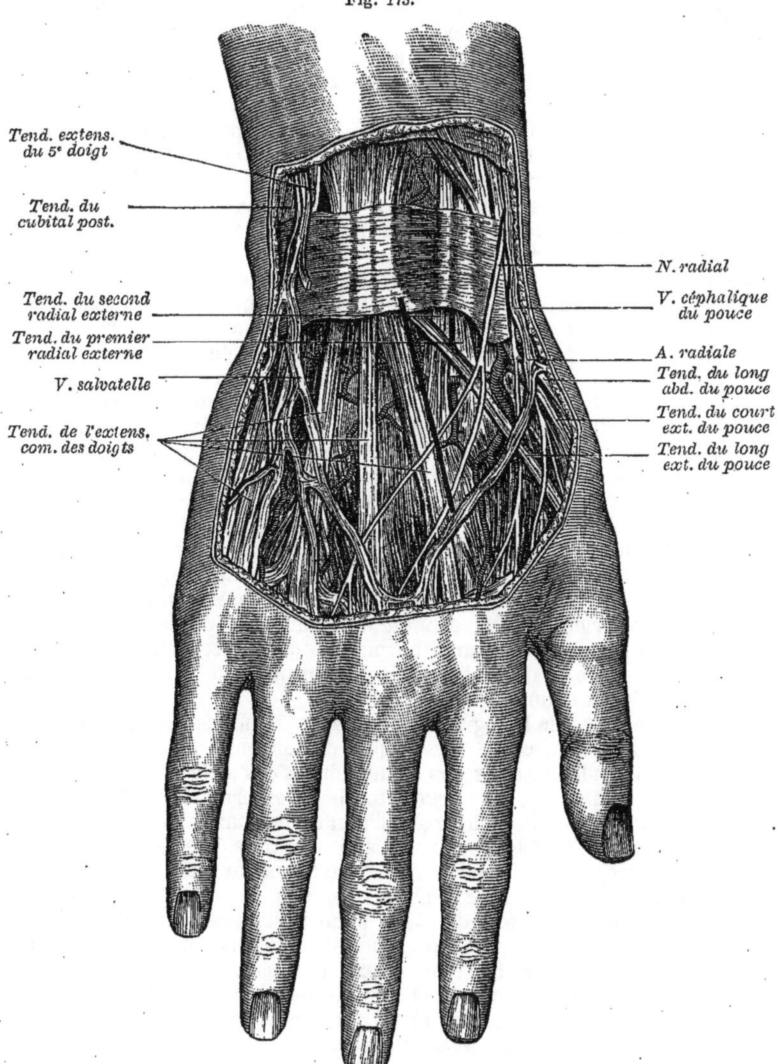

Région du dos de la main. Incision dorso-radiale de v. *Langenbeck*.

crochu — et les transforment comme ceux de la rangée supérieure en un corps articulaire unique. La forte saillie supérieure de l'os crochu et du grand os est reçue dans la cavité de réception formée par la face inférieure des trois os de la rangée supérieure. La cavité articulaire de la jointure intercarpienne ou médio-carpienne se prolonge entre les quatre os de la rangée inférieure, et se continue même, entre le trapézoïde et le grand os, avec la cavité articulaire de l'articulation carpo-métacarpienne; entre le grand os et l'os crochu se trouve un puissant ligament interosseux qui délimite le prolongement de la cavité articulaire, et qui partage même l'intérieur de l'articulation carpo-métacarpienne en deux cavités séparées (voir fig. 88, p. 120); le trapèze et le trapézoïde sont également reliés l'un à l'autre par un solide ligament interosseux. Les mouvements de flexion et d'extension de la main se passent en partie dans la jointure intercarpienne.

Les articulations carpo-métacarpiennes ont été décrites pag. 124 et suivantes.

L'articulation radio-carpienne ainsi que le carpe sont recouverts du côté palmaire par de nombreux organes importants, dont la blessure entraîne toujours après elle un trouble si considérable dans les fonctions de la main, qu'on doit à priori rejeter toute idée d'intervention opératoire de ce côté. L'extrémité inférieure du radius est par contre très facilement accessible au niveau de la « tabatière anatomique », c'est-à-dire au niveau de l'espace qui sépare le tendon du long extenseur du pouce des tendons réunis du long abducteur et du court extenseur du pouce; là pourtant court l'artère radiale, qui croise le bord externe du carpe, en se portant à la face dorsale du premier espace interosseux métacarpien. De son côté, l'extrémité inférieure du cubitus est également à découvert entre les tendons des muscles cubitaux; mais ici encore le nerf cubital descend en avant du bord interne du carpe. De ce qui précède il résulte que les incisions latérales conviennent surtout bien pour la résection des extrémités inférieures des os de l'avant-bras, tandis que la voie dorsale sera préférée pour l'extirpation des os du squelette du carpe.

La peau de face dorsale du poignet est mince, mais bien nourrie, et facile à déplacer. Dans le tissu cellulaire sous-cutané rampent les racines des deux troncs veineux principaux de l'avant-bras, à savoir du côté externe la veine céphalique, du côté interne la veine salvatelle. La branche antérieure ou superficielle du nerf radial croise le radius et les extenseurs du pouce en devenant postérieure au niveau du tiers inférieur de l'avant-bras; elle se divise ensuite en ses rameaux terminaux qui descendent sur le segment externe du carpe et du métacarpe en se rendant à la face postérieure du pouce, de l'index et du médius.

L'aponévrose de la région du poignet est renforcée par le large ligament annulaire dorsal du carpe sous lequel descendent, dans six canaux bien séparés, les tendons extenseurs de la main et des doigts. Le premier de ces canaux ostéo-fibreux, en partant du bord externe de l'avant-bras, contient les tendons réunis du long abducteur et du court extenseur du pouce; le deuxième, ceux des deux radiaux externes; le troisième, celui du long extenseur du pouce; le quatrième, les quatre tendons du long extenseur commun des doigts et le tendon de l'extenseur propre de l'index; le cinquième, celui de l'extenseur propre du petit doigt; et enfin le sixième, celui du cubital postérieur. La paroi postérieure des gaines tendineuses renforce la capsule des articulations du carpe. Les tendons extenseurs du pouce sont croisés à leur face inférieure par l'artère radiale, qui donne à ce niveau l'artère transverse dorsale du carpe, et concourt ainsi à former avec la cubitale et les interosseuses le réseau artériel dorsal du carpe.

Le tendon du court extenseur du pouce et celui de l'extenseur propre de l'index délimitent entre eux un espace triangulaire, dont le sommet remonte jusqu'à l'avant-bras, et dont la moitié supérieure est occupée par les tendons du premier et du second radial externe. Dans l'aire de ce triangle, qui est traversé de part en part par le tendon du long extenseur du pouce, se trouve le deuxième os métacarpien, dont la base répond par son bord externe à l'artère radiale. Au niveau de cet espace triangulaire, et particulièrement dans le prolongement du bord cubital du deuxième métacarpien, on peut mettre le carpe à nu sans rencontrer d'autres organes que quelques petites branches peu importantes du nerf radial et du réseau articulaire.

Résection.

Des données anatomiques qui précèdent, il résulte à l'évidence que la résection des extrémités inférieures des os de l'avant-bras, aussi bien que celle des os du carpe, ne devra être pratiquée qu'à l'aide d'incisions rectilignes, conduites de façon à respecter tout l'appareil tendineux ainsi que les principaux vaisseaux et nerfs de la région. Partant de là, on n'utilisera que les incisions latérales, ou encore celles qui découvrent l'article du côté dorsal, entre les tendons du pouce et ceux de l'extenseur commun des doigts.

La méthode sous-capsulo-périostée est aujourd'hui la seule employée pour la résection de l'articulation du poignet et du carpe. Il en est même ainsi lorsque l'opération doit remédier sur le vivant à une inflammation fongueuse des os et des articulations; seulement, dans ce dernier cas, on fait suivre la résection sous-périostée de l'excision de la synoviale malade, au moyen de la pince et des ciseaux de *Cooper*.

La résection porte uniquement sur les extrémités inférieures des os de l'avant-bras, lorsque celles-ci sont seules malades ou blessées, ou que l'articulation radio-carpienne est seule atteinte; s'il existe, en même temps, des lésions des articulations intra-carpiennes et des os du carpe, ces derniers doivent naturellement être également sacrifiés.

La main du malade repose sur une petite table placée à côté du lit d'opération. Un aide comprime la brachiale contre l'humérus, ou bien le lien constricteur d'*Esmarch* est appliqué à la partie moyenne du bras.

I. Résection des extrémités-articulaires inférieures du radius et du cubitus — incision bilatérale, de *Dubléd, Ollier* et *P. Vogt.* (Fig. 174, AA).

Premier temps: Résection de l'extrémité inférieure du cubitus.

La main est maintenue en adduction radiale et repose par son bord externe sur un billot.

Une incision de 3 à 4 centim. d'étendue, commencée immédiatement en dessous de la pointe de l'apophyse styloïde du cubitus, monte verticalement le long du bord libre de cet os, entre les deux muscles cubitaux, et divise d'emblée la peau et le périoste. A l'aide de la rugine, on pratique ensuite la dénudation sous-périostée de la face dorsale, puis de la face

palmaire de l'os, en s'arrêtant à l'insertion de la membrane
interosseuse; puis, au-devant de l'élévatoire glissé sous l'os
pour protéger les parties molles, on scie le cubitus à la
limite de la lésion osseuse; le fragment scié étant alors saisi
dans les mors d'un davier à résection et attiré au dehors, avec
l'élévatoire et le bistouri boutonné, on le débarrasse de haut

Fig. 174.

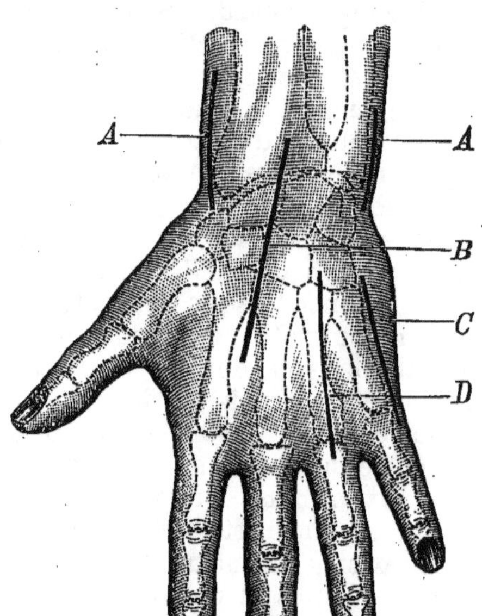

AA. Incision bilatérale pour la résection des extrémités inférieures du radius et du cubitus; *B.* Incision dorso-radiale de
v. Langebeck pour l'extirpation du carpe; *C.* et *D.* Incisions
pour l'extirpation des métacarpiens.

en bas des dernières adhérences qui le retiennent, c'est-à-
dire de la membrane interosseuse et de l'insertion capsulaire.

Deuxième temps: Résection de l'extrémité
inférieure du radius.

L'incision longitudinale qu'on pratique sur le bord libre
du radius peut être légèrement reportée à la face palmaire,
au devant des tendons extenseurs du pouce *(Ollier)*, ou bien
elle tombe dans l'intervalle situé entre les tendons réunis
du long abducteur et du court extenseur et le tendon du
long extenseur du pouce *(Hueter)*. L'incision, qui mesure
5 centim. d'étendue, commence en dessous de la pointe de

l'apophyse styloïde, et ne divise d'abord que la peau, dans le but de respecter le nerf radial et les tendons du pouce.

Les différents tendons extenseurs du pouce sont attirés du côté dorsal à l'aide de crochets mousses (si l'on a opéré avec la seconde des incisions précitées, on n'aura que le tendon du long extenseur à rétracter de ce côté), puis le périoste du radius est fendu dans toute la longueur de la plaie cutanée. Glissant alors l'élévatoire sous la lèvre postérieure de l'incision périostée, on décolle le périoste de la face postérieure de l'os, en soulevant avec lui tout le paquet des tendons extenseurs, dont on s'efforce de conserver les gaines aussi intactes que possible. Pour éviter plus sûrement la blessure de ces gaines, surtout quand le périoste adhère très-intimement à l'os, *P. Vogt* conseille d'appliquer un ciseau dans la fente périostée, et avec le marteau de faire sauter les lamelles corticales les plus superficielles de l'os conjointement avec le périoste et les gaines tendineuses. Vient alors le décollement sous-périosté des parties molles situées du côté palmaire; on le poursuit sans difficulté jusqu'à l'insertion de la membrane interosseuse. Au-devant de l'élévatoire glissé sous la face antérieure du radius, on scie l'os à 3 centim. au-dessus de l'apophyse styloïde, pendant que l'assistant soulève et attire de côté les tendons extenseurs préalablement chargés sur un crochet mousse. Pour terminer, on soulève le fragment d'os scié hors de la plaie, ainsi qu'on l'a fait pour le cubitus, et l'on en détache avec la rugine et le bistouri boutonné, l'insertion de la membrane interosseuse et les attaches de la capsule articulaire.

Troisième temps: Drainage de la plaie et réunion.

Un drain de moyenne grandeur traverse la plaie horizontalement et ressort par les deux incisions latérales ; on relève la main pour réduire le plus possible l'intervalle qui sépare la première rangée du carpe de la surface de section des os, sans pourtant créer d'obstacle à l'écoulement des sécrétions ; enfin, pour cacher les tendons du pouce, qui sont à découvert, on ferme par un ou deux points de suture la partie supérieure de la plaie radiale. En plaçant alors l'avant-bras en demi-supination, l'extrémité interne du drain se trouvera placée au point le plus déclive.

Les deux incisions latérales prolongées en bas sur le carpe peuvent également servir à pratiquer l'extirpation totale des os du carpe; mais l'incision externe devrait nécessairement atteindre l'artère radiale, et l'incision interne pourrait rencontrer la branche terminale palmaire du nerf cubital. La voie dorsale convient donc beaucoup mieux pour la résection totale du carpe.

2. Résection totale du poignet — Incision dorso-radiale de *v. Langenbeck*
(Fig. 174 *B*).

La main est fixée sur un billot en abduction cubitale ; l'opérateur se place au-devant du membre. Pour l'hémostase prophylactique, *v. Langenbeck* recommande tout particulièrement ici la constriction élastique d'*Esmarch*.

Premier temps: Division des parties molles et ouverture de la capsule articulaire.

L'incision, qui mesure environ 9 centimètres d'étendue, commence sur le dos de la main à mi-hauteur du bord cubital du métacarpien de l'index et se termine au-dessus de l'épiphyse radiale inférieure. Cette incision n'intéresse d'abord que la peau et met à découvert les tendons des muscles extenseurs. En pénétrant ensuite dans la profondeur, elle longe le bord radial des tendons extenseurs de l'index, et plus haut le bord cubital du tendon du second radial externe qui vient là s'insérer à la base du troisième métacarpien; le ligament annulaire dorsal du carpe est incisé entre le tendon du long extenseur du pouce et les tendons de l'index. Pendant que l'aide rétracte ensuite les parties molles avec des crochets mousses, dans l'angle supérieur de la plaie on fend la capsule de la jointure radio-carpienne, et on la détache, avec les ligaments dorsaux du carpe, des os sous-jacents.

Deuxième temps: Dénudation sous-périostée du radius et extirpation des os du carpe. (compar. Fig. 88, page 120).

A travers la fente pratiquée dans le périoste du radius, on insinue la pointe de l'élévatoire, avec lequel on dégage de leurs gouttières osseuses les tendons du long extenseur du pouce, du premier et du second radial externe, du court extenseur et du long abducteur du pouce. Dans le but de ménager sûrement les gaines tendineuses, on fera bien ici encore de décortiquer l'os au ciseau de la façon précédemment décrite. Cela fait, on pratique le décollement sous-périosté ou sous-cortical des tendons extenseurs de l'index. En plaçant ensuite la main dans la flexion palmaire, on rend les os de la rangée supérieure du carpe facilement accessibles. A l'aide d'un court et solide couteau à résection, on divise alors les ligaments intercarpiens reliant entre eux le scaphoïde, le semi-lunaire et le pyramidal, puis avec un fin élévatoire glissé entre les surfaces articulaires on soulève un à un ces différents os hors de la plaie. L'os pisiforme doit être épargné, à moins qu'il ne soit également malade.

On a maintenant devant soi l'espace nécessaire pour pratiquer l'extraction des os de la seconde rangée. Le trapèze, qui est uni au métacarpien du pouce par une articulation fermée de toutes parts, doit être laissé en place toutes les fois qu'il est resté sain. Les trois autres os de la rangée inférieure — trapézoïde, grand os et os crochu — sont extirpés en bloc ou bien l'un après l'autre. Pour cela, avec le couteau et la rugine, on détruit d'abord l'articulation qui réunit le trapèze au trapézoïde, puis on se dirige horizontalement vers le bord cubital du poignet, en ouvrant successivement les différentes articulations carpo-métacarpiennes. Pendant ce temps de l'opération, on fixe les os en saisissant la tête du grand os entre les doigts de la main gauche, ou dans les mors d'un davier à résection.

Troisième temps: Résection du radius et du cubitus.

A l'aide du bistouri boutonné et de la rugine, on détache prudemment du radius et du cubitus, les ligaments latéraux unis au périoste; puis, fléchissant fortement la main, on fait saillir hors de la plaie les extrémités articulaires de ces deux os et on les abat au moyen de la scie. Au moment où l'on décolle l'insertion du ligament latéral externe, l'index gauche doit soigneusement protéger l'artère radiale contre toute atteinte de l'instrument. On peut encore très-bien réséquer le radius sur place au moyen du ciseau et du marteau, et la petite tête du cubitus est alors sectionnée avec la cisaille tranchante de *Liston*.

Lorsque le radius et le cubitus ne sont nullement altérés, il est parfaitement inutile d'en pratiquer la résection, la présence de leur surface articulaire unie ne pouvant entraver en rien la guérison régulière de la plaie *(C. Hueter, Küster)*. En pareil cas, l'opération ne comportera donc que l'extirpation des os du carpe, que l'on fera suivre, en cas d'inflammation fongueuse, de l'excision de la synoviale malade. Il va de soi que dans ces circonstances l'incision dorso-radiale pourra être quelque peu raccourcie. Par contre, si les extrémités supérieures des métacarpiens étaient entreprises, la même incision prolongée vers les doigts permettrait de compléter la résection de ce côté.

Quatrième temps: Drainage et réunion de la plaie.

Lorsque l'affection qui a nécessité la résection est autre qu'une inflammation septique, il suffit d'enfoncer profondément dans la plaie un drain qui ressorte par son angle supérieur. La main devant être placée dans l'élévation pendant tout le temps de la guérison, l'écoulement des sécrétions sera par le fait même suffisamment assuré. Lorsqu'au contraire, les lavages antiseptiques sont indispensables à la guérison de la plaie, il devient préférable de conduire le drain à travers deux boutonnières pratiquées, l'une au niveau du trapèze, l'autre au bord interne de l'os pisiforme ; rien n'empêche alors de fermer par la suture la plaie de résection *(C. Hueter)*.

Lister, qui fut le premier à préconiser chaudement la résection totale du poignet, la pratiquait à l'aide de deux incisions, dont l'une, l'interne, longeait le bord libre du cubitus et descendait jusqu'à la base du cinquième métacarpien, et dont l'autre, semblable à l'incision dorso-radiale de *Langenbeck*, commençait sur le milieu de l'extrémité du radius (au-devant de l'interstice qui sépare les tendons de l'extenseur commun des doigts de celui du long extenseur du pouce), et de là se portait vers le bord radial de la base du deuxième métacarpien, pour s'y plier à angle obtus et descendre le long de ce bord jusqu'à mi-hauteur de l'os. L'opération de *Lister* était aussi radicale que possible : elle enlevait les extrémités antibrachiales, tous les os du carpe et même la base des métacarpiens.

L'incision dorso-radiale de *Langenbeck* est en tous points préférable à l'incision radiale de *Lister* ; elle égargne en effet plus sûrement l'artère radiale, et de plus elle permet d'opérer avec une plaie unique.

VIII. Résection des métacarpiens.

Anatomie topographique (voir pag. 124 et suiv.)

Résection.

On peut réséquer ces os dans leur continuité, ou bien enlever soit leur bout central, soit leur bout périphérique ; très souvent aussi on les extirpe totalement.

La main est fixée, comme pour les résections du poignet, sur une petite table placée à côté du lit d'opération ; l'opérateur se tient au bout du membre.

I. Résection dans la continuité des métacarpiens.

Pour le petit doigt, l'incision tombe sur le bord interne du métacarpien, et pour le pouce sur le bord libre de ce même os ; pour les doigts du milieu elle longe le côté des tendons extenseurs. Afin de ne pas léser ces derniers, on ne divisera d'abord que la peau, et après avoir fait rétracter le tendon, on fendra le périoste dans toute la longueur de la plaie, et l'on décortiquera l'os des deux côtés. La double section de l'os se fera avec la cisaille de *Liston*, après quoi on détachera avec la rugine les parties molles restantes à la face palmaire.

2. Résection de l'extrémité articulaire supérieure des métacarpiens.

Nous avons dit, pag. 124 et suivantes, la manière de rechercher au dos de la main chaque interligne carpo-métacarpien. L'incision commence au-devant de cet interligne, et descend sur l'os jusqu'à la hauteur voulue; elle longe les différents métacarpiens de la façon indiquée pour 1. Après avoir divisé la peau et le périoste, on décolle des deux côtés les parties molles unies à ce dernier, on sectionne l'os avec la cisaille de *Liston*, puis le fragment coupé est saisi dans un davier à résection et tordu hors de la plaie, pendant qu'avec un court couteau à résection on divise les ligaments interosseux et les liens articulaires. On ne parvient parfois à bien refouler les parties molles qui cachent l'os, qu'en ajoutant une petite incision transversale à l'extrémité supérieure de l'incision longitudinale.

Lorsque la résection porte sur le premier ou le deuxième métacarpien, le tranchant du couteau ne doit pas quitter l'os un seul instant, de crainte de blesser l'artère radiale.

3. Résection de l'extrémité articulaire inférieure des métacarpiens : voir plus loin la résection des phalanges.

4. Extirpation totale des métacarpiens (Fig. 174, *C* et *D*).

Elle se pratique également par le mode sous-périosté à l'aide d'une simple incision longitudinale dépassant légèrement le métacarpien à ses deux extrémités; pour le pouce et l'index cette incision longe le bord radial de l'os, pour le petit doigt elle suit son bord cubital, et pour les doigts du milieu elle tombe au côté des tendons extenseurs. Cette incision pénètre d'emblée jusque dans le périoste s'il s'agit du métacarpien de l'un des trois premiers doigts cités, tandis que pour l'annulaire et le médius, elle n'intéresse tout d'abord que la peau afin de ménager sûrement les tendons extenseurs. À l'aide de la rugine on détache ensuite des deux côtés et sur toute l'étendue de l'os les parties molles unies au périoste, on enfonce transversalement le couteau à travers l'articulation métacarpo-phalangienne, puis l'os étant saisi dans un davier à résection et renversé de bas en haut, on libère entièrement sa face palmaire et on le désarticule finalement à sa base. D'après *C. Hueter*, il est à désirer que le cartilage épiphysaire supérieur du métacarpien reste intact dans la plaie, car l'ouverture de l'une quelconque de ces jointures expose toujours plus ou moins les articulations voisines. Lors de l'extirpation du premier ou du deuxième métacarpien, l'artère radiale court d'autant moins de danger que l'on exécute avec plus de soin la dénudation sous-périostée de l'os.

Après la résection terminée, un drain sera placé dans l'angle supérieur de la plaie, car la main doit être placée dans l'élévation pendant le temps nécessaire à la guérison ; la plaie sera ensuite fermée par la suture, à moins qu'on ne juge préférable de la tamponner.

IX. Résection des phalanges.

Anatomie topographique (pages 131 et 135).

Résection.

Les articulations métacarpo-phalangiennes ainsi que les premières et secondes phalanges des doigts sont recouvertes à leur face dorsale par les tendons extenseurs, à leur face palmaire par les tendons fléchisseurs et leurs gaines ; l'incision nécessaire à la résection d'une articulation métacarpo-phalangienne ou interphalangienne devra donc nécessairement tomber au bord du doigt, et pour mieux préciser, devra suivre exactement le bord radial ou le bord cubital du tendon extenseur. En la rapprochant davantage de la face palmaire, on risquerait trop d'atteindre l'artère collatérale et le nerf collatéral du doigt.

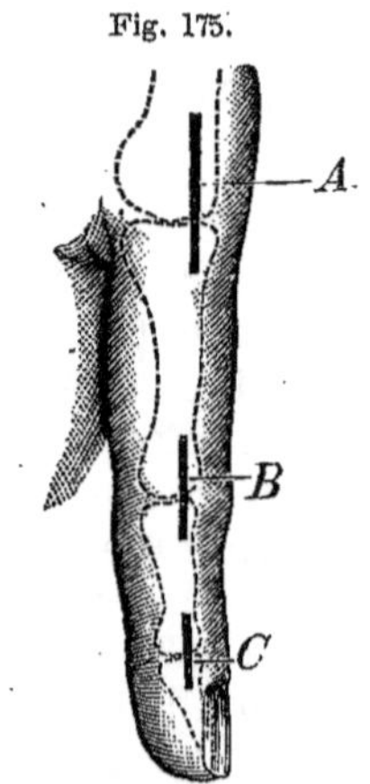

Doigt vu de profil.

A. Incision pour la résection de l'articulation métacarpo-phalangienne ;
B. et C. Incisions pour la résection des articulations interphalangiennes.

Pour l'extirpation totale d'une phalange, l'incision s'étend sur toute la longueur de celle-ci jusqu'au delà des deux jointures auxquelles elle participe ; elle divise du même coup la peau et le périoste. Ce dernier, uni aux autres parties molles, est ensuite détaché avec la rugine, puis l'une des jointures ayant été ouverte avec le couteau, l'os est soulevé hors de la plaie et désarticulé dans la jointure restante.

L'extirpation de la phalange unguéale s'exécute à l'aide d'une incision longitudinale tombant sur la ligne médiane de la face palmaire de la phalange, ou bien aussi à l'aide d'une incision en fer à cheval circonscrivant la périphérie de l'os.

Pour faire la résection d'une articulation métacarpo-phalangienne ou interphalangienne, on pratique au bord du tendon extenseur, une incision de 2 à 3 centim. qui pénètre d'emblée jusque sur l'os et sur l'article (Fig 175). Avec l'élévatoire, on détache de l'os, tant à la face dorsale qu'à la face palmaire, la capsule, le périoste, les tendons et les gaines tendineuses, puis faisant saillir hors de la plaie la petite tête du métacarpien, on la résèque avec la pince coupante de *Liston* ou celle de *Luër*.

La base de la phalange articulée avec la surface réséquée est presque plane, et du moment qu'elle est saine, peut être conservée sans le moindre danger dans la plaie.

QUATRIÈME CHAPITRE.

Résections du membre inférieur.

I. Résection de la hanche.

Anatomie topographique (voir page 136).

Résection.

La résection de la hanche est ordinairement partielle et bornée à la décapitation du fémur. Le chirurgien débute toujours par l'ablation de la tête fémorale; ce n'est qu'ensuite qu'il examine la cavité cotyloïde pour l'attaquer s'il le juge à propos. Sur le vivant cette opération est des plus faciles à exécuter toutes les fois qu'une inflammation fongueuse a profondément altéré la jointure dans ses différents éléments; mais lorsqu'il s'agit de lésions traumatiques récentes, ou encore quand on opère sur le cadavre, on rencontre toujours de très sérieuses difficultés provenant de l'adhérence de la capsule articulaire.

La résection de la hanche se pratique exclusivement aujourd'hui par la méthode sous-périostée. Même pour les cas de coxalgie, cette méthode doit encore être préférée à l'ancienne, malgré qu'il faille presque toujours alors faire suivre l'ablation de la tête de l'extirpation de la plus grande partie de la capsule. L'important est en effet ici de conserver intacts les insertions musculaires et le périoste du grand trochanter.

Les différents procédés opératoires usités découvrent l'articulation soit par sa face externe, soit par sa face postérieure, soit enfin par sa face antérieure; les incisions sont tantôt rectilignes et tantôt délimitent des lambeaux de formes diverses.

Le procédé de résection le plus anciennement connu est celui de *Withe* qui pratiquait une incision rectiligne sur la face externe du grand trochanter. Cette incision fut légèrement courbée par *Jaeger* et *Textor* pour la faire passer au-devant du trochanter; par *Chassaignac* pour la faire passer derrière la même éminence. La simple fente droite ne créant une voie suffisante que pour autant que la tête fémorale se fût déjà spontanément luxée, on en vint bientôt aux incisions en T, en L, en +, ainsi qu'aux lambeaux carrés ou arrondis.

Jaeger, Textor et *Perrin* pratiquaient une incision en ʌ à cheval sur le grand trochanter, et délimitaient ainsi un lambeau triangulaire à base inférieure.

Dans le procédé de *Velpeau,* une incision courbe à convexité inférieure allait de la tubérosité de l'ischion jusqu'en dessous de l'épine iliaque antérieure et supérieure en passant sur le grand trochanter.

Roux opérait en taillant un lambeau quadrangulaire à base supérieure.

Textor avait, dans un cas, contourné le bord postérieur du grand trochanter à l'aide d'une incision arrondie en arc; c'est à cette dernière incision, modifiée par *Bilroth* et *Fock*, qu'on a eu le plus souvent recours jusque dans ces derniers temps.

Dans le procédé de *Sédillot* et *P. Vogt*, cette incision en arc délimitait un lambeau à base inférieure dont la convexité embrassait le bord supérieur du grand trochanter.

Roser découvrait l'articulation par une incision antérieure et transversale, qui commençait immédiatement en dehors du nerf crural, et se portait vers le grand trochanter en divisant le muscle iliaque, le couturier, le droit antérieur et le tenseur du fascia lata.

A. Résection par la méthode ancienne — incision curviligne postérieure de *Textor, Th. Bilroth, C. Fock,* etc. ([1]) (Fig. 176).

Le sujet est couché sur le côté sain, tournant le dos à l'opérateur, les jambes non complètement étendues; l'aide se tient vis-à-vis de l'opérateur ou bien à côté du siège de l'opéré.

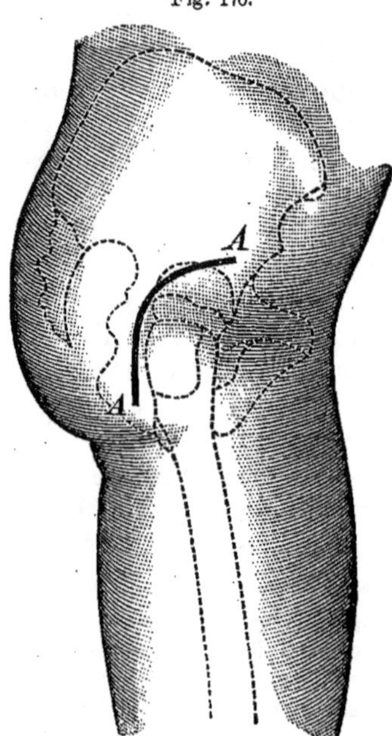

Fig. 176.

AA. Incision curviligne postérieure pour la résection de la hanche.

Premier temps : Division des parties molles et ouverture de la jointure.

Au milieu de l'espace qui sépare l'épine antéro-supérieure du bord supérieur du grand trochanter, on plonge verticalement un solide couteau à résection, effilé à son extrémité, et dont le tranchant regarde en arrière; on l'enfonce d'emblée directement jusque sur l'os. Dans cette position on le conduit sur la tête fémorale parallèlement au bord supérieur du grand trochanter, et l'on ouvre ainsi la capsule articulaire. Au niveau de l'extrémité postérieure du bord supérieur du grand trochanter, on recourbe l'incision vers le bas, et on la fait descendre parallèlement au bord postérieur de cette éminence, et jusqu'à hauteur de sa base.

Deuxième temps: Désarticulation et décapitation.

Lorsque cette première incision n'a pas complètement divisé la paroi postéro-externe de la jointure, on fait écarter fortement

---

(1) Je ne trouve nulle part de raison plausible pour désigner cette méthode du nom de méthode de *White*, ainsi qu'on l'a fait souvent dans ces derniers temps; nous venons de voir en effet que *White* opérait avec une incision longitudinale tombant sur le trochanter même.

les lèvres de la plaie, et dans le fond de celle-ci, on pratique
sur la tête fémorale une incision transversale, qui élargit
l'ouverture faite à la capsule. Le couteau est alors réintroduit
le long du doigt indicateur, jusque contre le bourrelet
cotyloïdien dans lequel il pratique quelques entailles. En
fléchissant ensuite fortement la cuisse, tout en la portant dans
l'adduction exagérée, on parvient à rompre le contact des
deux surfaces articulaires : la tête s'échappe avec bruit, mais
seulement en partie, de la cavité cotyloïde. On glisse le couteau
par en haut et en dehors dans la jointure, et l'on coupe sur la
tête même l'insertion du ligament rond, en supposant qu'il ne
soit pas déjà complètement détruit au moment de l'opération.
Dès lors la tête sort entièrement de sa cavité, et il ne reste plus
qu'à sectionner les attaches antérieure et interne de la capsule.

Pendant que la tête est ensuite solidement fixée dans la
main gauche, on en sectionne le col à l'aide de la petite scie
cultellaire. Les dernières adhérences capsulaires sont arrachées
par la torsion.

Une fois la décapitation terminée, on peut facilement
explorer la cavité cotyloïde et en extraire à l'occasion des
esquilles et des séquestres, ou encore évider avec la cuiller
tranchante les foyers tuberculeux qui s'y trouvent. L'incision
de *Langenbeck* créant un large accès dans la cavité articulaire,
permet également d'aller exciser toute la synoviale malade, ou
de cautériser énergiquement tous les tissus suspects.

Troisième temps: Hémostase et réunion.

Sur le vivant, on a chaque fois plusieurs artères musculaires à lier. Toute la partie antérieure et supérieure de la
plaie peut ensuite être fermée à l'aide de quelques points de
sutures profondes ; la partie inférieure est seule maintenue
ouverte pour permettre l'écoulement des sécrétions. Dans le
même but un ou deux drains sont poussés à travers la plaie
jusque dans la cavité cotyloïde.

Avec les progrès apportés à la technique des résections,
on en est de plus en plus revenu aux incisions linéaires simples
qui ménagent beaucoup mieux les parties molles environnant
l'articulation. Ces incisions tombent tantôt au côté externe de
l'article sur le grand trochanter *(v. Langenbeck)* et tantôt
courent directement au-devant du col fémoral *(Luecke-Schede,
Hueter)*. Les incisions antérieures sont celles qui causent le
moins de dommage, mais elles ne procurent pas un aussi large

accès dans la jointure. Elles conviennent donc particulièrement pour le traitement des traumatismes récents non étendus à la cavité cotyloïde, et en général toutes les fois qu'il ne s'agit pas d'une altération tuberculeuse des tissus articulaires. La résection sous-périostée au moyen de l'incision longitudinale externe de *Langenbeck* compte surtout beaucoup de partisans.

B. Résection sous-périostée de la hanche — incision longitudinale externe de *v. Langenbeck* (Fig. 177, *AA*).

Le sujet est couché sur le côté sain, la cuisse du côté malade à demi fléchie. L'opérateur se tient en dehors du membre.

Premier temps: Division et décollement sous-périosté des parties molles.

On fait une incision rectiligne qui commence au milieu du grand trochanter, et remonte, en suivant l'axe du fémur, dans la direction de l'épine iliaque postérieure et supérieure.

Fig. 177.

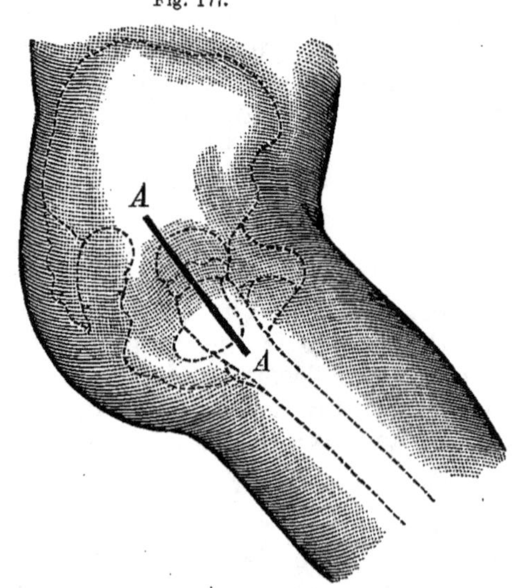

AA. Incision longitudinale externe de *Langenbeck* pour la résection de la hanche.

Cette incision mesure 12 centim. environ d'étendue et pénètre d'emblée à travers la peau, l'aponévrose, le périoste du trochanter, et les faisceaux du grand fessier.

L'assistant entr'ouvre fortement la plaie au moyen de rétracteurs, pendant qu'avec le couteau et la rugine, l'opérateur dénude le grand trochanter, en détachant les insertions du moyen fessier et du carré crural d'une part, les insertions du pyramidal de l'obturateur interne et du petit fessier d'autre part. Il importe de bien ménager la continuité de ces insertions musculaires avec le périoste, et pour y parvenir le mieux est encore de faire sauter au ciseau les lamelles corticales les plus superficielles de l'os.

Cela fait, on fend dans la direction du grand axe du col, le périoste cervical ainsi que la capsule articulaire, et l'on pratique en outre quelques entailles dans le bourrelet cotyloïdien. A travers cette fente capsulo-périostée on décortique ensuite, à l'aide du couteau et de la rugine, la face antérieure, puis la face postérieure du col fémoral.

Deuxième temps : Enucléation et section de la tête du fémur.

On fait placer le membre en adduction forcée, et la tête s'échappe partiellement de sa cavité articulaire. Avec un couteau glissé par en haut et en arrière dans la jointure, on va couper tout contre l'os l'insertion du ligament rond au fémur : il est dès lors aisé de compléter la luxation, et de scier transversalement le col à l'aide de la petite scie cultellaire. En insinuant mon élévatoire creux en forme de cuiller (Fig. 179) entre les deux surfaces articulaires de la jointure, rien n'est plus facile que de faire saillir la tête hors de sa cavité de réception; ce mode d'extraction ménage en outre le mieux les tissus environnants et permet de scier l'os sans recourir à la luxation de la tête articulaire.

Les avis des chirurgiens sont très partagés sur la question de savoir où doit avoir lieu la section de l'os. *Malgaigne* avait déjà formulé le précepte de toujours la faire au-dessous du grand trochanter, et de nos jours *Sayre, v. Volkmann* et quelques autres se sont également rangés de cet avis. Par contre *v. Langenbeck, C. Hueter*, etc., recommandent de faire porter l'action de la scie sur le col fémoral, et ils n'entendent sacrifier le grand trochanter que quand cette apophyse est également altérée. Les partisans de la résection faite très bas, font valoir comme principaux avantages de cette méthode, l'écoulement plus facile des sécrétions de la plaie, et la plus grande mobilité du membre après guérison.

La résection sous-périostée de *Langenbeck* se complète également, en cas de nécessité, par l'évidement de la cavité cotyloïde, et l'excision de la synoviale malade.

Troisième temps: Hémostase et réunion de la plaie.

On n'a d'autres vaisseaux à lier que quelques branches des artères fessières. On pousse un gros drain jusque dans la cavité cotyloïde et on le fait ressortir par le milieu de la plaie. On ferme celle-ci au-dessus et au-dessous du drain au moyen de sutures profondes, à moins pourtant qu'on ne préfère recourir au tamponnement de la plaie.

C. **Résection de la hanche par le procédé de l'incision antérieure, verticale ou oblique, de *Luecke-Schede* et *C. Hueter*** (Fig. 178, *AA*).

Dans le but de conserver intacts tous les muscles qui matelassent la jointure sur le côté et en arrière, *Luecke*, *Schede* et *Hueter*, reportent l'incision longitudinale sur la face antérieure du membre. Ce procédé est certainement de tous celui qui ménage le mieux les parties molles, mais il ne crée que tout juste l'espace nécessaire à la simple décapitation de la tête. Lorsque la résection devra donc porter en même temps sur la cavité cotyloïde ou sur une grande étendue de la membrane synoviale, on fera toujours mieux de recourir à l'incision longitudinale externe de *v. Langenbeck*, qui procure une voie bien plus large, et facilite par conséquent l'exploration de la cavité articulaire.

Pour cette opération le sujet doit être couché sur le dos; l'opérateur se tient à côté de la hanche malade, l'assistant vis-à-vis de lui de l'autre côté de la table.

Premier temps: Divisions des parties molles et ouverture de l'articulation.

Procédé de *Luecke* et de *Schede* : l'incision commence en dessous et à un travers de doigt en dedans de l'épine iliaque antéro-supérieure, et descend directement en bas sur une étendue de 10 à 12 centim. environ. Cette incision longe d'abord le bord interne du couturier et du droit antérieur, puis plus profondément le bord externe du psoas-iliaque de façon à rester en dehors du nerf crural. Lorsqu'elle a atteint la capsule, on fléchit légèrement la cuisse en même temps qu'on l'écarte et qu'on la tourne en dehors, afin de permettre à deux grands crochets d'écarter les muscles et d'exposer l'articulation, dont on ouvre alors aisément la paroi antérieure.

Procédé de *C. Hueter* : le couteau est enfoncé, avec le tranchant dirigé en bas, au milieu de la ligne qui réunit l'épine iliaque antéro-supérieure au grand trochanter, et de là est conduit, sur une étendue de 6—8 centim. chez l'enfant, de 10—15 chez l'adulte, obliquement en bas, le long du bord externe du muscle couturier. L'incision tombe ainsi dans l'interstice qui sépare le couturier du moyen fessier et du fascia lata; elle pénètre d'emblée jusque sur l'os en intéressant seulement quelques faisceaux externes du muscle vaste externe. Au niveau de l'angle inférieur de la plaie, l'instrument doit être poussé moins profondément, de façon à ménager l'artère circonflexe fémorale externe. Le long du doigt indicateur introduit dans la plaie pour s'assurer du siége exact du col fémoral, on conduit alors le couteau jusque contre la jointure, et l'on ouvre en avant la paroi capsulaire; à l'aide du bistouri boutonné on agrandit autant que possible l'ouverture ainsi obtenue. Enfin, avec le scalpel boutonné et l'élévatoire, on détache et on reporte vers le haut et vers le bas les parties molles qui tapissent le col du fémur.

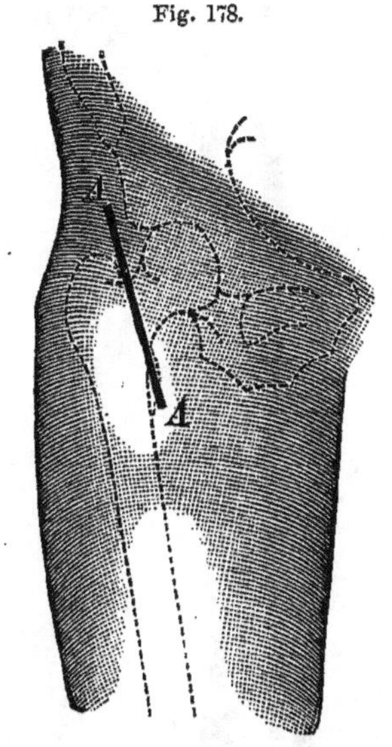

Fig. 178.

AA. Incision antérieure oblique de *C. Hueter*, pour la résection de la hanche.
(L'incision de *Luecke-Schede* tombe un peu plus en dedans; voir texte).

Deuxième temps : Décapitation et extraction de la tête articulaire.

Après avoir bien dénudé le col dans tous les sens, on le divise avec la petite scie à main par une section oblique de haut en bas et de dehors en dedans, c'est-à-dire perpendiculaire à la direction de son grand axe. A l'aide du couteau on pratique ensuite quelques entailles dans le bourrelet cotyloïdien.

L'extraction de la tête sciée est généralement assez laborieuse, étant donné le peu d'espace que procure l'incision antérieure. On peut à la rigueur la saisir dans les mors d'un davier à résection, et l'arracher par la torsion hors de la cavité cotyloïde; mais on ne réussit guère ainsi qu'à l'enlever par morceaux, et en outre on contusionne toujours assez fortement les parties molles environnantes.

Avec mon élévatoire en forme de cuiller (Fig. 179) on parvient par contre aisément, en l'insinuant entre les deux surfaces articulaires, à faire sortir la tête réséquée hors de sa cavité cotyloïde: une fois le ligament rond sectionné, on peut alors en compléter l'extraction sans la moindre difficulté.

Troisième temps: Drainage et réunion.

Ce procédé de résection est le moins sanglant des trois, surtout lorsqu'on fait en sorte d'éviter l'artère circonflexe fémorale. Malheureusement l'incision antérieure ne se prête que difficilement à l'écoulement des liquides sécrétés par la plaie. Pour parer à cet inconvénient on est obligé de rechercher dans celle-ci l'endroit le plus déclive de la cavité de résection, et avec le couteau et une longue pince à anneaux, d'y pratiquer en arrière, entre les muscles de la fesse, une contre-ouverture pouvant livrer passage à un gros tube à drainage. Le tamponnement aseptique de la plaie rendrait naturellement cette précaution superflue.

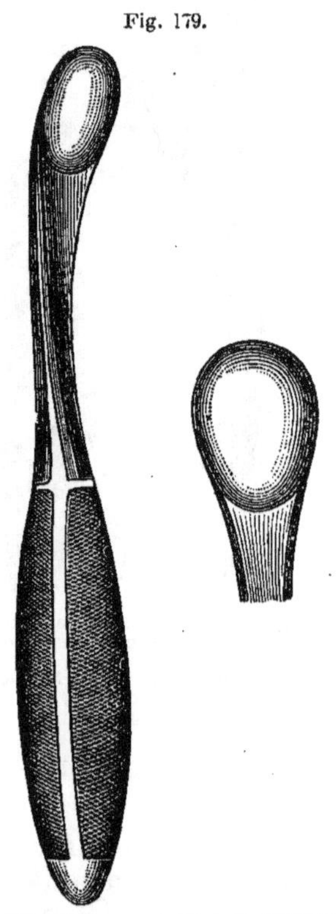

Fig. 179.

Élévatoire en cuiller de *Lobker*, pour l'extraction de la tête fémorale réséquée.

Dans les cas d'arthrite fongueuse suppurée, on trouve généralement un vaste clapier à la partie interne de la jointure; on draine alors séparément cette cavité dans la direction des adducteurs. Pour finir, on ferme par la suture la plus grande partie de l'incision antérieure.

L'incision verticale de *Luecke-Schede* tombe directement au-devant de la jointure et ne permet guère que la résection de la tête articulaire; au moyen de son incision oblique, *C. Hueter* parvient au contraire à enlever à la fois la tête, le col et le grand trochanter.

II. Résection dans la continuité du fémur.

Anatomie topographique (voir page 145).

Résection.

L'interstice qui sépare le muscle vaste externe du biceps fémoral, et à travers lequel s'enfonce la cloison intermusculaire externe, est la voie toute indiquée pour aborder l'os dans presque toutes les résections portant sur sa diaphyse (nécrotomies, ostéotomies, etc.); on n'attaque donc le fémur par sa face interne qu'en vue de remplir certaines indications bien déterminées, comme par exemple dans l'ostéotomie appliquée au redressement d'un genu valgum. Le long de la cloison intermusculaire externe, on peut, sur toute la hauteur de la cuisse, inciser jusqu'à l'os sans rencontrer un seul organe important, si ce n'est l'artère circonflexe externe qui embrasse le fémur immédiatement en dessous du grand trochanter.

Les ostéotomies qu'on pratique sur le fémur dans un but orthopédique (pour combattre, par exemple, une contracture ou une ankylose vicieuse de la hanche, pour redresser un genu valgum) ont acquis dans ces derniers temps, une importance des plus considérables. Comme il n'est pas rare de rencontrer à l'amphithéâtre des sujets présentant la courbure des jambes en forme d'X, on ne devra jamais manquer de pratiquer sur eux l'opération dont nous parlons actuellement.

I. Ostéotomie sous-trochantérienne, d'après (Rhea-Barton) *Rodgers, v. Volkmann,* etc.

Le sujet est couché sur le dos ; la hanche malade dépasse un peu le bord de la table ; l'opérateur se tient en dehors de la racine du membre. On fait sur la face externe du grand trochanter une incision longitudinale, qui mesure environ 10 centim. d'étendue, et qui pénètre d'emblée jusqu'à l'os. Avec l'élévatoire, on détache et on refoule en avant et en arrière le périoste uni aux autres parties molles ; puis, à l'aide du ciseau et du marteau, on enlève à la base du grand trochanter un coin d'os intéressant toute l'épaisseur de la diaphyse. La base de ce coin osseux regarde en dehors et en arrière, de façon à pouvoir corriger la position vicieuse (flexion et adduction) qui nécessite ordinairement l'intervention opératoire. Sur le vivant, on doit souvent, en outre, pratiquer la section sous-cutanée des muscles et du fascia rétractés dans la région des adducteurs. Pendant tout le temps que durera la guérison, la cuisse devra être placée dans l'abduction ; on favorisera ainsi l'abaissement du bassin, afin de compenser le plus possible le raccourcissement du membre causé par la résection *(v. Volkmann).*

2. Ostéotomie appliquée au redressement du genu valgum, d'après *Mac Ewen.*

L'os devant être attaqué par sa face interne immédiatement au-dessus du genou, on aura surtout à éviter ici l'ouverture de l'articulation et la lésion des artères articulaires. *Mac Ewen* détermine l'endroit où doit tomber l'incision en traçant deux lignes fictives, dont l'une est tirée transversalement sur la cuisse à un travers de doigt au-dessus du bord supérieur du condyle externe du fémur, dont l'autre court parallèlement au tendon du grand adducteur et à un demi-pouce (12 millim.) au-devant de ce tendon. Au point d'intersection de ces deux lignes commence l'incision, qui monte verticalement sur une étendue d'environ 4 centim., en divisant d'abord les faisceaux du vaste interne, puis le périoste. Celui-ci est détaché à l'aide de la rugine ; puis, avec le ciseau et le marteau, on pratique suivant les cas, soit la simple section transversale de l'os, soit l'excision d'un fragment cunéiforme à base interne. Il suffit généralement d'entamer un peu plus de la moitié de l'épaisseur de l'os, et le reste se laisse briser sans difficulté.

III. Résection du genou.

Anatomie topographique (voir p. 152.) (Fig. 180).

Résection.

Il serait assez difficile d'établir pour le moment des règles générales concernant la technique des résections de l'articulation du genou. C'est qu'en effet, aux résections totales typiques qu'on appliquait le plus souvent autrefois aux inflammations fongueuses de cette jointure, on a généralement substitué de nos jours des procédés opératoires atypiques, consistant principalement dans l'arthrotomie et l'évidement des parties malades de l'articulation. Lorsqu'on croira pourtant devoir donner la préférence à la résection totale, on ne devra jamais alors la pratiquer par la méthode sous-capsulo-périostée, car il importe avant tout, en cas d'arthrite, d'extirper aussi complètement que possible la synoviale et ses nombreux diverticulum *(Bilroth, Metzler, Holmer,* etc.). Pour pouvoir exécuter ce temps si important de l'opération avec tout le soin qu'il nécessite, on est bien obligé d'ouvrir très-largement l'articulation, et partant de renoncer aux simples incisions longitudinales qui ne créeraient ici qu'une voie insuffisante.

Dans ces conditions, les parties molles et particulièrement l'appareil extenseur de la jambe, ont nécessairement beaucoup plus à souffrir, mais cette considération n'a guère d'importance, étant donné que la suite désirée de toute résection du genou est l'ankylose osseuse de l'articulation.

Lorsque l'opération est pratiquée pour un traumatisme récent du genou ou, ce qui est plus rare, pour une inflammation non spécifique des tissus articulaires, l'extirpation de la synoviale n'est plus indispensable. En pareil cas, on peut à la rigueur, réséquer par le mode sous-capsulaire à travers une simple incision longitudinale qui laisse intact l'appareil extenseur de la jambe. Mais on ne réussit alors à faire saillir la volumineuse extrémité articulaire du fémur dans l'étroite plaie ainsi obtenue, qu'au prix d'une violente contrition des parties molles, et parfois d'un décollement très étendu du périoste de la diaphyse fémorale.

Pour cette résection, le sujet est couché sur le dos, sur une table pas trop basse. Le genou n'est d'abord que modérément plié; plus tard, l'aide en exagère de plus en plus la flexion. Le chirurgien et l'assistant principal se tiennent aux deux côtés du membre.

L'ouverture du riche réseau vasculaire de cette jointure donne toujours lieu sur le vivant à une hémorragie assez considérable. Il conviendra donc de n'opérer que sur un membre préalablement rendu exsangue par la constriction élastique d'*Esmarch*, ou bien on chargera l'un des aides de comprimer la fémorale sous le ligament de *Poupart* contre le rebord du

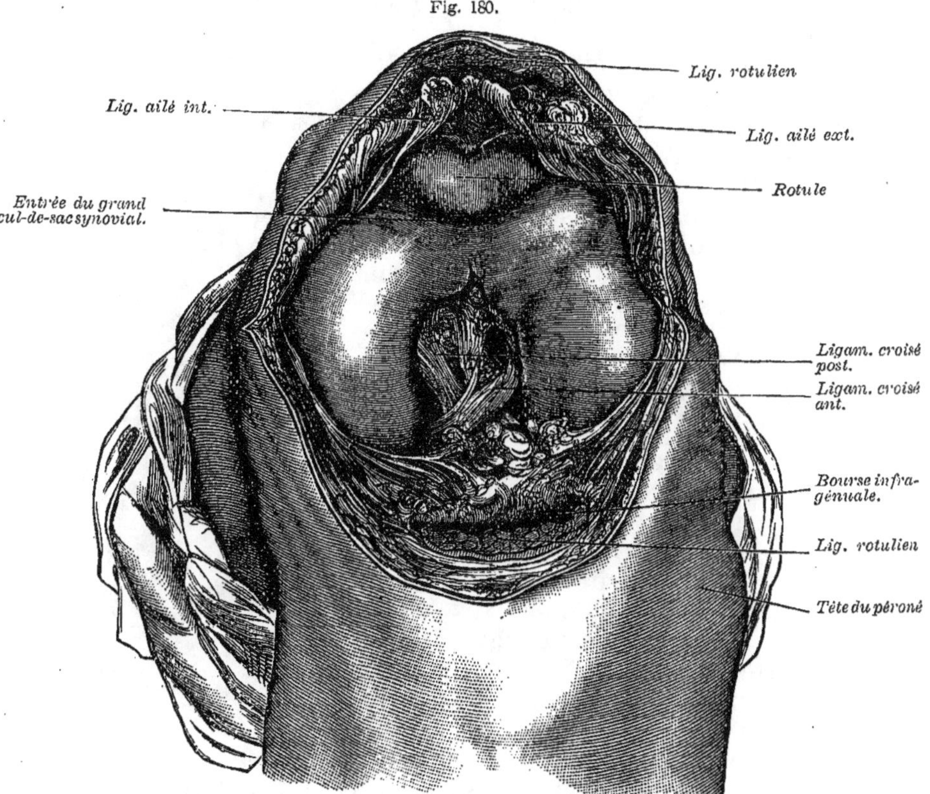

Vue de l'intérieur de la cavité articulaire du genou; celui-ci, qui est fléchi, a été largement ouvert par une incision à lambeau antérieur.

bassin. Pendant l'opération même, la perte de sang sera considérablement réduite du seul fait de la flexion exagérée du genou.

A. Résection du genou avec division transversale des parties molles.

I. Incision curviligne antérieure de *Textor, Guepratte, Mackensie, König*, etc.
(Fig. 181, *AA*).

Premier temps: Division des parties molles et ouverture de l'article.

Une incision curviligne à convexité inférieure réunit les sommets des tubérosités interne et externe du fémur en passant

immédiatement au-dessus de la tubérosité antérieure du tibia ;
elle divise du premier coup la peau et le ligament rotulien. On
a soin, pour cette incision, de diriger obliquement le tranchant
du couteau vers l'articulation, de façon à couper le ligament
par une section oblique qui en agrandisse les futures surfaces
de réunion.

En quelques traits de couteau on
divise alors dans toute l'étendue de la
plaie, la paroi antérieure de la jointure.
Pendant que l'aide fléchit ensuite très-
fortement la jambe, on sectionne les deux
ligaments latéraux, puis, avec le couteau
coupant dans la direction du fémur, les
deux ligaments croisés : l'articulation
s'ouvre alors largement.

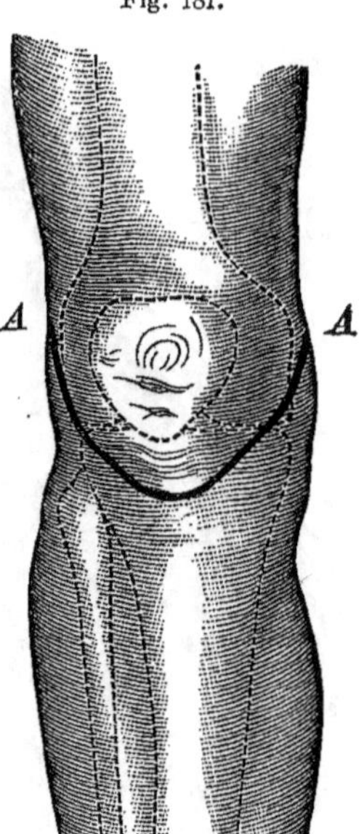

Fig. 181.

Deuxième temps: Toilette et sciage des os.

De la main gauche, l'opérateur attire
fortement en avant l'extrémité inférieure
du fémur ; avec le couteau rasant l'os, il
en détache l'insertion de la paroi postérieure de la capsule, puis par une incision circulaire, il circonscrit l'épiphyse
fémorale à la limite de son revêtement
cartilagineux. Dans cette ligne, il scie
ensuite les condyles d'arrière en avant
et perpendiculairement au grand axe
de l'os.

A A. Incision curviligne antérieure pour la résection du
genou.

L'aide fixe solidement la cuisse ; l'opérateur, embrassant
le mollet du bras gauche, saisit et attire en avant l'extrémité
supérieure du tibia, détache du bord postérieur de celui-ci l'insertion de la capsule articulaire, cerne l'os d'un trait de couteau
circulaire tombant au-dessus de l'articulation du péroné, et
enfin dans cette ligne, scie également d'arrière en avant le
plateau articulaire supérieur du tibia.

L'étendue de la résection est naturellement proportionnée à l'étendue
de la lésion. D'une manière générale il ne faut enlever de chaque os que le
plus petit fragment possible. Cette remarque s'applique surtout aux enfants
chez lesquels on doit s'efforcer de rester toujours en deçà des cartilages
épiphysaires, d'où procède essentiellement l'accroissement régulier du fémur
et du tibia. Les foyers de carie qui pourraient persister dans l'os après la
section, seront ensuite soigneusement extirpés à l'aide de la cuiller tranchante. Si en opérant de la sorte sur un sujet jeune, on ne parvient pas à
enlever tout le mal, on fera plutôt mieux de recourir à l'amputation.

Chez les malades ayant terminé leur croissance on s'appliquera également à sacrifier les os aussi peu que possible. En pratiquant l'évidement des

foyers de carie remontant au-dessus du plan de la section, on pourra parfois conserver encore un membre utile à l'opéré.

Lorsque la lésion osseuse s'étend davantage en avant ou en arrière, *Bilroth* conseille, pour ne pas enlever inutilement des portions d'os saines, de scier obliquement les deux extrémités articulaires. Les plans de section doivent seulement alors être parallèles, c'est-à-dire présenter le même degré d'inclinaison sur le grand axe du membre.

Troisième temps : Extirpation de la membrane synoviale.

L'enlèvement de la synoviale fongueuse constitue le temps le plus difficile et le plus important de la résection sur le vivant ; il n'est malheureusement guère possible de s'y exercer à l'amphithéâtre où l'on n'opère généralement que sur des jointures exemptes de lésions. On devra surtout diriger son attention sur le grand cul-de-sac synovial situé en arrière du tendon du quadriceps crural ; on ne réussit bien à extirper totalement la membrane à ce niveau, qu'en enlevant également la rotule, alors même qu'elle ne serait pas malade. Pour réséquer la synoviale qui tapisse la paroi postérieure de la jointure, on se servira de préférence de la pince et des ciseaux de *Cooper* ; manier le bistouri dans cette région serait une imprudence, eu égard au voisinage immédiat des grands vaisseaux poplités.

L'artère poplitée siége dans le champ opératoire en dehors de la ligne médiane. Elle est particulièrement exposée à être atteinte au moment où les instruments portent sur la partie inférieure de la paroi postérieure de la capsule, car à ce niveau, derrière le condyle externe du tibia, l'artère ne se trouve pas à un centimètre de la paroi capsulaire *(Th. Kölliker)*.

Quatrième temps : Hémostase, drainage, réunion.

L'hémorragie provient des branches du réseau articulaire du genou. On en liera quelques-unes au voisinage des ligaments latéraux, aux deux côtés de l'extrémité inférieure du tendon rotulien, et au milieu du creux poplité. Tous ces vaisseaux sont de trop petit calibre pour être reconnus sur le cadavre.

La plupart des chirurgiens rapprochent ensuite sans tarder les surfaces de section du fémur et du tibia ; beaucoup les fixent même l'une à l'autre, à l'aide de sutures métalliques ou de clous, dans le but d'obtenir une réunion osseuse aussi ferme que possible. Des clous ordinaires en acier, longs de 10 centim., peuvent très bien convenir pour cet usage : de chaque côté de la ligne médiane on les enfonce à travers la peau de la face antérieure de la jambe jusque dans les condyles du tibia et du fémur, et on les y laisse séjourner deux ou trois semaines environ *(E. Hahn)*. On draine ensuite le grand cul-de-sac antérieur de la synoviale en faisant ressortir le drain par un des

angles latéraux de la plaie, ou bien en le conduisant à travers
une boutonnière pratiquée à la partie supérieure de ce diverticulum ; un second et un troisième drain peuvent en outre être
enfoncés de chaque côté jusque tout contre les os rapprochés.

D'autres chirurgiens, et particulièrement *C. Hueter*, se
préoccupent avant tout d'assurer le facile écoulement des sécrétions de la plaie, et dans ce but ils glissent un drain transversalement entre les deux surfaces de section. Indépendamment de
cela, *C. Hueter* pratique au sommet de la bourse muqueuse du
quadriceps, une contre-ouverture à travers laquelle il conduit
de chaque côté un drain vertical, qui ressort par l'angle correspondant de la plaie de résection. Dans certains cas de dégénérescence graisseuse de la moelle osseuse, on a vu la mort
survenir à la suite d'embolies pulmonaires provoquées par le
rapprochement trop exact des surfaces de section *(P. Vogt,
Grohé)*.

Pour finir, le lambeau antérieur sera ramené en bas et
suturé aux bords de la plaie ; on ne laissera de libres que les
ouvertures latérales destinées au passage des drains ; les
premiers points de suture devront réunir les deux tronçons du
ligament rotulien.

E. Hahn emploie pour la résection du genou un lambeau
antérieur arrondi à convexité supérieure : la jambe étant
étendue sur la cuisse, une incision qui pénètre d'emblée jusqu'à
l'os, va de l'extrémité postérieure de l'interligne articulaire
interne au point correspondant de l'interligne articulaire
externe, en décrivant une courbe au devant du grand diverticulum de l'articulation, et en sectionnant le tendon extenseur
immédiatement au-dessus de la rotule. Le lambeau est rabattu
vers sa base, et après l'opération est replacé dans sa position
primitive et fixé par une suture très exacte.

2. Incision transversale antérieure de *v. Volkmann* (Fig. 182 AA).

Premier temps : Incision transversale au-devant
de la rotule et section de cet os ; extirpation
de la paroi synoviale antérieure.

Une incision réunit transversalement les tubérosités interne
et externe du fémur en passant au-devant de la rotule. Dans le
fond de cette incision on scie transversalement la rotule avec la
petite scie à main ou la scie à feuille.

On fait écarter les deux lèvres de la plaie avec de larges
rétracteurs doubles, et si le grand cul-de-sac antérieur de la
synoviale n'est pas très profond, on peut alors explorer et

atteindre tous les recoins de la jointure. Dans le cas contraire on élargit sa voie en ajoutant une incision verticale à l'une ou même aux deux extrémités de l'incision transversale. Pendant que l'aide attire en bas le fragment rotulien inférieur, on résèque à l'aide de la pince et du scalpel, la synoviale insérée à la rotule et au tibia; on enlève ensuite de la même manière celle qui s'élève en cul-de-sac sous le muscle quadriceps.

Deuxième temps : Sciage des extrémités articulaires du fémur et du tibia; extirpation de la synoviale postérieure.

La jambe étant fortement fléchie, on coupe transversalement les ligaments croisés et ce qui reste des ligaments laté-

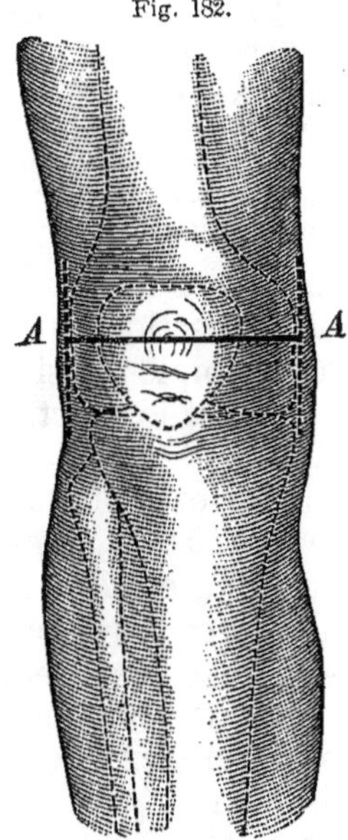

Fig. 182.

raux, on scie le fémur et le tibia absolument de la même façon que dans la résection avec l'incision curviligne antérieure; puis, avec la pince et les ciseaux de *Cooper*, on extirpe la synoviale qui tapisse la paroi postérieure de la jointure.

L'hémostase et la réunion se pratiquent également comme dans le procédé précité. Les fragments rotuliens sont ensuite traversés à l'aide du perforateur sur deux points séparés de leur surface de section, puis solidement réunis l'un à l'autre par deux gros fils de catgut.

Depuis quelque temps *v. Volkmann* s'abstient le plus possible de réséquer les extrémités articulaires, et se borne à extirper soigneusement la synoviale et à évider à la cuiller tranchante les foyers tuberculeux qu'il trouve dans les os. Pour cette « arthrectomie » (voir

AA. Incision de *v. Volkmann* pour la résection du genou.

p. 208), il ouvre la jointure de la même manière que dans la résection véritable.

Tiling, tout en pratiquant l'arthrectomie et la résection partielle, s'efforce de garder au genou sa mobilité, et pour éviter le vacillement ultérieur de la jambe il a soin de conserver intacts les ligaments latéraux et le ligament rotulien. Il opère comme suit : une incision curviligne à convexité inférieure, et n'intéressant que la peau, réunit les limites antéro-inférieures des deux tubérosités du fémur, et arrive en bas jusqu'en dessous de la tubérosité antérieure du tibia. Il ouvre alors transversalement la jointure aux deux côtés du ligament rotulien, puis il cerne par une incision l'insertion de ce ligament à l'os et l'abat au ciseau avec la saillie osseuse qui lui sert d'attache. A l'aide d'une double incision curviligne pénétrant à travers la capsule et le périoste, il découvre ensuite le bord antérieur des deux tubérosités, puis détache au ciseau et reporte en arrière ces dernières et les ligaments latéraux qui s'y insèrent. L'articulation s'ouvre largement dès que les ligaments croisés ont été sectionnés. Une fois l'arthrectomie terminée on remet en place les trois plaques osseuses détachées, et on les y fixe à l'aide de chevilles en ivoire.

B. Résection sous-capsulo-périostée du genou avec division verticale des parties molles.

L'incision longitudinale qui avait servi autrefois à la résection du genou, et qu'on avait ensuite abandonnée comme étant absolument insuffisante, fut reprise plus tard, d'abord par *Chassaignac* qui la pratiquait au côté externe de la jointure, puis par *Jeffray* et *Sédillot* qui opéraient avec deux incisions latérales et sciaient les os avec la scie à chaîne par dessous le ligament rotulien.

Plus récemment nous voyons *Bilroth* y recourir également : il la conduit sur le milieu de la face antérieure de la rotule, et s'en sert pour énucléer cette dernière et pour terminer ensuite la résection à la façon ordinaire. *Riedinger* utilisant cette même incision médiane, fend verticalement le grand cul-de-sac antérieur de la jointure ainsi que le tendon rotulien, et scie en outre la rotule dans la même direction.

v. Langenbeck, qui opère par la méthode sous-capsulo-périostée, fait en dedans de la rotule une incision légèrement convexe en arrière, qui arrive en bas jusqu'au bord interne de l'insertion tibiale du tendon rotulien.

C. Hueter applique le mieux à la résection du genou le précepte formulé par *v. Langenbeck*, pour les résections articulaires : il découvre l'articulation à l'aide d'une simple incision longitudinale et conserve autant que possible toutes les parties molles.

L'ablation des épiphyses fémorale et tibiale est toujours possible avec l'incision longitudinale unique ; l'opération est pourtant rendue ainsi plus laborieuse, et l'on ne réussit guère à faire saillir les extrémités articulaires hors de la plaie, qu'en produisant une contusion assez forte des deux lèvres de l'incision. Lorsque l'extirpation de la synoviale s'impose, cette incision ne découvre plus suffisamment l'intérieur de jointure, et pour ce motif on ne doit jamais y recourir dans les cas d'arthrite fongueuse ; en revanche, elle a sur les autres le précieux avantage de respecter l'appareil extenseur de la jambe, et de compromettre beaucoup moins la solidité de la jointure.

Résection sous-périostée du genou — Incision longitudinale interne de *C. Hueter*.
(Fig. 183, *AA).*

Premier temps: Incision longitudinale sur le condyle interne et ouverture de l'articulation.

Le genou étant étendu, un solide couteau à résection est enfoncé jusqu'à l'os immédiatement au-dessus de la tubérosité interne du fémur, et est conduit de là verticalement en bas, le

long du bord antérieur du ligament latéral interne, jusqu'au
bord supérieur du tendon du couturier. Cette incision intéresse
dans sa partie supérieure quelques faisceaux du muscle vaste
interne. Dans le fond de la plaie on divise ensuite transversalement le ligament latéral interne, et l'on ouvre ainsi la capsule
articulaire.

Deuxième temps : Désinsertion de la capsule et
luxation de la rotule en dehors.

Fig. 183.

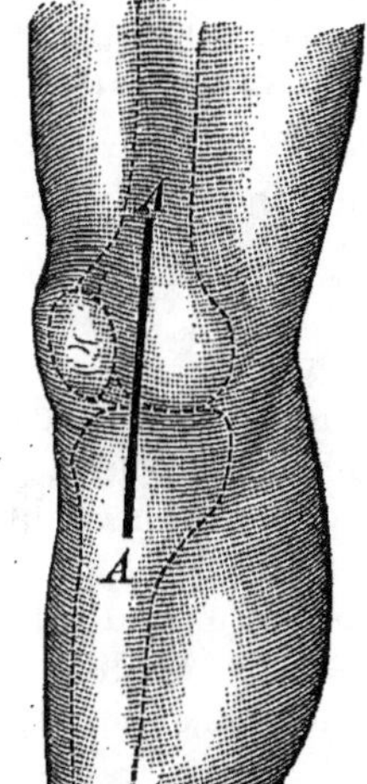

AA. Incision longitudinale
interne de *C. Hueter*, pour
la résection du genou.

Un bistouri boutonné pénétrant par l'ouverture faite à la capsule détache cette dernière du pourtour antérieur du condyle interne, en remontant jusqu'au bord supérieur
de la surface articulaire ; pendant ce temps
l'index gauche introduit dans la jointure
tend en avant la paroi capsulaire antérieure.
On décolle ensuite à la rugine les faisceaux
inférieurs du vaste interne uni au périoste ;
puis, de nouveau avec le scalpel boutonné,
on détache le ligament ailé interne jusqu'au
milieu du bord antérieur du plateau tibial.
Il est dès lors facile de luxer la rotule en
dehors : dans ce but, le genou est d'abord
fléchi, puis pendant qu'on le redresse lentement, on refoule cet os jusqu'au delà du
bord du condyle externe.

Troisième temps : Division des ligaments croisés et section à ciel
ouvert des épiphyses osseuses.

On fléchit le genou de façon à bien
découvrir les ligaments croisés et l'on coupe
ceux-ci en travers, avec le tranchant du
couteau regardant dans la direction du fémur. On facilite
beaucoup la section du ligament croisé postérieur en ramenant
en avant le condyle interne du tibia. En fléchissant alors
davantage le genou, on parvient aisément à détacher de l'os, le
ligament latéral externe et l'insertion externe et postérieure
de la capsule.

On fait saillir de la plaie l'épiphyse fémorale ainsi dénudée
et on l'abat transversalement avec la scie ; on résèque de même
l'extrémité articulaire du tibia.

Quatrième temps : Hémostase et réunion.

L'hémorragie est toujours beaucoup moindre après la résection sous-capsulaire qu'après l'extirpation totale de la jointure.

Pour ce qui a trait au rapprochement des surfaces de section, nous renvoyons à ce qui a été dit sur ce sujet à l'occasion de la résection avec l'incision curviligne.

Un seul drain poussé jusque dans le cul-de-sac sus-rotulien, et ressortant par l'incision longitudinale interne, suffit le plus souvent à assurer l'écoulement des sécrétions; au besoin on en introduirait un second dans la direction de la paroi capsulaire externe. La plaie est ensuite réunie par la suture au-dessus et au-dessous du drain. Pour rendre possibles les lavages antiseptiques de la plaie pendant les premiers jours qui doivent suivre l'opération, on peut, si on le juge nécessaire, conduire le drain transversalement à travers tout le genou en le faisant ressortir par une boutonnière pratiquée à sa face externe.

IV. Résection diaphysaire des os de la jambe.

Anatomie topographique (voir p. 160).

Résection.

Autant l'ostéotomie est fréquemment pratiquée sur les os de la jambe pour permettre l'extraction des séquestres invaginés (nécrotomies), autant on recourt peu dans cette région à la résection diaphysaire proprement dite. Celle-ci n'est en effet jamais appliquée qu'au redressement du genu valgum ou à la guérison d'une pseudarthrose; dans le traitement des fractures compliquées on se borne généralement à réséquer les aspérités osseuses faisant saillie à l'extérieur.

Le tibia étant sous-cutané dans toute l'étendue de sa face interne, il est facile d'atteindre l'os à ce niveau au moyen d'une simple incision longitudinale, à l'extrémité de laquelle on ajoute une petite incision transversale. L'incision longitudinale ne devra pas tomber sur la crête même du tibia, afin de soustraire le plus possible la cicatrice aux chocs et aux pressions ultérieures. Avec l'élévatoire on dénude ensuite le tibia sur toutes ses faces, puis à l'aide du ciseau et du marteau, on pratique, suivant les cas, soit la section simple, soit l'excision cunéiforme de l'os, en se conformant aux règles données par *Mac Ewen* pour l'ostéotomie du fémur. L'incision pour l'ostéotomie cunéiforme du tibia dans le genu valgum, commence sur le bord interne de cet os à 2 centim. en dessous du niveau de la tubérosité antérieure, et descend de là sur une étendue de 3 à 4 centim. environ; du milieu de cette incision s'en détache une autre qui se porte en dehors jusqu'au delà du bord externe du tibia.

La guérison des pseudarthroses et des fractures compliquées nécessite parfois le sacrifice de fragments osseux assez considérables; la résection se fait toujours en pareil cas par le mode sous-périosté et à l'aide de la petite scie à main. Si l'on ne parvient plus alors à rapprocher les deux tronçons osseux du tibia, on brise simplement le péroné ou bien on en résèque un fragment de même longueur. Après ces résections étendues on fait bien de réunir les deux surfaces de section par des points de suture osseuse (page 214). On introduit ensuite un drain au point le plus déclive de la plaie, et l'on peut alors fermer celle-ci dans tout le restant de son étendue.

Les résections dans la continuité du péroné se pratiquent à travers une incision longitudinale tombant sur le bord externe de cet os. Cette incision ne divise d'abord que la peau; puis dans l'intervalle qui sépare les péroniers des extenseurs des orteils, on pénètre directement jusque sur le périoste en évitant soigneusement le nerf musculo-cutané. On fend le périoste dans le sens de la plaie et sur une étendue proportionnée à la longueur d'os à réséquer. On dénude l'os sur toutes ses faces, et avec la scie cultellaire on le sectionne au-devant de l'élévatoire servant à protéger les parties molles. On draine finalement la plaie et l'on réunit par la suture.

Lors de la résection de l'extrémité supérieure du péroné, on veillera spécialement à ne pas atteindre le nerf sciatique poplité externe. L'incision tombera sur le bord postérieur du biceps et n'intéressera tout d'abord que la peau. On recherchera ensuite le nerf précité qui entoure le col de la tête du péroné, et après l'avoir isolé, on le chargera sur un crochet pour le faire rétracter sur le côté. On pourra ensuite inciser jusque sur l'os.

Les débutants devront aussi s'exercer à l'amphithéâtre à ouvrir la cavité médullaire du tibia avec le ciseau, après avoir préalablement dépouillé cet os de son revêtement périosté.

V. Résection de l'articulation tibio-tarsienne.

Anatomie topographique (voir page 168).

Résection.

Les deux seuls endroits par où l'on puisse facilement aborder la jointure pour en faire la résection totale, sont la face externe de la malléole externe et la face interne de la malléole interne. Toute résection du cou-de-pied qui ne nécessitera pas une exploration minutieuse de la cavité articulaire, pourra donc être entreprise par ces deux voies.

En cas d'arthrite fongueuse on ne parvient pas toujours, avec deux incisions latérales, à découvrir suffisamment l'articulation pour en extirper toutes les parties malades de la synoviale et tous les petits foyers de carie tuberculeuse. C'est là la raison pour laquelle on a beaucoup modifié dans ces dernières années la technique des résections de cette jointure. Quel que soit dans tous les cas le procédé adopté, la résection devra d'abord être faite par la méthode sous-capsulo-périostée; les masses fongueuses seront ensuite enlevées au moyen de la cuiller tranchante ou de la pince et des ciseaux.

I. Résection sous-périostée totale du cou-de-pied — incisions latérales de v. Langenbeck (Fig. 184 et 185).

L'opérateur et l'aide principal se tiennent debout ou assis aux deux côtés du pied; si l'on préfère opérer sur un membre exsangue, on applique la bande d'*Esmarch* jusqu'au milieu de la jambe.

Premier temps : Résection de la malléole péronière. (Fig. 184).

Le pied repose sur son bord interne. Une incision de 3 à 4 centim. d'étendue part de la pointe de la malléole externe et monte le long du bord postérieur de cette dernière en divisant du premier coup la peau et le périoste. De l'extrémité inférieure de cette incision, *C. Hueter* en fait partir une seconde, longue de 15 millimètres environ, qui suit le bord antérieur de cette saillie osseuse, et forme avec la première une sorte de crochet. Peau et périoste sont ensuite détachés de la malléole et refoulés en avant en arrière.

Fig. 184.

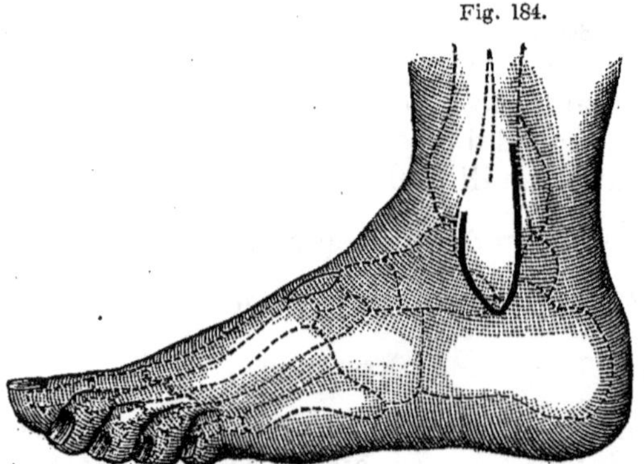

Incision en crochet de v. *Langenbeck-Hueter* pour la résection de la malléole externe.

Quelque soin que l'on mette, au cours de cette dénudation, à ne pas quitter l'os avec la rugine, on blesse presque constamment la gaine tendineuse des muscles péroniers; aussi est-il toujours préférable de décortiquer le bord postérieur de la malléole à l'aide du ciseau et du marteau.

Dans l'angle supérieur de la plaie on divise ensuite le péroné avec la scie étroite; on saisit dans un davier à résec-

tion le fragment d'os scié, et le renversant progressivement en
dehors, on détache de sa face interne le périoste uni à l'insertion du ligament interosseux; enfin avec le bistouri boutonné,
agissant de dedans en dehors, on détache de la pointe de la
malléole les ligaments qui s'y insèrent.

Deuxième temps : Résection de la surface articulaire supérieure de l'astragale.

Pendant qu'un élévatoire glissé par la plaie externe au-
devant du col de l'astragale, soulève et écarte la paroi capsulaire
et les tendons, on abat à la scie la surface articulaire supérieure
de cet os, d'arrière en avant s'il s'agit du pied gauche, et d'avant
en arrière s'il s'agit du pied droit. Le fragment d'os scié est
laissé quelque temps encore dans la jointure, car son extraction
par la plaie externe présenterait trop de difficultés.

Troisième temps : Résection de l'extrémité articulaire inférieure du tibia.

Le pied repose maintenant sur son bord externe; une
incision de 4 centim. environ d'étendue, part de la pointe de la
malléole interne et remonte à la face interne du tibia en divisant
la peau et le périoste; une seconde incision, semi-lunaire,
embrasse le pourtour inférieur de cette malléole et figure
ainsi avec la première une sorte d'ancre.

Fig. 185.

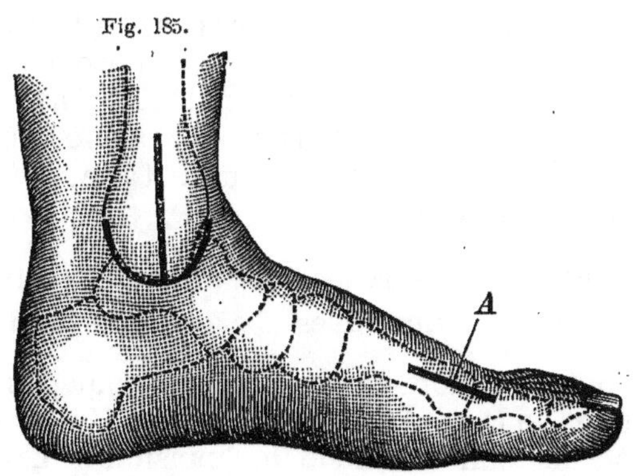

Incision en ancre de *v. Langenbeck* pour la résection de l'extrémité articulaire du tibia.
A. Incision pour la décapitation du premier os métatarsien.

Avec l'élévatoire on décolle sous forme de deux lambeaux
triangulaires la peau et le périoste qui recouvrent la face interne
du tibia; on dénude également la face antérieure puis la face
postérieure de cet os, en les décortiquant même de préférence
à l'aide du ciseau et du marteau. Pendant que l'élévatoire écarte
ensuite les parties molles pour les protéger, avec la scie étroite

conduite le long du doigt indicateur, on scie sur place le tibia à 2 ou 3 centim. au-dessus de la pointe de la malléole. On détache de la pointe de celle-ci l'insertion supérieure du ligament deltoïdien, puis, saisissant dans un davier le fragment scié et le renversant en dehors, on décolle de haut en bas le périoste de sa face externe et l'insertion de la membrane interosseuse. Il ne reste plus alors qu'à détacher avec le couteau les insertions antérieure et postérieure de la capsule, puis à extraire par la plaie interne le fragment astragalien.

v. Langenbeck résèque la partie supérieure de l'astragale de suite après la section du péroné, parce qu'à ce moment la jointure n'a pas encore perdu toute sa solidité. *C. Hueter*, qui cherche avant tout à opérer avec de très petites incisions, ne scie la poulie articulaire qu'à la fin de l'opération en l'attaquant par la plaie interne; la scie cultellaire suit alors dans l'astragale la direction du trait inférieur de l'incision en ancre. S'il y avait nécessité d'enlever entièrement l'astragale, on ferait descendre l'incision interne jusqu'à deux travers de doigt en dessous du sommet de la malléole; une incision transversale, tombant sur la petite apophyse du calcanéum, serait en outre ajoutée à l'extrémité inférieure de la précédente.

Quatrième temps : Drainage et réunion.

On n'a généralement pas de vaisseaux à lier après cette opération. Un drain sera conduit transversalement à travers la cavité de résection et ressortira par les deux incisions latérales; l'angle supérieur des deux plaies sera ensuite fermé par la suture.

Pour les résections partielles de l'articulation tibio-tarsienne (ablation de la malléole péronière, résection de l'extrémité articulaire inférieure du tibia) le manuel opératoire est absolument analogue à celui de la résection totale, et il serait superflu de l'exposer ici.

Nouveaux procédés de résection pour le traitement des arthrites fongueuses du cou-de-pied.

Dans le but de se donner assez de jour pour pouvoir faire le curage complet de la jointure fongueuse, *C. Hueter* n'hésite pas à recourir à l'ancienne méthode de l'incision transversale antérieure déjà employée par *J. Heyfelder* et *Sédillot;* comptant ensuite sur la réunion par première intention que lui assurent aujourd'hui les pansements antiseptiques, il cherche, par une suture soignée des tendons et des nerfs divisés, à obtenir le rétablissement complet du mouvement et de la sensibilité dans les parties qui en ont été momentanément privées. Cette opération nous procure l'occasion de nous exercer avec fruit sur le cadavre à la pratique de la suture des nerfs et des tendons; rien qu'à ce titre, elle mérite donc de trouver place ici. Trois fois déjà elle a été exécutée sur le vivant avec un remarquable succès, deux fois entre autres par *Hueter*, une fois par moi; je ne voudrais pourtant pas conseiller à un chirurgien novice de l'entreprendre à la légère.

Préoccupé comme *Hueter* de découvrir largement la jointure, *F. Busch* aborde cette dernière par la plante du pied au moyen d'une incision en étrier complétée par la section transversale du calcanéum.

Enfin, toujours dans cette même intention, *P. Vogt* conseille de commencer l'opération par l'extirpation de l'astragale qui est lui-même presque toujours malade.

L'incision d'*Hueter* crée la voie la plus large, mais atteint en revanche le plus d'organes importants; l'opération de *P. Vogt* est celle qui donne lieu au traumatisme le moins grave.

König accorde encore ici la préférence aux deux incisions longitudinales latérales, qu'il reporte seulement un peu plus en avant, en les faisant tomber aux deux côtés des fléchisseurs dorsaux du pied.

1. Procédé de *C. Hueter* — incision transversale antérieure suivie de la suture des nerfs et des tendons. (comp. Fig. 54, page 72).

Premier temps: Division transversale de la peau; section des nerfs et des tendons. (Fig. 186, *AA*).

L'incision de la peau commence au bord postérieur de l'une des malléoles qu'elle longe en descendant jusqu'au niveau de sa pointe; elle devient ensuite horizontale en se portant, au-devant de la jointure, vers l'autre malléole, dont elle suit à nouveau le bord postérieur. Cette incision atteint forcément le nerf musculo-cutané.

On divise l'aponévrose dans toute l'étendue de la plaie cutanée; on recherche les tendons du jambier antérieur, de l'extenseur propre du gros orteil et de l'extenseur commun des orteils, et l'on passe à travers chacun d'eux une anse de fil en catgut. On divise l'artère tibiale antérieure entre deux ligatures, et l'on munit également d'un fil de catgut le nerf tibial antérieur qui accompagne l'artère à son côté externe. On sectionne les tendons et le nerf en dessous des différents fils, et l'on confie ceux-ci à un aide qui les maintient relevés.

Deuxième temps: Ouverture de la jointure; résection des extrémités articulaires; extirpation de la synoviale.

D'un seul trait de couteau on divise transversalement toute la paroi capsulaire antérieure ainsi que les ligaments latéraux interne et externe; l'articulation est dès lors largement béante. Après décollement suffisant du périoste, du tibia et du péroné, on abat avec la scie à arbre, d'abord les malléoles et le plateau articulaire inférieur du tibia, ensuite la poulie articulaire de l'astragale.

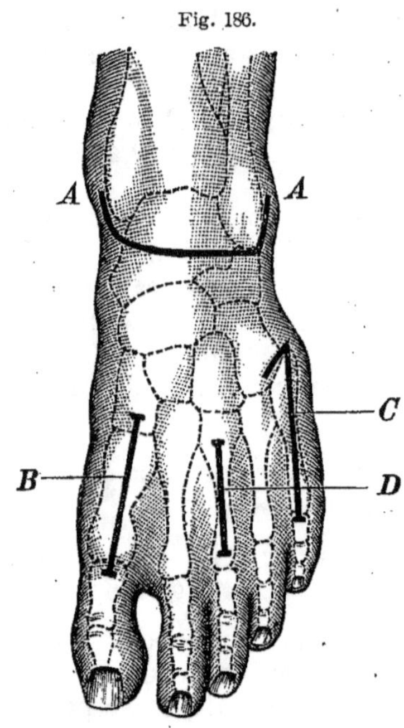

Fig. 186.

AA. Incision transversale antérieure de C. *Hueter* pour la résection de l'articulation tibio-tarsienne;
B., C. Incision pour l'extirpation d'un métatarsien isolé;
D. Incision pour la résection partielle d'un des métatarsiens.

Cela fait, on examine avec soin les surfaces de section des os et l'on en évide au besoin les foyers de carie; on procède ensuite à l'extirpation de la synoviale qui tapisse les parois antérieure et postérieure de la capsule.

Troisième temps: Réunion par la suture des tendons et des nerfs; drainage et réunion de la plaie.

On tire sur les fils de catgut pour faire saillir les bouts centraux des tendons; on munit d'aiguilles ces différents fils, on les passe à travers les bouts périphériques des tendons, et l'on noue ensemble les deux chefs de chacun d'entre eux. On en fait autant pour le nerf divisé.

Un drain est placé transversalement dans la plaie, et ressort par ses deux angles latéraux; on réunit finalement à l'aide de fils de soie les deux lèvres de la plaie cutanée.

2. Procédé de *König* — incision longitudinale bilatérale.

Premier temps: Ouverture de l'articulation.

On découvre le foyer tuberculeux à l'aide de deux incisions longitudinales tombant aux deux côtés du cul-de-sac synovial antérieur de la jointure tibio-tarsienne. L'incision interne commence à 3 centim. au-dessus de l'interligne, sur le bord antérieur de la malléole tibiale; elle descend, par dessus le col de l'astragale, jusqu'au niveau de l'interligne astragalo-scaphoï-

dien. L'incision externe longe le bord antérieur de la malléole
péronière, court au-devant du sinus du tarse, et s'arrête à la
même hauteur que la première. Ces deux incisions ouvrent
d'emblée l'articulation; elles délimitent une sorte de lambeau
antérieur en forme de pont, qui contient dans son épaisseur tous
les tendons des fléchisseurs dorsaux du pied, et qu'on détache
de la face antérieure de la jointure à l'aide de la rugine, du
couteau et des pinces. Lorsque la lésion tuberculeuse est restée
limitée au cul-de-sac synovial antérieur, on peut alors exciser
ce dernier avec des ciseaux courbes, et extirper au besoin à la
cuiller tranchante l'un ou l'autre petit foyer de carie osseuse.
En cas de lésions plus étendues, on passerait plutôt de suite au
second temps de l'opération.

Deuxième temps: Résection des os et extirpation de la synoviale.

Dans le sens de la longueur des deux plaies cutanées, on fait
sauter au ciseau la coque osseuse externe de chaque malléole
conjointement avec le périoste et les insertions ligamenteuses,
puis on la replie vers le haut en la brisant au niveau de sa
base. Pendant qu'un aide soulève ensuite avec des rétracteurs
le pont de parties molles compris entre les deux plaies, on
applique prudemment un très large ciseau sur la face antérieure
du tibia, et l'on abat à coups de marteau secs et forts le plateau
articulaire inférieur de cet os. On fait alors tirer sur le pied, et
avec un levier quelconque ou un davier à résections on extrait
de la jointure le segment détaché. On abat de la même façon
la poulie articulaire de l'astragale, et si la lésion tuberculeuse a
envahi presque tout l'os, ou même s'est propagée à l'articulation
sous-jacente, on en pratique l'extirpation totale avec le couteau,
les ciseaux courbes et l'élévatoire, après l'avoir suffisamment
dégagé sur ses deux faces latérales.

Il reste alors à réséquer la synoviale qui tapisse la face
postérieure du pont de parties molles, ainsi que celle qui
s'avance dans le petit cul-de-sac postérieur de la jointure.
On facilite beaucoup ce temps de l'opération en faisant tirer
fortement sur le pied.

Troisième temps: Drainage et réunion.

Après avoir pratiqué le lavage antiseptique de la plaie et
son badigeonnage avec de l'iodoforme, on enfonce un drain de
chaque côté jusque dans la cavité de résection, et l'on ferme
les deux plaies par la suture.

3. Procédé de *P. Vogt*, — résection après extirpation préalable de l'astragale.

Premier temps: Extirpation de l'astragale à l'aide d'une incision longitudinale antérieure tombant au bord externe des tendons extenseurs des orteils. (Fig 187).

On fait dans la peau de la face antérieure du coup-de-pied une incision de 10 centim. environ d'étendue, qui commence au-dessus de l'interligne tibio-tarsien, vis-à-vis de la petite articulation tibio-péronière inférieure, et qui s'arrête en bas à hauteur de l'interligne médio-tarsien ou de *Chopart*. Après la peau, on divise couche par couche le tissu cellulaire sous-cutané, l'aponévrose et le ligament croisé; on détache à petits coups de pointe les tendons du long extenseur commun des orteils, et on les fait attirer fortement en dedans; on divise le muscle pédieux et on le fait rétracter en dehors avec la lèvre externe de la plaie. On coupe entre deux ligatures l'artère malléolaire externe et ses deux veines.

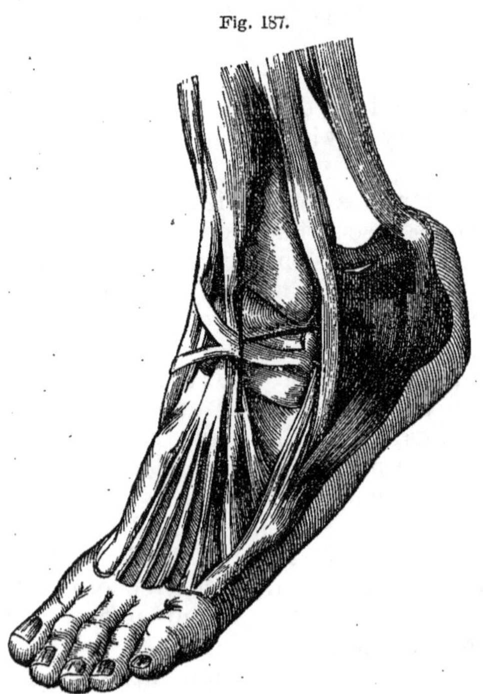

Fig. 187.

Incision de *P. Vogt*, pour l'extirpation de l'astragale.

Dans l'axe de la plaie on fend alors la paroi capsulaire antérieure sur toute sa hauteur; de chaque côté on désinsère avec le couteau et la rugine cette paroi ainsi que les ligaments, on dénude le col et la tête de l'astragale, et l'on coupe en travers le ligament astragalo-scaphoïdien : tout le segment antérieur et externe de l'astragale se trouve maintenant à découvert.

Cela fait, sur le milieu de l'incision antérieure longitudinale, on en fait tomber une autre, transversale, qui s'arrête sous le sommet de la malléole externe, et qui pénètre jusque sur l'astragale en divisant couche par couche les différentes parties molles, tout en épargnant en arrière les tendons des péroniers.

Le pied étant alors placé en très forte supination (*), on coupe tout contre l'os les ligaments péronéo-astragaliens antérieur et postérieur, ainsi que le ligament péronéo-calcanéen, puis avec un court scalpel pointu, et au besoin même avec un étroit ciseau, on sectionne dans le sinus du tarse le puissant ligament interosseux ou intertarsien.

Le pied est maintenu dans la supination; un élévatoire glissé en arrière du col de l'astragale, ou bien un solide davier saisissant celui-ci dans ses mors, le tord énergiquement en dehors; on réussit par là à enfoncer un fort ciseau entre la malléole interne et l'astragale, et à détacher de celui-ci la large insertion du ligament deltoïdien. En continuant à tirer et à presser sur l'os, on finit par le luxer suffisamment pour rendre possible la section des derniers liens qui l'unissent en arrière au calcanéum (articulation sous-astragalienne); le ciseau peut encore ici être utilement employé pour faciliter l'extraction.

Deuxième temps: Extirpation de la synoviale et achèvement de la résection.

Une fois l'astragale enlevé, on a devant les yeux la cavité articulaire toute entière. On n'a plus alors qu'à extirper la synoviale qui n'aurait pas été emportée en même temps que l'astragale, puis, avec la scie et le ciseau, à réséquer du tibia, du péroné, du calcanéum et du scaphoïde tout ce qui peut paraître tant soit peu suspect. Lorsque la plaie aura été drainée et réunie, on s'apercevra à peine de la disparition de l'astragale, tant la face supérieure du calcanéum s'adapte bien à la mortaise tibio-péronière.

VI. Résection des os du tarse.

Anatomie topographique (voir pag. 169, 179, 185).

Résection.

I. Extirpation de l'astragale.

On la pratique par le procédé de *P. Vogt* que nous venons de décrire.

2. Résection du calcanéum (Fig. 188 *AA*).

Sur le vivant on la pratique le plus souvent sous la forme atypique, c'est-à-dire qu'on évide simplement l'os à l'aide de la cuiller tranchante. Il se présente pourtant des cas, qui ne sont même pas très rares, où l'étendue de la lésion ne laisse d'autre

---

(*) Indépendamment des mouvements de flexion et d'extension, d'adduction et d'abduction, le pied peut encore accomplir des mouvements de rotation qui consistent en une élévation de son bord externe *(pronation)* ou de son bord interne *(supination)*. (N. du T.).

ressource que l'extirpation totale du calcanéum. L'opération peut alors s'exécuter de l'une des deux façons suivantes :

a) Incision curviligne postérieure de Ried et Erichsen.

On circonscrit la face inférieure du calcanéum à l'aide d'une incision en fer à cheval qui finit en dehors à l'articulation calcanéo-cuboïdienne, et s'arrête en dedans sous l'interligne astragalo-scaphoïdien. Du côté interne, l'incision qui pénètre d'emblée jusqu'à l'os, doit être rapprochée suffisamment de la plante du pied pour éviter l'artère tibiale postérieure.

Avec la rugine, on pratique le décollement sous-périosté du lambeau plantaire circonscrit par cette incision ; on détache de la même manière l'insertion du tendon d'Achille à la face postérieure du calcanéum, puis on décolle, en conservant leurs gaines intactes, les tendons appliqués contre les faces interne et externe de l'os. On ouvre ensuite l'articulation calcanéo-cuboïdienne, puis, avec le couteau marchant d'arrière en avant, l'articulation sous-astragalienne postérieure; il reste encore à sectionner le ligament interosseux dans le sinus du tarse, puis à détruire l'articulation de l'astragale avec la petite apophyse du calcanéum: l'os est dès lors libre de toute adhérence et peut être extrait sans difficulté.

Un drain est introduit d'arrière en avant dans la cavité de résection, puis le lambeau plantaire rabattu et fixé par la suture, à moins qu'on ne juge plus prudent de pratiquer le tamponnement de la plaie.

b) Incision en crochet (incision coudée) d'Ollier (Fig. 188 AA).

Le pied tordu en adduction, repose sur son bord interne. L'incision commence sur le côté externe du tendon d'Achille, à 2 centim. au-dessus de la pointe de la malléole externe, et descend de là verticalement jusqu'au bord inférieur de la tubérosité du calcanéum ; en ce point elle s'infléchit à angle droit, et se porte en avant le long du bord inférieur et externe de cet os jusqu'à la base du cinquième métatarsien. Cette incision divise tout d'abord la peau, puis pénètre franchement jusque sur l'os, mais en épargnant les tendons des péroniers.

Avec l'élévatoire on pratique ensuite le décollement sous-périosté des parties molles de la face externe de l'os, de l'insertion du tendon d'Achille, de la semelle plantaire et enfin du revêtement de la moitié postérieure de la face interne. Pendant que l'aide rétracte les tendons des péroniers, avec un couteau à lame courte et solide on ouvre l'articulation calcanéo-cuboïdienne, puis l'articulation calcanéo-astragalienne; on fait ensuite bâiller cette dernière en pressant sur un élévatoire glissé entre les deux os, et l'on peut ainsi aller couper à la face interne de la grande apophyse calcanéenne les ligaments calcanéo-scaphoïdiens et le ligament calcanéo-cuboïdien interne. L'os est alors saisi dans un davier à résection, et séparé de ses dernières adhérences, par un mouvement combiné de traction et de torsion.

3. Résection des autres os du tarse.

On découvre la face dorsale de l'os à réséquer au moyen d'une simple incision longitudinale conduite de façon à respecter le plus possible tous les organes de la région. Ces résections se pratiquent le plus habituellement à l'aide de la cuiller tranchante.

4. Résection ostéo-plastique du tarse, d'après *Wladimiroff-Mikulicz*
(Fig. 188 *BB*).

Ce procédé de résection est applicable aux cas où l'affection osseuse est limitée au segment postérieur du tarse et à l'articulation tibio-tarsienne. Il permet d'enlever largement tout le mal tout en conservant intact l'avant-pied resté sain. Il consiste essentiellement dans l'ablation de l'astragale et du calcanéum, suivie d'une section des os de la jambe, auxquels on soude ce qui reste du tarse après avivement à la scie. L'opéré marche ainsi plus tard sur la tête des métatarsiens. *Mikulicz* opère comme suit :

Fig. 188.

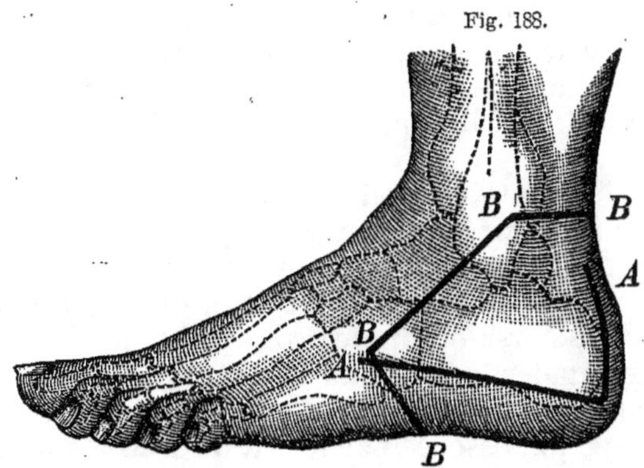

AA. Incision coudée d'*Ollier* pour la résection du calcanéum ;
BB. Incision pour la résection ostéo-plastique du tarse, d'après *Wladimiroff-Mikulicz*.

Premier temps : Division des parties molles.

Le sujet est couché sur le ventre; l'opérateur se place vis-à-vis de la plante du pied. Le membre est au besoin rendu exangue par la constriction élastique d'*Esmarch*. Le couteau est enfoncé dans le bord interne du pied, un peu au-devant du tubercule scaphoïdien, et conduit transversalement en dehors, à travers la semelle plantaire, jusqu'en arrière de la tubérosité du cinquième métatarsien. De chaque extrémité de cette incision s'en détache une autre, qui monte obliquement en arrière jusqu'au niveau du bord postérieur de la malléole correspondante; une quatrième réunit enfin les extrémités supérieures des deux précédentes en coupant en travers le tendon d'Achille. Toutes ces incisions pénètrent d'emblée jusqu'aux os.

Deuxième temps: Désarticulation dans la jointure tibio-tarsienne et dans la ligne de *Chopart*; section des malléoles et du plateau articulaire inférieur du tibia, avivement à la scie du scaphoïde et du cuboïde.

Le pied étant placé en flexion dorsale très accusée, en deux forts traits de couteau on divise en arrière la paroi capsulaire postérieure et les ligaments latéraux de l'articulation tibio-tarsienne; on isole avec précaution l'astragale et le calcanéum des parties molles du dos du pied, puis on désarticule les deux os dans la ligne de *Chopart*. Avec la scie on abat ensuite d'arrière en avant les malléoles et le plateau articulaire inférieur du tibia, puis on résèque à leur tour les surfaces articulaires postérieures du scaphoïde et du cuboïde.

Troisième temps: Hémostase et réunion.

On trouve le tronc de la tibiale postérieure au milieu de l'espace qui sépare le tibia du tendon d'Achille; on recherche les bouts périphériques des artères plantaires interne et externe à la face inférieure des petits os de la dernière rangée · du tarse.

On place ensuite le pied en hyperextension sur la jambe (pied bot équin) de façon à pouvoir rapprocher exactement, et réunir solidement les deux surfaces d'avivement des os.

Pour obtenir le redressement définitif des orteils, c'est-à-dire leur flexion dorsale à angle droit sur le pied, on pratique la section sous-cutanée des tendons des fléchisseurs plantaires; pour éviter l'écartement qui pourrait se produire entre les deux surfaces de section osseuse par le fait du tassement des parties molles du dos du pied, on applique deux sutures en plaques sur le bourrelet transversal résultant de ce tassement. Pour terminer, on réunit par la suture les lèvres de la plaie tégumentaire.

5. Tarsectomie antérieure transversale de *Bardenheuer*.

L'affection tuberculeuse ou la lésion traumatique est parfois localisée aux petits os de la deuxième rangée du tarse et à la base des métatarsiens. Dans ce cas on pratique à la face dorsale du pied, une incision transversale qui réunit les bases

du premier et du cinquième métatarsien, en divisant franchement toutes les parties molles jusqu'aux os. Sur chaque extrémité
de cette incision on en fait tomber une autre qui remonte le
long du bord correspondant du pied jusqu'au-delà de la limite
du mal: le lambeau délimité par ces trois incisions est détaché
des os et rabattu en arrière. Avec la scie, ou bien à l'aide du
ciseau et du marteau, on résèque ensuite en travers tout le
segment du tarse malade sans le dépouiller de son périoste,
puis on le sépare des parties molles adhérentes à sa face
plantaire ; les cartilages articulaires doivent être également
sacrifiés.

Après extirpation de toutes les fongosités, on tamponne la
plaie pour quelques jours jusqu'à développement suffisant de
granulations de bonne nature ; on rapproche alors l'avant-pied
de l'arrière-pied et l'on réunit par une suture secondaire
après avoir avivé les bords de la plaie cutanée. Dans certains
cas favorables on peut même drainer et suturer la plaie sitôt
l'opération terminée. Il n'est pas nécessaire de suturer les tendons sectionnés. Pendant la durée de la guérison, on s'oppose
par les moyens appropriés à la disparition de la concavité plantaire qui donnerait lieu à l'existence d'un pied plat.

VII. Résection des métatarsiens et des phalanges des orteils.

Anatomie topographique (voir pag. 192 et 197).

Résection (Fig. 186 B, C, D).

Pour les résections partielles ou totales des os
métatarsiens on s'en tiendra aux règles exposées pag. 279,
pour les opérations correspondantes du métacarpe. Toujours
on opérera par la méthode sous-périostée et en découvrant l'os
par sa face dorsale ; on évitera autant que possible d'ouvrir les
deux jointures auxquelles l'os participe et particulièrement la
jointure postérieure.

La résection d'une articulation métatarso-phalangienne se pratique presqu'exclusivement sur le gros orteil,
soit pour remédier à une arthrite fongueuse de cette jointure,
soit pour combattre la déviation latérale de l'orteil connue sous
le nom de « hallux valgus ». *C. Hueter* préconise pour cette
résection une petite incision longitudinale tombant sur le bord
interne de la tête du métatarsien, et pénétrant d'emblée jusqu'à
l'os (Fig. 185 *A*) ; il décolle les parties molles et le périoste de la
face dorsale puis de la face plantaire de l'os, et décapite ensuite
ce dernier avec la petite scie à main ou la cisaille *de Liston*.
Le segment d'os scié est alors saisi dans les mors d'un davier,

et attiré au dehors, pour rendre possible la dénudation de sa face externe et la désinsertion de la capsule articulaire.

Si la base à surface plane de la première phalange ne présente aucune altération, on peut sans inconvénient la conserver intacte dans la plaie. Un petit drain est ensuite enfoncé dans la cavité de résection, et la plaie suturée dans le restant de son étendue.

La tête du premier métatarsien constituant un des piliers de la voûte plantaire, on ne se décidera à la réséquer de la façon précédemment décrite que pour remédier à des lésions graves et étendues de l'articulation. Les déviations latérales, relativement légères, du gros orteil pourront être corrigées soit par l'ostéotomie cunéiforme du col du métatarsien *(Reverdin)*, soit par l'excision de l'exostose, l'ablation de la base de la phalange et le nivellement de la tête de l'os *(Riedel)*.

Petersen pratique comme suit l'arthrectomie de la jointure en question :

Il incise la membrane interdigitale entre le premier et le second orteil, mais plus près du premier, jusqu'à hauteur du col du métatarsien. Il ouvre ensuite l'articulation dans le fond de la plaie, et par des incisions de résection découvre les os au-dessus et au-dessous de l'interligne. L'orteil peut dès lors être renversé graduellement en dedans jusqu'à ce que sa pointe arrive à regarder directement en arrière; la synoviale sera ainsi parfaitement étalée sous les yeux et pourra être extirpée sans la moindre difficulté.

Cinquième Partie

Des opérations qu'on pratique sur les muscles et les tendons

PREMIER CHAPITRE

De la division des muscles et des tendons: Myotomie et Ténotomie

L'opération de la myotomie et de la ténotomie, ou en d'autres termes, la section isolée des muscles et des tendons appliquée à la guérison des contractures (*) des membres, n'acquit une réelle importance en chirurgie qu'à partir du jour où *Stromeyer* (1833), eut imaginé de la pratiquer par la méthode sous-cutanée, c'est-à-dire sans découvrir au préalable les organes à diviser. Les plaies musculaires et tendineuses ainsi produites étaient entièrement soustraites au contact des agents noscifs extérieurs, ce qui fait que bien avant la découverte de l'antisepsie, on avait déjà trouvé le moyen de s'opposer à l'apparition de la suppuration et de tous les dangers auxquels elle expose.

Lorsque nous avons le choix entre la myotomie proprement dite et la ténotomie, c'est toujours à cette dernière que nous devons donner la préférence, car elle donne lieu à un traumatisme beaucoup moins considérable. Pour certains muscles qui ne se terminent pas par des tendons, la myotomie est naturellement la seule possible ; il en est d'autres enfin, tel que le sterno-cleido-mastoïdien, sur lesquels on pratique à la fois et la myotomie et la ténotomie. La ténotomie n'est applicable qu'aux tendons dépourvus de gaine synoviale, car la blessure de cette dernière aggraverait beaucoup l'opération en cas d'inflammation consécutive, et en outre, parce qu'il est acquis par l'expérience, que la réunion des deux bouts du tendon ne s'opére pas au sein de ces gaines *(Malgaigne, Bouvier)*. Autrefois, la ténotomie était soumise à l'autre condition suivante : le tendon à diviser, devait être superficiel et facilement accessible au couteau afin que celui-ci ne pût aller en aveugle, blesser d'autres organes; la découverte d'un tendon n'était

---

(*) Le mot c o n t r a c t u r e est pris ici dans son sens le plus large et comprend à la fois, la vraie contracture sans lésion histologique, et la rétraction du muscle altéré dans sa structure. (N. d. T.).

jamais permise eu égard aux dangers inhérents à la suppuration. Ce précepte ou cette condition n'a plus aujourd'hui la moindre raison d'être. Ainsi que l'a bien fait ressortir *P. Vogt*, nous pouvons désormais, en nous mettant sous le couvert d'une antisepsie rigoureuse, aborder par une incision franche n'importe quel tendon, l'isoler ensuite, l'attirer avec un crochet à strabotomie et le sectionner ainsi à ciel ouvert. L'opération devient dès lors d'une exécution très simple ; nous n'avons plus à redouter ni lésion d'organes voisins, ni complication d'inflammation : le résultat d'une telle ténotomie ne peut donc manquer que d'être excellent. Néanmoins, lorsque l'opération ne présente pas de difficulté spéciale, et c'est de loin le cas le plus fréquent, il n'y a pas de motif pour rejeter l'ancienne méthode de la section sous-cutanée qui l'emporte sur les autres en simplicité, et qui, en l'absence de tout danger, procure plus sûrement encore un résultat favorable.

I. Règles générales de la ténotomie et de la myotomie sous-cutanée.

a) Section pratiquée de dedans en dehors.

Un aide, ou bien la main gauche de l'opérateur, fixe le membre de façon à tendre et à faire saillir sous la peau, le tendon à diviser. De la main droite, le chirurgien saisit un ténotome de *Diffenbach* (Fig. 189), sorte de petit bistouri étroit, très pointu et recourbé en forme de faucille, qu'il fait pénétrer dans la peau à une certaine distance du bord du tendon, et qu'il glisse ensuite à plat, jusqu'en dessous de ce dernier. Arrivé là, il en redresse le tranchant, et coupant alors de dedans en dehors et par petits traits, divise graduellement le tendon, de la profondeur vers la superficie : pendant ce temps le pouce de la main qui tient l'instrument, contrôle à travers la peau l'action de ce dernier, protège contre lui la peau elle-même, et enfin, par une pression exercée en sens opposé, facilite au besoin la section du tendon. Au moment où celle-ci se complète, on éprouve généralement une secousse très marquée ; cette secousse peut même être assez forte pour exposer l'opérateur qui voudrait couper le tendon d'un seul trait, à faire une brusque échappée à travers les téguments. Le ténotome est retiré par l'étroit orifice d'entrée de la même façon qu'il avait été introduit.

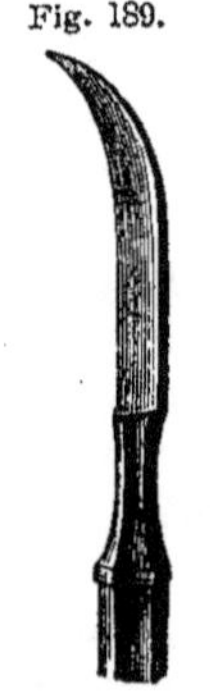

Fig. 189.

Ténotome de *Dieffenbach*.

b) Section pratiquée de dehors en dedans.

Pendant que l'aide fixe le membre de la manière précédemment indiquée, avec un bistouri pointu ordinaire, l'opérateur

fait à la peau une petite incision à côté de la saillie du tendon.
Par cette petite ouverture il glisse à plat entre ce dernier et la
peau un ténotome mousse, droit ou légèrement courbe (ténotome de *Guérin*), dont il tourne ensuite le tranchant vers le
tendon, et avec lequel il coupe celui-ci de dehors en dedans et
par petits mouvements de scie, pendant que sa main gauche
presse sur le dos de la lame pour favoriser sa pénétration.

Ce procédé est peut-être plus circonstancié que le précédent,
mais il protège mieux la peau contre l'action de l'instrument
tout en exposant davantage, il est vrai, les organes situés sous
le tendon. Il n'est pas aisé d'après cela de dire auquel des deux
l'on doit donner la préférence; en général, dans les petites
opérations de cette espèce, le chirurgien se laisse surtout guider
par sa propre habitude. Au surplus on décidera d'après chaque
cas quel mode de section il convient d'adopter.

La myotomie s'exécute d'après les mêmes règles que la
ténotomie.

La plupart des chirurgiens n'endorment pas les malades sur lesquels ils
pratiquent la ténotomie, et cela pour ne pas perdre le bénéfice de la tension
des muscles qui doit faciliter l'exécution de l'opération. *C. Hueter* estime au
contraire qu'il vaut mieux chloroformer tous les patients, afin d'empêcher
leurs mouvements intempestifs, et pour annihiler toute secousse dans le
muscle qu'il s'agit de diviser.

Une fois l'opération terminée, on exprime les quelques gouttes de sang
contenues dans le petit canal sous-cutané, et l'on recouvre l'ouverture faite à
la peau d'un petit pansement aseptique. Les manœuvres de redressement ne
doivent pas être commencées immédiatement après l'opération ; on attendra
plutôt quelques jours (trois au moins) jusqu'à ce que la plaie cutanée ait eu le
temps de se cicatriser, et que toute trace de gonflement soit entièrement
disparue. Trop tôt faite, l'extension aurait pour conséquence d'éloigner l'un
de l'autre les deux bouts du tendon et ainsi de rendre impossible leur réunion.
Après le délai précité, il s'est déjà formé entre les deux tronçons tendineux
une cicatrice conjonctive dont la distension faite progressivement ou en une
seule fois, mais toujours sans brusquerie. aura pour effet d'allonger sensiblement le muscle raccourci. Il est des chirurgiens qui pratiquent pourtant le
redressement immédiatement après la ténotomie.

2. Section du muscle sterno-cleido-mastoïdien.

Anatomie topographique.

Ce muscle n'est accessible au ténotome qu'à sa partie tout-à-fait inférieure. Plus haut il augmente beaucoup en épaisseur et affecte des rapports
intimes avec la carotide primitive et la jugulaire interne.

L'extrémité inférieure du sterno-cleido-mastoïdien se partage en deux
faisceaux bien distincts, dont l'interne étroit et arrondi, s'insère au bord
supérieur du sternum, et dont l'externe, plus large et rubané, s'attache au
bord supérieur de la portion sternale de la clavicule. Le faisceau sternal n'est
recouvert que par la peau et l'aponévrose superficielle, le faisceau claviculaire par ces deux couches et le peaucier. Tout contre le bord externe de la
portion claviculaire descend la veine jugulaire externe qui s'anastomose avec
la jugulaire antérieure par une branche arciforme située en arrière du
muscle, et qui s'unit ensuite à cette veine pour s'aboucher par un tronc

commun dans la veine sous-clavière. La veine jugulaire antérieure longe le bord antérieur du faisceau sternal. Ce dernier est séparé de la carotide primitive par les muscles sterno-hyoïdien et sterno-thyroïdien ; si l'on songe en outre que quand le muscle est tendu, sa portion claviculaire s'écarte assez fortement de la jugulaire interne et de la veine sous-clavière, on verra que ces différents vaisseaux ne sont guère exposés par l'opération. Dans les ténotomies qu'on pratique sur le vivant, la rétraction cicatricielle du muscle rend moins probable encore la lésion des gros vaisseaux du cou ; il ne faut pas oublier pourtant, que chez les enfants, les grosses veines sus-mentionnées augmentent toujours beaucoup de volume pendant les efforts qu'ils font pour crier.

Ténotomie.

Le sujet étant maintenu à demi assis sur le lit d'opérations, un aide lui incline fortement la tête vers l'épaule saine de façon à exagérer le plus possible la tension du muscle malade.

La section se fait alors d'après les règles précédemment indiquées, à un bon travers de doigt au-dessus de l'insertion du muscle : chaque portion est sectionnée isolément. Quant à savoir s'il vaut mieux couper de dehors en dedans ou de dedans en dehors, c'est là un point sur lequel il n'existe guère d'entente (v. plus haut) ; les deux procédés sont du reste également praticables. *C. Hueter* recommande instamment de ne jamais pratiquer cette opération sur un enfant qu'après l'avoir préalablement soumis à la narcose ; on préviendra ainsi le danger pouvant résulter du gonflement des veines produit par les efforts et les cris de l'enfant.

Dans les cas où le torticolis est très prononcé, surtout lorsqu'il s'agit de jeunes garçons, *v. Volkmann* ne pratique plus que la section du muscle à ciel ouvert : il peut mieux de la sorte atteindre toutes les brides cicatricielles, et au besoin même en faire l'extirpation ; l'incision qui doit être assez étendue, tombe alors sur le bord interne du muscle raccourci.

3. Section du tendon d'Achille.

Anatomie topographique (Fig. 129 et 138, p. 179 et 185).

Le tendon d'Achille s'insère à la moitié inférieure de la face postérieure du calcanéum ; entre l'autre moitié de cette face postérieure et le tendon, se trouve intercalée une bourse muqueuse constante. La partie la plus étroite du tendon se trouve située à 2 ou 3 centim. au-dessus du bord supérieur du calcanéum. En dedans et en avant du tendon descendent, sous l'aponévrose, l'artère et la veine tibiale postérieure ainsi que le nerf de même nom.

Ténotomie.

Le sujet doit être couché sur le ventre, ou bien on relève le membre de façon à présenter de face à l'opérateur la région postérieure du cou-de-pied. La jambe est étendue sur la cuisse, et le pied placé en forte flexion dorsale, afin d'accuser bien nettement la saillie du tendon d'Achille. A hauteur d'une ligne horizontale passant par le milieu des malléoles, et juste au bord du tendon, on enfonce un ténotome qu'on pousse jusqu'à l'autre bord, à travers le tissu cellulaire qui sépare le tendon de l'articulation tibio-tarsienne; on redresse alors le tranchant et l'on pratique la section, en suivant les règles générales exposées antérieurement. Au moment où la section s'achève, on ressent une secousse particulière provenant de ce que la flexion dorsale du pied s'exagère brusquement.

Lorsqu'on opère pour un pied bot, il est toujours préférable de plonger le ténotome au côté interne du tendon : on évite plus sûrement ainsi les vaisseaux tibiaux postérieurs qui occupent l'étroit espace compris entre le tendon et la malléole interne.

4. Section du jambier postérieur.

Anatomie topographique.

Le muscle tibial postérieur naît de la face postérieure du tibia et de la membrane interosseuse. Au niveau du tiers inférieur de la jambe, son tendon terminal croise en avant le tendon du long fléchisseur commun des orteils, et descend alors immédiatement en arrière du bord interne du tibia et de la malléole interne. Entre lui et le tendon d'Achille on trouve, en allant d'avant en arrière, le tendon du fléchisseur commun des orteils, le nerf tibial postérieur et les vaisseaux tibiaux postérieurs. Le ligament annulaire interne maintient en place les différents organes précités. Le tendon du jambier postérieur se réfléchit ensuite sous la malléole interne, étant enveloppé d'une gaine synoviale, et se porte en avant le long de la face interne de l'astragale pour aller s'insérer à la tubérosité du scaphoïde.

Ténotomie.

Au niveau du tibia, la position du tendon du jambier postérieur est invariablement la même ; au-dessous de la malléole, elle est au contraire modifiée dans tous les cas de pied bot, et cela d'autant plus que la difformité est mieux accentuée. Pour cette raison, *Stromeyer*, *P. Vogt* et d'autres recommandent de ne sectionner ce tendon qu'au-dessus de la malléole.

P. Vogt, qui pratique toujours cette section à ciel ouvert, opère comme suit : avec le doigt indicateur gauche remontant à partir de la malléole interne, il reconnaît par la palpation le rebord postérieur du tibia, puis à 2 pouces au-dessus de la malléole, et tout contre l'extrémité du doigt qui est resté appliqué contre ce rebord, il pratique une incision verticale d'un pouce de long, qui intéresse à la fois la peau et l'aponévrose; il fait écarter les deux lèvres de la plaie avec de petits rétracteurs, délimite avec la sonde le pourtour du cordon tendineux qui touche à l'os, ouvre la gaine tendineuse de ce cordon, charge le tendon sur un petit crochet à strabotomie et, l'ayant attiré au dehors, le sectionne avec le bistouri boutonné.

DEUXIÈME CHAPITRE.

Suture des tendons : Ténoraphie.

Dans tous les cas de plaie avec division transversale d'un tendon, il est aujourd'hui du devoir du médecin de tâcher d'obtenir par la suture, la réunion immédiate des deux bouts du tendon divisé, et ainsi d'assurer le rétablissement des fonctions du muscle auquel il appartient. La ténoraphie n'était que rarement suivie autrefois d'un résultat favorable en raison des suppurations graves qui compliquaient presque toujours les plaies tendineuses ; depuis l'introduction dans la pratique des pansements antiseptiques, cette opération est, au contraire, une de celles qui fournit les succès les plus marqués.

Même dans les cas de plaie récente, la suture tendineuse présente presque toujours d'assez grandes difficultés provenant surtout de la peine qu'on éprouve à retrouver le bout central du tendon rétracté. On réussit souvent alors à faire saillir ce dernier, soit par des pressions exercées de haut en bas sur le corps charnu du muscle *(v. Volkmann)*, soit par l'enveloppement élastique centrifuge du segment de membre *(Bose)*. D'autres fois on se sert d'une érigne pointue qu'on enfonce dans la gaine tendineuse pour aller accrocher le bout tendineux ; d'autres fois enfin on est bien contraint de fendre largement les parties molles (gaine tendineuse, etc.) derrière lesquelles se cache le tendon. Lorsque les deux bouts rétractés sont englobés dans un solide tissu de cicatrice, comme on l'observe dans les ténoraphies secondaires, on n'arrive à les découvrir que par une dissection délicate des tissus, suivie de l'extirpation de la gangue cicatricielle. Et lorsqu'on a enfin retrouvé les deux bouts en question, il n'est pas rare qu'on ne parvienne plus à les rapprocher tant ils ont été raccourcis soit par le traumatisme lui-même ou la suppuration consécutive, soit par la rétraction primitive ou secondaire du tendon divisé. Dans ce cas encore, si le raccourcissement n'est pas trop prononcé, on réussit parfois à allonger suffisamment le bout central après l'avoir tout d'abord dénudé sur une certaine étendue *(Madelung)* ; cette dénudation a pourtant l'inconvénient d'exposer le tendon à la mortification. Lorsque la solution de continuité a atteint également la portion charnue du muscle, ou en d'autres termes s'est faite en un point où le tendon n'est pas encore entièrement libre, on peut alors implanter le tronçon périphérique dans le corps charnu préalablement avivé du muscle voisin. Dans certains cas la position extrême du membre suffit déjà à faire disparaître l'écartement existant entre les deux extrémités tendineuses; mais lorsque cet écartement est par trop considérable, il y a toujours lieu de songer à tenter la restauration plastique du tendon. *C. Hueter* et *Czerny* conseillent alors de détacher de l'extrémité centrale, qui est toujours la mieux nourrie, une bandelette tendineuse plus ou moins longue dont le pédicule de nutrition se trouve un peu au-dessus de la surface de section; la bandelette est ensuite renversée en bas et suturée à l'extrémité périphérique de manière à combler le vide existant entre les deux bouts du tendon. *Gluck* a prouvé par ses expériences sur les animaux, qu'en prenant toutes les précautions antiseptiques, on peut transplanter d'un sujet à l'autre des morceaux de muscle ou de tendon entièrement séparés du reste du corps. Bien plus, le même auteur a remplacé avec succès un morceau de 8 centim. de long, du tendon d'un doigt exfolié par la suppuration, par un faisceau de fils de catgut entrelacés. En cas d'écartement considérable existant entre les bouts de tous les tendons d'un même groupe musculaire, on peut encore arriver à rendre la suture tendineuse possible, en diminuant la longueur du segment de membre atteint par la résection dans la continuité de l'os ou des os qui composent son squelette *(Löbker)*.

Sur le cadavre, la section d'un tendon n'est plus suivie de la rétraction de son bout central, ce qui fait qu'on ne peut se rendre compte à l'amphithéâtre des difficultés réelles qu'on rencontre dans la pratique pour rapprocher les extrémités tendineuses. Malgré cela, il n'en est pas moins utile de s'exercer sur le cadavre à la pratique de la ténoraphie. Dans ce but on pourra par exemple sectionner transversalement au poignet tous les tendons fléchisseurs de la main, puis, en se guidant d'après les données de l'anatomie topographique, rechercher dans la plaie, pour les suturer, les deux bouts appartenant à chacun de ces tendons. Les tendons extenseurs des doigts préalablement sectionnés dans la région du carpe conviennent également très bien pour cet exercice. Signalons enfin comme très instructive sous ce rapport, la résection de l'articulation tibio-tarsienne par le procédé de l'incision transversale antérieure de *C. Hueter* (v. page 304).

La ténoraphie se pratique en réunissant bout à bout les deux extrémités du tendon à l'aide d'un ou plusieurs points de suture au catgut, pour le placement desquels on utilise de préférence les aiguilles d'*Hagedorn* (voir fig. 9, page 15). D'après *C. Hueter*, on obtient pourtant de bien meilleurs résultats, lorsqu'au lieu d'affronter les surfaces de section, toujours mal nourries, des deux tronçons tendineux, on juxtapose plutôt leurs gaines conjonctives ou péritendineum, qui sont beaucoup plus riches en cellules et en vaisseaux (Fig. 190).

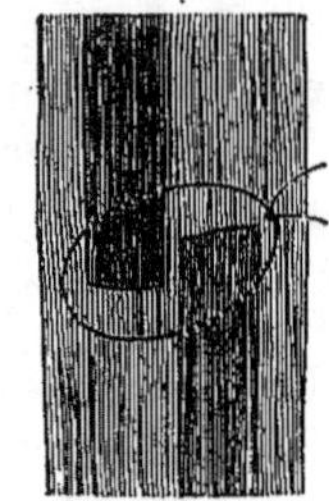

Fig. 190.

Schéma de la suture péritendineuse.

Pour éviter que les fils ne coupent, on commence par conduire transversalement à travers les deux bouts du tendon, et à 1 cent. au-dessus de leur surface de section, une ou plusieurs « anses d'arrêt » au catgut, et pendant qu'un aide tire sur les chefs de ces anses en les croisant, on produit la coaptation exacte à l'aide de points de suture entrecoupée; par dessus on noue ensuite les chefs des anses d'arrêt *(Witzel)*.

Sixième Partie.

Des opérations qu'on pratique sur les nerfs.

PREMIER CHAPITRE.

Suture des nerfs.

Alors qu'on se refusait autrefois, par crainte de la névrite et du tétanos, à pratiquer la suture des nerfs divisés, il est aujourd'hui du devoir de chacun, en présence d'une plaie d'un tronc nerveux quelconque, de chercher par une suture antiseptique soignée à obtenir la réunion immédiate des deux bouts séparés, et par suite, le complet rétablissement de l'innervation abolie.

Il existe deux modes bien distincts de suture nerveuse : dans l'un, les points de suture qui produisent l'affrontement des deux extrémités du nerf ne traversent que la gaine conjonctive périnévrique (périnèvre, perineurium) de ce dernier ; dans l'autre, les fils sont au contraire conduits à travers toute l'épaisseur du tronc nerveux. Le premier procédé, — la suture périnévrique (Fig. 191, *b*) — a été introduit dans la pratique par *Baudens* (1836), puis, à une époque plus rapprochée (1870), a été de nouveau préconisé par *C. Hueter*. Il a l'avantage de ne pas nécessiter un nouvel écrasement ou une nouvelle division des fibres nerveuses. La suture nerveuse directe (Fig. 191, *a*) affronte par contre beaucoup mieux les surfaces de section des différentes fibrilles nerveuses, mais aussi expose plus à la complication de névrite, pour peu que l'antisepsie de la plaie n'ait pas été rigoureusement observée. La suture nerveuse directe a été pratiquée pour la première fois en 1863, par *Nélaton*, dans un cas de blessure du nerf médian ; en ces derniers temps elle a sutout été préconisée par *Wolberg*.

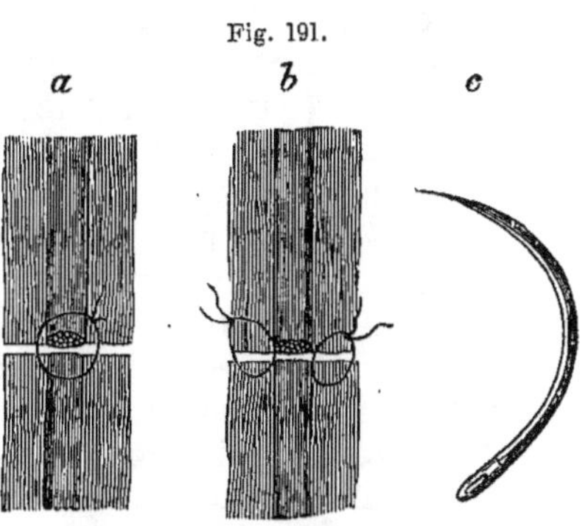

Fig. 191.

(*a*) Schéma de la suture nerveuse directe.
(*b*) Id. de la suture périnévrique.
(*c*) Aiguille de *Wolberg*.

En cas de plaie récente, on doit, avant d'appliquer la suture, égaliser parfaitement avec des ciseaux bien tranchants, les deux surfaces de section du nerf; on retranche ainsi du nerf les parties contuses ou écrasées, mais il va de soi qu'on sacrifie le moins possible chaque extrémité. Si les deux bouts étaient encore reliés l'un à l'autre par quelques fibres nerveuses intactes, on se garderait bien de les couper, ainsi qu'on avait l'habitude de le faire autrefois. En cas de traumatisme ancien et déjà guéri, on doit rechercher les deux tronçons du nerf dans la gangue cicatricielle qui les entoure; on les isole ensuite, et on résèque les deux petits moignons cicatriciels; il faut également, pour cette suture nerveuse secondaire, restreindre le plus possible le sacrifice de chaque extrémité du nerf.

Comme matériel à suture, on n'emploie en fait de fil que le fil de catgut. De fines aiguilles ordinaires, à forte ou à légère courbure, peuvent être utilisées pour la suture périnévrique, mais ne pourraient convenir pour la suture directe, en raison de l'écrasement des fibrilles nerveuses qu'elles ne manqueraient pas de produire. Pour ce motif, on employera de préférence pour la suture nerveuse directe, soit les fines aiguilles d'*Hagedorn* (Fig. 19, p. 15), soit les aiguilles spéciales de *Wolberg* (191, c). Les unes et les autres sont aplaties latéralement, ce qui fait qu'en les introduisant parallèlement au grand axe du nerf, on ne sectionne plus les faisceaux de fibrilles, mais on les écarte plutôt les uns des autres. Pour les nerfs de petit calibre un seul point de suture suffit, pour les troncs nerveux plus gros on en place généralement deux. La suture nerveuse périnévrique se pratique comme suit:

A l'aide d'une pince à mors très fins, on saisit d'abord le périnèvre d'un des deux bouts du nerf coupé, en évitant avec soin d'écraser les fibres nerveuses sous-jacentes, puis, à 1/2 centim. environ au-dessus de la surface de section, on y enfonce une aiguille armée d'un fil qu'on fait ressortir par cette même surface de section. On saisit de la même manière l'enveloppe conjonctive de l'autre tronçon nerveux, et on la comprend à son tour dans le point de suture. Au moment où l'on noue, on veille à ce que les surfaces de section se correspondent exactement. On évitera de comprendre trop peu de périnèvre dans la suture, car sinon le fil le couperait facilement; d'un autre côté, si l'on faisait pénétrer et ressortir l'aiguille trop loin des surfaces de section, on obtiendrait difficilement un affrontement convenable de ces dernières. Il est de règle de placer deux points de suture périnévrique.

Tillmans combine les deux modes précités de sutures nerveuses, directe et indirecte: il place d'abord un point de suture directe qu'il conduit, non à travers toute l'épaisseur du tronc nerveux, mais seulement dans la gaine périnévrique et les fibres nerveuses superficielles; puis, en deux points opposés de la circonférence du nerf, il place deux sutures indirectes ou périnévriques qui jouent le rôle de sutures de détente ou de relâchement.

Lorsque le traumatisme a détruit le nerf sur une assez grande étendue, ou qu'au cours d'une suture secondaire, après résection des moignons rétractés, on ne parvient à rapprocher les deux bouts, ni par la traction exercée sur eux, ni par la position donnée au membre, il y a toujours lieu de songer à tenter la r e s t a u r a t i o n   p l a s t i q u e du nerf divisé.

D'après *M. Schüller* on peut déjà, en dénudant le bout central jusqu'à une certaine hauteur, arriver par la traction à le déplacer suffisamment, pour qu'à l'aide d'une bonne position du membre, la réunion des deux tronçons devienne parfois encore possible. *Létiévant* conseille de combler la perte de substance à l'aide d'un petit lambeau nerveux taillé aux dépens du bout central de la façon indiquée pag. 320, pour la restauration des tendons (autoplastie nerveuse); ou encore de greffer le bout périphérique sur un nerf voisin préalablement avivé latéralement (greffe nerveuse); ou enfin, en cas de lésion simultanée de deux nerfs, de réunir bout à bout le tronçon périphérique du nerf le plus important au tronçon central de l'autre. Les deux bouts restants peuvent alors être réunis par le procédé de la greffe nerveuse au bout central et au bout périphérique du nerf ainsi nouvellement formé *(Tillmanns)*. Dans leurs expériences sur les animaux, *Gluck*, *Vanlair*, *Assaky* et d'autres, ont même vu la conductibilité nerveuse se rétablir lorsqu'ils intercalaient dans la solution de continuité du nerf un morceau complètement isolé d'un nerf quelconque, un faisceau de fils de catgut, etc., ou encore lorsque les deux extrémités du nerf réséqué étaient incluses dans la lumière d'un drain d'os décalcifié et susceptible d'être ultérieurement résorbé. L'avenir nous apprendra si ces essais de régénération nerveuse sont également applicables à l'homme. En cas de lésion très étendue des nerfs et des tendons, on parvient parfois encore à rendre la suture de ces organes possible, en pratiquant la résection dans la continuité des os du membre atteint *(Löbker)*.

La suture nerveuse mérite autant que les autres opérations d'être étudiée sur le cadavre ; tout médecin est en effet aujourd'hui tenu à la pratiquer à l'occasion. Pour s'y exercer, on pourra isoler un tronc nerveux quelconque, puis le sectionner pour le suturer ensuite ; ou bien on recourra aux mêmes exercices opératoires que ceux déjà recommandés p. 320, pour la suture des tendons.

DEUXIÈME CHAPITRE.

Elongation des nerfs, névrotomie et névrectomie.

Généralités.

I. Elongation (extension, distension) des nerfs.

Cette opération, qui a été récemment introduite dans la pratique chirurgicale par *Bilroth* et *v. Nussbaum,* a pour but, tantôt de dégager un tronc nerveux qui se trouve trop à l'étroit au milieu d'un tissu cicatriciel, tantôt de guérir certaines affections nerveuses (névrite, névralgie, épilepsie, trismus et tétanos) en modifiant heureusement la conductibilité et la nutrition du nerf malade et même du centre nerveux auquel il aboutit.

L'élongation se pratique toujours à ciel ouvert, c'est-à-dire qu'on met d'abord le nerf à nu, en utilisant pour sa recherche les règles générales indiquées p. 23 et suiv. pour la découverte des troncs artériels.

Quant à l'endroit du nerf sur lequel doit porter la distension, il est parfois tout indiqué à l'avance par le siége même de la maladie, comme par exemple, dans le cas d'étranglement par un tissu de cicatrice. Lorsque tel n'est pas le cas, la règle est de découvrir et de distendre le nerf en un point aussi rapproché que possible des centres nerveux, ce qui veut dire qu'on pratique de préférence l'élongation sur les plexus eux-mêmes ou sur les troncs nerveux principaux. Il va de soi que l'on devra s'attacher à éviter toute lésion des organes voisins en se basant pour la recherche des nerfs, sur les données exactes de l'anatomie chirurgicale.

Dès que le tronc nerveux apparaît dans la plaie, on ouvre sa gaine conjonctive, et on le dénude en tous sens, absolument comme on le fait pour une artère à lier; de cette façon, l'extension peut avoir lieu au sein même de la gaine, et le nerf se trouve ainsi libéré sur une assez grande étendue de son névrilemme altéré *(P. Vogt)*. Le nerf est ensuite soulevé hors de sa gaine à l'aide d'un élévatoire ou d'un crochet mousse, puis on insinue par dessous lui le doigt indicateur recourbé en crochet. On le saisit alors entre le pouce et l'indicateur et on le tire énergiquement, et à plusieurs reprises, dans les deux sens, pendant qu'un aide maintient le membre en position moyenne.

Les tractions manuelles sont de beaucoup préférables à celles qu'on pourrait faire avec des instruments (élévatoire ou crochet) sur les bords desquels le nerf s'écrase toujours assez fortement. Lorsqu'on a affaire à des nerfs de petit calibre qu'on ne parvient pas à charger sur le doigt, *P. Vogt* conseille de remplacer celui-ci par un mince tube élastique, ou bien de saisir le nerf entre les mors d'une pince anatomique munis d'un revêtement en caoutchouc. Après la distension terminée, le nerf qui est devenu trop grand forme une anse au fond de la plaie; on réussit cependant à le remettre en place par des pressions douces aidées de la position extrême donnée au membre. Si l'opération a été pratiquée sur le vivant, il reste alors à désinfecter soigneusement la plaie, puis à la drainer et à la suturer après avoir lié les quelques petits vaisseaux qui pourraient encore donner. En observant rigoureusement les règles de l'antisepsie, pendant comme après l'opération, on sera sûr d'obtenir une cicatrice très molle qui ne pourra plus tard exercer aucune action nuisible sur le nerf opéré.

2. Névrotomie et névrectomie.

Par la section nerveuse ou névrotomie, on se propose de faire cesser une névralgie en interrompant la conductibilité d'un nerf périphériquement irrité. On ne la pratique donc que sur les nerfs sensibles ; pour les névralgies ayant pour siége les nerfs mixtes, ainsi que pour les contractures douloureuses limitées au domaine d'un nerf moteur, on remplace presque toujours la section par l'élongation du nerf malade. La névrotomie se pratique parfois par la méthode sous-cutanée à l'aide du ténotome ; le plus souvent pourtant on sectionne le nerf à ciel ouvert, après l'avoir mis à nu comme on le fait pour l'élongation.

Le résultat de la simple névrotomie n'est souvent rien moins que certain, en raison de la réunion immédiate des deux bouts du nerf coupé ; aussi est-il préférable de lui substituer la névrectomie, c'est-à-dire l'excision ou la résection d'une portion plus ou moins considérable du tronc nerveux. Pour empêcher à coup sûr la réunion des deux moignons, on aura soin d'enlever chaque fois un segment de plusieurs centimètres de longueur. Cette condition n'est pas toujours réalisable sur les nerfs crâniens, et c'est pourquoi *Klein* et d'autres chirurgiens ont proposé de faire suivre la névrectomie du broyement et de la cautérisation du tronçon nerveux central, dans le but de provoquer ainsi la dégénérescence étendue de cette extrémité. *C. Hueter* a fait observer avec raison que les névralgies frappent de préférence les nerfs qui traversent des canaux osseux. On comprend, en effet, que les inflammations et les rétrécissements de ces conduits puissent contribuer puissamment à la production d'une névralgie. Dès lors, il va de soi que la résection devra être poursuivie jusqu'au delà du canal osseux dans lequel s'engage la branche nerveuse. D'une façon générale on peut du reste dire que les suites de l'opération seront d'autant plus heureuses que l'on aura réséqué le nerf plus près de son origine.

Une pratique très recommandable est celle de *P. Vogt* qui fait précéder toute névrectomie de la distension dans les deux sens du nerf à réséquer ; c'est là, en effet, un moyen complètement inoffensif de modifier en même temps la conductibilité et la nutrition du tronçon nerveux central.

TROISIÈME CHAPITRE.

Découverte des différents troncs nerveux en vue de l'élongation et de la névrectomie.

I. Découverte des nerfs de la tête, du cou et du tronc.

A la tête, c'est le plus souvent sur une des branches du trijumeau que porte l'élongation ou la résection nerveuse. Malheureusement il n'est guère possible, sinon au prix de traumatismes très étendus, d'atteindre ce nerf aussi près qu'on le voudrait de son origine des centres nerveux.

I. Nerf sus-orbitaire ou frontal externe.

Anatomie topographique (Fig. 192).

Avant de pénétrer dans l'orbite, la première branche du trijumeau — nerf ophtalmique de Willis — se divise en ses trois branches terminales, qui dès qu'elles ont franchi la fente sphénoïdale, se portent aussitôt dans des directions différentes. Une de ces branches, le nerf frontal, se dirige en avant sous la voûte orbitaire, et se divise bientôt en nerf sus-orbitaire ou frontal externe et en nerf sus-trochléaire ou frontal interne. Ce dernier quitte la cavité orbitaire en passant par-dessus la poulie du muscle grand oblique, puis il se distribue à la peau de la paupière supérieure et du front. Le frontal externe, qui constitue le prolongement du nerf frontal, sort de l'orbite par l'échancrure sus-orbitaire, à la limite du tiers interne et du tiers moyen de l'arcade orbitaire, puis va se distribuer, en compagnie d'une petite artère, à la peau du front jusqu'à la région pariétale. Lorsqu'au lieu d'une échancrure il existe un trou sus-orbitaire, le nerf ne le traverse pas toujours nécessairement.

Elongation et résection.

A la limite du tiers moyen et du tiers interne de l'arcade orbitaire, on recherche avec le bout de l'index gauche l'échancrure sus-orbitaire, et l'ayant reconnue, on pratique tout à côté une incision longitudinale, qui commence au niveau de l'attache palpébrale, et monte verticalement sur une étendue de quelques centimètres, en divisant d'abord la peau et le muscle orbiculaire des paupières. En approfondissant ensuite l'incision, on tombe sur l'échancrure et sur le nerf qui la traverse.

Si c'est l'élongation qu'il s'agit de pratiquer, on isole alors le nerf avec une sonde ou une aiguille à ligatures, puis on le tire fortement, et à plusieurs reprises, dans les deux sens, en se servant au besoin pour le saisir d'une pince anatomique à mors munis d'un revêtement en caoutchouc.

Si c'est au contraire à la résection du nerf qu'il faut avoir recours, on détache transversalement dans la plaie l'insertion du ligament palpébral au rebord orbitaire supérieur, on refoule en bas le paquet adipeux situé sous le plafond de l'orbite, on poursuit le nerf, qui repose sur ce tissu graisseux, jusque dans le fond de la cavité orbitaire, et on l'y sectionne aussi loin que possible en arrière. On ramène ensuite en avant la portion périphérique du nerf coupé et on la sectionne à son tour dans la région du front. Il est plus facile de poursuivre le nerf très loin dans l'orbite, lorsqu'on l'a mis à nu par une incision transversale tombant sur le rebord orbitaire; seulement on risque ainsi de couper le nerf en travers. La plaie sera ensuite fermée par un ou deux points de suture, puis sera recouverte d'un pansement aseptique occlusif qui assurera sa guérison par première intention.

2. Nerf sous-orbitaire.

Anatomie topographique (Fig. 192).

Après être sortie du crâne par le trou grand rond, la branche maxillaire supérieure du trijumeau traverse la fosse sphéno-maxillaire en se portant vers la fente de même nom. Elle émet dans ce trajet deux petits filets nerveux

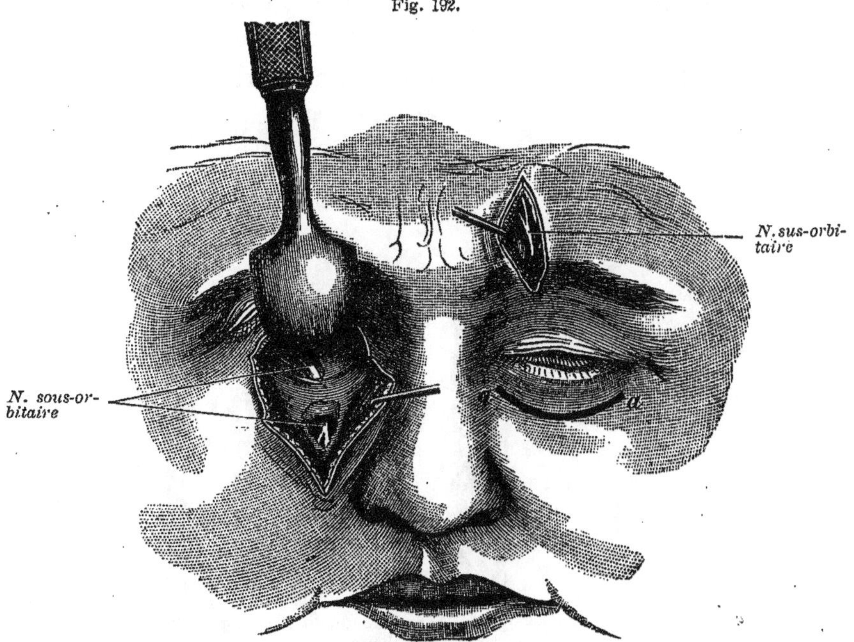

Nerf frontal externe ou sus-orbitaire et nerf sous-orbitaire.
aa Incision pour la découverte du nerf sous-orbitaire.

destinés aux ganglions sphéno-palatin, ainsi que les nerfs dentaires postérieurs qui descendent dans des canaux creusés dans la tubérosité maxillaire. Elle franchit ensuite la fente sphéno-maxillaire, étant déjà à ce moment divisée en ses deux branches terminales. La plus petite de ces branches, qui est aussi la plus externe, est le nerf zygomatique ou rameau orbitaire. Elle longe la paroi externe de l'orbite et se distribue, à travers les canaux de l'os malaire, à la région de la tempe et à la face. Avant de pénétrer dans l'orifice postérieur du canal sous-orbitaire, le nerf sous-orbitaire, branche terminale interne du nerf maxillaire supérieur, court d'abord parallèlement à la fente sphéno-maxillaire, c'est-à-dire d'arrière en avant et de dedans en dehors. Il siège là tout contre le bord postéro-supérieur du maxillaire, presque dans la fente sphéno-maxillaire, étant renfermé dans un demi-canal et plus souvent dans une simple rainure de l'os, qui se prolonge fréquemment dans la partie postérieure de la paroi supérieure du maxillaire sous forme d'un demi-canal sous-orbitaire, ouvert en haut *(Wagner)*. Le nerf sous-orbitaire, uni à l'artère de même nom, s'engage ensuite dans le canal sous-orbitaire, dont il suit la direction oblique de dehors en dedans et d'arrière en avant; il apparaît enfin à la face en sortant par le trou sous-orbitaire. A l'intérieur du canal le nerf sous-orbitaire émet le nerf dentaire antérieur et supérieur qui descend dans la paroi antérieure de l'antre d'Hyghmore. A sa sortie du trou sous-orbitaire, au niveau de la fosse canine, le nerf sous-orbitaire se partage en un pinceau de filets nerveux terminaux que recouvre le muscle élévateur propre de la lèvre supérieure.

Elongation et résection.

a) Découverte du nerf jusqu'au niveau de la fente sphéno-maxillaire, d'après *A. Wagner.*

Le sujet est couché sur le dos, la nuque reposant sur un billot; la tête est fixée par un des aides.

Fig. 193.

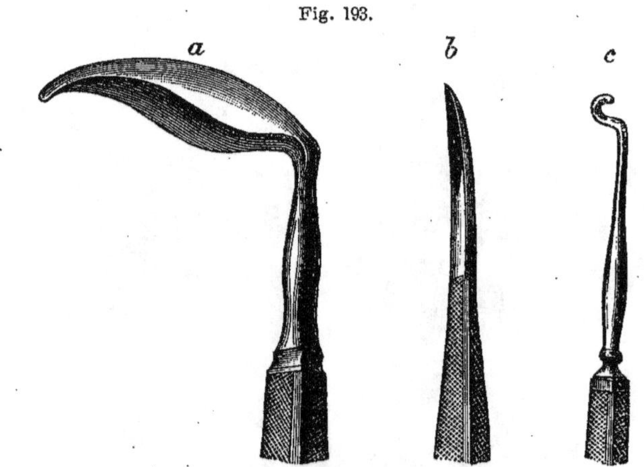

Elévatoire-speculum (*a*), Gouge (*b*) et Crochet mousse (*c*) de *Wagner* pour la résection du nerf sous-orbitaire.

Premier temps: Dénudation du nerf à sa sortie du trou sous-orbitaire.

Une incision semi-lunaire (Fig. 192, *aa*), dirigée transversalement le long du bord inférieur de l'orbite, met ce bord à nu. Avec la rugine on détache de haut en bas les parties molles qui recouvrent la fosse canine, et l'on découvre ainsi le trou sous-orbitaire et le nerf qui en émerge. On charge celui-ci sur le fin crochet à nerfs de *Wagner* (Fig. 193 *c*), et on isole le faisceau nerveux dans tous les sens.

Deuxième temps: Dénudation sous-périostée du plancher de l'orbite jusqu'à la fente sphéno-maxillaire.

On détache du rebord orbitaire, l'insertion de l'aponévrose tarso-orbitaire ou ligament palpébral inférieur, puis, à l'aide d'un large élévatoire, on décolle le périoste du plancher de l'orbite, jusqu'au niveau de la fente sphéno-maxillaire. Après avoir tari l'hémorragie qui est toujours peu abondante, on refoule en haut toutes les parties molles, y compris le bulbe oculaire, à l'aide de l'élévatoire-spéculum de *Wagner* (193 *a*), qui a dû être chauffé au préalable, et qui par sa surface convexe bien polie éclaire parfaitement le champ opératoire. Le manche de l'instrument doit être tenu tout le temps parallèle au front pour éviter d'écraser le bulbe entre la cuiller et le plafond de l'orbite. On reconnaît facilement sur le vivant, à travers la mince paroi du canal sous-orbitaire, les deux cordons blancs et rouges formés par le nerf et l'artère sous-orbitaires accolés.

Troisième temps: Isolement du nerf dans le canal sous-orbitaire.

A l'aide d'un fin ciseau en forme de burin (Fig. 193 *b*) on fait sauter la partie postérieure de la lamelle qui recouvre le canal sous-orbitaire, puis avec une pince on extrait les petits fragments osseux ainsi détachés. Le canal étant alors ouvert on charge le nerf sur le crochet spécial, en ayant soin de l'introduire du côté de l'artère, et on le soulève hors du canal.

Quatrième temps: Elongation et résection du nerf.

Veut-on simplement distendre le nerf, on le saisit entre les mors de la pince de *Vogt*, et on en pratique l'élongation d'après les règles générales connues. La distension ne serait guère possible au niveau du trou sous-orbitaire, le nerf étant fixé dans la partie antérieure du canal par les branches qui en émergent.

S'agit-il au contraire de faire la résection du nerf, on isole celui-ci avec le crochet de *Wagner* jusque dans la fosse sphéno-maxillaire, puis, avec les ciseaux courbes de *Cooper*, on va le sectionner immédiatement en arrière de la fente sphéno-maxillaire. On tire alors le fragment coupé à travers le trou sous-orbitaire, et on l'extirpe entièrement.

Un petit drain enfoncé dans l'orbite assurera sur le vivant l'écoulement des sécrétions; aux deux côtés du drain on réunit par la suture le bord de la paupière détachée au bord inférieur de la plaie.

Pour éviter le traumatisme intraorbitaire auquel donne lieu l'opération de *Wagner*, *v. Langenbeck* et *Hueter*, imitant l'exemple de *Malgaigne*, ont pratiqué la section sous-cutanée du nerf dans la profondeur même de la fente sphéno-maxillaire. Le premier de ces chirurgiens se sert à cet effet d'un ténotome pointu, qu'il enfonce immédiatement en dessous du ligament palpébral externe, en en tenant la pointe obliquement dirigée en arrière et en bas. Il le conduit ainsi lentement le long de la paroi externe de l'orbite, jusqu'au moment où il ne perçoit plus aucune résistance, ce qui indique qu'il est arrivé dans la fente sphéno-maxillaire. Il tourne alors le tranchant de l'instrument vers le bord postérieur tranchant du plancher de l'orbite, et rasant ce bord par quelques mouvements de scie, coupe le nerf et l'artère sous-orbitaires. Il découvre alors le nerf à la face, au niveau de son émergence du trou sous-orbitaire, il le saisit entre les mors d'une pince porte-aiguille, et l'extrait enfin en l'enroulant autour de cet instrument.

Pour se mettre à l'abri du danger que fait courir le ténotome à l'artère maxillaire interne, *Hueter* modifie comme suit ce procédé de section sous-cutanée : il ponctionne d'abord la peau avec un bistouri pointu, puis à travers la petite plaie cutanée, il enfonce un fin élévatoire jusqu'au niveau de la fente sphéno-maxillaire. Dans le canal ainsi creusé il engage alors un ténotome mousse et recourbé, et sectionne enfin le nerf au point précédemment indiqué.

b) Névrectomie de la seconde branche du trijumeau après résection temporaire de l'os malaire, par le procédé de *Lücke* modifié par *Braun* et *Lossen.*

Le procédé de *Wagner* ne permet pas d'aller couper le nerf maxillaire supérieur immédiatement après sa sortie du trou grand rond, c'est-à-dire avant sa division en ses deux branches terminales. On peut l'atteindre en ce point, soit en l'abordant d'avant en arrière par la trépanation du maxillaire supérieur *(Carnochan)* ou la résection temporaire de cet os, soit en l'attaquant latéralement à travers la fosse sphéno-maxillaire, à l'aide d'une résection temporaire de l'os malaire *(Lücke)*. Ce dernier procédé crée un bien moindre traumatisme que les deux précédents.

Pour cette opération de *Lücke*, la tête du sujet reposera sur la joue du côté sain, de telle façon que le champ opératoire soit parfaitement éclairé.

Premier temps: Résection et déplacement de l'os malaire.

L'incision commence dans l'angle antéro-inférieur de la fosse temporale, à environ 1 centim. au dessus de l'angle externe de l'œil et à 2 ou 3 millimètres du rebord orbitaire ; de là elle se porte obliquement en bas et en avant, à travers les parties molles et le périoste, jusqu'au bord inférieur de la racine de l'apophyse zygomatique du maxillaire, c'est-à-dire jusqu'au-dessus de la première grosse molaire supérieure.

Avec un bistouri étroit enfoncé dans la partie externe de la plaie, on détache ensuite les parties molles situées à la face postérieure de l'apophyse zygomatique, puis par le canal ainsi creusé, on engage une scie étroite ou une scie à chaîne avec laquelle on divise la racine de cette apophyse par une section oblique en avant et en dedans. On ne devra point pratiquer cette section directement d'arrière en avant, car outre que la réunion ultérieure des os serait ainsi rendue plus difficile, ce qui resterait de la saillie osseuse suffirait à masquer l'entrée de la fosse sphéno-maxillaire.

On pratique ensuite une seconde incision qui part à angle droit de l'extrémité supérieure de la précédente, et s'étend jusqu'à l'apophyse zygomatique du temporal. Cette incision divise la peau, le tissu cellulaire sous-cutané et l'aponévrose temporale, tout en laissant pourtant intacts les faisceaux de cette dernière qui adhèrent au ;segment postérieur de l'arcade zygomatique. On rompt ensuite celle-ci à sa partie postérieure, et l'on renverse en bas le lambeau ainsi taillé qui comprend l'os malaire dans son épaisseur.

Deuxième temps: Recherche du nerf dans la fosse sphéno-maxillaire.

Le lambeau osseux précité est maintenu rétracté par un aide au moyen d'un crochet pointu. L'opérateur divise ensuite, si c'est nécessaire, les faisceaux antérieurs du muscle temporal, puis, avec le manche de son scalpel ou un élévatoire, il détache de la tubérosité maxillaire et refoule en arrière le tissu adipeux, l'artère maxillaire interne, et le riche plexus veineux qui remplissent la fosse sphéno-maxillaire; il fait maintenir le tout en place au moyen d'un large rétracteur plat. Si le tissu graisseux gêne par son abondance, il en extirpe une partie. Cela fait, il recherche avec un stylet la fente sphéno-maxillaire, découvre le faisceau vasculo-nerveux qui remonte à partir de cette fente obliquement en haut et en arrière, isole le nerf du vaisseau, et le charge sur un crochet à strabotomie. Le nerf se distingue de l'artère par sa direction ; il se porte d'arrière en avant, de dedans en dehors et de haut en bas, tandis que l'artère se dirige de bas en haut, de dehors en dedans et d'arrière en avant. Le nerf une fois trouvé, il ne reste plus qu'à le poursuivre jusqu'à sa sortie du grand rond et à l'isoler convenablement.

Troisième temps: Excision du nerf.

On enfonce un fin ténotome d'arrière en avant dans le canal sous-orbitaire, et pendant qu'un aide attire fortement le nerf en arrière au moyen d'une pince, on le sectionne aussi loin que possible à l'intérieur du canal ; on peut alors l'en extraire facilement. Avec de fins ciseaux on va ensuite le couper en haut à sa sortie du trou grand rond. Pour être bien certain de détruire les rameaux dentaires postérieurs qui se détachent très près de la base du crâne, *Lücke* conseille en outre d'abattre au ciseau la paroi postéro-externe de la tubérosité maxillaire, sans pourtant ouvrir l'antre d'Hyghmore. L'incision antérieure permet également d'aller découvrir et sectionner le nerf sous-orbitaire au niveau du trou sous-orbitaire, de façon qu'on peut alors l'extraire en entier du canal osseux.

Quatrième temps: Réunion de la plaie.

Après avoir fermé par la ligature tous les petits vaisseaux qui donnent, on fait le nettoyage antiseptique de la plaie, puis on replace l'os malaire dans sa position primitive et on le fixe au besoin par la suture osseuse. L'os est du reste déjà suffisamment maintenu par les deux fragments engrenés de l'arcade zygomatique brisée, ainsi que par les fibres aponévrotiques qu'a respectées l'incision postérieure. Un drain est enfoncé dans la partie la plus déclive de la plaie, et celle-ci réunie par la suture dans le restant de son étendue. Si l'on ne parvient pas à tarir complètement l'hémorragie au moyen des ligatures, on tamponne la cavité de la plaie avec de la gaze antiseptique.

L'opération de *Lücke* étale parfaitement sous nos yeux tout l'intérieur de la fosse sphéno-maxillaire, et à ce titre seul constitue déjà un très bon exercice d'amphithéâtre.

3. Nerf dentaire inférieur.

Anatomie topographique (Fig. 194).

Nerf mixte à son origine de la troisième branche du trijumeau dont il forme le rameau le plus important, le nerf dentaire inférieur descend derrière le nerf lingual, étant d'abord situé entre les deux muscles ptérygoïdiens, puis entre le ptérygoïdien interne et la face interne de la branche montante du maxillaire. Il s'engage ensuite dans l'ouverture interne du canal dentaire, parcourt ce canal, et ressort au menton par le trou mentonnier pour s'épanouir aussitôt en des filets terminaux. De ses trois branches de division principales, la première, le nerf mylo-hyoïdien, se détache du dentaire inférieur avant son entrée dans le canal dentaire ; elle longe la face interne de l'os maxillaire et se distribue au muscle mylo-hyoïdien et au ventre antérieur du digastrique. La seconde branche, ou nerf alvéolaire inférieur, naît à l'intérieur même du canal et entoure l'artère dentaire d'un réseau de filets nerveux qui fournit aux dents de la rangée inférieure. La troisième branche, ou nerf mentonnier, n'est à proprement parler que l'extrémité du nerf dentaire inférieur, qui sort du canal dentaire par le trou mentonnier et se trouve alors recouvert par le muscle triangulaire des lèvres.

Fig. 194.

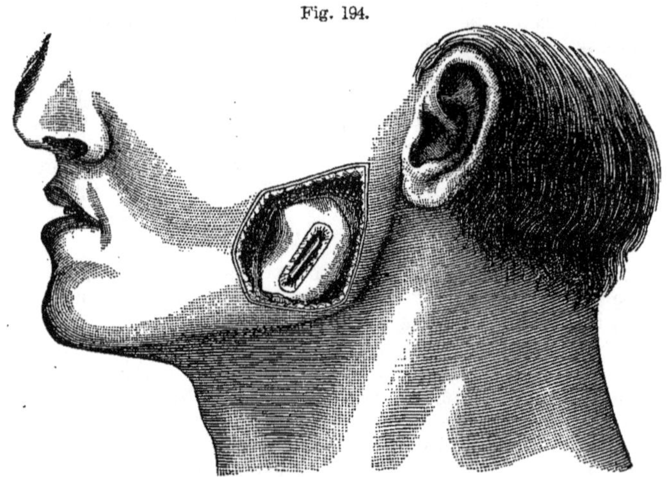

Nerf dentaire inférieur dans le canal dentaire au niveau de l'angle de la mâchoire.

L'ouverture interne du canal dentaire, au-dessus de laquelle s'élève l'aiguille de Spix ou la lingula, se trouve situé à 1 centim. environ au-dessus d'une ligne qui réunirait le sommet de l'angle de la mâchoire au point où se rencontrent le bord supérieur de l'arc maxillaire et le bord antérieur de la branche montante. Le canal lui-même parcourt l'arc maxillaire, étant situé à égale distance de son bord inférieur et de son bord supérieur ; chez les sujets âgés, il est pourtant plus rapproché de ce dernier à la suite de l'atrophie des alvéoles. Le trou mentonnier siège entre la première et la deuxième petite molaire sur le milieu d'une ligne verticale réunissant le bord supérieur et le bord inférieur de l'arc mentonnier ; chez les vieillards, il est cependant situé plus près du bord supérieur.

Elongation et résection.

On peut découvrir le nerf dentaire inférieur soit à sa sortie du trou mentonnier, soit au niveau de la lingula avant son entrée dans le canal dentaire. L'élongation du nerf peut à la rigueur se pratiquer avec succès dans les deux points précités ; elle donne pourtant un résultat plus certain lorsqu'on l'exécute au-dessus de l'orifice interne du canal dentaire. Quant à la résection du nerf, c'est toujours à hauteur de la lingula (aiguille de Spix) qu'on doit la pratiquer.

a) Résection du nerf dentaire à sa sortie du trou mentonnier.

Pendant qu'un aide rétracte fortement en bas et en dehors la commissure des lèvres correspondante au nerf malade, on fait vis-à-vis de l'intervalle situé entre la première et la deuxième petite molaire, et à égale distance des deux bords du maxillaire, une incision horizontale qui divise la muqueuse et les autres parties molles jusqu'à l'os ; on décolle ensuite avec un fin élévatoire la lèvre inférieure de cette incision, et l'on découvre ainsi le nerf à son point de sortie du canal dentaire. Cela fait, on attire légèrement le nerf au moyen d'un crochet mousse, on ouvre sa gaine au bord de l'orifice osseux, puis avec le même crochet, ou bien avec une pince à mors matelassés, on le tend fortement et à plusieurs reprises. L'hémorragie qui peut résulter de l'ouverture de l'artère dentaire est facile à arrêter par la compression.

b) Elongation et résection intrabuccales du nerf dentaire au niveau de la lingula, d'après *Paravacini.*

La bouche est maintenue largement ouverte au moyen de l'écarteur des mâchoires d'*Heister* ; la commissure des lèvres du côté malade est attirée fortement en dehors.

Le doigt indicateur de la main gauche remontant à partir de la dernière dent molaire explore le côté interne du bord antérieur de la branche montante, et peut souvent ainsi, surtout chez les sujets maigres, reconnaître la saillie que forme la lingula au-dessus de l'orifice interne du canal dentaire.

On fait alors en dedans du bord antérieur de la branche montante, une incision verticale de 2 centim. d'étendue, qui divise la muqueuse, l'insertion du muscle ptérygoïdien et le périoste ; puis, avec un élévatoire, on pratique le décollement sous-périosté de la lèvre postérieure de cette incision, et l'on poursuit la dénudation de l'os jusqu'en arrière de la lingula. Le cordon nerveux apparaissant alors dans la plaie, on le suit jusqu'à son entrée dans le canal dentaire, de façon à s'assurer qu'on a bien devant soi le nerf dentaire et non le nerf lingual qui descend là un peu en dedans et en arrière du précédent.

Après avoir isolé le nerf de son artère satellite, on le charge sur un crochet à strabotomie et on en pratique la distension dans les deux sens d'après les règles générales connues.

Pour la résection, on attire le plus possible, au moyen d'une pince, le nerf hors de la plaie, et l'on excise ensuite l'anse ainsi obtenue, après l'avoir préalablement distendue à la façon habituelle. En isolant à la fois le nerf à l'entrée et à la sortie du canal dentaire, on pourrait même, d'après *Schönborn*, réséquer tout le segment nerveux compris dans ce conduit.

c) Névrectomie du nerf après résection de la paroi externe du canal dentaire.

Premier temps: Dénudation de l'angle de la mâchoire.

A l'aide d'une incision en forme d'arc dont les deux branches montantes longent le bord antérieur et le bord postérieur du masséter, et dont la convexité tombe au bord inférieur de l'angle de la mâchoire, on délimite un lambeau arrondi qui comprendra dans son épaisseur la peau, le muscle masséter et le périoste de l'angle maxillaire. On détache avec le couteau l'insertion inférieure du muscle précité, puis on décolle le lambeau à l'aide de l'élévatoire et on le rabat vers le haut: on doit pouvoir ainsi découvrir l'angle du maxillaire jusqu'au niveau de son bord alvéolaire sans pourtant diviser l'insertion de la muqueuse à l'os. L'artère faciale qui longe le bord antérieur de masséter peut également être évitée au cours du cette dissection.

Deuxième temps: Ouverture au ciseau du canal dentaire inférieur et résection du nerf.

Sur le milieu de la ligne qui relie le sommet de l'angle de la mâchoire au point de rencontre du bord antérieur de la branche montante et du bord supérieur de l'arc maxillaire, on résèque avec le ciseau un morceau de la table externe de l'os, mesurant 1 centim. environ de largeur. (Chez les individus âgés on doit pratiquer cette ouverture un peu plus près du bord supérieur du maxillaire). Dans le canal ouvert on reconnaît maintenant le cordon blanc formé par le nerf, ainsi que l'artère qui l'accompagne; on peut alors, en agrandissant au ciseau l'ouverture faite à l'os, poursuivre le nerf en haut et en arrière jusqu'au niveau de son entrée dans le canal dentaire.

Après avoir ainsi découvert le nerf sur une étendue d'environ 3 centim., on le charge sur le crochet de *Wagner*, on l'isole, si possible, de son artère satellite, et l'on excise tout le segment dénudé. Lorsque l'artère dentaire n'a pu être épargnée, on arrête l'hémorragie qui en provient, en bourrant la plaie de petits tampons aseptiques reliés l'un à l'autre par un fil dont le bout libre ressort par l'angle inférieur de la plaie. On draine en outre celle-ci avec un petit drain, puis le lambeau est rabattu et la plaie fermée par la suture. Pour se mettre sûrement à l'abri de l'hémorragie, *C. Hueter* conseille de sectionner le nerf avec le thermocautère.

d) Névrectomie du nerf dentaire par le procédé de *Sonnenburg.*

Sonnenburg découvre le nerf dentaire en pénétrant de bas en haut sous l'angle maxillaire.

Premier temps: Dénudation de la face interne de la branche montante en remontant à partir de l'angle maxillaire.

Pour faciliter l'opération, le malade est placé la tête pendante. On circonscrit l'angle de la mâchoire à l'aide d'une incision de 3 à 4 centim. d'étendue, qui commence sur la branche montante à 1 1/2 centim. au-dessus du sommet de cet angle, et qui longe le bord de l'os jusqu'au niveau de l'artère faciale. L'incision correspond ainsi à l'insertion inférieure du masséter, elle pénètre d'emblée jusque sur le rebord osseux.

A travers cette incision on dénude ensuite, à l'aide d'instruments mousses, la face interne de la branche montante, jusqu'à hauteur de l'aiguille de Spix; s'il est nécessaire, on détache avec le bistouri boutonné l'insertion inférieure du muscle ptérygoïdien interne.

Deuxième temps: Recherche et résection du nerf.

Dès qu'on a reconnu la lingula et le tronc nerveux au moyen du doigt introduit dans la plaie, le long de celui-ci on conduit un petit crochet mousse très recourbé jusqu'au niveau de la pointe osseuse en question, puis on le pousse un peu plus haut et en dedans, le long du nerf lui-même. On accroche ensuite ce dernier en s'aidant d'un doigt de la main gauche introduit dans la cavité buccale, et on l'attire dans la plaie jusqu'au niveau de l'angle de la mâchoire. L'artère dentaire inférieure qui ne s'accole au nerf qu'au moment de son entrée dans le canal dentaire sera facilement évitée.

Le nerf est saisi et fixé dans les mors d'une pince à glissière, puis sectionné du côté périphérique d'abord, du côté central ensuite. Un petit drain est enfoncé derrière l'angle de la mâchoire, et la plaie est réunie par la suture.

4. Nerf lingual.

Anatomie topographique.

Le nerf lingual naît également de la seconde branche du trijumeau. Après avoir reçu à angle aigu la corde du tympan qui lui vient du facial, il descend verticalement entre le pharynx et le ptérygoïdien externe, se porte obliquement en bas et en avant, d'abord entre les deux ptérygoïdiens, puis entre le ptérygoïdien interne et la face interne de la branche montante du maxillaire, décrit ensuite un arc en gagnant le plancher de la bouche où il chemine entre la muqueuse buccale et la glande sous-maxillaire, et enfin se résout en ses branches terminales qui pénètrent dans la langue entre le muscle hyoglosse et le muscle génioglosse.

Elongation et résection.

a) Au bord latéral de la langue.

Avec une pince à anneaux, ou une anse de fil passée à travers la langue, on attire fortement celle-ci du côté opposé à celui où l'on opère; on fait en même temps rétracter en dehors la commissure des lèvres correspondante au nerf à réséquer.

Sur le côté de la base de la langue, on fait une incision qui court parallèlement au bord latéral de cet organe, et qui divise la muqueuse buccale juste en dessous de l'endroit où elle se réfléchit de la langue sur le plancher de la bouche: on découvre aussitôt le nerf lingual qui est immédiatement sous-jacent à la muqueuse. On attire ensuite ce nerf avec un crochet à strabotomie, et il ne reste plus alors qu'à le distendre, ou à le réséquer d'après les règles connues.

b) Derrière la branche montante du maxillaire.

A l'aide d'une incision en forme d'arc qui longe le bord antérieur et le bord inférieur du muscle masséter, on met à nu le bord antérieur de la branche montante du maxillaire; on résèque au ciseau un assez long morceau de ce bord, et le nerf lingual apparaît aussitôt à la face externe du muscle ptérygoïdien interne.

5. Résection de la deuxième et de la troisième branche du trijumeau à leur sortie de la base du crâne, d'après *Krönlein*.

Premier temps: Division de la peau.

La tête repose sur la joue du côté sain, et de façon que la région temporale du côté où l'on opère soit placée en pleine lumière. A l'aide d'une incision curviligne commençant au rebord orbitaire externe et finissant au tragus, on délimite un lambeau cutané arrondi, dont la base regarde en haut, et dont le bord convexe arrive jusqu'au niveau d'une ligne horizontale tirée du bord de l'aile du nez au lobule de l'oreille. On dissèque ce lambeau cutané et on le replie à sa base.

Deuxième temps: Résection temporaire de l'os malaire.

L'aponévrose temporale est détachée sur toute l'étendue du bord supérieur de l'os malaire; ce dernier est alors réséqué comme dans l'opération de *Lücke-Braun-Lossen* (voir pag. 331), puis renversé en bas, avec le masséter, aussi fortement que le permet la plaie tégumentaire.

Troisième temps: Section au ciseau de l'apophyse coronoïde, et renversement du muscle temporal.

L'apophyse coronoïde ayant été dénudée, avec le ciseau et le marteau on la détache à sa base par un trait de section oblique en bas et en avant, qui relie le fond de l'échancrure sygmoïde à l'extrémité supérieure de la ligne oblique externe; on relève ensuite le muscle temporal ainsi mobilisé.

Quatrième temps: Recherche du trou ovale, et résection de
la troisième branche du trijumeau.

On lie l'artère maxillaire interne dans l'intervalle qui sépare les deux muscles ptérygoïdiens; puis, à l'aide de l'élévatoire, on détache de la crête sous-temporale de la grande aile du sphénoïde, l'insertion du faisceau supérieur du muscle ptérygoïdien externe. En longeant alors la crête précitée on aboutit au trou ovale, sous lequel on résèque un segment du nerf maxillaire inférieur.

Cinquième temps: Recherche du trou grand rond et
résection de la seconde branche du trijumeau.

On aborde le nerf maxillaire supérieur à travers la fosse sphéno-maxillaire (voir opération de *Lücke*, pag. 331), et l'ayant trouvé, on le poursuit en haut jusqu'au trou grand rond, où on le résèque tout contre la base du crâne.

Sixième temps: Hémostase et réunion.

En liant comme il a été dit l'artère maxillaire interne, la découverte du nerf maxillaire inférieur se fait pour ainsi dire sans hémorragie; il faut pourtant se rappeler l'existence dans cette région de l'artère meningée moyenne, que la maxillaire émet aussitôt après sa naissance, et qui peut ainsi rester en deçà de la ligature. Si l'on ne parvient pas à saisir et à lier tous les vaisseaux qui donnent, on recourt au tamponnement de la plaie. Voir plus haut, pag. 332, ce qui a trait à l'hémostase dans la fosse sphéno-maxillaire.

Pour terminer on rabat le muscle temporal, et l'on réunit l'apophyse coronoïde au maxillaire au moyen de la suture osseuse. L'os malaire est également remis en place et fixé comme il a été dit pag. 332; on introduit un drain dans la plaie, et l'on ramène en bas le lambeau cutané qu'on fixe par une suture aussi exacte que possible.

6. Nerf facial.

Anatomie topographique (Fig. 195).

Nerf mixte à son origine, le nerf facial sort du crâne par le trou stylo-mastoïdien; il contourne l'apophyse styloïde, et déjà à ce niveau émet les branches collatérales suivantes: un rameau auriculaire postérieur qui se rend à la face postérieure du pavillon de l'oreille; des rameaux stylo-hyoïdien et digastrique pour les muscles de même nom; un rameau d'anastomose avec le nerf auriculo-temporal. Le nerf facial devient superficiel environ à la hauteur du bord inférieur du lobule de l'oreille; il se dirige alors presque horizontalement en avant, en croisant la face externe du muscle stylo-pharyngien, de l'artère auriculaire postérieure et de l'artère carotide externe; puis, arrivé au bord postérieur de la branche montante du maxillaire, il se divise en une branche supérieure et en une branche inférieure, qui traversent d'arrière en avant la glande parotide, et se subdivisent à l'intérieur de cette glande, en formant à la face externe du masséter le plexus nerveux parotidien (pes anserinus major).

Elongation

du nerf facial mis à nu au niveau du point où il
croise le bord postérieur du maxillaire inférieur,
d'après *Löbker-Hueter*.

Le tronc du nerf facial n'est pas facile à atteindre à la sortie du trou stylo-mastoïdien, quelque service que puisse rendre l'apophyse styloïde pour guider dans cette recherche.

Pour ne pas devoir opérer à cette profondeur, *C. Hueter* a préféré recourir au procédé d'élongation du facial imaginé et pratiqué par moi sur le cadavre; par ce procédé le nerf est sans doute découvert en un point plus périphérique de son trajet, mais comme il devient aussi plus superficiel, l'exécution de l'opération en est rendue beaucoup moins difficile.

La tête du sujet repose sur la joue du côté sain, et de façon que le champ opératoire soit parfaitement éclairé.

Une incision d'environ 5 centim. d'étendue divise l'insertion du lobule de l'oreille à la joue, et descend ensuite le long du bord postérieur du maxillaire en n'intéressant que la peau. Sur toute la longueur de cette incision, on sectionne l'aponévrose

Fig. 195.

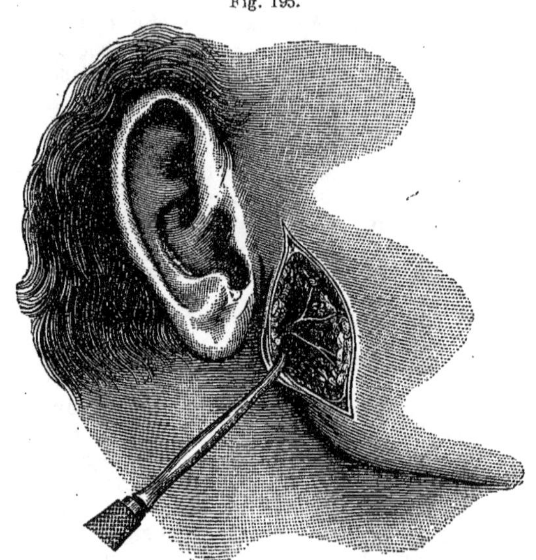

Découverte du nerf facial, d'après *Löbker-Hueter*.

parotidienne, puis on pénètre prudemment à travers le tissu de la glande parotide. On tombe généralement alors sur la branche inférieure de division du nerf facial; on la poursuit en arrière jusqu'à sa réunion avec la branche supérieure, puis on dénude le tronc lui-même sur une certaine étendue, en remontant vers le trou stylo-mastoïdien. Le nerf est facile à reconnaître à sa couleur blanche des lobules glandulaires entre lesquels il s'enfonce.

Le nerf étant suffisamment dénudé, on en pratique l'élongation dans les deux sens; cette distension doit être faite avec beaucoup de prudence, car l'expérience a démontré qu'une élongation trop forte du facial amène facilement une paralysie

définitive dans le domaine d'innervation de ce nerf. On fera
surtout bien ici d'utiliser pour la distension, soit un mince tube
en caoutchouc, soit la pince à mors matelassés de *Vogt*.

Afin de pouvoir suivre le nerf facial le plus loin possible en arrière,
C. Kaufman a récemment recommandé d'ajouter à l'incision qui sert à
découvrir le nerf dans notre procédé, une seconde incision remontant
obliquement vers le trou stylo-mastoïdien.

7. Plexus cervical.

Anatomie topographique (Fig. 196).

Les branches antérieures des quatre premiers nerfs cervicaux sortent
de la profondeur entre les deux groupes de muscles insérés aux tubercules
antérieurs et postérieurs des apophyses transverses (la première branche
s'échappe par l'interstice qui sépare le droit latéral du petit droit antérieur de
la tête); elles forment ensuite entre le scalène moyen et l'angulaire de

Fig. 196.

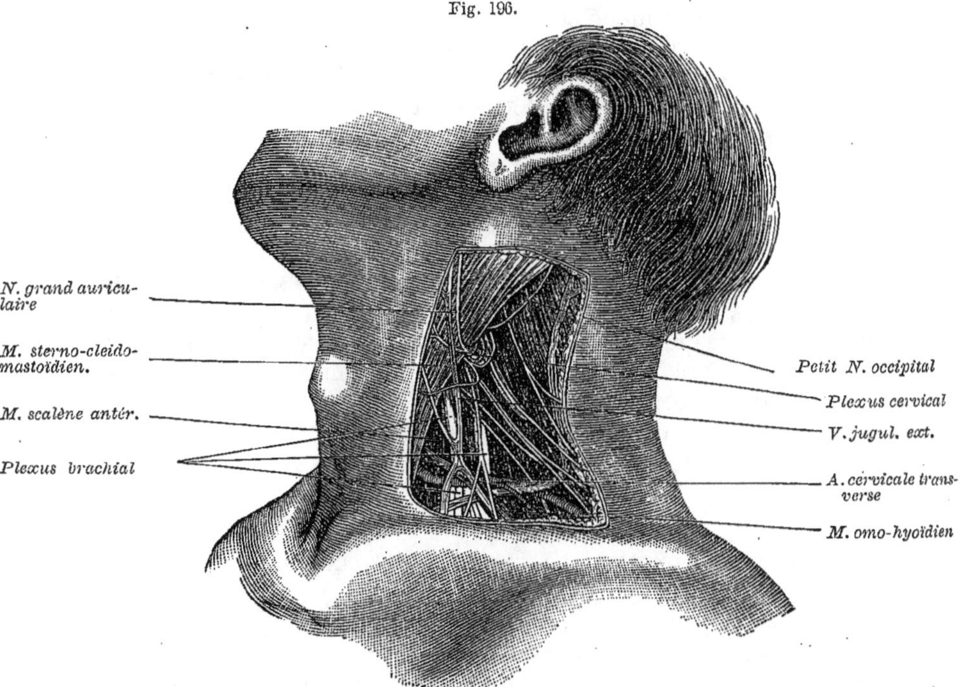

Plexus cervical et brachial au cou.
(L'artère cervicale transverse est ici très développée).

l'omoplate un réseau anastomotique qu'on désigne sous le nom de plexus
cervical. Déjà dans la profondeur du cou, ce plexus émet un grand nombre de
branches collatérales, à savoir: des filets anastomiques pour le ganglion
cervical supérieur du grand sympathique, pour le plexus gangliforme du
pneumogastrique, pour le grand hypoglosse et l'accessoire de Willis, des
rameaux moteurs pour les muscles scalènes, long du cou, grand droit

antérieur, petit droit antérieur de la tête, et angulaire de l'omoplate, enfin le nerf phrénique qui descend au devant du scalène antérieur en gagnant l'ouverture supérieure du thorax. Les autres branches du plexus cervical apparaissent à l'extérieur et deviennent sous-cutanées au niveau du bord postérieur du sterno-cleido-mastoïdien ; ce sont : le nerf petit occipital, le nerf grand auriculaire, le cervical transverse ou cervical superficiel, et enfin les nerfs sus-claviculaires. Toutes ces branches, à l'exception de la première qui se montre un peu plus haut, se réunissent assez exactement en un large faisceau nerveux qui correspond à peu près au milieu de la hauteur du bord postérieur du muscle précité, et qu'on peut ainsi mettre à nu par une incision unique.

Élongation

du plexus cervical mis à nu au niveau du bord postérieur du sterno-cleido-mastoïdien, d'après *P. Vogt.*

Le sujet est couché sur le dos, les épaules un peu relevées, la tête penchée du côté opposé à celui où l'on opère.

A trois travers de doigt en dessous de l'apophyse mastoïde, on pratique sur le bord postérieur du sterno-cleido-mastoïdien, une incision longitudinale de 5 centim. d'étendue, qui met à nu les faisceaux de ce muscle, et à travers laquelle on peut ensuite attirer celui-ci en dedans. Avec la pince et le bistouri on dissèque alors prudemment le tissu cellulaire, en descendant le long du bord postérieur du muscle, jusqu'à ce que l'on ait trouvé le nerf grand auriculaire ou une autre branche superficielle du plexus. On suit ce nerf en arrière jusqu'au plexus, qu'on poursuit à son tour jusque dans l'espace qui sépare le scalène de l'angulaire de l'omoplate ; on ne s'arrête qu'au moment où le doigt peut sentir la colonne vertébrale.

On pratique ensuite l'élongation du plexus d'après les règles générales connues, puis la plaie est drainée et fermée par la suture.

8. Plexus brachial.

Anatomie topographique (Fig. 196, compar. Fig. 36, p. 41).

Les branches antérieures des quatre derniers nerfs cervicaux et du premier nerf dorsal, après avoir traversé l'espace angulaire des muscles scalène antérieur et moyen, pénètrent en convergeant dans le triangle cervical inférieur (creux sus-claviculaire), c'est-à-dire dans l'espace triangulaire qui est limité en bas par la clavicule, en avant et en dedans par le bord externe du muscle sterno-cleido-mastoïdien, en arrière et en dehors par le bord antérieur du muscle trapèze. C'est à la réunion de ces cinq troncs nerveux, et des branches provenant de leur division, qu'est due la formation du plexus brachial, lequel se prolonge en bas, sous la clavicule, jusque dans la cavité de l'aisselle. Le plexus brachial est recouvert au cou par la peau, le peaucier, le feuillet superficiel de l'aponévrose cervicale, une couche abondante de tissu adipeux, et le feuillet profond de la dite aponévrose ; au-devant de ses racines supérieures monte en outre le muscle sterno-cleido-mastoïdien.

La veine jugulaire externe court dans la région étant placée directement en dessous de l'aponévrose superficielle; son siége est facile à déterminer au moyen d'une ligne qu'on tirerait de l'angle de la mâchoire au point d'union du tiers interne et du tiers moyen de la clavicule; cette ligne représente exactement le trajet du vaisseau qui descend en croisant la face antérieure du muscle sterno-cleido-mastoïdien. Sur le vivant, on peut rendre cette veine très apparente en la comprimant au-dessus de la clavicule. Les nerfs sus-claviculaires qu'on rencontre également dans le champ opératoire, peuvent toujours être sacrifiés sans inconvénient. Le muscle omoplato-hyoïdien, qui est compris entre les deux feuillets de l'aponévrose cervicale, croise obliquement la direction du plexus en se portant en haut et en dedans. Derrière ce muscle, et dans une direction opposée à la sienne, chemine une forte branche de communication entre les veines antérieures et les veines postérieures du cou. Signalons enfin l'artère cervicale superficielle, branche de la cervicale ascendante, qui traverse aussi le triangle cervical supérieur, mais plus haut et plus superficiellement que l'anastomose veineuse précitée.

L'artère cervicale transverse, qui naît de la sous-clavière en dedans des scalènes, ou entre ces muscles, traverse le plus souvent le plexus lui-même, et parfois le croise seulement à sa face antérieure.

L'artère sous-clavière siége profondément en dedans du bord interne du plexus, entre ce bord et le bord externe du scalène antérieur.

Le trajet du plexus brachial au cou peut être représenté par une ligne, qui relierait le milieu du bord postérieur du sterno-cleido-mastoïdien, au milieu d'une autre ligne qui serait tirée entre le centre de la fosse jugulaire (*) et le bord antérieur de l'acromion.

Élongation.

L'extension du plexus brachial a été faite pour la première fois par *v. Nussbaum*; on la pratique dans l'espace triangulaire qui est limité en bas par le muscle omohyoïdien, et sur les côtés par les bords des muscles scalènes antérieur et moyen.

Le sujet est couché avec la nuque soulevée, de façon que l'épaule du côté où a lieu l'extension soit fortement abaissée; la tête est tournée du côté opposé.

On commence par déterminer par la palpation les limites précédemment indiquées du triangle cervical inférieur, puis après s'être bien rendu compte du trajet exact suivi par la veine jugulaire externe, on incise la peau dans la direction de la ligne qui va du milieu du bord postérieur du sterno-cleido-mastoïdien au milieu d'une ligne tirée entre la fosse jugulaire et le bord antérieur de l'acromion. L'incision commence un peu en dehors du bord du muscle précité, et finit à deux travers de doigt au-dessus de la clavicule.

On divise donc successivement la peau, le peaucier et le feuillet superficiel de l'aponévrose; puis, on se sert de la pince et du manche du scalpel pour se frayer un chemin à travers les lobules graisseux qui sont compris entre les deux feuillets aponévrotiques. On reconnaît ainsi dans l'angle inférieur de la

---

(*) Fosse jugulaire : dépression qui se trouve située à la limite inférieure de la région médiane du cou (N. d. T.).

plaie le bord du muscle omohyoïdien qu'on ne doit pas déplacer.
On fait écarter les deux lèvres de l'incision avec des rétracteurs,
et dans le fond de la plaie, on sent alors les cordons du plexus,
et le bord externe du scalène antérieur, encore recouverts par
le feuillet profond de l'aponévrose. On divise prudemment ce
feuillet, et le plexus se trouve dès lors à découvert. Avec le doigt
et le manche du scalpel on l'isole ensuite des tissus environnants; le paquet nerveux étant partagé en deux faisceaux par le
fait du passage de l'artère cervicale transverse à travers le
plexus, on doit veiller soigneusement à ne pas laisser de côté
l'un de ces deux faisceaux. L'artère précitée n'est nullement
exposée, puisque la dénudation se fait à l'aide du doigt et
d'instruments mousses.

Cela fait, on charge le plexus sur le doigt recourbé en
crochet, puis on le distend avec force, et à plusieurs reprises,
dans les deux sens. Les nerfs sont finalement remis en place, un
drain est poussé dans la profondeur de la plaie, et celle-ci est
fermée par la suture.

9. Nerfs intercostaux.

Une incision de 6 centim. environ d'étendue, qui commence
à 5 centim. en dehors de la colonne vertébrale, court le long du
bord inférieur de la côte sous laquelle rampe le nerf à opérer,
et divise d'emblée toutes les parties molles jusqu'au rebord
osseux. Dans toute la longueur de la plaie on détache ensuite
l'insertion supérieure du muscle intercostal externe. Sur le
muscle intercostal interne on trouve alors, courant dans la
gouttière du bord inférieur de la côte, l'artère intercostale, et
sous lui le nerf intercostal, qu'on isole avec un élévatoire ou un
crochet mousse et qu'on distend ensuite.

II. Découverte des nerfs des membres.

I. Nerf médian.

Anatomie topographique.

Le trajet du nerf médian à l'aisselle et au bras, ainsi que ses rapports
avec l'artère humérale ont été décrits pag. 48 et 50 (voir Fig. 40 et 42).

A l'avant-bras, le nerf médian commence par traverser le rond propateur
immédiatement en dessous du pli du coude, et émet aussitôt des branches
motrices pour tous les muscles fléchisseurs, à l'exception du cubital antérieur.
Il court ensuite entre les deux muscles fléchisseurs communs étant assez
exactement situé sur la ligne médiane de la face antérieure du membre. Plus
bas le nerf devient plus superficiel et descend entre les tendons du grand
palmaire et du palmaire grêle, un peu en dehors de la ligne médiane, pour
s'engager bientôt sous le ligament annulaire antérieur du carpe, et gagner la
paume de la main en croisant la paroi antérieure de la bourse muqueuse
carpienne.

Elongation.

On pratique la distension du nerf médian, soit à la partie moyenne du bras, soit immédiatement au-dessus de l'articulation radio-carpienne.

a) A la partie moyenne du bras (Fig. 197 A).

L'incision par laquelle on découvre ici le nerf médian n'est autre que celle qui est employée pour la ligature de l'artère humérale à ce niveau (voir pag. 51).

Fig. 197.

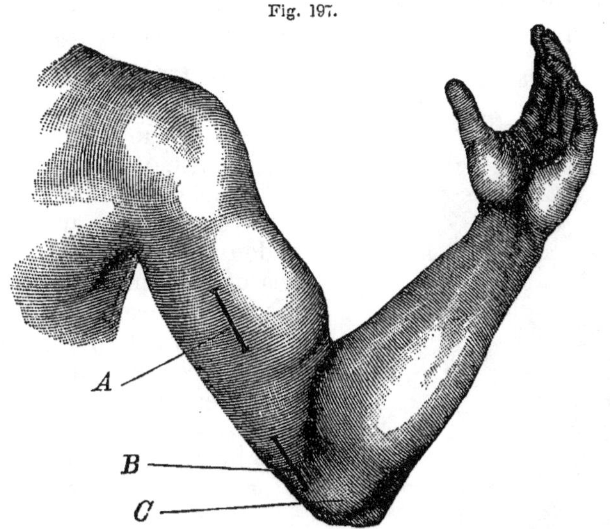

A Incision pour la découverte du nerf médian ; *B* Id. pour la découverte du nerf cubital au bras; *C* Epitrochlée.

b) Au-dessus de l'articulation radio-carpienne (Fig. 198).

Sur les sujets maigres, il est toujours facile de reconnaître le tendon du grand palmaire à travers les téguments ; on peut aussi représenter exactement son trajet à l'aide d'une ligne fictive qui partirait de l'éminence carpienne radiale (scaphoïde et trapèze) et remonterait verticalement à la face antérieure de l'avant-bras. Un peu en dedans de cette ligne et un peu au-dessus des plis cutanés transversaux du poignet, on fait une incision parallèle au grand axe du membre, qui divise la peau et l'aponévrose sur une étendue d'environ 4 centim. Dans l'intervalle situé entre les tendons du grand palmaire et du palmaire grêle, on découvre alors sans difficulté le nerf médian qu'on charge sur un crochet mousse après avoir fait fléchir la main, et qu'on distend ensuite dans les deux sens.

2. Nerf cubital.

Anatomie topographique.

Pour le siége et les rapports du nerf cubital à l'avant-bras, voir pag. 52 et fig. 44.

Au bras le nerf cubital descend avec l'artère humérale dans la gouttière bicipitale interne, étant situé en dedans du vaisseau. A quatre travers de doigt au-dessus de l'épitrochlée, le nerf s'infléchit en dedans et traverse la cloison intermusculaire interne en compagnie de l'artère collatérale interne supérieure ; il arrive ainsi dans la gouttière osseuse qui se trouve en arrière de l'épitrochlée (voir Fig. 170, pag. 260).

Elongation.

On la pratique d'habitude immédiatement au-dessus du coude, plus rarement au tiers inférieur de l'avant-bras.

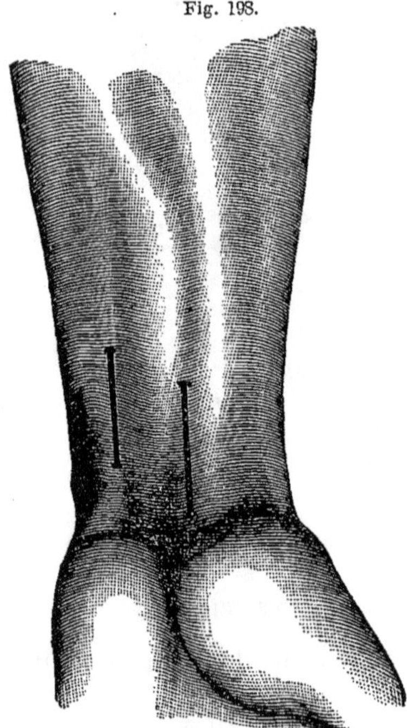

Fig. 198.

Incisions pour la découverte du nerf médian et du nerf cubital à l'avant-bras.

a) Immédiatement au-dessus du coude.
(Fig. 197 *B*).

Le coude étant fléchi à angle aigu, on découvre le nerf à l'aide d'une incision de 3 à 4 cen^tim d'étendue, qui commence à deux travers de doigt au-dessus de l'épitrochlée, afin de ménager sûrement l'articulation, et qui divise la peau et l'aponévrose en remontant dans la direction du grand axe du bras. L'isolement du nerf se fait ensuite au moyen du doigt ou d'instruments mousses, de façon à épargner l'artère collatérale interne supérieure.

b) Au tiers inférieur de l'avant-bras.
(Fig. 198).

L'incision tombe juste au bord externe du muscle cubital antérieur ; elle est un peu plus rapprochée du bord cubital de l'avant-bras que celle qui sert à la ligature de l'artère cubitale. La détermination du siége du nerf, et le tracé de l'incision, se font du reste d'après les règles indiquées pour cette ligature même (v. p. 54) ; l'extension se pratique à la manière habituelle.

3. Nerf radial.

Anatomie topographique.

Après avoir quitté le creux de l'aisselle où il se trouvait situé en arrière des vaisseaux, le nerf radial s'engage entre les chefs du triceps en compagnie de l'artère humérale profonde, et décrit une longue spirale autour de la face postérieure et de la face externe du corps de l'humérus. Le point où le nerf apparait au bord externe de l'humérus entre les bords du biceps et du triceps, correspond exactement au milieu d'une ligne tirée de l'insertion inférieure du deltoïde au sommet de l'épicondyle; plus bas, le nerf est logé avec l'artère collatérale externe dans le profond sillon compris entre le brachial antérieur et le long supinateur.

Elongation (Fig. 199).

Sur la ligne qui réunit l'insertion inférieure du deltoïde au sommet de l'épicondyle, et à égale distance de ces deux points, on fait une incision longitudinale, parallèle au grand axe du membre, qui divise la peau et l'aponévrose sur une étendue d'environ 4 centim. A travers cette incision, on peut avec le bout de l'index, aller reconnaître profondément le nerf et le faire glisser contre l'os. On le découvre en écartant les fibres du triceps au moyen de l'élévatoire, on ménage ainsi l'artère collatérale externe. Pendant qu'a lieu l'extension, l'avant-bras doit être placé à angle droit sur le bras.

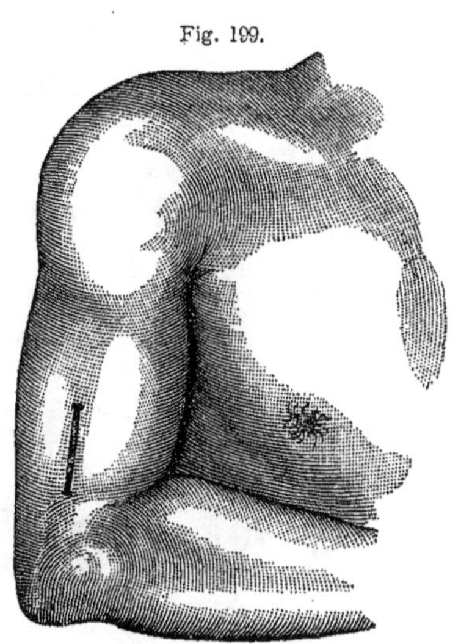

Fig. 199.

Découverte du nerf radial au bras.

4. Grand nerf sciatique.

Anatomie topographique.

Ce nerf, qui est le plus volumineux de tous les nerfs du corps, constitue le prolongement direct du plexus sacré. Il sort du bassin par la grande échancrure sciatique, au-dessous du muscle pyramidal, puis croise la face postérieure des petits muscles jumeaux, de l'obturateur interne, et du carré crural, étant recouvert par le muscle grand fessier. Il descend ensuite à la face postérieure de la cuisse, d'abord au-devant des muscles insérés à la tubérosité de l'ischion (biceps, semi-membraneux, semi-tendineux), puis dans l'espace rempli de tissu cellulaire lâche qui sépare ces mêmes muscles lorsqu'ils s'écartent l'un de l'autre en se portant au côté interne et au côté externe du membre. Il est accompagné par la petite artère ischiatique.

Le siége du grand nerf sciatique immédiatement en dessous du pli fessier est représenté par le milieu d'une ligne fictive qui relierait le bord postérieur (non le bord externe) du grand trochanter à la tubérosité de l'ischion. Le trajet exact du nerf est lui-même indiqué par une autre ligne qui serait tirée de ce point vers le milieu du creux poplité.

Elongation du grand nerf sciatique dans le pli fessier,
d'après *Bilroth, Langenbuch,* etc. (Fig. 200).

Le sujet est couché sur le ventre. Du milieu de la ligne fictive qui réunit le bord postérieur du grand trochanter à la tubérosité de l'ischion, on tire une autre ligne dans la direction du milieu du creux poplité; cette dernière indique le tracé de l'incision. Celle-ci part du pli fessier et descend à la face postérieure de la cuisse, en divisant la peau sur une étendue d'environ 10 centim. On divise ensuite l'épais tissu adipeux de la région, puis l'aponévrose sous-jacente; dans l'angle supérieur de la plaie, on reconnaît alors les fibres obliques en bas et en dehors du muscle grand fessier, dans son angle inférieur on reconnaît les fibres moins obliques du muscle biceps.

On écarte l'un de l'autre, avec des crochets mousses, les deux bords musculaires, et dans l'espace triangulaire qu'ils délimitent apparaît le nerf grand sciatique. On isole celui-ci avec

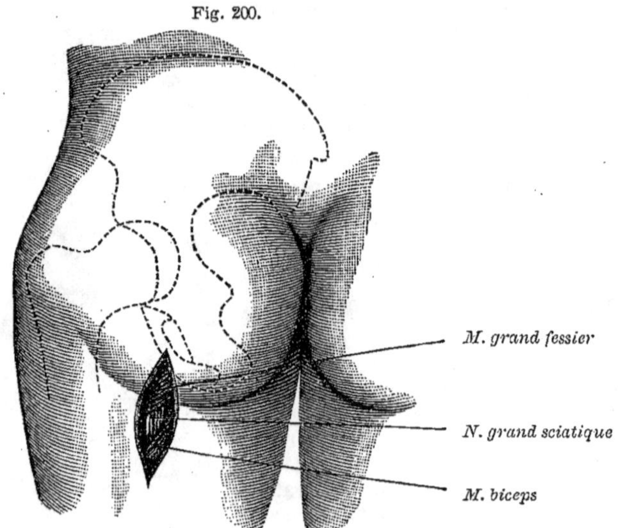

Grand nerf sciatique en dessous du pli fessier.

un crochet à artères et avec le doigt, afin de ménager l'artère ischiatique, puis on l'attire en avant, et on le poursuit au besoin sous le grand fessier jusqu'au niveau de l'échancrure sciatique.

Après avoir distendu le nerf dans les deux sens, on le remet en place, on introduit un drain dans l'angle inférieur de la plaie, et l'on ferme celle-ci par la suture.

5. Nerf tibial (*).

Voir pag. 68 et 75, Fig. 50 et 57, la description du trajet du nerf tibial dans le creux poplité et derrière la malléole interne.

____

(*) Le nerf tibial des auteurs allemands comprend à la fois le nerf sciatique poplité interne et le nerf tibial postérieur (N. d. T.).

On pourra découvrir le nerf tibial par les procédés qui
servent à la ligature des artères poplitée et tibiale postérieure.

6. Nerf sciatique poplité externe.

Ce nerf naît du grand nerf sciatique au-dessus du creux
poplité, ou dans ce dernier même. Il descend à la face postérieure
du jumeau externe, en longeant le bord interne du biceps, et
arrive au bord postérieur de la tête du péroné. On peut découvrir le nerf en ce dernier point, au moyen d'une incision partant
du bord postérieur de la tête du péroné, et remontant sur une
étendue de 4 centim. le long du bord interne du biceps. On
divise d'abord la peau, puis l'aponévrose, et le nerf apparaît
tout contre la tête du péroné. On l'isole dans sa gaine, on l'attire
avec l'élévatoire pendant que le genou est fléchi, puis on le
distend dans les deux sens. En cas de besoin, ce nerf pourrait
être poursuivi jusqu'à son origine (voir Fig. 50, pag. 68).

7. Nerf crural.

Anatomie topographique.

Voir pag. 65 et Fig. 48, ce qui a trait au siége occupé par le
nerf crural au-dessous du ligament de *Poupart*.

Élongation.

On commence par déterminer le point précis où l'artère
fémorale s'engage sous l'arcade de Fallope; ce point correspond
au milieu d'une ligne qui serait tirée de l'épine iliaque antérieure
et supérieure au centre de la symphyse pubienne. On fait
ensuite une incision qui commence immédiatement en dessous
du ligament de *Poupart*, et à un travers de doigt en dehors du
point précité, et qui descend dans la direction du grand axe du
membre en divisant la peau et l'aponévrose sur une étendue de
6 centim. environ: le nerf apparaît aussitôt appliqué contre le
muscle psoas-iliaque. L'artère fémorale est séparée du nerf
crural par le ligament iléo-pectiné, et dans une opération bien
exécutée ne doit pas même être mise à découvert. On isole alors
le nerf en ménageant l'artère circonflexe iliaque qui le croise à
sa face antérieure, puis on pratique l'élongation d'après les
règles habituelles.

Septième Partie.

Des opérations plastiques.

PREMIER CHAPITRE.

Technique générale des opérations plastiques.

La chirurgie plastique est l'art de suppléer aux parties du corps détruites, ou incomplètement développées, par l'implantation de parties vivantes dans les brêches ou pertes de substance existantes. Tous les tissus humains ne peuvent également convenir pour être employés à ces restaurations organiques; celles-ci se font en effet presqu'exclusivement aux dépens de la peau, qui grâce aux conditions particulièrement favorables de sa nutrition, peut se prêter, sans être exposée à se mortifier, à des déplacements étendus et à des déformations variées. Le périoste des os est après la peau, le seul tissu qui puisse être utilisé pour des opérations plastiques. D'après des recherches toutes récentes celles-ci pourraient même se pratiquer avec succès sur les nerfs, les muscles et les os, à condition toutefois de mettre soigneusement les plaies à l'abri de toute inflammation. Quoi qu'il en soit, jusqu'à présent c'est presqu'uniquement la peau qui a fourni les matériaux nécessaires à la plupart des restaurations organiques.

De petits morceaux de peau, ne dépassant pas 1 à 2 centim. carrés de surface, peuvent être facilement transplantés d'une région du corps dans une autre sans que l'on ait à craindre leur mortification.

Lorsque le petit lambeau ainsi détaché augmente en surface, le résultat de l'opération devient plus incertain, à moins que l'on n'assure d'une façon spéciale sa nutrition menacée. La transplantation de parties du corps complètement détachées, qui doit déjà avoir été pratiquée par les anciens Hindous, fut désignée en France sous le nom de « greffe animale »; la transplantation de petits lambeaux de peau séparés fut appelée « greffe épidermique » par *Jacques Reverdin*, l'inventeur de cette méthode de restauration plastique (1872).

Au début, le procédé de greffe imaginé par *Reverdin*, était uniquement employé dans le but de hâter la néoformation de l'épiderme à la surface de larges plaies granulantes. Il consistait alors à porter sur une plaie recouverte de bourgeons charnus, quelques petits lambeaux de peau fortement espacés les uns des autres, qui constituaient autant d'îlots cicatriciels ou de centres de régénération épidermique. Ce n'est que plus tard que ce procédé fut utilisé pour des opérations plastiques proprement dites. C'est ainsi que *Wecker* et d'autres l'adaptèrent à la blépharoplastie, *C. Hueter* à la rhinoplastie partielle. Sur la surface unie de la brèche artificiellement produite, ils disposent de petits lambeaux de peau dont les dimensions n'excèdent pas 1 à 2 centim. carrés, et qu'ils placent à côté les uns des autres en les faisant toucher par leurs bords. Tout écoulement de sang a été au préalable soigneusement tari. Les lambeaux transplantés ne doivent pas comprendre le tissu cellulaire sous-cutané dans leur épaisseur; pour les obtenir très superficiels, on fera même bien de les tailler avec un rasoir dans l'épaisseur du corps papillaire de la peau *(Thiersch)*. On pourra utiliser de la sorte des bandes de peau de 10 à 20 centim. de long sur 2 à 3 centim. de large. On laissera ensuite se guérir par bourgeonnement les nouvelles solutions de continuité produites par l'excision des petits lambeaux. Chacun de ceux-ci sera soigneusement étalé et modérément pressé sur la surface saignante de la brèche à combler; on le fixera en place au moyen de bandelettes d'emplâtre adhésif.

Lorsque les morceaux de peau doivent être greffés sur des surfaces granuleuses, on commence par exciser la couche superficielle peu consistante des bourgeons charnus, puis, après avoir tari tout écoulement de sang, on applique les petits lambeaux sur le fond plus résistant de la plaie ainsi avivée (*Thiersch*).

Les anciens Hindous doivent avoir déjà tenté de reformer le nez à l'aide d'un lambeau de peau unique, et complètement détaché, qu'ils empruntaient à la fesse. Cette méthode fut essayée pour la première fois en Allemagne par *Bünger* (1872), mais ne donna pas toujours des résultats très satisfaisants, ce qui tenait à la difficulté qu'il y a de produire le contact exact entre un grand morceau de peau et une surface de plaie fraîchement produite ou déjà bourgeonnante. Aussi le lambeau à transplanter devait-il être soigneusement dépouillé de tout le tissu graisseux qui doublait sa face profonde. Dans ces derniers temps, *Wolfe, v. Zehender* et *Esmarch* ont de nouveau utilisé ce procédé pour des restaurations plastiques des joues, des paupières, etc. Le morceau de peau excisé étant bien étalé, on enlève avec des ciseaux courbes toute la couche de tissu cellulo-adipeux qui tapisse sa face inférieure, jusqu'à ce que celle-ci prenne un aspect blanchâtre uniforme. On lave ensuite le lambeau qui s'adapte dès lors très facilement à la surface d'une plaie quelconque, et qu'on peut fixer en place par quelques points de suture au catgut.

Tout récemment *Wölfler* est parvenu à appliquer aux membranes muqueuses de l'homme et des animaux les procédés de transplantation précédemment décrits.

Dans toutes les opérations plastiques de quelqu'importance, il devient nécessaire d'assurer la vitalité de la peau transplantée en laissant subsister entre elle et les parties voisines, un ou plusieurs pédicules de nutrition, jusqu'après achèvement complet de la guérison. Autant que possible on devra donc utiliser la peau du voisinage immédiat de la perte de substance, car la transplantation du lambeau se fait alors bien plus aisément que lorsqu'il faut aller prendre celui-ci sur une partie éloignée du corps, qui doit nécessairement être maintenue rapprochée de la brêche à combler. C'est ainsi que pour reconstituer un nez avec la peau de la face antérieure du bras, on est forcé de fixer ce dernier contre la figure de l'opéré pendant tout le temps nécessaire à la guérison (voir Fig. 201). Il est facile de concevoir combien cette position doit être gênante et difficile à garder par le malade ; aussi n'a-t-on plus maintenant recours à ce procédé d'autoplastie à distance, et préfère-t-on prendre son lambeau réparateur en un point rapproché de la perte de substance, par exemple, à la région frontale lorsqu'il s'agit de la rhinoplastie. On ne serait donc plus autorisé à refaire un nez avec la peau du bras que si l'on ne trouvait plus à la face l'étoffe nécessaire à cette restauration. Il faut dire pourtant que l'incommodité du procédé serait aujourd'hui beaucoup atténuée, les pansements antiseptiques permettant d'obtenir l'adhérence des lambeaux beaucoup plus rapidement qu'autrefois. Pour la même raison ceux-ci se rétracteraient vraisemblablement beaucoup moins qu'ils ne le faisaient auparavant. On a l'habitude de désigner sous le

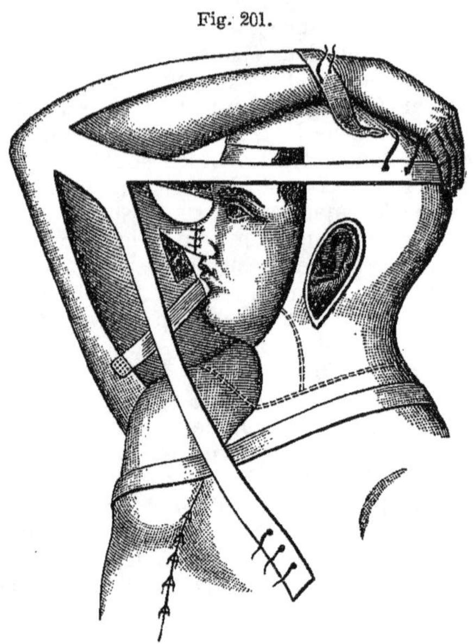

Méthode italienne de rhinoplastie ; lambeau pris sur la face antérieure du bras.

nom de « méthode italienne » les procédés d'autoplastie consistant à emprunter le lambeau à une partie du corps éloignée de la perte de substance, tandis que dans la méthode dite « indienne » on utilise la peau voisine de cette dernière ; cette distinction n'est pourtant pas suffisamment fondée, car le chirurgien italien *Tagliacozzi* réparait le pavillon de l'oreille avec la peau de la région mastoïdienne, c'est-à-dire avec la peau prise dans le voisinage de la solution de continuité.

La méthode italienne d'autoplastie demande pour son exécution trois séances ou temps séparés. Dans un premier temps on délimite, à l'aide de deux incisions, un lambeau cutané pourvu d'un double pédicule de nutrition, qu'on détache du plan sous-jacent, et dont on empêche la réunion ultérieure à l'aide d'un bandage interposé. On attend que des solides granulations vasculaires se soient développées à la face profonde de la peau détachée, puis dans un deuxième temps on coupe l'un des deux pédicules, et l'on implante le lambeau dans la perte de substance, après avoir suffisamment rapproché l'une de l'autre les deux parties du corps sur lesquelles on opère. A l'aide d'un bandage approprié, on maintient ces parties dans la même position, pendant tout le temps nécessaire à la parfaite agglutination du lambeau, c'est-à-dire pendant au moins huit jours. Alors seulement on coupe le second pédicule et l'on achève l'opération. *v. Graefe*, qui eut également recours à la méthode italienne pour pratiquer la restauration du nez, opérait en une seule séance, et pour cela façonnait un lambeau muni d'un large pédicule unique, qu'il appliquait immédiatement sur l'orifice à combler, sans lui permettre de se rétracter et de se recouvrir de bourgeons charnus (méthode allemande). La nutrition d'un semblable lambeau pris sur le bras était souvent défectueuse, et il n'était pas rare de le voir se gangréner partiellement ou même en totalité. De plus, le ratatinement ultérieur du nez ainsi reformé était toujours plus accentué que lorsqu'on utilisait un grand lambeau à double pédicule, auquel on avait donné le temps de se rétracter et de s'épaissir. Appliquée à la restauration des pertes de substance d'une jambe aux dépens de la jambe saine, et d'un bras aux dépens de la peau du tronc, cette méthode acquit une bien plus grande importance le jour où *H. Maas* eut nettement établi les conditions nécessaires à la réussite de ce genre d'autoplasties : la partie du corps sur laquelle on transplante un lambeau et celle à laquelle on emprunte ce dernier, doivent être fixées l'une contre l'autre d'une manière immuable, et dans la position la plus supportable, à l'aide d'un bandage approprié (bandage plâtré); les granulations qui recouvrent la brèche à réparer doivent au préalable avoir été soigneusement enlevées. Les incisions qui circonscrivent le lambeau doivent autant que possible courir dans la direction du trajet des vaisseaux sanguins, et les bords du lambeau doivent être très exactement suturés aux bords de la perte de substance; le lambeau lui-même doit au besoin être maintenu en contact avec le fond de la brèche au moyen de sutures perdues. Enfin pour éviter que la partie cruentée du lambeau restée libre ne se mortifie par suite de dessication ou d'inflammation septique, on la recouvre d'une épaisse couche d'onguent à l'acide borique. On laisse alors s'écouler deux semaines environ sans rien changer à cet état de choses, puis on coupe le pédicule et on le réunit au bord correspondant de la perte de substance.

Les restaurations organiques se font presqu'exclusivement

aux dépens de la peau du malade lui-même (autoplastie); les petits morceaux de peau que l'on transplante d'après la méthode de *Reverdin* peuvent par contre être pris sur un sujet étranger, ou même sur une partie quelconque du corps fraîchement amputée (hétéroplastie). *Dubousquet* a même utilisé dans ce but la peau de la grenouille.

Pour les opérations plastiques dans lesquelles on utilise la peau du voisinage immédiat de la perte de substance, il existe deux modes principaux de déplacement du lambeau autoplastique : 1° déplacement par glissement d'un lambeau à large base; 2° déplacement par torsion d'un lambeau pédiculé. Le premier mode ne convient que pour la restauration de pertes de substances de peu d'étendue; pour toutes les grandes autoplasties plus ou moins compliquées, il devient indispensable de décoller la peau des parties sous-jacentes, et de tordre le lambeau autour d'un pédicule relative-ment étroit.

Toutes les petites pertes de substance pour la réparation desquelles le déplacement par glissement de la peau avoisinante peut être mis en jeu, présentent plus ou moins régulièrement la forme elliptique, ou la forme triangulaire, ou encore la forme quadrangulaire ; du moins pouvons-nous toujours leur donner l'une de ces formes, soit que nous avivions leurs bords avant de les réunir, soit que nous créions nous-mêmes la brèche à réparer, comme par exemple, lors de l'extirpation d'une tumeur, d'une cicatrice, etc.

Nous pouvons donc considérer comme procédés opératoires types les procédés d'autoplastie par glissement servant à combler les trois sortes de pertes de substance dont il vient d'être parlé. Il est clair que le déplacement de la peau sera rendu plus facile lorsque celle-ci aura d'abord été décollée des tissus sous-jacents.

Supposons d'abord qu'il s'agisse de pertes de subs-tance elliptiques ou fu-siformes. Si elles ne sont pas trop larges, la grande extensibilité dont jouit la peau en beaucoup d'endroits du corps, permettra souvent de rapprocher les bords de la plaie sans autre secours que

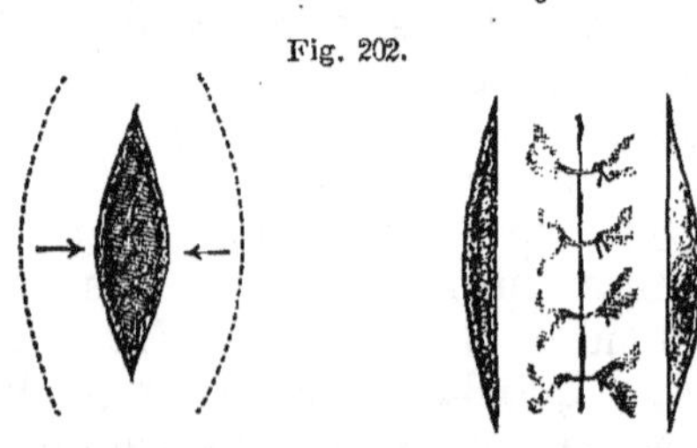

Fig. 202.

Incisions latérales pour faciliter la réunion des bords d'une perte de substance elliptique.

quelques sutures profondes de relâchement ou de détente. Dans le cas contraire, la réunion par la suture sera encore rendue possible, après qu'on aura pratiqué aux deux côtés de la plaie, et à une certaine distance de ses bords, deux incisions parallèles à ces derniers (Fig. 202). Si ce moyen se montre insuffisant, on pourra en outre, comme cela se pratique dans l'uranoplastie, décoller les deux portions de peau ainsi délimitées, en leur conservant leur doublure de tissu conjonctif. Après réunion des bords de la perte de substance, on laissera ensuite les deux petites plaies latérales se guérir par bourgeonnement.

S'agit-il maintenant de recouvrir une perte de substance triangulaire en faisant glisser sur elle la peau du voisinage, on prolonge par une incision *(b d)* l'un des côtés (Fig 203 *a b*) du

Fig. 203.

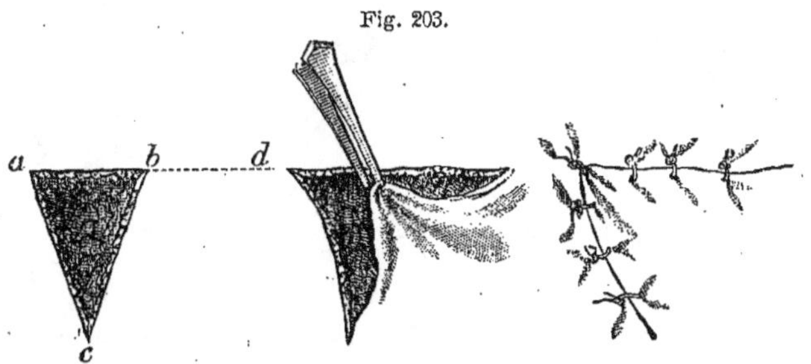

Fermeture d'une perte de substance triangulaire *(a b c)* en pratiquant une incision latérale de détente *(b d)*.

triangle *a b c*, et l'on peut alors, après décollement préalable si c'est nécessaire, mobiliser la peau de telle façon que le point *b* arrive se placer en *a*. En cas de brèche plus considérable on peut de la même manière mobiliser deux des bords de cette dernière (Fig. 204). Ces incisions libératrices ou de détente à travers la peau voisine de la plaie triangulaire, ne doivent pas

Fig. 204.

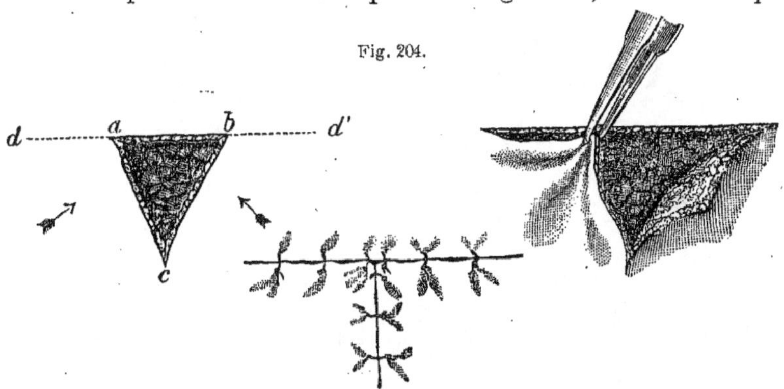

Fermeture d'une perte de substance triangulaire *(a b c)* au moyen d'une double incision latérale de détente *(a d et b d)*.

nécessairement tomber dans le prolongement direct d'un des côtés du triangle; on doit en effet tenir compte de la direction des faisceaux du tissu conjonctif, que ces incisions doivent toujours atteindre aussi perpendiculairement que possible. C'est pourquoi il sera parfois préférable de recourir aux incisions libératrices arciformes (Fig. 205). Souvent encore ces diverses incisions de détente se montrent insuffisantes pour le but que l'on poursuit, et l'on se voit alors obligé de leur en adjoindre

Fig. 205.

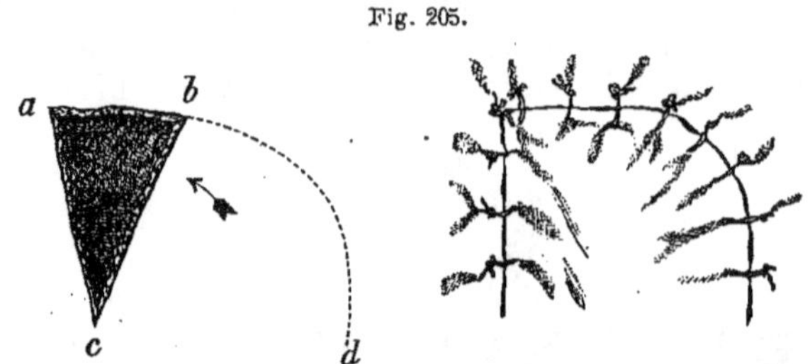

Fermeture d'une perte de substance triangulaire *(a b c)* à l'aide d'une incision libératrice arciforme *(b d)*.

une ou deux autres qui ne partent plus de la perte de substance elle-même, mais qui courent parallèlement aux deux côtés restants du triangle (Fig. 206) que celle-ci représente (méthode de *Dieffenbach*). Il reste alors après la réunion une ou deux nouvelles petites brèches triangulaires qu'on laisse se guérir par bourgeonnement.

Afin de pouvoir appliquer aux grandes pertes de substance le mode de déplacement des deux bords de la plaie représenté

Fig. 206.

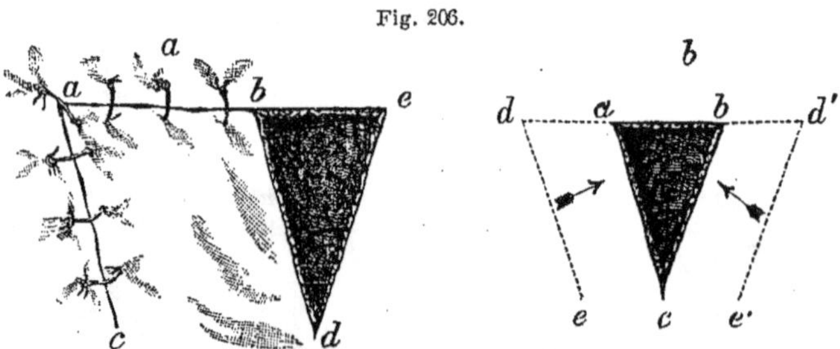

Autoplastie par glissement d'après *Dieffenbach*.

a) Une perte de substance triangulaire a été recouverte par un lambeau *(c a b d)* qu'on a fait glisser au-devant d'elle; le petit triangle restant *(b d c)* se guérira par bourgeonnement. *b)* la perte de substance *(a b c)* sera recouverte par la peau du voisinage préalablement mobilisée par les incisions *(a d e et b d' e')*.

par la fig. 204, *Burow sen.* prolonge très fortement les deux incisions latérales de détente; mais au moment où les deux bords à réunir sont ramenés l'un vers l'autre, la peau tiraillée se plisse au-dessus de la perte de substance; *Burow* excise alors les deux bourrelets qu'elle forme aux côtés de la base du triangle, puis réunit par la suture les deux petites brèches ainsi produites (Fig. 207).

Pour refermer une perte de substance quadrilatère avec la peau prise dans son voisinage immédiat, on prolonge par deux incisions latérales de détente deux de ses côtés parallèles, en tenant compte le plus possible de la direction des

Fig. 207.

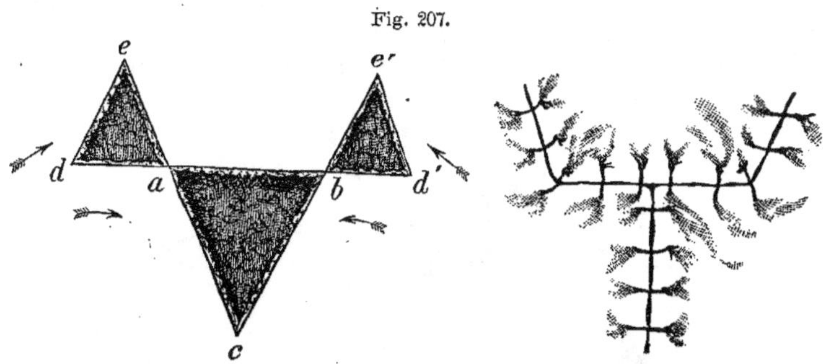

Autoplastie par glissement avec excision de deux triangles latéraux, d'après *Burow*.

faisceaux fibreux sous-cutanés, puis on réunit sur la ligne médiane les deux autres côtés, après avoir au besoin décollé de la couche sous-jacente les deux lambeaux ainsi circonscrits (Fig. 208).

En opposition à ces différents procédés par glissement, se place un autre mode de déplacement de la peau, consistant dans la torsion ou la rotation d'un lambeau cutané sur un pédicule relativement étroit.

Fig. 208.

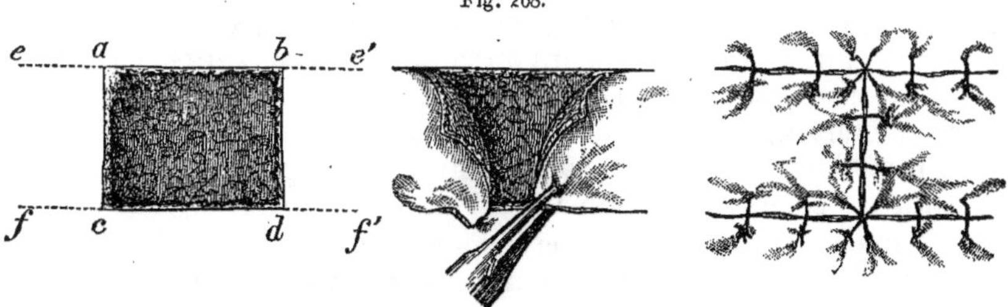

Fermeture de la perte de substance quadrilatère *(a b c d)* avec l'aide des incisions libératrices *a e, b e', c f, d f'*.

Ce lambeau représentant exactement la forme de la brèche à combler, est d'abord circonscrit par une incision dans la région du voisinage qui s'y prête le mieux; on le détache ensuite du plan sous-jacent, puis par un mouvement de torsion qu'on lui fait exécuter sur son pédicule sans que sa nutrition ait à en souffrir, on l'amène dans sa nouvelle position où on le suture aux bords de la perte de substance (Fig. 209). La nouvelle brèche produite par l'excision de ce lambeau peut souvent ensuite être refermée par une suture appropriée, ou bien on la laisse se guérir par bourgeonnement.

Qu'il s'agisse de déplacer par glissement un lambeau cutané à large base, ou de faire exécuter un mouvement de torsion à un lambeau muni d'un pédicule étroit, toujours il faudra faire en sorte que le pédicule qui maintient la continuité du lambeau avec les parties voisines, corresponde au point

Fig. 209.

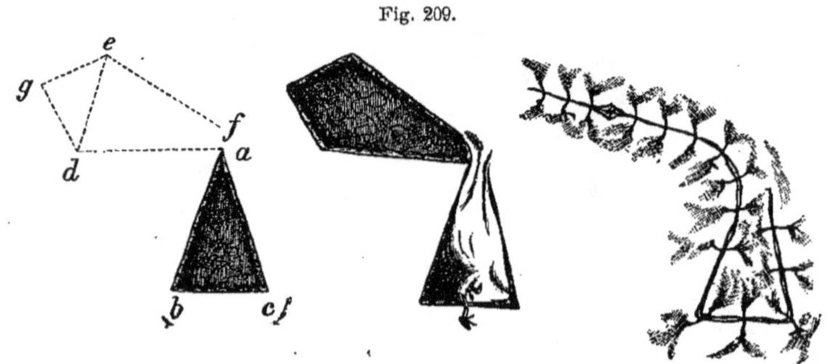

Réparation de la brèche (a b c) par l'implantation du lambeau (a d e f) qui sera tordu sur son pédicule (a f). Le triangle (d e g) sera ensuite excisé, ce qui permettra de refermer toute la plaie par la suture.

où les vaisseaux nourriciers pénètrent dans le segment de peau à exciser: on évitera ainsi que la gangrène ne frappe ultérieurement les téguments transplantés. La dissection du lambeau, lorsqu'il y a lieu d'y recourir, se pratique avec les mêmes précautions que celle des lambeaux cutanés servant à recouvrir les moignons d'amputation, c'est-à-dire que l'on doit toujours avoir soin de tenir le tranchant du couteau dirigé vers la couche sous-jacente à la peau qu'on décolle. Lorsque la peau se trouve directement appliquée sur un os, et qu'en même temps sa nutrition laisse quelque peu à désirer, il est prudent de comprendre le périoste dans l'épaisseur du lambeau.

Dans les endroits du corps où la peau est mal nourrie, il convient de façonner le lambeau autoplastique en deux séances séparées. Dans la première séance on délimite le lambeau de deux côtés seulement, et on le détache des couches profondes en le laissant adhérer par les deux autres côtés. Pour s'opposer à la réunion du pont de téguments ainsi décollé, on interpose entre lui et le plan sous-jacent une pièce de pansement aseptique. On attend alors que de nombreuses granulations se soient développées à sa face profonde et aient suffisamment assuré la nutrition du futur lambeau, puis dans une seconde séance on coupe l'un des deux pédicules, et l'on entraîne le lambeau dans la perte de substance à réparer.

Lorsqu'il s'agit de déplacer un lambeau à pédicule étroit, on doit mettre un soin tout particulier à bien mobiliser ce pédicule lui-même, afin qu'il ne se coude pas au moment de la torsion, et ne puisse ainsi entraver la nutrition de la peau déplacée.

Pour empêcher que le lambeau transplanté ne se recoquille en une masse informe, il faudra autant que possible suturer ses différents bords aux bords préalablement avivés de la perte de substance. Il importe en outre que la surface cruentée du lambeau, et particulièrement du pédicule, touche par le plus grand nombre de points possible à une surface de même nature de la brèche à combler. Malheureusement le fond de cette dernière n'est pas toujours constitué par une plaie vive pouvant se prêter à une réunion par première intention. On réussit parfois alors à y suppléer, en imitant ce qu'ont fait *Bardeleben, C. Hueter, A. Volkmann, Thiersch* et d'autres encore, qui détachent les parties les plus voisines de la perte de substance, et les réunissent par dessus cette dernière en tournant leur face vive vers l'extérieur, et en procurant ainsi un fonds cruenté au lambeau à transplanter (p r o c é d é à d o u b l e p l a n d e l a m-b e a u x, voir plus loin au chapitre de la rhinoplastie).

Ce procédé est particulièrement indiqué lorsqu'il s'agit de réparer une brèche étendue de la paroi d'une cavité viscérale (par exemple dans les pertes de substance des joues). On bouche alors l'orifice à l'aide d'un premier lambeau qu'on prend dans son voisinage le plus immédiat, et qu'on implante avec la face épidermique tournée vers l'intérieur de la cavité ; on applique ensuite un second lambeau sur la face cruentée du premier *(Gussenbauer)*. Le même résultat peut encore être atteint avec un seul grand lambeau à base large. Pour cela, dans un premier temps on commence par détacher le grand lambeau dont le pédicule siége près de la perte de substance, et l'on implante sa moitié périphérique dans cette dernière en en tournant la face cutanée vers l'intérieur de la cavité. Une fois l'adhérence de cette partie obtenue, on coupe le pédicule et l'on rabat l'autre moitié par dessus la surface saignante de la première, après avoir d'abord soigneusement enlevé tous les bourgeons charnus. Les bords de la portion périphérique du lambeau ont été suturés avec la muqueuse, ceux de la portion correspondante au pédicule sont réunis à la peau extérieure. Dans un troisième temps on avive la peau à l'endroit où elle a été repliée, et l'on suture encore ici le feuillet interne de ce lambeau double à la muqueuse et son feuillet externe à la peau extérieure *(J. Israel, E. Hahn)*.

Dans la pratique, le bon résultat des opérations plastiques est singulièrement favorisé par la possibilité d'obtenir la réunion par première intention, grâce à l'emploi de la méthode antiseptique. Afin que la circulation soit aussi peu que possible entravée dans le lambeau ainsi réuni *per primam*, on aura soin de bien le laisser se dégorger de tout le sang qu'il contenait, et dans ce but on pourra, à l'instar de *Dieffenbach*, refermer par la suture la nouvelle brèche produite, avant que de réunir le lambeau aux bords de la perte de substance. La peau détachée se ratatinant toujours plus ou moins fort par le fait de sa rétractilité, il est indispensable de donner à tout lambeau autoplastique des dimensions plus considérables que celles de la perte de substance qu'il est.appelé à combler. Cette rétractilité de la peau est très variable, d'après les différentes régions du corps et aussi d'après les différents sujets, si bien qu'il n'est guère possible d'émettre des règles générales permettant de l'évaluer même approximativement.

Les différents procédés types de la méthode autoplastique que nous venons de décrire, ainsi que les nombreuses variétés qui en dérivent, peuvent être facilement exécutés sur le cadavre, et trouvent souvent même jusqu'à un certain point leur application sur le vivant. Il importe cependant de faire remarquer que l'art de la chirurgie plastique est celui qui s'accommode le moins de règles fixes et de procédés déterminés. Sur le vivant chaque cas nouveau réclame pour ainsi dire sa méthode particulière, et le chirurgien qui ne serait pas à même de la concevoir par lui-même, ne ferait jamais ici que de la très mauvaise besogne. Néanmoins toutes ces méthodes particulières ne sont la plupart du temps que des modifications ou des combinaisons des quelques formes types précédemment exposées. L'élève qui voudra s'exercer à ce genre d'opérations, commencera donc par pratiquer des brèches de différentes sortes dans les téguments de l'une ou l'autre région du corps, et s'appliquera ensuite à les réparer le plus convenablement possible, en s'attachant à observer les règles générales de la chirurgie autoplastique; plus tard il pourra ensuite s'exercer à refaire un nez, une lèvre, etc.

DEUXIÈME CHAPITRE.

Restauration du nez ou Rhinoplastie.

Pour la restauration plastique d'un nez partiellement ou totalement détruit — à la suite d'un traumatisme, d'un lupus, de la syphilis, ou du cancer — on peut utiliser soit les téguments du front (méthode indienne), soit ceux de la face interne du bras (méthode italienne), soit la peau des joues (méthode française), soit enfin, pour les pertes de substance moins considérables, la peau du nez lui-même. Il est bien rare que le nez soit complétement perdu et qu'il y ait lieu de pratiquer une véritable r h i n o- plastie totale. Aussi bien à la suite de traumatismes que dans les cas de lupus, la destruction est presque toujours limitée à la portion cartilagineuse de l'organe (pointe, sous-cloison, et ailes); en cas de cancer on n'a souvent à restaurer qu'une des ailes ou une partie du dos du nez. La syphilis par contre cause la plupart du temps des ravages extrêmement étendus, et sacrifie aussi bien le squelette osseux du nez que sa portion cartilagineuse; mais même dans ces cas, il persiste souvent encore des fragments de peau intactes que leur poids a entraînés vers la profondeur de la cavité nasale, et qui, une fois redressés, peuvent encore être utilisés pour la réfection de l'organe. D'une façon générale, on devra limiter le plus possible le sacrifice de ces restes du nez ancien. Dans le langage courant on a l'habitude de désigner sous le nom de rhinoplastie totale la restauration plastique de toute la portion cartilagineuse, pointe, cloison et ailes, tandis que par rhinoplastie partielle on entend la réparation de la pointe, d'une aile ou de la cloison, ou encore la fermeture d'une perte de substance siégeant sur le dos du nez.

I. Rhinoplastie totale.

L'étoffe nécessaire à la réfection d'un nez complet devra être autant que possible empruntée à la peau du front, dans laquelle on taillera un lambeau pédiculé, qu'on amènera au-devant de la perte de substance en le tordant sur son pédicule. C'est seulement dans les cas où la peau du front est également détruite ou remplacée par un tissu de cicatrice, qu'on est autorisé à utiliser pour la rhinoplastie totale la peau beaucoup plus mince et beaucoup plus rétractile du bras et des joues.

I. Rhinoplastie totale à lambeau frontal; méthode indienne avec ses modifications les plus récentes.

Premier temps: Avivement des bords de la perte de substance.

L'opération de la rhinoplastie doit toujours commencer sur le vivant par l'avivement des bords de la perte de substance, qui sont ainsi rendus aptes à se réunir par première intention aux bords du lambeau transplanté. Cet avivement doit autant que possible être pratiqué de façon à donner à la brèche à combler, la forme d'un triangle plus ou moins régulier, dont la base corresponde à la lèvre supérieure. Pour les exercices cadavériques, on commence par abattre toute la portion cartilagineuse du nez, afin de créer une perte de substance analogue à celle qui se présente d'ordinaire sur le vivant; on laisse par contre intacte la peau qui recouvre la charpente osseuse, afin de pouvoir l'utiliser au cours de l'opération, ainsi qu'on a le plus souvent l'occasion de le faire dans la pratique.

Deuxième temps: Formation, aux dépens de la peau de la racine du nez, d'un petit lambeau destiné à doubler le nez nouveau (Fig. 210).

Lorsque la peau qui recouvre le squelette osseux du nez n'est point altérée, on y délimite, à l'aide de trois incisions se rencontrant à angle droit, un petit lambeau quadrangulaire à pédicule inférieur. On le détache aussitôt du plan sous-jacent, et on le renverse en bas de façon à tourner sa face profonde en avant *(Bardeleben, v. Volkmann, C. Hueter)*. Ce lambeau servira à donner plus d'épaisseur aux parois du nouvel organe, il offrira au lambeau frontal une surface cruentée apte à la réunion par première intention, et enfin, par sa tendance persistante à se relever, il agira à la façon d'un ressort pour maintenir la hauteur normale de la pointe du nez reformé (Fig. 210.)

Il va de soi que ce temps de l'opération manquera sur le vivant, lorsque la peau de la racine du nez n'aura pas été respectée par le traumatisme ou l'affection.

Troisième temps: Délimitation et dissection du lambeau frontal; formation des ailes et de la sous-cloison.

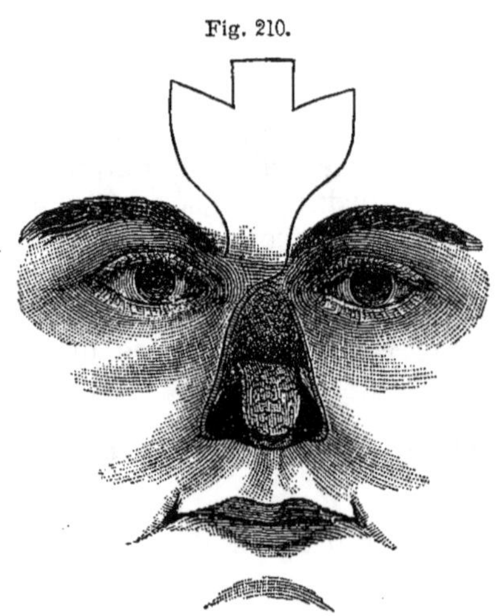

Fig. 210.

Formation d'un petit lambeau de soutien avec la peau de la racine du nez, et délimitation d'un lambeau frontal d'après le modèle de *v. Langenbeck.*

Autant que faire se peut on doit avoir pour règle de tailler le lambeau sur le milieu du front, car, outre qu'une cicatrice médiane est toujours moins disgracieuse qu'une cicatrice latérale, celle-ci pourrait avoir pour effet d'attirer en haut la tête du sourcil et la paupière elle-même. On ne se déciderait à donc prendre son lambeau latéralement que si la peau de la région médiane du front était déjà remplacée par du tissu de cicatrice toujours peu propre à la transplantation.

Les dimensions du lambeau frontal devront dépasser d'au moins un tiers celles de la perte de substance qu'il s'agit de fermer; en outre il faudra qu'il contienne l'étoffe nécessaire à la réfection de la sous-cloison et des ailes.

L'incision qui limite supérieurement le lambeau, devra dès lors toujours tomber à la racine des cheveux, et si l'on avait affaire à un sujet à front très bas, on serait même forcé d'empiéter sur le cuir chevelu lui-même.

Le chirurgien exercé taille son lambeau à main levée; le débutant au contraire fera bien de confectionner d'abord un modèle en sparadrap qu'il appliquera sur le front, et dont il suivra les contours avec le tranchant du couteau.

Les anciens Hindous utilisaient pour la rhinoplastie un simple lambeau en forme de triangle, et ne pourvoyaient pas à la restauration de la sous-cloison; la pointe du triangle tombait à la racine du nez, sa base touchait au cuir chevelu. *Bardeleben* et d'autres encore se sont contentés de ce modèle; seulement ils divisent par deux incisions la base du lambeau en trois parties dont une médiane pour la sous-cloison et deux latérales pour les ailes du nez. Entre la partie médiane et les deux latérales ils excisent souvent aussi un petit fragment de forme triangulaire.

Dieffenbach se servait de deux modèles. Si la peau du front était épaisse et bien nourrie, il ajoutait sur le milieu de la base du triangle précédent un petit lambeau quadrangulaire qui servait à reformer la sous-cloison. Lorsque au contraire les téguments étaient minces et flasques, et qu'en même temps il avait affaire à un sujet à front très haut, il arrondissait les deux angles supérieurs de la base du triangle, et donnait ainsi au lambeau un contour pyriforme. A l'aide de deux incisions parallèles, il en divisait alors la base arrondie en trois parties, dont la médiane servait à la restauration de la sous-cloison et les deux latérales à celle des ailes. En repliant ces parties sur elles-mêmes il donnait plus de fermeté à la pointe du nouveau nez, et empêchait le rétrécissement ultérieur des orifices des narines.

v. Langenbeck taillait déjà sur le front même les ailes et la sous-cloison; outre qu'il évitait ainsi de sacrifier inutilement trop de peau, il obtenait des ailes moins épaisses, et parvenait à diminuer considérablement par la suture la brèche créée par l'excision du lambeau.

D'autres modèles que les trois sus-mentionnés ont encore été proposés pour la rhinoplastie à lambeau frontal; ces derniers sont pourtant aujourd'hui les seuls qui soient encore utilisés dans la pratique.

a) Confection d'un modèle de lambeau triangulaire (Fig. 211).

Les dimensions de la perte de substance ayant été prises exactement, et tenant compte des règles générales précédemment exposées pour la détermination de la grandeur à donner au lambeau frontal, on découpe dans un morceau d'emplâtre adhésif un modèle pareil à celui qui est représenté ci-contre, dont on arrondit au besoin quelque peu les deux angles supérieurs; on l'étale sur le milieu du front, la pointe du triangle tombant à la racine du nez. On incise ensuite les téguments jusque sur l'os en suivant le contour marqué par le modèle; celui-ci peut dès lors être enlevé.

Après avoir ainsi circonscrit le lambeau, on le détache de haut en bas du périoste de l'os frontal, en coupant tout le temps obliquement dans la direction de ce dernier. Dans les circonstances habituelles, le périoste ne doit pas être détaché de l'os; c'est seulement quand la nutrition de la peau a souffert à la suite de la formation de cicatrices, etc., qu'il peut être utile de comprendre le périoste dans l'épaisseur du lambeau *(v. Langenbeck)*. On procède ensuite au décollement de l'étroit pédicule correspondant à la racine du nez. Dans ce but on relie par une incision

(Fig. 211).

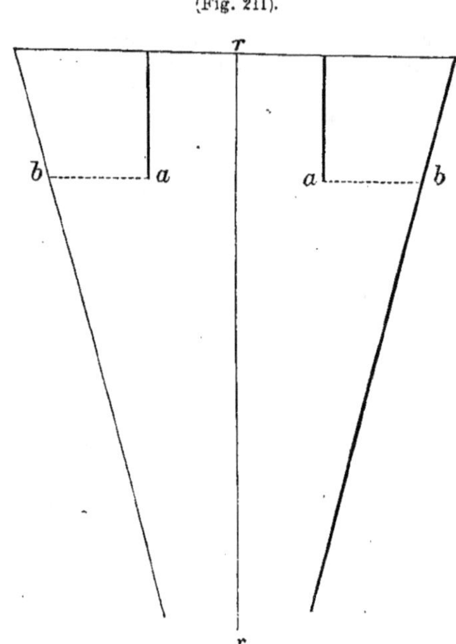

Modèle de forme triangulaire pour la rhinoplastie.

La partie médiane de la base du triangle comprise entre les deux lettres *a* servira à reformer la sous-cloison; les parties latérales, qui doivent être repliées jusqu'à la ligne *ab* sont destinées aux ailes. — *rr:* Ligne du dos du nez.

l'un des bords latéraux du lambeau au bord opposé de la perte de substance, et par cette voie on dissèque la peau de la racine du nez en faisant en sorte que le pédicule contienne une artère frontale interne intacte. L'autre bord latéral du lambeau se termine inférieurement au niveau de la tête du sourcil, ou même plus bas encore à l'angle interne de l'œil; de cette façon le pédicule est pris un peu latéralement et mesure de 1 à 1 ½ centim. de largeur. Les circonstances spéciales de chaque cas seront seules à même de nous renseigner de quel côté devra tomber le pédicule (compar. Fig. 210).

b) Confection d'un modèle à contour pyriforme, d'après *Dieffenbach*.

Ici encore on prendra d'abord la mesure exacte de la perte de substance, et en y ajoutant ensuite ce qui est nécessaire à la restauration de la sous-cloison et des ailes, ainsi que le tiers en plus qui est exigé pour parer à la rétraction ultérieure de la peau, on confectionnera un modèle en sparadrap en tout semblable à celui qui est représenté en grandeur naturelle dans la fig. 212 ; ce modèle sera appliqué sur le milieu du front avec la pointe dirigée en bas, et la peau sera ensuite incisée jusque sur l'os le long de son bord supérieur et de ses deux bords latéraux.

La dissection du lambeau frontal, et le décollement du pédicule s'opèrent de la même façon que pour *a)*.

Dans chacune de ces deux méthodes la sous-cloison et les ailes du nez sont reconstituées avec la partie du lambeau qui confine au cuir chevelu. A cette fin, la partie en question est divisée à l'aide de ciseaux bien tranchants, en trois petits lambeaux, dont le médian, rectangulaire , présente une hauteur équivalente à celle du profil à donner au segment inférieur du nouveau nez. Ce lambeau médian mesure 1 ¹/₂ à 2 centim. de largeur, et sert à façonner la sous-cloison ; les deux latéraux sont destinés à former les ailes. On double ensuite ces dernières ainsi que la sous-cloison en les repliant sur elles-mêmes, de façon à empêcher leur rétraction ultérieure et rétrécisse-ment graduel des orifices

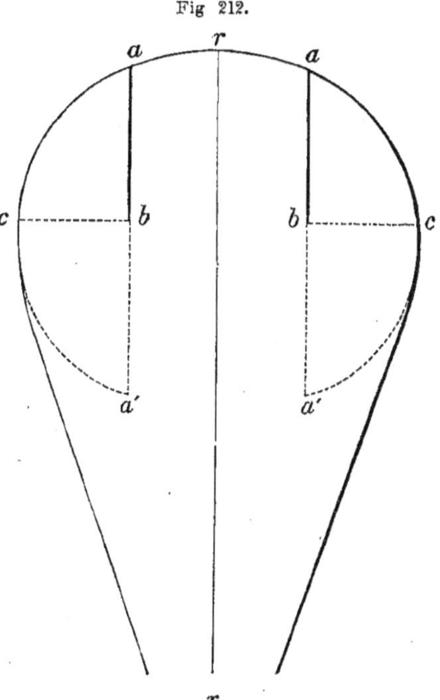

Modèle à contour pyriforme de *Dieffenbach*.

Les ailes *a b c* prendront après renversement la position *a' b c*.

nasaux. Dans ce but le petit lambeau médian   est replié longitu-dinalement, et les deux moitiés de sa face profonde accolées l'une à l'autre à l'aide d'une couple de points de suture en faufil ou du matelassier ; les deux lambeaux latéraux sont également renversés de bas en haut et appliqués contre la face profonde du lambeau principal au moyen de sutures du même genre. Lorsque la peau transplantée est mal nourrie, il est préférable de remplacer les sutures du matelassier par quelques points de suture entrecoupée au catgut, n'intéressant que la surface cruentée du lambeau, sans traverser toute l'épaisseur de celui-ci.

Lorsqu'on craint qu'en employant les lambeaux latéraux entiers pour doubler ainsi les ailes, celles-ci ne deviennent trop épaisses et ne bouchent en grande partie les orifices nasaux, on excise de chacun d'eux un petit segment cunéiforme pris dans la partie de leur bord qui touche à la sous-cloison.

a) Confection du modèle de *v. Langenbeck.*

Pour les raisons énoncées précédemment (p. 362), *v. Langenbeck* délimite déjà sur le front même, avant que de détacher le lambeau, les languettes destinées à reconstituer la sous-cloison et les deux ailes; son lambeau prend ainsi la forme représentée par la fig. 213. Cette méthode est certainement celle qui réclame le plus d'adresse; aussi conseillons-nous aux débutants de ne jamais vouloir circonscrire leur lambeau à main levée, mais de s'aider plutôt d'un patron en sparadrap dans le genre de celui qui est représenté en grandeur naturelle dans la figure précitée. La dissection du lambeau et le décollement du pédicule s'opèrent de la façon décrite en *a)*. La languette médiane est ensuite repliée sur elle-même, et ourlée comme il a été dit précédemment à l'aide de sutures du matelassier; de même encore les languettes latérales sont retroussées jusqu'à la ligne *a b)* (Fig. 213), et fixées par des sutures du même genre à la face profonde du lambeau principal.

Quatrième temps : Suture de la plaie frontale.

Après excision d'un lambeau triangulaire on réussit à refermer non seulement la partie de la plaie située immédiatement au-dessus de la racine du nez, mais encore les deux angles supérieurs de la perte de substance. Lorsqu'on s'est servi d'un modèle à contour pyriforme, on ne peut par contre appliquer que deux ou trois points de suture au niveau de la racine du nez. La perte de substance résultant de l'excision du lambeau de *v. Langenbeck* est celle qu'on parvient le mieux à rétrécir, ainsi que le montre parfaitement la fig. 214. Il est de règle de

toujours pratiquer cette suture de la brèche frontale avant de
procéder à l'implantation du lambeau ; on donne ainsi à celui-ci

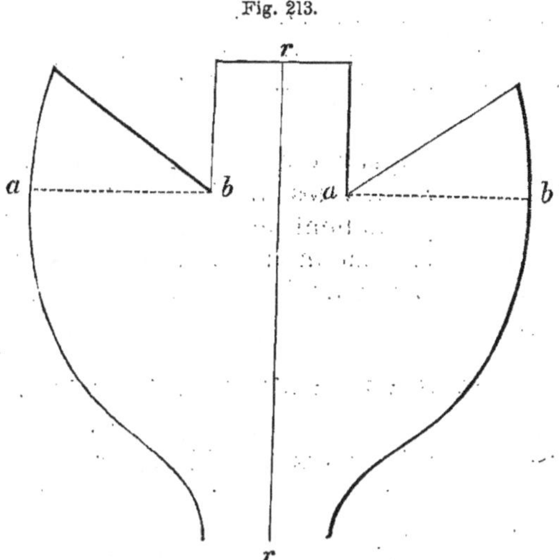

Fig. 213.

Modèle pour la rhinoplastie, d'après v. Langenbeck.

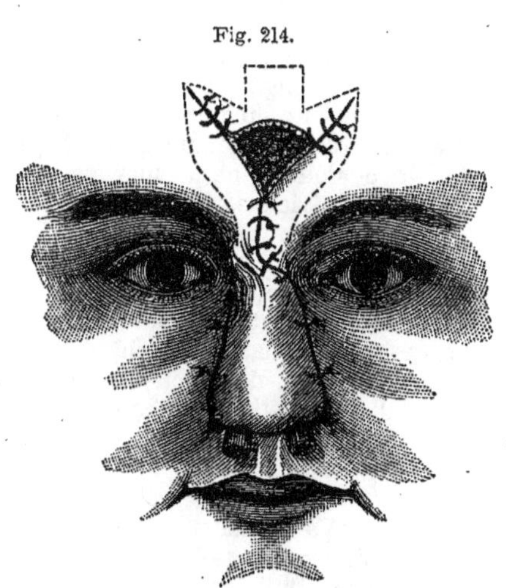

Fig. 214.

Suture de la plaie frontale.
Implantation du lambeau.

le temps de se dégorger.
S'il contenait beaucoup de
sang, on placerait même
toutes les sutures au front
avant que de commencer
à ourler les ailes et la
sous-cloison.

Cinquième temps :
Torsion et implan-
tation du lambeau
dans la perte de
substance (Fig. 214).

On imprime au lam-
beau frontal un mouve-
ment de rotation sur son
pédicule d'environ 180°,.
et l'on amène ainsi sa sur-
face saignante au-devant de la surface avivée de la perte de
substance ; le petit lambeau latéral gauche de sa base vient
alors constituer l'aile droite du nez, tandis que celui de droite
vient prendre la place de l'aile gauche.

On s'assure encore une fois qu'il n'existe au niveau du pédicule tordu aucun coude capable d'entraver la circulation dans les vaisseaux nourriciers de la peau mobilisée. Le petit lambeau qui avait été formé au début de l'opération avec la peau de la racine du nez, est renversé de haut en bas et vient présenter sa face profonde à la face cruentée du lambeau principal. On suture ensuite ce dernier aux bords avivés de l'échancrure nasale. Si ces bords adhèrent fortement aux os sous-jacents par du tissu de cicatrice, on doit préalablement les décoller sur une petite étendue. Les deux premiers points de suture fixeront la sous-cloison au bord saignant de la lèvre supérieure; un point de suture unique fixera ensuite à sa place chacune des deux ailes; enfin on réunira les bords latéraux du lambeau aux bords correspondants de la perte de substance. On évitera de trop rapprocher les divers points de suture de crainte de voir survenir la mortification des bords du lambeau; si l'on veut obtenir la réunion par première intention sur toute la ligne, il faudra pourtant que chacune des sutures soit appliquée avec le plus grand soin.

Les différentes modifications que l'on a fait subir dans ces derniers temps à la méthode indienne de rhinoplastie, ont eu toutes pour objectif principal le maintien de la saillie de la pointe du nouveau nez. Nous avons vu plus haut comment l'on peut presque toujours tailler dans la peau de la racine du nez un petit lambeau quadrilatère susceptible de produire déjà plus ou moins ce résultat. Dans cette même intention, *Thiersch* prit sur les côtés de la perte de substance deux lambeaux allongés, qu'il renversa en dedans en tournant leur face cutanée vers l'intérieur du nez, et qu'il réunit sur la ligne médiane, de manière à former une sorte d'échafaudage sur lequel il amena le lambeau frontal. *Wood* doubla également ce dernier avec une bandelette de peau qu'il découpa dans la lèvre supérieure.

C. Hueter eut l'idée d'exciser en forme de coin la pulpe du petit orteil, et de l'implanter dans une entaille transversale pratiquée dans le sommet aplati du nouveau nez, mais seulement après entière guérison de ce dernier.

Dans le but de procurer une véritable charpente osseuse à l'organe restauré, *v. Langenbeck* se basant sur des essais analogues déjà entrepris par *Ollier*, détacha avec la petite scie pointue deux fragments osseux des bords latéraux de l'ouverture antérieure du squelette des fosses nasales (apertura pyriformis), et les redressant avec l'élévatoire au-dessus de l'échancrure nasale, en fit des sortes de chevrons destinés à soutenir le lambeau et la pointe du nouveau nez. Enfin tout récemment, *Leisrinck* réussit à faire porter par un malade une prothèse en ambre; déjà antérieurement *Dieffenbach* avait fait un essai semblable, mais il s'était servi d'une plaque d'or.

Pour assurer d'une façon durable la perméabilité des narines, *v. Volkmann* laisse pendre librement le petit lambeau médian qui doit servir à reconstituer la sous-cloison; cette languette n'étant plus rattachée à la perte de substance, se rétracte, s'enroule en dedans et contribue ainsi jusqu'à un certain point à relever la pointe du nez.

La plupart des rhinoplasties réclament après guérison des perfectionnements ultérieurs consistant soit dans l'excision d'un renflement du pédicule, soit dans d'autres corrections portant surtout sur les ailes; ces diverses corrections ne pourront en tous cas être entreprises qu'après que toute rétraction aura cessé dans l'organe restauré, donc jamais avant la fin du troisième mois qui suit l'opération.

2. Restauration du nez aux dépens de la peau du bras; méthode italienne ou allemande de rhinoplastie (Fig. 201, p. 351).

Les anciens chirurgiens italiens, et particulièrement *Tagliacozzi* (1597), reconstituaient le nez avec la peau de la face antérieure du bras, et opéraient en trois temps séparés. Voyez page 352 les modifications que *v. Graefe* a fait subir à cette méthode.

La méthode italienne de rhinoplastie est aujourd'hui presqu'entièrement abandonnée. On n'y aurait plus recours que si l'on ne trouvait plus à la face l'étoffe nécessaire à la restauration du nez perdu. Au surplus, il est bien probable que les résultats en seraient aujourd'hui beaucoup plus favorables par le fait des grandes améliorations introduites dans le traitement des plaies.

3. Restauration du nez aux dépens des joues : méthode française de rhinoplastie d'après *Nélaton*.

Nélaton avivait également les bords de la perte de substance de façon à donner à celle-ci une forme triangulaire; dans la peau des joues avoisinante, il taillait ensuite de chaque côté, un lambeau assez large pour reformer une des moitiés du nez, et dont le pédicule se trouvait situé au voisinage de l'angle interne de l'œil. Celui des deux lambeaux aux dépens duquel devait être reconstituée la sous-cloison, était plus large à sa base que celui de l'autre côté.

Les deux lambeaux étaient détachés du plan sous-jacent, puis rapprochés pour être réunis sur la ligne médiane.

Les nez obtenus de cette manière, tout en étant moins proéminents que ceux que fournit la rhinoplastie frontale, ont encore l'inconvénient de se rétracter plus fortement que ces derniers; de plus, la nutrition des lambeaux n'est pas toujours des mieux assurées par le fait de la section des branches anastomatiques provenant des deux artères faciales. Cette méthode ne trouvera donc son application que dans les cas où la peau du front serait peu propre à être utilisée pour la confection d'un lambeau autoplastique.

II. Rhinoplastie partielle.

La rhinoplastie partielle comporte presque toujours la restauration du lobule, d'une aile, ou de la sous-cloison du nez. Lorsque par exception la perte de substance siége sur le dos de l'organe, et que tout le segment inférieur de celui-ci est resté intact, on emprunte encore à la peau du front un lambeau pédiculé dont les dimensions sont en rapport avec celles de la brèche à réparer, et qu'on amène au-devant de cette dernière en le tordant sur son pédicule, absolument comme cela se pratique pour la rhinoplastie totale. On pourrait également tenter ici la transplantation de lambeaux de peau entièrement séparés du reste du corps, d'après le procédé préconisé par *Thiersch* et *Wolfe* (voir pag. 350). Une opération plastique d'un grand intérêt est celle qui consiste à redresser la voûte du nez dans le cas d'ensellure de cet organe produite par un traumatisme ou une lésion syphilitique.

a) Restauration du lobule du nez aux dépens de la peau du front ou des joues.

Un simple lambeau de peau pris sur le front ou les joues, et appliqué sur la perte de substance avec sa face profonde tournée vers la cavité nasale, se rétracte toujours trop fortement, pour que l'on puisse espérer voir la pointe du nez restaurée conserver longtemps son élévation normale. On devra donc de préférence former deux lambeaux dont le premier, pris sur la joue et pourvu d'un pédicule confinant à la perte de substance, sera renversé sur cette dernière et fixé avec sa face cruentée tournée vers l'extérieur *(Thiersch).* Le second lambeau pourra être taillé dans la peau du front, ou, comme l'a fait *Helferich,* être emprunté à l'autre joue. On pourvoira également beaucoup mieux de cette manière à la restauration de la sous-cloison.

b) Restauration d'une aile du nez aux dépens de l'autre aile, d'après *B. v. Langenbeck* (Fig. 215).

Autant que possible on avive la perte de substance de façon à lui donner une forme quadrangulaire. De son angle supéro-interne, on fait partir une première incision qui descend obliquement sur le dos du nez, puis sur l'aile saine, et s'arrête tout à côté de la pointe de l'organe. Une seconde incision parallèle à la première, commence sur le côté sain un peu en dessous de l'angle interne de l'œil, et descend dans le sillon naso-génien, jusqu'à

Fig. 215.

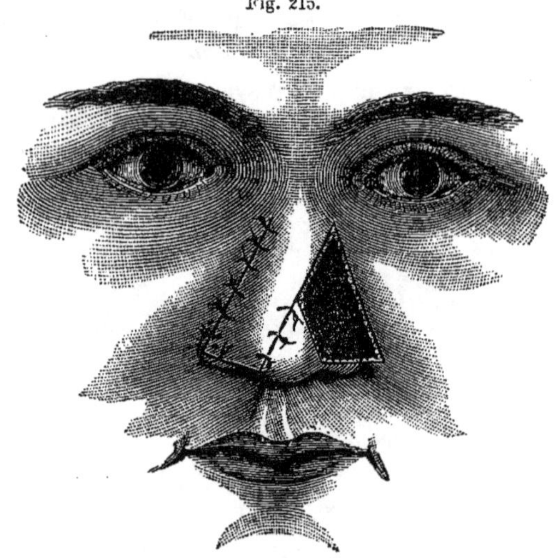

Restauration d'une aile du nez avec la peau de l'autre aile, d'après *v. Langenbeck.*

l'insertion du bord de l'aile du nez à la joue. Les deux extrémités inférieures de ces deux incisions sont ensuite réunies par une troisième, transversale, qui court immédiatement au-dessus du bord libre de l'aile saine; on a ainsi délimité un lambeau rectangulaire qu'on détache avec précaution, et dans toute son étendue, du cartilage sous-jacent. Pour finir, on fait glisser ce lambeau sur la perte de substance, et on l'y fixe par des points de suture. Il importe qu'un morceau triangulaire de peau intacte subsiste encore à la pointe du nez (voir Fig. 215), de façon à rendre également possible à ce niveau la réunion par première intention du lambeau.

On laisse d'habitude la nouvelle perte de substance créée sur l'aile saine se guérir par granulation. Pour s'opposer à une trop forte rétraction consécutive de ce côté, il serait pourtant préférable de chercher à combler la brèche en question à l'aide de petits morceaux de peau transplantés d'après la méthode de *Thiersch.*

c) Restauration de la sous-cloison aux dépens de la lèvre supérieure, ou de la peau du dos du nez (Fig. 216).

Pour restaurer la sous-cloison détruite, on a souvent utilisé un lambeau rectangulaire à base supérieure, qu'on taillait dans la lèvre supérieure, au niveau de la gouttière sous-nasale (philtrum) , et qu'on renversait en haut de manière que sa surface muqueuse ou postérieure devînt antérieure. Plus tard la muqueuse se transformait peu à peu, au point de prendre définitivement l'aspect de la peau. Si au lieu de ce lambeau vertical on en taille un oblique aux dépens de l'une des parties latérales de la lèvre, on parviendra à l'amener dans sa nouvelle position en le tordant sur son pédicule, et en laissant ainsi la muqueuse en arrière.

C. Hueter parvint à reformer la sous-cloison avec un lambeau rectangulaire (Fig. 216, *a*) qu'il emprunta à la peau du nez ; le pédicule de son lambeau se trouvait près de la pointe de l'organe, son bord libre dans le voisinage de l'angle interne de l'un ou de l'autre œil. Pour obtenir une sous-cloison bien ferme il détachait avec la peau le périoste du squelette nasal. Il amenait le lambeau au-devant de la perte de substance en lui imprimant un mouvement de rotation sur son pédicule.

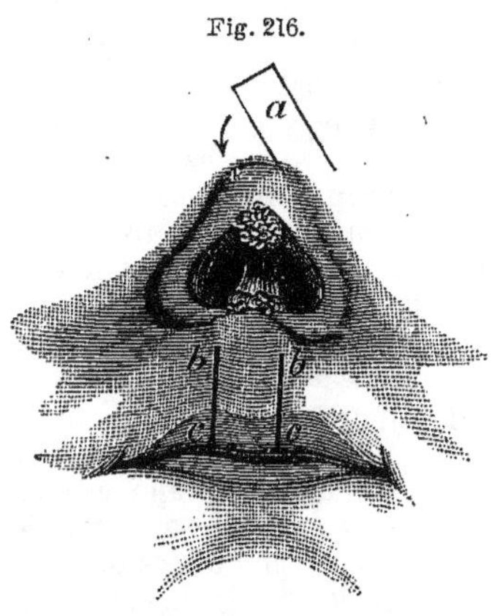

a Lambeau pris sur le dos du nez,
b c Lambeau pris sur la lèvre supérieure, pour restaurer la sous-cloison.

Par un procédé analogue, *Busch* refit une aile et la sous-cloison au moyen d'un grand lambeau dont le pédicule siégeait dans un des deux sillons naso-géniens, et dont le bord libre tombait dans la région intersourcilière (glabelle) et dans l'angle interne de l'œil du côté opposé à ce sillon.

d) Rhinoplastie dans les cas d'ensellure du nez, d'après *König* et *J. Israel*.

Lorsqu'une nécrose d'origine traumatique ou syphilitique a complètement détruit le squelette nasal au point d'entraîner l'effondrement du nez tout entier, dans le fond de l'ensellure ainsi produite, on pratique une incision transversale qui rend mobile tout le segment inférieur de l'organe, c'est-à-dire la pointe et les ailes ; il est dès lors facile de relever ces parties et de les amener au point qu'elles occuperaient, si le nez avait une hauteur de profil normale. Cela fait, on délimite sur le dos du nez et sur la partie voisine du front, un lambeau oblong, large de 3/4 de centim. à 1 centim., et à grand diamètre dirigé verticalement. Le lambeau est d'abord circonscrit jusqu'à l'os, puis dans le fond de l'incision on fait agir un ciseau qui divise la couche corticale de l'os frontal sur tout le pourtour du lambeau. Celui ci composé ainsi de peau, de périoste et d'une lamelle osseuse corticale, est alors détaché de haut en bas à l'aide d'un étroit ciseau, puis renversé vers le bas de telle façon que sa surface cutanée regarde désormais en arrière et sa surface saignante en avant ; à ce moment la lamelle osseuse se brise au niveau de la racine du nez. Le lambeau est ainsi jeté comme un pont par dessus la brèche produite par la section transversale du nez ; on suture son bord libre aux parties molles du nez de telle manière que le bord cutané de ces dernières dépasse un peu la surface du lambeau. Sur l'un des côtés du front on taille ensuite un second lambeau qu'on amène sur le précédent en le tordant sur son pédicule, et dont on suture la périphérie au bord cutané saillant de la pointe du nez.

J. Israel confectionnait dans une première séance le premier des deux lambeaux précités, et après l'avoir suturé au bord supérieur de la pointe du nez redressée, laissait sa surface saignante, dirigée en dehors, se recouvrir de granulations, et se rétracter énergiquement. Par le fait de cette rétraction, la couche cutanée du lambeau, qui était dirigée en dedans, se distendait progressivement et finissait par être attirée sur la face opposée. Dans une deuxième séance, il divisait sur la ligne médiane la peau du dos du nez affaissé, et à l'aide d'une double incision transversale, en façonnait deux lambeaux quadrangulaires qu'il détachait et renversait sur les côtés pour les réunir ensuite l'un à l'autre par dessus le nouveau dos du nez constitué par le lambeau frontal. Pour procurer une meilleure doublure à ces lambeaux latéraux, il pratiquait sur la ligne médiane du lambeau frontal une incision longitudinale, détachait la peau de la lamelle osseuse et la rabattait de droite et de gauche ; sur la surface vive de ces petits lambeaux en volets venait alors s'appliquer la surface vive des deux lambeaux latéraux.

Rotter utilisa dans un cas de rhinoplastie totale le procédé de *König* décrit plus haut, et pour cela il façonna un lambeau frontal formé de peau de périoste et d'os, dont il fit la charpente de soutien du nouvel organe, et qu'il recouvrit de petits morceaux de peau transplantés d'après la méthode de *Thiersch*. Dans un autre cas, il forma avec un lambeau triangulaire pris sur le front, une véritable cloison nasale, puis combla les deux vides latéraux, en partie avec les restes de l'ancien nez, et en partie avec la peau du bras.

La description que nous venons de donner de la rhinoplastie et de ses diverses méthodes doit forcément être incomplète, et n'a certes pas épuisé tout ce sujet. C'est qu'en effet, sur le vivant, les procédés de rhinoplastie varient pour ainsi dire avec chaque nouveau cas qui se présente. Les méthodes précédemment exposées peuvent néanmoins être considérées comme typiques et à ce titre on fera donc bien de les exécuter au moins en partie sur le cadavre.

TROISIÈME CHAPITRE.

Restauration des lèvres ou Cheiloplastie.

Les solutions de continuité des lèvres auxquelles on remédie par la cheiloplastie, sont tantôt congénitales et tantôt acquises. Les premières atteignent presqu'exclusivement la lèvre supérieure (bec-de-lièvre), les secondes affectent de préférence la lèvre inférieure (carcinome, etc.). La cheiloplastie, en ce qui concerne la lèvre supérieure, se confond donc pour ainsi dire avec l'opération du bec-de-lièvre, les pertes de substances de cette lèvre produites par le lupus ou la syphilis, pouvant être réparées par les mêmes procédés que ceux qui servent à combler les solutions de continuité de la lèvre inférieure.

I. Opération du bec-de-lièvre.

La fissure congénitale de la lèvre supérieure, dite bec-de-lièvre, est due à une soudure incomplète du prolongement nasal interne (formé aux dépens du bourgeon frontal) avec le prolongement maxillaire supérieur. La fissure en question siége donc presque toujours sur le côté de la gouttière sous-nasale, en dessous de l'une des narines, et plus particulièrement en dessous de la narine gauche lorsque le bec-de-lièvre est unilatéral.

Il n'est pas rare que le bec-de-lièvre soit bilatéral on double, et en ce cas il se complique souvent de la fissure du palais et de la saillie en avant de l'os intermaxillaire. On ne peut guère imiter sur le cadavre ces dernières complications du bec-de-lièvre; celui-ci par contre peut toujours être figuré par l'excision d'un morceau de la lèvre sur l'un ou sur les deux côtés de la gouttière sous-nasale. L'absence d'ourlet muqueux différencie seule les pertes de substance ainsi produites du bec-de-lièvre véritable. Les figures 217 *a*, 218 et 219 *a* montrent les différents degrés de bec-de-lièvre unilatéral : simple dépression du bord libre de la lèvre, fissure remontant jusqu'à mi-hauteur de la lèvre, division complète pénétrant même jusque dans la narine.

I. Opération du bec-de-lièvre unilatéral.

a) **Procédé de *Nélaton* applicable aux cas de simple encoche** (Fig. 217).

On pratique au-dessus de l'encoche (Fig. 217, *a*) une incision en ∧, qui laisse intact le bord libre de la lèvre. Avec une érigne ou une fine pince on attire en bas l'angle supérieur du petit lambeau ainsi formé, et l'on obtient alors une perte de substance rhomboïdale (Fig. 217, *b*), dont on réunit les bords par des points de suture entrecoupée. La dépression du bord de la lèvre est de cette façon remplacée par une petite saillie qui disparaîtra par suite de la rétraction ultérieure.

Fig. 217.

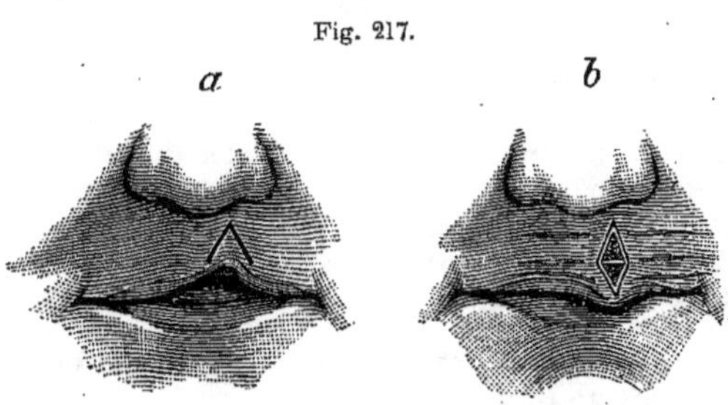

Procédé de Nélaton pour corriger une simple dépression
de la lèvre.

b) **Procédé de *Dieffenbach* : avivement concave des deux bords de la fissure** (Fig. 218).

Lorsque le bec-de-lièvre présente un degré plus prononcé, un simple avivement de ses bords suivi de leur réunion par la suture ne suffit pas à corriger la difformité, ou du moins à éviter la formation d'une échancrure persistante au niveau du bord libre de la lèvre. On est donc alors obligé d'allonger les bords de la perte de substance par des procédés d'avivement spéciaux.

Dieffenbach avivait les lèvres de la fente à l'aide de deux incisions en forme d'arc se regardant par leur concavité, et réunissait ensuite les bords de la plaie par la suture. Cette méthode n'est guère à conseiller, car elle sacrifie plus de tissus qu'il n'est nécessaire, et en cas d'échec, laisse une difformité plus considérable que celle qui existait avant l'opération.

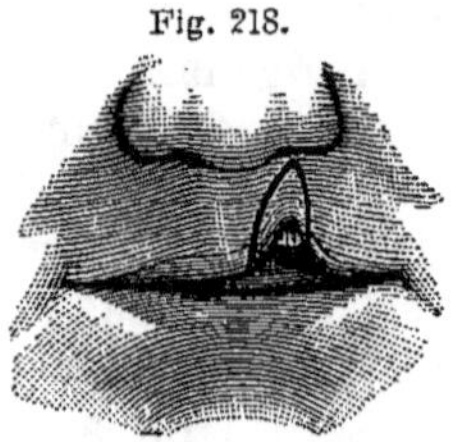

Fig. 218.

Avivement concave de *Dieffenbach*.

c) **Procédé de** *Malgaigne* **: formation de deux petits lambeaux** (Fig. 219).

Malgaigne avivait les bords de la solution de continuité en créant deux petits lambeaux qui adhéraient par leur pédicule au bord libre de la lèvre (Fig. 219 *a*).

En attirant alors avec une fine pince les sommets des deux lambeaux jusque dans l'ouverture buccale, il obtenait une plaie rhomboïdale semblable à celle que produit l'incision de *Nélaton*, et il en réunissait les bords par la suture. A l'extrémité inférieure de la cicatrice, il persiste également après l'opération, une sorte d'appendice assez saillant que la rétraction consécutive

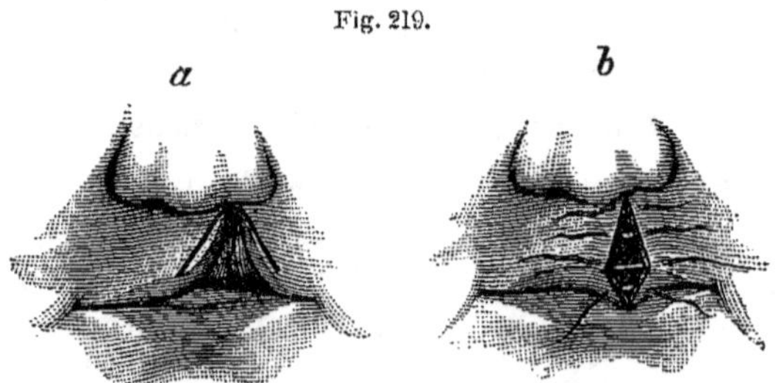

Fig. 219.

a   *b*

Opération du bec-de-lièvre, d'après *Malgaigne*.

ne parvient pas toujours à faire disparaître entièrement. L'inégalité qui existe très fréquemment entre les deux bords de la fissure du bec-de-lièvre — le bord le plus rapproché de la ligne médiane (l'interne) est d'habitude plus oblique et plus long que l'autre — est en outre cause que l'application des sutures après ce procédé ne se fait pas toujours sans de réelles difficultés.

d) **Procédé de** *Mirault-v. Langenbeck* **: formation d'un petit lambeau unique** (Fig. 220).

Pour remédier à l'inégalité des bords dont il vient d'être parlé, *Mirault* ne formait un petit lambeau pareil à ceux de *Malgaigne*, que du côté du bord de la fissure le plus court (l'externe), et se contentait d'aviver simplement l'autre bord. *v. Langenbeck* perfectionna la méthode en avivant le bord interne de la perte de substance suivant deux lignes se rencontrant à angle obtus. Le sommet de cet angle s'adapte alors parfaitement dans l'angle ouvert, résultant de l'écartement en bas, du petit lambeau formé aux dépens du bord externe.

Lorsque l'écartement des bords de la fissure est très considérable , la réunion par première intention peut être compromise par le fait de la tension des parties réunies par la
suture; dès lors il devient indispensable de détacher les lèvres
pour les mobiliser. Dans le plus grand nombre de cas, il suffit
alors d'inciser transversalement d'un seul côté ou des deux côtés

Fig. 220.

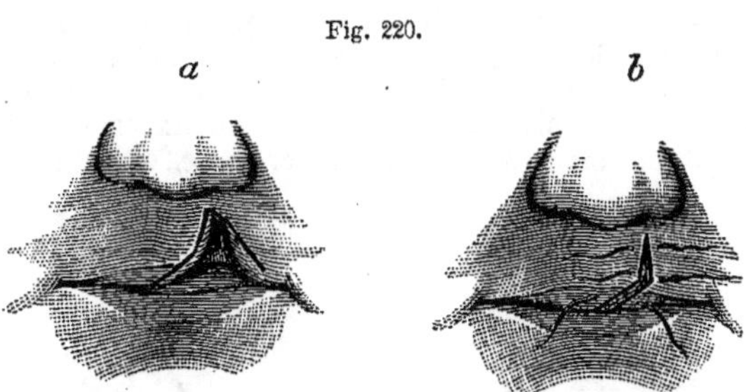

Opération du bec-de-lièvre, d'après *Mirault-v. Langenbeck*.

à la fois, l'insertion de la muqueuse labiale à la gencive. Si après
cela la tension des parties rapprochées est encore trop grande,
on peut, à l'exemple de *Dieffenbach*, détacher la lèvre du nez
par une double incision curviligne tombant dans le sillon nasolabial et circonscrivant les deux ailes. Seulement, on produit de
la sorte une perte de substance située au bord même des
narines. En pareil cas, on recourra donc de préférence à la
méthode suivante.

e) **Procédé de** *Giraldès* (Fig. 221).

Sur le bord externe de la fissure, c'est-à-dire sur celui des
deux qui est le plus éloigné de la ligne médiane, on façonne un
petit lambeau à b a s e i n f é r i e u r e pareil à celui du procédé

Fig. 221.

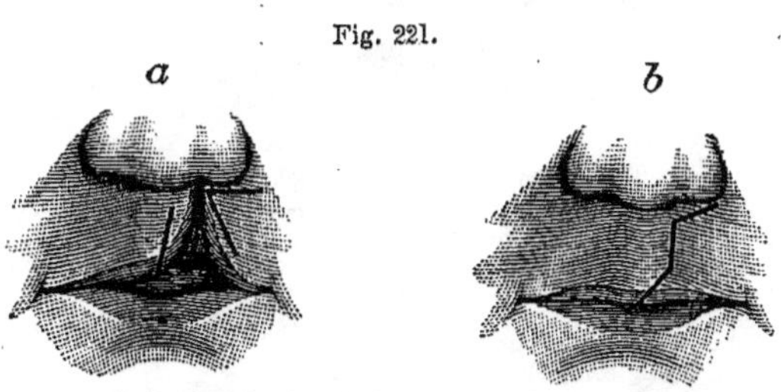

Opération du bec-de-lièvre, d'après *Giraldès*.

de *Mirault*. A l'extrémité supérieure de l'incision qui a servi à
détacher ce lambeau, on ajoute ensuite une seconde incision qui
se dirige transversalement en dehors, juste en dessous de l'aile
du nez. Cela fait, sur le bord opposé on taille un autre petit

lambeau, mais cette fois à base supérieure. Avant de réunir par la suture, on attire en bas le premier de ces deux lambeaux qui doit servir à reconstituer l'ourlet muqueux de la lèvre ; par contre, celui à base supérieure est relevé, et vient former le bord inférieur de la narine correspondante.

f) **Procédé de** *J. Wolff* **: suture en zigzag** (Fig. 222).

Dans le procédé de *J. Wolff*, qui est applicable à toutes les variétés du bec-de-lièvre, l'ourlet muqueux de la lèvre est détaché de cette dernière et suturé isolément. Ce procédé assure le mieux le maintien des sutures, particulièrement au niveau de l'ourlet muqueux en question ; il soustrait celui-ci à la tension produite par les cris de l'enfant ; enfin il donne les

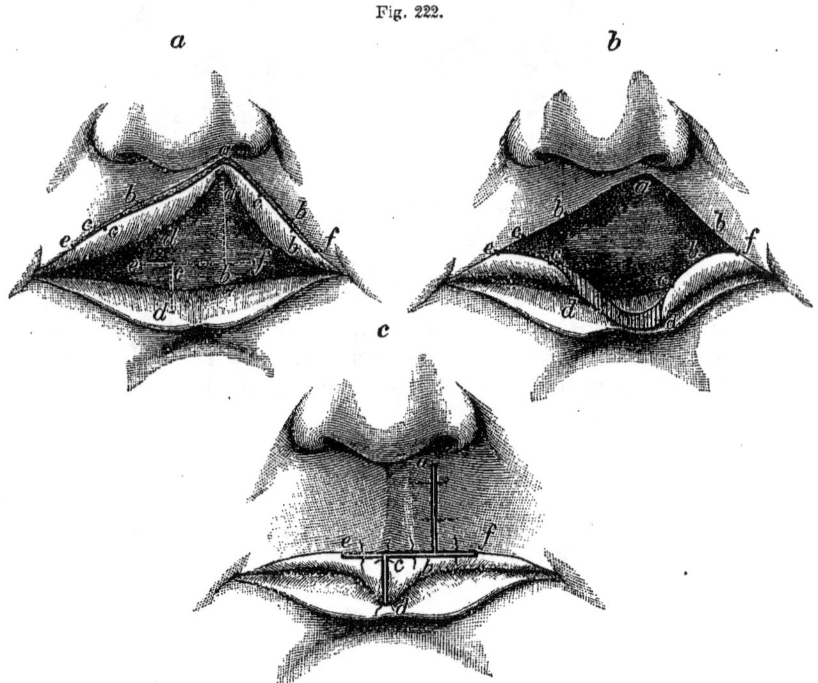

Fig. 222.

Opération du bec-de-lièvre, d'après *J. Wolff*.

Fig. *a*. Incision servant à détacher l'ourlet muqueux de la lèvre. Les lignes ponctuées indiquent les futures lignes de réunion représentées par la Fig. *c*.

Fig. *b*. Le pont formé par l'ourlet muqueux détaché est attiré en bas ; la partie de ce pont comprise entre les deux points marqués *d* doit être excisée.

Les points marqués des mêmes lettres dans ces deux figures, se confondront au moment du rapprochement des parties.

Fig. *c*. Suture en zigzag complètement terminée.

résultats les plus satisfaisants tant au point de vue fonctionnel qu'à celui de l'esthétique. Il est bon d'ajouter cependant qu'il exige de la part du chirurgien une adresse toute spéciale. Toutes les incisions doivent être au préalable indiquées par des traits, sur la lèvre non tendue. Avec un couteau lancéolaire on détache d'abord l'ourlet muqueux sur tout le pourtour de la perte de substance ; l'incision qu'on pratique dans ce but, tombe juste à la limite entre la partie blanche et la partie rosée de la lèvre; elle pénètre à travers cette dernière obliquement de bas en haut et de dehors en dedans, de façon que l'ourlet détaché soit plus épais du côté de la face interne que du côté de la face externe de la lèvre.

Au niveau de la courte portion de la lèvre, l'incision s'étend sur toute la hauteur de la perte de substance, mais est en outre prolongée d'environ 1 centim. vers la commissure buccale, dans le but de procurer une plus grande mobilité aux parties. Sur l'autre portion de la lèvre, l'incision a une longueur égale à la hauteur de la brèche labiale, augmentée de la distance qui sépare le centre de la narine répondant au bec-de-lièvre du milieu du lobule du nez; ici encore on ajoute en outre 5 millim. pour la même raison que précédemment. Si l'on a affaire à un bec-de-lièvre remontant assez haut, on excise alors, comme étant superflue, la partie moyenne de l'ourlet muqueux détaché correspondante à l'angle supérieur de la perte de substance; mais on a soin d'exciser davantage du côté sain que du côté de la difformité. Les bords de la plaie sont alors réunis par des points de suture au nombre de 5 à 7 de la façon représentée dans la figure 222 c: on voit par cette figure que la réunion des deux segments de l'ourlet muqueux se fait juste sur la ligne médiane, que celle des parties restantes de la lèvre a lieu par contre latéralement, et qu'enfin l'ourlet est réuni au restant de cette dernière par une ligne de sutures horizontales. Le bord de la lèvre restaurée présente en son milieu un petit appendice que la rétraction consécutive réduira bientôt aux dimensions de la saillie que l'on trouve normalement en cet endroit.

J. Wolff opère absolument de la même façon les becs-de-lièvre moins prononcés tels que la simple encoche ou dépression de la lèvre. Seulement il laisse alors subsister l'ourlet muqueux tout entier.

* * *

Pour l'opération du bec-de-lièvre chez les enfants, on se sert de petits couteaux et de fines pinces à dents de souris qui fixent les parties sans les écraser trop fortement. Les petits couteaux à double tranchant conviennent tout spécialement pour les opérations délicates de cette nature, ce qui n'empêche pas que l'on ne puisse également faire un très bon avivement avec une paire de ciseaux bien tranchants. Cet avivement devra toujours être pratiqué de façon à créer sur les bords de larges surfaces cruentées. Comme fil à suture on emploie la fine soie. La réunion se fait de préférence à l'aide de points de suture entre-coupée embrassant toute l'épaisseur de la lèvre à l'exception de la muqueuse; celle-ci se repliant entre les deux surfaces saignantes pourrait en effet entraver la réunion par première intention. En cas d'avivement angulaire (procédés de *Mirault-Langenbeck* et de *Giraldès)*, on fixe d'abord les angles au moyen d'un premier point point de suture, ce qui produit un affrontement plus exact des bords cruentés; puis on procède à la réunion du lambeau et du restant de la plaie. La lèvre une fois réunie, il est souvent utile de la renverser en dehors pour pouvoir suturer à part les bords de la muqueuse. On s'attachera à appliquer chaque point de suture entrecoupée avec le plus grand soin; moyennant cela, toutes les autres espèces de sutures, et particulièrement la suture entortillée surtout préconisée par *Dieffen-bach*, ne seront plus ici d'aucune utilité.

Lorsqu'on pratique l'opération du bec-de-lièvre sur un enfant, on doit faire en sorte d'éviter toute perte de sang, si minime qu'elle soit. A cet effet un aide comprime les artères coronaires en saisissant de chaque côté la lèvre entre deux doigts; on peut aussi se servir dans ce but de pinces spéciales, telles que les pinces de *Beinl*, ou mieux les pinces à glissière et celles de *Koeberlé* (Fig. 71, p. 87) préalablement matelassées avec du caoutchouc. On pourrait néanmoins remplacer ces instruments par deux ligatures en masse dans lesquelles on étreindrait les deux moitiés de la lèvre juste pour le temps nécessaire à l'opération. *J. Wolff* combat l'hémorragie par la compression temporaire de la plaie et de la lèvre. Pour empêcher que le sang ne soit avalé par l'enfant, on fait maintenir celui-ci dans la position verticale; on peut aussi le coucher avec la tête pendante et avoir soin alors de comprimer fréquemment la plaie.

2. Opération du bec-de-lièvre double (Fig. 223).

Pour les exercices d'amphithéâtre on excise à l'avance un fragment de chacune des deux moitiés de la lèvre, de façon à simuler sur le cadavre la difformité du bec-de-lièvre double telle qu'elle est figurée ci-contre. La partie de la lèvre comprise

Fig. 223.

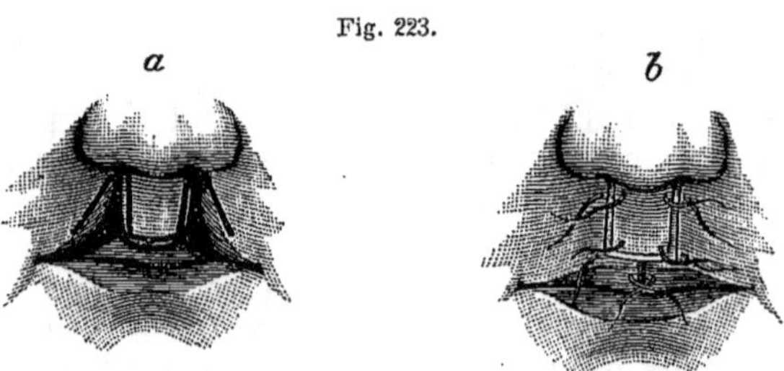

Opération du bec-de-lièvre double.

entre les deux brèches correspond alors au tubercule médian que l'on trouve sur le vivant, et dont les bords latéraux doivent être suturés aux bords externes des deux pertes de substance. Mais comme dans la réalité ce tubercule est toujours trop court pour pouvoir prêter de quoi restaurer l'ourlet muqueux de la lèvre, on est bien obligé de refaire ce dernier aux dépens des parties latérales de la lèvre.

On commence par aviver le bord inférieur et les deux bords latéraux du tubercule à l'aide de trois incisions se rencontrant à angle droit; puis on taille sur le rebord externe de chacune des deux fissures un petit lambeau à base inférieure pareil à ceux de *Malgaigne* et de *Mirault*. Après avoir incisé transver-

salement de chaque côté l'insertion de la muqueuse labiale à la
gencive, on rabat les deux petits lambeaux, et l'on affronte les
bords avivés des parties latérales de la lèvre avec les bords
latéraux du tubercule, en prenant bien soin que les angles de
celui-ci s'adaptent parfaitement aux angles ouverts en dedans
résultant de l'abaissement des deux petits lambeaux (Fig. 223 *b*).

Les deux premiers points de suture fixeront d'abord les
angles ainsi qu'il a été dit précédemment; puis après avoir
excisé les pointes des deux petits lambeaux, on réunira ceux-ci
sur la ligne médiane, en dessous du bord horizontal du tubercule auquel on les suturera également; on terminera par la
suture des bords perpendiculaires.

Le procédé de *J. Wolff*, que nous avons décrit pag. 375, peut
également être utilisé pour l'opération du bec-de-lièvre double.

Il n'est guère possible de figurer sur le cadavre les différentes complications du bec-de-lièvre que nous avons antérieurement signalées. Pour compléter davantage le sujet qui nous occupe, mentionnons cependant ici les
diverses façons de combattre celle de ces complications que l'on rencontre le
plus souvent dans la pratique, nous voulons parler de la saillie en avant
de l'os intermaxillaire.

Lorsque la saillie en question est peu prononcée, on ne s'en occupe pas
davantage, et l'on ferme les deux fissures de la lèvre comme si de rien n'était.
Mais comment se comporter dans le cas contraire? Autrefois on réséquait
simplement l'os intermaxillaire tout entier. Mais outre que ce traumatisme
pouvait devenir dangereux pour la vie de l'enfant, il nuisait considérablement
au développement régulier de la face, et par suite entraînait avec lui une
grande gêne dans les fonctions de la bouche et des mâchoires. Pour remédier
à ces inconvénients, *Gensoul* refoula de force le tubercule en arrière, après
avoir brisé le vomer avec de fortes pinces. Malheureusement le vomer cartilagineux et flexible des jeunes enfants ne se laisse point rompre, ce qui amena
Blandin à en exciser un fragment triangulaire avec des cisailles. L'opération
ainsi faite avait toujours pour résultat d'enrayer fortement la nutrition de
l'os intermaxillaire; c'est pourquoi plusieurs chirurgiens *(Bardeleben,
Guérin, Delore, Hirault)*, proposèrent en même temps, et de divers côtés à
la fois, de pratiquer l'excision sous-périostée d'un fragment du
vomer.

Dans ce but on fait sur le bord libre de ce dernier une incision longitudinale qui respecte les artères courant aux deux côtés de la cloison; on
décolle à droite et à gauche la muqueuse unie au périoste, puis avec des
ciseaux on excise dans le vomer un fragment triangulaire à base inférieure,
de façon à pouvoir ensuite refouler l'os intermaxillaire en arrière. Au lieu
d'exciser ainsi un morceau en forme de triangle, *E. Rose* conseille de se
borner à diviser verticalement le vomer, puis à repousser le segment antérieur
de celui-ci en le faisant glisser le long du segment postérieur. Une fois l'os
intermaxillaire remis dans sa position normale, on restaure la lèvre de la
façon précédemment indiquée. Le succès de ces opérations est toujours des
plus douteux.

G. Simon façonne deux grands lambeaux géniens et les réunit par
devant la saillie osseuse aux bords latéraux du tubercule labial. La pression
constante exercée sur l'os intermaxillaire par les parties molles tendues, finit
par le replacer dans la bonne position. Alors seulement on restaure l'ourlet
muqueux.

II. Cheiloplastie de la lèvre inférieure.

A presque toutes les pertes de substance de la lèvre inférieure susceptibles d'être réparées par un procédé typique d'autoplastie, on peut donner approximativement par l'avivement soit la forme d'un triangle, soit celle d'un carré ou d'un rectangle plus ou moins régulier. Pour les exercices opératoires d'amphithéâtre on peut donc également s'en tenir à ces deux sortes de brèches, et pour mieux imiter ce qui se passe dans la réalité, on suppose par exemple qu'un carcinome s'est développé en tel ou tel endroit de la lèvre inférieure, puis l'on extirpe la partie dégénérée tantôt sous forme d'un coin à base située au niveau du bord libre de la lèvre, tantôt sous forme d'un quadrilatère. Il importe surtout que cette excision soit faite à l'aide d'incisions très nettes, et l'on se sert dans ce but, soit d'une paire de ciseaux bien solides, soit d'un scalpel à double tranchant qu'on enfonce dans la base de la lèvre, pendant qu'avec un aide on maintient celle-ci tendue tout en comprimant les artères coronaires.

1. Cheiloplastie par glissement dans les cas de pertes de substance triangulaires de la lèvre inférieure.

Aussi longtemps que la base du coin enlevé n'atteint pas en dimensions la moitié de la largeur de la lèvre, on peut rapprocher simplement les parties restantes et les réunir par la suture, sans que l'on ait à craindre un rétrécissement trop marqué de l'ouverture buccale. Si la perte de substance se trouve située au milieu de la lèvre, la symétrie des deux moitiés de la bouche ne sera même pas altérée. Mais comme c'est là le cas le plus rare et que la brèche à réparer siége d'habitude latéralement, il arrive souvent qu'après la guérison obtenue, la commissure du côté malade se trouve entraînée vers la ligne médiane et de plus se déforme en s'arrondissant. Lorsque la base du coin excisé dépasse en largeur la moitié de la lèvre, on peut certainement encore rapprocher suffisamment les bords cruentés pour les suturer immédiatement, mais la bouche ainsi restaurée sera à la fois très disgracieuse et trop petite (une bouche normale doit pouvoir permettre l'introduction de trois doigts placés côte à côte).

En pareil cas *C. Hueter* fait souvent suivre la réunion des deux segments de la lèvre d'une véritable stomatoplastie. Dans ce but il agrandit l'ouverture buccale en fendant horizontalement la joue du côté de la commissure rétractée, puis il détache quelque peu la muqueuse des deux bords de la plaie, et avec elle, ourle ces derniers dans toute leur étendue. Pour que la nouvelle commissure ait aussi son revêtement muqueux, il

taille dans la muqueuse buccale un petit lambeau triangulaire
qu'il rabat au devant d'elle et fixe par la suture. Les deux incisions obliques en bas et en haut qui délimitent ce lambeau
décrivent ensemble un ⋈.

A la restauration plastique des brêches triangulaires plus
étendues on pourra faire servir les différents procédés par
glissement déjà décrits au chapitre des généralités sur les méthodes autoplastiques (pag. 353 et suivantes). C'est ainsi que les
procédés de *Dieffenbach* et de *Burow* trouvent tout naturellement
ici leur application, et il n'est pour cela nullement besoin de les
exposer à nouveau. Seulement comme le premier d'entre eux
crée sur les côtés des nouvelles brêches difficiles à combler, et
que d'autre part l'excision de triangles latéraux *(Burow)* sacrifie
inutilement des parties saines, on a préféré souvent recourir à la

Cheiloplastie par le procédé des incisions
latérales curvilignes de *Jaesche* (Fig. 224).

Fig. 224.

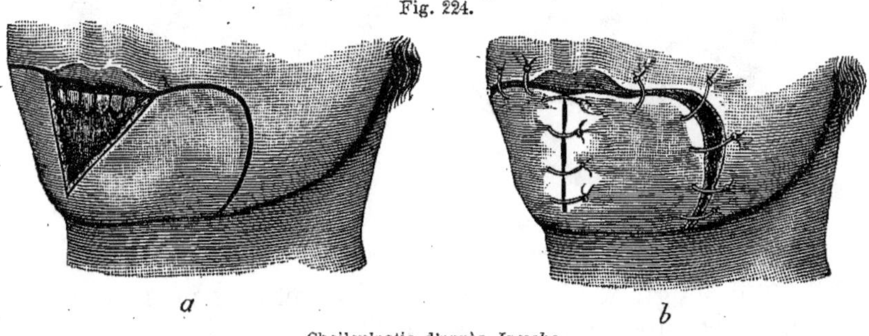

a   *b*

Cheiloplastie d'après *Jaesche*.

a. Perte de substance et incisions latérales curvilignes; *b.* Cheiloplastie terminée.

Le traumatisme produit par ces grandes incisions est, il est
vrai, assez considérable; néanmoins on parvient chaque fois à
réunir immédiatement le tout par la suture.

De chaque angle commissural on fait partir, dans la direction de l'angle de la mâchoire, une grande incision en arc de
cercle qu'on prolonge en cas de besoin jusque dans la partie
supérieure des régions latérales du cou. Toute la peau comprise
entre ces deux incisions est rendue suffisamment mobile pour
permettre le rapprochement des bords de la perte de substance
sur la ligne médiane du menton. On termine en suturant également les deux lèvres des incisions curvilignes.

**2. Cheiloplastie par les procédés à lambeaux dans les cas de pertes de substance
triangulaires et quadrangulaires de la lèvre inférieure.**

Lorsque la brêche labiale revêt une forme quadrangulaire,
le simple rapprochement des deux parties restantes de la lèvre

n'est plus guère possible. Si elle est peu considérable, on en
mobilise les bords latéraux, en prolongeant de chaque côté son
bord inférieur par une incision horizontale. Mais si l'on a affaire
à une grande perte de substance, toute la portion restante de la
lèvre, les commissures, et la lèvre supérieure elle-même doivent
également être rendues mobiles pour que l'on puisse
réparer la brèche labiale avec les tissus normaux
des lèvres. Ce résultat s'obtient par les procédés suivants :

a) **Restauration de la lèvre inférieure aux dépens des lèvres,**
d'après *v. Langenbeck* (Fig. 225).

Le bord inférieur de la perte de substance est prolongé de
chaque côté par une incision qui mobilise la partie restante du
bord libre de la lèvre inférieure, les deux commissures labiales
et les parties latérales de la lèvre supérieure.

Fig. 225.

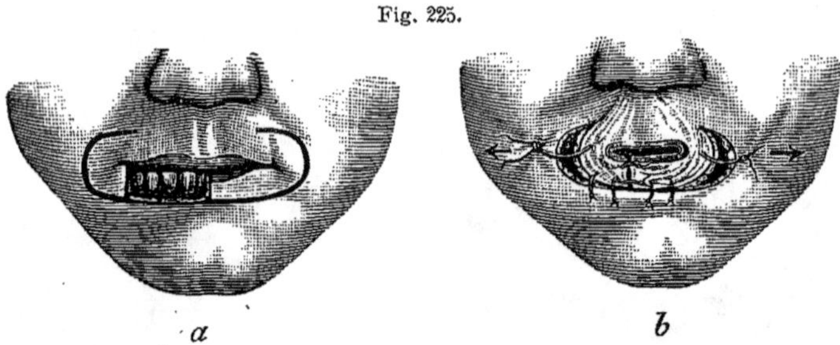

Cheiloplastie par glissement du bord muqueux des lèvres, d'après *v. Langenbeck*.

Plus est grande la brèche à réparer, et plus près du milieu
de la lèvre supérieure doivent arriver ces incisions ; toujours
pourtant il faudra conserver intacte la partie moyenne de cette
dernière, afin de ménager les anastomoses des artères coronaires avec celles de la cloison nasale, anastomoses qui devront
pourvoir à la nutrition de la lèvre détachée.

Les bords des lèvres ainsi mobilisés seront attirés vers la
ligne médiane de la face antérieure du maxillaire inférieur pour
être réunis tout d'abord ; puis on appliquera quelques points de
suture dans la région des commissures pour empêcher que
celles-ci ne se déforment en s'arrondissant ; on placera ensuite
les sutures restantes.

Le procédé de cheiloplastie de *v. Langenbeck* n'est plus
applicable lorsque la perte de substance s'étend au-delà de la
portion mobile de la lèvre inférieure, car on ne parvient plus
alors à déplacer suffisamment l'autre lèvre pour l'utiliser, et du
reste la bouche obtenue par ce procédé serait nécessairement
trop étroite, surtout s'il s'agissait d'une destruction totale de la
lèvre.

b) Restauration de la lèvre inférieure aux dépens des lèvres, d'après *Esthlander* (Fig. 226).

Afin de pouvoir encore utiliser la lèvre supérieure pour la réparation des pertes de substance limitées à la moitié latérale de la lèvre inférieure, mais s'étendant jusque dans la région mentonnière, on a dans ces derniers temps eu plusieurs fois recours au procédé d'autoplastie préconisé par *Esthlander*, procédé qui consiste à tailler dans la lèvre supérieure un lambeau triangulaire dont la pointe remonte jusque dans la joue, et dont le pédicule correspond au bord libre de la lèvre et renferme l'artère coronaire dans son épaisseur. Le lambeau en question est tordu sur son pédicule de façon que son sommet vienne se loger dans l'angle inférieur de la perte de substance (Fig. 226). La nouvelle brèche produite par l'excision du lambeau peut être immédiatement refermée par la suture.

Fig. 226.

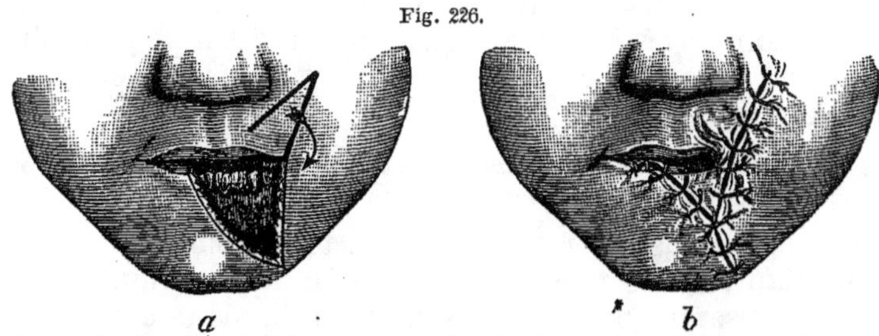

a   b

Restauration de la lèvre inférieure au moyen d'un lambeau pris sur la lèvre supérieure,
d'après *Esthlander*.

a Perte de substance et lambeau autoplastique; *b* lèvre restaurée.

Le grand avantage des deux méthodes précédentes, c'est qu'elles permettent de reconstituer une lèvre possédant un ourlet muqueux normal, ce qui n'est pas toujours possible avec les méthodes qui vont suivre.

c) Restauration de la lèvre inférieure par la méthode de v. *Bruns* (Fig. 227).

Lorsque la perte de substance s'étend sur toute la largeur de la lèvre, on la répare le mieux à l'aide de deux lambeaux latéraux de forme quadrangulaire, qu'on emprunte à la lèvre supérieure et aux joues de la manière représentée dans la fig. 227. Ces lambeaux, dont les pédicules renferment des branches artérielles fournies par les faciales, subiront un mouvement de rotation qui amènera leurs bords supérieurs en contact sur la ligne médiane de la face antérieure du maxillaire. Parfois on réussit à mobiliser suffisamment la muqueuse qui tapisse leur face profonde, pour qu'il soit possible d'en ourler le bord supérieur de la nouvelle lèvre ainsi formée. Les deux pertes de substances créées au niveau des joues peuvent être immédiatement refermées par la suture.

Lorsqu'on ne dispose pas d'assez de peau pour pratiquer la cheiloplastie par la méthode de *v. Bruns,* on est autorisé à

Fig. 227.

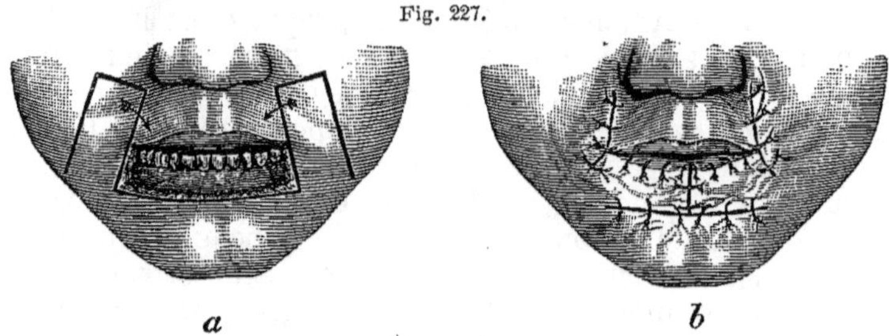

a   *b*

Cheiloplastie d'après *v. Bruns.*
a Perte de substance et lambeaux géniens ; *b* lèvre restaurée.

utiliser les téguments remarquablement denses et fermes de la région mentonnière. Il va de soi qu'en pareil cas il ne peut plus être question de chercher à procurer un ourlet muqueux à la nouvelle lèvre.

d) Restauration de la lèvre inférieure à l'aide d'un lambeau unique pris dans la peau du menton, d'après *v. Langenbeck* (Fig. 228).

L'un des bords latéraux de la perte de substance a dû recevoir au préalable une direction légèrement oblique; on le prolonge suffisamment loin dans la peau du menton pour que plus tard, après rétraction du lambeau détaché, il ait encore une longueur égale à celle de la brèche elle-même. Entre

Fig. 228.

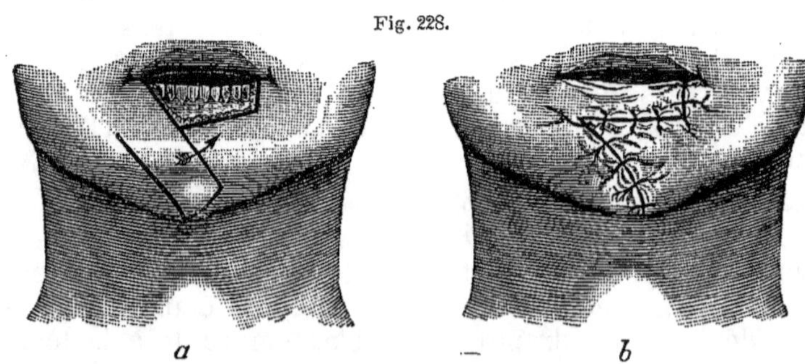

a   —   *b*

Restauration de la lèvre avec la peau du menton, d'après *v. Langenbeck*
a Perte de substance et lambeau autoplastique ; *b* lèvre restaurée.

l'incision qui a prolongé ce bord et le bord inférieur de la perte de substance, il reste alors un segment de peau qui servira de soutien à la peau transplantée. Deux autres incisions se rencontrant à angle droit achèvent de circonscrire le lambeau dont le pédicule regarde en haut et en dehors (Fig. 228*a).* Ce lambeau est détaché jusqu'à sa base du maxillaire sous-jacent, puis par un mouvement de torsion est amené dans la perte de substance aux bords de laquelle on le réunit par la suture. Ici encore la brèche créée au menton peut être immédiatement refermée.

e) Restauration de la lèvre inférieure à l'aide d'un double lambeau pris dans la peau du menton, d'après *Syme-Buchanan* (Fig. 229).

Chaque lambeau doit reconstituer une des moitiés de la lèvre. Les deux bords latéraux de la perte de substance sont prolongés vers le bas par deux incisions *bc* et *bd* (Fig. 229) qui se croisent au niveau de son angle inférieur. Pour la longueur à donner à ces incisions, on se base non-seulement sur la hauteur de la brèche à réparer, mais encore sur la rétraction future des lambeaux. Sur l'extrémité inférieure de chacune d'elles, on fait ensuite tomber une incision parallèle au bord latéral correspondant de la perte de substance, et les deux lambeaux *a b c d* et *a' b' c' d'* ainsi délimités, sont alors détachés jusqu'au niveau de leur base, puis entraînés vers le haut de façon

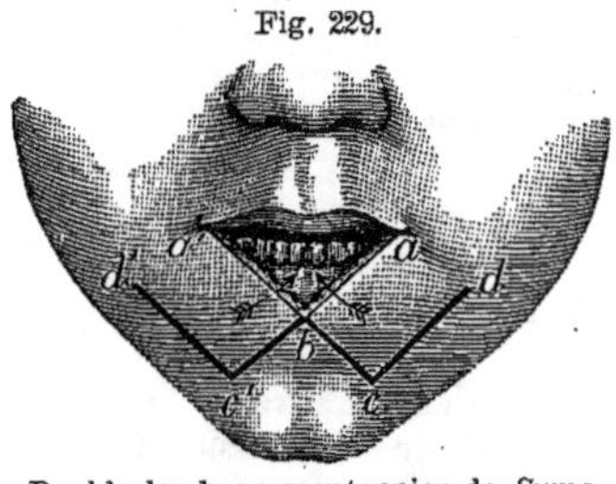

Fig. 229.

Double lambeau mentonnier de *Syme-Buchanan.*

qu'on puisse réunir leurs bords libres sur la ligne médiane.

Comme on le voit, nous n'avons plus ici le large soutien que fournit au lambeau transplanté, la peau restante au menton après le procédé de *v. Langenbeck.*

Ce n'est que dans les cas d'absolue nécessité qu'on serait autorisé à utiliser la peau de la région sous-mentonnière. On pourrait alors tailler dans la peau de la face antérieure du cou, un lambeau à pédicule étroit, semblable au lambeau frontal servant à la rhinoplastie, et propre à être également entraîné par la torsion dans la perte de substance *(Delpech)*. On pourrait aussi détacher la peau de la région mentonnière en la munissant de deux larges pédicules situés aux deux côtés de la pointe du menton, pédicules qu'on décollerait également de façon à pouvoir redresser par glissement le lambeau tout entier *(Zeiss)*.

Dans toutes les opérations de cheiloplastie, quel que soit le procédé employé, on s'attachera à appliquer toutes les sutures avec le plus grand soin, et l'on veillera notamment à produire un affrontement très-exact des parties au niveau du bord libre de la lèvre. Chaque point de suture embrassera les différents tissus de la lèvre, à l'exception toutefois de la muqueuse qui pourrait sans cela venir s'interposer entre les surfaces saignantes. La suture suffira à tarir l'hémorragie, d'ordinaire assez considérable ; le premier point appliqué devra toujours étreindre les artères coronaires, qui jusqu'à ce moment auront été comprimées entre les doigts d'un aide, ou entre les mors d'une pince pareille à celle qu'on emploie dans l'opération du bec-de-lièvre.

QUATRIÈME CHAPITRE.

Restauration du palais: staphylorraphie et uranoplastie.

1. Staphylorraphie.

La staphylorraphie, c'est-à-dire la réunion par la suture des bords du voile du palais divisé, doit toujours commencer par l'avivement de ces mêmes bords. Le voile du palais, qui jouit d'une très grande mobilité, doit au préalable être convenablement fixé, ce qu'on obtient en saisissant avec une érigne ou une pince à griffes chaque moitié de la luette, et en l'attirant assez fortement en avant. A la base de la fissure on enfonce alors dans l'un des bords, très près de la fente, un bistouri à double tranchant qu'on pousse de haut en bas en restant toujours à la même distance de cette dernière, et qu'on fait ressortir par la partie effilée de la moitié correspondante du voile. On avive ensuite de la même manière l'autre bord de division ; puis dans l'angle de réunion de la fissure, on enlève le petit pont de tissus commun aux deux bandelettes détachées, celles-ci continuant à être fixées par les deux pinces à griffes. Pour les exercices cadavériques, on peut, après avoir soigneusement nettoyé la bouche et le pharynx, créer une solution de continuité analogue à celle qui existe sur le vivant, en fendant le voile sur la ligne médiane de la façon précédemment décrite. Des cadavres frais et récents peuvent seuls convenir pour ce genre d'opérations.

Si l'on se bornait à suturer sans plus de forme les deux minces bords de la perte de substance, il serait à craindre que la trop grande tension du voile ne mît obstacle à la réunion par première intention. Pour s'opposer à cette tension, *Dieffenbach* pratiquait dans le voile, de chaque côté de la fente, une incision libératrice ou de détente (Fig. 230). Mieux vaut, à l'exemple de *Fergusson*, sectionner au bord du crochet de l'aile interne de l'apophyse ptérygoïde les muscles peristaphylins interne et externe, dont l'action a pour

Fig. 230.

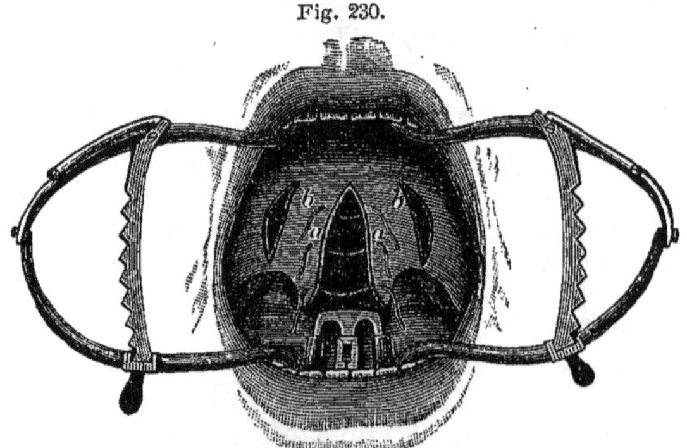

Staphylorraphie.
Spéculum buccal de *Whitehead*.

effet de tenir écartées l'une de l'autre les deux moitiés du voile. Cette section se pratique le mieux avec le ténotome à forte courbure de *v. Langenbeck* (Fig. 232a).

L'application des sutures dans la staphylorraphie présente toujours des difficultés assez sérieuses provenant, d'une part de la profondeur à laquelle on opère, d'autre part de ce qu'on ne peut faire pénétrer l'aiguille d'avant en arrière, c'est-à-dire sous le contrôle de l'œil, que dans le bord gauche de la plaie seulement. A droite l'aiguille traverse en effet les tissus d'arrière en avant, ou autant dire à l'aveugle. Dans le but de pouvoir également perforer le bord droit d'avant en arrière, on a imaginé de nombreux instruments spéciaux (aiguilles à manche), dont le plus usité est celui de *v. Langenbeck* (v. p. 15). Moyennant une certaine adresse on parvient néanmoins à vaincre les difficultés les plus réelles, même en se servant d'aiguilles et de porte-aiguilles ordinaires. Dans les diverses staphylorraphies auxquelles j'eus l'occasion d'assister, je vis chaque fois qu'après avoir essayé l'un après l'autre tous ces instruments plus ou moins compliqués, on était en somme heureux d'en revenir à l'ancien porte-aiguille de *Roux* (Fig. 17, p. 14) qui donnait encore les meilleurs résultats.

Pour les exercices d'amphithéâtre, le cadavre est couché avec la nuque soulevée par un billot de façon à rendre bien accessible le champ opératoire; on laisse pénétrer le plus de jour possible dans la bouche en maintenant les mâchoires écartées à l'aide d'un coin en bois enfoncé entre les dents. Dans la pratique, on opère le patient dans la position assise, et sans l'endormir, de crainte que le sang ne s'écoule en arrière dans les voies respiratoires. Si pourtant l'on préfère n'opérer que sur un sujet complètement anesthésié, on pourra recourir à la méthode de *E. Rose* qui place le malade la tête pendante. La bouche sera maintenue ouverte soit à l'aide de l'écarteur des mâchoires de *Heister* (Fig. 231), soit avec le spéculum buccal de *Smith*, ou celui de *Whitehead* (Fig. 230); ces deux derniers instruments abaissent en même temps la base de la langue.

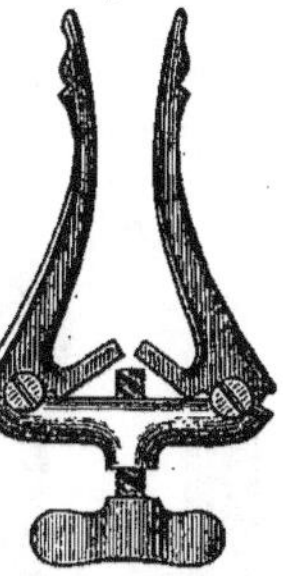

Fig. 231.

Écarteur des mâchoires de *Heister*.

2. Uranoplastie.

L'occlusion des pertes de substance du palais dur ne se pratique plus aujourd'hui d'une autre façon que par le procédé d'uranoplastie imaginé et décrit par *v. Langenbeck*. Déjà antérieurement à ce chirurgien d'autres opérateurs, *Baizeau* par exemple, avaient tenté de combler la fissure habituellement médiane du palais osseux à l'aide d'un lambeau emprunté à la muqueuse voisine; d'autres encore avaient essayé de rapprocher l'une de l'autre les apophyses palatines des maxillaires après les avoir détachées latéralement avec le ciseau. Appliquant ici le principe des incisions latérales parallèles exposé p. 353, fig. 202, *v. Langenbeck* tailla sur les côtés de la perte de substance deux lambeaux formés de toute l'épaisseur des parties molles tapissant le palais dur, lambeaux qu'il détacha avec le périoste de l'os sous-jacent, et qu'il ramena ensuite sur la ligne médiane pour les y réunir par la suture.

En opérant de cette façon, il facilitait singulièrement le décollement des lambeaux, il assurait la nutrition de ces derniers en conservant intacts les vaisseaux qui rampent entre la muqueuse et le périoste, enfin il obturait la fissure ou la perforation au moyen d'une membrane épaisse (fibro-muqueuse) qui parfois même donnait lieu à une reproduction osseuse.

Les préparatifs de l'opération sont absolument les mêmes que ceux décrits plus haut pour la staphylorraphie. Sur le cadavre il est impossible de réaliser, même approximativement, les conditions qui se présentent chez le vivant en cas de perte de substance soit acquise, soit surtout congénitale du palais. Il n'y a donc pas grand fruit à retirer pour cette opération des exercices cadavériques. Nous avons déjà vu à l'occasion de la résection du maxillaire supérieur (p. 230), comment il faut s'y prendre pour décoller le revêtement muco-périosté (fibro-muqueuse) qui tapisse la face inférieure de la voûte palatine.

Si pourtant l'on voulait s'exercer à la suture du palais en se plaçant dans des conditions se rapprochant tant soit peu de celles de la réalité, on commencerait par exciser sur le milieu de la voûte palatine un segment de muqueuse doublée de périoste, de façon à créer une perte de substance arrondie ou fusiforme, qu'on refermerait ensuite comme s'il s'agissait d'une véritable perforation du palais, en observant toutes les règles du procédé d'uranoplastie de *v. Langenbeck*.

Premier temps : Avivement des bords de la perte de substance, et délimitation de deux lambeaux latéraux muco-périostés.

La tête est placée comme pour la staphylorraphie de façon à rendre bien accessible la partie sur laquelle on opère; les deux mâchoires sont maintenues fortement écartées l'une de l'autre par le coin de bois ou l'un des instruments mentionnés plus haut. Avec un bistouri à forte courbure (Fig. 232 *b*), on fait ensuite sur les bords même de la perte de substance , deux incisions d'avivement se rencontrant à angle aigu aux deux extrémités de cette dernière, et divisant d'emblée toutes les parties molles jusqu'à l'os.

Cela fait, sur les parties latérales, et tout contre le bord alvéolaire , on pratique deux incisions parallèles aux précédentes, qui pénètrent comme elles jusqu'à l'os, et qui s'étendent chacune de la dernière dent molaire à la dent incise externe du même côté. Le couteau ne quittera pas un seul instant la gencive, car en déviant si peu que ce soit en dedans, il pourrait atteindre sur la voûte palatine les branches de l'artère palatine, et en arrière au niveau de l'orifice inférieur du canal palatin postérieur, le tronc même de cette artère.

Fig. 232.

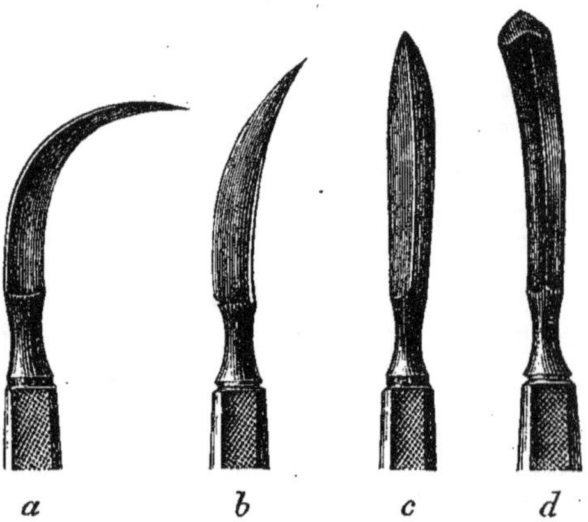

Bistouris employés par *v. Langenbeck* pour l'uranoplastie.

a ténotome ; *b* bistouri convexe servant à circonscrire les lambeuux ; *c* et *d* bistouri pointu et bistouri boutonné pour détacher le voile du palais.

Deuxième temps : Décollement des lambeaux et désinsertion du voile.

Avec l'élévatoire insinué sous la lèvre interne de chacune des incisions latérales externes , on pratique le décollement sous-périosté des deux lambeaux à double pédicule ainsi délimités. Pour mieux mobiliser encore ces lambeaux en arrière, on glisse entre leur face profonde et l'os, un couteau pointu à double tranchant et recourbé sur le plat (Fig. 232 *c*), qu'on conduit jusqu'au bord postérieur du palais dur, où on l'enfonce de bas en haut en rasant l'os de très près. Dans la fente ainsi produite on introduit alors un bistouri de même forme mais boutonné, avec lequel on détache le voile du palais du bord postérieur de chacun des os palatins : les deux lambeaux muco-périostés unis au voile ainsi désinséré peuvent dès lors être très facilement entraînés vers la ligne médiane. Pour empêcher que plus tard les sutures ne soient tiraillées, on sectionne en outre les muscles péristaphylins interne et externe tout contre le crochet de l'aile interne de chaque apophyse ptérygoïde.

Troisième temps : Réunion par la suture.

On la pratique de la même façon que dans la staphylorraphie.

Les deux plaies allongées qui subsistent sur les parties latérales de la voûte palatine se guériront par bourgeonnement.

Lorsqu'une fissure congénitale atteint à la fois le voile du palais et le palais dur, on peut suivant les circonstances propres à chaque cas, tantôt pratiquer dans la même séance la staphylorraphie et l'uranoplastie, tantôt au contraire chercher d'abord à restaurer le palais dur, puis à quelque temps de là entreprendre la suture du palais mou.

Sur les jeunes enfants, *J. Wolff* pratique l'uranoplastie et la staphylorraphie en deux séances séparées, et en faisant maintenir la tête de l'opéré dans la position pendante. Il combat l'hémorragie par la compression méthodique de la plaie. Dans la première séance il façonne les lambeaux et les détache du plan osseux sous-jacent; après un délai de 5 à 8 jours, lorsque la circulation est redevenue normale dans les lambeaux décollés, il procède ensuite à la réunion sur toute l'étendue de la perte de substance. Pour terminer, il embrasse les deux pédicules postérieurs des lambeaux dans une suture spéciale, qui sert de soutien aux autres sutures, et qu'il place de la façon suivante : les deux bouts libres d'une anse de fil d'argent sont conduits, l'un par l'incision latérale externe gauche, l'autre par l'incision latérale externe droite, derrière chaque lambeau correspondant, puis ressortent à travers ces lambeaux un peu dehors de leur ligne de réunion. Au-devant de celle-ci on les noue ensuite après avoir resserré l'anse. Le traitement ultérieur consiste en irrigations fréquemment répétées qu'on pratique également en plaçant le malade la tête pendante.

La méthode opératoire que nous venons de décrire est applicable à tous les cas de fissure étendue ou même de division totale du palais.

Les petites pertes de substances qui, comme nous l'avons vu, sont celles qu'on peut le mieux imiter sur le cadavre, se réparent encore d'une façon tout-à-fait analogue.

L'occlusion de très petites perforations pourrait par contre s'obtenir à l'aide d'un lambeau pédiculé qu'on amènerait par torsion au-devant de la solution de continuité *(v. Langenbeck)*.

Huitième Partie.

Opérations qui se pratiquent sur les voies respiratoires et le thorax.

PREMIER CHAPITRE.

Ouverture des voies respiratoires. Bronchotomie.

Le champ opératoire de la bronchotomie comprend à proprement parler tout l'espace compris entre l'os hyoïde et la fossette sus-sternale ; mais comme l'ouverture pratiquée au-dessus du larynx (laryngotomie sous-hyoïdienne) donne plus particulièrement accès dans le pharynx, et que d'autre part, pour ne pas nuire aux fonctions de l'appareil de phonation, on ne se décide à ouvrir le larynx que quand le siège intralaryngé des processus morbides nécessite absolument cette intervention, pour ces motifs le champ opératoire en question se trouve en réalité réduit à l'espace qui est limité en haut par le bord inférieur du cartilage thyroïde , et en bas par le bord supérieur du sternum. L'opération faite sur un point quelconque de la partie du conduit aérien qui correspond à cet espace porte plus spécialement le nom de trachéotomie, et pour des raisons pratiques on considère alors comme faisant déjà partie de la trachée le cartilage cricoïde et le ligament conoïde ou membrane crico-thyroïdienne. L'incision pratiquée au-dessus du ligament conoïde, et déjà même jusqu'à un certain point la division de cette membrane, s'appelle au contraire laryngotomie ou thyrotomie, tandis que l'on réserve plutôt le nom de pharyngotomie à l'ouverture de la membrane thyro-hyoïdienne.

I. Trachéotomie.

Anatomie topographique (Fig. 233).

La trachée (à laquelle nous rattachons le cartilage cricoïde et le ligament conoïde) descend sur la ligne médiane du cou, dans l'espace compris entre les bords antérieurs des muscles sterno-cleïdo-mastoïdiens. Alors que le cartilage cricoïde et les anneaux supérieurs de la trachée (chez l'enfant tout au moins le cartilage cricoïde) sont encore assez superficiels pour être facilement perçus par la palpation, la partie inférieure du tube aérien devient au contraire de plus en plus profonde, et par le fait même de moins en moins accessible.

Les couches à diviser pour atteindre la trachée sont d'abord la peau fine et très mobile de la région antérieure du cou, puis l'aponévrose cervicale superficielle qui indique par un raphé médian, blanchâtre, l'interstice existant entre les muscles sterno-hyoïdiens (qui montent en convergeant l'un vers l'autre) et plus profondément entre les muscles sterno-thyroïdiens (qui montent en s'écartant l'un de l'autre). Sous ce premier feuillet d'aponévrose on rencontre ensuite, au-devant des anneaux supérieurs de la trachée,

Fig. 233.

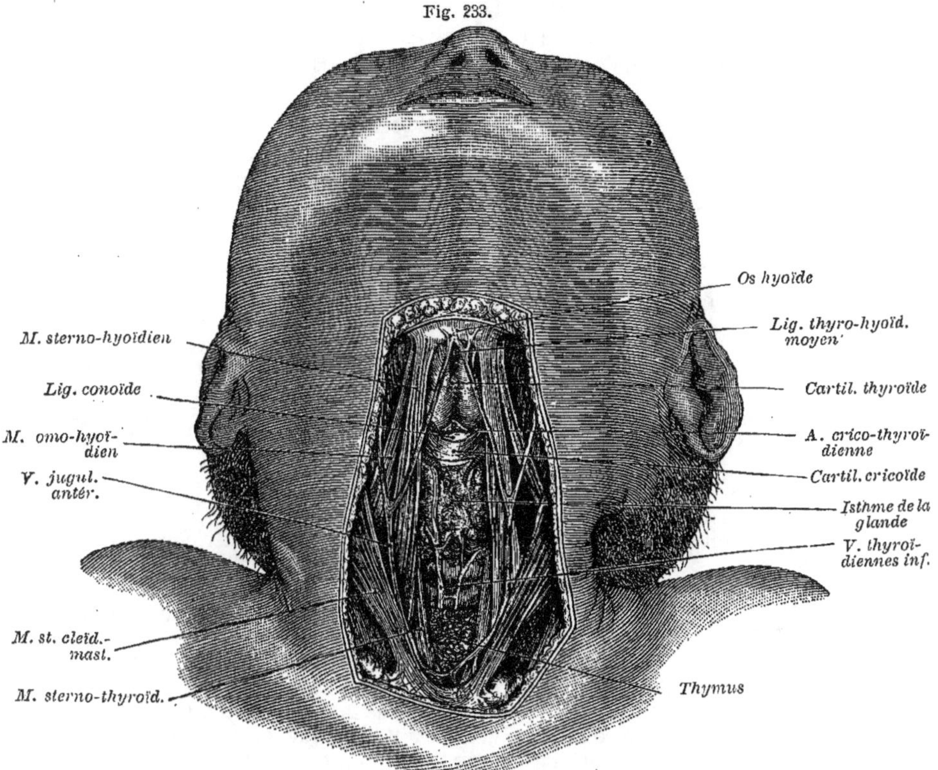

Topographie du larynx et de la trachée chez l'enfant.

l'isthme de la glande thyroïde dont la largeur et la position varient considérablement suivant les cas, et sur les dimensions duquel on se base avant tout dans le choix du procédé opératoire. Plus bas la trachée est recouverte par le plexus veineux thyroïdien qui est logé dans le tissu conjonctif péritrachéal.

C. Hueter divise d'une façon très pratique la partie du conduit aérien sur laquelle porte la trachéotomie en cinq terrains anatomiques bien distincts, dont la hauteur varie essentiellement d'après l'âge de l'opéré et d'après le développement de l'isthme de la glande thyroïde. Pour l'opération on utilise tantôt une seule et tantôt deux de ces subdivisions anatomiques. Il est clair qu'un tel partage du champ opératoire devient tout-à-fait illusoire dès qu'on a affaire à des sujets à cou très court, ou dans les cas de déviations pathologiques de la colonne vertébrale, ou enfin dans les cas de dégénérescence de la glande thyroïde. Ces cinq segments de la trachée au niveau desquels l'opération est possible sont :

1. Le ligament conoïde (crico-thyroïdien); 2. le cartilage cricoïde; 3. la partie supérieure de la trachée (au-dessus de l'isthme de la glande thyroïde); 4. la partie moyenne de la trachée (recouverte par l'isthme); 5. la partie inférieure de la trachée (au-dessous de l'isthme).

Les rapports anatomiques varient considérablement pour chacune de ces portions du tube respiratoire; il s'ensuit que les difficultés opératoires seront nécessairement très différentes suivant que l'on voudra pratiquer 1. la division du ligament conoïde, ou 2. la cricotomie, ou 3. la trachéotomie supérieure, ou 4. la trachéotomie moyenne ou retro-glandulaire, ou 5. la trachéotomie inférieure.

La partie de la trachée située en dessous de l'isthme de la glande thyroïde est la plus rapprochée de la colonne vertébrale et partant la plus profondément située; au-dessus de la fourchette du sternum il est même très difficile de l'atteindre sans mettre en danger les gros troncs vasculaires (tronc brachio-céphalique, etc., voir pag. 29). Elle est recouverte d'un riche lascis veineux — plexus veineux thyroïdien qui se déverse dans la veine innominée ou dans les veines jugulaires internes. Les branches terminales des artères thyroïdiennes inférieures ne s'anastomosent pas au-devant de la trachée; mais sur le milieu de la face antérieure de cette dernière on trouve parfois la petite artère thyroïdienne de Neubauer venant directement de la crosse aortique et se dirigeant vers le bord inférieur de la glande thyroïde. Beaucoup plus importantes sont les anomalies que l'on a parfois observées dans le trajet du tronc brachio-céphalique; celui-ci présentait une direction beaucoup plus verticale que celle qui est représentée à la pag. 29 précitée, et même il est arrivé des cas où il recouvrait tout le segment inférieur de la trachée et remontait jusqu'au bord inférieur de la glande thyroïde. De même encore, on a vu la carotide droite, et même la carotide gauche (lorsque celle-ci naissait anormalement du tronc innominé) recouvrir ou bien croiser la face antérieure de la trachée. Enfin chez les enfants, il peut arriver que le thymus très développé masque en partie le segment inférieur du tube respiratoire.

La partie de la trachée qui est recouverte par l'isthme de la glande thyroïde présente une étendue très variable suivant les sujets et ne peut être rendue accessible que par la division de l'isthme en question. Alors qu'on rencontre parfois chez l'adulte les deux lobes latéraux de la glande thyroïde complètement isolés l'un de l'autre, et réunis seulement par quelques bandes conjonctives transversales, il arrive par contre souvent surtout chez les enfants, qu'on tombe sur un isthme formé de tissu glandulaire compact, et s'élevant sur une hauteur de 2 à 3 centim. Dans les contrées où le goitre est endémique, on remarque même que chez les individus non porteurs de cette infirmité, l'isthme de la glande présente toujours un développement plus marqué que d'habitude. Il est clair que la richesse vasculaire de cet isthme doit être en rapport direct avec l'abondance du tissu glandulaire qui entre dans sa composition.

Chez l'adulte, la partie de la trachée comprise entre le bord supérieur de l'isthme et le cartilage cricoïde présente généralement une étendue assez grande pour qu'il soit possible d'y pratiquer la trachéotomie sans difficulté. Chez les nouveaux-nés par contre, et très souvent aussi chez les enfants âgés de moins d'un an, la partie moyenne de la glande remonte jusqu'à hauteur du cartilage cricoïde *(C. Hueter)*. Outre cela un solide feuillet aponévrotique relie si étroitement cette portion moyenne au larynx, qu'une traction même assez forte ne réussit pas à la détacher des anneaux supérieurs de la trachée. Ce fascia laryngo-thyroïdien qui se prolonge en haut sur le cartilage thyroïde, recouvre également les lobes latéraux de la glande et les fait adhérer au bord postérieur du cartilage précité. Une simple division verticale de cette aponévrose ne mobilise presque pas l'isthme de la glande; celui-ci ne se laisse détacher de la trachée avec le feuillet aponévrotique profond, que si l'on fend horizontalement sur le cartilage cricoïde le fascia en question qui constitue en quelque sorte un ligament suspenseur de l'isthme. Sous l'insertion de cette aponévrose à la glande thyroïde rampe de chaque côté le rameau glandulaire fourni par la thyroïdienne supérieure; il n'est pas rare que ces deux rameaux s'anastomosent transversalement le long du bord supérieur de l'isthme.

Le cartilage cricoïde occupe une position très superficielle, ce qui fait que, même chez les plus petits enfants, on parvient toujours à le reconnaître à travers la peau en descendant avec le doigt sur la ligne médiane du cou à partir de l'os hyoïde. Ce cartilage n'est recouvert par aucun vaisseau, mais souvent on rencontre au-devant de lui un lobe médian de la glande thyroïde appelé lobe pyramidal, qui tantôt est réuni à l'isthme par un pédicule, et tantôt est complètement isolé et constitue une petite glande accessoire. Ce lobe pyramidal s'élève parfois jusque sur le cartilage thyroïde et même plus haut encore; il siége d'habitude un peu à côté de la ligne médiane, et n'adhère jamais autant que l'isthme au cartilage cricoïde. Chez les individus âgés, ce dernier cartilage est assez fréquemment atteint d'ossification; on éprouve alors plus de difficulté pour le sectionner et aussi pour l'entrouvrir dès qu'il est divisé.

Le ligament conoïde ou crico-thyroïdien, qui est surtout composé de fibres élastiques lui donnant un aspect jaunâtre, relie le bord inférieur du cartilage thyroïde au bord supérieur du cartilage cricoïde. Il siége très superficiellement et apparaît dès qu'on écarte l'un de l'autre les bords internes des muscles sterno-hyoïdiens. Le long de sa moitié supérieure rampent les petites artères crico-thyroïdiennes qui s'anastomosent sur la ligne médiane, et dont la branche de réunion traverse le ligament immédiatement en dessous du bord du cartilage thyroïde. La hauteur du ligament conoïde est peu considérable, surtout chez l'enfant.

Technique de l'opération.

Des données anatomiques qui précèdent, il résulte à l'évidence que la partie de la trachée située en dessous de l'isthme de la glande thyroïde est celle qu'on choisirait en dernier lieu pour y pratiquer la trachéotomie. La méthode de la trachéotomie inférieure ne devra être utilisée que pour répondre à des indications bien déterminées, comme par exemple dans certains cas de sténose laryngo-trachéale, au début de l'opération de l'extirpation du larynx, pour permettre l'extraction des papillomes et des corps étrangers situés très bas dans la trachée, et enfin lorsque la glande thyroïde recouvre entièrement la partie supérieure de la trachée et le cartilage cricoïde. Je ne dois pourtant pas oublier de faire remarquer que certains chirurgiens, tenant peu compte des difficultés d'exécution précédemment signalées, donnent habituellement la préférence à ce procédé de trachéotomie inférieure.

La trachéotomie moyenne serait naturellement toute indiquée si l'isthme faisait défaut entre les deux lobes latéraux de la glande thyroïde. Ce cas ne se présente en réalité que rarement, et vu la grande richesse vasculaire de l'isthme et la facilité avec laquelle la glande entre en suppuration à la suite des traumatismes, il vaut mieux renoncer à faire porter l'incision sur cette partie moyenne de la trachée qui ne peut être rendue accessible que par la division du tissu glandulaire qui la recouvre. Si l'on était pourtant contraint d'opérer à ce niveau, on pourrait prévenir l'hémorragie en coupant l'isthme entre deux ligatures en masse qu'on conduirait en arrière de ce dernier au moyen d'un crochet à artères *(Roser)*. La trachéotomie moyenne est pratiquée par *E. Rose* au début de l'opération de l'extirpation totale du goître: après avoir dénudé la tumeur, il la partage en deux moitiés sur la ligne médiane en pénétrant entre les deux lobes soudés de la glande; l'isthme qui a été laissé intact est attiré en haut, et la trachée est ouverte à l'endroit où elle était précédemment recouverte par l'organe malade.

La méthode opératoire véritablement typique et qui convient dans le plus grand nombre des cas, est celle qui utilise, soit uniquement la partie de la trachée située au-dessus de l'isthme, soit le cartilage cricoïde seul (cricotomie) ou uni aux premiers anneaux de la trachée (cricotrachéotomie). Lorsque la partie supérieure de la trachée est libre sur une assez grande étendue pour qu'il soit possible d'y pratiquer une incision d'une longueur suffisante, ou tout au moins quand l'espace disponible peut aisément être agrandi par le décollement et l'abaissement de l'isthme de la glande, la trachéotomie supérieure se présente alors comme le procédé opératoire réunissant les plus grands avantages. Lorsque l'on constate au contraire que l'isthme touche par son bord supérieur au cartilage cricoïde, on se trouve mieux de recourir à la cricotomie ou à la cricotrachéotomie. Dans la pratique, c'est donc pour l'une ou l'autre de ces deux méthodes que l'opérateur aura le plus souvent l'occasion de se décider; disons pourtant que pour le chirurgien novice la cricotomie ou la cricotrachéotomie se recommande par sa facilité plus grande d'exécution. L'ossification du cartilage cricoïde ne se présente qu'à un âge où les difficultés de la trachéotomie sont généralement beaucoup diminuées. Ajoutons que la division de ce cartilage n'entraîne après elle aucune altération dans les fonctions des cordes vocales.

I. Cricotomie et cricotrachéotomie d'après *Boyer, C. Hueter* et *König*.

Le sujet est couché horizontalement sur le dos ; sous la nuque on glisse un coussin rond ou un billot de manière à renverser la tête en arrière. La trachée est ainsi attirée hors de l'ouverture supérieure du thorax et proémine en outre fortement en avant. Le champ opératoire doit être aussi parfaitement éclairé que possible. Un assistant se tient assis ou debout en arrière de la table d'opérations, et fixe la tête entre les deux mains, en ayant soin de maintenir tout le temps la pointe du menton juste au-dessus de la fossette sus-sternale.

L'opérateur se place à droite du malade, l'aide préposé à la plaie se tient à gauche.

Premier temps : Dénudation du conduit aérien.

Avec la pointe de l'index descendant exactement sur la ligne médiane du cou, on s'assure d'abord de la position des différentes parties en commençant par l'os hyoïde. On parvient presque toujours ainsi à reconnaître non-seulement l'os hyoïde lui-même, mais encore le cartilage thyroïde et le cartilage cricoïde. Les téguments étant ensuite convenablement tendus entre les doigts de la main gauche (voir Fig. 6, pag. 8), on fait à la peau une incision de 4 à 5 centim. environ d'étendue, qui commence au bord inférieur du cartilage thyroïde, et qui descend de là verticalement sur la ligne médiane de la face antérieure du cou. Le fascia superficialis étant ainsi mis à découvert, on reconnaît le raphé médian blanchâtre correspondant à l'interstice qui sépare les muscles sterno-hyoïdiens. On ne quitte plus désormais cet interstice à travers lequel on pénètre avec précaution en divisant chaque couche entre deux pinces (voir Fig. 9, pag. 9).

Le raphé conjonctif médian ayant été entièrement divisé sur toute la longueur de l'incision cutanée, et les deux muscles sterno-hyoïdiens étant maintenus écartés par un assistant ou à l'aide du double crochet à ressort de *Bose* (Fig. 234 *d*), dans le fond de l'interstice on reconnaît au milieu d'une atmosphère de tissu cellulaire lâche — en haut le ligament conoïde, plus bas le cartilage cricoïde, et plus bas encore l'isthme de la glande thyroïde. Presque toujours on trouve en outre au-devant du conduit aérien quelques veines fortement dilatées qu'on doit s'attacher à éviter avec le plus grand soin ; en pareil cas, le stylet à spatule rend les plus grands services pour parfaire la dénudation du cartilage cricoïde. La présence d'un lobe pyramidal de la glande thyroïde qui doit être décollé et rabattu vers l'isthme, peut seule augmenter quelque peu les difficultés de ce premier temps de l'opération.

Si à ce moment on s'aperçoit que l'incision du cartilage cricoïde ne pourra procurer une ouverture suffisante, on dénude également les anneaux supérieurs de la trachée, et si ces derniers sont recouverts par l'isthme de la glande, on divise transversalement l'aponévrose cervicale moyenne au-devant du cartilage cricoïde (*König, Bose,* voir plus loin), puis à travers la fente du fascia on décolle cet isthme avec des instruments mousses et on le refoule vers le bas.

Deuxième temps: Ouverture du conduit aérien préalablement fixé et introduction d'une canule.

Le tube respiratoire ne peut être ouvert qu'après que toute hémorragie a été soigneusement tarie dans la plaie; on évite ainsi que le sang ne s'écoule dans la trachée. Il est bien vrai qu'avec la reprise subite de la respiration après l'ouverture de la trachée, l'hémorragie veineuse cesse rapidement dans la plupart des cas; cependant il peut se faire que l'asphyxie ne prenne pas fin immédiatement, et alors le sang continue à s'écouler même après que la trachée a été incisée. Pour empêcher en outre que le conduit aérien ne s'élève et ne s'abaisse à chaque mouvement de déglutition, on le fixe en place au moyen de deux petites érignes pointues à faible courbure (Fig. 234 *c*) avec lesquelles on accroche de chaque côté de la ligne médiane le bord supérieur du cartilage cricoïde. L'opérateur tient lui-même de la main gauche la petite érigne placée à droite, celle de gauche est tenue par un assistant. L'un et l'autre tirent modérément sur ces érignes de manière à soulever légèrement le cartilage cricoïde; les deux tractions ainsi exercées doivent en outre être divergentes, de façon qu'après la division du cartilage cricoïde les bords de la plaie restent entr'ouverts et donnent libre passage à l'air inspiré et expiré. Quant à cette division on la pratique à l'aide du bistouri, qu'on enfonce au-dessus du bord supérieur du cartilage cricoïde, et avec lequel on incise directement de haut en bas. En incisant en sens contraire, on risquerait de sectionner du même coup le ligament conoïde et d'atteindre ainsi l'anastomose des artères crico-thyroïdiennes. Pour se mettre également à l'abri de la blessure de la paroi postérieure du tube respiratoire, on peut ponctionner d'abord simplement la trachée, puis avec un bistouri boutonné agrandir l'ouverture autant qu'il est nécessaire. Lorsque l'ouverture obtenue par la division du cartilage cricoïde se montre insuffisante, on prolonge l'incision à travers les deux anneaux supérieurs de la trachée préalablement dénudés. On veillera à ce que la muqueuse qui tapisse le tube respiratoire soit réellement divisée et ne soit pas seulement décollée, ainsi qu'il peut arriver lorsqu'elle est gonflée et ramollie à la suite de l'inflammation préexistante.

Dès qu'on a constaté que la respiration s'effectue régulièrement, on procède à l'introduction d'une canule dans la trachée.

Il existe de nombreux modèles de c a n u l e t r a c h é a l e. La plus recommandable est celle de *Luër* modifiée par *Hagedorn* (Fig. 234 *a*). Elle se compose d'un double tube en argent, courbé en arc de cercle, et muni d'un pavillon mobile qui lui permet de suivre les mouvements de la trachée ; le tube interne une fois introduit dans l'externe y est maintenu au moyen d'une petite vis ailée ; pour le nettoyage de la canule le tube interne doit seul être changé.

Si l'on n'avait pas de canule à sa disposition, on pourrait la remplacer soit par l'extrémité inférieure d'un cathéter élastique, soit par un tube en caoutchouc quelconque.

Fig. 234.

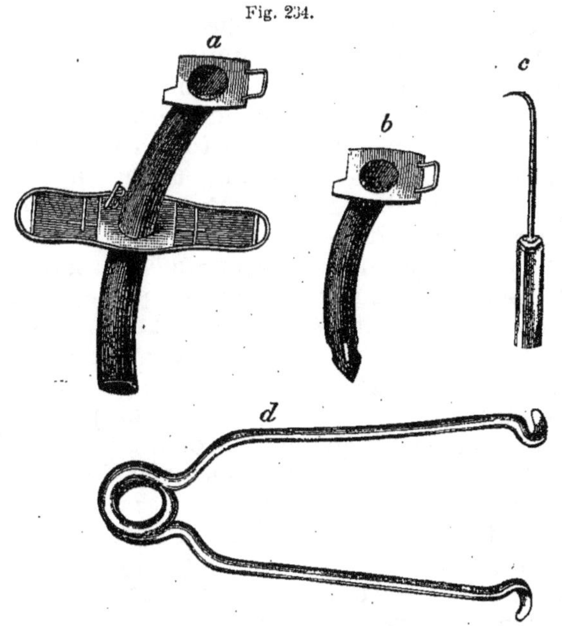

Instruments pour la trachéotomie.
a Double canule de *Hagedorn* ; *b* tube interne pourvu d'ouvertures latérales ;
c érigne pointue ; *d* double crochet rétracteur à ressort de *Bose*.

L'introduction de la canule a lieu comme suit : pendant qu'un aide écarte avec des érignes les bords de la fente trachéale, on présente à celle-ci le bout de l'instrument, de telle façon que la partie qui porte le pavillon forme un angle droit avec le grand axe du cou, puis par une sorte de mouvement de rotation de vis d'environ 90°, on l'enfonce peu à peu dans le tube respiratoire. La canule une fois placée, on la fixe en place au moyen de deux rubans de fil qui s'attachent aux ouvertures latérales du pavillon, et dont on noue les bouts libres en rosette sur le côté du cou. Pour terminer, on pourra fermer l'angle inférieur de la plaie par un point de suture entrecoupée.

Outre les instruments nécessaires à la trachéotomie précédemment signalés, on en a construit un très-grand nombre d'autres qui sont tout-à-fait superflus. Il en est ainsi notamment de tous les trachéotomes avec lesquels on cherche à finir l'opération en un seul temps en perforant à la fois les parties molles et la trachée; ces instruments doivent être rejetés comme pouvant être dangereux chez l'enfant; et comme étant absolument inutiles chez l'adulte.

Ajoutons qu'il n'existe non plus aucune raison plausible de substituer le galvano-cautère ou le thermo-cautère à l'instrument tranchant dans l'opération de la trachéotomie.

2. Trachéotomie supérieure, d'après *Bose.*

Comme nous l'avons déjà dit plus haut, la trachéotomie supérieure est le procédé tout indiqué lorsque l'isthme de la glande thyroïde ne recouvre pas les anneaux supérieurs de la trachée. *Bose* a de plus démontré, qu'en fendant transversalement le fascia laryngo-thyroïdien et en refoulant les parties sous-jacentes vers le bas, on peut encore pratiquer cette méthode opératoire alors même que l'isthme cache en tout ou en partie l'espace précité.

L'incision de la peau, la division du fascia superficialis et la recherche de la trachée dans l'interstice qui sépare les muscles sterno-hyoïdiens, se pratique absolument de la même façon que dans la cricotrachéotomie. Le double crochet rétracteur de *Bose* (Fig. 234 *d*) est alors placé entre les deux muscles précités, et l'on découvre ainsi dans le fond de la plaie le cartilage cricoïde et l'isthme de la glande thyroïde.

Sur le bord inférieur du cartilage cricoïde on place ensuite l'extrémité de l'index en l'appuyant assez fortement contre le ligament cicotrachéal; on fixe ainsi le cartilage en question et d'autre part on donne au fascia laryngo-thyroïdien le degré de tension nécessaire. Cela fait, sur le sommet du cartilage on incise transversalement ce fascia sur une étendue de 5 millim. environ. On saisit avec une pince la lèvre inférieure de la fente ainsi produite, puis à l'aide de la sonde cannelée glissée en arrière de l'isthme, on sépare ce dernier ainsi que le feuillet aponévrotique qui tapisse sa face profonde d'avec les anneaux trachéaux sous-jacents. Les brides conjonctives un peu plus résistantes sont au besoin sectionnées avec la lame du bistouri conduite à plat le long de la trachée. Avec un crochet mousse, on peut

alors abaisser la partie moyenne de la glande et découvrir ainsi
les anneaux supérieurs de la trachée. Une érigne enfoncée sous
le bord inférieur du cartilage cricoïde attire ensuite cette dernière en avant et en haut et la fixe dans cette position; il ne reste
plus alors qu'à inciser les anneaux supérieurs et à introduire la
canule de la façon décrite en 1.

3. Trachéotomie inférieure.

Le segment de la trachée situé immédiatement en-dessous de l'isthme de
la glande thyroïde peut, dans les conditions que nous avons précisées antérieurement, être également mis à découvert entre les deux muscles sterno-
hyoïdiens. On procède pour cela de la même façon que dans la cricotrachéotomie et dans la trachéotomie supérieure. Le double crochet à ressort de *Bose*
sert encore à écarter les bords des muscles précités et rend ici d'autant plus
de services que la trachée est située plus profondément. *Wilms*, qui préconise
surtout cette méthode de la trachéotomie inférieure, attire alors vers le haut
le bord inférieur de l'isthme de la glande thyroïde, puis avec la sonde cannelée
et des pinces, il sépare le tissu conjonctif riche en veines qui recouvre le
conduit aérien. Sur le vivant, les veines à direction transversale sont coupées
entre deux ligatures. Pendant que l'assistant rétracte ensuite les parties
divisées avec des crochets rétracteurs, l'opérateur, tout en maintenant de
l'index gauche l'isthme relevé, pratique à main levée une petite ouverture
dans la trachée. L'aide accroche aussitôt l'un des bords de l'orifice avec un
crochet à strabotomie, puis l'ouverture est agrandie, et la canule introduite.

II. Section médiane du larynx ou laryngotomie.

On recourt à cette opération après certains traumatismes
du larynx, pour permettre l'extraction des corps étrangers et
des néoplasmes qu'on ne peut pas atteindre par la voie intralaryngée, dans certains cas d'inflammation et de rétrécissement
de cet organe. Avec *Schüller* nous distinguons deux sortes de
laryngotomie : 1° la laryngotomie totale qui est pratiquée
dans le domaine des cordes vocales; 2° la laryngotomie
partielle qui atteint la partie sous-glottique du larynx.
Pour des raisons de pratique et de pronostic tout à la fois,
nous désignons donc ainsi sous le nom de laryngotomie totale
non-seulement la division simultanée du cartilage thyroïde, du
ligament conoïde, du cartilage cricoïde et éventuellement des
anneaux supérieurs de la trachée (laryngo-fissure), mais
encore la section isolée du cartilage thyroïde (thyrotomie).
Par contre, nous réservons le nom de laryngotomie partielle
à l'incision du ligament conoïde et du cartilage cricoïde, incision
qui est parfois aussi prolongée dans les premiers anneaux de la
trachée.

Nous avons déjà exposé plus haut, pag. 392, l'anatomie topographique
du cartilage cricoïde et du ligament conoïde. Quant au cartilage thyroïde, il
est tellement superficiel qu'il n'est nullement besoin d'en décrire la face
antérieure qui seule nous occupe ici. D'après *M. Schüller*, on rencontrerait

assez fréquemment au-devant du cartilage thyroïde une branche de l'artère thyroïdienne ou de la laryngée se portant transversalement vers l'artère thyroïdienne de l'autre côté; souvent aussi il a trouvé une branche de la veine laryngée descendant dans la direction de l'isthme juste au-devant de l'angle du cartilage en question.

Tamponnement de la trachée.

Toutes les fois qu'on pratique la laryngotomie sur le vivant, on est exposé à voir le sang se déverser dans la trachée. La section du larynx est loin pourtant d'être une opération très sanglante en elle-même, d'autant plus que l'anastomose des deux artères crico-thyroïdiennes peut toujours être divisée à l'avance entre deux ligatures médiates. Néanmoins les manipulations ultérieures intralaryngées, et notamment l'extirpation des néoplasmes, exposent souvent le malade au danger d'une prompte asphyxie. Pour parer à ce danger on peut donner à la tête de l'opéré la position pendante selon la méthode de *Rose*, de telle façon que tout le sang s'écoule au dehors par la bouche et par le nez, ou bien on peut pratiquer le tamponnement de la trachée. Ce dernier moyen mérite sans contredit la préférence, car on peut en continuer l'emploi pendant toute la durée du traitement, et ainsi mettre l'opéré à l'abri des pneumonies infectieuses pouvant résulter de l'écoulement des sécrétions de la plaie dans les voies respiratoires. Pour ce tamponnement de la trachée, on peut très souvent utiliser l'angle inférieur de la plaie laryngée. Mais si celle-ci n'est pas suffisamment étendue, ou que la partie du larynx sur laquelle on opère soit par hasard recouverte, mieux vaut alors faire une trachéotomie inférieure préalable, et tamponner ensuite à travers la plaie de la trachée. Sur le vivant, du reste, la trachéotomie a déjà souvent dû être pratiquée bien avant que l'on n'intervienne par la laryngotomie, et dès lors l'ouverture préexistante pourra servir à l'introduction des tampons.

Le tamponnement de la trachée, lorsqu'il peut être fait à travers une large plaie de laryngotomie, se pratique le mieux à l'aide d'une canule ordinaire à trachéotomie qu'on revêt d'un épais drain en caoutchouc, et avec laquelle on ferme la trachée comme avec un bouchon *(Michael)*. Pour tamponner à travers une ouverture trachéale, on a le plus souvent employé jusqu'en ces derniers temps la canule-tampon de *Trendelenburg,* qui se compose d'une canule entourée d'une poche en caoutchouc susceptible d'être distendue par l'air qu'on y insuffle à travers un petit conduit s'abouchant dans le pavillon de l'instrument. La poche en caoutchouc n'est distendue qu'après que ce dernier a été introduit dans la trachée. *Michael* construit lui-même une canule-tampon de la manière suivante : sur une canule ordinaire à trachéotomie il assujettit avec un fil enroulé en spirale un morceau d'éponge préalablement humectée, qu'il laisse ensuite se sécher convenablement, puis qu'il recouvre d'un fin papier en gutta-percha après avoir enlevé le fil qui la comprimait. Une petite ouverture qui a été pratiquée à l'avance dans la paroi de la canule, permet, lorsque celle-ci est en place, d'injecter avec une seringue de *Pravaz* de l'eau salicylée dans l'éponge qui se gonfle aussitôt et obstrue complètement la lumière de la trachée. En cas de nécessité on peut du reste boucher tout simplement le bout supérieur de la trachée avec un tampon de gaze iodoformée muni d'un fil, qu'on introduit par la plaie de trachéotomie; par dessous on place alors la canule trachéale habituelle. Avec les méthodes de tamponnement de *Michael* on a l'avantage de pouvoir laisser le tampon à demeure pendant toute la durée du traitement ultérieur. Pour pouvoir obtenir le même résultat avec la canule-tampon de *Trendelenburg,* il faudrait remplir la poche avec de l'eau ou de la glycérine, et non pas avec de l'air qui s'échappe toujours assez facilement.

La c a n u l e - t a m p o n de *E. Hahn*, qui est représentée dans la figure ci-contre, convient particulièrement bien pour pratiquer le tamponnement de

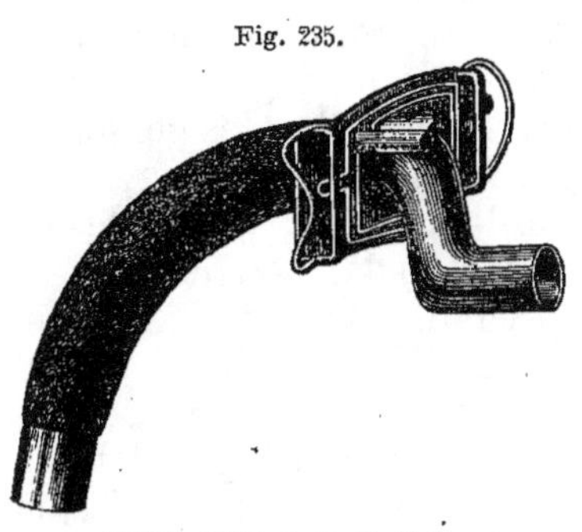

Fig. 235.

Canule-tampon de *E. Hahn*.

la trachée au cours des opérations portant sur la cavité buccale, le pharynx et le larynx. Cette canule est double; son tube externe est muni d'un étroit pavillon mobile, et terminé au bas par une sorte d'anneau saillant mesurant 2 millim. d'épaisseur et 1 centim. de hauteur; son tube interne se prolonge au sortir du pavillon en une première portion verticale longue de 2 centim., et en une seconde portion horizontalement dirigée en avant. Grâce à ce prolongement, la région du cou sur laquelle on opère n'est plus cachée, notamment pendant la chloroformisation. Tout le segment du tube externe compris entre le pavillon et la partie saillante terminale est en outre enveloppé d'une lamelle d'éponge préparée, mesurant 2 millim. d'épaisseur et par conséquent ne dépassant pas la saillie de l'anneau inférieur. L'éponge est cousue sur toute la longueur du côté concave de la canule, et de plus est solidement assujettie par un fil à chacune de ses extrémités. La préparation de cette éponge se fait de la manière suivante : on prend une éponge bien molle et à très fins pores, qu'on désinfecte d'abord dans une solution d'acide phénique ou de sublimé, puis qu'on place dans une solution éthérée d'iodoforme (1 : 7); après cela on la trempe dans l'eau chaude, et quand elle est bien humectée on la place sous une très forte presse. La canule qui aura servi pendant l'opération, sera laissée en place pendant 24 heures, puis sera remplacée par une autre préparée de la même façon, ou bien simplement par une canule ordinaire entourée de gaze iodoformée.

Laryngotomie totale.

Lorsqu'on ne veut pas placer le malade la tête pendante, on le couche horizontalement sur le dos, et, de même que pour la trachéotomie, on glisse sous sa nuque un coussin rond qui renverse la tête en arrière et fait proéminer fortement la région antérieure du cou.

Une première incision, tombant juste sur la ligne médiane, divise d'abord la peau et l'aponévrose depuis l'os hyoïde jusqu'au bord supérieur du cartilage cricoïde ou jusqu'en dessous de ce cartilage, selon que la section doit être limitée au cartilage thyroïde ou doit intéresser en même temps la portion inférieure du larynx. Celui-ci doit-il être divisé dans toute sa hauteur, on place alors une double ligature sur l'anastomose des artères crico-thyroïdiennes, puis entre ces deux ligatures, on sectionne sur la ligne médiane et de haut en bas, le ligament conoïde, le cartilage cricoïde, parfois même les anneaux supérieurs de la trachée; s'il y a lieu, on pratique ensuite le tamponnement de la trachée d'après les règles précédemment exposées. Cela fait, dans la fente maintenue entrouverte à l'aide de rétracteurs, on glisse un bistouri boutonné avec le tranchant dirigé en avant, et le poussant de bas en haut à travers la glotte, on divise à son tour le cartilage thyroïde sur la ligne médiane.

Cette façon d'inciser le cartilage thyroïde de dedans en dehors a été préconisée par *C. Hueter* pour ménager plus sûrement l'insertion antérieure des cordes vocales. Chez les personnes âgées dont le larynx est ossifié, on sectionne les cartilages avec de forts ciseaux ou bien avec la cisaille de *Liston*; dans les cas plus difficiles, on peut même les scier de dedans en dehors avec la petite scie à main, après avoir préalablement divisé la muqueuse. La laryngotomie terminée, il ne reste plus qu'à entrouvrir largement le larynx, et à y entreprendre telle opération que le cas réclame. Lorsque l'ossification des cartilages est très avancée, on ne réussit parfois à se créer suffisamment du jour dans la cavité de l'organe, qu'en pratiquant la résection souspérichondrée et sous-muqueuse d'un segment de sa paroi antérieure *(Heine)*.

Lorsqu'on a seulement à faire une thyrotomie, on met encore à nu le larynx sur la ligne médiane; puis, au niveau du bord inférieur du cartilage thyroïde, on pratique une petite incision transversale qui détache l'insertion supérieure du ligament conoïde tout en laissant intacts les muscles crico-thyroïdiens; on évite à ce moment de blesser les artères crico-thyroïdiennes. Cela fait, on fend ensuite le cartilage thyroïde de la façon précédemment indiquée. Lorsqu'on a affaire à des cartilages très flexibles, et que l'opération qui reste à exécuter dans le larynx ne présente pas de difficultés, on peut parfois laisser subsister au bord supérieur du cartilage thyroïde un petit pont de substance intacte qui aura pour effet de faire correspondre exactement les deux cordes vocales pendant le temps nécessaire à la guérison *(Coates)*. Bien plus souvent, il est vrai, c'est le contraire qui se présente : la section complète du cartilage thyroïde ne suffit pas à donner à ses deux lames le degré de mobilité voulue, et celle-ci ne peut être obtenue que par la désinsertion bilatérale de la membrane hyo-thyroïdienne.

2. Laryngotomie partielle.

Mêmes préparatifs de l'opération et même position du sujet que pour la laryngotomie totale. Parfois il est nécessaire de faire une trachéotomie préalable et de pratiquer le tamponnement de la trachée (voir plus haut).

L'incision des téguments commence à la partie moyenne du cartilage thyroïde et descend verticalement sur la ligne médiane jusqu'en dessous du cartilage cricoïde. On pénètre ensuite dans l'interstice qui sépare les muscles sterno-hyoïdiens en incisant isolément chaque couche entre deux pinces, on détache au besoin pour le refouler en bas l'isthme de la glande thyroïde ou le lobe pyramidal, et l'on découvre de la sorte le ligament conoïde, le cartilage cricoïde et les anneaux supérieurs de la trachée. Après avoir posé une double ligature sur les artères crico-thyroïdiennes, on fend de haut en bas sur la ligne médiane le ligament et le cartilage précités ainsi que les premiers anneaux de la trachée. On procède ensuite sur le vivant à l'opération que chaque cas réclame.

La simple division longitudinale ou transversale du ligament conoïde d'après le procédé de *Vicq d'Azyr* ne pourrait que bien rarement procurer assez de jour pour rendre possible une intervention quelconque dans le larynx. Bien souvent même, celui-ci étant entièrement divisé, on est encore obligé d'en éclairer artificiellement la cavité. On peut dans ce but se servir d'un réflecteur quelconque pour diriger un faisceau lumineux à travers la fente pratiquée dans le larynx *(Hueter)*, ou bien on peut éclairer l'intérieur de celui-ci, soit de haut en bas à l'aide du miroir laryngoscopique *(Ulrich,* etc.), soit de bas en haut au moyen d'un petit miroir introduit dans l'extrémité inférieure de l'incision laryngée *(Neudörffer, Czermak)*.

Dans un assez grand nombre de cas où l'opération intralaryngée est relativement bénigne, on peut refermer immédiatement toute la plaie par la s u t u r e ; si cependant l'on craint l'apparition d'un œdème inflammatoire de la glotte, on fera bien de placer une canule à demeure dans l'angle inférieur de la plaie. On veillera surtout en appliquant les sutures à ce que les deux cordes vocales se correspondent exactement, ou en d'autres termes arrivent sur un même niveau. Les sutures seront seulement passées à travers le périchondre toutes les fois que les parties rapprochées auront peu de tendance à se disjoindre ; dans le cas contraire elles traverseront également le cartilage. En cas de section incomplète des cartilages l'élasticité des parties suffira à maintenir les bords de l'incision étroitement rapprochés. Lorsque l'opération intralaryngée aura produit un traumatisme assez grave pouvant donner lieu à des complications ultérieures, il faudra non seulement placer une canule à demeure, mais encore tamponner la trachée pour tout le temps nécessaire à la guérison. Lorsqu'on craint le rétrécissement du larynx, on laisse la plaie largement ouverte et l'on maintient les parois du conduit écartées à l'aide d'un tampon aseptique *(Schüller)*.

Pour ce qui a trait à la l a r y n g o t o m i e s o u s - h y o ï - d i e n n e, voir plus loin au chapitre de la p h a r y n g o t o m i e.

DEUXIÈME CHAPITRE.

Extirpation du larynx.

Anatomie topographique.

Dans l'espace moyen de la région antérieure du cou, qui est limité en haut par l'os hyoïde et sur les côtés par les bords antérieurs des muscles sterno-cleïdo-mastoïdiens, se trouve situé le larynx qui détermine chez l'homme adulte la saillie bien connue de la pomme d'Adam. Chez la femme cette saillie est beaucoup moins marquée, l'organe conservant davantage les dimensions qu'il avait chez l'enfant.

Le larynx est constitué par un conduit cartilagineux renfermant dans son intérieur l'appareil de la phonation. Les qualités de modulation qui sont propres à la voix humaine, lui viennent de ce qu'au lieu d'être rigide et immobile, l'enveloppe de l'appareil phonateur se trouve composée de pièces multiples, excessivement mobiles les unes sur les autres, grâce à une musculature propre, et pouvant ainsi imprimer aux cordes vocales les degrés les plus divers de tension.

Les parois antérieure et latérales du larynx sont en majeure partie formées par les deux lames quadrilatères du c a r t i l a g e t h y r o ï d e ; ces lames se réunissent par leurs bords antérieurs sous un angle de 90°. Le bord supérieur du cartilage thyroïde présente une forte échancrure médiane, l'échancrure thyroïdienne supérieure ; chacune de ses extrémités postérieures porte une longue apophyse verticale appelée corne supérieure ou grande corne. Le même bord supérieur est réuni par le ligament thyro-hyoïdien moyen au bord supérieur et postérieur du corps de l'os hyoïde. Entre ce ligament membraneux et l'os se trouve située la petite bourse muqueuse soushyoïdienne. Les deux cornes supérieures du cartilage thyroïde sont reliées aux grandes cornes de l'os hyoïde par deux ligaments arrondis, les ligaments thyro-hyoïdiens latéraux. Le bord inférieur du cartilage thyroïde porte à ses extrémités postérieures deux petites saillies dirigées en bas, dites cornes inférieures ou petites cornes ; entre ces dernières est intercalé le cartilage cricoïde qui s'articule même avec elles.

Le c a r t i l a g e c r i c o ï d e a la forme d'une bague à chaton ; la partie rétrécie de l'anneau est dirigée en avant, sa partie élargie, ou le chaton, est dirigée en arrière. Le bord inférieur de ce cartilage est uni à la trachée par le ligament crico-trachéal, son bord supérieur est uni au bord inférieur du cartilage thyroïde par le ligament crico-thyroïdien moyen ou ligament conoïde ; les ligaments crico-thyroïdiens latéraux servent.de capsule fibreuse à l'articulation des petites cornes du cartilage thyroïde avec le cartilage cricoïde. Le chaton de l'anneau cricoïde qui fait fortement saillie entre les deux bords postérieurs libres du cartilage thyroïde, s'articule par son bord supérieur avec les deux c a r t i l a g e s a r y t é n o ï d e s qui eux-mêmes sont surmontés par les c a r t i l a g e s d e S a n t o r i n i. La base de chaque cartilage aryténoïde se prolonge en deux apophyses dont l'une antérieure — l'apophyse vocale — donne insertion aux cordes vocales ou ligaments thyro-aryténoïdiens qui s'insèrent en avant dans l'angle rentrant du cartilage thyroïde, et dont l'autre postérieure et externe — apophyse musculaire — donne insertion à des muscles.

En avant de l'orifice supérieur du larynx se trouve l'épiglotte, sorte de couvercle mobile dont la base arrondie est dirigée vers la base de la langue, et dont le pédicule étroit est reçu dans l'échancrure thyroïdienne ; l'insertion de ce pédicule est consolidée par les ligaments thyro-épiglottiques.

La muqueuse qui tapisse la face interne du larynx se continue sans ligne de démarcation avec la muqueuse du pharynx. Ce sont de simples replis de cette muqueuse qui constituent les ligaments glosso-épiglottiques médian et latéraux que l'on trouve tendus entre la base de la langue et l'épiglotte : même chose existe pour les ligaments ary-épiglottiques qui vont de l'épiglotte aux cartilages aryténoïdes, et qui renferment dans leur épaisseur les cartilages de *Wrisberg*, ainsi que les muscles abaisseurs de l'épiglotte ou muscles ary-épiglottiques.

L'angle antérieur du larynx siège très superficiellement sur la ligne médiane, n'étant recouvert que par la peau et l'aponévrose ; ses faces latérales sont par contre recouvertes par les muscles sterno-hyoïdiens, sterno-thyroïdiens, thyro-hyoïdiens et crico-thyroïdiens. Le larynx est en outre en rapport sur les côtés avec les gros vaisseaux du cou — artère carotide et veine jugulaire interne — ainsi qu'avec les lobes latéraux du corps thyroïde lorsque celui-ci est anormalement développé. La face postérieure du squelette cartilagineux du larynx est recouverte par les courts muscles crico-aryténoïdiens postérieurs, inter-aryténoïdiens obliques et inter-aryténoïdien transverse ; elle se confond avec la paroi antérieure du pharynx auquel elle est fixée par le muscle constricteur inférieur du pharynx qui s'insère de chaque côté aux cartilages thyroïde et cricoïde.

Les nerfs du larynx sont le nerf laryngé supérieur et le nerf laryngé inférieur ou récurrent; tous deux naissent du nerf vague. Le nerf laryngé supérieur se détache de ce dernier tout en haut du cou ; il reçoit d'abord des filets du grand sympathique, puis se porte en dedans de la carotide interne, du niveau de laquelle il fournit une branche dite rameau externe ou nerf laryngé externe, qui est destinée au muscle crico-thyroïdien ; lui-même pénètre alors sous le nom de rameau interne à travers la membrane hyo-thyroïdienne et descend s'anastomoser dans le larynx avec le nerf récurrent. Le nerf laryngé inférieur ou récurrent est le véritable nerf moteur du larynx; il se détache du nerf vague beaucoup plus bas que le précédent; immédiatement après son origine il embrasse en forme d'anse l'artère sous-clavière (à droite), la crosse aortique (à gauche), puis remonte au cou dans la gouttière que forment la trachée et l'œsophage, pour aboutir finalement au larynx dans lequel il pénètre derrière la petite corne correspondante du cartilage thyroïde.

Les vaisseaux du larynx sont fournis de chaque côté par les artères thyroïdiennes supérieure et inférieure. L'artère laryngée supérieure naît du tronc de la thyroïdienne supérieure et parfois même de la carotide externe. Elle se porte en dedans en décrivant quelques flexuosités, puis pénètre dans le larynx à travers la partie latérale de la membrane hyo-thyroïdienne, et parfois à travers un trou existant à la partie supérieure de la lame du cartilage thyroïde; elle s'anastomose à l'intérieur du larynx avec l'artère laryngée inférieure. Celle-ci qui naît de la thyroïdienne inférieure gagne l'intérieur du larynx avec le nerf du même nom. Sur le ligament conoïde se rencontre l'anastomose des artères crico-thyroïdiennes, branches des thyroïdiennes supérieures ; nous avons vu au chapitre de la trachéotomie l'importance qui s'attache à cette anastomose. *Rüdinger* trouva plusieurs fois à ce même niveau une artère grosse comme un tuyau de plume, qui n'était autre que la thyroïdienne supérieure. Mentionnons encore ici le rameau hyoïdien de l'artère linguale que l'on trouve appliqué sur le muscle thyro-hyoïdien en dessous de la grande corne de l'os hyoïde.

Quant aux veines elles forment à l'intérieur aussi bien qu'à l'extérieur du larynx un plexus veineux très riche qui se déverse dans les veines de la glande thyroïde.

Extirpation.

Pour ce qui a trait à la position à donner à l'opéré, ainsi qu'aux moyens propres à empêcher l'écoulement du sang dans la trachée et à obtenir le rétablissement régulier de la respiration (trachéotomie préliminaire et tamponnement de la trachée), voir ce que nous avons dit sur ce sujet p. 399, à l'occasion de la laryngotomie. La trachéotomie inférieure mériterait ici la préférence, car elle placerait l'ouverture du conduit aérien tout-à-fait en dehors du champ opératoire et des limites du mal (carcinome). Sur le vivant, il est souvent avantageux de pratiquer la trachéotomie déjà un certain temps avant d'entreprendre l'extirpation du larynx ; au moment de l'opération le malade sera déjà ainsi habitué à son nouveau mode de respiration.

La description que nous allons donner de l'extirpation du larynx se rapporte aux cas où le néoplasme de mauvaise nature qui nécessite l'opération n'a ni dépassé les limites supérieures et inférieures de l'organe ni fait irruption à travers ses parois ; c'est du reste à ces seuls cas qu'il convient jusqu'à présent de réserver l'intervention opératoire.

Premier temps : Dénudation du larynx sur sa face antérieure et sur les côtés.

Sur le cadavre, il est toujours possible de découvrir et d'extirper le larynx resté sain, à travers une simple incision longitudinale tirée du milieu de l'os hyoïde jusqu'en dessous du cartilage cricoïde ; mais sur le vivant, il est le plus souvent nécessaire de pratiquer une incision en croix, de façon à délimiter quatre petits lambeaux qui seront ensuite détachés. On peut très bien aussi se servir d'une incision en H qui permet de ne pas descendre jusqu'à l'ouverture pratiquée dans la trachée. *E. Hahn* fait d'abord une incision médiane allant du 2e ou du 3e anneau trachéal jusqu'au milieu de l'espace qui sépare le cartilage thyroïde de l'os hyoïde, puis, sur l'extrémité supérieure de cette incision il en fait tomber une autre courant des deux côtés parallèlement à la grande corne de l'os hyoïde. Il dissèque ensuite les deux lambeaux ainsi circonscrits et les rabat latéralement.

Après division des téguments et du feuillet moyen de l'aponévrose cervicale qui recouvre le larynx, on procède à la dénudation de ce dernier en commençant par la ligne médiane. A cet effet, tantôt avec l'élévatoire, et tantôt avec le bistouri coupant toujours dans la direction du cartilage, on détache de l'un côté, puis de l'autre, l'insertion commune des muscles sterno-thyroïdiens et thyro-hyoïdiens ou cartilage thyroïde.

On facilite cette dénudation en se servant d'une érigne pointue pour attirer le larynx du côté opposé à celui où l'on opère, pendant qu'avec un crochet mousse l'aide rétracte les parties molles de l'autre côté. L'anastomose des artères crico-thyroïdiennes que l'on trouve sur le ligament conoïde est alors coupée entre deux ligatures.

Cela fait, on pratique par un procédé analogue le décollement sous-aponévrotique des deux lobes latéraux du corps thyroïde qui s'élèvent, recouverts par les muscles sterno-thyroï-diens, sur les faces latérales du cartilage cricoïde et jusque sur la partie postérieure des lames du cartilage thyroïde.

On évite à ce moment de blesser les troncs des artères thyroïdiennes supérieures qui descendent au bord interne des lobes en question. Pour pénétrer plus avant dans la profondeur, on fait alors rétracter fortement en dehors la lèvre externe de la plaie pendant qu'avec une érigne on attire énergiquement le larynx du côté opposé : on parvient ainsi à atteindre et à détacher avec le bistouri, l'insertion du constricteur inférieur du pharynx aux cartilages thyroïde et cricoïde. On renouvelle ensuite la même opération de l'autre côté.

On peut alors rechercher au bord interne de chaque ligament thyro-hyoïdien latéral l'artère laryngée supérieure et la lier entre deux ligatures avant son entrée dans le larynx. Le nerf laryngé supérieur court le long du bord supérieur de cette artère ; il devra être coupé, et l'on évitera surtout de l'étreindre dans la ligature.

En certaines circonstances il est parfois avantageux de commencer l'opération par la recherche et la ligature des vaisseaux.

Deuxième temps : Section transversale de la trachée, séparation de la paroi postérieure du larynx d'avec le pharynx, terminaison de l'opération par la section transversale de la membrane thyro-hyoïdienne et de l'épiglotte.

Pour opérer d'après le procédé de *Bilroth,* on coupe alors la trachée en travers pendant qu'un aide la fixe au moyen d'une anse de fil ; puis on l'attire en avant et on en bouche au besoin l'orifice avec un tampon (compar. pag. 399). Avec une érigne implantée dans la paroi interne du larynx, on attire ensuite celui-ci fortement en avant, pendant qu'avec l'élévatoire et le bistouri on en sépare de bas en haut la paroi postérieure d'avec la paroi antérieure du pharynx. Celle-ci peut aussi devoir être partiellement sacrifiée lorsque le carcinome l'a déjà envahie. Derrière les petites cornes du cartilage thyroïde on trouvera le nerf récurrent et la petite artère laryngée inférieure ; on les coupera tous deux, cette dernière seulement après ligature préalable.

Le larynx n'est plus maintenant retenu que par la membrane thyro-hyoïdienne et par les ligaments thyro-hyoïdiens latéraux. On les divise transversalement en évitant de blesser à nouveau l'artère laryngée supérieure qui a déjà été liée.

Quant à l'épiglotte, si elle est restée saine, on la coupe simplement en travers au niveau de sa base ; dans le cas contraire on enfonce obliquement au devant de son pédicule un bistouri pointu jusque dans la gorge, puis avec un bistouri boutonné on la sépare de tous les liens qui la retiennent.

D'autres auteurs conseillent de pratiquer l'énucléation du larynx de haut en bas, après avoir divisé transversalement la membrane thyro-hyoïdienne. Le procédé que nous venons de décrire est à la fois plus rapide et plus facile à exécuter.

Troisième temps: Pansement de la plaie.

La plaie résultant de l'extirpation du larynx ne doit jamais être réunie par la suture. Pour qu'elle reste tout le temps aseptique, il est indispensable d'en éloigner complètement les sécrétions de la gorge et de la cavité buccale. Il suffira pour atteindre ce but de la tamponner avec de la gaze iodoformée; celle-ci absorbera les sécrétions de la plaie ainsi que les mucosités du pharynx, et protégera ainsi le malade contre les pneumonies infectieuses, tout en le mettant en état d'avaler immédiatement ou peu de temps après l'opération *(Bilroth)*. De cette façon on pourra le plus souvent se passer de nourrir le malade avec la sonde œsophagienne; dans certains cas pourtant l'alimentation n'est possible qu'avec le secours de cette dernière qu'on introduit alors par la plaie ou par la bouche. Nous renvoyons à la page 399 pour tout ce qui a trait au tamponnement permanent de la trachée. Dans les cas où l'on aura dû sacrifier une assez grande partie de la paroi du pharynx, on réussira parfois à diminuer par la suture l'étendue de la plaie pharyngienne.

Extirpation et résection partielle du larynx.

Après l'extirpation totale du larynx, le malade ne peut plus parler qu'avec l'aide d'une canule spéciale munie d'une lame vibrante intérieure, autrement dit d'un larynx artificiel. Dans ces derniers temps l'extirpation unilatérale du larynx, telle que l'avait pratiquée pour la première fois *Bilroth*, a de nouveau reconquis la faveur des chirurgiens. Elle offre en effet moins de danger pour la vie de l'opéré, et en outre elle ne met pas celui-ci dans la nécessité de se servir pour parler d'un appareil artificiel de phonation. Elle se pratique du reste par le même procédé que l'extirpation totale; seulement, pour ménager l'insertion antérieure de la corde vocale restée saine, on fend le cartilage thyroïde non sur la ligne médiane, mais tout contre celle-ci, du côté de la moitié malade.

E. Hahn commence toute extirpation du larynx par l'incision du cartilage thyroïde; d'après l'état des parties il décide alors s'il y a lieu de recourir à l'excision partielle ou à l'extirpation totale de l'organe. Dans le premier cas il détache les parties molles seulement du côté malade, fend le cartilage cricoïde puis extirpe la moitié de ce dernier ainsi que la moitié du cartilage thyroïde. Dans le second cas il ne fend plus le cartilage cricoïde afin de pouvoir plus aisément l'extirper. Certains chirurgiens pratiquent l'extirpation totale sans enlever ce cartilage cricoïde, lorsque bien entendu il n'est pas altéré; ils prétendent qu'en ne conservant même que sa partie inférieure ils facilitent beaucoup l'adaptation d'un larynx artificiel; *E. Hahn* par contre le sacrifie toujours en entier, même lorsqu'il est resté sain, et cela pour qu'il ne puisse apporter aucun obstacle à la déglutition spontanée.

Pour les rétrécissements du larynx reconnaissant d'autres causes que des néoplasmes de mauvaise nature, on pratique la résection partielle et sous-périchondrée du squelette cartilagineux de l'organe. Dans un cas d'oblitération du larynx siégeant dans le domaine du cartilage thyroïde et s'accompagnant de la perte des cordes vocales, *Heine* réséqua de cette façon la moitié antérieure du conduit en sacrifiant autant d'un côté que de l'autre. On a récemment préconisé pour des cas semblables la résection unilatérale et sous-périchondrée de la paroi laryngée; ce procédé méritera certainement la préférence toutes les fois qu'il permettra de conserver les cordes vocales ou au moins l'une d'elles. Lorsque c'est le cartilage cricoïde qui est le siége du rétrécissement, on le résèque encore par la méthode sous-périchondrée tout en prenant soin d'en ménager autant que possible la partie postérieure qui sert de soutien aux cartilages aryténoïdes.

TROISIÈME CHAPITRE.

Amputation du sein.

Anatomie topographique.

La glande mammaire chez la femme s'étend sur la paroi antérieure du thorax depuis la 3ᵉ jusqu'à la 6ᵉ côte; elle repose sur le muscle grand pectoral; le mamelon correspond le plus souvent à la 5ᵉ côte. Sous la peau fine qui recouvre le sein se développe à l'époque de la puberté un tissu adipeux très abondant qui concourt avec le tissu conjonctif interstitiel, à donner à la glande sa forme presqu'hémisphérique. La glande elle-même est renfermée dans une véritable capsule fibreuse constituée par les deux feuillets de division de l'aponévrose thoracique; de ces deux feuillets le postérieur forme en même temps l'aponévrose de revêtement du muscle grand pectoral. Les artères de la mamelle sont fournies par les artères perforantes de la mammaire interne, par les intercostales aortiques et enfin par l'axillaire. Les veines correspondant à ces artères dépassent beaucoup celles-ci en volume. Pendant l'époque de la grossesse tous ces vaisseaux augmentent considérablement de calibre. Quant aux vaisseaux lymphatiques, les lésions même de la glande ont surtout contribué à les bien faire connaître. Il en existe un très grand nombre dont les uns se déversent dans les ganglions lymphatiques du médiastin antérieur, et les autres dans ceux de la cavité axillaire. Les ganglions axillaires altérés à la suite de lésions de la glande siégent plus particulièrement autour de la veine axillaire ; le cordon lymphatique qui descend de l'aisselle avec l'artère et la veine thoraciques longues en croisant les digitations du grand dentelé, de même que les ganglions des fosses sus- et sous-claviculaires ne s'entreprennent qu'en second lieu. D'après les constatations faites au cours des extirpations de la glande mammaire malade, les vaisseaux lymphatiques semblent courir de préférence dans le feuillet profond de l'aponévrose thoracique ; aussi ce feuillet doit-il être enlevé en même temps que la glande.

Extirpation de la glande mammaire.

On n'a guère recours sur le vivant à l'amputation partielle du sein que dans les formes bénignes de néoplasmes ; toutes les fois qu'on aura affaire à une tumeur de mauvaise nature ou même de nature douteuse, l'extirpation totale de la glande s'imposera absolument. Dans la plupart des cas de cancer du sein, les ganglions de l'aisselle sont déjà entrepris au moment de l'opération, et doivent naturellement alors être soigneusement enlevés ; mais même lorsque l'examen clinique n'aura révélé l'existence d'aucun ganglion malade, on devra encore avoir pour règle d'extirper tout le tissu cellulo-adipeux de l'aisselle et de détruire ainsi les vaisseaux lymphatiques y contenus.

Sur le vivant, l'amputation du sein comprend donc généralement deux temps bien distincts, à savoir : l'évidement de la cavité axillaire et l'enlèvement de la glande elle-même. L'extirpation du paquet ganglionnaire et adipeux de l'aisselle constituant la partie la plus difficile de l'opération, c'est par elle que l'on devra toujours commencer.

Premier temps : Evidement de la cavité axillaire.

La malade est placée dans le décubitus dorsal, avec l'épaule du côté où l'on opère relevée ; le creux de l'aisselle doit se trouver en pleine lumière ; le bras est maintenu en forte abduction. L'opérateur se tient assis à côté de la malade, vis-à-vis de la cavité axillaire, l'assistant principal se tient à côté de lui, ou bien en face de lui, derrière l'épaule en abduction. Les poils de l'aisselle sont préalablement rasés.

Une incision parallèle aux bords libres des muscles grand pectoral et grand dorsal divise d'abord la peau sur le milieu du creux de l'aisselle et sur toute l'étendue de celui-ci. Par quelques longs traits de couteau on sépare alors du tissu cellulo-adipeux sous-jacent la lèvre antérieure, puis la lèvre postérieure de cette incision cutanée, de façon à mettre à nu les bords des deux muscles précités. Cela fait, on dit à un aide de rétracter le bord postérieur de la plaie, puis, avec l'instrument tranchant, le manche du bistouri, et le bout des doigts, on détache le tissu conjonctif du bord du grand dorsal en remontant jusqu'à la veine axillaire. De la même façon on détache le tissu adipeux du grand pectoral et de la paroi thoracique jusque contre les gros vaisseaux axillaires. Le paquet cellulo-adipeux étant ainsi isolé des deux côtés avec les glandes et les vaisseaux lymphatiques qu'il renferme, on le sépare prudemment de haut en bas (c'est-à-dire du bras vers la poitrine), de la gaine des vaisseaux axillaires, en se servant encore pour cette dissection tantôt des doigts ou d'instruments mousses et tantôt du bistouri ou des ciseaux. Sur le vivant, il est souvent nécessaire à ce moment de couper entre deux ligatures l'artère et la veine thoraciques longues. Souvent aussi on doit poursuivre le chapelet des ganglions lymphatiques malades, en avant, sous le muscle grand pectoral en remontant vers la clavicule — ce qui nécessite parfois la section de ce muscle qui doit ensuite être réuni par la suture *(Helferich)* — en arrière, jusque sous l'omoplate où l'on rencontre alors l'artère thoracique suprême et les artères sous-scapulaires. Il faudra en outre explorer soigneusement la fosse sus-claviculaire, et en extirper les ganglions dégénérés qui pourraient s'y trouver. En utilisant de préférence, pour la dis-section, les doigts et les instruments mousses, et en prenant soin de pincer, avant de le sectionner, tout cordon ayant tant soit peu l'apparence d'un vaisseau, on réussira quand même à terminer l'opération sans accident. Les cas les plus difficiles sont ceux où l'on trouve les ganglions dégénérés intimement unis à la paroi de la veine axillaire. Le plus souvent pourtant on parvient encore alors à les détacher avec l'ongle du doigt. Si pourtant le vaisseau venait à être ouvert, on en saisirait la partie blessée dans une pince hémostatique et on la ferait saillir légè-rement en avant afin de pouvoir l'étreindre dans une ligature latérale. En cas de besoin on pourrait même couper la veine entre deux ligatures. On pourra du reste presque toujours éviter la blessure de la veine axillaire, si l'on prend soin de ne pas exercer des tractions trop fortes sur les ganglions qu'on détache.

En disséquant ainsi de proche en proche jusque contre la glande mammaire, on finit par vider complètement le creux axillaire de son contenu adipeux et ganglionnaire; avant de passer au second temps de l'opération qui est relativement le plus facile, on fermera ensuite par la ligature tous les vaisseaux qui auront dû être saisis dans des pinces hémostatiques pendant le cours de cette dissection.

Beaucoup de chirurgiens ne pratiquent l'évidement du creux de l'aisselle qu'après avoir d'abord enlevé la glande mammaire. Je préfère quant à moi suivre la marche précédemment exposée, et cela pour les deux raisons que voici : l'extirpation des ganglions axillaires constituant la partie la plus difficile de l'opération, il y a avantage à y procéder avant que les mains n'aient eu le temps de se fatiguer; en second lieu, lorsqu'on enlève la glande mammaire la première, on crée par là-même une très large surface de plaie qui doit rester ouverte pendant la durée parfois très longue de l'autre temps de l'opération, ce qui augmente inutilement les chances d'infection.

Deuxième temps : Extirpation de la glande mammaire.

On commence par boucher provisoirement la plaie du creux de l'aisselle avec un tampon aseptique. Cela fait, de l'extrémité inférieure de l'incision axillaire on fait partir deux incisions arciformes, dont une première inférieure et une seconde supérieure, qui contournent le mamelon et vont se réunir au bord interne de la mamelle (voir Fig. 236). (On ne doit jamais commencer par l'incision supérieure afin de ne pas être gêné par le sang pendant qu'on pratique la seconde). Pendant que l'assistant comprime les vaisseaux dans les parties molles au moyen des mains étalées au-dessus et au-dessous du sein, on dissèque alors à grands traits de couteau la peau qui recouvre la face

Fig. 236.

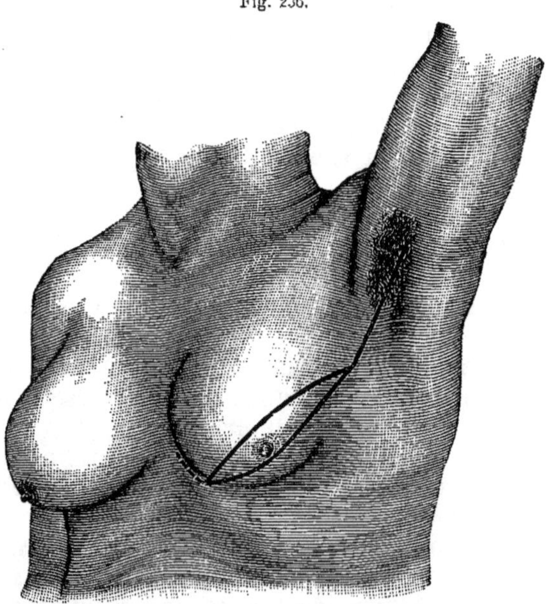

Incision pour l'amputation du sein et l'évidement du creux de l'aisselle.
Les poils de l'aisselle, qui doivent toujours être enlevés sur le vivant, ont été laissés pour bien faire voir l'emplacement des incisions.

supérieure et la face inférieure de ce dernier, on fend au-dessus et au-dessous de la glande l'aponévrose du grand pectoral, on empoigne la glande elle-même dans la main gauche, puis avec les doigts et le manche du scalpel on la détache, unie au feuillet aponévrotique profond, du muscle sous-jacent, en s'aidant au

besoin du couteau pour sectionner les adhérences trop solides.
Ce mode de décollement de la glande doit être de beaucoup
préféré à la dissection au moyen de l'instrument tranchant, car
il donne toujours lieu à une hémorragie beaucoup moins considérable; on ne peut pourtant plus y recourir lorsque le carcinome a déjà envahi le muscle sous-jacent qui doit souvent alors
être en grande partie sacrifié.

Troisième temps : Hémostase et réunion.

Aussitôt que la glande unie au paquet ganglionnaire est
complètement détachée, l'aide applique une grande compresse
aseptique sur la surface de la plaie et comprime celle-ci pendant
quelques minutes; ce simple moyen suffit déjà à arrêter l'hémorragie provenant des plus petits vaisseaux. On soulève ensuite
très lentement la compresse et l'on jette une pince hémostatique
sur tout vaisseau qui continue à donner. Après s'être assuré
encore une fois que tout le mal est bien enlevé, on procède au
lavage antiseptique de la plaie qui doit surtout être fait avec
soin lorsque l'opérée est une personne grasse; vient alors la
réunion par la suture.

On parvient généralement, à l'aide de sutures profondes à
points très larges, à refermer toute la plaie; c'est seulement
quand la peau a été détruite sur une grande étendue par le
néoplasme qu'il reste parfois une perte de substance qu'on doit
laisser guérir par bourgeonnement; cette perte de substance
peut même au besoin être diminuée au moyen d'incisions libératrices appropriées.

Pour assurer le facile écoulement des sécrétions, on pratiquera au bord du grand dorsal, c'est-à-dire au point le plus
déclive de la plaie, une petite contre-ouverture à travers laquelle
on conduira un gros drain dans la cavité de l'aisselle; un second
drain sera parfois enfoncé en avant sous les lambeaux réunis et
ressortira aussi au niveau de l'aisselle. Un bandage compressif
bien fait maintiendra les surfaces saignantes en contact.

Neuvième Partie.

Opérations qui se pratiquent sur les organes digestifs.

PREMIER CHAPITRE.

Extraction des dents.

Un enfant de deux ans possède à chaque mâchoire 10 dents de lait, qui tombent les unes après les autres dans le courant de la 6ᵉ et de la 7ᵉ année de la vie, pour faire place aux 32 dents permanentes que l'on trouve chez l'adulte. Les dents de lait — 4 incisives, 2 canines, et 4 molaires pour chaque mâchoire — demandent à être extraites en cas d'inflammation purulente de la pulpe dentaire et du périoste, ou lorsqu'elles opposent un obstacle à l'apparition des dents définitives. Celles-ci ou dents permanentes — 4 incisives, 2 canines, 4 petites molaires et 6 grosses molaires pour chaque mâchoire — doivent être enlevées en cas de périostite purulente, de fistule dentaire, de nécrose du maxillaire et de suppuration de l'antre d'Hygmore, lorsque ces affections sont dues à la présence d'une ou plusieurs dents malades ou non; on les extrait encore lorsqu'elles sont atteintes de carie étendue qu'on ne peut plus arrêter par le plombage, et aussi pour combattre les névralgies dentaires qui ont résisté à tout autre traitement; enfin on sacrifie parfois une dent saine, soit parce qu'elle a pris une direction vicieuse, soit pour corriger la position anormale d'autres dents.

Anatomie.

Toute dent bien développée présente à considérer une partie libre ou couronne, un collet qui est entouré par la gencive, une racine qui est implantée dans l'alvéole. La gencive est cette partie résistante et très vasculaire de la muqueuse buccale qui tapisse la face antérieure et la face postérieure de chaque rebord alvéolaire; elle se continue sous forme d'un petit pont à travers chaque interstice séparant deux dents voisines. Elle adhère très intimement au collet de la dent; aussi doit-on la détacher avant de procéder à l'extraction; l'inflammation de la gencive (gingivite) détruit cette adhérence et rend les dents vacillantes.

Les apophyses alvéolaires des deux maxillaires supérieurs forment ensemble un arc dont le bord libre est creusé de 16 alvéoles destinées à recevoir un nombre égal de dents. Chaque alvéole a une conformation en rapport avec la dent qu'elle doit loger. Les alvéoles possèdent une paroi interne libre et une paroi externe également libre, celle-ci beaucoup moins résistante que la précédente ; elles sont en outre séparées les unes des autres par des cloisons transversales. Le rebord alvéolaire du maxillaire inférieur présente aussi la forme d'un arc dont la courbure est un peu plus forte que celle de la mâchoire supérieure, et qui est également creusé de 16 alvéoles. Ce que nous avons dit des alvéoles supérieures s'applique entièrement à ces dernières; seulement celle qui loge la dent de sagesse se trouve située en dedans de la racine de la branche montante du maxillaire, ce qui fait que sa paroi interne est la plus faible. Du fond de l'alvéole s'élève une petite branche de l'artère alvéolaire qui pénètre avec une branche du nerf dentaire dans l'orifice situé à l'extrémité de la racine de chaque dent ; l'une et l'autre montent à travers le canal dentaire jusque dans la cavité dentaire, laquelle est remplie d'un tissu mou très riche en vaisseaux et en nerfs qu'on désigne sous le nom de pulpe dentaire.

Les différentes sortes de dents présentent une conformation particulière dont il faut tenir compte pour le choix des instruments devant servir à l'extraction.

Les dents incisives supérieures possèdent une couronne en forme de ciseau qui présente une face antérieure convexe et une face postérieure concave. Le collet, ainsi que la racine qui est simple et conique, sont l'un et l'autre régulièrement arrondis. Les dents incisives du milieu sont plus longues et plus larges que les latérales.

Les dents incisives inférieures ont une conformation identique sauf que leur racine est aplatie latéralement ; les latérales sont en outre plus longues que les médianes.

Les dents canines (cuspidées) possèdent une couronne conique terminée en pointe et pourvue de deux facettes à son côté interne ; leur racine unique est arrondie et très solide ; celle des canines supérieures est surtout remarquable par sa longueur.

La couronne des petites molaires est un peu moins saillante que celle des précédentes ; leur surface triturante présente deux tubercules (bicuspidées) dont un interne et un externe. Leur racine aplatie est bifide à son sommet, ou simplement creusée d'une rainure.

Les grosses molaires supérieures ont une couronne large, presque quadrangulaire et pourvue de 4 tubercules ; elles ont trois racines dont deux externes, et une interne qui est la plus forte. La première grosse molaire est la plus volumineuse des trois, la dernière ou dent de sagesse est la plus petite ; celle-ci n'a le plus souvent qu'une seule racine.

Les grosses molaires inférieures ont une couronne pourvue de 5 tubercules (3 externes, 2 internes), et deux racines aplaties dont une antérieure et l'autre postérieure ; chaque racine présente encore une trace de division sous forme d'un sillon longitudinal. La dent de sagesse inférieure n'a généralement non plus qu'une seule racine qui est le plus souvent enchassée obliquement dans la base de la branche montante du maxillaire.

Extraction.

Le malade se tient assis sur un siége solide dont il saisit fortement les bords avec les mains de manière à ne pas gêner l'opérateur; au besoin on lui maintient énergiquement les bras. La chloroformisation n'étant pas toujours exempte de dangers, on n'y aura que rarement recours en raison du peu d'importance et de la courte durée de l'opération; on peut du reste combattre la douleur à l'aide d'une injection sous-périostée d'un tiers de seringue de *Pravaz* remplie d'une solution de cocaïne à 5 %,

injection qu'on pratique à la face antérieure et à la face postérieure du rebord alvéolaire au niveau de la dent qui doit être
extraite. Pour certaines extractions difficiles et portant sur un
grand nombre de dents, il peut pourtant devenir nécessaire de
soumettre le malade à la narcose. On maintient alors la bouche
ouverte au moyen d'un coin de bois interposé entre les dents ou
à l'aide d'un spéculum buccal. Pour les exercices d'amphithéâtre,
la tête du sujet est maintenue relevée à l'aide d'un billot.

Dans la plupart des cas l'opérateur se place en arrière et à
droite du malade et entoure la tête de ce dernier avec le bras
gauche; sa main gauche attire en même temps la lèvre de côté,
tandis que sa main droite conduit l'instrument. Pour l'extraction
des dents inférieures il est néanmoins souvent préférable de se
placer en face de l'opéré dont on fait alors fixer la tête par un
aide. Avant de procéder à une extraction dentaire,
il importe de toujours bien déterminer quelle est
la dent qui doit être enlevée; dans la hâte de
l'opération, on serait en effet exposé sans cette
précaution, à arracher par erreur l'une ou l'autre
dent voisine.

L'extraction des dents ne se fait plus guère aujourd'hui
qu'à l'aide de pinces spéciales dites daviers, dont les mors
sont construits exactement d'après la forme de la dent à extraire.
Ces mors sont recourbés de façon à ne pas toucher par leur face
interne la couronne cassante de la dent; le bec seul en est
suffisamment tranchant pour pouvoir s'enfoncer facilement sous
la gencive jusqu'à la limite du collet et de la racine. Les divers
daviers employés diffèrent entre eux non seulement par la
conformation de leurs mors, mais encore par l'inclinaison de
ceux-ci sur la poignée ainsi que par la courbure variable que
l'on donne à cette dernière pour rendre l'abord de la dent plus
facile. Les daviers anglais sont préférables aux daviers allemands, car leur charnière étant située juste à la base des mors,
il en résulte, pour un déployement de forces égal, une action
plus favorable des deux bras de levier.

a) **Extraction des dents de la mâchoire supérieure** (Fig. 237).

Pour les dents incisives supérieures qui sont uniradiculaires, on emploie un davier droit, dont les mors ont
l'écartement nécessaire pour recevoir la dent à extraire; ces
mors sont étroits et légèrement excavés à leur face interne de
manière à s'adapter exactement à la face antérieure et à la face
postérieure de la racine. Le davier qui sert à extraire les incisives supérieures peut également être employé pour les
canines supérieures.

Le même davier peut même au besoin être utilisé pour
arracher les petites molaires supérieures; néanmoins
il vaut mieux choisir pour celles-ci un davier à mors un peu
plus courbes et en même temps coudés sur le manche.

Pour les grosses molaires supérieures on fait
usage d'un davier très fort à manche légèrement recourbé en
crochet et à mors fortement convexes; le mors externe présente en outre deux facettes concaves pour s'adapter aux
deux racines externes de la dent, et sur le milieu du bec une
griffe destinée à s'implanter entre les deux racines; le mors
interne est simplement creusé en gouttière et terminé par un
bec arrondi. La dent de sagesse supérieure est souvent

Fig. 237.

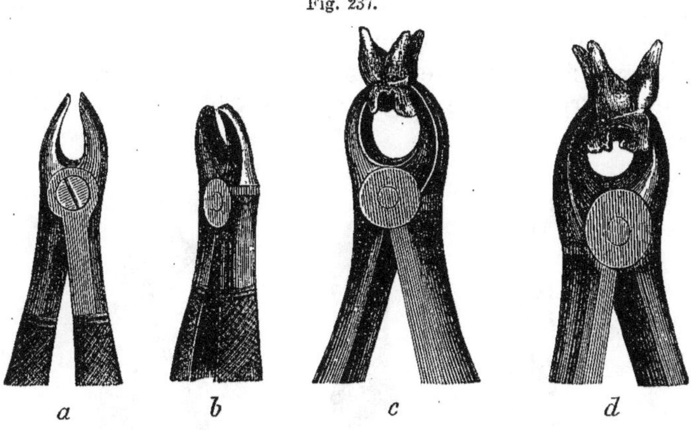

a   b   c   d

Daviers pour l'extraction des dents supérieures :
a) pour les incisives et les canines; b) pour les petites molaires; c) pour les grosses molaires
gauches; d) pour les grosses molaires droites.

cachée derrière les deux autres grosses molaires, et l'on ne
parvient à l'extraire qu'avec un davier coudé en forme de
baïonnette.

Pour opérer l'extraction d'une dent quelconque
de la mâchoire supérieure, on enfonce profondément les mors du davier entre la gencive et la
dent jusque sur la racine de celle-ci, on ferme
l'instrument, et la dent étant ainsi fixée, on lui
imprime un mouvement de latéralité en dehors.
Cette manœuvre brise toujours la paroi externe, peu résistante, de l'alvéole. Après avoir ensuite replacé la
dent dans sa situation primitive, on termine
l'avulsion en tirant directement en bas. Le davier
doit toujours être tenu à pleine main; pour éviter une compression trop forte des mors, et pour faciliter la fermeture et l'ouverture de l'instrument, il est bon de placer le doigt indicateur

entre les manches, en dessous de la charnière. Jamais la couronne ne devra être seule saisie lorsque la dent entière devra être avulsée.

Pour l'extraction des dents à une seule racine on a conseillé, dans le but d'éviter la fracture de l'alvéole, de chercher à produire la luxation de la dent en lui imprimant de préférence des mouvements de rotation autour de son grand axe. Outre que la conservation de l'alvéole n'est souvent alors qu'illusoire, cette manœuvre expose à briser la dent qu'on veut extraire, et de plus met en danger les dents voisines.

b) **Extraction des dents de la mâchoire inférieure** (Fig. 238).

Pour les incisives et les canines inférieures qui sont des dents uniradiculaires, on utilise le même davier que pour les incisives supérieures avec cette différence que l'instrument doit être coudé à angle droit sur le plat à hauteur de la charnière.

Fig. 238.

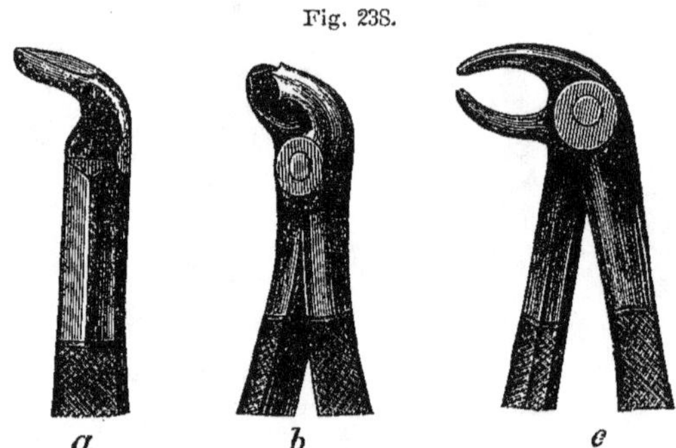

Daviers pour l'extraction des dents inférieures :

a) Pour les incisives et les canines ; *b)* pour les grosses molaires ; *c)* pour les petites molaires.

Pour l'extraction des petites et des grosses molaires inférieures on se sert aussi de daviers coudés à angle droit, soit sur le plat, soit sur un des bords. Ces daviers doivent être très solides ; ceux qu'on emploie pour les petites molaires ont les mors simplement creusés en gouttière ; ceux qui servent pour les grosses molaires portent en outre au bout de chaque mors une griffe destinée à s'implanter de chaque côté entre les deux racines. Lorsque la dent de sagesse inférieure est insérée obliquement dans la branche montante du maxillaire, on emploie de préférence pour l'extraire un davier dont les mors sont inclinés à angle obtus sur le manche, comme c'est le cas pour ceux qui servent à l'extraction des petites molaires supérieures.

27

L'extraction des dents inférieures se pratique
encore en enfonçant les extrémités des mors du
davier sous la gencive jusqu'à la racine de la
dent, et en imprimant alors à cette dernière un
mouvement de latéralité en dehors; seule la dernière grosse molaire devra être déplacée en dedans, car elle se trouve située derrière la branche
montante du maxillaire. Ce renversement de la dent
sur le côté est opéré par un simple mouvement de pronation
ou de supination de la main lorsqu'on se sert de daviers coudés
sur le plat; mais si l'instrument est coudé à angle droit sur le
bord, c'est plutôt le bras entier qui exécute le mouvement. Les
daviers de cette dernière sorte permettent donc d'employer une
force beaucoup plus considérable, mais en revanche ils exposent
davantage la dent à être brisée.

c) Extraction des racines.

L'extraction de vieux chicots ramollis, et en partie mobilisés
à la suite des inflammations préexistantes, est toujours chose
relativement facile, et plus facile en tous cas que l'extraction des
dents entières. Tout l'art consiste à enfoncer très profondément
les mors de l'instrument sous la gencive pour bien saisir la
racine. Ces mors devront donc être plus étroits et plus tranchants que ceux des daviers ordinaires;
de plus ils devront laisser entre eux
moins d'écartement que ces derniers. La
fig. 239 représente les deux modèles de
daviers qui conviennent le mieux pour
l'extraction des racines. Pour les racines
inférieures on peut également très bien
utiliser celui qui est représenté par la
fig. 238 *a* comme devant servir à l'extraction des incisives et des canines
inférieures. Parfois aussi on enlève les
racines avec de simples leviers qu'on
insinue entre la gencive et la racine
(levier de *Lecluse* ou langue de carpe,
pied de biche). La racine est poussée
dehors rien que par la simple pénétration de l'extrémité pyramidale de l'instrument aidée au besoin de quelques mouvements de levier.
Certaines racines, et notamment celles appartenant à des dents
fraîchement brisées, ne se laissent parfois enlever qu'à l'aide
du ciseau et du marteau, le malade étant alors préalablement
anesthésié.

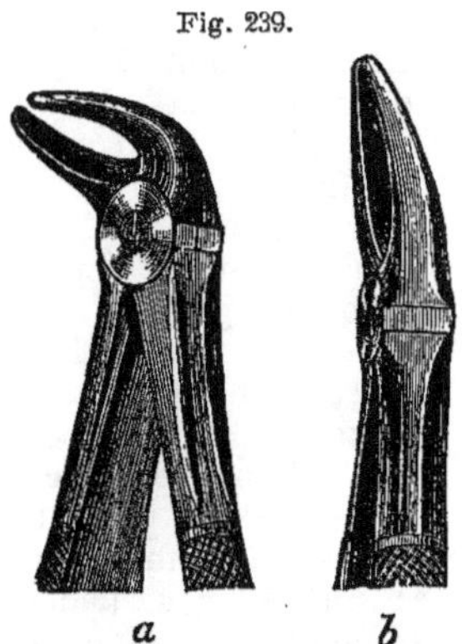

Fig. 239.

a   *b*

a) Davier pour racines inférieures.
b) Davier pour racines supérieures.

d) Quelques procédés particuliers d'extraction.

Certaines circonstances peuvent modifier le mode habituel d'extraction des dents: Lorsque celles-ci sont mal placées, ont pris une fausse direction, etc., il peut devenir matériellement impossible de les saisir, comme c'est la règle, par leurs faces interne et externe. On appliquera alors les mors du davier là où on le pourra, et l'on redoublera de précaution au moment de l'extraction. Au surplus, l'atrophie de la paroi alvéolaire qui existe toujours alors d'un côté, facilitera considérablement l'avulsion.

Lorsque la couronne est presqu'entièrement disparue, on doit préalablement dénuder le collet de la dent en détachant la gencive avec l'élévatoire, et si la dent ne dépasse plus le niveau de l'alvéole on pourra même saisir dans les mors d'un fort davier cette dernière ainsi que la gencive, briser l'alvéole, et rendre ainsi l'extraction possible. *Roser* a fait construire pour sectionner le rebord alvéolaire une pince coupante analogue à celle de *Liston* (fig. 77 *a*, p. 98); dans les cas difficiles *C. Hueter* se sert de la pince-gouge de *Luer* pour emporter du coup l'alvéole avec la dent qu'elle renferme. On réussit du reste avec cette dernière pince à arracher à la façon ordinaire certaines dents que nul autre instrument ne parvient à saisir. Il faut seulement alors pour ne pas briser la dent, éviter d'exercer une trop forte pression sur les extrémités des deux branches de la poignée.

e) Accidents de l'extraction.

Les dents à une seule racine et les racines isolées s'échappent parfois du davier sitôt extraites; il importe alors, lorsque le malade est anesthésié, de veiller à ce que la dent ne puisse tomber en arrière dans les voies respiratoires. Si l'on a brisé la dent, on ne doit pas toujours vouloir terminer malgré tout l'opération, car l'avulsion des racines de dents fraîchement brisées est la plupart du temps très difficile. Du reste, la douleur causée par la carie et par l'inflammation de la pulpe dentaire disparaîtra le plus souvent dès qu'aura été enlevée la couronne dans laquelle se trouve le foyer de carie qui entretient l'inflammation de la pulpe. Ajoutons encore qu'en cas de périostite purulente de la racine, la dent ramollie par l'inflammation ne se brise qu'assez rarement.

L'avulsion d'une dent s'accompagne toujours de la fracture d'une petite portion de la paroi alvéolaire; une fois la dent enlevée il faudra donc presser modérément avec les doigts sur les parois qui avaient été écartées et les replacer dans leur position primitive. Lorsque la racine est intimement unie à l'os ou que la dent possède des racines très divergentes, il arrive parfois qu'un fragment de la paroi alvéolaire est entraîné avec la dent. En pareil cas si l'on réussit à détacher de celle-ci le fragment d'os uni au périoste et à la gencive, on se comporte encore comme il vient d'être dit; sinon on l'extrait tout simplement. Des manœuvres d'extraction maladroites peuvent avoir pour effet de produire la luxation des dents voisines de celle qu'on veut extraire; même accident peut arriver lorsque des masses de tartre dentaire réunissent deux dents qui se touchent. En pareil cas l'enlèvement du tartre dentaire devra toujours précéder l'extraction; si pourtant l'on avait involontairement luxé une dent saine, il faudrait la réintégrer par la pression dans son alvéole, et au besoin l'assujettir en la liant à sa voisine. On se comporterait de même si l'on avait par erreur enlevé une dent pour une autre.

La petite hémorragie qui se produit après toute extraction de dent provient des vaisseaux de la gencive ainsi que de l'artère alvéolaire; elle s'arrête presque toujours d'elle-même. Parfois cependant on se trouve en présence d'hémorragies abondantes et récidivantes qui réclament une prompte intervention. L'artère alvéolaire se trouvant renfermée dans un canal à parois

rigides, il ne peut être question ici d'autre moyen d'hémostase que du t a m-
p o n n e m e n t de l'alvéole. Ce tamponnement se pratique comme suit : après
avoir enlevé les caillots sanguins, on remplit l'alvéole avec une petite boulette
de gaze aseptique (gaze iodoformée), on rapproche l'une de l'autre les deux
parois alvéolaires, on recouvre la gencive d'un autre petit tampon aseptique,
et par dessus le tout on applique un bouchon de liége dans lequel on a excisé
un fragment cunéiforme. Il suffit alors de rapprocher les deux mâchoires et
de les maintenir serrées l'une contre l'autre avec un mouchoir, pour que le
bouchon presse de trois côtés à la fois sur l'alvéole d'où provient l'hémorragie.

DEUXIÈME CHAPITRE.

Extirpation de la langue.

Anatomie topographique.

La langue est un organe charnu épais, très contractile et très exten-
sible, qui est presqu'exclusivement formé de fibres musculaires entre
lesquelles sont intercalés de nombreux vaisseaux ; dans sa partie postérieure
elle renferme également un peu de tissu graisseux. Lorsque la bouche est
ouverte, elle occupe tout le plancher de la cavité buccale limité par l'arc du
maxillaire inférieur ; lorsque la bouche est fermée elle remplit complètement cette même cavité. La langue s'attache en arrière à l'os hyoïde ; de là
elle monte verticalement dans le pharynx en s'épaisissant de plus en plus,
puis se recourbe à angle presque droit en se portant en avant dans la cavité
buccale ; elle est reliée à l'épiglotte par des replis muqueux qu'on désigne
sous le nom de ligaments glosso-épiglottiques. Du corps de l'os hyoïde se
détache un raphé fibreux qui monte jusqu'à une certaine hauteur dans le
milieu de la base de la langue : septum médian de la langue *(Hyrtl)*. En avant
et sur les côtés, la langue n'adhère plus au plancher de la bouche, mais elle
est surtout libre au niveau de sa pointe. La muqueuse qui tapisse le plancher
de la cavité buccale se réfléchit sur la langue et la recouvre complètement ;
sur toute la partie de la face dorsale de cet organe qui est située en avant des
piliers antérieurs du voile du palais, la muqueuse présente un très grand
nombre de papilles qui sont affectées aux sens du goût et du tact. Sous la
pointe de l'organe se trouve un repli muqueux très saillant qu'on appelle le
frein de la langue ; juste en dessous de l'endroit où la muqueuse se réfléchit
du plancher de la bouche sur le bord latéral de la langue, court de chaque côté
le nerf lingual. Au niveau de l'a r c p a l a t o g l o s s e (piliers a n t é r i e u r s) la
muqueuse de la face dorsale présente un enfoncement en cul-de-sac qui a été
désigné sous le nom de f o r a m e n c œ c u m. Ce dernier présente un certain
intérêt chirurgical en ce sens que les néoplasmes qui le dépassent en arrière
ne peuvent plus être enlevés par la voie buccale.

Aux mouvements de la langue participent d'une façon indirecte tous les
muscles qui sont insérés au bord inférieur de l'os hyoïde, et d'une façon directe
les muscles stylo —, palato —, hyo, — et génio-glosses qui font partie de la
musculature propre de la langue ; enfin les muscles linguaux, qui naissent et
finissent dans l'intérieur même de cette dernière, forment à eux seuls la plus
grande partie de la substance de l'organe.

Les nombreux vaisseaux qui se ramifient à l'intérieur de la langue
proviennent de chaque côté de l'a r t è r e l i n g u a l e ; celle-ci donne entre
autres une petite branche, l'artère dorsale de la langue, qui fournit à la
muqueuse de la racine de cette dernière, tandis qu'elle-même prenant alors
le nom d'artère linguale profonde (A. profunda linguœ), monte obliquement
d'en bas et d'en arrière sur la face externe du muscle génio-glosse pour

se porter dans l'intérieur même de l'organe vers le frein de la langue. Les deux artères linguales profondes ne sont réunies par aucune anastomose importante, tandis qu'il n'est pas rare d'en trouver entre les deux artères dorsales de la langue. En dehors de l'artère linguale profonde, entre la face inférieure de la langue et la face supérieure du muscle mylo-hyoïdien, siège de chaque côté la glande sublinguale dont le conduit excréteur va s'aboucher en compagnie du canal de Wharton à la caroncule sub-linguale située de chaque côté du frein. Les veines de la langue sont très nombreuses ; les veines linguales profondes forment un réseau autour de chaque artère de même nom, et courent sous la muqueuse de la cavité buccale. Les veines les plus volumineuses se rencontrent au voisinage du frein. Les vaisseaux lymphatiques de la langue se déversent dans les ganglions superficiels et profonds des régions sous-maxillaires.

A part le nerf lingual dont nous avons parlé p. 336, les nerfs de la langue ne présentent aucun intérêt pour l'opération qui nous occupe.

Extirpation.

D'après l'étendue du néoplasme qui nécessite l'intervention opératoire, on pratiquera tantôt une simple excision cunéiforme, tantôt l'enlèvement de toute une moitié latérale de la langue, tantôt enfin l'extirpation totale de cette dernière. Le carcinome ayant généralement pour siège l'un des bords latéraux de la langue, l'opération faite tout au début de l'apparition du mal, pourra le plus souvent se borner à une excision cunéiforme qui sera habituellement pratiquée dans la partie de l'organe correspondante aux petites et aux grosses molaires : rarement l'excision porte sur la pointe de la langue.

I. Hémostase prophylactique dans les opérations portant sur la langue.

L'extirpation de la langue s'accompagne toujours de très fortes hémorragies, ce qui tient à la riche vascularisation de cet organe essentiellement rétractile, et par là même difficile à saisir. La gravité de ces hémorragies est d'autant plus grande que leur source se trouve généralement située en un endroit très reculé, qui est en outre très proche de l'ouverture supérieure du larynx, et dont l'abord est rendu difficile par la présence des arcs maxillaires et des dents.

L'hémorragie produite à la suite d'une excision partielle atteignant seulement le segment antérieur de la langue, se laisse toujours arrêter immédiatement par la suture; mais plus loin portent en arrière les incisions, et plus aussi l'hémostase devient difficile à pratiquer. Pour cette raison on a essayé de différentes façons de limiter l'hémorragie qui se produit dans toutes les extirpations quelque peu étendues de la langue.

Afin de pouvoir atteindre plus facilement les vaisseaux qui devaient être ouverts, *Jäger* et d'autres fendaient la joue à partir de la commissure buccale; malheureusement ce procédé ne facilite guère l'accès du champ opératoire.

Pour se frayer une voie très large, *Roux, Syme, Sédillot* et *v. Langenbeck* sciaient le maxillaire inférieur; cette opération préliminaire aggravant considérablement le traumatisme chirurgical, on ne pourrait guère y avoir recours que dans certains cas d'extirpation totale atteignant la langue très loin en arrière.

Regnoli proposa de fendre les parties molles de la région sus-hyoïdienne, et par l'ouverture ainsi produite d'attirer la langue au dehors pour en extirper la partie malade. D'autres chirurgiens, et particulièrement *Nunneley*, préconisèrent chaudement l'ablation de la langue à l'aide de l'écrasement linéaire ou de l'anse galvanocaustique; plus récemment *v. Langenbeck* recommanda l'emploi du thermocautère.

Langenbuch a proposé d'enserrer toute la base de la langue dans une ligature en masse temporaire qu'il conduit à l'aide d'une aiguille fortement recourbée; ce moyen non plus ne met pas complètement à l'abri de l'hémorragie.

Un excellent moyen d'hémostase prophylactique nous est fourni par la ligature préalable d'une ou des deux artères linguales pratiquée dans la continuité de leur trajet, suivant les règles que nous avons indiquées page 38 et suivantes. Lorsqu'il ne s'agit que de l'extirpation d'une moitié latérale de l'organe, la ligature d'une seule artère suffit généralement, car les deux linguales profondes ne sont réunies par aucune anastomose importante. Mais comme les anastomoses des artères dorsales de la langue peuvent être assez fortes pour que l'hémorragie se produise encore même après la ligature de la linguale du côté où l'on opère, nous croyons qu'il est préférable, ainsi que le recommande *Weichselbaum*, de faire précéder de la ligature des deux artères linguales, non seulement l'extirpation totale, mais encore l'ablation d'une moitié latérale de la langue. Sur le vivant ce procédé procure du reste un autre avantage, c'est de rendre possible la recherche et l'extirpation des ganglions malades qui peuvent exister dans les deux régions sous-maxillaires.

2. Excision cunéiforme de la langue, d'après *Dieffenbach.*

Le malade est opéré dans la position assise; pour les exercices d'amphithéâtre on se contente de glisser un billot sous la nuque du sujet. Les mâchoires sont maintenues écartées à l'aide du spéculum de *Heister*, la langue est attirée au dehors au moyen d'une pince à mors mousses.

La partie à enlever est supposée se trouver dans le segment antérieur de la langue: on la saisit avec des pinces de *Muzeux*, puis prenant une aiguille armée d'un long fil, on l'enfonce dans la face dorsale, sur un des côtés de la tumeur, et on lui fait traverser toute l'épaisseur de l'organe; cela fait, avec la même aiguille, on transperce de nouveau la langue, mais en sens inverse, et de l'autre côté du coin à exciser. Les deux chefs ainsi que l'anse du fil ainsi placé pendent librement au dehors et sont confiés à un aide qui s'en servira pour faire saillir la langue en avant pendant le cours ultérieur de l'opération. Avec de forts ciseaux droits, l'opérateur excise ensuite sous forme d'un coin à base périphérique toute la partie de l'organe qui est comprise entre les deux points de passage de l'aiguille, et qui est restée saisie dans les pinces de *Muzeux*. Il faut surtout éviter à ce moment de couper l'anse du fil. Si l'on tire ensuite fortement sur les deux chefs de celui-ci, et qu'on les noue l'un avec l'autre, on aura ainsi placé un premier point de suture qui arrêtera immédiatement l'hémorragie. Il ne restera plus alors qu'à placer les autres sutures qui devront également embrasser toute l'épaisseur de la langue.

Lorsque le carcinome siége assez loin en arrière, on n'est plus sûr de pouvoir enlever tout le mal en employant le procédé que nous venons de décrire; en pareil cas, si l'on veut encore opérer par la méthode sanglante, il faudra au préalable pratiquer la ligature d'au moins une des deux artères linguales. Lorsqu'on ne recherche pas la réunion par première intention, on peut, à l'instar de *v. Langenbeck*, pratiquer l'excision cunéiforme à l'aide du thermo-cautère porté seulement au rouge sombre.

3. Extirpation d'une moitié latérale de la langue.

On commence par lier, d'après le procédé de *Pirogoff-Hueter* (p. 38), l'artère linguale du côté où l'on opère, ou ce qui vaut mieux les deux artères linguales; s'il existe des ganglions sous-maxillaires malades, on peut ainsi les extirper facilement. On place alors l'opéré dans la position assise (pour les exercices d'amphithéâtre on se borne à relever la tête du sujet), puis l'on écarte fortement les mâchoires à l'aide d'un coin de bois ou du spéculum de *Heister*. La langue est attirée en avant à l'aide d'une pince à mors mousses fermant parfaitement, et la partie malade de l'organe est fixée au moyen d'une pince de *Muzeux*. Cela étant, avec de fort ciseaux droits, on divise transversalement la base de la langue au niveau de l'arc palato-glosse jusque contre le septum; puis une seconde incision partant de la pointe et aboutissant à l'incision précitée divise l'organe tout le long du septum; une troisième incision détache enfin la moitié de la langue du plancher de la cavité buccale.

Aussitôt l'aide applique un fort tampon sur la surface de la plaie qui saigne fortement malgré que les artères linguales aient été liées à l'avance; on attend quelques minutes, puis sous le tampon qu'on relève peu à peu, on saisit dans des pinces tous les petits vaisseaux qui continuent à donner, et l'on étreint chacun d'eux dans une ligature. Si l'on est d'avis de laisser la plaie ouverte, et qu'on prévoie qu'elle donnera lieu à d'abondantes sécrétions, on peut la drainer à travers les parties molles de la région sus-hyoïdienne *(Trendelenburg)*. On peut du reste aussi replier latéralement la pointe de la langue pour l'appliquer contre la surface saignante de la base et l'y fixer par des points de suture; malgré l'étendue de la partie enlevée, la réunion par première intention est encore alors parfaitement possible.

4. Extirpation de la langue par la voie sus-hyoïdienne, d'après *Regnoli.*
(Fig. 240).

La nuque de l'opéré est soulevée de façon à renverser la tête en arrière, et à bien étaler toute la région sus-hyoïdienne. La

Fig. 240.

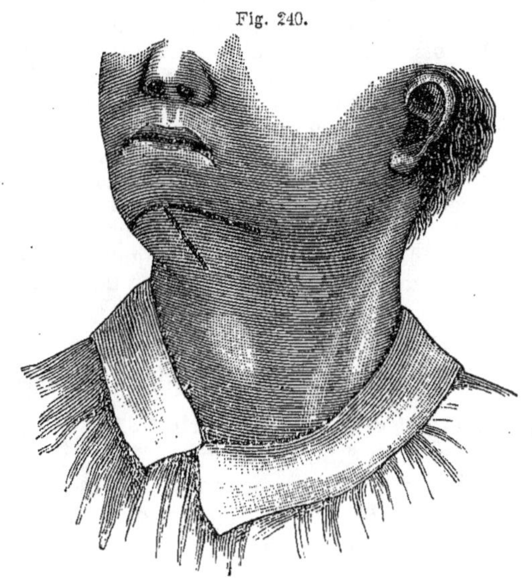

Extirpation de la langue par la voie sus-hyoïdienne, d'après *Regnoli.*

langue est attirée en avant à l'aide d'une anse de fil pour que la respiration puisse se faire très librement. Une première incision divise verticalement la peau depuis la pointe du menton jusque sur le milieu de l'os hyoïde; sur l'extrémité supérieure de cette incision on en fait ensuite tomber deux autres qui longent le bord inférieur du maxillaire inférieur et dont la longueur est en rapport avec le degré d'extension du néoplasme à extirper. A travers ces incisions on pénètre ensuite pas à pas jusque dans l'intérieur de la cavité buccale, et l'on divise ainsi les insertions des muscles génio-hyoïdiens, mylo-hyoïdiens et génio-glosses à l'os maxillaire; parfois aussi les deux artères faciales doivent être coupées entre deux ligatures.

Par l'ouverture ainsi pratiquée sous le menton on attire fortement la langue avec des pinces mousses, et l'on en excise toute la portion malade. Ici encore on peut immédiatement jeter une pince sur tout vaisseau qui vient à être ouvert. Le moignon de langue restant après amputation est alors replacé dans la bouche, un gros drain est poussé jusque dans l'angle inférieur de la plaie buccale, celle-ci est rembourrée avec de la gaze iodoformée, et les bords de la plaie cutanée sont en partie réunis par la suture.

Le procédé de *Regnoli* a été modifié par maints chirurgiens et particulièrement par *Czerny* et *Billroth*.

L'extirpation d'une portion quelque peu étendue de la langue expose toujours l'opéré à la pneumonie infectieuse et aux phlegmons profonds du cou; cette dernière complication a surtout été fréquemment observée après l'opération de *Regnoli*. La pneumonie infectieuse est particulièrement à redouter dans les cas où, à la suite d'une extirpation totale de la langue, l'épiglotte ne s'applique plus exactement sur l'ouverture supérieure du larynx. Depuis qu'en tamponnant la plaie d'amputation avec de la gaze iodoformée on est parvenu à diminuer les sécrétions et à produire l'asepsie de la cavité buccale, les accidents précités ont beaucoup perdu de leur fréquence. Lorsqu'il est fort à craindre que pendant l'opération ou les jours qui doivent suivre, le sang ou des liquides infectieux de la plaie ne viennent à s'écouler dans les voies respiratoires, on fait bien de pratiquer à l'avance le tamponnement de la trachée (voir p. 399). Une excellente pratique également consiste à faire chaque jour, pendant un certain temps avant l'opération, le nettoyage méthodique de la cavité buccale.

5. Extirpation totale de la langue avec section du maxillaire inférieur.

Afin de pouvoir enlever complètement les carcinomes qui avaient envahi profondément le plancher de la cavité buccale ou qui s'étendaient très loin en arrière vers l'épiglotte, on a souvent, à la suite de *Roux*, de *Sédillot* et de *Syme*, pratiqué la section médiane du maxillaire inférieur, attiré la langue dans l'intervalle des deux moitiés de l'os écartées, puis extirpé totalement l'organe ainsi rendu accessible. En découvrant de la sorte le terrain opératoire on n'éprouve aucune difficulté à arrêter immédiatement toute hémorragie qui vient à se produire, et dès lors il n'est plus indispensable de pratiquer la ligature préalable des deux artères linguales. *Langenbeck* divisait également le maxillaire, mais il faisait tomber le trait de scie au niveau de la première petite molaire; cette section latérale de l'os convient surtout pour les cas où le néoplasme s'étend beaucoup en arrière, tandis que la section médiane se recommande de préférence lorsque le carcinome a envahi la partie antérieure du plancher de la cavité buccale.

Il est particulièrement important ici de pratiquer le tamponnement de la trachée, non seulement pour le moment de l'opération, mais encore pour les premiers jours qui doivent suivre.

Premier temps : Division de la lèvre inférieure et sciage du maxillaire.

La lèvre inférieure étant tendue de droite et de gauche entre les doigts d'un aide qui comprime du même coup les artères coronaires, on la fend verticalement sur la ligne médiane depuis son bord libre jusqu'au-dessous de la pointe du menton; on fait ensuite sauter une des incisives médianes. On jette aussitôt une ligature sur chacune des artères coronaires. Un bistouri pointu est alors enfoncé le long de la face postérieure du maxillaire, et juste sur la ligne médiane, jusque dans le plancher de la cavité buccale; puis, dans le canal ainsi creusé, on pousse un élévatoire au-devant duquel on scie l'os en son milieu.

Deuxième temps : Extirpation de la langue.

Avec le bistouri rasant l'os on détache des deux côtés les insertions des muscles mylo-hyoïdiens, génio-hyoïdiens et génio-glosses, de façon à pouvoir écarter fortement l'une de l'autre les deux moitiés du maxillaire scié. A l'aide d'une pince à mors mousses on attire fortement la langue à travers cette ouverture, et l'on peut alors sans difficulté extirper la langue entière, racine comprise, et éventuellement l'arc des piliers antérieurs, les amygdales ainsi qu'une portion du plancher de la cavité buccale. Chaque vaisseau qui donnera dans la plaie sera aussitôt saisi dans une pince hémostatique, puis lié une fois l'opération terminée.

Pour pratiquer l'extirpation totale de la langue d'après le procédé de *v. Langenbeck*, on scie encore le maxillaire inférieur, mais cette fois au niveau de la première petite molaire du côté où siège la plus grande masse du carcinome; en outre, pour éviter le chevauchement ultérieur des fragments, on donne au trait de scie une direction oblique d'arrière en avant et de dedans en dehors. L'incision des parties molles va de la commissure buccale du côté où l'on opère jusqu'au bord supérieur du cartilage thyroïde. Si l'on rencontre des ganglions malades dans la fosse sous-maxillaire on les extirpe aussitôt, après quoi on fend les muscles digastrique et hyoglosse, et on lie l'artère linguale ainsi mise à nu. Après avoir scié l'os, on en fait rétracter fortement les deux moitiés au moyen de fortes érignes, on détache l'insertion de la muqueuse au fragment externe jusqu'au niveau de l'arc palato-glosse, et l'on découvre dès lors parfaitement tout le terrain opératoire. Si la tumeur a déjà envahi l'autre moitié latérale de la langue, on lie également la linguale de ce côté.

Troisième temps : Suture du maxillaire et des parties molles.

Après avoir soigneusement tari tout écoulement de sang, dans chaque fragment osseux on fore un ou deux trous à côté de la surface de section, puis on réunit les deux moitiés de l'os avec des fils métalliques ou à l'aide de petites chevilles en ivoire. On suture ensuite les deux moitiés de la lèvre; chaque point de suture doit embrasser toute l'épaisseur des parties molles à l'exception toutefois de la muqueuse. Un drain est poussé par l'angle inférieur de la plaie jusque dans la cavité buccale.

v. Langenbeck a dans ces derniers temps recommandé de faire encore usage du thermo-cautère chauffé au rouge sombre pour pratiquer ces extirpations de toute une moitié latérale, et même de la totalité de la langue; l'emploi de cet instrument rend la section du maxillaire inutile. Seulement, pour éviter de brûler les lèvres et les joues il maintient la bouche ouverte à l'aide d'un speculum de *Whitehead*, garni de plaques en ivoire; il conseille en outre, vu la possibilité d'hémorragies, de pratiquer à l'avance la ligature des deux artères linguales dans la continuité de leur trajet.

TROISIÈME CHAPITRE.

Opérations sur le pharynx et l'œsophage.

I. Pharyngotomie sous-hyoïdienne.

Anatomie topographique.

Le pharynx forme au-devant des vertèbres cervicales supérieures une cavité en entonnoir dont la partie élargie, tournée vers la base du crâne, correspond aux ouvertures postérieures du nez et de la bouche, et dont la partie rétrécie se continue avec l'œsophage à hauteur de la cinquième ou de la sixième vertèbre cervicale. La portion supérieure élargie du pharynx est partagée par le voile du palais en cavité pharyngo-nasale et en cavité pharyngo-orale. On peut facilement à travers les fosses nasales et la bouche avoir accès dans ces deux derniers espaces et y pratiquer les opérations les plus diverses, notamment avec l'anse galvano-caustique, en s'aidant en cas de besoin d'un éclairage artificiel convenable. L'extrémité inférieure du pharynx est entièrement cachée par le larynx, et ne peut par conséquent être rendue accessible au couteau que par l'extirpation préalable de ce dernier; la partie située immédiatement au-dessus de l'os hyoïde est complètement occupée par la base de la langue. Par contre les conditions anatomiques sont tout autrement favorables au niveau du petit espace qui sépare l'os hyoïde du bord supérieur du cartilage thyroïde, ce qui fait qu'on pourra utiliser cet espace dans les rares cas où

l'ouverture de la cavité pharyngienne, c'est-à-dire la pharyngotomie, semblera
devoir être nécessaire (extirpation de tumeurs siégeant sur les replis ary-
épiglottiques, etc.) La présence de l'épiglotte fait qu'on ne peut pourtant par
cet endroit explorer l'intérieur de la cavité laryngienne; aussi le nom de
laryngotomie que *Malgaigne* avait donné à l'ouverture de la membrane
thyro-hyoïdienne (qu'il pratiqua le premier) n'était nullement justifié.

Les couches qui recouvrent l'espace thyro-hyoïdien précité
sont d'abord la peau très mobile et plus épaisse que celle de la région inférieure du cou ; le muscle peaucier qu'on rencontre ensuite recouvre seulement les parties latérales de cet espace sans s'avancer jusque sur la ligne
médiane. Après le peaucier vient le feuillet superficiel de l'aponévrose cervicale, en dessous duquel on tombe sur les insertions des muscles qui s'attachent
au bord inférieur de l'os hyoïde et qui eux aussi n'arrivent pas sur la ligne
médiane. Ces insertions sont celles des muscles sterno- et omo-hyoïdien, et sous
ces derniers se voit le muscle thyro-hyoïdien qui s'étend davantage des deux
côtés en dehors. On ne trouve guère de vaisseaux et de nerfs importants au
niveau de l'endroit qui nous occupe; il y a seulement à noter l'artère laryngée
supérieure qui pénètre de chaque côté dans le larynx avec le nerf de même
nom à hauteur de la corne supérieure du cartilage thyroïde. Sous les insertions des muscles précités est tendue, entre le bord supérieur du cartilage
thyroïde et le bord postéro-supérieur de l'os hyoïde, la membrane thyro-
hyoïdienne au-devant de laquelle on trouve sur la ligne médiane la bourse
muqueuse sous-hyoïdienne. Cette membrane est limitée de chaque côté par le
ligament thyro-hyoïdien latéral ; derrière elle siége l'épiglotte. Les ligaments
glosso-épiglottiques sont constitués par des replis de la muqueuse qui tapisse
la paroi antérieure du pharynx.

Pharyngotomie d'après *Malgaigne*.

Le sujet est placé dans le décubitus dorsal avec la nuque
soulevée de façon à ce que la région antérieure du cou fasse
librement saillie en avant. L'opérateur et l'assistant se tiennent
aux deux côtés du cou.

Après avoir reconnu par la palpation la position des parties,
on pratique immédiatement en dessous de l'os hyoïde une incision transversale qui court sous le bord inférieur du corps de
cet os et qui se continue latéralement le long de ses deux
grandes cornes ; cette incision n'intéresse que la peau et le
peaucier. En incisant ensuite le feuillet superficiel de l'aponévrose cervicale, on met à nu les insertions des muscles sterno-
hyoïdiens et omo-hyoïdiens qu'on divise également en travers,
et en dessous desquelles on trouve le muscle thyro-hyoïdien.
Celui-ci est à son tour sectionné transversalement, et l'on aperçoit alors la membrane thyro-hyoïdienne.

Immédiatement en dessous de l'os hyoïde, et juste sur la
ligne médiane, on ponctionne alors la membrane précitée avec
un bistouri pointu qu'on pousse obliquement en haut jusque
dans le pharynx de manière à le faire ressortir au niveau de
l'enfoncement situé entre la racine de la langue et l'épiglotte;
l'index gauche introduit par la bouche guide la pointe de l'instrument et l'empêche de s'enfoncer dans le pédicule de cette

dernière. La petite ouverture ainsi pratiquée est ensuite élargie de droite et de gauche, puis, avec une érigne courbe, on accroche l'épiglotte et on l'attire hors de la plaie : le regard plonge dès lors dans l'intérieur du pharynx. Il faudra éviter, en incisant la membrane thyro-hyoïdienne, d'atteindre l'artère et le nerf laryngés qui traversent de chaque côté cette membrane un peu en dedans de la grande corne du cartilage thyroïde.

Après extirpation de la tumeur qui a nécessité la pharyngotomie sous-hyoïdienne, on remet l'épiglotte en place, on introduit un petit tampon de gaze iodoformée jusqu'au-devant de son pédicule, et par dessus on réunit en partie les lèvres de la plaie cutanée. L'usage de la sonde œsophagienne est parfois nécessaire pendant les premiers jours qui suivent l'opération.

II. Extirpation du pharynx.

Nous avons déjà vu antérieurement que les tumeurs insérées à la paroi supérieure du pharynx peuvent être enlevées, soit par la bouche, soit en créant une voie artificielle par la résection temporaire du maxillaire supérieur (p. 235), que celles de la base de la langue, des piliers du voile du palais et des ligaments ary-épiglottiques pouvaient être rendues accessibles, les premières par une section latérale du maxillaire inférieur (p. 426), les secondes par une pharyngotomie sous-hyoïdienne. Quant aux tumeurs ayant pour siége l'extrémité inférieure du pharynx, on n'a d'autre ressource contre elles que l'extirpation de ce conduit pratiquée à travers l'une des régions latérales du cou. *v. Langenbeck* qui a le premier exécuté cette opération, insista sur ce fait que le pharynx n'est que mollement uni à la colonne vertébrale, aux parties molles latérales du cou, et au pourtour postérieur du larynx, d'où il résulte qu'on parvient facilement à en décoller les parois rien qu'avec l'aide de l'élévatoire. Cette opération fut dans la suite répétée à diverses reprises et modifiée de différentes façons. Elle doit en tous cas être chaque fois précédée d'une trachéotomie préalable et du tamponnement de la trachée (p. 399).

I. Extirpation latérale du pharynx, d'après *v. Langenbeck*.

Premier temps : Dénudation du pharynx.

La tête est fortement renversée en arrière et le menton tourné du côté opposé à celui où l'on opère. L'incision de la peau commence au bord inférieur du maxillaire à égale distance de l'angle de ce dernier et du menton, et descend jusqu'à la grande corne de l'os hyoïde, puis le long du sterno-thyroïdien jusqu'au cartilage cricoïde, ou plus bas encore. On divise ensuite le feuillet superficiel de l'aponévrose, le peaucier et le muscle omo-hyoïdien, puis on pénètre plus avant dans la profondeur à hauteur de la grande corne de l'os hyoïde. Les artères linguale et thyroïdienne supérieure ainsi que la veine faciale doivent être liées entre deux ligatures ; on divise également les deux branches du nerf laryngé supérieur.

Deuxième temps : Ouverture et extirpation du pharynx.

On détache d'abord de l'os hyoïde les tendons du digastrique et du muscle stylo-hyoïdien, puis on ouvre le pharynx sur toute la hauteur de la plaie. Avec l'index introduit par cette ouverture on s'assure ensuite des limites exactes de la tumeur à extirper, après quoi, le larynx est tordu autour de son grand axe vers le côté sain, de telle façon que sa face postérieure apparaisse

dans la plaie. Avec le couteau et l'élévatoire on parvient alors sans difficulté
à détacher du larynx la paroi antérieure du pharynx, puis à décoller la paroi
postérieure de ce dernier après l'avoir incisée transversalement à hauteur
du bord inférieur du voile du palais.

La plaie sera tamponnée avec de la gaze iodoformée, et le malade nourri
pendant les premiers temps à l'aide de la sonde œsophagienne.

Pour l'enlèvement des tumeurs malignes des amygdales
ayant déjà envahi la paroi du pharynx, on ne peut mieux faire que de
recourir à

2. L'extirpation latérale du pharynx par le procédé de *Mikulicz.*

Une incision qui va de l'apophyse mastoïde à la grande corne de l'os
hyoïde, et qui laisse intact le tronc du nerf facial, met à nu le bord de la
branche montante du maxillaire. Avec l'élévatoire on pratique ensuite le
décollement sous-périosté des parties molles qui recouvrent la face antérieure
et la face postérieure de cette dernière ; ce décollement est poursuivi en haut
aussi loin que possible, tandis qu'en bas il s'arrête aux muscles ptérygoïdien
interne et masséter. Cela fait, à 1 centim. au-dessus de l'angle de la mâchoire
on scie cette même branche montante, qu'on désarticule ensuite par la torsion,
après en avoir détaché l'insertion du muscle temporal. Une forte érigne
implantée dans la surface de section attire alors le maxillaire en avant, des
crochets mousses écartent l'une de l'autre les lèvres de la plaie : au fond de
cette plaie correspond l'amygdale. Dès qu'on aura ouvert la paroi pharyngienne on découvrira l'arc palato-glosse, la base de la langue et la paroi postérieure du pharynx. Le champ opératoire peut même être agrandi jusqu'au
niveau de l'entrée du larynx ; il n'y a pour cela qu'à diviser le nerf hypoglosse,
le muscle digastrique et le muscle stylo-hyoïdien.

III. Œsophagotomie externe.

Anatomie topographique.

Au niveau du bord inférieur du cartilage cricoïde le pharynx se continue
avec l'œsophage qui descend au-devant des vertèbres cervicales inférieures,
puis s'engage dans le médiastin postérieur. La portion cervicale de l'œsophage
est recouverte par la trachée qu'elle déborde un peu à gauche, et dans de très
rares cas à droite. Dans la gouttière située entre ces deux conduits monte de
chaque côté le nerf récurrent venant de l'ouverture supérieure du thorax
pour se rendre au larynx. Le lobe gauche de la glande thyroïde recouvre une
partie du conduit œsophagien ; entre celui-ci et la carotide gauche existe un
interstice qui va en s'élargissant de bas en haut. A hauteur du bord inférieur
de la glande thyroïde, c'est-à-dire de la 6ᵉ vertèbre cervicale, l'œsophage est
croisé transversalement par l'artère thyroïdienne inférieure ; plus haut le
pharynx est croisé de la même manière par l'artère et le nerf laryngés supérieurs ; mais ces derniers organes se trouvent déjà situés en dehors du champ
opératoire de l'œsophagotomie. Dans certains cas d'origine anormale de la
carotide et de la sous-clavière gauche on a vu ces vaisseaux croiser également
l'œsophage.

Plus superficiellement l'œsophage est masqué du côté gauche par la
longue musculature du larynx — muscles sterno-hyoïdien et sterno-thyroïdien
— et par le bord interne du muscle sterno-cleïdo-mastoïdien ; il est en outre
croisé par le muscle omo-hyoïdien sous-jacent au précédent. Ces muscles sont
eux-mêmes recouverts par l'aponévrose cervicale, le peaucier, et par la peau
très fine et très mobile de la région.

Œsophagotomie.

Le malade est couché avec le haut du corps relevé; la nuque appuie sur un coussin; la tête est attirée en arrière et en haut en même temps que tournée un peu à droite. Pour les exercices d'amphithéâtre on se borne à glisser un billot sous la nuque de manière à faire saillir fortement la région antérieure du cou; la tête est tordue en arrière et à droite.

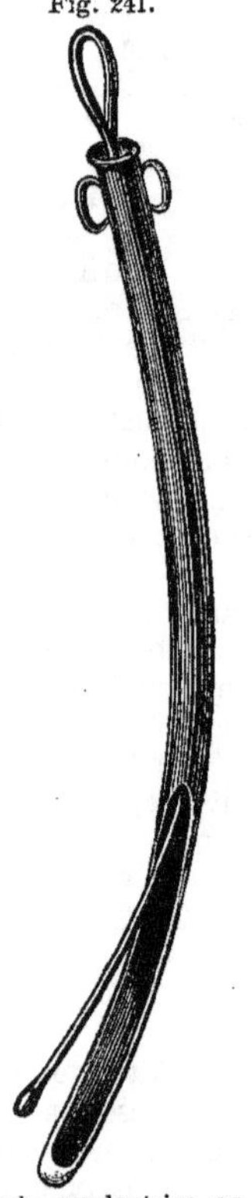

Sonde conductrice ou ektrop-œsophage, de *Vacca-Berlinghieri*.

Premier temps : Introduction d'une sonde conductrice.

Les parois de l'œsophage étant appliquées l'une contre l'autre, il n'est pas toujours très facile de découvrir la lumière de ce conduit, et l'on peut parfois être exposé à pénétrer entre la couche musculaire et la muqueuse. Pour éviter qu'il n'en soit ainsi, on commence par introduire par la bouche une sonde œsophagienne à gros bout, ou bien l'ektrop-œsophage de *Vacca-Berlinghieri* (Fig. 241), qui consiste en une canule métallique, munie d'une fenêtre latérale, dans laquelle se cache un mandrin à ressort que l'on peut faire saillir à gauche lorsque l'instrument est placé. On se crée ainsi un point de repère précieux pour s'orienter dans la profondeur des tissus, point de repère qui, sur le vivant, est parfois donné par le corps étranger même qu'il s'agit d'extirper.

Deuxième temps : Dénudation et ouverture de l'œsophage (Fig. 242).

Après avoir reconnu par la palpation le larynx, la trachée et le muscle sterno-cleïdo-mastoïdien, on fait à la peau une incision de 6 à 7 centim. d'étendue, qui commence à hauteur du bord inférieur du cartilage thyroïde, et qui descend obliquement en bas dans la direction du bord antérieur du sterno-cleïdo-mastoïdien, en restant un peu en dedans de ce bord. Après la peau on divise le peaucier, puis l'aponévrose cervicale, et le muscle précité apparaît dans la plaie. Désormais, pour éviter les gros vaisseaux du cou, on ne quitte plus le bord externe des muscles sterno-hyoïdien, et sterno-thyroïdien, et l'on pénètre dans la profondeur en séparant avec les doigts ou des instruments mousses, le tissu cellulaire qui remplit l'espace situé entre ces muscles et l'artère carotide préalablement rétractée en dehors. On évite de cette façon de blesser l'artère thyroïdienne inférieure; en cas de besoin ce vaisseau serait du reste coupé entre deux ligatures. Dans le fond de la plaie, à gauche de la trachée qui a été légèrement refoulée à droite, on reconnaît finalement avec le doigt la sonde conductrice qui occupe l'œsophage. On doit surtout veiller à ce moment à ne pas blesser le nerf récurrent. L'œsophage une fois découvert, on l'accroche avec deux érignes entre lesquelles on le fend longitudinalement sur le bout renflé de la sonde.

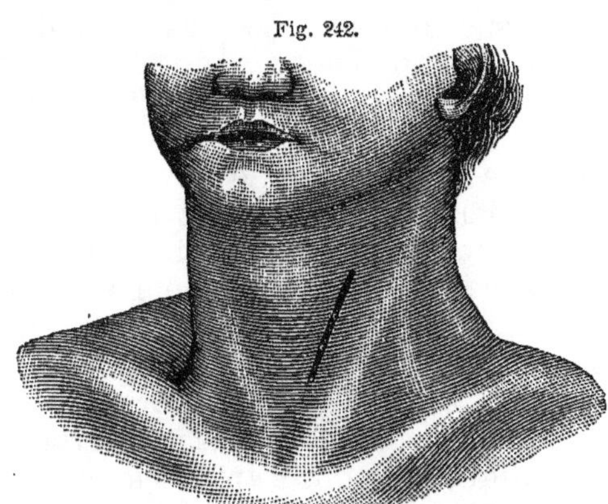

Fig. 242.

Incision pour l'œsophagotomie externe.

Avec le bout du doigt introduit par l'ouverture ainsi pratiquée, on s'assure ensuite du siége occupé par le corps étranger ou le rétrécissement qui a nécessité l'intervention, et si c'est nécessaire, on agrandit l'incision avec le bistouri boutonné. On peut alors, sans difficulté, opérer l'extraction de ce corps étranger, ou pratiquer la dilatation du point rétréci. *Czerny* a même été jusqu'à réséquer un segment entier du conduit œsophagien.

La plaie ne doit pas être réunie par la suture, car en cas de fermeture imparfaite du tube œsophagien, le contenu de celui-ci pourrait s'échapper au dehors et provoquer l'apparition d'un phlegmon profond. La plaie sera plutôt drainée et bourrée avec de la gaze iodoformée. Le malade devra parfois être nourri avec la sonde œsophagienne.

Sur le vivant, l'œsophagotomie n'est pas toujours pratiquée de la façon qui vient d'être décrite. La hauteur à laquelle doit avoir lieu l'ouverture de l'œsophage dépend en effet du siége occupé par le corps étranger ou le rétrécissement. Dans certains cas rares on pourra même être forcé d'opérer du côté droit : il en sera ainsi notamment lorsque le corps étranger ne sera perceptible que de ce côté, ou bien encore lorsque le lobe gauche du corps thyroïde anormalement développé masquera complètement le champ opératoire.

QUATRIÈME CHAPITRE
Ponction de l'abdomen et laparotomie.

Pour rendre possibles les opérations sur les organes intra-abdominaux ainsi que l'extirpation de tumeurs intra-abdominales, il est nécessaire d'ouvrir préalablement la paroi antérieure ou latérale du ventre sur une étendue plus ou moins considérable (laparotomie). Lorsqu'il ne s'agit que d'évacuer des liquides contenus dans la cavité péritonéale ou à l'intérieur de cavités kystiques, on se contente d'ouvrir l'abdomen par une simple ponction, l'ouverture ainsi produite se refermant aussitôt d'elle-même grâce à l'élasticité des parties molles. La ponction ou la laparotomie ne peuvent pas être indifféremment pratiquées sur tous les points de la paroi abdominale. La région à choisir pour opérer varie essentiellement d'après le siége du viscère ou du néoplasme sur lequel porte l'opération ; la ponction doit en outre être faite en un endroit qui soit favorablement situé pour l'écoulement du liquide accumulé. Dans une certaine mesure la composition anatomique, variable d'après les régions, de la paroi abdominale antérieure, doit également être prise en considération dans le choix du terrain opératoire.

La paroi abdominale antérieure est formée par des muscles larges terminés par de larges aponévroses, qui sont disposés en plusieurs couches superposées entre lesquelles rampent les vaisseaux et les nerfs lombaires descendant obliquement de la colonne lombaire ; ces vaisseaux et ces nerfs ne présentent pour l'opérateur qu'une importance secondaire. Le seul vaisseau dont il faille tenir compte est l'artère épigastrique qui monte dans la direction d'une ligne qui serait tirée du milieu du ligament de *Poupart* vers le bord latéral du sternum.

Les tendons terminaux ou aponévroses des muscles larges de l'abdomen s'unissent sur la ligne médiane en un cordon tendineux très pauvre en vaisseaux qui est la ligne blanche. Environ vers le milieu de la hauteur de cette dernière se trouve situé l'ombilic de la face interne duquel se détache le ligament rond du foie (ligamentum teres) ou cordon fibreux de la veine ombilicale. Aux deux côtés de la ligne blanche se voient les muscles grands droits de l'abdomen qui s'insèrent d'une part à l'appendice xiphoïde du sternum et aux cartilages costaux avoisinants, et d'autre part à la symphyse du pubis ; chacun de ces muscles est renfermé dans une gaine fibreuse qui lui est fournie par les aponévroses des muscles larges de l'abdomen. La paroi postérieure de cette gaine se termine brusquement vers le tiers inférieur du muscle dans la ligne semi-circulaire de Douglas. A partir de cette ligne la face postérieure de chaque muscle grand droit n'est plus tapissée que par le fascia transversalis et par le feuillet pariétal du péritoine. L'artère épigastrique qui monte à l'intérieur de la gaine précitée, étant appliquée contre la face postérieure du muscle, s'y anastomose avec les branches terminales de la mammaire interne.

I. Ponction ou paracentèse de l'abdomen.

Il n'est pas rare de rencontrer à l'amphithéâtre des cadavres présentant un degré très prononcé d'ascite ; on peut alors, sur ces sujets, évacuer le liquide abdominal absolument de la même façon que sur le vivant. Avant tout, on doit commencer par s'orienter au moyen de la percussion sur la position qu'occupe l'intestin grêle; le plus souvent celui-ci flotte au-dessus de l'exsudat dans la région de l'ombilic. Partant de là, c'est à travers l'une des régions latérales de la paroi antérieure du ventre qu'il sera préférable d'opérer l'évacuation du liquide, et pour accumuler celui-ci vis-à-vis de cette région on fera bien de placer le sujet dans le décubitus latéral. L'intestin remonte alors de lui-même vers le côté rehaussé. Supposons l'opéré couché sur le côté droit : la ponction sera pratiquée sur le trajet d'une ligne qui serait tirée verticalement de l'épine iliaque antéro-supérieure droite au rebord de la paroi costale. On évitera cependant de la faire immédiatement en dessous du rebord costal à cause de la présence du foie à ce niveau. Dans le but d'épargner sûrement l'artère épigastrique, *Monro* recommande de ponctionner sur le milieu de la ligne qui réunit l'épine iliaque antéro-supérieure à l'ombilic. La ponction à travers la partie sous-ombilicale de la ligne blanche, ou à travers l'ombilic distendu par l'exsudat abdominal nous paraît beaucoup moins recommandable, même si on prend la précaution de coucher l'opéré de façon à rendre impossible la blessure de l'intestin. Le tissu fibreux que l'on doit alors traverser est certes peu riche en vaisseaux sanguins, mais en raison de son peu d'élasticité, il ne produit pas aussi sûrement l'occlusion rapide de l'ouverture de ponction.

L'instrument dont on se sert pour pratiquer la paracentèse de l'abdomen est le trocart; il se compose d'une tige affilée ou poinçon, et d'une canule métallique dans laquelle glisse cette tige. L'instrument est saisi à pleine main et plongé d'un coup sec jusque dans la cavité péritonéale : le doigt indicateur étendu sur la canule imprime la direction à l'instrument et détermine en outre le point jusqu'où celui-ci doit être enfoncé (Fig. 243). Le poinçon est ensuite retiré de sa gaine et le liquide s'écoule librement au dehors. Si quelqu'obstacle vient à interrompre le flot du liquide, on l'écarte à l'aide d'un stylet boutonné passé par la canule.

On a construit de nombreux trocarts spéciaux avec lesquels il est possible de ponctionner l'abdomen sans avoir à craindre la pénétration de l'air dans la cavité péritonéale. Le plus recommandable d'entre ces trocarts est celui de *Fergusson-Frentzel* : (Fig. 244), le poinçon qui est serré par une pièce en caoutchouc dans l'intérieur de la canule ferme hermétiquement cette dernière; on ne le retire, après la ponction, qu'autant qu'il est nécessaire pour permettre au liquide de s'écouler par le petit tube qui est adapté sur le côté de la canule. Sur ce tube s'ajuste un long tuyau en caoutchouc qui conduit le liquide dans un vase placé à côté du lit du malade; ni le lit, ni le malade ne sont ainsi souillés pendant l'opération.

Fig. 243.

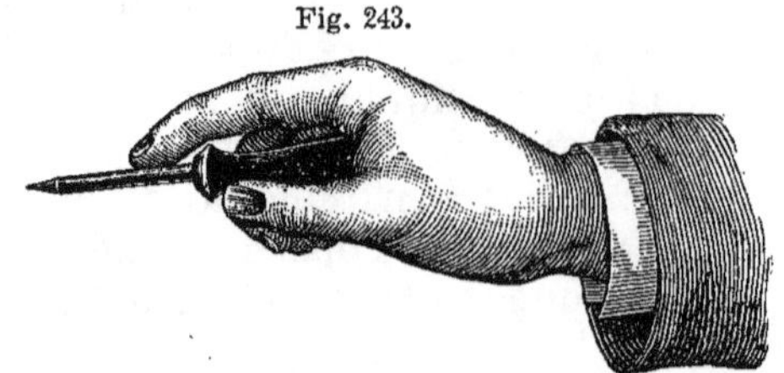

Manière de tenir le trocart.

Fig. 244.

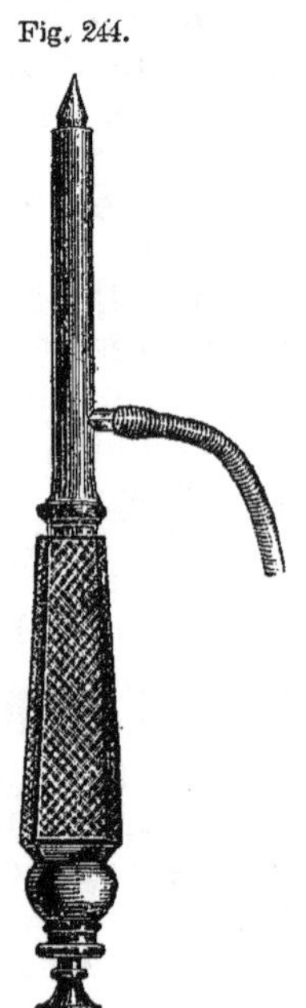

Trocart de *Fergusson*.

D'après *Reybard* on peut aussi, en se servant d'un trocart ordinaire, faire en sorte que l'air ne puisse pénétrer dans la cavité péritonéale. Il suffit pour cela de fixer sur la canule un condom, ou un morceau d'intestin, de la façon qui est représentée par la fig. 245; lorsque le poinçon est retiré de la canule, ce tube membraneux retombe comme une soupape au-devant de l'ouverture de cette dernière, et sitôt que le liquide cesse de couler, l'air pousse la soupape dans l'ouverture même. Le moyen suivant préconisé par *C. Hueter* permet encore d'atteindre plus simplement ce but : il consiste à maintenir tout le temps l'extrémité externe de la canule sur un niveau plus élevé que celui de l'extrémité qui plonge dans la cavité péritonéale.

Fig. 245.

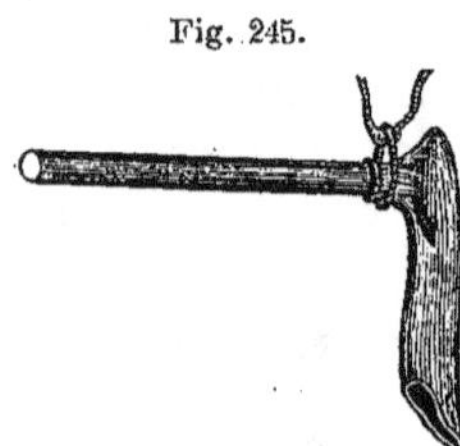

Trocart de *Reybard*.

L'évacuation du liquide contenu dans la cavité abdominale ne doit jamais être faite trop brusquement, car la décompression soudaine produite dans le ventre pourrait être suivie d'une congestion intense des viscères abdominaux, congestion qui entraînerait nécessairement une anémie relative du cerveau pouvant aller jusqu'à la syncope. On fera donc bien d'interrompre par moments l'écoulement du liquide en bouchant la canule avec le doigt. En même temps on entoure l'abdomen avec des serviettes qu'on serre de plus en plus à mesure que le ventre se vide. On maintient en outre cette constriction pendant les premiers jours qui suivent l'opération. Une fois celle-ci terminée, le trocart est retiré de la paroi abdominale, et l'ouverture soigneusement refermée à l'aide de bandelettes agglutinatives.

2. Ouverture de la cavité péritonéale par la laparotomie.

L'incision de la paroi abdominale ne se pratique jamais d'un seul coup à travers toutes les couches qui composent cette paroi; celles-ci doivent au contraire être divisées une à une et de préférence sectionnées entre deux pinces. Au niveau des régions latérales de la paroi abdominale, ces couches sont nettement marquées et très faciles à compter, si bien qu'à n'importe quel moment de l'opération, on peut toujours dire à quelle profondeur on se trouve arrivé. La peau, le tissu cellulaire souscutané, le fascia superficialis, le muscle grand oblique, le muscle petit oblique, le muscle transverse, le facia transversalis, se présentent au couteau de l'opérateur dans des rapports constamment les mêmes. Le voisinage du péritoine est du reste suffisamment annoncé par la couche de tissu cellulo-adipeux que l'on trouve presque partout entre lui et le fascia transversalis. L'endroit où il faut pratiquer l'incision est avant tout indiqué par le siége même du mal. Si l'on cherche surtout à découvrir très largement l'intérieur de la cavité abdominale dans un but d'exploration, le mieux est de pratiquer l'incision au niveau de la ligne blanche. On pourra ainsi fendre la paroi abdominale depuis la symphyse jusqu'à l'ombilic, au besoin même contourner le bord gauche de ce dernier et prolonger l'incision jusqu'à l'appendice xiphoïde du sternum, sans pourtant donner lieu à une hémorragie de quelqu'importance. Mais auparavant on aura eu soin de vider la vessie pour la faire descendre derrière la symphyse. On ne devra pas s'écarter de la ligne blanche pour ne pas devoir ouvrir la gaine du muscle grand droit dans lequel s'établissent facilement des suppurations profuses.

L'incision du péritoine ne doit être faite qu'après que tout écoulement sanguin a été soigneusement tari dans la plaie. Dès que l'hémostase est complète, on soulève avec deux pinces un petit pli de la séreuse, et l'on y pratique une petite ouverture qu'on agrandit ensuite avec des ciseaux mousses conduits sur le doigt indicateur de la main gauche.

Dès qu'est terminée l'opération qui avait nécessité la laparotomie, on ferme la plaie de la paroi abdominale, généralement dans toute son étendue, au moyen d'un certain nombre de points de suture profonde entrecoupée, embrassant à la fois toutes les couches, péritoine compris, dont se compose cette paroi; entre ces points larges de suture profonde on en place d'autres plus superficiels. Dans ces derniers temps on a souvent utilisé le procédé de la suture en plaques (v. p. 21) pour la réunion des plaies de laparotomie.

3. Incision exploratrice extrapéritonéale.

L'ouverture du sac péritonéal n'étant absolument exempte de dangers que pour autant qu'elle soit faite sous le couvert d'une asepsie parfaite, *Bardenheuer* et *Snegurieff* ont recommandé d'employer de préférence dans un but de diagnostic des incisions qui pénètrent seulement jusque sur le péritoine; ils décollent ensuite ce dernier avec la main et peuvent ainsi soumettre à une exploration très précise les viscères abdominaux ainsi que les tumeurs dont ils peuvent être le siége. Ce genre d'incisions exploratrices extrapéritonéales convient d'autant mieux pour assurer le diagnostic des tumeurs du ventre, que nombre de celles-ci siégent en dehors du péritoine, et même doivent être attaquées par la voie extrapéritonéale. Le feuillet pariétal du péritoine se laisse facilement décoller sur de grandes surfaces sans pour cela être exposé à se mortifier.

Bardenheuer préconise trois modes différents d'incisions de cette espèce :

a) l'incision rénale. C'est la plus employée des trois; elle descend verticalement de la 11ᵉ côte jusqu'au milieu de la crète iliaque (incision lombaire). En faisant tomber sur son extrémité supérieure une incision costale postérieure qui se porte vers la colonne vertébrale parallèlement à la dernière côte, et sur son extrémité inférieure une incision iliaque postérieure qui se dirige également en arrière en longeant la crête iliaque, on obtient le procédé d'incision à volet postérieur. Avec deux incisions transversales se portant au contraire en avant, on a le procédé à volet antérieur, tandis qu'avec deux incisions se dirigeant à la fois en avant et en arrière on réalise le procédé à double volet.

L'incision rénale est utilisée en vue du diagnostic et de l'extirpation des tumeurs rétro-péritonéales; elle permet en outre de soumettre à l'exploration digitale le foie, la tête du pancréas, le duodénum, le colon, le cœcum et la rate.

b) l'incision pubienne (symphysenschnitt). Elle court transversalement en forme de demi-cercle au-dessus de la symphyse pubienne, et peut en outre être prolongée sur les côtés. Elle sert à l'exploration des organes du bassin de l'homme et de la femme, et permet d'exécuter sur eux, soit exclusivement, soit partiellement par la voie extrapéritonéale, les opérations que chaque cas réclame.

c) l'incision thoracique; elle longe le rebord inférieur du thorax et permet de pratiquer le décollement du péritoine jusqu'au niveau de la portion tendineuse du diaphragme. Elle est utilisée pour l'évacuation du pus des abcès sous-phréniques.

Gubaroff recommande l'incision exploratrice extrapéritonéale pratiquée au niveau de la ligne blanche; le péritoine se détache facilement de la paroi abdominale sur une étendue d'environ 3 centimètres de chaque côté.

CINQUIÈME CHAPITRE.
Suture intestinale.

Grâce aux progrès réalisés par la chirurgie moderne, nous pouvons désormais, par une suture soigneusement pratiquée, obtenir la réunion par première intention des plaies de l'intestin, que ces plaies soient produites par un traumatisme quelconque (coup de couteau, plaie par armes à feu) ou qu'elles aient été établies par le chirurgien même dans un but thérapeutique (résection d'une portion de l'intestin). Pour avoir accès sur l'intestin lésé, nous pouvons soit utiliser la plaie même produite par le traumatisme, soit recourir à une laparotomie préliminaire. L'intestin est alors attiré à travers la plaie de laparotomie. La lésion la plus fréquemment observée à la suite de traumatismes est une division partielle, transversale ou longitudinale, du tube intestinal. Dans les cas où il s'agit au contraire de l'extirpation d'une portion malade du viscère, c'est habituellement à la résection d'un segment entier d'intestin que l'on est obligé de recourir, résection que l'on fait aussitôt suivre de la suture circulaire des deux bouts du viscère.

Les bords d'une plaie intestinale sont trop minces pour que leur simple réunion puisse suffire à l'occlusion absolument certaine de cette dernière; aussi faut-il que la suture produise l'adossement de surfaces suffisamment larges de la paroi intestinale. La présence de la couche épithéliale rend les muqueuses impropres à la réunion immédiate, tandis que les séreuses mises en contact s'accolent l'une à l'autre avec une rapidité remarquable.

De ce qui précède il résulte que toutes les sutures intestinales, tant partielles que circulaires, devront à l'exemple de celle imaginée par *Lembert* et *Jobert*, produire l'adossement de surfaces séreuses suffisamment étendues. Pour la suture circulaire il conviendra même de placer deux rangées de points, dont l'une, l'interne, réunira les bords mêmes de la plaie, dont l'autre, l'externe, rapprochera les surfaces péritonéales. La suture intestinale se pratique à l'aide de très fines aiguilles; comme fil à suture on emploie habituellement le catgut, tandis que pour l'estomac il est de beaucoup préférable de se servir de fine soie aseptique.

I. Suture intestinale partielle.

1. Suture continue ou du pelletier (voir pag. 18, Fig. 22); — *v. Nussbaum* a récemment préconisé ce mode de suture comme étant le plus simple à pratiquer dans les cas de plaie simple de l'intestin, c'est-à-dire lorsque celui-ci n'est pas complètement sectionné en travers; sur le vivant, quand pour une raison ou l'autre l'opération doit être exécutée rapidement, il peut y avoir avantage à utiliser ce procédé de suture.

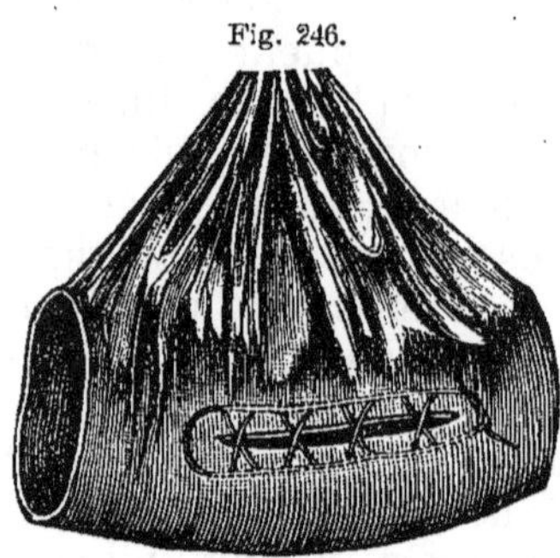

Fig. 246.

Suture intestinale d'après *Gély*.

2. Suture de *Gély* (Fig. 246); c'est également une suture continue qui se pratique avec un seul fil dont les deux bouts, armés chacun d'une fine aiguille, sont croisés après chaque nouveau point passé; la figure ci-jointe fait du reste suffisamment comprendre la technique de cette suture.

La suture continue produit sans nul doute une occlusion parfaite de la perte de substance, mais elle n'est pas exempte de danger, car si l'on tire un peu fortement les deux bouts du fil pour les nouer, tout le tissu compris dans la suture est compromis dans sa nutrition et peut dans certains cas se mortifier.

3. Suture de *Lembert* (Fig. 247); c'est celle qui convient au plus grand nombre de cas. L'aiguille armée d'un fil en catgut est enfoncée à une certaine distance de la solution de continuité et pénètre seulement jusqu'à la muqueuse; elle est conduite dans l'épaisseur même de la tunique musculaire, de l'intestin, jusque tout contre le bord de la plaie, pour y être retirée à travers la séreuse péritonéale. L'aiguille est alors conduite de la même façon mais en sens inverse, à travers l'autre bord de la plaie, puis les deux chefs du fil sont noués comme dans la suture entrecoupée ordinaire. On place un certain nombre de points semblables jusqu'à ce

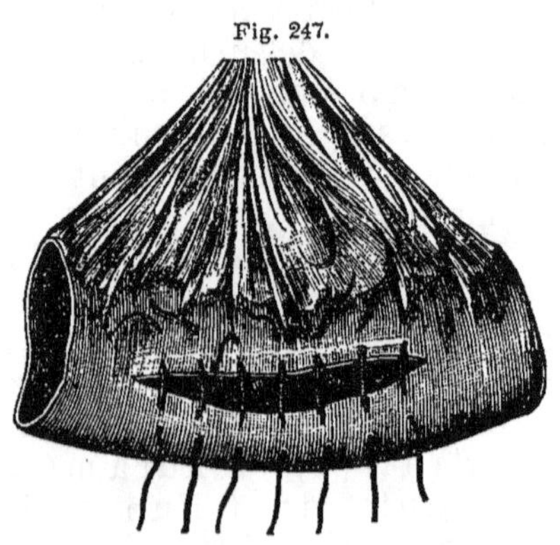

Fig. 247.

Suture de *Lembert*.

que la plaie soit entièrement refermée. Au moment où l'on noue, la muqueuse se retrousse d'elle-même dans la lumière du canal

Les surfaces séreuses mises en contact par la suture de *Lembert*
ne devront être ni trop étroites, afin de produire sûrement l'occlusion de l'intestin, ni trop larges pour ne pas trop rétrécir la
lumière de ce dernier.

   4. Sutures de *Gussenbauer* et de *Czerny*; elles ont pour
effet, non-seulement d'adosser les surfaces séreuses comme le
fait la suture de *Lembert*, mais encore de produire l'affrontement des bords mêmes de la solution de continuité des tuniques
séreuse et musculaire.

Fig. 248*a*.   Fig. 248*b*.

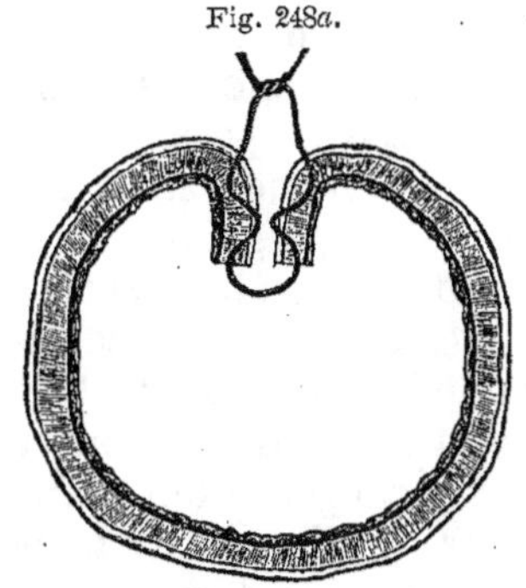

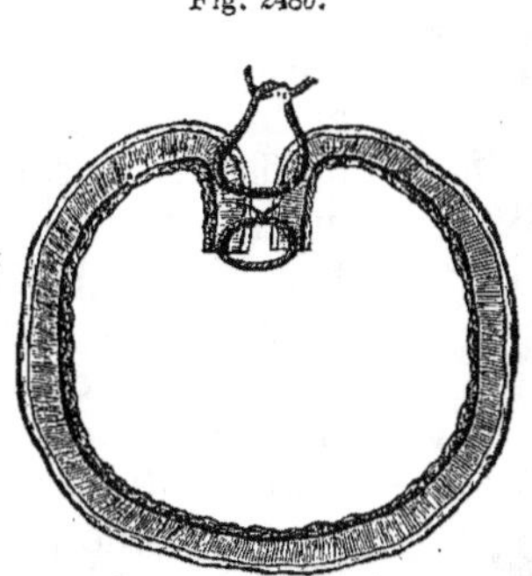

Suture intestinale de *Gussenbauer*   Suture intestinale de *Czerny*
(d'après *Wölfler*).   (d'après *Wölfler*).

   La fig. 248 *a* montre sur une coupe transversale de l'intestin
la suture en huit de chiffre de *Gussenbauer*, la fig. 248*b*
celle à double rangée de *Czerny*. La modification que *Rydygier*
a imprimée au procédé de *Czerny* consiste simplement en ce
que la suture entrecoupée par laquelle celui-ci affronte les
deux bords saignants de la plaie, est remplacée par une suture
en sujet qui se place beaucoup plus rapidement et qui, en
l'absence de nœuds, permet ensuite un plus large adossement
des surfaces séreuses.

2. Suture intestinale circulaire — Résection de l'intestin.

   Il est rare qu'après un traumatisme accidentel on ait l'occasion de réunir par une suture circulaire les deux bouts d'une anse
intestinale complètement divisée. Le plus souvent en effet la
suture circulaire ne trouve son application que dans les cas de
résection d'une portion d'intestin malade (anus contre nature,
carcinome, rétrécissement).

   Pour pratiquer la résection d'une anse intestinale,
on commence par vider complètement cette dernière de son
contenu en la faisant glisser entre les doigts de la main mollement rapprochés. Pendant que l'aide comprime ensuite le bout
afférent et le bout efférent entre le pouce et l'index de chaque

main, avec des ciseaux bien tranchants on résèque par deux sections transversales très nettes toute la portion d'intestin comprise entre les deux points comprimés. Si le segment à enlever est de petites dimensions, on peut en détacher à l'avance l'insertion du mésentère après avoir préalablement jeté une ligature médiane sur les vaisseaux qui aboutissent à cette portion d'intestin. Lorsqu'il s'agit au contraire d'une résection étendue, on fait mieux d'exciser en forme de triangle la portion du mésentère correspondante à l'anse à réséquer, puis on réunit la plaie du mésentère par des points de suture entrecoupée qui embrassent le moins de tissus possible et qui suffisent néanmoins à tarir l'hémorragie. Dans la crainte de voir survenir une gangrène de l'intestin, *Kocher* se contente dans tous les cas de désinsérer simplement le mésentère, et si celui-ci se trouve en excès après que les deux bouts d'intestin ont été réunis, il en coud le bord libre au moyen d'une suture continue au catgut. Pour qu'aucune impureté ne puisse venir souiller la cavité péritonéale, on fermera celle-ci à l'aide d'une éponge ou d'une serviette aseptique.

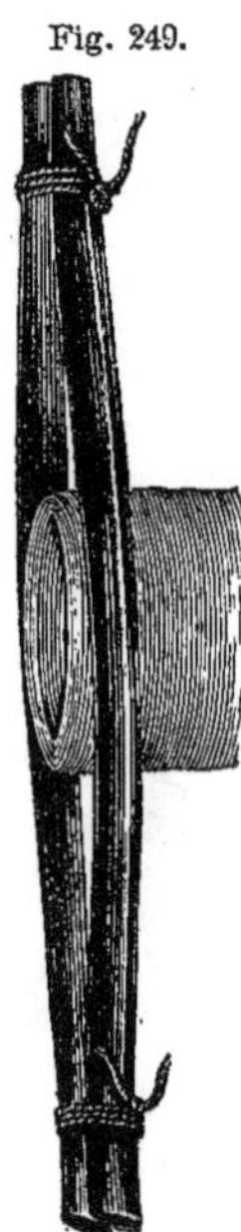

Fig. 249.

Clamp de *Rydygier*.

La compression manuelle des deux bouts de l'intestin, telle que nous l'avons décrite plus haut, suffit parfaitement au but qu'on se propose et ne compromet en aucune façon la nutrition des bords de la plaie; elle doit donc être préférée toutes les fois qu'on dispose d'un aide convenablement exercé. C'est seulement en cas d'assistance insuffisante qu'on est autorisé à pratiquer l'occlusion temporaire des bouts béants de l'intestin à l'aide du c l a m p revêtu de caoutchouc de *Rydygier*, ou bien au moyen de deux ligatures en soie passées à travers l'insertion du mésentère et médiocrement serrées *(Schede)*.

La résection de l'intestin et la suture intestinale circulaire sont d'une exécution particulièrement difficile, lorsque la portion du viscère sur laquelle elles portent, se trouve retenue dans la cavité abdominale, et que l'on est ainsi forcé d'opérer *in situ*. Lorsqu'on pratique l'isolement du segment à réséquer, on doit veiller soigneusement à ne pas désinsérer le mésentère au-delà des limites de ce segment, pour que les deux bouts réunis ne soient pas exposés à se mortifier.

La s u t u r e i n t e s t i n a l e c i r c u l a i r e par laquelle on ressoude l'un à l'autre les deux bouts d'un intestin divisé, doit être pratiquée d'après les mêmes règles que la suture partielle que nous avons décrite plus haut, ce qui veut dire qu'on doit encore ici chercher par l'adossement des surfaces séreuses, à obtenir une réunion aussi rapide que possible des bords rapprochés.

1. La suture de *Lembert* est encore ici celle qui offre les plus grandes chances de succès. La seule difficulté qu'elle présente est due à ce que pour l'appliquer exactement à la paroi postérieure de l'intestin on est obligé de tordre complètement celui-ci autour de son grand axe. Pour remédier à cet inconvénient

2. *Wölfler* a imaginé le procédé de suture intérieure de l'intestin (Fig. 250). Les points de suture qui servent à réunir la paroi postérieure s'appliquent non de dehors en dedans mais de dedans en dehors : l'aiguille s'enfonce d'abord dans l'épaisseur de l'un des deux bords saignants entre la muqueuse et la tunique musculaire , traverse ensuite cette dernière ainsi que la séreuse, va traverser les tuniques séreuses et musculaire de l'autre bord, et ressort enfin à la surface de celui-ci de nouveau entre la musculaire et la muqueuse. Pour que les deux séreuses

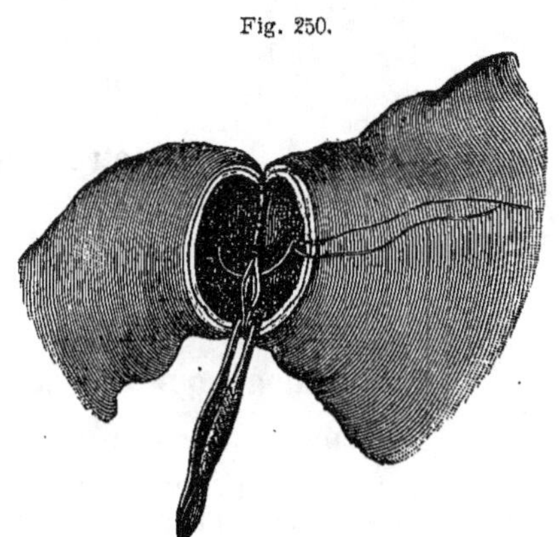

Fig. 250.

Réunion de l'estomac à l'intestin par la suture intérieure de *Wölfler*.

s'adossent largement, on ne les fait traverser par l'aiguille qu'à 1 centim. de chaque bord libre : les deux bords de la muqueuse qui seuls n'ont pas été compris dans la suture s'appliquent d'eux mêmes l'un contre l'autre.

Autrefois la suture circulaire de l'intestin était souvent combinée avec l'invagination des deux bouts du viscère. Les méthodes d'invagination les plus connues sont les suivantes :

3. Méthode d'invagination de *Jobert* (Fig. 251) : le bout central de l'intestin est introduit dans le bout périphérique ; mais pour que les deux surfaces séreuses viennent encore en contact, *Jobert* place dans le bout périphérique un étroit anneau métallique sur lequel il renverse le bord libre de ce bout. Alors seulement a lieu l'invagination du bout central dans le bout périphérique et l'application de la suture circulaire. Les fils pénètrent ici jusque dans la lumière de l'intestin en traversant donc la muqueuse avec les autres couches ; lorsque ces fils tombent d'eux-mêmes, l'anneau métallique devient libre et est entraîné avec les fèces.

4. Méthode d'invagination double de *Denans* : dans chacun des deux bouts à réunir on introduit un anneau métallique sur lequel on

renverse le bord libre de l'intestin ; les deux bouts sont alors ramenés sur un troisième anneau plus étroit, et finalement fixés par la suture.

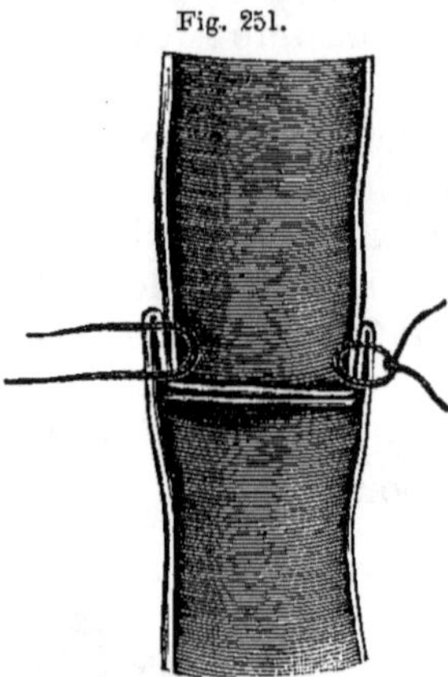

Fig. 251.

Procédé de suture intestinale de *Jobert.*

Tout récemment *Neuber* a de nouveau préconisé la méthode de l'invagination pour laquelle il s'est servi d'anneaux résorbables faits d'os décalcifiés.

Après la résection de l'intestin il arrive encore parfois que les difficultés de réunion sont considérablement augmentées par le fait de l'inégalité de calibre des deux bouts à rapprocher. En pareil cas on peut, d'après *Wehr*, agrandir déjà suffisamment la lumière du bout le plus étroit en donnant au plan de section une direction oblique ; si la différence de calibre était trop considérable on pourrait être contraint, soit de former un pli sur le gros bout *(Gussenbauer, Billroth)* soit d'exciser de ce dernier un lambeau triangulaire *(Rydygier).*

SIXIÈME CHAPITRE.

Opérations qui se pratiquent sur l'estomac.

Anatomie topographique (Fig. 252).

L'estomac étant un organe très mobile et de dimensions très variables suivant qu'il est plus ou moins rempli, il est clair que sa situation ainsi que ses rapports avec les autres viscères abdominaux doivent également varier beaucoup d'après les circonstances. La grosse tubérosité de l'estomac, qui est cachée dans l'hypochondre gauche derrière les arcs costaux, se continue à droite avec le corps du viscère qui s'étend à travers l'épigastre jusqu'au milieu de l'espace compris entre la ligne sternale et la ligne parasternale droite. C'est en ce point que se trouve toujours, selon *Luschka*, l'orifice pylorique de l'estomac. En cas de maladie, et notamment lorsqu'il est envahi par des néoplasmes, le pylore change néanmoins de position soit qu'il soit entraîné par son poids augmenté, soit qu'il contracte des adhérences avec les organes du voisinage. En cas de forte réplétion, l'estomac exécute un assez fort mouvement de torsion en avant autour de son axe transversal, si bien qu'alors sa grande courbure est plutôt dirigée en avant et que sa face antérieure regarde davantage vers le haut ; alors aussi l'organe touche en avant à la paroi abdominale, tandis qu'à l'état de vacuité il se retire dans la profondeur de l'hypochondre jusque contre le muscle diaphragme. Chaque inspiration profonde fait en outre descendre l'estomac dans la cavité abdominale.

La grosse tubérosité de l'estomac arrive en rapport direct avec la rate, sa paroi antérieure est en grande partie recouverte par le lobe gauche du foie ; celui-ci recouvre en outre entièrement le pylore, qui, lorsqu'il devient carcinomateux, se laisse pourtant palper à travers les parois abdominales. Le long de la grande courbure court le colon transverse ; le pancréas ne devient sous-jacent à l'estomac que quand celui-ci se trouve distendu ; au pylore fait suite la portion horizontale du duodénum,

Le feuillet péritonéal qui tapisse l'estomac se continue sur les organes voisins en donnant lieu à la formation de divers replis séreux. Parmi ces replis, le ligament phrenico-gastrique, et le ligament hépato-gastrique ou petit épiploon, fixent le cardia et la petite courbure de l'estomac au diaphragme et au sillon transverse du foie; le ligament gastro-splénique relie la grosse tubérosité à la rate. De la grande courbure de l'estomac se détache le grand épiploon qui descend en forme de tablier au-devant des circonvolutions de l'intestin grèle; dans sa partie supérieure est intercalé le colon transverse; la petite portion du grand épiploon qui est située entre l'estomac et le colon peut donc être appelée ligament gastro-colique. Un repli particulièrement important est celui qui réunit le duodénum au hile du foie — ligament hépato-duodénal; — dans ce repli sont renfermés les gros troncs vasculaires du foie et les conduits excréteurs de la bile.

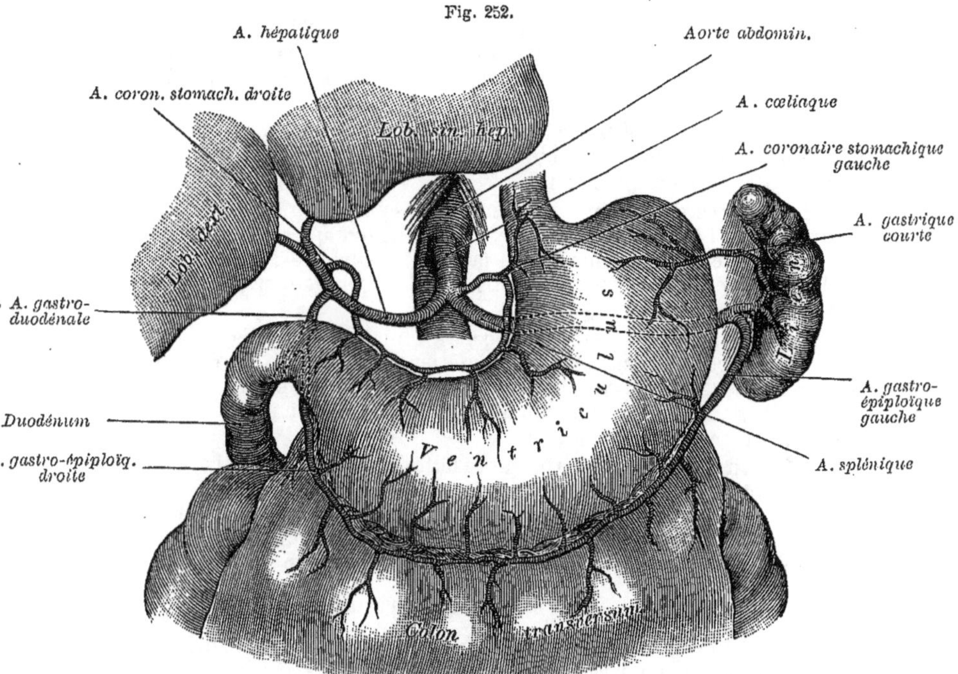

Circulation artérielle de l'estomac.

Ventriculus : estomac; *Colon transversum* : colon transverse;
Lob. dextr. hep. : lobe droit du foie; *Lob. sin. hep* : lobe gauche du foie.

Les artères de l'estomac courent le long de la petite et de la grande courbure en formant autour de l'organe une véritable couronne vasculaire; ces artères proviennent toutes des branches de l'artère cœliaque. Celle-ci constitue un tronc court et volumineux qui naît de la face antérieure de l'aorte immédiatement après son passage à travers le diaphragme. Ses branches de division sont au nombre de trois. La plus petite de ces branches — l'artère coronaire stomachique gauche — gagne aussitôt le cardia, décrit un arc de cercle le long de la petite courbure et s'anastomose avec l'artère coronaire stomachique droite. Celle-ci provient de l'artère hépatique, seconde branche de division du tronc cœliaque; elle court le long du pylore et de la petite courbure en se portant à la rencontre de la coronaire stomachique gauche.

L'artère hépatique fournit au niveau de la face postérieure du pylore une autre branche plus considérable qui se distribue au pancreas, au duodénum et à la grande courbure de l'estomac — artère gastro-duodénale. Le rameau de celle-ci qui est destiné à l'estomac — artère gastro-épiploïque droite — court à partir du pylore tout le long de la grande courbure étant renfermé dans le ligament gastro-colique; cette artère n'est que lâchement unie au bord de l'estomac. La troisième et en même temps la plus volumineuse branche de division du tronc cœliaque — l'artère splénique — gagne la rate en longeant le bord supérieur du pancréas et en répondant ainsi à la paroi postérieure de la grosse tubérosité. Arrivée au-devant du hile de la rate elle donne l'artère gastro-épiploïque gauche qui se porte le long de la grande courbure à la rencontre de la gastro-épiploïque droite. De l'artère splénique se détachent en outre quelques petites branches — artères gastriques courtes — qui se distribuent à la partie supérieure de la grosse tubérosité.

Les v e i n e s de l'estomac accompagnent les artères de mêmes noms et déversent leur sang dans la veine porte, soit directement, soit par l'intermédiaire de la veine mésentérique supérieure.

Du cercle artériel précédemment décrit partent à angle droit. de très nombreuses petites branches qui enlacent complètement l'estomac dans un réseau vasculaire des plus serrés.

Les n e r f s de l'estomac proviennent des pneumo-gastriques et du grand sympathique. Le pneumo-gastrique gauche et quelques filets sympathiques du plexus cœliaque forment à la face antérieure de l'estomac le plexus gastrique antérieur ; le pneumo-gastrique droit forme sur sa paroi postérieure le plexus gastrique postérieur.

Les v a i s s e a u x l y m p h a t i q u e s sont également disposés en réseau le long du bord supérieur et du bord inférieur de l'estomac ; ils déversent leur contenu dans le plexus lymphatique cœliaque. On trouve toujours un certain nombre de ganglions lymphatiques dans l'épaisseur du petit épiploon et du ligament gastro-colique.

Le c a n a l c h o l é d o q u e, qui résulte de l'union du canal cystique et du canal hépatique, descend en arrière de la deuxième portion du duodénum et s'abouche en compagnie du canal pancréatique dans la partie inférieure de cette portion. La tête du pancréas est reçue dans la courbure du duodénum ; elle n'est unie intimement qu'à la seconde portion de ce dernier.

I. Gastrotomie et Gastrostomie.

a) L ' o u v e r t u r e d e l ' e s t o m a c o u l a g a s t r o t o m i e est pratiquée sur le vivant pour rendre possible l'extraction de corps étrangers arrêtés dans ce viscère.

On peut encore, par cette opération, rendre accessible un ulcère rond de l'estomac qui est la source d'hémorragies incoërcibles, soit qu'on veuille exciser la portion de la paroi malade et réunir ensuite les bords de la perte de substance par la suture *(Rydygier)*, soit qu'on veuille à l'aide du thermocautère déterminer la formation d'une croûte à la surface de l'ulcère *(Mikulicz)*. Enfin, on peut tenter de combattre un rétrécissement non cancéreux du pylore, en fendant la partie rétrécie dans le sens de son grand diamètre et en réunissant ensuite la plaie ainsi produite dans le sens transversal *(Heinecke)*. Le sujet est placé dans le décubitus dorsal sur une table étroite; l'opérateur et l'assistant se tiennent aux deux côtés de la table. Sur le vivant, l'antisepsie la plus rigoureuse doit être observée au cours de cette opération.

Premier temps : Ouverture de la cavité abdominale.

L'incision cutanée doit être faite vis-à-vis du corps étranger à extraire lorsque celui-ci peut être senti à travers la paroi abdominale; dans le cas contraire, elle part de la pointe de l'appendice xiphoïde et se porte obliquement en bas et à gauche, parallèlement au bord inférieur de la portion cartilagineuse de la 8e côte, et à un travers de doigt de ce même bord; cette incision mesure 6 à 8 centim. d'étendue. Les différentes couches sont incisées l'une après l'autre de la façon indiquée p. 436 à l'occasion de la laparotomie. La plupart du temps le muscle grand droit du côté gauche doit également être sectionné en travers; l'anastomose de la mammaire interne et de l'épigastrique que l'on rencontre en arrière de ce muscle doit alors être divisée entre deux ligatures. Lorsque tout écoulement de sang est tari, on soulève avec une pince un petit pli de la séreuse péritonéale, et on y pratique une petite ouverture que l'on agrandit avec des ciseaux conduits sur l'index gauche préalablement enfoncé dans la plaie.

Deuxième temps : Recherche et ouverture de l'estomac.

L'estomac n'est pas toujours reconnu d'emblée dans le fond de la plaie ; bien plus souvent on est obligé de le rechercher avec le bout du doigt. A cet effet, l'index gauche est introduit de bas en haut le long du bord du lobe gauche du foie, puis est glissé à gauche et en bas sur la paroi antérieure de l'estomac. *Trendelenburg* conseille plutôt d'attirer légèrement en bas le grand épiploon, ce qui permet de voir le bord inférieur de l'estomac qui est toujours facile à reconnaître grâce au trajet caractéristique de l'artère gastro-épiploïque.

La paroi antérieure de l'estomac est alors saisie avec des pinces, puis attirée à l'aide des doigts à travers l'ouverture de la paroi abdominale ; on l'incise ensuite sur l'étendue voulue pour l'extraction du corps étranger.

Troisième temps : Réunion de la plaie stomachale, et de la plaie des parois abdominales.

Le corps étranger étant extrait, on referme l'ouverture stomachale au moyen de la suture de *Lembert* (p. 439), on rentre l'estomac dans la cavité péritonéale, et l'on suture à son tour la plaie de la laparotomie (p. 436).

b) L'établissement d'une fistule stomachale à travers la paroi abdominale antérieure — gastrostomie — est indiqué dans les cas de rétrécissement infranchissable de la partie inférieure de l'œsophage, pour permettre de continuer l'alimentation qui est devenue impossible par la voie buccale.

Le premier temps de l'opération, c'est-à-dire l'ouverture de la cavité abdominale, s'exécute comme il a été dit pour *a)*. Une fois qu'on a trouvé la paroi stomachale antérieure, on l'attire hors de la plaie des téguments et on la réunit solidement au péritoine pariétal et à la peau extérieure à l'aide de 15 à 20 sutures en soie qui embrassent largement les tuniques séreuse et musculaire sans jamais comprendre la muqueuse de l'estomac. Une aiguille à acupuncture est en outre passée à travers un pli de la paroi stomachale et sert ainsi provisoirement de soutien aux sutures. Après quelques jours les deux surfaces péritonéales se sont soudées intimement l'une à l'autre : on incise alors la paroi de l'estomac sur une étendue de 1 centim. environ, et à travers l'ouverture, on introduit une sonde par laquelle on injecte des aliments liquides ou ayant la consistance de bouillie. Si l'on était obligé d'ouvrir l'estomac immédiatement après avoir placé les sutures, il serait bon de fixer à demeure dans l'ouverture une canule munie d'une rainure circulaire *(Albert)*.

Il n'est nullement nécessaire de donner à la fistule des dimensions plus grandes que celles que nous avons indiquées, car son occlusion à l'aide d'un obturateur est alors rendue plus difficile, et le mucus de l'estomac en s'écoulant au dehors excorie toujours plus ou moins les téguments abdominaux. Pour ne pas priver de l'action digestive de la salive les aliments qui doivent être ingérés par la fistule, *Trendelenburg* fait d'abord mâcher ces aliments par le malade, qui les chasse ensuite de la bouche dans un tube en caoutchouc aboutissant à la fistule.

c) La gastro-enterostomie, c'est-à-dire l'établissement d'une ouverture fistuleuse faisant communiquer l'estomac avec une anse de l'intestin grêle, a été pratiquée pour la première fois par *Wölfler*. Cette opération est indiquée dans les cas de rétrécissement cancéreux inopérable du pylore, ou bien encore quand à la suite d'une résection étendue de ce dernier cn ne parvient plus à réunir l'estomac au duodénum. *Wölfler* ouvre d'abord l'estomac, puis il choisit une anse très mobile du jéjunum qu'il attire au-dessus du colon transverse et qu'il incise à son tour ; par une suture gastro-intestinale circulaire il réunit ensuite l'un à l'autre les bords de ces ouver-tures latérales de l'estomac et de l'intestin. Cette opération ayant dans un cas été suivie d'accidents très graves dus à la compression du colon transverse, *v. Hacker* a récemment recommandé d'attirer l'anse d'intestin grêle à travers une fente verticale pratiquée dans le mésocolon transverse. Pour empêcher que la bile et le suc pancréatique ne se déversent dans l'estomac, *Courvoisier* suture d'abord la portion afférente de l'anse intestinale à la paroi de l'estomac, puis il incise la portion efférente de cette anse, et réunit par la suture les bords de cette incision aux bords de la plaie stomachale. Par ce mode d'élévation de la paroi supérieure de l'intestin, il force le contenu de celui-ci à suivre la paroi inférieure qui est la plus déclive.

Une opération analogue, mais portant sur deux anses d'intestin simultanément blessées, — formation d'une enteroanastomose — avait du reste déjà été exécutée par les chirurgiens américains pendant la guerre de sécession. On pourrait être amené à recourir à ce procédé, si à la suite d'une résection étendue d'une portion d'intestin non mobile, on ne parvenait d'aucune façon à en réunir les deux bouts.

2. Résection du pylore (Fig. 253).

Les affections de l'estomac qui peuvent nécessiter la résection de cet organe — cancer, ulcère rond, rétrécissement — siégeant presqu'exclusivement dans la région du pylore, c'est presque toujours à la résection de ce dernier qu'on a l'occasion de recourir sur le vivant. Cette opération, qui est d'introduction récente dans la chirurgie, fut pratiquée pour la première fois par *Péan*, puis ensuite par *Rydygier*; l'un et l'autre perdirent leur opéré; elle fut peu après exécutée avec succès par *Billroth*, *Wölfler* et d'autres encore. Auparavant *Gussenbauer* et *v. Winiwarter* avaient, par de nombreuses expériences entreprises sur les chiens, démontré la possibilité d'extirper cette partie de l'estomac sans danger pour la vie du sujet. Nous donnons ici la description de la méthode opératoire suivie par *Billroth* et *Wölfler*. Il va de soi que l'opération devra, comme toute laparotomie, être exécutée sous le couvert de l'antisepsie la plus rigoureuse.

Premier temps : Ouverture de la cavité abdominale.

Alors que *Péan* et *Rydygier* préconisent l'incision au niveau de la ligne blanche, *Billroth* conseille plutôt de se guider sur le siège de la tumeur. L'incision qui mesurera 10 à 12 centim. de longueur, traversera donc obliquement le milieu de l'épigastre en s'étendant tantôt plus à droite et tantôt plus à gauche de la ligne médiane. La division des diverses couches qui composent la paroi abdominale antérieure se fera d'après les règles générales précédemment exposées. Les muscles droits de l'abdomen devront également être sectionnés en travers, et les anastomoses de la mammaire interne et de l'épigastrique que l'on trouve dans la gaine de ces muscles seront coupées entre deux ligatures (Depuis quelque temps *Billroth* donne, lui aussi, la préférence à l'incision dans la ligne blanche). Sur le vivant, le péritoine ne pourra être divisé qu'après que toute hémorragie aura été tarie dans la plaie ; la division de cette membrane se fera encore sur le doigt indicateur gauche protégeant les parties sous-jacentes. On excisera les adhérences que l'on pourra rencontrer entre la tumeur et la paroi abdominale antérieure.

Deuxième temps : Exploration de la cavité péritonéale.

Avant de continuer l'opération, il importe de s'assurer, au moyen de la main introduite dans la cavité abdominale, si le pylore n'est pas solidement fixé par des adhérences nombreuses au pancréas et au colon, auquel cas l'extirpation devrait être abandonnée. Il faudrait absolument en agir de même si le carcinome avait déjà envahi une grande partie de la première portion du duodénum et du ligament hépato-duodénal. Si l'on constate au contraire que la tumeur est opérable, on attire l'estomac hors de la plaie, et l'on détermine exactement les lignes suivant lesquelles devra être faite la section, afin que la dénudation du pylore reste circonscrite à la seule portion qui doit être réséquée.

Troisième temps : Isolement du pylore.

Il s'agit maintenant de débarrasser le pylore ainsi que la partie de l'estomac et du duodénum qui doit être réséquée, de tous les liens et adhérences qui les retiennent. On commence dans ce but par détacher le ligament gastro-colique de la grande courbure de l'estomac à l'endroit où doit être pratiquée la résection ; on se sert à cet effet des ciseaux, ou ce qui vaut mieux, du thermo-cautère avec lequel on n'avance que pas à pas, et entre deux rangées de petites ligatures en masse appliquées avec de la soie très fine ; l'une rangée de ligatures reste ainsi sur l'estomac, l'autre sur le grand épiploon audessus de l'artère gastro-épiploïque. Vient ensuite la séparation du petit épiploon d'avec le bord supérieur du segment à enlever, puis ensuite la mobilisation de la paroi postérieure. Ce temps de l'opération expose à un danger particulier qu'il faut savoir éviter avec le plus grand soin : ce danger consiste dans la gangrène du colon qui a été observée à diverses reprises par *Lauenstein* et d'autres chirurgiens, lorsque le mésocolon adhérent à la face postérieure de la tumeur avait dû être détaché trop près du colon et sur une assez grande étendue. Quand en cas de rétrécissement cancéreux du pylore, on peut prévoir à l'avance cette complication, il vaut mieux renoncer à l'extirpation projetée, et si l'imminence du danger ne se révèle que lorsque l'extirpation est déjà commencée, on n'hésite pas à réséquer également la partie du colon qui a été privée de son mésocolon. Lorsqu'au contraire le rétrécissement n'est pas de nature cancéreuse, on parvient toujours, d'après *Lauenstein*, à décoller le mésocolon uni à la séreuse qui tapisse la paroi postérieure du pylore ; on épargne de la sorte les vaisseaux nourriciers du colon qui sont compris entre les deux feuillets du mésocolon. Les ganglions lymphatiques infiltrés que l'on pourra trouver au cours de la dénudation du pylore devront naturellement être extirpés.

Pendant toute la durée de ce temps de l'opération, la partie de l'estomac qui est à découvert devra être enveloppée de compresses aseptiques humides et tièdes.

Quatrième temps : Résection du pylore et rétrécissement de l'ouverture stomachale.

On peut maintenant attirer suffisamment l'estomac à travers la plaie des téguments pour que l'opération puisse être désormais achevée en dehors de la cavité abdominale ; celle-ci est mise à l'abri de toute impureté extérieure à l'aide d'une grosse éponge aseptique glissée sous l'estomac. Si l'on n'a pas des aides en nombre suffisant on peut alors appliquer aux deux bouts de la partie à réséquer les clamps de *Rydygier* (voir p. 441) à moins qu'on ne préfère un moyen d'occlusion plus simple, comme par exemple la constriction au moyen de fils de soie modérément serrés *(Schede)*. Cela fait, on saisit le pylore avec une large pince de *Muzeux* qu'on confie à un aide, puis, avec de forts ciseaux droits, on sépare le pylore de l'estomac par une section oblique de haut en bas et de gauche à droite. Cette section doit toujours commencer par la petite courbure et être faite par petits coups ; tout vaisseau qui donne est immédiatement saisi dans une pince hémostatique. Lorsqu'on arrive à la grande courbure, on laisse provisoirement subsister un pont de tissus entre le pylore et l'estomac pour que les parties ne puissent se retirer dans la cavité abdominale. Si l'estomac n'est pas complètement vide, on en éponge le contenu avec le plus grand soin.

Tous les petits vaisseaux qui ont été saisis dans des pinces du côté de l'estomac sont fermés par la ligature ; puis, sur l'ouverture de ce dernier, on applique, en commençant par la petite courbure, un certain nombre de points de suture de *Lembert* qui rétrécissent progressivement la plaie stomachale, et qui ne laissent béante que la partie proche de la grande courbure au niveau de laquelle doit avoir lieu l'implantation du duodénum. Alors seulement a lieu la séparation complète du pylore d'avec l'estomac.

De l'autre côté de la tumeur on sectionne à son tour le duodénum, également suivant une direction légèrement oblique, et en commençant par son bord supérieur ; on laisse encore ici subsister au bord inférieur un petit pont de réunion entre les deux bouts de façon à empêcher le duodénum de s'échapper brusquement. Pour que la plaie ne puisse être infectée par le contenu de l'intestin ouvert, on bouche l'orifice de ce dernier avec une petite éponge qu'on retire seulement plus tard au moment de l'application des derniers points de suture.

Cinquième temps : Implantation du duodénum sur l'ouverture stomachale préalablement rétrécie.

Le bout libre du duodénum est réuni par une suture circulaire à la partie de l'ouverture stomachale qui a été laissée béante au voisinage de la grande courbure. La réunion doit toujours commencer par la paroi postérieure, et l'on utilise spécialement à cet effet le mode de suture intestinale intérieure imaginé par *Wölfler* (Fig. 250, pag. 442). C'est seulement après avoir appliqué les premiers points que l'on détache complètement le pylore du duodénum, après quoi on réunit la paroi antérieure à l'aide de la suture de *Lembert ;* d'après *Wölfler*, il convient d'affronter également les bords de la muqueuse par quelques points de suture.

Par cette implantation du duodénum dans le voisinage de la grande courbure, et grâce à la direction oblique donnée aux deux traits de section du pylore, on réussit à éviter la formation d'un cul-de-sac pareil à celui que *Billroth* a vu se produire dans un cas à terminaison fatale où il avait implanté le duodénum sur la petite courbure.

Après avoir retiré l'éponge qui bouchait la plaie abdominale, on rentre
l'estomac dans la cavité péritonéale, on revoit une dernière fois tout le terrain
opératoire, puis on ferme la plaie de laparatomie au moyen d'un certain

Fig. 253.

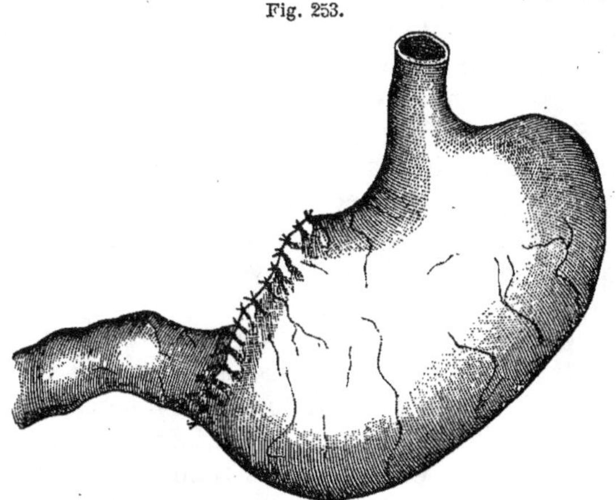

Implantation du duodénum sur la grande courbure de l'estomac d'après *Wölfler*.

nombre de points de sutures en plaques entre lesquels on interpose des
points plus superficiels de suture entrecoupée.

SEPTIÈME CHAPITRE.

Création d'un anus artificiel. Entérostomie ou colostomie.

On recourt à cette opération sur le vivant lorsque l'évacuation des matières fécales est empêchée par une atrésie congénitale et très élevée du rectum, ou par un carcinome très étendu
et inopérable du même organe. Pour que le travail de la diges-
tion ne soit point entravé dans la suite, il est clair que l'intestin
devra toujours être ouvert en un point aussi rapproché que
possible de sa terminaison. L'entérostomie ne pourra donc
porter sur l'intestin grêle que dans les rares cas d'étranglement
interne où cette opération pourrait être indiquée. Le premier
anus artificiel fut établi sur le cœcum par *Pillore* en 1776, mais
on privait ainsi inutilement le malade des fonctions du colon ;
aussi est-il préférable d'ouvrir soit l'S iliaque par la voie intrapéritonéale (opération de *Littre* exécutée pour la première fois
avec succès par *Duret* en 1793), soit d'après le conseil du même
Duret le colon descendant, qu'on aborde par la voie extrapéritonéale (opération de *Callisen* et *Amussat*) ou bien par la
voie intrapéritonéale (opération de *Fine)*. La technique de ces
opérations s'est naturellement aujourd'hui améliorée à la suite
des progrès réalisés par la chirurgie moderne.

I. Etablissement d'un anus artificiel sur l'S iliaque, d'après *Littre* et *Duret.*

L'S iliaque est cette anse très variable en longueur du gros intestin, qui fait communiquer le colon descendant et le rectum. Il est complètement entouré par le péritoine qui lui fournit un mésocolon tantôt long et tantôt court. Il en résulte que la position de cette partie mobile du gros intestin est également très variable. L'S iliaque siège le plus souvent dans la fosse iliaque gauche, mais en certains cas, et surtout lorsqu'il est distendu, il se porte davantage à droite et en haut.

Le sujet étant couché sur le dos, on pratique à la peau une incision qui commence à un travers de doigt au-dessus de l'épine iliaque antéro-supérieure gauche, et qui de là se porte en avant parallèlement au ligament de *Poupart* sur une étendue de 6 à 8 centim. environ. On divise ensuite couche par couche les larges muscles de la paroi abdominale jusqu'à ce qu'on arrive sur le péritoine. L'hémorragie étant entièrement tarie, on ouvre largement ce dernier, et l'on va à la recherche de l'S iliaque qui pourrait être confondu avec une anse de l'intestin grêle disten- due ; on le reconnaît facilement à ses stries longitudinales, à ses bosselures et sillons ainsi qu'à ses appendices graisseux épi- ploïques. L'ayant trouvé, on l'attire en avant comme on le fait pour l'estomac dans la gastrostomie, et on le fixe solide- ment aux bords de la plaie par des points de suture qui embrassent d'une part les tuniques séreuse et musculaire de l'intestin, d'autre part le péritoine pariétal et toute l'épaisseur de la paroi abdominale. Les fils de soie doivent être laissés long- temps en place. Si aucune raison n'oblige à ouvrir immédiate- ment l'intestin, on attend pour le faire que la paroi de l'intestin se soit intimement soudée à la paroi abdominale antérieure ; lorsqu'après quelques jours d'attente ce résultat est atteint, on incise la paroi du viscère entre les deux rangées de sutures.

L'anus artificiel créé à la suite de la simple colostomie présente l'inconvénient d'avoir toujours une tendance très mar- quée à se refermer spontanément ; outre cela, même lorsqu'il reste ouvert il laisse continuellement passer une partie du con- tenu intestinal du bout supérieur dans le bout inférieur de l'anse ouverte. Il en résulte que tous les symptômes pénibles provo- qués par le passage des matières fécales à travers le rectum ulcéré, ne tardent pas à faire leur réapparition. C'est pourquoi l'opération telle que nous l'avons décrite plus haut ne sera indi- quée que dans les cas où il s'agira d'établir seulement tempo- rairement un anus artificiel, et aussi dans ceux où le malade serait affaibli au point de ne pouvoir plus supporter une opéra- tion d'assez longue durée. Dans tous les autres cas l'anus artificiel devra être établi de manière à livrer

passage, d'une façon durable, au contenu intestinal
tout entier. Ce but peut être atteint par deux procédés :

a) Par la section transversale complète de l'intestin, d'après
Schinzinger, Madelung, König, **etc.**

L'intestin attiré à travers l'ouverture des téguments est
sectionné en travers, et son bout afférent est suturé sans plus de
façons dans un des angles de la plaie, ou y est seulement fixé
après qu'on a d'abord cousu le feuillet pariétal du péritoine avec
le bord de la peau extérieure. On retrousse alors en dedans le
bord libre du bout efférent, et l'on ferme complètement celui-ci
à l'aide d'une double rangée de points de suture de *Lembert*. Ce
bout efférent est alors réintégré dans la cavité abdominale. La
fermeture spontanée d'un anus artificiel établi de cette façon
n'est désormais plus possible; d'un autre côté la musculature de
la paroi abdominale joue vis-à-vis du nouvel orifice le rôle d'un
sphincter et s'oppose ainsi à l'écoulement continuel des matières
fécales. Par contre l'emprisonnement de ces matières et
l'accumulation du mucus intestinal dans le bout efférent, au-
dessus du point rétréci, peuvent donner lieu à des inflammations excessivement violentes et d'une gravité exceptionnelle.
Aussi est-il bien préférable, lorsqu'on a sectionné l'intestin en
travers, de suturer son bout afférent dans l'un des angles de la
plaie, de fixer son bout efférent dans l'angle opposé, puis de
fermer par la suture toute la portion de la plaie abdominale qui
est comprise entre les deux bouts d'intestin. En bouchant ensuite
ces derniers avec de la gaze iodoformée, et en faisant usage de
pommade et de gaze iodoformée pour recouvrir la plaie abdominale, on mettra la cavité péritonéale à l'abri de toute infection
pouvant provenir du tube intestinal ouvert.

b) Par l'insertion de l'anse intestinale dans la plaie avec formation
d'un « éperon », d'après *Verneuil, Maydl, Knie,* **etc.**

Les constatations faites au cours de l'établissement spontané
d'un anus contre nature (à la suite de la gangrène d'une anse
intestinale étranglée) devaient suggérer aux chirurgiens l'idée
d'attirer et de fixer en avant la paroi postérieure de l'intestin
avec son mésentère, afin de façonner un « éperon » semblable à
celui que crée le seul travail de la nature pour empêcher le
passage des matières fécales du bout central dans le bout périphérique. C'est ainsi que par une traction lente exercée sur l'S
iliaque, *Verneuil* produit à travers la plaie une hernie de la
grosseur d'un œuf de poule, qu'il empêche de rentrer dans le
ventre en passant à travers sa base deux longues aiguilles à
acupuncture, qui s'appuyent par leurs extrémités contre la paroi

abdominale. Avec le thermo-cautère il pratique ensuite sur l'anse herniée une ouverture de la grandeur d'une pièce de cinq francs.

Nous trouvons décrit dans le traité de chirurgie d'*Albert* le procédé suivant de *Maydl* qui nous paraît être très avantageux et d'une exécution très simple :

Après avoir ouvert le ventre on attire au dehors une portion mobile de l'intestin (S iliaque, colon, ileus) avec son mésentère, et on la fixe à l'extérieur à l'aide d'une bandelette de gaze iodoformée, d'un tube à drainage, ou d'une cheville en caoutchouc durci, qu'on passe au travers de l'insertion du mésentère. En dessous de ce petit pont sur lequel l'anse intestinale se trouve placée à cheval, on réunit ensuite, jusque dans le fond de la plaie des téguments, les deux bouts accolés de l'anse intestinale, au moyen d'une rangée antérieure puis d'une rangée postérieure de points de suture qui ne doivent embrasser que les tuniques séreuse et musculaire. Si l'ouverture de l'intestin doit avoir lieu sans retard, l'anse herniée est suturée sur tout son pourtour avec le péritoine pariétal. La plaie abdominale est alors badigeonnée avec du collodion iodoformé et l'intestin est incisé transversalement sur le tiers de sa circonférence; un drain est introduit dans chaque bout de l'anse ouverte pour servir à des lavages ultérieurs. Lorsqu'au contraire on peut attendre quelques jours avant d'ouvrir l'intestin, celui-ci ne doit plus être suturé au péritoine pariétal; on se contente alors d'entourer de gaze iodoformée la partie d'anse située en dessous du petit support.

2. Etablissement d'un anus artificiel sur le colon descendant.

Le colon descendant recouvre le bord externe du rein gauche, puis descend sur la paroi postérieure de l'abdomen, à travers la région lombaire, jusqu'à la fosse iliaque gauche. Il constitue la partie la plus fixe du gros intestin, mais pourtant son siège est encore soumis à quelques variations. Chez l'embryon le colon descendant possède d'abord un revêtement péritonéal complet; seulement, par suite du développement latéral que subit plus tard la paroi abdominale, le côté du viscère qui repose sur le muscle carré des lombes, finit par être privé peu à peu du péritoine qui le recouvrait. Cette bande de la paroi postérieure du colon qui n'est pas tapissée par le péritoine est dans certains cas assez large, mais souvent aussi est à peine perceptible.

a) Ouverture extrapéritonéale du colon descendant, d'après *Duret*, *Callisen* et *Amussat*.

Dans le but d'éviter l'ouverture de la cavité péritonéale, ces auteurs préféraient utiliser pour l'établissement d'un anus artificiel la partie de la paroi du colon qui n'est pas tapissée par le péritoine. Il est vrai de dire que la recherche de cette bande d'intestin dépourvue de séreuse est loin d'être facile dans tous les cas, et que souvent même, par suite de son peu de largeur, on ne pourra s'empêcher de blesser involontairement le péritoine au cours de l'opération; dès lors il nous paraît avantageux d'abandonner cette méthode pour lui préférer la colostomie intrapéritonéale dont nous parlerons tout à l'heure.

La colostomie extrapéritonéale s'exécute de la manière suivante :

Le sujet est couché latéralement, sur un coussin, de façon que la région lombaire gauche soit parfaitement accessible :

On fait une incision qui commence à l'extrémité de la d o u z i è m e côte, et qui descend verticalement jusqu'au-dessus de la crête iliaque. Couche par couche on divise les muscles de la paroi abdominale dans toute l'étendue de la plaie cutanée. Entre les fibres d'insertion au fascia dorso-lombaire des muscles petit oblique et transverse on trouve les branches antérieures de division des artères lombaires ; on les divise entre deux ligatures. Une fois arrivé sur le fascia transversalis on recherche la bande de la paroi du colon qui est dépourvue de péritoine ; on y arrive plus facilement lorsque les matières fécales sont accumulées dans le colon. Le restant de l'opération s'exécute comme dans la colostomie par la méthode de *Littre*.

b) **Ouverture intrapéritonéale du colon descendant**, d'après *Fine*.

L'ouverture de la cavité péritonéale étant exempte de dangers du moment qu'elle est pratiquée avec toutes les précautions antiseptiques désirables, la colostomie par la voie intrapéritonéale devra être toujours préférée à la précédente en raison de sa facilité plus grande d'exécution.

Le sujet est encore couché latéralement sur un coussin. L'incision descend verticalement de l'extrémité de la o n z i è m e côte gauche jusqu'à la crête iliaque. On divise une à une les différentes couches de la paroi abdominale jusqu'à ce qu'on arrive sur le péritoine. Tout écoulement de sang ayant été soigneusement tari, on soulève avec une pince un pli du péritoine dans lequel on pratique une ouverture. On agrandit l'incision de la séreuse avec l'instrument conduit comme toujours au-devant de l'index gauche enfoncé dans la cavité abdominale ; on recherche alors le colon et on le reconnaît à ses stries longitudinales, à ses bosselures et sillons ainsi qu'à ses appendices graisseux. La paroi antérieure du colon est ensuite attirée dans la plaie et y est fixée à la paroi abdominale par une rangée circulaire de sutures. L'intestin sera encore ici ouvert de la même façon que dans l'opération de *Littre*.

HUITIÈME CHAPITRE.

Extirpation du rectum.

A n a t o m i e   t o p o g r a p h i q u e (Compar. Fig. 261).

Le r e c t u m commence à gauche du promontoire en faisant suite à l'S iliaque ; il descend dans la partie postérieure de l'excavation du petit bassin étant placé sur la ligne médiane dans la concavité formée par le sacrum et le coccyx.

Seule la partie supérieure du rectum qui correspond aux deux premières vertèbres sacrées est entourée de toutes parts par le péritoine qui lui forme même un mésorectum. Plus bas, la séreuse ne recouvre plus que les parois latérales et la paroi antérieure du viscère, et plus bas encore, c'est-à-dire à partir de la troisième vertèbre sacrée jusqu'à une hauteur variable, le péritoine ne revêt que la paroi antérieure d'où il se réfléchit sur la paroi postérieure de la vessie. Le cul-de-sac formé en cet endroit par la réflexion du péritoine — cul-de-sac recto-vésical chez l'homme, cul-de-sac recto-utérin chez la femme — se trouve situé sur la ligne médiane à environ 6 à 8 centim. au-dessus de l'ouverture anale.

Au niveau des deux tiers supérieurs de la cavité du petit bassin le rectum est fixé contre le sacrum par un tissu conjonctif très peu abondant et peu graisseux ; plus bas ce tissu s'épaissit considérablement tout en s'infiltrant de graisse et éloigne de plus en plus le rectum du coccyx. La paroi rectale arrive ainsi à se mettre directement en contact avec les organes génito-urinaires. Chez l'homme cette paroi répond, en dessous du cul-de-sac péritonéal, au fond de la vessie, aux vésicules séminales, aux canaux déférents et tout particulièrement à la prostate. A l'état normal on parvient toujours avec le doigt pratiquant le toucher rectal à atteindre le bord supérieur de cette glande ; en cas de besoin on peut du reste, après avoir anesthésié le malade, introduire la main entière dans le rectum et faire une exploration complète des différents organes de la région. Chez la femme, la partie de la paroi antérieure du rectum qui est située plus bas que le cul-de-sac péritonéal, répond directement à la paroi postérieure du vagin à laquelle elle est même intimement unie, surtout en bas, par des tractus d'un tissu conjonctif serré et dense. *Rüdinger* a attiré avec raison l'attention sur la différence qui existe entre le rectum de l'homme et celui de la femme relativement à la quantité dont cet organe dépasse en bas l'ouverture inférieure du petit bassin : chez la femme la partie du viscère qui dépasse la pointe du coccyx est d'environ 2 centim. plus grande que la partie correspondante du même organe chez l'homme.

Abstraction faite des tractus conjonctifs sus-mentionnés, les moyens de fixation du segment inférieur du rectum sont d'une part la portion postérieure de l'aponévrose pelvienne, et d'autre part les muscles de l'anus dont les uns sont soumis à l'action de la volonté et dont les autres sont indépendants de cette dernière. Ces muscles s'engrènent les uns dans les autres par une partie de leurs faisceaux, et entourent l'anus d'un anneau constricteur doué d'une très grande force. Les deux muscles soumis à l'action de la volonté sont d'abord le s p h i n c t e r   e x t e r n e de l'anus qui se détache en arrière du coccyx, embrasse de ses faisceaux écartés l'extrémité inférieure du rectum, et se continue en avant dans la musculature du périnée, puis le r e l e v e u r   d e   l'a n u s qui naît de chaque côté de l'aponévrose pelvienne, de la face postérieure du pubis et de sa branche descendante ainsi que de la tubérosité de l'ischion, et dont les faisceaux se dirigent en bas, vers l'anus et la prostate chez l'homme, vers l'anus et le vagin chez la femme. A l'extrémité postérieure de ce muscle membraneux s'ajoute de chaque côté le muscle coccygien qui s'insère à la fois à l'épine sciatique, aux grand et petit ligament sacro-sciatique, au sacrum et au coccyx. Ces différents muscles constituent une sorte de diaphragme (d i a p h r a g m e   u r o g é n i t a l de *Henle)* qui est tendu dans l'ouverture inférieure du petit bassin. Les fibres circulaires de la tunique musculaire du rectum s'accumulent au-dessus du sphincter externe et y constituent le s p h i n c t e r   i n t e r n e de l'anus; celui-ci est traversé par les anses terminales des fibres longitudinales. A 8 centim. environ au-dessus de l'ouverture anale se remarque également un anneau formé de fibres circulaires agglomérées qui constitue le t r o i s i è m e   s p h i n c t e r de l'anus (m. sphincter ani tertius).

La muqueuse de l'extrémité inférieure du rectum présente 6 à 8 plis longitudinaux séparés par autant de dépressions (colonnes et sinus de Morgagni).

Les v a i s s e a u x entourent le rectum d'un réseau anastomotique très serré; les veines sont particulièrement nombreuses et très développées (plexus hémorroïdal). Parmi les artères, l'hémorroïdale supérieure qui provient de la mésentérique inférieure est remarquablement plus développée que les hémorroïdale inférieure et moyenne qui naissent de la honteuse commune. Les veines se déversent en partie dans la veine hypogastrique et en partie dans la veine porte par l'intermédiaire de la mésentérique inférieure.

Les v a i s s e a u x   l y m p h a t i q u e s du rectum sont également très nombreux; ils traversent un certain nombre de ganglions lymphatiques, et vont s'aboucher dans les troncs hypogastriques et lombaires.

Le plexus nerveux hémorroïdal qui innerve le rectum est formé à la fois par des branches nerveuses provenant du plexus sacré et par d'autres provenant du grand sympathique.

Méthodes opératoires.

Abstraction faite des cas très rares où l'opération peut être nécessitée par un processus ulcératif étendu, ou un rétrécissement syphilitique très prononcé, on ne recourt guère à l'extirpation du rectum que dans le cas de carcinome de cet organe. Dans le choix du procédé à suivre on se préoccupera avant tout de créer un large accès sur le champ opératoire, et cela non seulement dans le but de se rendre facilement maître de l'hémorragie toujours abondante, mais encore pour être sûr de pouvoir enlever absolument tout le mal. Il est rare que l'on puisse se contenter d'exciser simplement la tumeur, puis de réunir par la suture la perte de substance. En pareil cas, si le néoplasme siégeait près de l'anus, on pourrait même l'attirer au dehors et l'enlever ainsi sans la moindre difficulté ; *v. Volkmann* conseille alors de pratiquer l'excision et la réunion dans le sens transversal de façon qu'il ne puisse en résulter aucun rétrécissement de l'organe. Lorsqu'au contraire la tumeur occupe un siége élevé, on est forcé pour l'atteindre de faire la dilatation brusque du sphincter d'après la méthode de *G. Simon*. Un ou plusieurs doigts de chaque main recourbés en crochets accrochent de chaque côté le rebord de l'anus, et par des tractions énergiques et répétées distendent fortement ce dernier. Avec de larges rétracteurs mousses on parvient alors à entr'ouvrir suffisamment le rectum pour pouvoir rendre accessible au doigt, à l'instrument et au regard, la tumeur dont il faut pratiquer l'excision. Dans ces cas de tumeur élevée, *v. Volkmann* conseille de pratiquer l'excision et la réunion dans le sens longitudinal. Alors aussi on fera bien, pour assurer le facile écoulement des sécrétions de la plaie, d'utiliser le d r a i n a g e e x t r a r e c t a l préconisé par le chirurgien précité : l'extirpation de la tumeur étant terminée, à 2 ou 3 lignes seulement du rebord de l'anus, on plonge un bistouri étroit, qu'on enfonce parallèlement à la muqueuse jusqu'à ce que sa pointe apparaisse dans la plaie intestinale ; à travers le canal ainsi creusé, on introduit alors un drain de moyen calibre jusque dans le fond de cette dernière qu'on ferme ensuite complètement par la suture.

Dans la plupart des cas de carcinome du rectum la simple excision n'est plus suffisante, et l'on est obligé d'enlever tout un segment circulaire de l'organe. Une pareille extirpation ne peut être pratiquée sans danger pour le péritoine que pour autant que le doigt introduit par l'anus puisse atteindre le bord supérieur de la tumeur (*Lisfranc*). Le degré de mobilité dont jouit cette dernière renseigne en outre l'opérateur sur l'existence ou la non existence d'adhérences avec les organes voisins (canal de l'urèthre, vessie, vagin). Les méthodes d'extirpation du rectum diffèrent surtout entre elles en ce que les unes conservent intact le sphincter anal — r é s e c t i o n s du rectum dans sa continuité — tandis que les autres sacrifient également le sphincter — e x t i r p a t i o n s t o t a l e s du rectum. Les premières ne sont applicables que dans les cas où l'anus est resté sain.

I. Résection du rectum avec conservation du sphincter anal.

I. Résection dans la continuité du rectum avec conservation du sphincter, d'après *Dieffenbach* et *v. Volkmann*.

Le sujet est placé dans le décubitus latéral avec les jambes ramenées contre le ventre, ou bien dans la même position que pour la taille périnéale, c'est-à-dire couché sur le dos avec les cuisses fléchies en abduction et les genoux pliés sur les cuisses. Le siège un peu relevé arrive au niveau du bord de la table. L'opérateur se tient debout ou assis au-devant du siège ainsi étalé. Un doigt enfoncé dans le vagin chez la femme, ou une grosse sonde introduite dans l'urèthre chez l'homme, serviront au besoin à mettre l'opérateur en garde contre la blessure de ces organes. Un assistant se chargera de maintenir la plaie largement béante, un autre de la nettoyer.

Deux incisions, dont l'une postérieure va jusqu'au coccyx, dont l'autre antérieure suit le raphé du périnée, fendent l'anus et le rectum jusque tout près de l'endroit malade. Les extrémités supérieures de ces incisions sont ensuite réunies de chaque côté par une incision transversale; on transforme ainsi tout le segment inférieur du rectum resté sain en deux lambeaux quadrangulaires. Avec des crochets-rétracteurs semi-tranchants, et à plusieurs dents, enfoncés dans les plaies transversales, on attire alors suffisamment les tissus sains vers le bas, pour qu'il soit possible d'aller détacher circulairement de ses adhérences tout l'anneau carcinomateux. Chaque vaisseau qui apparaît dans le fond de la plaie, ou qui vient à être ouvert, est aussitôt saisi dans une pince hémostatique. A la limite supérieure du néoplasme on passe une ou deux fortes anses de fil à travers la paroi saine, et en dessous de ces fils, c'est-à-dire au-dessus de la tumeur, on divise transversalement le rectum.

Dès que la tumeur est enlevée, et l'hémorragie complètement tarie, on amène en bas, en tirant sur les anses de fil, le bout supérieur du rectum et on le suture aux bords supérieurs des lambeaux quadrangulaires correspondant au sphincter.

Pour finir on ferme très exactement par des sutures profondes et superficielles les incisions antérieure et postérieure après avoir introduit dans chacune d'elles un tube à drainage.

2. Résection du rectum avec conservation du sphincter anal au moyen d'une incision longitudinale postérieure, d'après *Velpeau, Simon* et *Kocher* (Fig. 254).

Mêmes préliminaires de l'opération que pour 1. L'incision longitudinale reliant l'anus au coccyx sera parfois suffisante pour permettre d'abaisser la tumeur jusqu'en dessous de la pointe de cet os, après qu'on aura préalablement sectionné les adhérences aponévrotiques et musculaires qui fixent l'extrémité du rectum à la paroi postérieure du bassin. Si l'on n'y parvient pas de cette façon, il faudra en outre, à l'exemple de *Kocher*, circonscrire par l'incision les deux bords latéraux du coccyx, puis extirper ce dernier après avoir dénudé ses faces antérieure et postérieure.

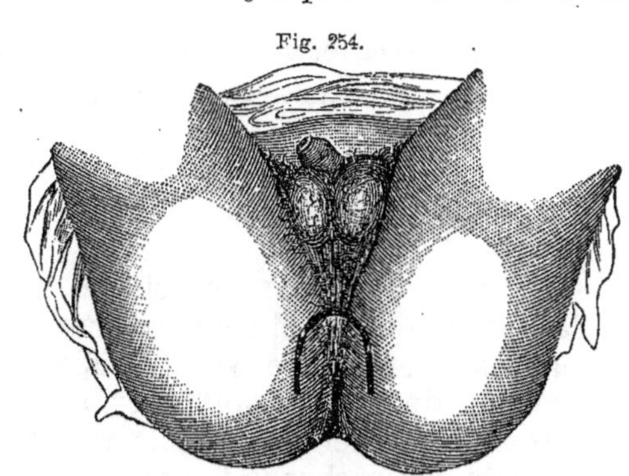

Fig. 254.

Incision longitudinale postérieure de *Velpeau* pour l'extirpation du rectum.
Incision antérieure en fer à cheval de *C. Hueter*.

Pendant que l'aide écarte ensuite les deux lèvres de la plaie, on poursuit en haut la division des aponévroses, du tissu conjonctif et des faisceaux musculaires jusque sur la face externe du rectum et de la tumeur. Tout vaisseau qui donne est aussitôt saisi dans une pince hémostatique. Cela fait, on fend la paroi postérieure du rectum depuis l'anus jusque contre le bord inférieur de la tumeur, puis par une incision transversale on sépare de la partie malade la portion inférieure du rectum restée saine. Entre le pouce et l'index gauches (celui-ci étant situé à l'intérieur de l'organe) on saisit alors la tumeur, et l'attirant fortement en bas on va la décoller sur tout son pourtour et jusqu'à sa limite supérieure, tantôt avec le bout des doigts et tantôt avec les ciseaux courbes de *Cooper*. Pour que l'isolement de la partie malade se fasse tout le temps sous le contrôle des deux doigts de la main gauche qui fixent le néoplasme, on pourra au besoin fendre verticalement celui-ci, mais seulement lorsque les doigts ne pourront sans cela arriver jusqu'à sa limite supérieure. Après avoir passé des anses de fil à travers la paroi saine située au-dessus de la tumeur, on divise transversalement le rectum au-devant de ces fils. S'il existe des ganglions infiltrés dans la cavité du bassin on les extirpe en même temps que l'anneau carcinomateux, ou bien on enlève d'abord celui-ci puis on va à la recherche des ganglions qu'on poursuit au besoin jusque près du promontoire. Il reste encore à attirer en bas le bout supérieur du rectum et à le réunir par une suture circulaire au bord supérieur du segment inférieur renfermant le sphincter ; on termine en fermant en partie l'incision longitudinale postérieure dans laquelle a d'abord été enfoncé un gros drain. *Kocher* conseille de renoncer à vouloir réunir trop exactement les parties, lorsqu'il doit en résulter une tension par trop considérable.

3. Réseotion du rectom avec formation aux dépens du périnée d'un lambeau musculo-cutané, d'après *C. Hueter* (Fig. 254).

Le sujet est placé dans la même position que pour la taille périnéale ; les autres préliminaires de l'opération sont les mêmes que pour 1 et 2.

Une incision en fer à cheval, à base postérieure, circonscrit le bord antérieur et les bords latéraux de l'ouverture anale ; les parties latérales de cette incision tombent au niveau du bord externe du muscle sphincter, son arc antérieur correspond à l'union de ce dernier muscle avec le bulvo-caverneux (constricteur du vagin chez la femme), ou en d'autres termes tombe juste en dessous de l'insertion postérieure du scrotum. L'incision divise d'abord les connexions musculaires précitées, puis on pénètre profondément de tous côtés dans la direction du rectum, de façon à tailler finalement un lambeau qui comprenne la peau, le sphincter, l'ouverture anale et la partie la plus inférieure du rectum, et qui se renverse en arrière comme un pont de pantalon (hosenklappe). A travers cette large plaie il est dès lors facile d'aller décoller circulairement tout le segment d'intestin malade, et de venir promptement à bout de l'hémorragie si grave qu'elle soit. Après résection de l'anneau carcinomateux, on suture encore le bout supérieur du rectum au bout inférieur, puis redressant le lambeau on le fixe en place par quelques points de suture. Une suture trop serrée serait ici préjudiciable au traitement aseptique de la plaie. Les anfractuosités de la plaie seront bourrées avec de la gaze iodoformée. Deux gros drains seront enfoncés par les deux angles inférieurs de l'incision jusque dans la grande cavité de la plaie.

Le procédé opératoire de *C. Hueter* a l'inconvénient de créer une plaie beaucoup plus considérable que celle qu'on obtient avec les méthodes précédentes ; ses avantages sont une hémostase facile et la conservation parfaite du sphincter anal.

4. Résection du rectum en cas de tumeur difficilement accessible, d'après
P. Kraske.

Lorsque le néoplasme siége trop haut dans le rectum pour pouvoir être extirpé par en bas, mais en même temps se trouve situé trop bas pour pouvoir être rendu accessible par une laparotomie, on parvient encore à l'enlever complètement en l'abordant par la région fessière au moyen de la résection d'un des bords latéraux du sacrum.

Le sujet est placé dans le décubitus latéral droit. On fait sur la ligne médiane une incision qui va de la deuxième vertèbre sacrée jusqu'à l'ouverture anale. Cette incision divise du coup toutes les parties molles, y compris la paroi du rectum, puis la musculature de la fesse est détachée du côté gauche jusqu'au niveau du bord du sacrum, le coccyx est extirpé et les insertions du grand et du petit ligament sacro-sciatique coupées à ras de l'os. L'aide rétracte fortement en dehors la lèvre externe de la plaie. Cela étant, avec le ciseau et le marteau on abat la partie inférieure du bord gauche du sacrum : le trait de section qui décrit une courbe ouverte à gauche, commence sur le bord gauche de l'os à hauteur du 3e trou sacré, rase le bord inférieur de ce trou, passe à travers le trou sous-jacent et finalement à travers la corne sacrée inférieure gauche. De la sorte le canal sacré n'est pas ouvert, et la branche antérieure du 3e nerf sacré est également épargnée.

Le malade étant alors placé dans le décubitus dorsal avec le siége très élevé, on peut aisément, à travers la large voie créée, aller décoller avec le doigt tout l'anneau carcinomateux, même s'il remonte jusqu'à la naissance de l'S iliaque, puis on pratique la résection du segment d'intestin ainsi isolé. L'extirpation étant terminée on attire le bout supérieur du rectum dans la plaie — ce qui suffit à fermer l'espace de Douglas qui a été largement ouvert — et on le fixe par quelques sutures au pourtour antérieur du segment inférieur. L'extrémité inférieure de l'organe qui a été fendue par l'incision du début est encore laissée ouverte pendant quelque temps; elle sera fermée plus tard à l'aide d'une opération plastique.

Rinne a montré qu'il n'était pas nécessaire de fendre verticalement l'extrémité inférieure encore saine du rectum, et pour s'opposer à sa rétraction ainsi que dans un but d'hémostase, il l'a remplie entièrement avec de la gaze iodoformée; lui aussi, se borne à réunir les deux bouts d'intestin à leur pourtour antérieur seulement. Il va de soi que la méthode de *Kraske* trouvera encore son application dans les cas où le carcinome aura également envahi la partie inférieure du rectum, ce qui veut dire qu'elle peut aussi bien servir à l'extirpation totale qu'à la résection partielle de ce dernier.

5. Résection du rectum, d'après *Bardenheuer.*

Le sujet repose sur le dos et le siège, mais de telle façon que celui-ci se trouve sur un niveau plus élevé que la colonne lombaire. Sur la ligne médiane on divise la peau et le fascia superficialis depuis l'anus jusqu'au milieu du sacrum; on divise ensuite dans la même ligne le segment postérieur du sphincter anal. Cela fait, avec le couteau coupant constamment dans la direction du sacrum et du coccyx, on dénude de droite et de gauche la face postérieure de ces deux os jusqu'au niveau de leurs bords latéraux; le périoste étant très adhérent à l'os ne doit pas être décollé avec les parties molles. On désinsère ensuite de chaque côté le grand et le petit ligament sacro-sciatique, puis avec une cisaille osseuse, on résèque le sacrum aussi haut que possible, même jusque tout contre le 3e trou sacré, après l'avoir au besoin rendu plus accessible en ajoutant une incision transversale à l'extrémité supérieure de l'incision verticale.

Pendant que l'index gauche introduit dans l'anus refoule vers la plaie la partie inférieure saine de la paroi postérieure du rectum, on incise sur la ligne médiane, en se guidant tout le temps sur ce doigt, l'aponévrose périnéale, le muscle releveur de l'anus, l'aponévrose pelvienne et le tissu graisseux intermédiaire, jusqu'à ce que l'on arrive enfin sur la paroi de l'intestin. Les deux doigts indicateurs sont alors enfoncés dans la plaie qu'ils agrandissent en déchirant toutes les parties molles jusqu'à l'ouverture anale en avant, jusqu'à la surface de section de l'os en arrière. Sous le contrôle de l'index gauche qui est alors réintroduit dans le rectum, on dénude avec l'index droit la paroi postérieure de ce dernier jusqu'au bord inférieur de la tumeur; on isole de la même façon les deux parois latérales, puis, avec le bout du même doigt recourbé en crochet, on va finalement décoller la paroi antérieure, pendant que l'index gauche qui se trouve toujours dans l'anus attire fortement l'intestin en arrière. Cette manière de procéder met sûrement l'uretère à l'abri de toute lésion. L'intestin est alors étreint dans une anse de fil serrée en dessous de la tumeur, qui permet de l'attirer par en bas, pendant que la main entière introduite par la plaie dans le bassin mobilise à son tour l'anneau carcinomateux en déchirant sur tout son pourtour les adhérences qui le retiennent; en décollant ainsi la tumeur on doit faire en sorte de laisser adhérer à sa face postérieure le plus de tissu cellulaire possible pour être certain d'extirper du même coup les vaisseaux lymphatiques rétrorectaux.

Les feuillets du mésorectum et du mésocolon sont à leur tour déchirés, dans le but de mobiliser suffisamment le bout supérieur de l'intestin pour pouvoir plus tard l'amener sans trop grande tension au contact du bout inférieur. Cela fait, on sectionne transversalement le rectum à 2 centim. en dessous du néoplasme, on refoule en haut avec le bout des doigts le péritoine qui tapisse sa face antérieure, on saisit la tumeur par en haut, et tout en la tordant, on l'entraîne au-dehors avec la masse de tissu cellulo-adipeux qui est située au-devant de l'articulation sacro-iliaque gauche; on sectionne enfin l'intestin à 4 centim. au-dessus de la limite supérieure du néoplasme. L'hémorragie est facilement arrêtée par le tamponnement au moyen d'une éponge antiseptique munie d'une anse de fil; si le cul-de-sac péritonéal a été déchiré on en bouche aussitôt l'ouverture avec de la gaze au thymol. Il est rarement besoin de placer quelques ligatures. Pour terminer on réunira par une suture en surjet la muqueuse du bout supérieur du rectum à celle du bout inférieur, puis une seconde suture en surjet réunira de même les tuniques séreuse et musculaire de ces deux bouts; on laisse ouverte l'incision faite à travers la partie postérieure du sphincter. La plaie est bourrée avec de la gaze iodoformée; une suture du péritoine n'est nécessaire qu'en cas de chute d'une anse intestinale.

Lorsque la tumeur siège dans le domaine de la prostate, *Bardenheuer* fend l'anus et le sphincter par une incision médiane allant du scrotum jusqu'à la face postérieure du sacrum, il place dans la fente ainsi créée deux larges rétracteurs, divise transversalement la muqueuse de l'intestin à 2 centim. au-dessus de l'ouverture anale, va à travers l'incision du raphé postérieur décoller avec le bout des doigts la paroi postérieure et les parois latérales du rectum, sectionne transversalement celui-ci à hauteur de l'incision de la muqueuse, et achève de le détacher en avant de la prostate et de la vessie. Des portions de ces deux organes doivent au besoin être également sacrifiées.

Pour pratiquer l'amputation du rectum, on se servira de la même incision médiane, qu'on dédoublera en son milieu de façon à circonscrire complètement l'anus. A travers la partie postérieure de cette incision on ira pour commencer décoller le rectum au-dessus de la tumeur, puis on isolera celle-ci, d'abord sur les côtés et en arrière avec les doigts agissant de haut en bas, puis en avant avec les doigts agissant en sens inverse.

Le néoplasme s'étend-il jusque dans l'S iliaque, on pratique encore l'isolement du segment inférieur du rectum, et sa division transversale en dessous de la tumeur, de la même façon que précédemment, puis pour atteindre les limites supérieures du mal, on a recours à une incision explorative extrapéritonéale, qu'on pratique le long du ligament de *Poupart*, depuis la symphyse jusqu'à l'épine iliaque antérieure et supérieure.

II. Extirpation totale du rectum.

I. A l'aide d'une incision circulaire circonscrivant l'anus, d'après *Lisfranc*.

L'extirpation totale est indiquée lorsqu'un carcinome du rectum est compliqué d'une affection de même nature de la partie anale. Les mêmes dispositions étant prises que pour les opérations précédentes, on circonscrit l'anus par une incision en forme d'anneau, qu'on approfondit par une section également circulaire du muscle releveur de l'anus. Cela fait, pendant qu'un aide attire en bas la tumeur saisie au moyen d'une forte pince à crochets, on isole avec le bout des doigts, et au besoin avec les ciseaux, le tube intestinal du tissu conjonctif périrectal. Tout vaisseau qui donne est aussitôt saisi dans une pince hémostatique. Grâce à la traction que l'aide ne cesse d'exercer sur le rectum, la plaie reste plane au lieu de se creuser en entonnoir, et l'hémostase ne présente ainsi aucune difficulté. Si pourtant malgré cela le champ opératoire devient par trop exigu, on ajoute à l'incision circulaire une incision longitudinale postérieure qui, selon *v. Volkmann*, ne doit jamais intéresser la paroi postérieure du rectum. Au besoin même on pourra se créer un espace suffisant par l'extirpation du coccyx, ou par une incision longitudinale antérieure tombant dans le raphé du périnée. Toujours l'intestin devra rester fermé pour éviter que les liquides putrides provenant du carcinome ne puissent venir au contact de la plaie.

Après avoir isolé le cylindre rectal jusqu'au-dessus de la limite supérieure du néoplasme, on passe au-dessus de ce dernier, à travers la paroi saine, quelques anses de fil, on sectionne transversalement le rectum au-devant de ces fils, et après avoir tari tout écoulement de sang on attire en bas le bout supérieur du viscère pour le suturer aux bords de la plaie cutanée. Si l'on a dû avoir recours aux incisions antérieure et postérieure, on les réunit partiellement par la suture après les avoir naturellement drainées suivant les règles.

2. A l'aide de l'incision longitudinale postérieure de *Velpeau, Simon* et *Kocher*.

Ce procédé convient également très bien pour pratiquer l'extirpation totale du rectum. L'opération suit tout d'abord la marche précédemment indiquée pour la résection de cet organe. Mais dès que celui-ci a été mis à nu par derrière, au lieu d'en fendre verticalement la paroi comme on le faisait tantôt, on circonscrit l'anus au moyen d'une incision circulaire à travers laquelle on mobilise le cylindre rectal *in toto*. Le procédé est, quant au reste, absolument analogue à celui qui vient d'être décrit.

Dans les résections étendues qu'on pratique sur le vivant, il n'est pas toujours aisé d'éviter la blessure du péritoine. Celle-ci a pourtant beaucoup perdu de sa gravité depuis qu'on est parvenu à réaliser l'asepsie au cours de ces opérations. Si donc le péritoine vient à être lésé pendant la résection, on en bouche provisoirement l'ouverture avec un tampon aseptique ; après l'opération c'est également le tamponnement de la plaie avec la gaze iodoformée qui met le mieux la cavité péritonéale à l'abri de l'infection septique.

Chez les femmes il n'est pas rare de trouver la paroi postérieure du vagin déjà envahie par le carcinome ; en pareil cas on est bien obligé d'exciser un fragment elliptique ou triangulaire de cette paroi, et l'on referme ensuite la plaie par quelques points de suture. Lorsque chez l'homme le néoplasme s'est déjà propagé à l'appareil urinaire, le plus sage est de renoncer à l'extirpation.

Annexe.

Opération de la fistule ano-rectale.

Quoiqu'on ne trouve guère l'occasion de s'exercer sur le cadavre à la pratique de cette opération, nous ne pouvons pourtant pas, étant donnée sa grande importance, la passer ici complètement sous silence. Les fistules à l'anus que l'on rencontre le plus souvent dans la pratique peuvent se ranger en deux catégories principales. A la première catégorie appartiennent les trajets fistuleux qui partent de la peau et se perdent dans le tissu cellulaire périrectal sans pénétrer à travers la muqueuse (fistules incomplètes externes); à la seconde appartiennent ceux qui établissent une communication anormale entre la peau extérieure et le rectum (fistules complètes). Pour l'une comme pour l'autre sorte de fistules le traitement doit consister à rendre l'évacuation du pus aussi libre que possible, et en second lieu à détruire et extirper les masses granuleuses qu'elles contiennent très souvent et qui la plupart du temps sont de nature tuberculeuse. Avant, comme pendant l'opération, l'extrémité inférieure du rectum pourra être rendue accessible au regard et à la main au moyen du spéculum en demi-gouttière de *Simon*, ainsi qu'à l'aide d'érignes à plusieurs dents.

I. Incision d'une fistule anale complète à l'aide du bistouri boutonné (Fig. 255 *a*).

Le malade est placé dans la position de la taille périnéale ou bien dans le décubitus dorsal.

L'index gauche introduit dans le rectum reçoit sur son extrémité un bistouri boutonné, étroit et concave, qui a été enfoncé à travers le trajet fistuleux. On attire ensuite au dehors le doigt uni à l'instrument qui coupe ainsi devant lui tout le pont de parties molles interposé entre l'anus et la fistule. Pendant que l'assistant écarte les lèvres de l'incision avec des érignes pointues, on racle à la cuiller tranchante tout le tissu de granulations, ou bien on le détruit entièrement à l'aide du thermo-cautère de façon à recouvrir la surface de la plaie d'une escarre aseptique.

Le traitement ultérieur consiste généralement, en Allemagne, dans le tamponnement de la cavité de la plaie avec de la gaze iodoformée : on peut de la sorte s'assurer à chaque instant s'il ne survient pas de récidive, et au besoin pratiquer un nouveau raclage ou une nouvelle cautérisation. En opposition avec cette manière de faire, les chirurgiens américains s'efforcent depuis quelque temps d'obtenir la réunion de la plaie par première intention, et cela dans le but de prévenir l'incontinence des matières fécales qu'ils ont vue parfois s'établir à la

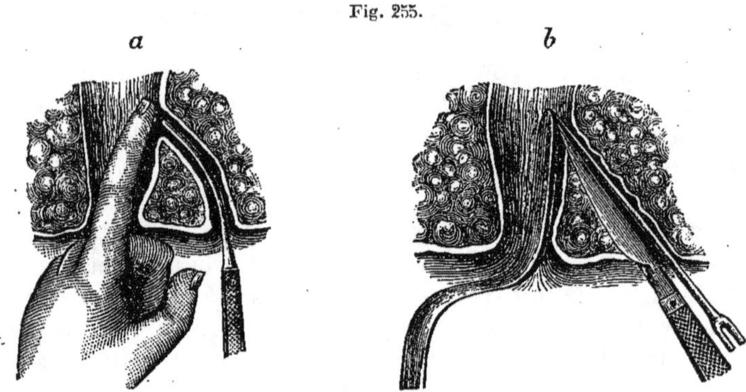

Fig. 255.

Incision d'une fistule ano-rectale.
a) à l'aide du bistouri boutonné, *b)* à l'aide du bistouri pointu et du gorgeret.

suite de l'opération des fistules anales. Voici brièvement en quoi consiste leur façon de procéder :

Après avoir distendu le sphincter et enfoncé dans le rectum une éponge munie d'un fil, on introduit dans la fistule une sonde cannelée au-devant de laquelle on sectionne toutes les parties molles, muqueuse comprise, jusque sur la paroi calleuse de la fistule ; le canal fistuleux est alors, non pas ouvert, mais extirpé dans son entier. On s'assure encore une fois que tout le tissu malade est bien enlevé, puis l'hémostase étant terminée, on referme complètement la plaie au moyen d'une suture au catgut à plusieurs étages, ainsi que par quelques points de suture de la muqueuse et quelques autres de suture profonde au crin de Florence. Les différents fils, surtout les plus superficiels, ne devront être que modérément serrés.

2. Division d'une fistule anale incomplète au moyen du bistouri pointu et du gorgeret (Fig. 255 *b*).

Une sonde cannelée est enfoncée dans le trajet fistuleux qu'elle parcourt dans son entier; dans le rectum, au lieu du doigt, on introduit un gorgeret, sorte de levier en bois creusé en gouttière. Dans la rainure de la sonde on conduit un bistouri pointu à travers la fistule et la paroi intestinale, jusqu'à ce qu'il rencontre le gorgeret; on ramène ensuite à soi les deux instruments maintenus tout le temps en contact, et l'on sectionne ainsi de nouveau tout le pont de parties molles qui sépare la fistule de la cavité rectale. Le traitement ultérieur est le même que pour 1. Souvent on réussit encore à traverser avec le bec de la sonde la muqueuse rectale très amincie au niveau de l'endroit malade, et l'on transforme ainsi la fistule incomplète en une fistule complète qu'on peut alors traiter comme telle.

Dans ces derniers temps on s'est très souvent servi du thermo-cautère pour pratiquer la division des fistules anales complètes qu'on opère ainsi sans faire subir au malade la moindre perte de sang. On enfonce encore une sonde cannelée à travers la fistule, jusque dans la cavité rectale; puis avec le bout du doigt introduit dans l'anus on va accrocher la pointe de la sonde, et on la recourbe vers l'extérieur de façon à la faire sortir par l'ouverture anale. Toute la masse de tissu qui se trouve située au-devant de la sonde est alors sectionnée au moyen du thermo-cautère. Le traitement ultérieur de cette plaie tapissée d'une croûte sèche est des plus simple. — Les fistules anales qui s'ouvrent très haut dans le rectum pourront être divisées avec l'écraseur linéaire ou l'anse galvanocaustique lorsqu'on voudra éviter l'hémorragie pouvant provenir de la section des artères hémorroïdales.

NEUVIÈME CHAPITRE.

Opération de la hernie étranglée ou herniotomie.

Dans les amphithéâtres abondamment fournis de cadavres, il n'est pas rare du tout de rencontrer des sujets porteurs de hernie. S'il est vrai que l'on n'a presque jamais l'occasion de trouver réalisées sur eux les conditions de l'étranglement herniaire, on n'en doit pas moins toujours profiter de la circonstance pour apprendre à connaître l'anatomie de la hernie dont l'étude est indispensable à quiconque veut bien se rendre compte des préceptes de la herniotomie.

Nous ne parlerons dans la description qui va suivre que des deux principales sortes de hernies, à savoir les hernies inguinales et les hernies crurales; nous renvoyons pour les autres aux traités de pathologie chirurgicale spéciale.

I. Herniotomie inguinale.

Anatomie (Fig. 256).

La tumeur herniaire que l'on désigne sous le nom d'hernie inguinale est due au déplacement d'un viscère abdominal, qui sort du ventre à travers une ouverture de sa paroi, pour venir faire saillie sous les téguments externes de la région inguinale (donc au-dessus du ligament de *Poupart)*, et parfois même descendre jusque dans l'intérieur des bourses. L'ouverture par où s'échappe ici le viscère est physiologiquement préformée et porte le nom de canal inguinal.

Le canal inguinal n'est dans les conditions normales qu'un trajet virtuel, qu'un canal sans lumière; il livre simplement passage au cordon spermatique qui le remplit du reste entièrement. Lorsqu'il vient à être élargi pathologiquement par une hernie, il possède par contre une lumière véritable. Cette restriction étant faite, on saura désormais quel sens il faut attribuer aux expressions de trou, de fente, etc., qui reviendront souvent dans la description qui va suivre. Le canal inguinal traverse la musculature de la région inguinale suivant une direction oblique de haut en bas et de dehors en dedans; sa longueur est d'environ 3 à 5 centim. Son orifice profond ou péritonéal (anneau inguinal interne) est constitué par une fente ovale, à grand diamètre vertical, existant dans le fascia transversalis; il est recouvert par le feuillet pariétal du péritoine. Cet orifice correspond exactement à la partie moyenne du ligament de *Poupart;* son bord interne est rasé par l'artère épigastrique qui naît de la fémorale en dessous de l'arcade crurale et qui s'élève ensuite à la face postérieure de la paroi abdominale. Le fascia transversalis se retrousse en forme d'entonnoir dans le canal inguinal et y forme l'enveloppe du cordon spermatique qu'on désigne sous le nom de tunique vaginale commune * *(fascia infundibuliformis,* tunica vaginalis communis testis et funiculi spermatici).

L'orifice cutané ou externe du canal inguinal (anneau inguinal externe) siège immédiatement au-dessus de l'insertion du ligament de *Poupart* à l'épine du pubis. Lorsqu'on a enlevé le cordon spermatique auquel il donne passage, cet orifice se présente sous forme d'un triangle à sommet supéro-externe et à base dirigée vers la symphyse pubienne. En réalité, l'anneau externe est également recouvert par un feuillet mince de tissu conjonctif qui se détache des bords mêmes de l'anneau (fascia intercolumnaris) ; de même que le fascia infundibuliformis de plus haut, ce feuillet se prolonge en forme d'entonnoir sur le cordon spermatique et prend alors le nom de fascia de *Cooper*.

Les bords de l'anneau inguinal externe sont formés par l'aponévrose du muscle grand oblique ; le bord ou pilier inférieur, qui est le plus fort, n'est autre que l'extrémité interne du ligament de Poupart ; le pilier supérieur, qui est le plus faible, s'attache au pubis en avant de la symphyse, en s'entre-croisant avec celui du côté opposé.

L'anneau inguinal externe présente une largeur variable d'après que la dissection en est poussée plus ou moins loin — l'artifice entre pour beau-

---

* Encore appelée tunique fibreuse commune par les auteurs français (**N. d. T.**).

coup dans sa préparation ! Ce qui est plus important, c'est que l'anneau externe présente sa plus grande largeur lorsque la cuisse se trouve placée dans la flexion et l'abduction, tandis que l'extension et l'adduction le rétrécissent dans le sens vertical.

Quant au canal lui-même, il traverse la paroi abdominale suivant une direction oblique ; par le fait même, sa paroi antérieure, qui au voisinage de l'anneau inguinal externe n'est constituée que par l'aponévrose du muscle grand oblique, s'épaissit progressivement à mesure qu'on se rapproche de l'anneau inguinal interne ; cette augmentation d'épaisseur est due au passage graduel, dans la paroi antérieure du canal, des faisceaux du petit oblique et du transverse qui au niveau de l'anneau externe faisaient partie de la paroi postérieure. La paroi inférieure du canal est formée par la face supérieure creusée en gouttière de l'arcade de Fallope ; sa paroi supérieure (*) est représentée par l'angle d'écartement des couches de la paroi abdominale formant les parois antérieure et postérieure du canal. L'intérieur du canal est tapissé par la tunique fibreuse commune, autrement dit par le fascia transversalis qui se prolonge en entonnoir à la surface du cordon — fascia infundibuliformis. Ce n'est que dans le cas où la continuité de ce fascia vient à être interrompue, que l'on peut voir une hernie située à l'intérieur du canal inguinal s'échapper de ce dernier pour pénétrer entre les couches faiblement unies de la paroi abdominale.

Le canal inguinal de l'homme est plus court que celui de la femme ; cela tient à ce que chez celle-ci la crête iliaque est plus fortement projetée en dehors, et ainsi attire davantage de ce côté l'anneau inguinal interne primitivement situé vis-à-vis de l'anneau externe. Une autre conséquence de ce fait, c'est que le canal inguinal est plus étroit chez la femme que chez l'homme, ce qui est du reste en rapport avec le volume moins considérable du ligament rond comparé au cordon spermatique de l'homme. Les deux différences que nous venons de signaler expliquent suffisamment la plus grande fréquence de la hernie inguinale chez l'homme que chez la femme.

Le cordon spermatique est un faisceau arrondi, formé de divers tissus, qui s'élève du testicule jusqu'à l'anneau inguinal externe, et se prolonge ensuite à travers le canal inguinal jusqu'en dessous du péritoine. Les principaux éléments constitutifs de ce cordon sont le canal déférent, un certain nombre de vaisseaux et de nerfs, des enveloppes conjonctives et des faisceaux musculaires ; ces dernières parties provenant principalement des téguments externes de l'abdomen, l'épaisseur du cordon devient d'autant moindre que celui-ci se rapproche davantage de la cavité abdominale. Envisagé en dehors du canal, le cordon spermatique se compose, en procédant de dehors en dedans, d'une enveloppe conjonctive qui lui est fournie par l'aponévrose du grand oblique, et qui se détache de l'anneau inguinal externe : c'est le fascia de _Cooper._ Sous ce fascia vient le muscle crémaster, ainsi que les vaisseaux et les nerfs destinés au scrotum et aux enveloppes externes du cordon — artère spermatique externe ou funiculaire branche de l'épigastrique avec les veines de même nom, nerf spermatique externe branche du plexus lombaire. Ces différentes parties recouvrent la tunique vaginale ou fibreuse commune. Dans la gaine formée par cette dernière sont renfermés le canal déférent, toujours facile à reconnaître à sa dureté particulière, l'artère satellite du canal ou artère déférentielle, l'artère spermatique interne branche de l'aorte abdominale, et le plexus spermatique du grand

---

(*) Pour _Tillaux,_ cette paroi supérieure, qu'on dit d'habitude formée par les bords inférieurs des muscles petit oblique et transverse, n'a pas d'existence propre, car les fibres les plus inférieures de ces muscles sont éparpillées autour du cordon et descendent au-dessous de lui. (N. d. T.)

sympathique. La veine spermatique interne forme dans la portion du cordon située en dehors de l'anneau externe le plexus veineux pampiniforme ; à partir du canal inguinal ce plexus se condense en un tronc veineux unique qui va se déverser à droite dans la veine cave inférieure, à gauche dans la veine rénale. Les vaisseaux lymphatiques du cordon aboutissent aux ganglions lombaires. Au niveau de l'anneau inguinal interne le cordon n'est plus composé que du canal déférent, qui sitôt sorti du canal descend dans le petit bassin, et des vaisseaux spermatiques internes qui remontent en arrière dans l'espace rétropéritonéal.

Dans les conditions normales, on ne retrouve plus après la naissance la communication qui existe pendant la vie intra-utérine entre la cavité péritonéale et l'enveloppe séreuse du testicule ou tunique vaginale propre. Jusqu'au septième mois de la vie fœtale, le testicule est placé à l'intérieur de la cavité abdominale ; il occupe dans les premiers temps le côté interne du corps de *Wolff*, et se trouve recouvert par le péritoine qui adhère intimement à sa surface ; un cordon creux contractile, le gubernaculum testis de *Hunter*, relie son extrémité inférieure au fond du scrotum en passant par le canal inguinal. C'est vers la fin du septième mois que le testicule éprouve la migration qui le porte, à travers ce canal, de la cavité abdominale dans l'intérieur des bourses ; le péritoine est entraîné par lui, sous forme d'un diverticule en entonnoir, jusque dans la cavité du scrotum, si bien que le testicule possède alors une double enveloppe séreuse. De cet entonnoir qui constitue le diverticule vaginal (processus vaginalis) la partie qui entoure le testicule reste seule ouverte ; celle qui est située au-dessus de cette glande s'oblitère jusqu'au niveau de l'anneau inguinal interne, et est déjà fermée au moment de la naissance ; il n'en reste plus alors comme vestige qu'un mince cordon celluleux qui se trouve à l'intérieur du cordon.

Si par exception le processus vaginal vient à rester ouvert après la naissance, on aura de la sorte un sac péritonéal tout formé dans lequel pourra facilement s'engager un viscère abdominal, et ainsi sera constituée une h e r n i e i n g u i n a l e c o n g é n i t a l e. Le viscère traverse donc alors l'anneau inguinal interne, le canal inguinal, l'anneau externe, et arrive dans les bourses où — chose unique en son espèce! — il se met en contact immédiat avec la surface du testicule ; la hernie congénitale est donc toujours une hernie inguinale e x t e r n e.

Q u a n t à l a h e r n i e i n g u i n a l e a c q u i s e, sa formation est toujours précédée du déplacement du feuillet pariétal du péritoine, qui se creuse en un nouveau diverticule (*) pour recevoir le viscère hernié. Par le fait du passage du cordon spermatique, et en raison des autres conditions anatomiques précédemment exposées, la région inguinale est celle qui se prête le mieux à un pareil déplacement du péritoine, surtout lorsque la régression du processus vaginal ne s'est que partiellement accomplie. Bien plus, c'est presque toujours aux mêmes endroits de cette région que la séreuse se retrousse ainsi en diverticule: nous allons voir que ces endroits ne sont autres que les dépressions ou fossettes que l'on trouve constamment à l'état normal sur la face interne de la paroi abdominale.

Lorsque chez un enfant on examine la paroi abdominale par son côté péritonéal, on trouve toujours, immédiatement au-dessus de l'insertion de cette paroi au bassin, divers replis ou ligaments péritonéaux qu'il importe de bien connaître. Du sommet de la vessie s'élève vers l'ombilic le repli ou ligament vesico-ombilical médian qui contient dans son épaisseur l'ou-

---

(*) D i v e r t i c u l e qui, pour les uns *(Tillaux)*, est toujours produit par *refoulement* du feuillet pariétal du péritoine sous l'action de la pression des viscères abdominaux, tandis que pour d'autres *(Roser)*, il se développerait dans nombre de cas à la suite de la *traction* exercée sur le péritoine par de petits lipomes sous-séreux (N. d. T.).

raque oblitéré; l'ombilic est en outre réuni aux bords latéraux du même
organe par deux replis obliques, les ligaments vésico-ombilicaux latéraux,
qui renferment les cordons des artères ombilicales. Plus en dehors, tout
contre le bord interne de l'anneau inguinal interne, on trouve de chaque côté
le repli épigastrique qui s'élève du ligament de Poupart dans la direction du
bord du muscle droit de l'abdomen, et qui loge dans son intérieur l'artère
épigastrique. Chez l'adulte ces divers replis sont beaucoup moins accentués
en raison de la régression des organes fœtaux y contenus. Ces ligaments
délimitent entre eux, de chaque côté de la ligne médiane, les trois fossettes
en dépressions inguinales: la fossette inguinale interne siége
entre le repli de l'ouraque et le repli vésico-ombilical
latéral, la fossette moyenne entre ce dernier et le repli
épigastrique, la fossette externe en dehors du repli épigastrique.

La profondeur de ces fossettes est naturellement en rapport avec la
saillie plus ou moins marquée des précédents ligaments. Le canal inguinal
siége tout entier dans le domaine de la fossette moyenne et de la fossette
externe, et son orifice interne se trouve même placé au niveau de cette dernière, par conséquent tout à côté et en dehors du repli épigastrique; le trajet
du canal et l'anneau inguinal externe correspondent à la fossette moyenne;
la fossette inguinale interne est donc située en dedans de l'anneau inguinal
externe.

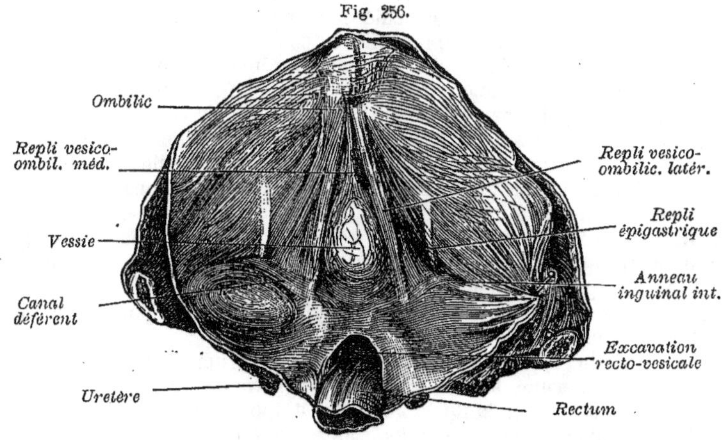

Paroi abdominale antérieure vue par son côté péritonéal (garçon nouveau-né).

Que maintenant, au niveau de la fossette inguinale externe, le péritoine
se creuse en un diverticule à travers l'anneau interne et l'intérieur du canal,
et que dans la petite cavité ainsi formée se loge un viscère abdominal, et la
hernie inguinale externe sera toute constituée. Le chemin que suivra
cette hernie est tout tracé à l'avance; elle descendra le long du cordon spermatique, franchira l'anneau externe et pourra même descendre jusque dans
l'intérieur des bourses. Il va de soi que la hernie ne peut jamais ici arriver
en contact immédiat avec le testicule; elle siège le plus souvent dans un
sac péritonéal propre (sac herniaire) qui est situé en dehors de la tunique
vaginale propre. Le cordon spermatique est toujours interne, par rapport à
cette hernie qui, en vertu de son trajet oblique, est encore souvent désignée
sous le nom de hernie oblique; l'artère épigastrique répond toujours au
bord interne de son anneau interne.

La hernie n'a-t-elle fait que pénétrer dans l'anneau inguinal interne, on l'appelle communément p o i n t e d e h e r n i e (hernia incipiens) ; siège-t-elle déjà dans le canal lui-même, elle devient h e r n i e i n t e r s t i t i e l l e (hernia interstitialis) ; a-t-elle franchi l'anneau inguinal externe, on lui donne le nom de b u b o n o c è l e (hernia inguinalis completa) ; est-elle enfin descendue jusque dans les bourses, on la nomme h e r n i e s c r o t a l e ou o s c h é o c è l e (hernia scrotalis).

Lorsqu'au contraire c'est par la fossette inguinale m o y e n n e que le viscère veut s'échapper de la cavité abdominale, la hernie refoule directement devant elle la paroi postérieure du canal, et arrive, en droit chemin, se montrer dans l'anneau inguinal externe sous forme d'une tumeur globuleuse. C'est là la h e r n i e i n g u i n a l e i n t e r n e encore appelée hernie inguinale d i r e c t e. Le cordon spermatique et l'artère épigastrique répondent toujours ici au bord externe de l'orifice interne du trajet herniaire ; en outre, cette hernie ne descend plus dans l'intérieur du scrotum. Quant à la fossette inguinale i n t e r n e, les cas où elle donne passage à une hernie sont si rares que nous pouvons les laisser complètement de côté. Parfois aussi une hernie inguinale se forme, non plus à travers le canal inguinal, mais par une fente anormale des aponévroses , ou à travers l'orifice élargi que traverse un vaisseau.

On s'est toujours efforcé de déterminer avec précision quelles sont les couches de parties molles qui recouvrent une tumeur herniaire ; si l'on pouvait réaliser ce désidératum, il est évident que la herniotomie en serait beaucoup simplifiée. On peut considérer comme e n v e l o p p e s n o r m a l e s d'une hernie inguinale externe les différentes couches suivantes : la peau, le fascia superficialis, le fascia de Cooper, la crémaster, le fascia infudibuli-formis ou tunique fibreuse commune, le sac péritonéal ou sac herniaire. Le crémaster ne fait point partie des enveloppes de la hernie inguinale interne ; lorsque celle-ci est très développée, on la trouve pourtant recouverte égale-ment par des faisceaux musculaires. Au niveau des vieilles hernies, on ne retrouve plus du tout les diverses couches que nous venons de citer ; cer-taines d'entre elles se sont atrophiées, d'autres se sont hypertrophiées à la suite des irritations répétées. Outre cela, les inflammations qui atteignent fréquemment les hernies peuvent avoir donné naissance à des couches nou-velles formées par des pseudo-membranes. De tout cela, il résulte que ce serait perdre sa peine que de vouloir compter les couches pour s'orienter au cours d'une herniotomie.

Dans une hernie quelconque, il y a à distinguer l'orifice de sortie ou l'anneau de la hernie, le sac herniaire (diverticule du péritoine) dont la partie rétrécie correspondante à l'anneau est appelée collet du sac herniaire, enfin le contenu de la hernie (épiploon, intestin, etc.).

Taxis et Herniotomie.

A très peu d'exceptions près, toutes les hernies atteintes d'étranglement (i n c a r c e r a t i o) doivent être réduites soit par des manipulations spéciales (t a x i s) soit par la herniotomie. L'étranglement reconnaît presque toujours pour cause l'aug-mentation soudaine de volume du contenu de la hernie (intes-tin, etc.). L'agent de l'étranglement est le plus souvent l'anneau de la hernie et plus rarement le collet du sac. Dans la pratique, on ne devra jamais recourir à la herniotomie pour lever un étranglement, qu'après que le taxis, pratiqué sur le malade

préalablement chloroformé, se sera tout d'abord révélé impuis-
sant. On ne peut en agir autrement que dans les seuls cas où l'on
est fondé à admettre que la réduction du viscère hernié dans la
cavité péritonéale pourrait être plus dangereuse pour le malade
que la herniotomie elle-même : c'est ainsi que le taxis devrait
être totalement abandonné si l'on soupçonnait l'existence d'une
gangrène de l'intestin. Sur le vivant la herniotomie doit être
faite avec les précautions antiseptiques les plus rigoureuses,
attendu que cette opération entraîne toujours l'ouverture de la
cavité péritonéale.

Pour pratiquer le taxis en cas d'hernie inguinale étranglée,
on couche le malade avec le siège relevé au moyen d'un coussin,
de façon à reporter les viscères abdominaux vers le diaphragme;
les cuisses sont en même temps fléchies dans le but de relâcher
les parois abdominales, et pour éviter le rétrécissement mécanique de l'anneau inguinal. On saisit alors la tumeur avec les
deux mains, et on la pétrit d'abord légèrement dans le but de la
rendre un peu plus mobile, et pour faire disparaître l'œdème qui
constitue un obstacle à la réduction. Viennent ensuite les manipulations proprement dites de réduction, c'est-à-dire les pressions destinées à faire rentrer dans le ventre le viscère hernié ;
ces pressions ne doivent jamais porter à la fois sur
toute la tumeur, mais doivent s'exercer seulement
dans la région du pédicule de la hernie, ou en
d'autres termes dans le voisinage de l'anneau : le
viscère ne peut en effet jamais rentrer en bloc, mais bien petit
à petit, et l'on conçoit que la partie du contenu de la hernie
qui se trouve située dans le collet du sac, doive nécessairement
être la première à réintégrer la cavité abdominale.

Certains chirurgiens se basant sur les résultats de recherches expérimentales faites dans le but d'expliquer le mécanisme de l'étranglement herniaire, ont formulé le précepte
d'imprimer à la tumeur, pendant les maneuvres de taxis, un
mouvement latéral tantôt vers un côté et tantôt vers un autre :
par ce moyen, on diminue la compression (*) qu'un bout de
l'anse herniée exerce sur l'autre bout. L'expérience a pleinement
confirmé la justesse de ce précepte.

En cas d'hernie intestinale, la réduction du viscère hernié
s'accompagne généralement d'un léger bruit de gargouillement;
dès qu'un segment d'intestin est rentré, le restant suit généralement très vite, surtout si l'on continue à agir d'abord sur la

---

(*) Compression qui, pour *Lossen,* l'auteur de ces recherches expérimentales, est la
véritable cause de l'étranglement du viscère. — *Busch,* qui attribue l'étranglement à la brusque
couldure de l'anse herniée, soumet également la tumeur à des pressions latérales: celles-ci
auraient alors pour effet de redresser l'angle que forment les deux bouts afférent et efférent de
l'anse au niveau de l'anneau (N. d. T.).

portion du viscère qui est la plus rapprochée de l'anneau. Dans les manœuvres de réduction on doit aussi tenir compte de la direction normale du trajet que la hernie a parcouru. La hernie inguinale interne fraye toujours son chemin directement d'arrière en avant, tandis que le trajet suivi par la hernie inguinale externe est verticale depuis les bourses jusqu'à l'anneau externe, puis oblique de dedans en dehors depuis ce dernier jusqu'à l'anneau interne.

En aucune circonstance, on ne devra user de pressions exagérées (taxis forcé) pour faire rentrer de force une hernie étranglée : on s'exposerait en effet par ce moyen à produire, soit la réduction en masse à travers l'anneau déchiré, soit la rupture de l'intestin emprisonné. Les manœuvres de taxis forcé font courir plus de danger au malade qu'une herniotomie pratiquée à temps et avec tout le soin désirable. On réussit parfois, en pressant sur le ventre au-dessus de la tumeur, à exercer à travers les parois abdominales une véritable traction sur l'anse étranglée ; déjà *Chassaignac* avait fait la remarque qu'à l'autopsie des personnes mortes à la suite d'un étranglement herniaire, on pouvait sans la moindre difficulté faire rentrer par le ventre le viscère incarcéré. C'est du reste sur ce fait que sont basés les essais par lesquels on a depuis longtemps tenté d'obtenir une sorte de réduction spontanée de la hernie : bassin placé en forte élévation, secousses énergiques imprimées au tronc les jambes étant maintenues relevées, etc. Tout particulièrement digne d'intérêt nous paraît être sous ce rapport le mode de réduction préconisé par *Nikolaus*. Ce chirurgien rejette toute manipulation extérieure au niveau de la hernie, et utilise seulement la traction que peut exercer sur le contenu de celle-ci le propre poids de l'intestin, en même temps qu'il s'efforce de diminuer la pression intra-abdominale. Il obtient ce résultat en plaçant le malade dans la position genu-pectorale, c'est-à-dire que le patient s'agenouille d'abord sur le lit, puis, fléchissant le bassin à angle droit sur les cuisses, se laisse retomber sur une ou sur les deux épaules. Dans cette position les intestins sont entraînés par leur propre poids loin de l'anneau herniaire remonté ; toutes les parties du corps descendues (thorax, parois abdominales, viscères) exercent un certain degré de traction sur les parties situées sur un niveau plus élevé, d'où résulte nécessairement un fort abaissement de la pression intra-abdominale. Cette action peut en outre être augmentée par la déplétion préalable de l'estomac, de l'intestin et de la vessie. La pression étant alors très différente dans l'abdomen et dans l'intérieur de la hernie, l'anse intestinale se

vide petit à petit par aspiration, et ainsi se produit une véritable
réduction spontanée du viscère emprisonné.

Ne peut-on, au moyen du taxis pratiqué dans la
narcose, venir facilement à bout de l'étranglement,
on passe sans retard à la kélotomie; on a eu soin
d'obtenir à l'avance du malade son consentement à l'opération,
pour le cas où celle-ci serait jugée indispensable. Voici comment on procède à la kélotomie ou herniotomie, c'est-à-dire à l'

Opération de la hernie inguinale étranglée.

Premier temps : Recherche du sac.

Après avoir rasé les poils et pratiqué le nettoyage antiseptique du champ opératoire, on divise la peau par une incision courant obliquement sur toute l'étendue du grand diamètre
de la tumeur; on incise ensuite l'une après l'autre, entre deux
pinces, les différentes couches sous-jacentes à la peau, jusqu'à
ce qu'on arrive enfin sur le sac qu'on met à nu dans toute la
longueur de la plaie cutanée.

Le sac est d'habitude facile à reconnaître à la sérosité qu'il
contient dans un très grand nombre de cas et qu'on peut souvent voir par transparence à travers la paroi; le plus souvent
aussi il est reconnaissable à son pédicule qui remonte dans la
direction de l'anneau. Si l'on n'est pas encore sûr, on soulève
un petit pli de sa paroi, et en le froissant entre les doigts, on
éprouve la sensation très caractéristique des deux surfaces
séreuses lisses glissant l'une sur l'autre.

Deuxième temps: Ouverture du sac et débridement.

Lorsqu'on a la certitude que c'est bien le sac qui se trouve
à découvert dans la plaie, on soulève à l'aide de pinces un petit
pli de sa paroi dans lequel on pratique en dédolant une petite
ouverture : un flot de liquide s'échappe aussitôt par cette dernière. Pendant que le liquide continue à couler, avec des
ciseaux courbes on élargit suffisamment l'ouverture pour pouvoir y introduire le doigt indicateur. Au-devant de celui-ci on
fend ensuite avec les ciseaux le sac herniaire dans toute son
étendue. Parfois on trouve un sac double, ce qui peut alors
tenir soit à l'invagination d'une nouvelle portion de péritoine
dans un ancien sac vidé, soit à la formation d'un nouveau sac
en arrière d'un ancien.

Après avoir reconnu la nature des organes que renferme
le sac, on procède à la recherche de l'agent constricteur.
Celui-ci est dans le plus grand nombre de cas l'orifice de sortie
de la hernie; pour lever l'étranglement il est donc nécessaire

de fendre le bord de cet orifice, de faire comme on dit le
débridement de l'anneau. Dans ce but on place à plat sur la
face palmaire de l'indicateur gauche le bistouri herniaire ou
herniotome de *Cooper* (Fig. 257), puis l'on enfonce dans le sac
doigt et couteau réunis, jusque contre l'agent d'étranglement :
le contenu de la hernie est mis ainsi à l'abri de toute blessure.
A travers l'anneau on pousse alors le long bouton mousse de
l'herniotome jusque dans la cavité abdominale, puis on dirige
le tranchant de l'instrument vers le rebord de l'anneau, dans
lequel on pratique l'incision de débridement. Comme c'est la
plupart du temps la hernie inguinale externe qui se trouve
atteinte d'étranglement, on devra presque toujours faire porter
l'incision de débridement du côté externe ; en incisant en
dedans on risquerait de couper l'artère épigastrique, en débri-
dant en bas et en dedans on s'exposerait à blesser le cordon
spermatique. D'un autre côté, si la hernie
inguinale étranglée était interne au lieu
d'être externe, l'incision faite en dehors com-
promettrait à nouveau l'artère épigastrique.
Si l'on n'est pas bien certain du genre de
hernie auquel on a affaire, on incise vers
le haut comme l'a conseillé *Scarpa*. Au lieu
d'un seul débridement d'une certaine étendue,
on fera toujours mieux de pratiquer plusieurs
petites entailles, qui produisent le même
effet, et qui sont absolument sans danger.
(Méthode des débridements multiples,
de *Vidal*). Dès que l'anneau est débridé on
retire le bistouri par le même chemin, en le
conduisant de nouveau sur la face palmaire
de l'index.

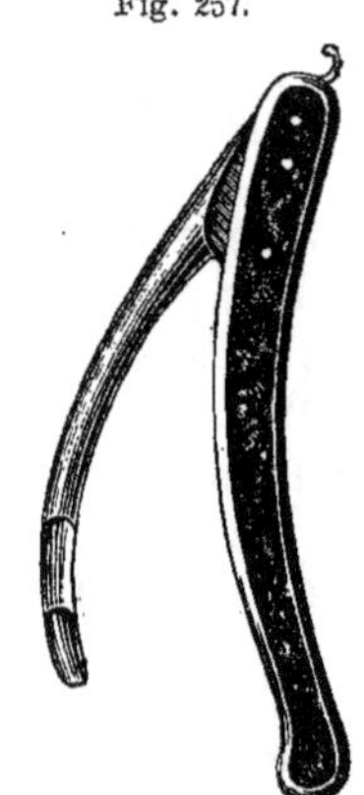

Fig. 257.

Herniotome de *Cooper*.

Troisième temps : Nettoyage antiseptique et
réduction du contenu de la hernie.

Une fois l'étranglement levé, on attire au dehors tout le
contenu de la hernie (surtout s'il s'agit d'une anse intestinale),
et on l'explore attentivement jusqu'au-dessus de la portion
serrée pour s'assurer de son degré de vitalité. Seules, les parties
d'intestin parfaitement saines devront être réintégrées dans la
cavité abdominale. Une anse intestinale quelconque qui a été
soumise à l'étranglement, présente toujours une coloration
rouge bleuâtre ou rouge brunâtre ; une anse qui apparaîtrait
noire ou noire brunâtre devrait être fortement soupçonnée
d'être déjà frappée de gangrène, et ne devrait par conséquent
pas être réduite dans la cavité abdominale (voir plus loin).

Lorsqu'en saupoudrant d'un peu de sel de cuisine la partie d'intestin qui n'était pas incarcérée, on y provoque l'apparition de mouvements péristaltiques, et qu'on voit ensuite ces mouvements se continuer dans l'anse précédemment étranglée, on peut être assuré, dit *Nothnagel*, que cette dernière n'est pas encore altérée dans sa nutrition, et qu'elle peut par conséquent être réduite en confiance. Avant de rentrer l'intestin hernié dans la cavité péritonéale, on ne devra jamais manquer de le désinfecter par un lavage à l'eau phéniquée à 3 % ; on peut en effet considérer comme infectée toute paroi d'anse intestinale qui a été soumise pendant longtemps à l'étranglement. Pendant qu'on pratiquera ce lavage, un assistant pressera sur l'anneau pour empêcher l'eau phéniquée de pénétrer dans la cavité abdominale. La réduction s'opère encore ici en faisant d'abord rentrer la partie du viscère qui est la plus rapprochée de l'anneau.

Quatrième temps : Drainage et réunion.

Après avoir soumis également à un lavage antiseptique soigné la plaie des téguments et le sac herniaire, on enfonce un drain jusque contre l'anneau de la hernie et on le fait ressortir par l'angle externe de la plaie. Celle-ci est alors suturée sur tout le restant de son étendue.

Avant la découverte de la méthode antiseptique, on a assez souvent pratiqué l'opération de la hernie étranglée sans ouverture du sac (*). Cette méthode, qui est due à *J. L. Petit*, consistait à mettre l'anneau à découvert en incisant couche par couche les enveloppes situées au-dessus du sac, à débrider l'anneau avec un bistouri glissé entre lui et le collet du sac, puis à pratiquer le taxis. Mais comme on ne peut de cette manière, ni s'assurer de l'état de nutrition des parties étranglées, ni soumettre celles-ci à un lavage antiseptique, mieux vaut renoncer complètement à ce procédé opératoire, d'autant plus que l'ouverture du péritoine peut aujourd'hui être pratiquée sans le moindre danger. Par ce procédé, du reste, on ne parviendrait pas à lever un étranglement qui serait produit par le collet du sac.

Dans le contenu des hernies inguinales, on rencontre assez fréquemment une portion d'épiploon. Si celui-ci est facilement réductible, s'il n'est ni dégénéré ni altéré dans sa nutrition, on le traite absolument de la même manière que l'intestin, c'est-à-dire qu'on le désinfecte et qu'on le fait rentrer dans la cavité abdominale.

Les adhérences qui pourraient l'unir à la paroi interne du sac devront au préalable être sectionnées, ce qui entraînera parfois l'application de quelques ligatures sur la partie herniée. Assez souvent on trouve l'épiploon de la hernie tellement hypertrophié qu'il dépasse en volume l'épiploon normal tout entier ; dans ce cas, mieux vaut l'extirper après avoir d'abord lié tous les vaisseaux épiploïques, au moyen d'une série de petites ligatures en masse appliquées sur le pédicule progressivement déplié. On agirait de même si on voulait opérer une hernie épiploïque rendue irréductible, non par le fait d'un étranglement, mais par suite d'une forte hypertrophie lipo-

---

(*) Encore appelée k é l o t o m i e e x t e r n e, en opposition avec la kélotomie par le procédé ordinaire ou kélotomie i n t e r n e *(König)* (N. d. T.).

mateuse de son contenu. Ces cas sont précisément ceux dans lesquels l'opération de la cure radicale des hernies trouve sa meilleure indication.

Voici comment on pratique cette opération d'après le procédé de *Czerny* : après avoir découvert et fendu le sac herniaire, puis lié et extirpé l'épiploon hernié de la façon qui vient d'être décrite, on énuclée complètement le sac des tissus environnants, en prenant grand soin de ne pas léser le cordon spermatique. Cela fait, on ferme hermétiquement le collet du sac à hauteur de l'anneau de la hernie au moyen d'une suture à lacet (voir p. 22), puis on résèque le sac au-devant de la suture. Le moignon d'épiploon formera bouchon dans l'intérieur de l'anneau. On terminera en refermant la plaie par une suture à étages aussi soignée que possible.

Lorsque la coloration noirâtre de l'anse intestinale fait supposer que celle-ci pourrait déjà être atteinte de gangrène, il y a obligation stricte de suspendre la réduction. Après avoir débridé l'anneau constricteur, on laisse alors l'anse dans le sac ouvert, et l'on attend pour voir ce qu'il en adviendra. Si la partie suspecte reprend sa vitalité, on verra bientôt l'anse se retirer peu à peu vers la cavité abdominale, et l'on pourra faciliter son retrait par un bandage légèrement compressif ; si par contre la gangrène se confirme, on peut, suivant les cas, ou bien attendre la perforation spontanée de l'intestin, ou bien ouvrir soi-même l'anse sphacélée.

Lorsqu'au cours d'une herniotomie, on trouve un intestin qui est manifestement atteint de gangrène, on passe à travers son mésentère une anse de fil de soie ou un mince tube à drainage avec lequel on le fixe au devant de l'anneau de sortie. Eventuellement, on peut même le réunir par quelques points de suture à la peau du pourtour de l'anneau. En fendant alors l'intestin ainsi fixé , on créera un anus contre nature, qui plus tard, si le malade survit, se guérira spontanément, ou qui devra être refermé par une nouvelle opération (résection de l'intestin suivie de suture, application de l'entérotome de *Dupuytren*). Dans ces derniers temps on a maintes fois pratiqué la résection immédiate de l'anse sphacélée suivie de la réunion des deux bouts par le procédé de la suture intestinale circulaire (p. 440). Cette manière de faire n'est pas à conseiller, car les chances de réunion sont bien aléatoires lorsque la suture a été appliquée sur un intestin enflammé, susceptible d'être encore envahi par les progrès de la gangrène, et qui n'a pas été préalablement vidé de son contenu. — Lorsqu'on se trouve en présence d'un abcès stercoral dû à la perforation spontanée de l'anse intestinale étranglée, on l'ouvre largement comme tout autre abcès. Au surplus nous renvoyons aux traités de chirurgie spéciale pour tous les autres renseignements concernant ces questions importantes que nous ne pouvons ici qu'effleurer.

II. Herniotomie crurale.

Anatomie (Fig. 258, compar. Fig. 48, pag. 62).

Contrairement à la hernie inguinale, la hernie crurale apparaît à l'extérieur en passant sous le ligament de *Poupart* ; elle traverse également un canal virtuel, le canal crural, qui ne possède de lumière véritable qu'après qu'il a donné passage à la hernie. L'orifice d'entrée de ce canal se trouve situé entre le ligament de *Poupart* et la branche horizontale du pubis, en dedans des vaisseaux fémoraux ; l'orifice de sortie est la fosse ovale.

Le fascia ileo-pectiné, qui est une dépendance du fascia iliaca, et qui est tendu obliquement dans l'espace compris entre l'arcade crurale et le rebord du bassin, partage cet espace en deux parties dont une externe et une interne. La partie externe, encore appelée lacune musculaire d'Hesselbach, est remplie complètement par le muscle psoas-iliaque et le nerf crural descendant du bassin à la cuisse. La partie interne, encore dénommée l a c u n e d e s v a i s s e a u x (lacuna vasorum), livre passage à l'artère et à la veine crurales, l'artère étant externe par rapport à l'artère. L'angle interne de cette lacune est occupé par un ligament triangulaire, le ligament de *Gimbernat*, dont le sommet est tourné vers la symphyse, et dont la base, qui est concave, regarde vers les vaisseaux, mais n'arrive pas en contact avec eux. Le bord supérieur de ce ligament se continue avec le ligament de *Poupart*, son bord inférieur s'unit au niveau de la crête pectinéale avec le fascia ileo-pectiné en donnant lieu à ce qu'on appelle communément le ligament pubien de *Cooper*. La lacune des vaisseaux est donc ainsi limitée de tous côtés par des ligaments, en haut l'arcade crurale, en dedans le ligament de *Gimbernat*, en dehors le ligament ileo-pectiné, en bas le ligament pubien de *Cooper*.

Fig. 258.

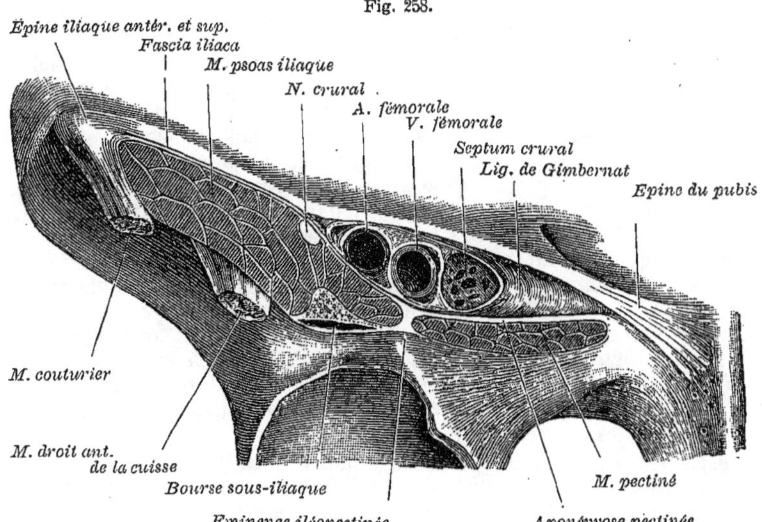

Section transversale à travers les parties molles situées sous le ligament de *Poupart*
(d'après *Volz.*)

Déjà dans l'intérieur du bassin, l'artère et la veine crurales sont entourées d'une mince gaine à deux compartiments qui leur est fournie par le fascia iliaca ; au moment de son passage à travers la lacune des vaisseaux, cette gaine reçoit de toutes les aponévroses de la région de nombreuses fibres de renforcement qui convergent en forme d'entonnoir dans la direction des vaisseaux. Entre le bord interne de la veine et le ligament de *Gimbernat* existe un petit espace qui n'est occupé que par une petite portion du fascia transversalis à laquelle *Cloquet* a donné le nom de septum crural. Ce septum est traversé par plusieurs vaisseaux lymphatiques d'assez fort calibre et présente en outre très souvent un orifice plus grand que les autres dans lequel est inséré un ganglion lymphatique. La face postérieure de ce septum est recouverte par le feuillet pariétal du péritoine qui se réfléchit de là pour aller tapisser le bassin. Le s e p t u m c r u r a l f o r m e l'o r i f i c e (*) d'e n t r é e d u c a n a l c r u r a l, et c'est aussi lui qui en cas d'hernie crurale livre passage au viscère hernié. Il est très rare que les hernies crurales prennent un

---

(*) On a vu antérieurement quel sens il faut ici donner au mot *orifice* (N. d. T.).

autre chemin, ce qui tient à ce que le septum offre moins de résistance que les autres parties situées sous l'arcade de Fallope. Les dimensions du septum varient avec la largeur du ligament de *Gimbernat* ; celui-ci étant généralement moins développé chez la femme que chez l'homme, il s'ensuit que chez elle le septum offre comparativement une plus grande largeur, ce qui explique suffisamment la fréquence plus grande de la hernie crurale chez la femme.

Les recherches faites sur le cadavre montrent que l'orifice d'entrée du canal est tendu au minimum lorsque la cuisse est placée dans la flexion avec adduction.

L'ouverture de sortie du canal crural est la fosse ovale du fascia lata (Compar. Fig. 48, pag. 62). Après enlèvement du fascia superficialis, le fascia lata montre à la partie supéro-interne de la cuisse, non loin du ligament de *Poupart*, une ouverture de forme ovale dont les bords décrivent un tour de spire. Le bord externe de cette fosse ovale (repli falciforme) est formé par la portion iliaque superficiellement située, du fascia lata ; cette portion naît du ligament de *Poupart*. Le bord interne de la fosse ovale appartient à la portion pubienne du fascia lata, laquelle se détache du pubis et se trouve située plus profondément que la précédente. Les bords supérieur et inférieur, encore dénommés corne supérieure et inférieure du repli falciforme relient en forme de ponts ces deux feuillets aponévrotiques ; la corne supérieure se continue profondément avec le ligament de *Gimbernat*. La fosse ovale est fermée par le fascia superficialis qui adhère même assez fortement à son pourtour, et, surtout, à sa demi-circonférence inférieure : en réalité donc, cette fosse n'est pas un véritable orifice creusé dans le fascia lata, ce n'est qu'un point particulièrement faible de la région. La veine saphène interne vient, en passant par dessus la corne inférieure, s'aboucher à ce niveau dans la veine fémorale qui est elle-même recouverte par le repli falciforme. Comme la fosse ovale donne en outre passage à un certain nombre de vaisseaux lymphatiques et sanguins, on a donné au fascia superficialis qui la recouvre le nom de fascia cribriformis. Autour de l'embouchure de la veine saphène sont groupés un certain nombre de ganglions lymphatiques qui reçoivent leurs vaisseaux du membre inférieur.

L'espace sous-aponévrotique qui est situé au côté interne des vaisseaux fémoraux, entre le septum crural et le fascia cribriformis, constitue le trajet ou corps du canal crural. Ici encore il n'existe pourtant de véritable canal que quand cet espace, normalement rempli de tissu conjonctif lâche et de vaisseaux lymphatiques, a été traversé par une hernie crurale.

La hernie crurale est presque toujours une hernie acquise. Pour se développer à travers le canal crural, elle peut, ou bien refouler au-devant d'elle le septum crural, ou bien utiliser un des orifices que celui-ci présente ; elle se comporte d'une façon identique vis-à-vis du fascia cribriformis qu'elle soulève ou qu'elle traverse également. Il suit de là que les enveloppes de la hernie crurale peuvent être très peu nombreuses et ne consister même que dans la peau. Le trajet suivi par la hernie crurale pour apparaître à l'extérieur est courbe au lieu d'être rectiligne : la hernie descend d'abord verticalement à travers le canal, puis elle s'infléchit en avant et en dedans pour venir se montrer dans la fosse ovale ou au-devant de cette dernière ; si elle continue à augmenter de volume, elle s'élève ensuite au-dessus de la corne supérieure, l'insertion du fascia superficialis à cette corne ne lui opposant qu'un obstacle insignifiant.

Une hernie crurale entièrement développée possède, d'après ce qui précède, deux orifices herniaires distincts, l'un correspondant au septum crural, l'autre à la fosse ovale ; l'étranglement peut se produire au niveau de chacun d'eux.

La hernie crurale répond en dehors aux grands vaisseaux fémoraux ; au-dessus de son orifice interne se rencontrent l'origine de l'artère épigastrique, ainsi que le cordon spermatique ou le ligament rond ; en bas ne se trouve par contre aucun organe que l'on risque de blesser au cours de la kélotomie. Il faut encore signaler ici le rapport anormal qu'affecte très fréquemment le bord interne de l'anneau avec l'artère obturatrice, lorsque celle-ci, au lieu de se détacher de l'artère hypogastrique, naît de l'iliaque externe par un tronc commun avec l'épigastrique. L'artère obturatrice gagne alors le trou obturateur en croisant le rebord antérieur du bassin, puis la face postérieure du ligament de *Gimbernat* dont elle rase de très près le bord libre.

Dans de très rares cas seulement, la hernie crurale suit sous le ligament de *Poupart* un autre chemin que celui que nous lui avons assigné. C'est ainsi qu'elle peut apparaître dans la lacune musculaire en dehors du ligament ileo-pectiné : hernie crurale externe d'*Hesselbach*. Parfois aussi on l'a vue descendre en arrière des vaisseaux fémoraux, ou bien à travers une ouverture anormale du ligament de *Gimbernat*.

Taxis et herniotomie.

D'une manière générale les règles que nous avons précédemment exposées (p. 472) concernant la manière de pratiquer le taxis en cas de hernie inguinale étranglée, sont également applicables à la réduction des hernies crurales. Certaines conditions anatomiques spéciales à ces dernières nécessitent cependant quelques légers changements dans la manière de procéder. Nous avons vu précédemment que l'anneau herniaire présente sa moins grande tension lorsque la cuisse se trouve placée en forte flexion avec abduction : c'est donc là la position qu'il convient le mieux de donner au malade pour pratiquer le taxis. La pression à exercer pour réduire la hernie se fera différemment d'après le siège qu'occupera la tumeur herniaire. Si celle-ci proémine à travers la fosse ovale, on la repousse d'abord dans la fosse ovale même, en pressant en arrière et en dehors, après quoi on la refoule directement en haut, à travers le canal crural, jusque dans la cavité abdominale. Lorsque la hernie s'est élevée au-dessus de la corne supérieure du repli falciforme dans la direction du ligament de *Poupart*, la pression doit d'abord se faire de haut en bas, puis, lorsque la hernie est rentrée dans la fosse ovale, être continuée de la même façon que précédemment.

Pour la kélotomie également, les règles que nous avons exposées p. 474 pour l'opération de la hernie inguinale étranglée, trouvent encore ici leur application. L'opération est seulement rendue souvent plus difficile en raison des petites dimensions habituelles de la hernie crurale. Lorsque celle-ci présente un assez fort volume, ses enveloppes sont toujours excessivement minces, et si la hernie a passé à travers un orifice du septum crural et du fascia cribriformis, son sac péritonéal vient même se placer directement sous la peau. De ce qui précède il résulte que l'incision de la peau, qui doit comme toujours tomber dans le grand diamètre de la tumeur, devra être pratiquée avec les plus grandes précautions ; la recherche et l'ouverture du sac se feront ensuite de la façon indiquée précédemment (p. 474).

Une fois le sac ouvert on va à la recherche de l'agent d'étranglement. Si cet agent n'est autre que le pourtour de la fosse ovale, rien n'est plus facile que de pratiquer le débridement : l'anneau est alors débridé en haut et en dedans, et comme toujours avec l'herniotome conduit au-devant de l'indicateur gauche enfoncé dans le sac. L'incision faite en dehors pourrait atteindre la veine fémorale ; faite en bas, elle exposerait la veine saphène interne. Lorsque l'étranglement siège plus haut, c'est-à-dire au niveau du septum, l'indicateur gauche est poussé à travers l'étroit collet du sac jusqu'à l'anneau constricteur, puis au-devant du doigt, on débride cet anneau par une incision dirigée en dedans vers le ligament de *Gimbernat*. Afin de ménager sûrement l'artère obturatrice (qui en cas d'origine anormale court à la face postérieure du ligament précité), on devra faire l'incision de débridement, plutôt en pressant sur le dos du bistouri, qu'en coupant à la façon ordinaire : le vaisseau fuit alors au-devant du tranchant de l'instrument. Dans ce cas d'étranglement au niveau du septum, le débridement ne devra jamais être pratiqué en dehors, afin de ne pas exposer les vaisseaux fémoraux ; l'incision faite en haut à travers le ligament de *Poupart* pourrait atteindre l'artère épigastrique ainsi que le cordon spermatique ou le ligament rond ; l'incision faite en bas à travers le ligament pubien de *Cooper* ne procurerait pas toujours un espace suffisant. Les autres temps de l'opération ne diffèrent en rien des temps analogues de la herniotomie inguinale.

Lorsque la herniotomie s'est faite dans de bonnes conditions, on peut, après avoir réduit le viscère étranglé, tenter de refermer l'anneau par la suture dans le but d'empêcher la reproduction ultérieure de la hernie. La cure radicale de la hernie crurale donne en effet de meilleurs résultats que celle de la hernie inguinale.

Sont également passibles de l'opération radicale, c'est-à-dire de la herniotomie suivie de l'extirpation du sac, les hernies irréductibles pour une autre cause que l'étranglement, surtout lorsqu'elles sont sujettes à des inflammations répétées. On ne pourra pourtant pas oublier que l'opération de la cure radicale ne met jamais d'une façon certaine à l'abri de toute récidive. On réservera donc cette méthode de traitement aux hernies atteintes de complications, et l'on s'abstiendra de l'appliquer à celles qui peuvent être facilement maintenues réduites à l’aide d’un bandage herniaire. Le port de ce bandage est du reste encore indispensable même après l’opération précitée.

DIXIÈME CHAPITRE.

Opérations qui se pratiquent sur la vésicule biliaire.

Anatomie.

Organe pyriforme, situé dans la partie antérieure de l’hypochondre droit, la vésicule biliaire dépasse un peu par son fond le bord antérieur du foie, tandis qu’en arrière elle se réduit progressivement en un col étroit qui se continue, en se recourbant légèrement, avec le canal cystique. Sa face supérieure est faiblement unie au foie par un tissu conjonctif lâche, sa face inférieure et son fond sont tapissés par le péritoine viscéral.

La paroi de la vésicule se compose de trois couches, une externe qui est purement conjonctive, une moyenne qui est formée de fibres musculaires longitudinales et d’autres transversales, une interne qui est la muqueuse. Celle-ci offre des plis très nombreux qui dessinent à sa surface une sorte de treillis ; au niveau du col et du canal cystique se voit un pli de la muqueuse qui est tordu en spirale et qu’on désigne sous le nom de valvule de *Heister*. Le canal cystique se réunit bientôt au canal hépatique pour former le canal cholédoque qui descend dans le ligament hépato-duodénal.

Le ligament hépato-duodénal, qui forme le bord droit du petit épiploon, s’étend du hile du foie au bord supérieur du duodénum. Il loge, dans un tissu conjonctif peu serré, les canaux excréteurs du foie, les vaisseaux lymphatiques et sanguins aboutissant à ce dernier, ainsi qu’un plexus nerveux. Le canal cholédoque siège à droite de l’artère hépatique ; celle-ci est entourée d’un plexus nerveux formé de filets provenant du plexus cœliaque. La veine-porte siège en arrière du conduit biliaire et de l’artère hépatique. Tous trois sont enveloppés d’une gaine conjonctive commune (capsule de Glisson).

Plus bas, le canal cholédoque croise la paroi postérieure de la première portion du duodénum, puis longe le bord de la seconde portion, étant logé dans un sillon ou un canal complet de la tête du pancréas ; uni ensuite avec le canal excréteur de ce dernier, il va enfin s’aboucher obliquement dans le duodénum.

I. Ouverture de la vésicule biliaire. — Cholécystotomie.

Cette opération est pratiquée pour rendre possible l’extraction des calculs biliaires, lorsque ceux-ci obstruent complètement les conduits biliaires, et produisent ainsi la rétention de la bile et l’inflammation de la vésicule (hydropisie et empyème de la vésicule). Elle a été exécutée pour la première fois par *Sims*. Elle seule permet en outre, dans les cas douteux, de révéler sûrement par l’exploration digitale la présence de concrétions biliaires dans l’appareil excréteur du foie. *Bardenheuer* préfère pourtant, dans ces cas de diagnostic incertain, pratiquer le palper diapéritonéal de la vésicule à travers une incision extrapéritonéale à volet antérieur (thürflügelschnitt) (p. 437) ; l’expérience ultérieure sera seule à même de nous faire juger de la valeur de cette méthode. La simple ponction de la vésicule dilatée au moyen du trocart aspirateur, suivie du sondage à l’aide d’un stylet, ne donne généralement que des renseignements insuffisants sur l’état des parties.

Lorsque la vésicule dilatée est intimement unie par des adhérences à la paroi abdominale antérieure, on l'ouvre simplement par une incision sans prendre aucune précaution particulière ; dans la plupart des cas cependant, des mesures spéciales devront être prises pour mettre la cavité péritonéale à l'abri de l'infection.

a) Cholécystotomie en un seul temps.

Une incision de 6 à 7 centim. de longueur, qui suit le bord externe du muscle grand droit, divise l'une après l'autre les différentes couches de la paroi abdominale, entre l'ombilic et le rebord costal droit. Le péritoine est seulement incisé après que toute hémorragie a été soigneusement tarie dans la plaie. On saisit ensuite la vésicule biliaire, et on la fait saillir le plus possible à travers la plaie des téguments ; on la vide par la ponction, puis ayant attiré davantage au dehors la poche vidée et revenue sur elle-même, on l'ouvre après avoir pris soin de protéger la cavité péritonéale avec des tampons de gaze aseptique. Le doigt introduit dans la vésicule s'assure alors de la présence et du siège du ou des calculs ; ceux-ci sont ensuite extraits soit à l'aide du doigt, soit avec la pince dite à pansement ou avec l'élévatoire ; les calculs trop volumineux doivent au préalable être brisés dans l'intérieur de la vésicule. Celle-ci ayant été soumise à un lavage antiseptique, on renverse en dedans les bords de son ouverture, et on réunit ces bords par un certain nombre de points de suture de *Lembert*. La vésicule ainsi refermée est ensuite rentrée dans la cavité abdominale, après quoi on ferme la plaie des téguments à l'aide de points de suture profonde embrassant toutes les couches y compris le péritoine.

Dans d'autres cas, on préfère suturer les bords de l'ouverture de la vésicule aux bords de la plaie cutanée, ceux-ci ayant été préalablement ourlés avec le péritoine pariétal. Le restant de la plaie des téguments est ensuite refermé par la suture. En réduisant immédiatement la vésicule comme il a été dit plus haut, on s'expose au danger d'infection du péritoine pour le cas où les sutures viendraient à céder. D'un autre côté, en réunissant les bords de l'ouverture de la vésicule à ceux de la plaie tégumentaire, on risque de voir s'établir une fistule biliaire permanente. Ce qu'il y a donc de mieux, c'est, après avoir refermé la vésicule vidée, de la fixer au péritoine pariétal des bords de la plaie tégumentaire à l'aide de quelques points de suture n'embrassant que ses tuniques séreuse et musculaire.

b) Cholécystotomie en deux temps.

La cavité abdominale ayant été ouverte comme il a été dit pour *a)*, on fixe le fond de la vésicule au péritoine pariétal, à l'aide de quelques points de suture ne comprenant que les couches séreuse et musculaire de sa paroi, puis on bouche la plaie avec de la gaze antiseptique. Après 4 ou 5 jours, lorsque les deux surfaces péritonéales adhèrent suffisamment l'une à l'autre, on ouvre la vésicule avec le bistouri, et l'on opère l'extraction des calculs. Après cette opération, il n'est pas rare non plus de voir s'établir une fistule biliaire.

2. Extirpation de la vésicule biliaire. — Cholécystectomie.

Ce fut *Langenbuch* (1882) qui préconisa, et pratiqua le premier sur le vivant, l'extirpation totale de la vésicule biliaire avec ligature préalable du canal cystique ; cette opération radicale exclut naturellement la possibilité d'une fistule biliaire consécutive.

La cavité abdominale est ouverte, avec toutes les précautions que comporte une laparotomie, au moyen d'une incision en forme de T dont la branche horizontale longe le rebord antérieur du foie, et dont la branche verticale tombe au bord externe du muscle grand droit ; chacune des branches du T mesure 10 à 15 centim. de longueur. Pendant que le bord libre du foie est attiré vers le haut, et le colon transverse ainsi que l'intestin grêle refoulés vers le bas, on vide la vésicule biliaire au moyen du trocart aspirateur. Quand elle est revenue sur elle-même, on incise circulairement et superficiellement son revêtement péritonéal, puis par la traction ainsi qu'avec le bistouri et les ciseaux on la détache prudemment de la face inférieure du foie ; les petites veines qui donnent sont immédiatement pincées et fermées par la ligature. S'il se trouve des calculs dans le canal cystique on les refoule à l'intérieur de la vésicule. Ce canal est alors convenablement isolé, puis étreint par deux ligatures entre lesquelles on le sectionne, en détruisant ainsi la dernière attache qui retenait la vésicule. Par dessus le tronçon du canal on suture ensuite le tissu conjonctif ambiant, et l'on termine en fermant exactement par la suture la plaie de la paroi abdominale.

3. Etablissement d'une fistule entre la vésicule biliaire et l'intestin grêle. — Entéro-cholécystotomie.

Lorsque le canal cholédoque est complètement obstrué, il est encore possible de faire arriver la bile dans l'intestin en établissant une fistule labiée entre ce dernier et la vésicule biliaire. Cette opération a été pratiquée pour la première fois par *v. Winiwarter*. Quelques jours avant l'opération, on prend soin de vider la vésicule par ponction et aspiration, dans le but de combattre provisoirement la stase biliaire. L'incision des téguments court dans la ligne mamillaire depuis le rebord costal droit jusqu'environ à la hauteur de l'ombilic. La paroi inférieure de la vésicule est ensuite réunie sur une étendue de quelques centimètres avec la paroi supérieure d'une anse voisine, au moyen d'une couronne de points de suture entrecoupée, qui n'embrassent que les tuniques séreuse et musculaire. Cela fait, les deux parties ainsi réunies sont fixées, également par des points de suture de *Lembert*, au péritoine pariétal des bords de la plaie tégumentaire. Après cinq jours, lorsque les séreuses adhèrent suffisamment entre elles, on ouvre l'intestin et l'on va diviser la cloison qui sépare l'intestin de la vésicule. Pour empêcher la fermeture spontanée de la communication ainsi établie, on suture la muqueuse de la vésicule avec celle de l'intestin par dessus les bords de la fistule, après quoi on referme la plaie de l'intestin. *Kappeler* a exécuté comme suit la même opération en un seul temps : ouverture de la vésicule et d'une anse voisine, réunion des deux ouvertures par une suture postérieure des séreuses, puis par une suture des muqueuses, puis enfin par une double suture antérieure des séreuses, refoulement des organes, réunion de la plaie abdominale.

Dixième Partie.

Opérations qui se pratiquent sur les organes génito-urinaires de l'homme.

PREMIER CHAPITRE.

Opérations qui se pratiquent sur les organes génitaux.

I. Opérations sur le testicule et ses enveloppes.

Anatomie topographique.

Dans les conditions normales les deux testicules se trouvent déjà descendus dans les bourses à partir du neuvième mois de la vie fœtale. Le scrotum forme au-devant du périnée une poche cutanée que divise en une moitié gauche et en une moitié droite une cloison verticale dite septum du scrotum. La peau scrotale est ridée et garnie de quelques poils ; elle est doublée, non de tissu cellulaire, mais d'une couche très contractile de fibres musculaires lisses à laquelle on a donné le nom de dartos. Sous celui-ci se trouve une enveloppe conjonctive commune au testicule et au cordon spermatique, et qui pour ce fait est appelée tunique vaginale ou fibreuse commune ; on la considère habituellement comme un prolongement du fascia transversalis de la paroi abdominale. Sur la tunique vaginale commune se trouvent disposés en forme d'anses des faisceaux musculaires provenant des muscles petit oblique et transverse de l'abdomen ; l'ensemble de ces faisceaux constitue la tunique érythroïde ou le crémaster. Entre la tunique vaginale commune et le crémaster s'insinue à partir du pourtour de l'anneau inguinal externe, une mince enveloppe fibreuse qui est fournie par l'aponévrose du muscle grand oblique et qui porte le nom de fascia de Cooper. Enfin le testicule lui-même est renfermé dans une double enveloppe séreuse, la tunique vaginale propre, qui n'est autre que la partie inférieure du diverticule péritonéal qui a été entraîné lors de la descente du testicule. Le feuillet viscéral de la tunique vaginale propre adhère intimement à la surface du testicule au point de ne faire qu'un avec l'albuginée de celui-ci, tandis que le feuillet pariétal s'unit par sa face externe avec la vaginale commune. Les deux feuillets de la tunique vaginale propre se touchent par leur face séreuse, mais pourtant n'adhèrent aucunement l'un à l'autre ; il en résulte que dans les cas pathologiques on peut voir se développer entre eux d'abondants épanchements de sang ou de sérosité (hématocèle, hydrocèle). C'est au niveau du bord postérieur du testicule, et un peu en dedans de ce bord, que le feuillet pariétal de la séreuse se réfléchit sur le testicule et l'épididyme en se continuant avec le feuillet viscéral ; en cet endroit, la glande est fixée à la paroi du scrotum.

Testicule et épididyme sont rattachés l'un à l'autre par le revêtement séreux commun ; la démarcation entre les deux est indiquée par une gouttière qui court le long du bord postérieur du testicule. Les différents conduits excréteurs de celui-ci et de l'épididyme aboutissent tous au canal déférent qui se détache de la tête de l'épididyme pour monter dans l'intérieur du cordon spermatique.

Le sac scrotal possède un grand nombre d'artères et de veines ; ces dernières sont disposées en un réseau très serré. Une partie des artères est fournie par les deux honteuses communes, l'autre partie provient des artères fémorales. Pour ce qui regarde le c o r d o n s p e r m a t i q u e, voir pag. 468.

I. Opération radicale de l'hydrocèle.

On a parfois l'occasion de rencontrer à l'amphithéâtre des sujets atteints d'hydrocèle. On peut alors s'exercer sur eux, aussi bien qu'à la clinique, à la pratique des différents procédés de la cure radicale de l'hydrocèle.

a) Ponction de l'hydrocèle.

Avec le pouce et l'index gauches on saisit par en bas l'extrémité supérieure de la tumeur, de telle façon que celle-ci soit reçue dans le creux de la main et ne puisse désormais s'échapper ; les téguments sont du même coup convenablement tendus. D'un coup sec, on enfonce alors dans la paroi antérieure de la poche kystique, un trocart de moyen calibre qu'on dirige de façon que sa pointe ne puisse aller en arrière blesser le testicule. Dans cette intention, l'instrument est poussé, non dans le sens du rayon de la tumeur, mais plutôt parallèlement à sa paroi. On retire ensuite le poinçon du trocart, et on laisse le liquide s'écouler au-dehors. Le testicule est le plus souvent appliqué contre la partie de la paroi postérieure du kyste qui est voisine du septum ; mais il peut arriver qu'il occupe une position anormale, ce qui fait qu'avant de ponctionner, on doit toujours s'assurer par la palpation du siège exact de la glande.

Chez les enfants, la ponction peut être pratiquée avec un fin trocart explorateur, ou même simplement avec la canule de la seringue de *Pravaz*. Chez eux aussi, ainsi que chez l'adulte lorsque la poche de l'hydrocèle est le siège d'une inflammation aiguë, la simple ponction suffit souvent à procurer une guérison radicale ; par contre, ce moyen est la plupart du temps insuffisant lorsqu'il s'agit de l'hydrocèle chronique habituelle des adultes. Contre celle-ci on a employé très souvent, avec un plein succès, la ponction suivie de l'injection de liquides irritants. Parmi ces derniers, les deux plus usités sont la t e i n t u r e d'iode, dont on injecte 5 à 10 gr. par la canule, et qu'on laisse séjourner seulement quelques minutes dans la poche, puis la s o l u - t i o n d e *Lugol* (iode 50 centigr., iodure de potasse 1 gr., eau distillée 30 gr.) qu'on emploie d'une façon identique. On a encore utilisé dans le même but le chloroforme, l'alcool, l'ergotine, etc. ; mais l'injection de teinture d'iode, qui provoque toujours il est vrai d'assez vives douleurs, donne comparativement un résultat plus certain. Il faut dire pourtant qu'elle aussi échoue encore assez souvent, et cela particulièrement lorsque la tunique vaginale est altérée et épaissie. L'acide phénique pur liquéfié (2 à 6 gr.), dont l'usage n'est nullement douloureux, ne le cède en rien comme action à la teinture d'iode elle-même. Son emploi, qui a été préconisé par les médecins américains, a été introduit en Allemagne par *Helferich* après que les injec tions d'eau phéniquée à 3 ou 5 % recommandées par *Hueter* avaient déjà été abandonnées.

b) **Drainage de l'hydrocèle, d'après** *Reyher* **et** *C. Hueter*.

Après avoir rasé les poils, puis savonné et nettoyé antiseptiquement le champ opératoire, on fait à la paroi antérieure de la tumeur, et au niveau de l'endroit le plus déclive de celle-ci, une incision de 3 centim. environ qui divise les différentes enveloppes du testicule en donnant issue à la sérosité de la poche. Pendant que le liquide s'écoule au-dehors, on saisit avec deux pinces les deux bords de la tunique vaginale, et on les réunit par des points de suture au catgut aux bords correspondants de la peau ; en ourlant ainsi les lèvres de l'incision, on empêche l'infiltration immédiate ou consécutive du scrotum. Par cette ouverture, *Reyher* enfonce ensuite un drain dans la cavité vidée, tandis qu'*Hueter* introduit fermée, jusqu'en haut de celle-ci, une pince dite à pansements, sur l'extrémité de laquelle il incise à nouveau la paroi. La pince poussée à travers cette seconde incision, va saisir dans ses mors un tube à drainage qu'elle conduit à travers toute la cavité de l'hydrocèle ; les deux extrémités du drain dépassent ainsi les deux ouvertures. Cette méthode, dit *Hueter*, ne peut donner sûrement un résultat satisfaisant qu'à la condition d'entretenir l'irritation des feuillets de la tunique vaginale au moyen d'irrigations répétées de solutions phéniquées ; en cas d'épaississement de la séreuse, elle ne met pas sûrement à l'abri de la récidive.

c) **Incision de la tumeur avec ourlage des lèvres de la plaie,** d'après *v. Volkmann*.

Une incision divise la peau, le dartos et la tunique vaginale dans toute la longueur du grand diamètre de la tumeur et met ainsi le testicule à découvert. Si l'on constate alors que la vaginale est peu altérée, on en attire les deux bords avec des pinces, et on les suture avec les bords correspondants de la peau ; puis, pour empêcher la hernie du testicule, et pour obtenir sous le bandage une adaptation exacte des parties, on referme aussitôt la plaie sur une grande partie de son étendue, à l'aide d'un certain nombre de points larges de suture profonde.

Si la vaginale est par contre fortement épaissie, on l'extirpe en partie, et dans les cas graves on la résèque même totalement, c'est-à-dire jusque tout contre l'endroit où elle se réfléchit sur le testicule. Comme en ce point de réflexion de la séreuse, l'hémorragie est parfois assez abondante, je place toujours sur chaque lèvre de l'incision de la vaginale une suture en surjet. L'excision partielle de la vaginale est de nouveau suivie de l'ourlage des bords de la plaie cutanée ; après l'excision totale on peut refermer immédiatement la plaie scrotale en en suturant les bords par dessus un tube à drainage.

d) Incision de la tumeur suivie de l'excision partielle, et de la fermeture isolée de la tunique vaginale, d'après *P. Vogt* et *Julliard*.

Une incision divise la paroi antérieure de la tumeur, sur toute l'étendue du grand diamètre de celle-ci, en s'arrêtant à la tunique vaginale; on ponctionne cette dernière, et pendant que le liquide s'écoule, on la fend dans toute l'étendue de la plaie cutanée. Après une hémostase très soignée, on frotte la face interne de la cavité avec des tampons de ouate trempés dans une solution de chlorure de zinc à 5 % (On s'abstient de pratiquer des irrigations avec cette solution). Cela fait, avec des pinces et des ciseaux on enlève sur chaque paroi latérale de la tumeur une bande de la vaginale, de façon à ne garder que juste ce qu'il faut pour envelopper le testicule en réunissant les deux bords de la séreuse restante. Cette réunion se pratique à l'aide d'une suture double, à savoir une première suture en faufil, à points larges et au gros catgut, une seconde suture, en surjet, à points serrés et au catgut fin. La plaie restante est ensuite soumise à des lavages antiseptiques, après quoi *P. Vogt* la bourre de gaze iodoformée, sans donc la suturer, tandis que *Julliard* la réunit immédiatement. Le premier renonce à la suture afin de pouvoir se passer d'appliquer un grand pansement aseptique compressif; il se contente de recouvrir le tout d'une compresse et d'une couche de ouate par dessus laquelle il fixe un morceau de batiste à l'aide d'un bandage en T.

Toutes les fois que la vaginale est fortement altérée et épaissie, la guérison radicale de l'hydrocèle ne peut être obtenue que par l'ouverture large de la tumeur pratiquée comme il vient d'être dit en c) et en d). Cette méthode convient également lorsqu'on a des raisons de croire que le testicule est lui-même dégénéré (tuberculose chez les jeunes sujets, tumeurs malignes chez les personnes avancées en âge). D'après le résultat de l'examen de cet organe, on pourra en effet décider au cours de l'opération, s'il n'y a pas lieu de recourir immédiatement à la castration.

2. Castration.

Le testicule est saisi par en bas et fixé dans le creux de la main gauche. Sur toute l'étendue de la face antérieure du scrotum on pratique de haut en bas une incision qui pénètre jusque sur la tunique vaginale; on lie immédiatement tous les vaisseaux qui donnent dans la plaie. On fend ensuite la séreuse, et l'on s'assure encore une fois, par l'inspection du testicule dénudé, de la justesse du diagnostic qui a été posé (tumeur maligne, tuberculose). Cela fait, on procède à l'isolement du cordon spermatique au-dessus de la tumeur, c'est-à-dire habituellement au-devant de l'anneau inguinal externe. Après l'avoir isolé sur toutes ses faces, on passe en travers une anse de fil de soie qu'on confie à la main d'un aide. On sectionne alors le cordon, non d'une seule fois, mais en avançant pas à pas, et l'on saisit dans des pinces hémostatiques chaque vaisseau séparément (3 artères, voir plus haut). Pendant ce temps l'aide tire sur l'anse de fil afin d'empêcher le retrait du bout central dans l'intérieur du canal inguinal. Lorsque la section du cordon est terminée, on jette une ligature sur chacun des vaisseaux pincés. La ligature en masse du cordon est en tous points condamnable.

Le testicule étant ainsi séparé de son cordon, on l'isole à son tour dans tous les sens, pendant que l'aide maintient largement ouverte la plaie du scrotum. Sur le vivant, l'hémorragie provenant des nombreuses veines habituellement dilatées est toujours assez considérable. Après une hémostase soignée faite en liant chaque vaisseau isolément, on revoit encore une fois la surface de section du bout du cordon qui est maintenu par l'anse de fil. Si l'on ne constate plus le moindre saignement à son niveau, on retire le fil sans plus tarder; si pourtant l'on craint une hémorragie secondaire, on laisse cette anse jusqu'au premier renouvellement du pansement, afin d'être à même de pouvoir en cas de besoin retirer de nouveau le cordon. On procède alors au lavage antiseptique de la cavité du scrotum, puis, par dessus un drain de moyen calibre qui ressort par l'angle inférieur de la plaie, on referme la plaie à l'aide de points larges de suture profonde. Parfois il y a avantage à pratiquer d'abord l'énucléation du testicule, de façon à terminer par l'isolement et la section du cordon spermatique.

II. Opérations sur la verge.

Anatomie (Fig. 259).

Le membre viril est formé par la réunion des deux corps caverneux et de la portion spongieuse du canal de l'urèthre sous-jacente aux précédents. Les corps caverneux constituent deux organes cylindriques, un peu aplatis, qui se détachent de la face interne des deux branches descendantes du pubis en convergeant vers la symphyse. Ils s'accolent ensuite très étroitement l'un à l'autre au point même que le septum qui les sépare disparaît par endroits. De la réunion des deux corps caverneux résulte la formation de deux gouttières, faciles à sentir extérieurement, et dont la supérieure loge les vaisseaux dorsaux de la verge, tandis que l'inférieure, plus profonde, est occupée par la portion spongieuse du canal de l'urèthre. Les extrémités antérieures des corps caverneux sont coiffées par le bout renflé ou gland du corps spongieux de l'urèthre. Les corps caverneux possèdent un revètement fibreux blanchâtre (tunique albuginée) qui est beaucoup plus développé que l'enveloppe de même nature recouvrant le corps spongieux de l'urèthre. De l'albuginée partent les travées qui se subdivisent pour former la charpente de ces organes. Indépendamment de l'enveloppe précitée, le membre viril est renfermé dans le fascia pénis qui est une dépendance des aponévroses de la paroi abdominale. A ce fascia se rattachent les ligaments suspenseurs de la verge au nombre de deux : un superficiel et un profond. Le ligament superficiel naît de la ligne blanche au-dessus du pénis et se divise en bas en deux branches qui enlacent le pénis en forme d'anse ; le ligament profond ou triangulaire se détache de la symphyse et s'insère par sa base élargie au fascia du pénis. La peau qui recouvre la verge est très mince et des plus mobile. Elle se prolonge par dessus le gland en un repli sacciforme (prépuce) dont la longueur varie beaucoup d'un sujet à l'autre. La lame interne du prépuce qui est très fine se réfléchit sur le gland au niveau duquel elle se fusionne avec l'albuginée.

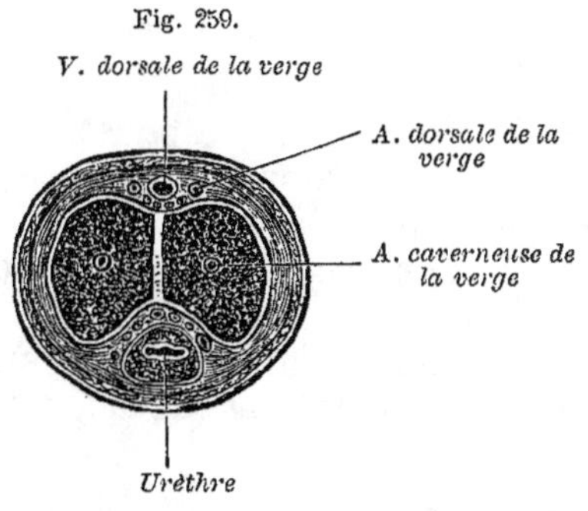

Coupe transversale du pénis.

Chacune des deux artères honteuses internes se divise en dessous de l'arc du pubis, en deux branches terminales qui sont l'artère dorsale de la verge, et l'artère profonde ou caverneuse de la verge. Les deux artères dorsales courent directement sous l'aponévrose, dans le sillon de la face supérieure des corps caverneux ; les branches qu'elles fournissent se ramifient autour du membre viril, et pénètrent le long des travées à l'intérieur du tissu érectile. Les artères caverneuses pénètrent immédiatement dans la racine des corps caverneux auxquels elles se distribuent. Le corps spongieux de l'urèthre reçoit de la honteuse interne l'artère bulbo-uréthrale ; dans le frein du prépuce se trouve la petite artère du frein dont il est bon de se rappeler l'existence au cours des opérations qu'on pratique sur le prépuce. La veine principale du pénis — veine dorsale du pénis — court, d'avant en arrière sur le dos de la verge, dans l'intervalle qui sépare les deux artères dorsales de la verge ; sous la symphyse elle se divise en plusieurs branches qui vont s'aboucher dans les veines de l'intérieur du bassin ; les veines sous-cutanées du pénis déversent au contraire leur sang dans la veine saphène interne. Les vaisseaux lymphatiques du pénis, qui sont très nombreux, accompagnent dans leur trajet les artères et veines dorsales de la verge ; ils aboutissent après entrecroisement d'un certain nombre d'entre eux aux ganglions inguinaux. Les deux nerfs dorsaux du pénis, branches du nerf honteux, accompagnent les artères dorsales à leur côté externe ; les nerfs trophiques proviennent du plexus hypogastrique et vont avec les vaisseaux se distribuer dans le tissu érectile de la verge.

Opérations du phimosis et du paraphimosis (Fig. 260).

Phimosis.

Le phimosis consiste en une étroitesse anormale, le plus souvent congénitale, et parfois acquise du repli préputial, entraînant avec elle l'impossibilité relative ou absolue de décoiffer le gland du pénis. On combat cette difformité soit par l'incision, soit par l'excision (circoncision) du prépuce. Chez les petits enfants, on réussit parfois à élargir suffisamment ce dernier, au moyen de la dilatation pratiquée avec deux stylets à spatule introduits entre ce repli et le gland.

a) Incision dorsale du prépuce avec formation du petit lambeau de *Roser* (Fig. 260).

Entre la face dorsale du gland et le prépuce on pousse par l'orifice préputial une sonde cannelée. On s'assure ensuite par la palpation que l'instrument se trouve bien là où il doit être, car si par erreur on l'avait introduit dans l'urèthre, on risquerait fort de fendre le gland lui-même dans toute sa hauteur. Pendant que l'aide fixe le pénis, on conduit un étroit bistouri pointu, le tranchant dirigé en haut, dans la rainure de la sonde, et on le pousse jusqu'en haut du sac préputial; en ce point on l'enfonce à travers les téguments, et le ramenant alors à soi, on fend dans toute sa longueur le repli préputial. Ce temps de l'opération peut encore très bien s'exécuter avec des ciseaux droits qui seraient également conduits dans la rainure de la sonde. La face dorsale du gland se trouve maintenant à découvert; on constate en outre que les bords de l'incision du feuillet externe du prépuce se sont rétractés beaucoup plus que ceux du feuillet interne. Autrefois on se contentait de réunir de chaque côté le bord du feuillet externe au bord correspondant du feuillet interne. Mais si alors la réunion par première intention venait à manquer, on était exposé à voir les deux lèvres de l'incision se ressouder l'une à l'autre, à commencer par l'angle supérieur de cette incision. Pour empêcher qu'il n'en soit ainsi, *Roser* divise par deux petites incisions obliques la lame interne du prépuce dans l'angle supérieur de la plaie, et taille ainsi aux dépens de cette lame un petit lambeau triangulaire (Fig. 260, *c*) qu'il renverse en haut dans l'angle formé par les bords du feuillet externe; il l'y assujettit par un point de suture; on place ensuite les autres sutures à la manière ordinaire.

Lorsque le prépuce est très long, ses deux moitiés pendent après l'incision sous forme de deux ailerons disgracieux, souvent infiltrés de sérosité; c'est pourquoi *v. Nussbaum* conseille plutôt d'inciser le prépuce à la face postérieure du gland. Dans ces cas de prépuce très long, on fera mieux de pratiquer la circoncision.

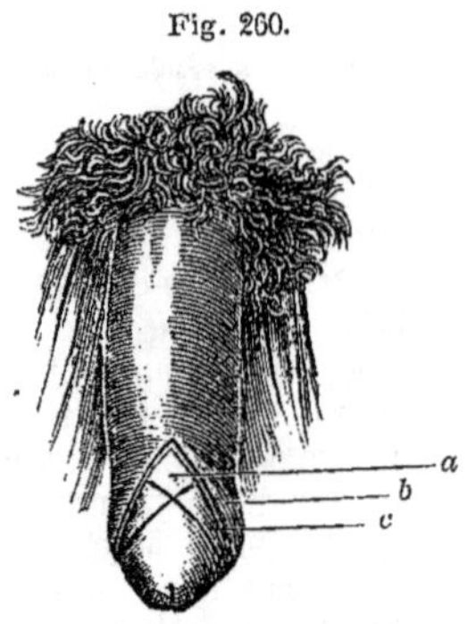

Fig. 260.

Opération du phimosis, d'après *Roser*.

a Lame interne du prépuce;
b Lame externe;
c Petit lambeau de *Roser*.

b) **Excision du prépuce ou circoncision.**

Le prépuce est d'abord fendu du côté dorsal, de la façon décrite en *a*); saisissant alors avec une pince à griffes les deux feuillets réunis de chaque lèvre de l'incision, on abat l'un après l'autre, jusqu'au frein, les deux lambeaux latéraux du prépuce, en conservant seulement ce qui est nécessaire pour l'application des sutures. En tendant chaque aileron avant de l'exciser, on doit faire en sorte que les deux feuillets dont il se compose arrivent sur un même niveau, et qu'ainsi leur section soit bien uniforme. Pour finir on suture sur tout le pourtour du pénis le bord du feuillet externe avec le bord du feuillet interne.

La suture suffit à arrêter l'hémorragie lorsque l'on prend soin de chaque fois lui faire étreindre les vaisseaux qui donnent; en agissant autrement on risque de voir se développer des hématomes. Comme fil à suture on emploie de préférence le catgut. Sur le vivant, on trouve assez souvent entre le gland et le prépuce des adhérences plus ou moins étendues, dont la destruction complique toujours quelque peu l'opération du phimosis.

Paraphimosis.

Le paraphimosis est produit par la striction d'un prépuce trop étroit reporté de force en arrière de la couronne du gland, et déterminant ainsi l'étranglement de ce dernier : le paraphimosis n'est donc en réalité qu'une complication du phimosis. Très souvent l'étranglement peut être levé sans opération sanglante. Pour cela, entre l'index et le médius de chaque main, on saisit le pénis en arrière du gland tandis que les deux pouces s'appliquent sur celui-ci par leur face palmaire. Après avoir alors pétri quelque peu le gland pour en faire disparaître l'œdème, on le repousse avec les deux pouces en arrière, pendant que l'index et le médius ramènent avec force le prépuce en avant. Si cette manœuvre reste sans résultat, on est bien obligé de faire le débridement de l'anneau d'étranglement, lequel anneau est toujours caché par les bourrelets plus ou moins volumineux du prépuce œdématié. Pour pratiquer ce débridement on attire aussi fort que possible les bourrelets préputiaux vers le gland, de façon à mettre à nu l'anneau constricteur; avec un bistouri pointu, on sectionne alors ce dernier couche par couche, et l'on réduit ensuite sans la moindre difficulté. En pratiquant le débridement d'un seul trait de couteau, on risquerait d'atteindre les corps caverneux. Pour mettre ceux-ci à l'abri de toute lésion, le commençant pourra encore opérer d'après l'ancienne règle qui consistait à soulever derrière l'anneau un petit pli cutané dans lequel on pratiquait une petite incision; une sonde cannelée était poussée à travers cette incision jusque sous l'anneau, et sur la sonde on divisait alors ce dernier. Il est toujours facile de constater, une fois le gland réduit, que le véritable agent d'étranglement est bien réellement le bord libre du prépuce. La réduction obtenue, il y aura lieu de décider si, pour écarter le danger de la récidive, on ne doit pas, soit immédiatement, soit plus tard, recourir à l'opération du phimosis.

2. Amputation de la verge.

L'indication presqu'exclusive de l'amputation du pénis est le carcinome de cet organe. La marche de l'opération est tout-à-fait conforme à celle d'une amputation de membre par la méthode circulaire en deux temps, les corps caverneux représentant ici le squelette osseux de l'extrémité.

L'opérateur se tient à droite du sujet, et saisit dans sa main gauche la racine du pénis; il rétracte la peau vers la symphyse pubienne et en même temps, pour assurer l'hémostase prophylactique, étreint l'organe à sa base; l'assistant saisit celui-ci en arrière du gland et l'attire fortement en avant. On peut aussi, à l'exemple d'*Esmarch*, obtenir l'hémostase au moyen d'un mince tube en caoutchouc qu'on serre autour de la racine de la verge, et dont on conduit les deux chefs préalablement croisés autour de la ceinture du bassin. Si le néoplasme s'étend jusqu'à la racine du membre, on comprend également la base du scrotum dans l'anse du tube élastique qui ainsi est empêché de glisser.

Une incision circulaire, faite d'un seul trait, divise alors la peau et l'aponévrose en s'arrêtant aux corps caverneux. A hauteur de la peau rétractée, on coupe les corps caverneux et la portion spongieuse de l'urèthre, après avoir pris soin de passer dans le tissu érectile une anse de fil juste en arrière de l'endroit où l'on a décidé de pratiquer la section de ces parties. Le moignon du membre est attiré en avant au moyen de cette anse, ce qui permet de faire l'hémostase avec plus de facilité : on jette une ligature sur chacune des artères dorsales de la verge; on ferme les artères caverneuses par le procédé de la ligature médiate. *C. Hueter* arrête l'hémorragie veineuse provenant du tissu érectile sectionné, en réunissant l'une à l'autre par de forts points de suture au catgut, les deux surfaces de section des corps caverneux. Pour éviter le rétrécissement ultérieur du nouvel orifice uréthral, on fend avec des ciseaux, sur une étendue d'un centimètre environ, la paroi inférieure de l'urèthre, et au niveau de cette incision, on suture les bords de la muqueuse avec la peau. On enlève ensuite l'anse de fil, et ramenant la manchette cutanée par dessus le moignon des corps caverneux, on la réunit au-devant de ceux-ci par une ligne de sutures verticale.

Lorsque l'amputation a été pratiquée tout contre la symphyse, l'urine tend inévitablement à mouiller le scrotum à
chaque miction, et c'est pour parer à cet inconvénient que
Thiersch a eu l'idée de disséquer le moignon de l'urèthre, et de
l'amener dans une boutonnière périnéale où il est fixé par des
sutures.

L'amputation du pénis au moyen de l'écraseur, ou de l'anse
galvano-caustique, ou du thermo-cautère, est déjà beaucoup
passée de mode; du moins ne présente-t-elle aucun avantage
sur l'opération par la méthode sanglante.

DEUXIÈME CHAPITRE.

Opérations qui se pratiquent sur les organes urinaires.

Incision du rein et extirpation du rein. — Néphrotomie et néphrectomie.

Anatomie topographique.

Les reins siègent en dehors de la cavité péritonéale, étant appliqués, de
chaque côté de la colonne vertébrale, contre la paroi abdominale postérieure.
Ils reposent sur les insertions costales inférieures du diaphragme et sur le
muscle carré des lombes. Le rein gauche est généralement situé un peu plus
haut que le droit. La face antérieure du rein droit est recouverte par le colon
ascendant, celle du rein gauche par le colon descendant; la face antérieure
du rein droit est en outre en rapport avec le foie, tandis que son bord interne
(hile) confine à la seconde portion du duodénum. Dans le hile du rein pénètre
la forte artère rénale qui naît à angle droit de l'aorte abdominale; au-devant
d'elle court la veine de même nom, tandis qu'en arrière, et en même temps
plus bas, se détache du hile le bassinet continué par l'uretère. L'extrémité
supérieure de chaque rein est coiffée par la capsule surrénale.

Les reins sont maintenus en place par un tissu conjonctif abondant et
très graisseux (capsule adipeuse). Néanmoins les déplacements des
reins sont loin d'être une grande rareté (reins flottants). Parfois un des
deux reins manque complètement, ou bien les deux reins convergent vers la
colonne vertébrale pour se confondre par leur extrémité inférieure (rein en
fer à cheval). Le hile qui est alors unique se trouve à la face antérieure de
l'organe, qui en pareil cas siège habituellement plus bas que d'habitude.

I. Extirpation.

L'extirpation d'un rein n'est permise sur le vivant que quand
l'autre organe similaire est parfaitement sain, et par conséquent
capable de fonctionner pour deux. On recourt à cette opération
dans certains cas d'hémorragie d'origine traumatique, en cas de
suppuration du rein, de néphrolithiase, de tumeurs malignes,
et enfin de fistule de l'uretère, lorsque ces diverses affections
ne peuvent être guéries d'une autre façon.

Le sujet est placé dans le décubitus latéral, et repose sur
un coussin de telle façon que la région lombaire, sur laquelle

on opère, se présente bien librement et soit convenablement éclairée. Dans certains cas de tumeur mobile, il peut être nécessaire de pratiquer l'extirpation par l'intérieur de la cavité abdominale *(Thornton, Czerny)* ; en général, cependant, la néphrectomie, aussi bien que la néphrotomie, doit être faite de préférence par la voie extrapéritonéale. Nous donnons ici le procédé d'extirpation de *G. Simon* :

Premier temps : Incision des parties molles recouvrant l'organe.

L'incision de la peau commence à hauteur du bord inférieur de la 11e côte et au niveau du bord externe du muscle sacro-lombaire, c'est-à-dire à environ 7 centim. en dehors de la ligne des apophyses épineuses ; elle descend de là verticalement jusqu'au milieu de l'espace qui sépare la 12e côte de la crête iliaque. Sous le bord inférieur de la 12e côte, on pénètre ensuite dans la profondeur, en divisant couche par couche les diverses parties molles jusque dans l'angle inférieur de la plaie. Après la peau et le tissu adipeux sous-cutané, on divise donc les fibres inférieures du muscle grand dorsal, ainsi que le feuillet superficiel du fascia lombo-dorsal qui recouvre le muscle sacro-lombaire : le bord externe de ce dernier muscle apparaît dans la plaie et est aussitôt rétracté avec des crochets mousses vers la colonne vertébrale. En sectionnant ensuite le feuillet profond du même fascia lombo-dorsal, on met à découvert le muscle carré des lombes ; celui-ci est à son tour fendu dans le sens de sa longueur après que la 12e artère intercostale et la 1re lombaire, qui courent entre le fascia et ce muscle, ont préalablement été coupées entre deux ligatures. On divise alors l'aponévrose qui tapisse la face antérieure du muscle carré des lombes, et l'on tombe ainsi sur la capsule adipeuse du rein. Le dernier nerf intercostal et le premier nerf lombaire sont également intéressés par cette incision.

Deuxième temps : Enucléation du rein, ligature des vaisseaux et extirpation.

Presque toujours on peut déjà sentir et reconnaître le rein à travers la capsule adipeuse ; si tel n'est pas le cas, on le trouvera sûrement en pénétrant dans la profondeur au niveau du point de croisement de la 12e côte et du bord du muscle sacro-lombaire. Après avoir fendu la capsule adipeuse sur toute la longueur du grand diamètre du rein, puis tari soigneusement toute hémorragie, on détache prudemment l'organe de son enveloppe graisseuse en commençant par son extrémité inférieure, et en se servant uniquement pour cette énucléation du bout des doigts et d’instruments mousses. Dès que la moitié inférieure du rein est isolée, on attire celui-ci en dessous des côtes, et on énuclée à son tour l’extrémité supérieure, ce qui ne se fait pas toujours sans une certaine difficulté. Lorsque l’organe entier est isolé, on parvient à l’extraire suffisamment hors de sa loge pour pouvoir arriver sur le hile et sur le pédicule du rein, c’est-à-dire sur l’ure- tère et les troncs vasculaires. Ce pédicule, toujours facilement reconnaissable, est à son tour dégarni sur une petite étendue de son enveloppe graisseuse, puis avec de grandes précautions, on le traverse en son milieu d’un crochet à artères armé d’un fort fil de soie passé en double, et on l’étreint solidement dans une double ligature. Avec des ciseaux courbes on le sectionne alors au-devant des ligatures au niveau du bassinet ; dans le but d’empêcher les fils de glisser, cette section doit être faite aussi près que possible du hile du rein. Dans la crainte d’hémorragies secondaires on ne doit point fermer la plaie par la suture ; celle-ci reste donc ouverte et est tamponnée avec de la gaze antiseptique.

L’extirpation du rein présente parfois d’assez grandes difficultés prove- nant de ce que l’extrémité supérieure de l’organe se cache trop fortement sous les derniers arcs costaux. En pareil cas on peut se voir forcé de réséquer une ou plusieurs côtes ; dans le but d’éviter l’ouverture de la cavité pleurale, la résection devra toujours alors être faite par le mode sous-périosté. — Parfois il y a avantage à faire précéder l’isolement du rein de la ligature de ses troncs vasculaires. Dans ce cas, après avoir fendu la capsule adipeuse, on va aussitôt à la recherche du hile, on applique les ligatures comme il a été dit plus haut, et l’on termine par l’énucléation et l’extirpation. — Lorsque l’enve- loppe adipeuse adhère intimement à la surface du rein, *Simon* conseille de fendre également la capsule fibreuse de l’organe, de manière à décortiquer celui-ci et à appliquer les ligatures à l’intérieur de la cavité de cette capsule.

Depuis que de nombreux succès opératoires sont venus démontrer la possibilité d’enlever également de volumineuses tumeurs rétropéritonéales, on a modifié de différentes façons le tracé de l’incision de *Simon*, et cela dans le but de se créer un accès plus facile sur le champ opératoire.

Czerny préconise une grande incision qui part de la 12e côte et décrit une légère courbure en se portant obliquement en bas et en avant.

L’incision lombo-abdominale rétropéritonéale employée par *König*, part de la dernière côte et descend d’abord verticalement le long du bord externe des muscles spino- dorsaux jusqu’à quelques centimètres au-dessus de la crête iliaque ; elle se porte ensuite en avant dans la direction de l’om- bilic pour s’arrêter au muscle grand droit, et au besoin même arriver jusqu’à l’ombilic. La portion verticale de cette incision traverse les différentes couches indiquées dans le procédé de

Simon, la portion horizontale divise les muscles larges de la paroi abdominale et s'arrête au péritoine. Des fils sont passés dans les bords de ces muscles au fur et à mesure de leur division de façon à faciliter plus tard la suture. Pour se créer un très large espace, on va ensuite à travers l'incision verticale décoller avec la main et refouler en avant le feuillet pariétal du péritoine. Si l'on juge nécessaire d'ouvrir la cavité péritonéale on le fait dans l'incision horizontale, au niveau de la réflexion de la séreuse. Si le rein contient des matières infectieuses, avant de l'extirper ou de l'ouvrir, on doit avoir soin de refermer par la suture la plaie péritonéale. *König* désigne l'incision ainsi modifiée sous le nom d'incision lombo-abdominale rétro-intrapéritonéale. On s'opposera au développement ultérieur d'une hernie ventrale à travers la cicatrice, par la réunion exacte des muscles à l'aide d'une suture très soignée, éventuellement par l'application d'une suture en étages.

L'incision de *v. Bergmann* commence un peu au-dessus de l'extrémité de la 11e côte, au bord inférieur du muscle grand dorsal, et se porte obliquement en bas et en avant jusqu'à l'union du tiers externe et du tiers moyen du ligament de *Poupart*.

L'incision rénale de *Bardenheuer* a été décrite pag. 437.

2. Néphrotomie.

L'incision de *Simon* peut parfaitement être utilisée pour mettre à nu le bassinet, lorsqu'on veut ouvrir celui-ci dans le but de vider un abcès du rein ou d'extraire un calcul. Après avoir fendu la capsule adipeuse on incisera simplement au niveau de l'abcès ou du calcul. Lorsqu'on veut se frayer une voie plus large, sans pour cela donner lieu aux traumatismes considérables que créent les procédés de néphrectomie précédemment décrits, on recourt de préférence à l'incision rénale de *Küster*:

Cette incision commence au bord externe du muscle sacro-lombaire, à égale distance de la 12e côte et de la crête iliaque, et se porte horizontalement en dehors, parallèlement au bord du bassin, sur une étendue de 10 à 12 centimètres environ. On divise couche par couche les fibres inférieures du muscle grand dorsal, les muscles larges de l'abdomen, le fascia lombo-dorsal, le bord externe du muscle carré des lombes. Une couple seulement de petits vaisseaux, et la branche postérieure du 1er et du 2e nerf lombaire sont atteints par cette incision. Après division du mince fascia transversalis, on tombe sur la capsule adipeuse du rein qu'on fend, puis qu'on décolle un peu latéralement. On peut dès lors inciser le rein sans plus attendre, ou seulement après avoir vidé avec le trocart son contenu

liquide infectieux; le sac ouvert est alors fixé par des points de
suture aux angles et aux bords de la plaie des téguments.
Pendant qu'une main, pressant du dehors, refoule le sac en
arrière, l'autre main pénètre à l'intérieur de celui-ci pour aller y
donner libre issue au pus ou opérer l'extraction des calculs. Ces
derniers qui sont souvent emprisonnés dans les calices du rein
et dans l'entrée de l'uretère, sont enlevés entiers ou par morceaux, au moyen des doigts, de la cuiller, ou de l'élévatoire. A
travers cette incision on peut aussi pratiquer le sondage de
l'uretère. Pour terminer on réunit à la peau par une suture en
surjet tout le pourtour de l'ouverture du sac rénal, on irrigue
celui-ci et on le remplit avec de la gaze iodoformée.

Pour la fixation du rein mobile par la suture
(*E. Hahn*), on découvre très suffisamment l'organe au moyen de
l'incision de *Simon*.

II. Opérations qui se pratiquent sur la vessie et le canal de l'urèthre.

Anatomie topographique (Fig. 261).

Le canal de l'urèthre de l'homme est constitué par un canal
muqueux, mesurant 20 à 22 centim. de longueur; il est en grande partie logé
dans le sillon inférieur des corps caverneux de la verge, qui lui impriment
donc une courbure différente suivant leur état d'érection ou de relâchement.

On partage le canal de l'urèthre en trois portions qui ne sont pourtant
pas nettement délimitées à l'intérieur même du canal : ce sont les portions
spongieuse, membraneuse, et prostatique. Les plis que présente la muqueuse
de l'urèthre sont normalement serrés les uns contre les autres ; pendant la
mixtion la pression du liquide les efface et fait subir au conduit une amplia-
tion variable d'après la région. Les parties du canal les plus extensibles sont
la fosse naviculaire qui est située immédiatement en arrière du méat, ainsi
que la portion bulbeuse de l'urèthre; le moins extensibles sont le méat lui-
même et la portion membraneuse.

La portion prostatique de l'urèthre siège entièrement en arrière
de la symphyse du pubis. La prostate, dont le bord inférieur tombe sur le
plan horizontal passant par le bord inférieur de la symphyse, est traversée
par cette portion non pas en son milieu, mais de telle façon qu'il ne reste en
avant du canal qu'une très-petite épaisseur de substance prostatique. La face
antérieure de cette glande en forme de châtaigne, est distante de 1 centim. du
bord inférieur de la symphyse, et de 1 1/2 à 2 centim. de son bord supérieur ;
sa face postérieure repose sur la paroi antérieure du rectum et peut être
explorée à l'aide du doigt introduit par l'anus. Dans l'intérieur de la prostate
l'urèthre descend d'abord presque verticalement, puis il se recourbe en
s'infléchissant progressivement en avant dans la direction du bord inférieur
de la symphyse.

Dans la portion prostatique la muqueuse de l'urèthre présente une configuration spéciale. Sur la paroi postérieure du canal s'élève une petite saillie
appelée vérumontanum ou crête uréthrale; au sommet de cette saillie
se trouve une petite fente, orifice de l'utricule prostatique qui
s'enfonce en cul-de-sac dans la partie postérieure de la glande; aux deux côtés
de cette fente s'ouvrent les conduits éjaculateurs qui viennent des
vésicules séminales et convergent l'un vers l'autre à travers la prostate.

Au niveau du bord inférieur de la prostate, le canal de l'urèthre traverse le diaphragme musculo-fibreux (diaphragme uro-génital) qui est tendu dans l'ouverture inférieure du petit bassin (v. p. 455), puis continuant la courbure de la portion prostatique, il se porte le long du bord inférieur de la symphyse vers le bulbe du corps spongieux de l'urèthre. Cette portion du conduit uréthral est désignée sous le nom de portion membraneuse de l'urèthre; elle ne mesure qu'un centim. de longueur et n'est séparée que

Fig. 261.

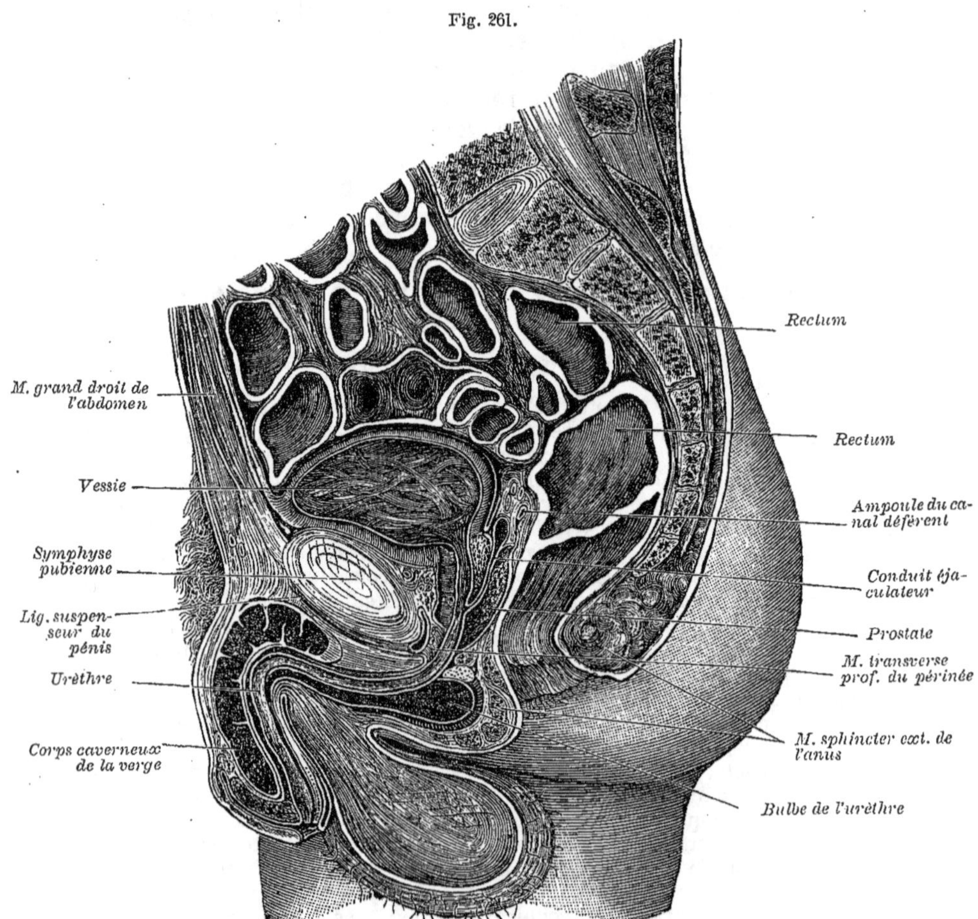

Coupe verticale antéro-postérieure à travers le bassin de l'homme (d'après *Braune*).

d'un centim. du bord inférieur de la symphyse. Une double couche musculaire l'entoure comme d'un manchon; la couche externe est formée par un muscle soumis à l'influence de la volonté, le muscle constricteur de l'urèthre, qui naît de chaque côté, par deux faisceaux séparés, à la branche descendante du pubis; ces faisceaux se réunissent sur la ligne médiane avec ceux du côté opposé en passant l'un au devant, l'autre en arrière de la portion membraneuse; la couche interne n'est autre que la forte musculature lisse de l'urèthre disposée sous forme d'anneau.

La prostate et la vessie reposent sur le diaphragme uro-génital qui les fixe en outre dans leur position, non seulement en livrant passage à l'urèthre, mais surtout par la capsule fibreuse que fournit à la prostate la partie de l'aponévrose pelvienne qui recouvre la face supérieure du releveur de l'anus. Cette aponévrose présente des épaississements qui ont été désignés sous le nom de ligaments pubo-prostatiques médian et latéraux; de même, les faisceaux antérieurs du muscle releveur de l'anus peuvent être considérés comme formant le muscle releveur de la prostate. A la face inférieure de la portion membraneuse siègent les deux glandes de *Cooper;* leur volume est extrêmement variable d'un sujet à l'autre, leurs conduits excréteurs traversent obliquement le bulbe d'arrière en avant et de bas en haut.

Dans le restant de son trajet le canal de l'urèthre est entouré d'une masse de tissu érectile, formant le corps spongieux de l'urèthre, dont l'extrémité postérieure se renfle en donnant lieu à la saillie du bulbe. Celui-ci s'avance fortement en dessous de la portion membraneuse au point de ne plus être éloigné que de 1 1/2 centim. environ de la paroi antérieure du rectum. L'espace disponible pour aborder la portion membraneuse par le périnée est donc des plus restreint. La portion spongieuse de l'urèthre étant reçue dans le sillon longitudinal de la face inférieure des corps caverneux de la verge, sa direction est nécessairement subordonnée à celle de ces derniers qui sont fixés en haut à la symphyse par les ligaments suspenseurs de la verge. Le canal forme donc en ce point une forte courbure à concavité inférieure, si bien que l'urèthre présente dans son ensemble une double inflexion en forme d'ω . Pendant l'état d'érection cette seconde courbure de l'urèthre s'efface entièrement. Le corps spongieux de l'urèthre a la structure des corps caverneux; seulement ses mailles sont plus fines, d'où résulte sa mollesse plus grande. A l'extrémité du pénis, le corps spongieux s'élargit notablement de façon à constituer le gland; la face postérieure concave de celui-ci reçoit les extrémités antérieures des deux corps caverneux.

La muqueuse du canal de l'urèthre présente une série de replis longitudinaux dont le plus développé se trouve situé à la paroi supérieure du canal, immédiatement en arrière de la fosse naviculaire, d'où son nom de valvule de la fosse naviculaire; ces replis délimitent entre eux de petits enfoncements appelés lacunes de *Morgagni.* Dans la couche sous-muqueuse sont disséminées de petites glandes en grappe qui sont connues sous le nom de glandes de *Littre.* La muqueuse de l'urèthre est tapissée dans sa partie antérieure (2 à 3 centim.) par un épithélium pavimenteux, et sur tout le restant de sa surface par un épithélium cylindrique. La muqueuse de la portion spongieuse est doublée d'un tissu conjonctif sous-muqueux à mailles fines et de faisceaux musculaires lisses qui l'entourent circulairement ; au niveau de la portion membraneuse, ces faisceaux musculaires lisses sont disposés en deux couches, dont une interne plus faible à fibres longitudinales, et une externe plus forte à fibres circulaires ; la portion membraneuse possède également de nombreux faisceaux musculaires disposés dans le sens longitudinal et entremêlés de fibres élastiques. Les vaisseaux de l'urèthre proviennent en partie des vaisseaux de la vessie et en partie de ceux du pénis ; les vaisseaux lymphatiques se déversent dans les ganglions hypogastriques, à l'exception toutefois de ceux de la partie antérieure qui s'abouchent dans les ganglions inguinaux ; les nerfs sont fournis par les nerfs honteux commun et hypogastrique.

La vessie de l'homme siège en arrière de la symphyse du pubis étant coiffée par le péritoine qui se réfléchit de la paroi abdominale antérieure sur les organes du bassin. Les rapports de la vessie avec les organes voisins varient suivant son état de réplétion. Quand elle est vide elle se retire sous forme d'une petite masse presque sphérique contre le plancher du bassin, sur

lequel elle est maintenue par les agents de fixation de la prostate ; lorsqu'elle
se remplit d'urine, elle remonte au-dessus de la symphyse et prend alors une
forme ellipsoïde. Cette mobilité dont jouit l'organe est due à ce que sa paroi
antérieure n'est reliée à la symphyse que par un tissu cellulaire excessivement lâche.

La partie inférieure ou f o n d d e l a v e s s i e s'élargit considérablement en arrière, de sorte qu'à l'état de réplétion elle atteint la paroi antérieure
du rectum, et sur les côtés les parois du bassin auxquelles elle est également
reliée par un tissu conjonctif très lâche. Sur la face postérieure du fond de la
vessie sont appliqués les vésicules séminales et les canaux déférents. Dans
les conditions normales, le point le plus déclive du fond de l'organe se trouve
situé sur un même niveau que l'orifice interne du canal de l'urèthre ; lorsque
la prostate s'hypertrophie, elle soulève souvent la paroi inférieure de la
vessie, sous forme d'une tuméfaction plus ou moins marquée, en arrière de
laquelle le fond se creuse alors en une profonde excavation.

La partie de la vessie qui se continue avec le canal de l'urèthre est communément désignée sous le nom de c o l d e l a v e s s i e ; elle est enveloppée
par la prostate. Le col de la vessie est entouré d'une couche de fibres musculaires lisses disposées en forme d'anneau : c'est le sphincter interne de la
vessie ; la fermeture de celle-ci est pourtant assurée, pour la plus grande part,
par la couche épaisse de fibres striées circulaires qui se trouve à l'intérieur
de la prostate, et qui constitue le sphincter externe de la vessie. L'orifice
interne de l'urèthre se trouve situé chez l'adulte à 2 — 2 1/2 centim. en arrière
de la face postérieure de la symphyse, et à 2 centim. environ au-dessus de
son bord inférieur. Chez le nouveau-né, le col de la vessie correspond au plan
horizontal passant par le bord supérieur de la symphyse ; plus tard la vessie
s'abaisse de plus en plus dans l'intérieur du bassin.

Pendant l'état de réplétion , la partie moyenne ou le c o r p s d e l a
v e s s i e touche par sa paroi antérieure à la face postérieure de la symphyse,
tandis que ses parois postérieure et latérales qui sont tapissées par le péritoine s'élèvent librement dans l'intérieur du bassin vers l'excavation recto-
vésicale.

Le s o m m e t d e l a v e s s i e se continue directement chez le fœtus
avec l'ouraque ; à mesure que celui-ci s'oblitère, l'extrémité pointue de ce
sommet s'efface de plus en plus, et chez l'adulte il ne reste plus comme vestige de l'ancien état qu'un cordon de tissu conjonctif qui constitue le
l i g a m e n t v é s i c o - o m b i l i c a l m é d i a n ou ligament de l'ouraque.

Sur la muqueuse du fond de la vessie proémine un bourrelet transversal convexe en avant, à la surface duquel s'ouvrent les deux uretères
qui traversent obliquement de haut en bas la paroi postérieure du fond. De la
partie moyenne de ce bourrelet transversal s'en détache un autre qui se
dirige en s'amincissant vers l'orifice interne de l'urèthre. Ces deux bourrelets
forment par leur réunion une saillie triangulaire à bords concaves qui a reçu
le nom de t r i g o n e d e L i e u t a u d. C'est là que la paroi de la vessie présente son épaisseur la plus considérable ; elle y atteint, suivant le degré de
distension de la vessie, de 6 à 15 millim. d'épaisseur ; dans les autres points,
elle ne va pas au-delà de 3 à 4 millim. La tunique musculaire de la vessie est
composée d'une couche externe de fibres verticales et d'une couche interne
de fibres circulaires.

Les a r t è r e s arrivent à la vessie au nombre de trois de chaque côté,
à savoir les artères vésicales supérieure, moyenne et inférieure ; elles proviennent de l'artère hypogastrique. Les veines forment sur le fond de l'organe
un plexus vésical très serré qui se déverse dans les veines hypogastriques.
Les vaisseaux lymphatiques s'abouchent dans les ganglions du petit bassin.

Les nerfs proviennent des branches antérieures des nerfs sacrés et du plexus hypogastrique du grand sympathique.

Au-dessus de la symphyse du pubis, le feuillet pariétal du péritoine se réfléchit de la paroi abdominale antérieure sur le sommet de la vessie, sans tapisser la paroi antérieure de cette dernière. Lorsque la vessie se remplit d'urine, elle remonte par dessus la symphyse et éloigne ainsi de celle-ci le cul-de-sac de réflexion de la séreuse ; il en résulte que la vessie est plus facile à atteindre par la voie extrapéritonéale lorsqu'elle est distendue que quand elle se trouve à l'état de vacuité. *Petersen*, dans ses recherches sur le cadavre, réussissait le mieux à faire remonter la vessie et le cul-de-sac péritonéal hors du bassin, lorsqu'après l'avoir remplie avec 600 centim. cubes d'eau, il distendait également le rectum à l'aide d'un colpeurynter (*)* dans lequel il injectait une quantité égale de liquide. Le péritoine s'élevait toujours alors au moins à 15 millim., au plus à 65 millim., et par conséquent en moyenne à 32,25 millim. au-dessus de la symphyse. *Fehleisen* a, par des recherches toutes récentes, pleinement confirmé et complété les résultats obtenus par *Petersen*. En remplissant simultanément la vessie et le rectum, il est arrivé à faire remonter le cul-de-sac séreux à 8 centim. au-dessus de la symphyse pubienne. Pour toutes les opérations dans lesquelles on aborde la vessie au-dessus du pubis, il est également important de se représenter la disposition du fascia transversalis dans cette région. Un premier feuillet de ce fascia descend verticalement à la face postérieure des muscles grands droits depuis la ligne semi-circulaire de Douglas jusqu'à la symphyse ; un second feuillet descend obliquement de l'ombilic jusqu'en arrière de cette dernière, au niveau de laquelle il s'accole au feuillet précédent, pour descendre avec lui à la face antérieure de la vessie jusqu'à la prostate. Entre ces deux lames du fascia transversalis existe donc un espace cellulaire prévésical qui, à la suite des opérations portant sur cette région, peut facilement être le siège de suppurations profuses *(Maas, Pinner)*. Cet espace est souvent désigné à tort sous le nom de cavité de Retzius.

La paroi postérieure de la vessie est recouverte par le péritoine jusqu'au point d'abouchement des uretères ; à partir de là, la séreuse passe sur la face antérieure du rectum en formant un cul-de-sac ouvert en haut. Ce cul-de-sac n'est autre que l'excavation recto-vésicale dont les bords latéraux sont connus sous le nom de replis de Douglas ; les anses de l'intestin grêle qui remplissent cette excavation pendant l'état de vacuité de la vessie, en sont chassées lorsque celle-ci vient à se remplir. Sous l'excavation recto-vésicale existe une petite portion de la paroi postérieure de la vessie qui est dépourvue de revêtement péritonéal ; c'est contre cette portion que sont appliqués de chaque côté les canaux déférents et les vésicules séminales, qui délimitent entre eux un petit espace triangulaire à base supérieure auquel on a donné le nom de trigone vésical de *Sanson*. Dans l'état de plénitude de la vessie, ce trigone s'applique directement contre la paroi antérieure du rectum à laquelle il est du reste uni par un tissu cellulaire lâche. D'après *Mühlhauser* on pourrait facilement par cet endroit décoller et refouler en haut le feuillet séreux qui tapisse la paroi postérieure de la vessie.

Lorsqu'on veut aborder par en bas l'extrémité supérieure du canal de l'urèthre et le col de la vessie, il est nécessaire de se créer une voie à travers les tissus du périnée. D'après *Rüdinger*, la distance dans le sens vertical, qui sépare l'orifice interne de l'urèthre du raphé médian du périnée, est d'environ 5 à 7 centimètres. La région du périnée dont il est ici question est limitée de chaque côté par les tubérosités ischiatiques et les branches ascen-

---

(*) Colpeurynter : ballon en caoutchouc qu'on introduit vide dans le rectum et qu'on distend ensuite avec de l'air ou de l'eau (N. d. T.)

dantes de l'ischion, en avant par l'arc du pubis, en arrière par le rectum. Nous avons déjà décrit antérieurement (v. p. 455 et 499) les rapports qu'affecte le **diaphragme uro-génital** avec le rectum, la vessie et le canal de l'urèthre. Outre les muscles releveur de l'anus et sphincter externe déjà mentionnés, nous avons encore à distinguer ici quelques autres muscles qui font également partie du diaphragme en question. Parmi ces derniers vient en première ligne le muscle bulbo-caverneux qui se continue en arrière avec le sphincter externe ; il est formé de deux moitiés symétriques qui prennent naissance au raphé tendineux de la face inférieure du bulbe et se portent en haut, en avant et en dehors en contournant le bulbe et le corps spongieux de l'urèthre. Il est renforcé par le muscle transverse superficiel du périnée qui n'existe pourtant pas d'une façon absolument constante. De la branche ascendante de l'ischion et de la branche descendante du pubis, se détache de chaque côté le muscle ischio-caverneux qui engaine la racine du corps caverneux correspondant, et se confond en avant avec son enveloppe fibreuse. Le muscle transverse superficiel du périnée naît de la branche ascendante de l'ischion, et se porte obliquement en avant se continuer avec le bulbo-caverneux et les faisceaux antérieurs du sphincter externe. Le diaphragme musculaire est enfin complété en avant par le muscle transverse profond du périnée, qui se détache des deux côtés de la branche descendante du pubis, et entoure sous forme d'anneau la portion membraneuse de l'urèthre et les glandes de *Cowper*.

Les **artères du périnée** proviennent de l'artère honteuse interne. Celle-ci longe la face interne de la tubérosité de l'ischion étant renfermée dans un dédoublement de l'aponévrose périnéale profonde, puis plus loin elle court dans l'interstice qui sépare le muscle ischio-caverneux du bulbo-caverneux. Le tronc de cette artère ne doit jamais être atteint au cours des opérations portant sur le périnée ; il est impossible par contre d'en épargner les branches. Celles-ci sont l'artère transverse du périnée qui court sur le muscle transverse superficiel se distribuer aux muscles situés en avant de l'anus ; l'artère périnéale superficielle qui gagne la racine des bourses ; l'artère bulbo-uréthrale, la plus petite de ces branches, qui se distribue au corps spongieux de l'urèthre. Les veines suivent un trajet analogue à celui des artères ; les deux veines qui enlacent l'artère honteuse interne se résolvent en avant en un tronc unique. Les vaisseaux lymphatiques sont très nombreux dans cette région et accompagnent généralement les vaisseaux sanguins.

Les **nerfs du périnée** sont fournis de chaque côté par le nerf honteux interne qu'on trouve courant sous l'artère de même nom le long de la face interne de l'ischion. Il envoie le nerf hémorroïdal externe au releveur de l'anus et au sphincter externe, les filets scrotaux postérieurs au sac scrotal, et enfin des branches nerveuses pour chacun des autres muscles du périnée et pour les corps caverneux.

Tandis que la face supérieure du diaphragme uro-génital est recouverte par l'**aponévrose pelvienne** qui le constitue même en partie, la face inférieure de cette cloison musculaire est revêtue par l'aponévrose périnéale profonde. Celle-ci prend son origine aux aponévroses des muscles fessiers ainsi qu'à la tubérosité ischiatique ; le long de la branche ascendante de l'ischion, elle se dédouble pour loger l'artère honteuse interne, puis remonte dans l'ouverture inférieure du petit bassin jusqu'au point où le releveur de l'anus se détache de l'aponévrose pelvienne ; arrivée là, elle se réfléchit sur la face inférieure du diaphragme. L'aponévrose périnéale superficielle est également une dépendance des aponévroses de la fesse ; elle recouvre superficiellement toutes les parties molles du périnée. La partie antérieure de ce fascia est beaucoup plus solide que la partie postérieure qui est formée d'un tissu lâche percé de nombreux trous. Les espaces intermusculaires qui sont compris entre les deux fascias du périnée sont remplis d'un tissu cellulo-graisseux qui est particulièrement abondant à la périphérie antérieure du rectum. Au-dessus de l'aponévrose pelvienne qui tapisse la face supérieure du diaphragme, entre cette aponévrose et le péritoine, se trouve également une grande quantité de tissu graisseux qui matelasse la vessie et le rectum et qui remplit l'espace situé entre ces deux organes. La peau du périnée est fine et très mobile; elle présente sur la ligne médiane un raphé qui se continue en avant avec le raphé du scrotum.

I. Cathétérisme.

Le cathétérisme consiste dans l'introduction par le canal de l'urèthre d'une sonde (ou cathéter) jusque dans l'intérieur de la vessie urinaire; on le pratique soit dans le but d'évacuer le contenu de cette dernière, soit comme moyen de diagnostic ou de traitement, dans les affections de la vessie et du canal de l'urèthre.

Les sondes ou cathéters sont des tubes creux, flexibles ou rigides, qui se terminent d'un côté par un bout arrondi et fermé qu'on appelle le bec. C'est ce bout qui est poussé jusque dans la vessie, et qui par les deux ouvertures latérales dont il est pourvu, permet à l'urine de s'écouler au dehors à travers le cathéter. L'autre extrémité du cathéter, par laquelle s'échappe l'urine, est le pavillon de la sonde ; elle s'ouvre en avant et est généralement un peu plus large que le reste de l'instrument.

Les sondes sont tantôt métalliques et rigides, tantôt sont flexibles et constituées par une charpente d'étoffe imprégnée de matières résineuses. Ces dernières, qu'on appelle encore sondes anglaises et françaises (**), s'adaptent certainement mieux que les autres aux diverses courbures du canal, mais leur faible consistance les rend peu propres à être utilisées comme instruments explorateurs dans un but de diagnostic; outre cela, dans les cas de rétrécissement ou de fausse route rendant le cathétérisme difficile, elles ne procurent aucune sûreté à la main qui les conduit, même alors qu'elles ont été rendues plus rigides par l'introduction d'un mandrin. Dans ces derniers temps on a beaucoup employé les sondes très molles en caoutchouc (sondes de *Nélaton)* qui peuvent être facilement introduites par le malade lui-même, lorsque le canal est normal; l'usage de ces sondes provoque peu de douleur et met à l'abri de toute blessure de la vessie et du canal de l'urèthre. Celles qui sont bien fabriquées (*Jacques'* patente) ne se gonflent pas et ne se brisent pas facilement. Les cathéters mous, et les cathéters plus résistants mais flexibles, qui sont faits de soie et de celluloïde sont ceux qui se maintiennent le plus longtemps en bon état. Seulement, en vertu de leur manque de rigidité, ils ne peuvent être utilisés que pour évacuer l'urine, et ne sauraient servir à d'autres usages.

Fig. 262 (*).

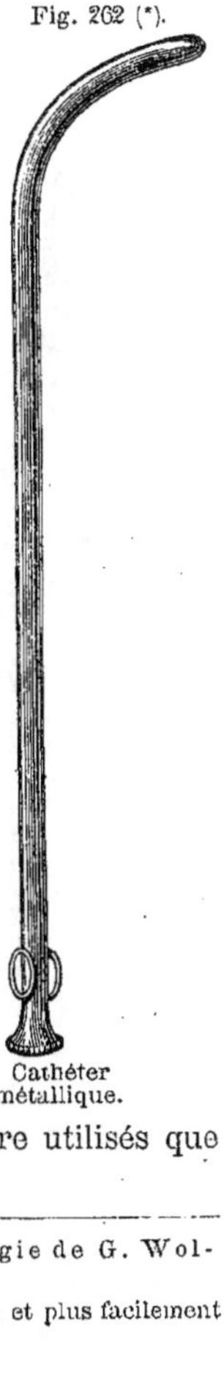

Cathéter
métallique.

(*) Les figures 262 à 266 sont empruntées au traité de petite chirurgie de G. Wolzendorff, Vienne et Leipzig 1883, éditeurs Urban et Schwarzenberg.

(**) Les sondes anglaises sont rouges; les sondes françaises sont noires et plus facilement altérables que ces dernières (N. d. T.).

Les cathéters métalliques ont la courbure décrite par le canal pendant l'érection du pénis. En relevant la verge, la courbure antérieure de l'urèthre s'efface; il suffit donc que le bec de l'instrument qui doit s'adapter à l'inflexion postérieure du canal, soit seul recourbé. Dans les cas pathologiques (rétrécissements de l'urèthre, hypertrophies de la prostate) cette courbure postérieure de l'urèthre est tantôt légère et tantôt très marquée; celle des cathéters doit donc également varier suivant les cas. *Dittel* préconise trois cathéters dont les courbures correspondent respectivement à des arcs de cercle de 45, 54 et 69 millim. de rayon, et dont l'extrémité du bec est distante de 30, 42 et 58 millim. de la tige de l'instrument prolongée. Pour *Kohlrausch*, le bec d'un cathéter normal doit représenter, non pas un arc de cercle unique, mais une série d'arcs de cercle juxtaposés, dont les rayons vont en diminuant à mesure qu'on se rapproche de l'extrémité de l'instrument. Le bec d'un cathéter est nécessairement d'autant plus court ou plus long qu'il correspond à un arc de cercle plus petit ou plus grand.

Les sondes dont on se sert pour les adultes mesurent 30 centimètres environ de longueur; pour les enfants il suffit de 20 à 25 centimètres. Leur grosseur doit être en rapport avec le degré d'extensibilité du canal à parcourir; on la détermine généralement à l'aide de la filière de *Charrière*, dont le n° 1 a un diamètre de 1/3 millimètre, et le n° 30 de 10 millimètres. Le pavillon des cathéters métalliques est ordinairement un peu évasé en forme d'entonnoir; il porte deux petits anneaux placés latéralement qui renseignent l'opérateur sur la direction du bec, et qui servent en outre à fixer l'instrument lorsque celui-ci doit être maintenu à demeure dans la vessie. Sur tout le restant de son étendue, la sonde présente un diamètre transversal uniforme. Les cathéters rigides dont on se servait autrefois étaient exclusivement cylindriques; *C. Hueter* en a fait construire qui sont aplatis d'avant en arrière, de façon à présenter un diamètre transversal qui soit double du diamètre antéro-postérieur. L'introduction de ces cathéters serait rendue plus facile par le fait que le canal de l'urèthre a, dans sa partie postérieure, la forme d'une fente transversale résultant de l'accolement de ses parois. Les yeux du cathéter d'*Hueter* se trouvent à la face antérieure et à la face postérieure du bec, mais à des hauteurs différentes, de manière à ne pas compromettre la solidité de l'instrument; seul, le pavillon n'est pas aplati, pour qu'on puisse facilement y adapter l'extrémité des seringues et l'embout des irrigateurs.

La sonde habituelle de trousse est une sonde démontable (Fig. 263). Le bec du cathéter pour homme et celui pour femme s'adaptent, par leur extrémité coupée obliquement, à l'extrémité d'une tige creuse commune aux deux cathéters; dans cette dernière s'enfonce un second tube creux qui se termine par un pas de vis servant à fixer solidement l'une à l'autre les deux parties de l'instrument.

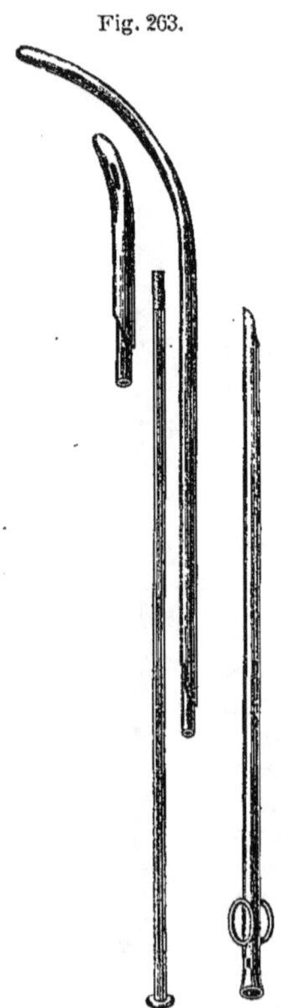

Fig. 263.

Sonde de trousse.

Pour pouvoir laver la vessie par un jet continu de liquide, on a construit des sondes à double courant dont l'intérieur est divisé par une cloison en deux conduits s'ouvrant chacun par une fenêtre au niveau du bec; l'un de ces conduits sert à l'entrée, l'autre à la sortie du liquide,

Pour pratiquer l'exploration de la vessie ou de l'urèthre dans un but de diagnostic, on emploie des sondes pleines, qui ont la forme des cathéters habituels, ou qui étant faites d'un métal flexible, peuvent recevoir une courbure appropriée à chaque cas. Au lieu de présenter un diamètre uniforme sur toute leur étendue, ces sondes se terminent par une extrémité conique.

a) **Cathétérisme avec les cathéters métalliques**.

Tout cathéter doit, avant d'être employé, être soumis à une désinfection minutieuse ; il faut en outre s'assurer s'il n'existe pas à sa surface quelque rugosité ou quelque fissure capable de blesser le canal de l'urèthre. On choisira un instrument dont le calibre soit en rapport avec la largeur présumée du canal, laquelle peut déjà être fixée approximativement par l'inspection du méat. En général on donnera la préférence aux sondes de gros calibre qui conviennent mieux comme instruments d'exploration, et qui sont moins exposées que les sondes plus fines à être arrêtées par les replis de la muqueuse.

Le patient est placé dans le décubitus dorsal, les cuisses légèrement fléchies et tournées en dehors. L'opérateur se tient à gauche du malade qui repose sur un lit résistant. On saisit la verge dans les premiers doigts de la main gauche, de façon à en découvrir le gland, et à entr'ouvrir du même coup, par une légère pression, les deux lèvres du méat ; la verge est en même temps ramenée complètement contre la paroi abdominale, ce qui fait disparaître la courbure antérieure du canal de l'urèthre. Le cathéter ayant été préalablement enduit d'huile phéniquée, on le saisit par le pavillon entre les premiers doigts de la main droite, les deux derniers doigts restant repliés sur eux-mêmes, ou s'appuyant contre la paroi abdominale antérieure. L'instrument est maintenu de telle façon que sa partie droite coure parallèlement à la ligne blanche, tandis que son extrémité recourbée a sa concavité dirigée vers la paroi abdominale. Dans cette position, on en fait pénétrer le bec à travers le méat, puis sans changer la sonde de place, c'est-à-dire sans l'enfoncer à proprement parler dans le canal, on attire sur elle avec la main gauche toute la portion pendante de la verge (on doit surtout éviter de vouloir introduire l'instrument par des mouvements de vrille.) Le bec de la sonde se trouve maintenant situé derrière le bulbe de l'urèthre (Fig. 264). Afin d'empêcher le tiraillement du canal de l'urèthre par le poids du scrotum, on saisit alors la verge à sa racine entre le pouce et l'index de la main gauche, tandis qu'avec les autres doigts on maintient les bourses relevées. Pour pouvoir ensuite engager le bec à travers la courbure postérieure du canal, on doit lui faire contourner le bord inférieur et le bord postérieur de la symphyse. Dans ce but, on relève l'extrémité externe du cathéter, en restant exactement sur la ligne médiane du corps, jusqu'à ce qu'elle

forme un angle droit avec la paroi abdominale : par une légère
traction exercée en même temps sur l'instrument, on force le
bec à glisser le long de la paroi supérieure du canal, et à éviter
ainsi la paroi inférieure de la portion membraneuse, au niveau
de laquelle il est fréquemment arrêté. Dès que le bec a dépassé

Fig. 264.

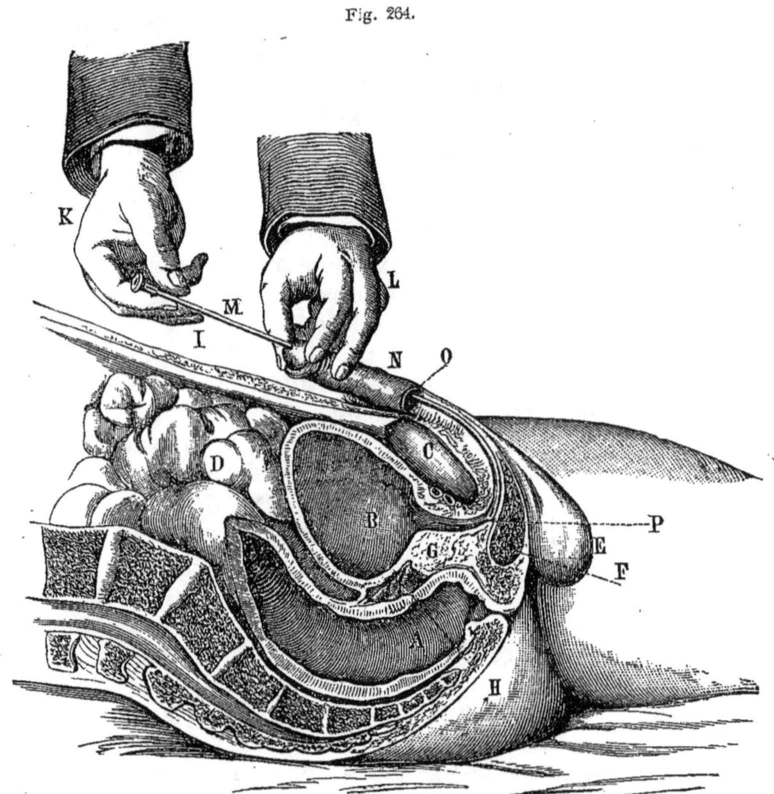

Pénétration de la sonde à travers la portion spongieuse.

Explication des Fig. 264 et 265 : A Rectum, B Vessie, C Symphyse, D Intestin grêle,
E Scrotum, F Bulbe, G Prostate, H Vésicules séminales, I Paroi abdominale antérieure,
K Main droite de l'opérateur, L main gauche, M Cathéter, N Pénis, O Coupe transversale de
la portion spongieuse, P Bec du cathéter.

le bord inférieur de la symphyse, on arrive facilement à le faire
pénétrer à travers la portion prostatique jusque dans la vessie,
en abaissant progressivement le pavillon jusqu'entre les cuisses
du patient (Fig. 265). En exécutant trop tôt ce mouvement
d'abaissement, on irait butter avec la sonde contre la symphyse
du pubis. Le passage de l'instrument dans la vessie doit toujours
s'effectuer sans difficulté; il ne doit en tous cas nécessiter aucun
déployement de forces; tout l'art du cathétérisme consiste en
effet « à conduire la sonde d'une main légère. » On est averti que

le bec a franchi le col vésical par l'écoulement de l'urine qui se
produit aussitôt; pour éviter que celle-ci ne souille le lit, on tient
le pouce appliqué sur l'ouverture du pavillon jusqu'à cè que l'on
ait disposé un bassin ou un verre pour recueillir le liquide.
Tant que la vessie a conservé toute sa contractilité, l'urine
s'écoule en totalité, pourvu que vers la fin on retire quelque

Fig. 265.

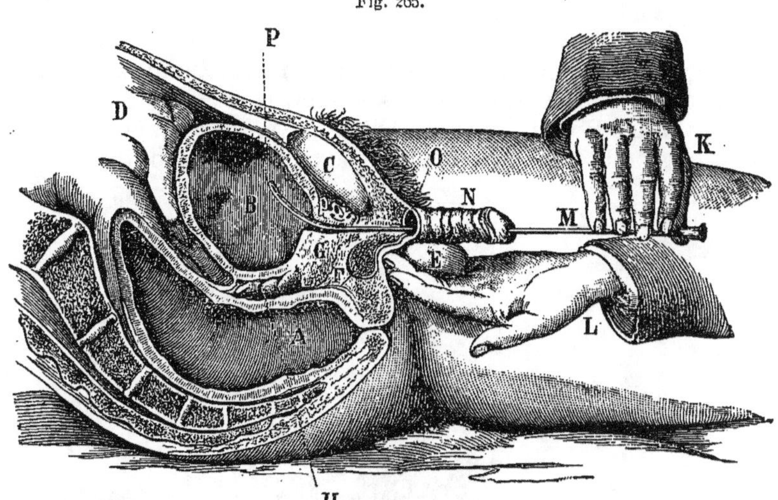

Passage du cathéter à travers la portion membraneuse et la portion prostatique.

peu le bec de l'instrument; lorsqu'elle est atteinte de parésie on
parvient encore à évacuer complètement son contenu, en exerçant une pression sur le ventre au-dessus de la symphyse. Le
cathéter est retiré en reproduisant en sens inverse les manœuvres d'introduction; pour empêcher que l'urine restée dans la
sonde ne se répande sur le lit, on aura soin en retirant cette
dernière, de maintenir fermée avec le pouce l'ouverture du
pavillon.

Difficultés et accidents du cathétérisme.

La portion spongieuse de l'urèthre se laisse presque
toujours franchir très aisément; il n'en est pas de même des
portions membraneuse et prostatique qui, la première par le
fait de sa flaccidité, toutes deux par les processus pathologiques
(rétrécissements, hypertrophies de la prostate) dont elles sont
fréquemment le siége, offrent souvent au passage de la sonde
des obstacles très difficiles à surmonter. Nombre de difficultés
du cathétérisme peuvent déjà être vaincues par certains procédés particuliers que l'habitude ou la pratique révèlent souvent
au patient aussi bien qu'à l'opérateur. C'est ainsi que dans

certains cas on réussit mieux en sondant le malade debout ou assis; d'autres fois on préfère introduire la sonde avec la main gauche; d'autres fois encore, surtout chez les sujets à ventre saillant, on présente l'instrument au méat en le tenant parallèlement au pli de l'aine, et on ne le ramène sur la ligne médiane du corps qu'au moment où le bec est arrivé au bulbe — jamais en tous cas il ne faudra déployer de la force en pratiquant le cathétérisme.

Nous avons déjà dit tout-à-l'heure que pour éviter de s'égarer par en bas en niveau de la portion membraneuse, il suffisait d'attirer légèrement vers le haut le bec de l'instrument, et qu'en outre il ne fallait pas abaisser trop tôt le pavillon entre les cuisses pour ne pas aller butter avec la sonde contre la sym-

Fig. 266.

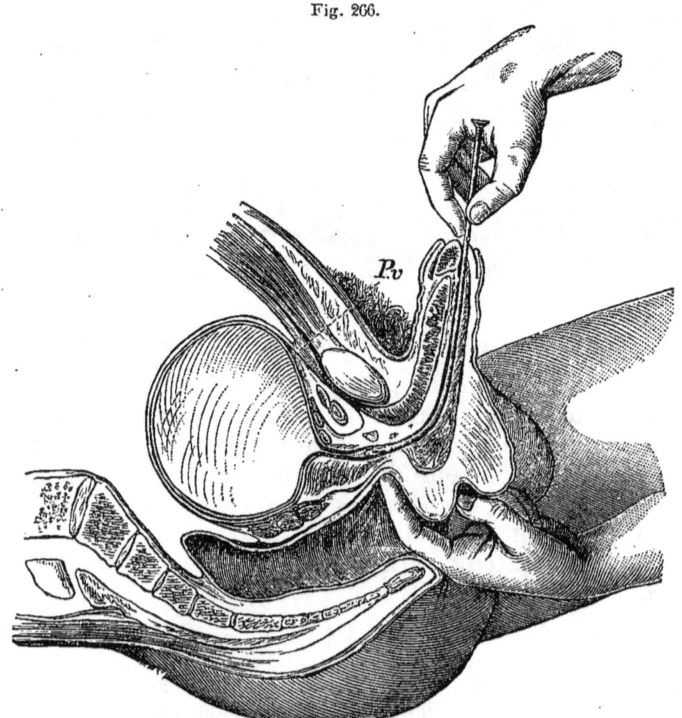

Manière de contrôler par le rectum la pénétration du bec de la sonde (d'après *Schüller*).
P.v Endroit où se fait la ponction de la vessie.

physe pubienne. Chez les individus âgés, la muqueuse se laisse parfois refouler par le bec, au-devant duquel elle se plisse. Dans tous les cas, chaque fois qu'en sondant un canal normal, on se trouvera arrêté par un obstacle, on retirera quelque peu l'instrument, puis on l'enfoncera de nouveau, mais avec beaucoup de prudence. Chez les malades fort sensibles, on voit parfois le muscle constricteur de l'urèthre se contracter convulsivement sur le cathéter, dont il empêche alors la progression ultérieure; en pareil cas il peut devenir nécessaire de pratiquer une injection sous-cutanée de morphine, ou même de soumettre le malade à la narcose.

Toutes les modifications pathologiques de l'urèthre (rétrécissements), et de la prostate (hypertrophies), ont pour conséquence de réduire le calibre normal du canal ou de changer sa direction : dans ces conditions le cathétérisme devient une opération véritablement difficile. Il faut donc dans ces cas, commencer toujours par se rendre compte de l'état de l'urèthre, en palpant avec soin le périnée; de plus, la pénétration du bec de l'instrument ne doit plus se faire que sous le contrôle du doigt indicateur appliqué contre le périnée ou introduit dans le rectum (Fig. 266); en agissant de cette manière on parvient à déterminer plus facilement le siége du rétrécissement et la nouvelle direction du canal. Chez les malades atteints d'hypertrophie de la prostate, la courbure postérieure de l'urèthre est plus accentuée, et la portion prostatique du canal est allongée en même temps que rendue plus fixe; outre cela on observe encore des changements dans la forme et dans le calibre du conduit. On détermine la courbure que doit avoir le cathéter d'après les renseignements que fournit le toucher rectal; c'est pour les cas d'hypertrophie de la prostate que se recommandent surtout le cathéter de *Mercier* (dont le bec très court est coudé presque à angle droit sur la tige) ainsi que la sonde bicoudée du même (Fig. 267). Si l'orifice externe du canal était très étroit on le fendrait avec des ciseaux. En général on se trouvera mieux, dans les cas de prostate hypertrophiée, de pratiquer le cathétérisme à l'aide de sondes flexibles.

Lorsque les yeux de la sonde viennent à être bouchés par des caillots sanguins ou du mucus, l'urine ne peut

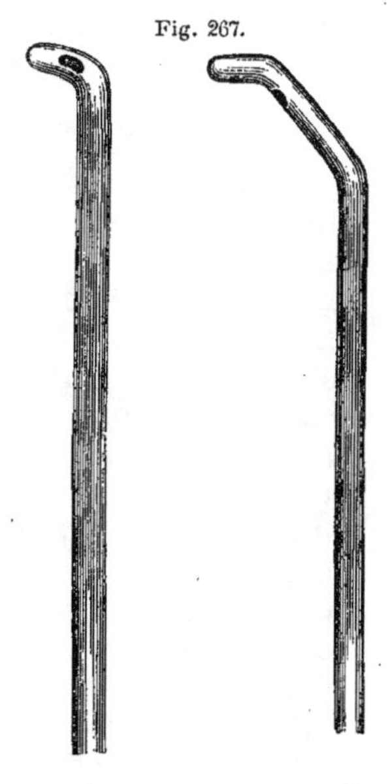

Fig. 267.

a *b*

a Sonde prostatique à simple courbure, de *Mercier*.
b Sonde à double courbure ou bicoudée, de *Mercier*.

plus s'écouler, bien que le bec continue à être maintenu dans la vessie; pour lever ce petit obstacle il suffit de pousser prudemment un jet de liquide à travers le cathéter.

La complication la plus grave du cathétérisme est la formation de fausses routes à travers la paroi du canal au niveau du bulbe ou en arrière de celui-ci : l'écoulement du sang n'est pas toujours un signe certain de l'existence de cette complication; dès que l'on reconnaît qu'on s'est égaré du vrai chemin, on retire l'instrument, puis avec le même cathéter, ou un autre, on tâche de retrouver la bonne voie en suivant la paroi opposée à celle qui a été lésée. Si cette fois l'opération réussit, on laisse quelque temps le cathéter à demeure pour empêcher les infiltrations d'urine au niveau de la plaie.

C'était autrefois faire preuve d'un grand degré d'habileté, que de pouvoir introduire un cathéter par le procédé dit du « tour du maître » (en opposition avec le mode habituel du « tour sur le ventre »). Ce procédé s'exécutait comme suit : l'opérateur étant placé entre les jambes du malade, présentait l'instrument au méat avec le pavillon dirigé vers le sol et la concavité du bec regardant en arrière; le cathéter maintenu dans cette position était poussé à travers le canal jusqu'à ce que le bec arrivât au-dessous de la symphyse. A ce moment on faisait décrire au pavillon un demi-cercle complet, de façon que l'instrument était ramené dans la position du « tour sur le ventre » au moment où il pénétrait dans la vessie.

b) **Cathétérisme avec les cathéters flexibles et les cathéters mous.**

Les sondes flexibles anglaises, qui sont munies d'un mandrin, s'introduisent de la même manière que les cathéters métalliques; celles qui sont dépourvues de leur mandrin, glissent d'elles-mêmes jusque dans la vessie, lorsqu'on les introduit le pénis étant maintenu relevé à angle droit sur la symphyse, puis qu'on les abaisse entre les cuisses pour leur faire contourner cette dernière à la façon des sondes métalliques. Pour pratiquer le cathétérisme avec les sondes molles de *Nélaton*, ainsi qu'avec les cathéters mous fabriqués avec du tissu de soie ou de la celluloïde, on saisit l'instrument immédiatement en arrière du bec, on l'enfonce dans le méat la verge étant tendue modérément, et on le fait pénétrer peu à peu, c'est-à-dire d'environ un centimètre à la fois. Parfois le bec de la sonde se plie au niveau des yeux et empêche la progression ultérieure de l'instrument; celui-ci recule alors, comme mu par un ressort, à chaque nouvelle poussée qu'on lui imprime; il sera facile de remédier à ce petit inconvénient en retirant le cathéter.

Dans les cas d'hypertrophie de la prostate, le procédé de *Hey* permet parfois de faire pénétrer un cathéter anglais muni de son mandrin jusque dans la vessie, alors qu'aucun autre instrument ne réussit à passer : on donne au bec du cathéter, au moyen du mandrin, la courbure particulière de la sonde de *Mercier*, et on l'introduit ainsi jusqu'à l'entrée de la portion prostatique; on retire alors le mandrin, ce qui a pour effet d'augmenter considérablement la courbure du bec de l'instrument; celui-ci pénètre alors de lui-même dans la portion prostatique fortement recourbée du canal.

Les cathéters mous sont ceux qui conviennent le mieux pour être employés comme s o n d e s à d e m e u r e, lorsque pour une raison quelconque il est nécessaire d'évacuer l'urine au fur et à mesure de sa sécrétion. L'extrémité externe du cathéter peut alors être fixée au pénis par le simple procédé suivant, imaginé par *Dittel* : une bandelette d'emplâtre agglutinatif, qui est percée en son milieu d'un trou livrant passage à l'extrémité du cathéter, est glissée sur celui-ci jusqu'au-devant du gland, et appliquée sur les deux côtés du pénis. A travers le cathéter on enfonce alors une épingle juste au-devant du sparadrap, et on en abat la pointe avec une pince coupante; une seconde bandelette qui est également percée en son milieu, est glissée sur la sonde jusqu'au-devant de cette épingle, et ses deux chefs fixés cette fois à la face supérieure et à la face inférieure du pénis; quelques bandelettes circulaires assujettissent ensuite les deux précédentes. La sonde à demeure peut également très bien être fixée au moyen d'un petit appareil en caoutchouc, sorte de muselière du pénis qui s'attache en arrière du gland *(Tiemann, Löbker)*. *Holt* a imaginé une sonde spéciale qui peut rester à demeure sans l'aide d'aucun des modes de fixation précités : cette sonde, qui est également molle, est munie près de son bec de deux petites ailes latérales, qui s'appliquent contre la face externe de l'instrument pendant l'introduction de celui-ci, et qui s'écartent d'elles-mêmes à l'intérieur de la vessie. L'extrémité externe d'une sonde placée à demeure est reliée, par un petit tube en verre, à un tube formant syphon qui conduit constamment l'urine dans le vase destiné à la recevoir.

2. Uréthrotomie externe — Boutonnière.

L'uréthrotomie externe, à laquelle on a recours dans certains cas de traumatisme de l'urèthre, est surtout appliquée à la guérison des rétrécissements. Cette opération ne présente pas des difficultés particulières, aussi longtemps qu'il est encore possible de faire passer dans le rétrécissement une sonde si fine qu'elle soit; dans le cas contraire, elle devient en revanche d'une exécution des plus laborieuse, ce qui tient alors à la difficulté qu'on éprouve, en l'absence de tout conducteur, à retrouver au sein des tissus altérés la partie de l'urèthre rétrécie et déviée. Comme les traumatismes aussi bien que les rétrécissements portent de préférence sur le bulbe et la portion membraneuse de l'urèthre, ce sont presque toujours ces parties du canal que l'on aura à rechercher et à ouvrir au cours de l'opération de la boutonnière.

L'opéré est placé dans la position de la taille périnéale, c'est-à-dire dans le décubitus dorsal, avec les cuisses fléchies et tournées en dehors, avec les jambes fléchies sur les cuisses et le siége arrivant au bord de la table.

L'opérateur se tient assis au-devant du périnée, lequel a été préalablement rasé. Aux deux côtés du malade se tiennent les deux aides qui sont chargés de fixer les jambes, et en même temps de rétracter les lèvres de la plaie. Une sonde métallique ordinaire, ou une sonde cannelée, est introduite jusque dans la vessie, et si cela n'est pas possible, est poussée jusqu'à la partie lésée ou rétrécie du canal, de façon qu'on puisse la sentir à travers le périnée. C'est sur cette sonde que devra s'orienter l'opérateur; un aide a pour mission de la maintenir exactement sur la ligne médiane, et en même temps de la faire saillir légèrement dans la direction du périnée.

Sur la ligne médiane du périnée, on pratique alors une incision, qui commence un peu en arrière de la racine du scrotum, et qui se porte vers l'anus en divisant la peau sur une étendue de 5 centim. environ. On incise ensuite, entre deux pinces, l'aponévrose superficielle et les muscles transverses superficiels, en prenant bien soin de rester exactement sur la ligne médiane dont on ne peut s'écarter sous aucun prétexte. Les différentes couches sont sectionnées une à une, par des coups de bistouri bien réguliers. On arrive de la sorte sur le bulbe, qui apparaît dans l'angle antérieur de la plaie, ainsi que sur la portion membraneuse. (Dès que la plaie s'approfondit, il est bon de remplacer les pinces, qui tiendraient trop de place, par de fines érignes avec lesquelles on accroche les deux lèvres de la plaie pour les faire rétracter de chaque côté). Dans le fond de l'incision on sent maintenant très bien la convexité ou la pointe de la sonde conductrice. On arrête par des ligatures l'hémorragie, parfois assez abondante, provenant des petites artères et des petites veines du périnée.

C'est maintenant le moment d'inciser longitudinalement la paroi inférieure de l'urèthre sur le cathéter conducteur. Quand la chose est possible, il y a toujours avantage à ne faire porter cette incision que sur la portion membraneuse du canal; malheureusement le siége et l'étendue du traumatisme ou du rétrécissement rendent très souvent la section du bulbe nécessaire, et l'hémorragie qui en résulte est d'ordinaire alors assez considérable. Une fois le canal ouvert, un aide accroche avec des érignes les deux lèvres de la muqueuse, et si la sonde conductrice a été poussée dès le début jusqu'au-delà du point rétréci, la voie sera dès à présent toute ouverte jusque dans la vessie. Il n'en est plus de même lorsque la sonde n'a pu être poussée que jusqu'à l'entrée du rétrécissement; le tout est en effet, dans ce cas, de découvrir la lumière du bout central du canal, et cette recherche au milieu des tissus écrasés ou indurés est la plupart du temps entourée des plus grandes difficultés. Si l'on parvient à trouver l'orifice central en question, on y introduit une fine sonde le long de laquelle on incise le rétrécissement dans toute sa longueur. Si par contre cette ouverture échappe aux recherches, on fend longitudinalement la masse de tissus écrasés ou cicatriciels, par des incisions étendues, faites avec précautions et exactement sur la ligne médiane; si l'on ne réussit pas encore ainsi à découvrir la lumière rétrécie du canal, on suspend la narcose, on dit au malade d'uriner, et dans le fond de la plaie on reconnaît alors l'orifice par où s'échappe l'urine. Parfois aussi, en pressant avec le poing au-dessus de la symphyse, on réussit à faire sourdre quelques gouttes d'urine par le bout central de l'urèthre.

Lorsque l'opération est terminée, la meilleure ligne de conduite à suivre est, selon nous, de placer à demeure dans la vessie une sonde molle de *Nélaton*, ressortant par l'orifice externe de l'urèthre : en assurant ainsi l'écoulement permanent de l'urine, il est possible d'obtenir une guérison très rapide de la plaie, grâce à l'absence de complications inflammatoires. La sonde peut être introduite de deux façons. Dans la première manière elle pénètre par le méat, traverse toute la portion spongieuse et ressort par la plaie; elle rentre ensuite par la plaie dans la portion postérieure du canal, et arrive finalement dans la vessie; dans la seconde manière le bec est d'abord enfoncé, à travers la plaie, jusque dans la vessie, puis une fine pince à pansements, introduite par le segment antérieur du canal, vient saisir le pavillon dans la plaie, et l'attire à travers la portion spongieuse. Un tube formant syphon sera adapté à l'extrémité de la sonde et conduira l'urine dans un vase placé à côté du lit. Un petit pansement à la gaze iodoformée suffira à assurer l'asepsie ultérieure de la plaie.

Dans la pratique il arrive encore assez souvent que l'opération doive être faite dans des tissus infiltrés d'urine ou parsemés de fistules, qu'il faut alors largement débrider.

3. Ponction de la vessie.

La ponction vésicale est pratiquée pour évacuer le contenu de la vessie, lorsqu'à la suite d'une augmentation de volume de la prostate, l'urine ne peut ni être expulsée par les voies naturelles, ni être extraite par le cathétérisme; dans les cas de rétention d'urine due à un rétrécissement, on y recourt seulement lorsque le cathétérisme ayant échoué, on se trouve empêché par des raisons particulières de pratiquer sur le champ l'uréthrotomie externe.

On peut atteindre la vessie avec le trocart, sans avoir à craindre de blesser le péritoine, au niveau de ses faces antérieure, inférieure et postérieure. La ponction peut être pratiquée immédiatement au-dessus de la symphyse du pubis (ponction sus-pubienne), immédiatement en dessous de la symphyse (ponction sous-pubienne), à travers le périnée (ponction périnéale) et enfin par l'intérieur du rectum (ponction rectale); de ces différentes ponctions la sus-pubienne est sans contredit celle qui offre les plus grands avantages et qui, par conséquent, mérite d'être décrite avec le plus de détails. Les autres méthodes atteignent il est vrai la vessie en des points plus déclives, et devraient donc, théoriquement parlant, assurer une évacuation plus complète du contenu de l'organe; dans la réalité pourtant on ne voit point que ce résultat soit véritablement obtenu.

a) Ponction sus-pubienne.

Elle est faite immédiatement au-dessus de la symphyse, entre celle-ci et le cul-de-sac de réflexion de la séreuse péritonéale. L'instrument dont on se sert pour la pratiquer est le trocart de *Fleurant* (Fig. 268). C'est un long trocart, recourbé sur le plat, et présentant quelques ouvertures latérales sur l'extrémité qui est destinée à être introduite dans la vessie. Il est rare que l'instrument puisse être retiré tout entier une fois l'urine évacuée; bien plus souvent en effet la canule doit encore rester quelque temps à demeure dans la vessie, afin d'assurer l'écoulement permanent de l'urine; pour cette raison, sitôt que le trocart a été enfoncé, on en retire le poinçon et on le remplace par un tube interne, dont le bout arrondi dépasse quelque peu le bord tranchant de la canule externe, de façon à empêcher ce bord de blesser la paroi vésicale. La canule interne est également percée de quelques ouvertures latérales qui correspondent à celles de la canule externe. Celle-ci porte à son extrémité externe une plaque ou pavillon, qui empêche l'instrument de tomber dans la vessie.

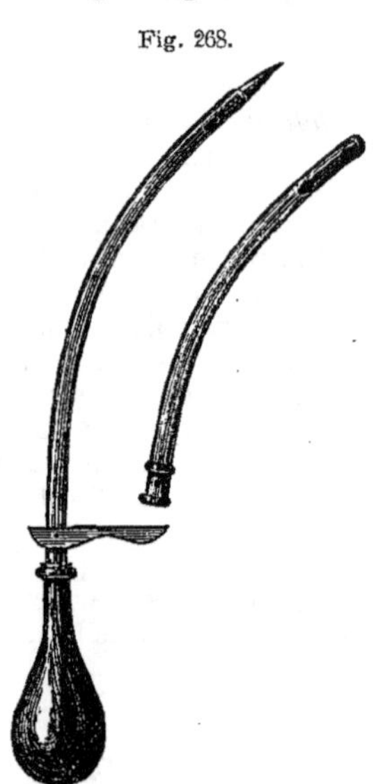

Trocart de *Fleurant* pour la ponction de la vessie.

La ponction n'est jamais pratiquée chez le vivant que sur une vessie complètement remplie, qui s'est élevée hors du petit bassin en formant sous la paroi abdominale une tumeur toujours facilement reconnaissable à la palpation; dans ces conditions la blessure du cul-de-sac péritonéal n'est nullement à craindre, car une grande partie de la paroi vésicale antérieure, qui est dépourvue de séreuse, se trouve alors fortement remontée au-dessus de la symphyse. Pour toute sûreté, on fera toujours bien néanmoins de pratiquer la ponction tout contre le bord supérieur de la symphyse. Pour imiter les conditions de la rétention d'urine sur le cadavre, on injecte dans la vessie une grande quantité d'eau qu'on empêche ensuite de refluer en étreignant le pénis dans une ligature.

Le sujet est couché sur le dos ; le point milieu du bord supérieur de la symphyse étant indiqué par le bout du doigt indicateur, juste en ce point on ponctionne la peau avec un bistouri pointu enfoncé seulement jusqu'à la couche musculaire. Cette petite pratique préliminaire, qui a été conseillée par *C. Hueter*, a pour effet de permettre une introduction plus sûre du trocart, dont la pointe ne se laisse plus ainsi dévier à la surface de la peau résistante et élastique. Cela fait, dans la petite plaie cutanée, on applique le trocart de *Fleurant* qui est tenu avec la concavité dirigée en bas, puis d'un coup sec on le plonge à travers la paroi abdominale jusque dans la vessie, en ayant soin d'en limiter la pénétration avec l'extrémité du doigt indicateur étendu sur le dos de l'instrument. En vertu de sa courbure le trocart s'enfoncera en bas derrière la symphyse et ainsi sera évitée toute blessure du cul-de-sac péritonéal.

Sitôt que le poinçon est retiré de la canule, l'urine s'échappe avec force de cette dernière ; on dispose alors des compresses aseptiques autour de la plaie afin d'empêcher son infection par l'urine qui la plupart du temps présente déjà un certain degré de décomposition. La vessie une fois vidée, on la soumet à un lavage antiseptique soigné, puis on introduit le second tube dans la canule, et l'on fixe cette dernière en place à l'aide de cordons passés dans les trous de son pavillon, et conduits autour du ventre. Un tube en caoutchouc, formant syphon, sera adapté à l'orifice externe de la canule pour assurer l'écoulement permanent de l'urine hors de la vessie.

Par l'ouverture de ponction on réussit parfois à introduire un cathéter dans l'orifice interne de l'urèthre, et à lui faire traverser d'arrière en avant un rétrécissement qui n'avait pu être franchi d'une autre manière : cathétérisme postérieur *(Brainard)*.

La canule du trocart ne doit souvent être maintenue à demeure que pendant quelques jours seulement, le cathétérisme pouvant de nouveau être pratiqué dès que la muqueuse s'est suffisamment dégonflée. On obviera au danger de l'infiltration urineuse des parois abdominales en établissant l'écoulement continu de l'urine, et en soumettant la vessie à des lavages antiseptiques répétés.

b) **Ponction sous-pubienne, d'après** *Voillemier*.

Le pénis étant saisi de la main gauche et attiré fortement en bas, au bord inférieur de la symphyse on enfonce obliquement de bas en haut, un trocart droit qui pénètre à travers la paroi antérieure de la vessie jusque dans le fond de celle-ci. La vessie n'étant accessible à ce niveau que sur une très petite étendue, on risque fort de voir la pointe faire fausse route et ponctionner à côté de l'organe.

c) **Ponction périnéale.**

Elle permet encore moins sûrement que la précédente d'atteindre le fond de la vessie; on ne pourrait donc y avoir recours que dans le cas où celui-ci bomberait fortement la région du périnée.

d) **Ponction rectale, d'après** *Fleurant.*

Lorsque la vessie est remplie, sa paroi postérieure vient s'appliquer contre le rectum; il n'est donc pas difficile d'aller, par l'intérieur de ce dernier, enfoncer un trocart dans le centre du trigone vésical de *Sanson*. Ce procédé n'est cependant pas à recommander, d'abord à cause de la possibilité d'établissement d'une fistule recto-vésicale, ensuite à cause de la difficulté qu'on éprouve à obtenir un écoulement permanent de l'urine par le rectum, et enfin parce qu'il expose toujours plus ou moins à la blessure du cul-de-sac péritonéal de *Douglas.*

4. Lithotomie ou opération de la taille, et lithotripsie.

Deux procédés opératoires s'offrent au chirurgien pour pratiquer l'élimination des calculs de la vessie, à savoir : 1° le broyement du calcul à l'intérieur de la vessie suivi de l'extraction des fragments par le canal de l'urèthre (lithotripsie); 2° l'ouverture extrapéritonéale de la vessie suivie de l'extraction du calcul par la plaie (lithotomie). En principe le premier de ces procédés mérite incontestablement la préférence ; malheureusement la technique instrumentale de la lithotripsie n'est pas encore assez simplifiée pour permettre au praticien peu exercé de l'employer avec succès dans tous les cas. Par la lithotomie on est en outre bien plus assuré de pouvoir enlever tous les fragments de la pierre, grâce à la possibilité d'explorer avec le doigt l'intérieur de la vessie. Tous les autres reproches que l'on adressait jadis à la lithotripsie n'ont plus aujourd'hui le même fondement, étant donnés les perfectionnements qui ont été apportés dans l'appareil instrumental et dans le manuel opératoire. Même les calculs d'oxalate les plus résistants sont brisés par un bon lithotripteur, l'instrument fût-il très mince, comme par exemple celui que l'on emploie chez les enfants *(Thompson).* Les grandes dimensions du calcul ne sont pas davantage une contre-indication à la lithotripsie, et depuis que *Bigelow* a introduit dans la pratique sa méthode de litholaplaxie, permettant d'enlever tous les fragments de la pierre en une seule séance, on ne se laisse même plus arrêter par une cystite intense préexistante, cette complication autrefois si grave pouvant désormais être efficacement combattue après cette opération.

La lithotripsie n'est véritablement impossible à exécuter que dans les cas relativement rares d'hypertrophie considérable de la prostate et de rétrécissement très marqué du canal de l'urèthre.

La lithotomie doit toujours être pratiquée par la voie extrapéritonéale ; on peut dans ce but atteindre la vessie soit immédiatement au-dessus de la symphyse pubienne (cystotomie sus-pubienne ou taille hypogastrique), soit à travers le périnée (cystotomie ou taille périnéale), soit enfin par le rectum au niveau du trigone vésical de *Sanson* (cystotomie ou taille rectale).

La cystotomie rectale de *Sanson* a été à nouveau recommandée en ces derniers temps par *Mühlhauser.* Mais si l'on peut toujours éviter de blesser le péritoine en le refoulant en haut avec les doigts, il n'en est pas moins vrai que cette opération expose au danger de l'infiltration urineuse du tissu conjonctif du bassin, qu'elle rend difficile l'application de la méthode aseptique par suite de la communication existante entre la vessie et le rectum, et qu'enfin elle entraîne parfois à sa suite la formation d'une fistule vésico-rectale permanente. Pour toutes ces raisons la cystotomie rectale doit donc être absolument délaissée.

La cystotomie sus-pubienne n'était, avec raison, pratiquée autrefois que sur les enfants, la blessure du péritoine n'étant pas à craindre chez eux comme chez l'adulte par suite de l'état d'élévation de la vessie. Depuis que *Petersen* a montré, qu'en remplissant à la fois la vessie et le rectum, on pouvait reporter complètement la vessie en avant et au-dessus de la symphyse, et ainsi faire remonter le cul-de sac péritonéal jusqu'à 8 centim. au-dessus de cette dernière, la taille hypogastrique conquiert tous les jours de nouveaux partisans. Le reproche le plus sérieux qu'on puisse adresser à cette méthode, c'est qu'elle expose à l'infiltration urineuse et par suite à la production d'un phlegmon septique dans le tissu conjonctif prévésical; mais ce reproche tombe de lui-même, et tout danger disparaît, du moment que par une suture soignée on parvient à fermer hermétiquement la plaie vésicale. Chez les vieillards, dont la vessie est fortement abaissée et dilatée à sa partie inférieure, l'utilité de ce procédé nous paraît être beaucoup plus problématique. Quoi qu'il en soit, la cystotomie sus-pubienne est une opération facile à exécuter et qui ne donne lieu qu'à une très petite perte de sang; elle procure une très large voie pour l'extraction des calculs volumineux, et elle n'agit pas défavorablement sur les fonctions génitales.

La cystotomie périnéale exclut toute possibilité de blessure du péritoine, elle réduit à son minimum le danger de l'infiltration urineuse, et assure le mieux l'écoulement de l'urine hors de la vessie. Les incisions étendues qu'on pratiquait autrefois à travers la portion prostatique, pouvaient, par la lésion du vérumontanum ou d'au moins un des conduits éjaculateurs, apporter un trouble grave dans les fonctions de la génération; outre cela des calculs volumineux n'auraient pu jadis être extraits par cette voie. Depuis qu'on a appris à ne pratiquer que l'incision médiane de la portion membraneuse combinée avec la simple dilatation de la portion prostatique, depuis qu'on fait en outre précéder l'extraction des plus grosses concrétions de leur broyement à l'aide d'instruments introduits par la plaie, on a réduit presqu'à néant les différents inconvénients précédemment signalés.

Pour le moment la question de la supériorité d'une opération sur l'autre divise donc les chirurgiens en deux camps séparés: les uns considèrent la cystotomie sus-pubienne, les autres la cystotomie périnéale, comme l'opération de l'avenir. Mais ici encore la vérité se trouve entre ces deux opinions; les deux opérations présentent en effet des avantages spéciaux, et ce sont les circonstances de chaque cas particulier qui doivent faire décider si l'on doit donner la préférence à l'un plutôt qu'à l'autre procédé.

Dans ces derniers temps une troisième méthode a pris le jour qui devrait, d'après son auteur, l'emporter sur les deux méthodes précédentes. Il s'agit de la taille sous-pubienne de *Langenbuch*, laquelle a tout au moins trouvé des défenseurs en des anatomistes distingués tels que *Waldeyer*. Elle est l'analogue de la taille vestibulaire qui avait déjà été autrefois pratiquée sur la femme; elle consiste essentiellement dans la désinsertion de la partie antérieure du diaphragme uro-génital qu'on fait précéder du refoulement en arrière du contenu du bassin et des parties génitales externes, de façon à pouvoir aller, par dessus le plexus veineux de Santorini, inciser verticalement la paroi antérieure de la vessie. Les petits calculs sont ensuite extraits immédiatement, les plus gros après avoir été réduits en fragments. Les principaux avantages de cette méthode seraient: l'ouverture de la vessie faite en un point très déclive, voisin du trigone, voisin aussi de l'endroit où siégent fréquemment les néoplasmes de la vessie, ainsi que de la prostate hypertrophiée; la possibilité d'éviter toute lésion de voisinage, la facilité d'établir sans cathétérisme, par un simple drainage convenable, l'écoulement permanent de l'urine; l'inutilité de la suture de la plaie vésicale. L'épreuve de cette opération n'a pas suffisamment été faite sur le vivant pour qu'on puisse porter un jugement à son sujet.

A. Opération de la taille ou lithotomie.

a) Taille hypogastrique ou cystotomie sus-pubienne (sectio alta, épicystotomie).

Cette opération date de la seconde moitié du XVIe siècle, et fut pratiquée pour la première fois par *Pierre Franco*. On l'exécute comme suit :

L'intestin ayant été vidé à temps, à travers un cathéter on injecte dans la vessie une solution faible d'acide salicylique, de façon à faire remonter l'organe aussi haut que possible au-dessus du bord supérieur de la symphyse. Pour exagérer encore cet effet, on remplit le rectum d'après le procédé de *Petersen* (p. 502) au moyen du colpeurynter distendu avec de l'eau. Le sujet est couché horizontalement sur le dos; l'opérateur et son principal aide se tiennent aux deux côtés du bassin de l'opéré. Le cathéter métallique dont on s'est servi pour remplir la vessie, peut être laissé en place pour servir de point de repère; on en doit seulement alors boucher hermétiquement le pavillon et pour empêcher le reflux du liquide le long de la sonde on serre le pénis dans un anneau en caoutchouc.

Trendelenburg et *Gussenbauer* considèrent l'emploi du colpeurynter comme entièrement superflu. Pour éviter sûrement le péritoine, la vessie n'étant même que modérément remplie, il suffirait, d'après eux, de relever fortement le siège de l'opéré, et d'aller avec deux doigts de la main gauche introduits derrière la symphyse, refouler en haut les parties molles et les maintenir dans cette position.

Premier temps : Incision de la paroi abdominale et ouverture de la vessie.

Une incision commençant au bord supérieur de la symphyse, et mesurant seulement quelques centimètres de hauteur, divise sur la ligne médiane la peau et le tissu graisseux sous-cutané de la paroi abdominale, en mettant ainsi la ligne blanche à découvert. Au niveau de cette dernière, c'est-à-dire dans l'interstice des muscles pyramidaux, on approfondit l'incision jusqu'à ce qu'apparaisse le fascia transversalis. On divise ensuite ce fascia tout contre le bord de la symphyse, en évitant avec soin de trop remonter au-dessus de cette dernière. Si l'on a laissé le cathéter dans la vessie, on en fait alors saillir la pointe par dessus le bord de la symphyse, puis avec deux érignes pointues on accroche et on attire en avant la paroi antérieure de la vessie, qui en ce point est dépourvue de péritoine. Après s'être encore une fois assuré que le cul-de-sac de la séreuse n'a pas été lésé, on ponctionne la vessie entre les deux érignes (en dirigeant éventuellement le tranchant du bistouri sur le bec du cathéter), et un jet de liquide s'échappe aussitôt par l'ouverture. Dans celle-ci on enfonce tout de suite le doigt indicateur gauche pour empêcher que la vessie vidée ne retombe en arrière de la symphyse. Il est de la plus haute importance de n'ouvrir la vessie qu'après s'être bien assuré de l'intégrité du cul-de-sac séreux; une ouverture involontaire de la cavité péritonéale pourra de cette façon, à l'aide de la suture ou de tampons de gaze, être mise encore à temps à l'abri de l'infection par le contenu altéré de la vessie, et dans ces conditions ne présentera plus aucun danger particulier; une lésion du péritoine qui passerait inaperçue exposerait par contre grandement au danger de la péritonite septique.

Chez les sujets à ventre pendant, *Trendelenburg* pratique la taille hypogastrique à l'aide d'une incision courant transversalement au-dessus de la symphyse sur une étendue de 12 à 15 centim. C'est également pour ces cas que *Bardenheuer* préconise son incision extrapéritonéale symphysaire ou pubienne (p. 437) à travers laquelle il peut, suivant les cas, pratiquer soit l'exploration de la vessie, soit l'extraction des calculs ou l'extirpation des néoplasmes de cet organe. L'incision s'étend le plus souvent du point d'union des deux tiers externes de l'arcade crurale d'un côté au point correspondant de l'arcade crurale de l'autre côté. Les muscles pyramidaux et droits de l'abdomen sont coupés en travers, après quoi on va détacher du ligament de *Poupart* les autres muscles de la paroi, en évitant avec soin de blesser le cordon spermatique. Dès qu'on a détruit les adhérences unissant la paroi vésicale antérieure à la face postérieure de la symphyse, il suffit de relever fortement le siége pour faire retomber la vessie en arrière.

Dans le but de se procurer un espace suffisant et pour pouvoir mieux atteindre les limites du mal en cas de néoplasme de la vessie, *König* et *Helferich* ont maintes fois pratiqué la résection partielle de la symphyse pubienne. Après avoir divisé transversalement les parties molles pour mettre à nu la symphyse, *Helferich* abat au ciseau la moitié supérieure de cette dernière par une section transversale réunissant les sommets des trous obturateurs, et par une double section verticale tombant à côté de l'épine du pubis. *Niehaus* découvre la symphyse jusqu'au niveau de la branche ascendante de l'ischion, au moyen d'une incision verticale à travers laquelle il refoule en dehors le testicule et le cordon spermatique. La branche de l'ischion est alors sectionnée en son milieu au moyen du ciseau et du marteau ; puis, à l'aide d'une petite incision verticale tombant en dedans de la veine fémorale, il met à nu la branche horizontale du pubis du même côté, et il la sectionne à son tour. Il divise ensuite la symphyse avec la scie ou le ciseau, dénude sur ses faces, supérieure, interne et postérieure, le fragment d'os ainsi isolé, puis le faisant enfin basculer en dehors, découvre largement la paroi antérieure et la paroi latérale de la vessie. Une fois l'opération terminée, ou seulement quelques jours après, il remet en place le fragment d'os et l'y fixe par la suture osseuse ou un bandage circulaire.

Deuxième temps : Extraction du calcul.

Le doigt indicateur gauche explorant l'intérieur de la vessie reconnaît le siége, le volume, et les autres propriétés de la concrétion à extraire. Si on le juge nécessaire, avec le bistouri boutonné on élargit ensuite vers le bas la plaie de la paroi vésicale ; en cas de besoin, on pourrait même avoir recours à des débridements latéraux, mais quant à prolonger l'incision vers le haut, on n'y serait autorisé que s'il était possible de le faire sans exposer d'aucune sorte le cul-de-sac péritonéal. Dès qu'on croit la voie assez large pour permettre la sortie de la pierre, on introduit le long de l'index gauche qui se trouve toujours dans la vessie, soit une curette à calcul (Fig. 269), soit des tenettes (Fig. 270), et avec le doigt guidant l'instrument, on tâche de saisir le calcul dans le diamètre le plus favo-

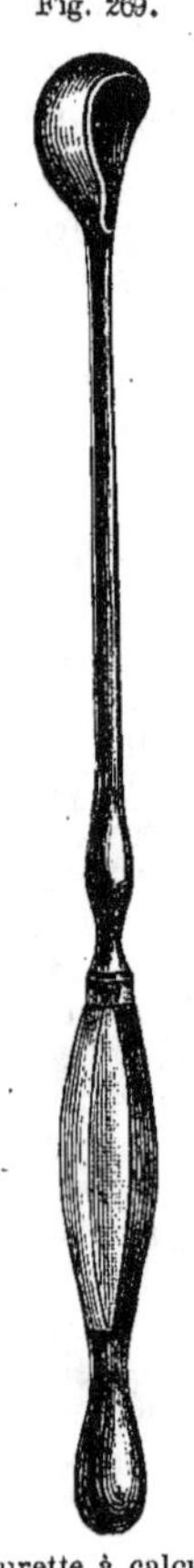

Fig. 269.

Curette à calcul.

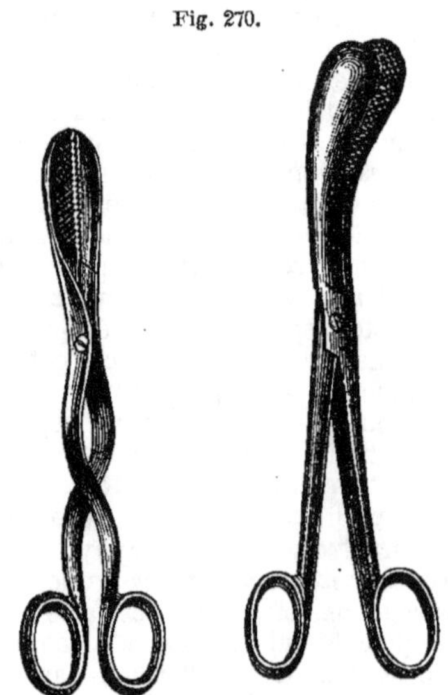

Fig. 270.

Tenettes.

rable à son extraction. Le calcul étant bien saisi, on le retire à travers la plaie vésicale en évitant avec soin de meurtrir les bords de cette dernière, et surtout de prolonger cette plaie jusque dans le repli péritonéal. Dans les opérations qu'on pratiquera sur le cadavre, on ne manquera point, sitôt la vessie ouverte, d'introduire dans celle-ci un caillou ordinaire qu'on extraira ensuite de la manière précédemment indiquée.

Troisième temps : Lavage antiseptique de la vessie, et traitement de la plaie.

La pierre étant extraite, on procède à une désinfection

énergique de la vessie à l'aide de lavages avec une solution phéniquée à 3 %, et dans les cas ordinaires avec une solution
d'acide salicylique ou borique; puis, suivant les circonstances,
on referme immédiatement la plaie vésicale par la suture, ou
bien on la maintient ouverte et on en fixe les bords à ceux de la
plaie tégumentaire. La suture vésicale qui a été préconisée par
v. Bruns, Lotzbeck, etc., ne peut être suivie de la réunion par
première intention que pour autant qu'il n'y ait pas d'infection
à craindre de la part du contenu de la vessie. Pour s'opposer
à cette infection, on doit donc commencer par placer un
cathéter à demeure dans cette dernière, après quoi on referme
hermétiquement la plaie vésicale à l'aide d'un certain nombre
de points de suture de *Lembert*, qui embrassent les différentes
couches de la paroi de la vessie à l'exception de la couche
muqueuse (*Maximow*). Comme pansement on tamponnera
mollement la plaie avec de la gaze antiseptique.

Pour mieux assurer l'effet de la suture vésicale, *v. Antal* a
récemment recommandé d'ouvrir la vessie, non pas à l'aide
d'une simple incision verticale, mais par l'excision d'un segment
fusiforme de la paroi, qu'on taille en coin, de la surface vers la
profondeur, de manière à élargir les surfaces de section des
couches externe et musculaire.

Dans les cas de catharre intense de la vessie, il vaut mieux
renoncer à la suture vésicale. *Langenbuch* place encore alors un
cathéter à demeure, puis par la plaie il introduit dans la vessie
un tube à drainage qu'il met en communication avec le tuyau
d'un irrigateur placé à une certaine hauteur, de façon à obtenir
l'irrigation continue de la cavité vésicale. Un autre tuyau adapté
à l'extrémité du cathéter conduit le liquide dans un récipient
placé à côté du lit. Pour pouvoir se passer du cathéter à demeure,
on préfère parfois drainer le fond de la vessie à travers une
boutonnière périnéale pratiquée sur le côté du raphé.

Un procédé très recommandable est celui de *Trendelenburg*. Ce chirurgien, qui ne pratique jamais la suture vésicale,
opère le drainage du réservoir urinaire à l'aide d'un gros tube
en caoutchouc ressortant par la plaie, et fait reposer quelque
temps son malade sur un coussin à eau, dans le décubitus
latéral.

b) Cystotomie périnéale médiane, d'après *Mariani, Allarton,*
v. Volkmann, **etc.**

Le sujet se trouve placé dans la position usitée pour la
taille, c'est-à-dire avec le bassin un peu relevé, les cuisses fortement fléchies et en abduction, les jambes fortement fléchies sur
les cuisses. Les conditions de l'opération sur le vivant peuvent
être parfaitement imitées sur le cadavre en introduisant à

l'avance un caillou dans la vessie à travers une ouverture d'épicystotomie. Dans le canal de l'urèthre on place un gros cathéter métallique, à forte courbure et cannelé sur son bord convexe, qui est maintenu de façon à faire saillir fortement la paroi inférieure du canal vers le périnée. Cela étant, on met à nu la portion membraneuse et le bulbe de l'urèthre par l'incision déjà décrite antérieurement pour l'uréthrotomie externe, et sur la ligne médiane, on fend d'avant en arrière la portion membraneuse sur une étendue de 1 1/2 à 2 1/2 centim., en entamant déjà du même coup le diaphragme uro-génital. Si la pierre à extraire est assez volumineuse, on divise plus profondément sur la ligne médiane le bord fortement tendu de ce même diaphragme qu'on relâche ainsi complètement. La narcose étant alors poussée plus loin, on réussit presque toujours, avec l'index gauche introduit dans la plaie, à aller dilater suffisamment la portion prostatique du canal et le col vésical, pour pouvoir introduire, le long du doigt, une curette ou des tenettes jusque dans l'intérieur de la vessie. Rarement il est nécessaire de pratiquer la distension du conduit à l'aide d'instruments spéciaux tels que les dilatateurs de *Pajola* et de *v. Volkmann*, qui sont construits sur le modèle du dilatateur employé par les gantiers. L'extraction du calcul s'opère de la même façon que dans la taille hypogastrique; les gros calculs sont au préalable réduits en fragments par l'écrasement entre les mors des tenettes, ou à l'aide du lithoklaste de *Lüer*. Ce dernier instrument est constitué par une pince semblable aux tenettes, dont les branches peuvent être rapprochées par une vis à la façon des branches du céphalotribe employé par les accoucheurs.

La pierre étant extraite, on pratique encore le lavage antiseptique de la vessie, et l'on établit l'écoulement permanent de l'urine à l'aide d'un cathéter à demeure ou au moyen d'un tube à drainage qu'on introduit par la plaie jusque dans la vessie. La plaie elle-même est bouchée avec de la gaze iodoformée.

c) **Cystotomie périnéale latérale, taille latérale, d'après** *Franco,*
Jacques Beaulieu (Frère Jacques), **etc.**

Le malade se trouve encore placé dans la position de la taille; à travers l'urèthre on conduit jusque dans la vessie un cathéter métallique qui présente sur son bord gauche une cannelure remontant obliquement vers l'extrémité de l'instrument; le rectum doit avoir été préalablement vidé, la lésion de cet organe n'étant pas impossible lorsqu'il est distendu par des matières fécales. L'opérateur se tient assis en faisant face au périnée. Pour les exercices d'amphithéâtre on a eu soin d'introduire à l'avance, par une incision d'épicystotomie, un caillou dans l'intérieur de la vessie.

Premier temps : Découverte du cathéter conducteur.

Pendant que l'assistant appuye sur la sonde de manière à faire bomber le périnée en même temps qu'il maintient les bourses relevées, l'opérateur pratique à travers la peau une incision qui commence sur le milieu du raphé périnéal (c'est-à-dire à égale distance de l'anus et de la racine du scrotum), et qui se porte obliquement en bas, pour se terminer sur le milieu d'une ligne menée de l'anus à la tubérosité de l'ischion. Sur toute la longueur de la plaie il divise ensuite l'aponévrose superficielle et le muscle transverse du périnée; les artères périnéale superficielle et transverse du périnée qui sont intéressées par cette incision sont fermées par la ligature. De la façon décrite plus haut pour l'uréthrotomie externe (p. 513), il met alors à nu le bulbe et la portion membraneuse de l'urèthre, puis il fend cette dernière sur la cannelure du cathéter pendant que l'index gauche protège le bulbe.

Deuxième temps : Division de la portion prostatique.

Après s'être bien assuré que la sonde conductrice est réellement à nu dans la plaie, l'opérateur la saisit lui-même de la main gauche, et la soulève fortement vers la symphyse de façon à éloigner le plus possible l'urèthre de la paroi rectale. De la main droite il conduit ensuite, par la boutonnière uréthrale, un bistouri boutonné jusque sur la cannelure de la sonde, et le poussant en arrière jusqu'au cul-de-sac terminal de la rainure, il fend d'avant en arrière la portion prostatique en évitant avec soin d'atteindre la paroi du rectum. L'urine se précipite aussitôt hors de la plaie, entraînant parfois le calcul avec elle. Saisissant alors la sonde dans la main droite, il introduit l'index gauche dans la plaie uréthrale et l'enfonce jusque dans la vessie; la sonde est alors retirée et le doigt qui se trouve à l'intérieur de la vessie pratique une exploration minutieuse de la cavité de cette dernière. Le long de ce doigt on conduit ensuite une curette ou des tenettes et l'on opère l'extraction du calcul absolûment comme dans les autres méthodes; les pierres trop grosses doivent au préalable être réduites en fragments.

Dupuytren fendait obliquement la prostate à droite et à gauche (taille bilatérale) pour obtenir une voie plus large en cas de grosses concrétions; *Vidal* fendait même la prostate par une incision cruciale (taille quadrilatérale). Ces procédés sont devenus superflus depuis l'emploi de la lithoclasie précédant l'extraction; ils doivent être rejetés à cause de l'étendue du traumatisme et du trouble apporté dans les fonctions génitales par suite de la blessure du vérumontanum ou des deux conduits éjaculateurs.

On a imaginé un très grand nombre d'instruments particuliers destinés à faciliter l'exécution de la taille périnéale (l i t h o t o m e s cachés et ouverts, g o r g e r e t s coupants, dilatateurs du col). Ces instruments ne sont plus aujourd'hui d'aucune utilité.

Troisième temps : Hémostase et pansement de la plaie après la lithotomie.

L'hémorragie est souvent assez abondante à la suite de la taille latéralisée. Autant que possible il faudra l'arrêter en jetant des ligatures sur tous les vaisseaux qui donnent, et en fermant au besoin ceux-ci par le procédé de la ligature médiate; quant à l'hémorragie parenchymateuse, on la combattra par l'irrigation avec de l'eau glacée. Si, pourtant, on ne réussit pas ainsi à tarir tout écoulement de sang, on introduit par la plaie un gros tube en métal ou en caoutchouc durci jusque dans la vessie, et tout autour de ce tube on entasse de la gaze iodoformée qui assurera du même coup l'asepsie ultérieure de la plaie.

Dupuytren, *Thompson*, etc., se servaient d'une canule métallique enveloppée d'une chemise de toile fixée à quelque distance de son bec (canule à chemise); ils introduisaient cette canule dans la vessie, puis remplissaient de ouate l'espace compris entre le tube et la chemise. C'est là également un très bon moyen de pratiquer le tamponnement de la plaie, à condition toutefois de confectionner l'appareil avec de la gaze iodoformée. Il va de soi qu'on ne devra point négliger de pratiquer le lavage antiseptique de la vessie.

B. Lithotripsie.

Seuls les calculs très petits peuvent être extraits entiers par le canal de l'urèthre; les autres doivent préalablement être réduits en fragments à l'intérieur de la vessie. Le broyement du calcul et l'extraction des divers fragments peuvent se faire en plusieurs séances séparées (procédé ancien de lithotripsie), ou bien en une séance unique (l i t h o l a p a x i e de *Bigelow*).

a) Procédé ancien de lithotripsie à l'aide du p e r c u t e u r de *Heurteloup*.

Déjà au commencement de ce siècle, *Gruithusen*, *Jacobson* et *Civiale*, avaient fait construire différents instruments destinés à broyer les calculs, lorsque *Heurteloup* (1845), inventa son p e r c u t e u r qui a servi de modèle à tous les lithotripteurs employés jusqu'à ce jour. Cet instrument (Fig. 271) a la forme d'un fort cathéter métallique, à bec court et à courbure brusque; il se compose de deux branches superposées, dont la supérieure (branche mâle) glisse dans une gouttière creusée dans l'inférieure (branche femelle). Le bec de la branche mâle présente sur son bord convexe de fortes dentelures, celui de la branche femelle est fenêtré. Dans sa partie faisant suite au manche, le bord supérieur de la branche mâle est entaillé en crémaillère, de façon qu'avec un pignon denté (Fig. 271 *c*) introduit dans un anneau surajouté à la branche femelle, on puisse à volonté opérer le rapprochement ou l'écartement graduel des deux mors du bec.

Fig. 271.

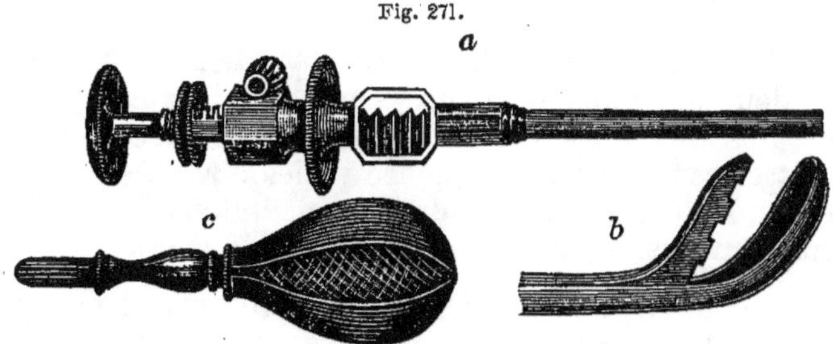

Lithotripteur de *Heurteloup*.

Premier temps: Broyement de la pierre à l'intérieur de la vessie.

Sur le vivant l'opération se fait sans chloroforme afin que, par les sensations éprouvées, le malade puisse aider l'opérateur dans ses recherches pour trouver le calcul. Le sujet est placé dans le décubitus dorsal, le siége étant un peu relevé dans le but de faire sortir la pierre hors de l'excavation postérieure du bas-fond de la vessie. D'habitude on commence par remplir la vessie avec de l'eau salicylée tiède, de façon à distendre et à écarter suffisamment les parois pour empêcher qu'elles ne soient saisies entre les mors de l'instrument. *Thompson* préfère opérer sur la vessie vidée, les parois rapprochées poussant alors d'elles-mêmes le calcul entre les branches du bec.

Le lithotripteur est introduit fermé comme un cathéter ordinaire; il est enfoncé jusqu'à ce que la branche femelle rencontre la paroi postérieure de la vessie. Cela fait, on retire aussitôt la branche mâle vers la paroi vésicale antérieure, puis on imprime au brise-pierre un mouvement de rotation dans l'axe qui porte le bec ouvert à droite, à gauche, en bas dans la direction du calcul, et l'on tâche de saisir celui-ci entre les deux mors écartés. Dès que cette manœuvre a réussi, on voit à l'écartement des branches au niveau du manche, quelle est la grosseur du calcul saisi. Par un mouvement approprié on soulève alors la pierre de la paroi vésicale, puis en faisant agir la clef (pignon denté) dans l'anneau de la branche femelle, on fait avancer le mors denté du bec à la rencontre du mors fenêtré, et l'on produit ainsi l'écrasement de la pierre. Si la force déployée à l'aide de la clef n'est pas suffisante, on enlève cette dernière, et avec un marteau, on frappe quelques coups secs sur la branche mâle dans la direction de son axe. Selon que l'on aura ensuite décidé de réduire sur le champ les fragments les plus volumineux en morceaux plus petits, ou de remettre ce second écrasement à une séance nouvelle, on exécutera encore une fois la manœuvre décrite plus haut, ou bien on retirera l'instrument après s'être assuré que les branches en sont bien fermées.

Si, lorsqu'on opère sur le vivant, le patient accuse une très vive douleur au moment du broyement de la pierre, et qu'en même temps on voie survenir une hémorragie assez forte, on pourra être assuré que la muqueuse vésicale a été saisie avec la concrétion. En pareil cas il faudrait immédiatement abandonner le calcul pour le saisir à nouveau d'une autre manière.

Deuxième temps : Enlèvement des fragments et lavage antiseptique de la vessie.

Après avoir retiré le lithotripteur on enfonce dans la vessie un très gros cathéter largement fenêtré à travers lequel on pratique des irrigations abondantes avec une solution antiseptique; le courant liquide entraîne à sa sortie les petits fragments du calcul. Pour l'extraction de ces derniers, on peut également employer avec avantage un gros cathéter ouvert à son extrémité, dont l'ouverture est fermée par un mandrin boutonné au moment de l'introduction de l'instrument; après enlèvement du mandrin, on peut ensuite, à l'aide d'un ballon en caoutchouc appliqué sur le pavillon du cathéter, aspirer fortement le liquide et les débris de calcul qu'il renferme (appareil de *Clover*). Après l'opération il faudra procéder à un lavage antiseptique soigné de la cavité vésicale, la cystite septique étant précisément le danger le plus grave auquel exposent les manœuvres de lithotripsie. En général chaque séance de lithotripsie ne devra pas durer plus d'un quart d'heure.

b) Litholapaxie de *Bigelow*.

Déjà les chirurgiens français *(Leroy*, etc.) avaient préconisé la lithotripsie en une seule séance, mais c'est à *Bigelow* que revient le mérite d'avoir réglé méthodiquement ce procédé. Par la longue durée de l'opération, la vessie et le canal de l'urèthre subissent sans aucun doute une irritation plus considérable, mais par contre l'élimination immédiate de la pierre supprime la principale cause de la cystite septique. L'opéré doit toujours être préalablement chloroformé.

Le lithotripteur de *Bigelow* ne diffère des autres brise-pierres que par sa solidité et son épaisseur plus considérables. L'instrument est introduit et la pierre saisie et broyée, absolument de la même façon que dans la méthode précédente. Les différents morceaux du calcul sont ensuite fragmentés à leur tour, jusqu'à ce que la concrétion soit réduite en un très grand nombre de fins petits débris. Un gros cathéter à bec court, muni d'un seul œil très large, est alors introduit dans la vessie, puis sur son pavillon est adapté l'aspirateur spécial de *Bigelow*, avec lequel on enlève jusqu'aux dernières particules de la pierre fragmentée. Cet aspirateur consiste en un ballon de caoutchouc dont un des pôles est réuni à la sonde par un tube en caoutchouc, tandis que le pôle opposé communique avec un vase en verre dans le fond duquel on peut voir tomber les débris de calculs à chaque aspiration. Après l'évacuation de tous les fragments par ce procédé, qui jouit à bon droit d'une faveur croissante, on pratique encore, au moyen de lavages antiseptiques, une désinfection énergique de la cavité vésicale.

On ne peut guère s'exercer à la lithotripsie sur le cadavre, qu'en opérant, à la manière de *Thompson*, sur une vessie vidée. Par une ouverture d'épicystotomie on introduit d'abord dans la vessie une pierre peu résistante, et l'on pratique ensuite les manœuvres de lithotripsie absolument de la même façon que sur le vivant. Ces manœuvres peuvent être en partie contrôlées à travers l'ouverture de la paroi antérieure de l'organe qui a livré passage à la pierre.

Table alphabétique des Matières.